叶天士用经方

张文选 编著

人民卫生出版社

图书在版编目（CIP）数据

叶天士用经方/张文选编著. —北京：人民卫生
出版社，2011.10
ISBN 978-7-117-14381-3

Ⅰ.①叶⋯ Ⅱ.①张⋯ Ⅲ.①经方 Ⅳ.①R289.352

中国版本图书馆 CIP 数据核字（2011）第 124553 号

人卫智网	**www.ipmph.com**	医学教育、学术、考试、健康，购书智慧智能综合服务平台
人卫官网	**www.pmph.com**	人卫官方资讯发布平台

叶天士用经方

编　　著：张文选
出版发行：人民卫生出版社（中继线 010-59780011）
地　　址：北京市朝阳区潘家园南里 19 号
邮　　编：100021
E - mail：pmph @ pmph. com
购书热线：010-59787592　010-59787584　010-65264830
印　　刷：北京虎彩文化传播有限公司
经　　销：新华书店
开　　本：787×1092　1/16　印张：35　插页：2
字　　数：890 千字
版　　次：2011 年 10 月第 1 版　　2024 年 12 月第 1 版第10次印刷
标准书号：ISBN 978-7-117-14381-3
定　　价：68.00 元

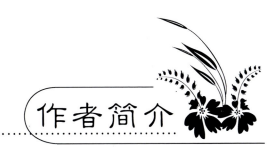

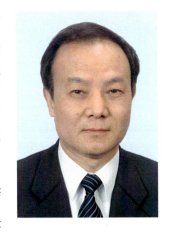

张文选博士，1976 年毕业于陕西中医学院中医系，1980 年考取同校张学文教授的硕士研究生，1983 年获医学硕士学位后留校任教。1985 年考取南京中医药大学首届温病学博士研究生，师从孟澍江教授，1987 年获医学博士学位。1988 年入北京中医药大学任教，之后晋升为教授、主任医师，在此期间，曾跟随刘渡舟教授与赵绍琴教授学医。2007 年 9 月入香港浸会大学中医药学院任教。

近年来重点从事仲景经方方证与温病方证的研究，提出"辨方证论治体系"之辨证学方法，倡导用温病方论治杂病。在发表"论温病学理法辨治杂病"、"辨方证论治体系初探"、"再论温病方治疗杂病——兼论温病方证与辨温病方证的临床意义"等论文后，独立撰写《温病方证与杂病辨治》专著，由人民卫生出版社 2007 年出版。继后，潜心研究叶桂变通应用经方及用《伤寒杂病论》理法指导临床辨治的经验，推出又一部个人力作《叶天士用经方》。

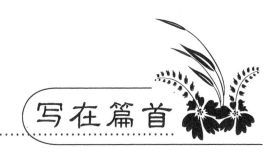

50多年来，中医高校关于《伤寒论》的教学与研究存在着不少误区，其中最主要的是，人们着力于《伤寒论》六经理论以及条文方剂的解释与阐发，着力于研究这本书，而不是研究如何用经方，如何化裁经方以治当今的流行病与难治病，如何应用书中的理法指导现今临床的辨与治，如何创新发展仲景的理论与治法。

《伤寒杂病论》是"论"，而不是"经"，是张仲景论治伤寒病与当时常见杂病的临证指南。它不是仲景研究中医典籍的作品，而是临床治病救误的手册。仲景著书立说的本意是让临床医生借鉴他书中的方与法去治病救人，而不是让人们去研究注释他的这本书。所谓"虽未能尽愈诸病，庶可以见病知源。若能寻余所集，思过半矣"（《伤寒卒病论集》），正表达了其著书立说的本意。

徐大椿在《伤寒类方·序》中指出："不知此书非仲景依经立方之书，乃救误之书也。其自序云：伤横夭之莫救，所以勤求古训，博采众方……当时著书，亦不过随症立方，本无一定之次序也。"徐氏认为《伤寒论》是仲景在临床实践中据症立方的总结，是一本临床医病救误之书。他坚决反对脱离仲景本意与临床实际的注释以及对"六经"框架的无休止的解释。认为"后人各生议论，每成一书……各是其说，愈更愈乱，终无定论"。

然而，以注释为主的研究方法是《伤寒杂病论》问世以来致力于伤寒学研究者所采用的主要方法。他们众说纷纭，莫衷一是，使仲景之学的研究深陷困境。

叶桂开辟了一条学习和研究《伤寒杂病论》的新途径。他不是用文字来注释该书，而是在临床中以临床病例来阐发书中的方与证；他不是只研究该书，而是研究如何用书中的方来治病。他穷尽毕生精力研究如何用经方，如何用《伤寒论》的理法在临床上辨与治，如何变通化裁汉代的经方使之能有效地治疗清代的疾病。

更为可贵的是，叶桂在变通应用经方的过程中创新仲景的方证理论，提出了一系列新学说。如他在变通应用麦门冬汤中提出了"养胃阴学说"与"甘寒滋阴生津"的治法理论，在变通应用炙甘草汤中提出了"阳化内风学说"与"咸寒滋阴"、"滋阴息风"的治法，在变通应用旋覆花汤中提出"络病学说"，在变通应用鳖甲煎丸与大黄䗪虫丸中提出了"虫蚁通络法"，在变通应用建中汤与复脉汤中提出"理虚大法"，在变通应用半夏泻心汤中提出了论治湿温病的"苦辛开泄湿热法"，在变通应用麻杏苡甘汤中提出了湿温病"分消三焦湿热法"，在研究《伤寒论》六经病机与鳖甲煎丸证、大黄䗪虫丸证、旋覆花汤证、木防己汤证等条文所述病机理论的基础上创立了温病"卫气营血辨治体系"与"辨气分血分在经在络论治体系"等。

可以说叶桂的学说几乎都是在研究《伤寒杂病论》与经方变通应用中提出来的。叶桂的研究方法独具一格，且前所未有，他由此也在《伤寒杂病论》研究方面作出了卓越的贡献。叶桂研究应用《伤寒杂病论》的方法为中医高校《伤寒论》、《金匮要略》的教学与研究树立了典范，开创了未来仲景学说教学与研究的新方法、新思路。

程门雪先生在《未刻本叶氏医案》校读记中指出："天士用方，遍采诸家之长，不偏不倚，而于仲师圣法，用之尤熟。案中所载，历历可证。"为了使"历历可证"的叶氏用经方的医案及其研究《伤寒杂病论》的成就能成一集而跃然纸上，我编著了这本《叶天士用经方》，希望能给中医高校《伤寒论》、《金匮要略》的教学与研究以及有志于仲景之学的同道们带来一些启示。

此就叶桂变通应用经方的总体思路、叶氏在《伤寒杂病论》研究方面的主要贡献、我们研究叶桂用经方的宗旨等问题作一说明。

一、叶桂是经方之传人、仲景之功臣，是名副其实的伤寒学家

从张仲景《伤寒卒病论集》来看，他亲身经历了伤寒病流行肆虐对人体生命的严重危害，因"感往昔之沦丧，伤横夭之莫救"，才下工夫研究这种病，并"勤求古训，博采众方"，寻找前人论疾治病的理论与方剂。非常幸运的是，他在"博采众方"时得到了《汤液经法》，从而奠定了他编撰《伤寒杂病论》的基础。陶弘景《辅行诀脏腑用药法要》载："商有圣相伊尹，撰《汤液经法》三卷，为方亦三百六十首……凡共三百六十首也。实万代医家之规范，苍生护命之大宝也。今检录常情需用者六十首，备山中预防灾疾之用耳。"陶弘景将《汤液经法》方称为经方。关于《汤液经法》与《伤寒论》的关系，陶氏说："外感天行，经方之治，有二旦、六神大小等汤。昔南阳张机，依此诸方，撰为《伤寒论》一部，疗治明悉，后学咸尊奉之。"

将《辅行诀脏腑用药法要》所载之方与《伤寒论》方比较分析，我们不难看出，仲景并不是一成不变地照搬古方，而是根据他所遇到的疾病的特点，灵活化裁，变通应用，制定出了一系列新方新法。如桂枝汤，《辅行诀脏腑用药法要》载："小阳旦汤，治天行发热，自汗出而恶风，鼻鸣干呕者。桂枝三两，芍药三两，生姜二两，切，甘草炙，二两，大枣十二枚。"仲景在应用此方时，一方面扩大了此方的应用范围，制订出桂枝汤方证20余条，另一方面灵活化裁此方，如见桂枝汤证而项背强者，加葛根，制订出桂枝加葛根汤方证；见桂枝汤证而腹痛者，加芍药，制订出桂枝加芍药汤方证；见桂枝汤证而汗出遂漏不止者，加附子，制订出桂枝加附子汤方证等，由此新制订桂枝汤加味方、桂枝汤减味方、桂枝汤加减方的方证近20条。经过变通应用经方的实践，最终"为《伤寒杂病论》合十六卷"。不仅发展了《汤液经法》，而且建立了以方证为核心的中医辨治学的规范。

叶桂治学与临证的方法与仲景几乎相同。他面对清代江南多发的流行病与各科杂病，亦"博采众方"，而对《伤寒杂病论》尤其推崇，称其为"仲景圣法"。叶氏得到《伤寒杂病论》后，没有步前人后尘去注释仲景的书，而是悉心研究其中的理法方证，并用于临床研究。他如同仲景得到《汤液经法》一样，不是刻板地守用《伤寒杂病论》原方，而是据病变通，因证化裁。仍以桂枝汤为例，第一，他进一步扩展了此方的应用范围，用其治疗温病、疟、劳伤外感、咳嗽、哮喘、痰饮、嗳气、脘痞、胃痛、腹痛、胁痛、腹胀、虚劳等疾病；第二，或加减变化，或合法应用，制订出一系列桂枝汤加减法，如桂枝去芍加茯苓汤、桂枝去芍加

杏仁苡仁汤、当归桂枝汤、桂枝加当归茯苓汤、桂枝去芍加当归茯苓汤、桂枝去芍加参苓归茸汤、参归桂枝汤、桂枝加当归黄芪汤等；第三，在桂枝汤的应用中提出"辛甘理阳"与"辛甘理营"的治法理论，发明用桂枝汤变制方论治奇经病，创造性地用变通桂枝汤辛润通络论治络病，开创用变通桂枝汤开太阳以温化痰饮，发明用桂枝汤治疗温病等，从而创新发展了仲景桂枝汤的方证理论。

程门雪先生在《学习〈金匮〉的点滴体会》中评价说："天士为善用经方之法者，历来诸家之用经方，当以此翁为最善于化裁。"程门雪先生的评价是客观、公正的。据我们统计，叶桂常用的经方多达 108 首，其中桂枝汤、炙甘草汤等方，每一方的医案就多达 80 余案。相比之下，喻昌《寓意草》载医案 60 余例，其中采用经方的仅 20 余首；徐大椿《洄溪医案》载治病证 50 多个，其中采用经方者仅 10 首；曹颖甫《经方实验录》载录了运用桂枝汤、麻黄汤、葛根汤等 40 余首经方的验案，共 92 则，其中 16 案还是曹氏门人的治验。由以上数据可以看出，叶氏用经方的频率之高，远远超过公认的经方家。

因此，我们认为应该重新评价叶桂的历史地位。从本书所提供的资料来看，可以说，叶桂是经方之传人、仲景之功臣。叶桂在经方变通应用与《伤寒论》理法创新应用方面作出了卓越的贡献。他是一位地地道道的伤寒学家，是经方化裁应用的大师。

二、挖掘经方所寓之法是叶桂变通应用经方的门径

自《伤寒杂病论》问世以来，有志于研究仲景经方的人很多，但为什么唯独叶桂可以灵活化裁而变通自如呢？分析叶氏用经方的医案，我们发现，叶氏找到了变通应用经方的新门径，这就是每一经方所寓的"法"。

叶氏研究经方配伍用药的方法与别人迥然不同，他遵从《内经》关于药物气味的理论以及气味与脏腑、疾病关系的理论，认真地研究了每一个经方在药物气味、性味方面的结构，总结出其中所寓的"法"，再依法变化。如他说："圣帝论病，本乎四气。其论药方，推气味，理必苦降辛通，斯热气痞结可开。"（《临证指南医案·疟》黄案）又如他在《临证指南医案·腹痛》华案中指出："盖怒则郁折肝用。惟气辛辣可解，论药必首推气味。"蒋式玉在《临证指南医案·泄泻》按中总结说："今观叶氏诊记，配合气味，妙在清新，纵横治术，不离规矩——所谓读古而不泥于古，采方而不执于方，化裁之妙，人所难能者。"此举例说明叶氏研究方中之"法"的思路如下。

例一：半夏泻心汤

半夏泻心汤有三组药：第一组：苦寒降泄药：黄芩、黄连；第二组：辛温通阳开结药：半夏、干姜；第三组：甘温补胃药：人参、甘草、大枣。三组药寓苦、辛、甘三法。即芩、连之苦，夏、姜之辛，参、草、枣之甘三法配伍，叶氏称其为"苦辛开泄复甘法"。知道了法的结构，变通化裁就有了思路。如湿热蕴郁中焦，痞满不食，胃气不虚，不需甘药者，即去甘药参草枣，用芩连之苦，姜夏之辛配伍，苦辛开泄湿热痞结。为加强开痞，仿枳术汤法加枳实，枳实微苦微寒，可助芩连降泄，辛香行气，可助姜夏开结。湿热蕴郁，中阳不虚，故不用兼有甘味的干姜，代之以纯辛走散的生姜，从而制订出了半夏泻心汤去人参干姜甘草大枣加枳实生姜方。进而，为加强开宣肺气，以求气化湿亦化，加杏仁，制订出了半夏泻心汤去人参干姜甘草大枣加枳实杏仁方。等等变化，共制订了 9 首变通半夏泻心汤方。就这两

方而言，着重于苦、辛结合，开泄湿热。叶氏甚至认为"湿热非苦辛寒不解"。法从方出而有创新。另外，又据证或复加入人参，增入甘法；或复用干姜，增入辛温甘法；或增多苦药，加重苦法；或增多辛药，加重辛法；或反之。种种变化，均以方中的法为基础。

例二：乌梅丸

乌梅丸由四组药组成：一为酸药：乌梅、醋；二为苦寒药：黄连、黄柏；三为辛热药：附子、干姜、花椒、细辛、桂枝；四为甘温药：人参、当归。四组药寓四法，叶氏称其为"酸苦辛甘法"。明确了方中所含"法"的结构，就能够自如地变化应用。如暑热伤阴，入少阴消渴、神迷心热烦躁，入厥阴麻痹者，则去辛药辛法。因阴液损伤，故用甘药而以麦冬、生地、阿胶之甘咸寒代替参、归之甘温。如此酸、苦、甘三法组合，用乌梅之酸，与黄连之苦，冬、地、胶之甘相配伍，构成了"酸甘化阴、酸苦泄热法"，制订出了经世名方连梅汤。

例三：炙甘草汤

炙甘草汤含辛温通心阳（桂、姜、酒）、甘温补心气（参、草、枣）、甘寒滋心阴（地、冬、麻）、甘咸养心血（胶）四法四组药。其中生地量独重至一斤，再配麦冬、麻仁各半升，阿胶二两，故甘寒、甘咸两法占主导地位。叶氏抓住这一特点，根据温病热邪深入下焦，损伤真阴的病机，去辛温（桂、姜、酒）、甘温（参、枣）两法，以甘寒、甘咸二法为基础，加入白芍，组成"甘寒复咸寒"法，制订出加减复脉汤，用于治疗温病真阴大伤证与虚劳、肝风等杂病真阴虚损证。进而再加牡蛎、鳖甲、龟甲等咸味药，制订出了咸寒滋阴、潜阳息风的二甲复脉汤、三甲复脉汤等方。

例四：栀子豉汤

栀子豉汤仅两味药，其豆豉辛温，栀子苦寒，寓苦辛之法。叶氏称其为"轻苦微辛法"，或"微苦微辛法"。认为轻苦微辛，一升一降，"微苦以清降，微辛以宣通"，可以开宣上焦痹郁，可以"解其陈腐郁热"，"宣其陈腐郁结"。据证或增辛散开宣药，或增苦降药，制订出了桑杏汤、翘荷汤、三香汤、上焦宣痹汤、杏仁石膏汤、连翘赤豆饮等方。

由以上分析可知，叶氏变通应用经方的途径是，分析方中药物性味的组织结构，根据药物的性味结构把方中的药分成若干组，根据各组药物的性味确定出方中所含的"法"，根据方中之"法"组合配伍变制新法新方。

叶氏用经方中药物的性味阐发方中蕴含的"法"的方法，在揭示方的特点与指导方的临床应用方面与"君臣佐使"法相比更具有科学性、实用性和灵活性。例如，《临证指南医案·木乘土》朱氏案，药用人参、茯苓、炒半夏、生白芍、乌梅、小川连、淡生姜、广皮白。叶氏解释说"此厥阴、阳明药也。胃腑以通为补，故主之以大半夏汤，热壅于上，故少佐姜、连以泻心，肝为刚脏，参入白芍、乌梅以柔之也"。用姜、连就等于合入了辛开苦泄的半夏泻心汤法，用芍、梅就等于合入了酸甘化阴柔肝的乌梅丸法。掌握了方中法的应用，就能灵活化裁，无穷变通。

吴瑭对叶氏研究分析方中所寓之法的方法心领神会，在《温病条辨》绝大多数方后均注明了"方"所代表的"法"，如三香汤为"微苦微辛微寒兼芳香法"、连梅汤为"酸甘化阴酸苦泄热法"等。

叶桂的这一发明具有划时代的意义，它可以启示人们如何变通应用古方，如何推陈出新，变制出新的治法方剂以应对现今临床常见的流行病与难治病。

需要说明的是，方中所寓之"法"的概念与方剂学所讲的下法、吐法、消法、补法等"法"的概念不同，更与现行辨证论治中所说的由"辨"而得出"证"，据证而立"法"，据法而处方的"法"的概念大异。应当明确鉴别。

三、辨法证是叶桂打开变通应用经方之门的钥匙

叶桂在明确了每一经方所含"法"的结构，并据"法"变化出新方的基础上，创立了一种新的辨治方法，这就是"辨法证"的方法。

所谓"辨法证论治"就是根据某方中所寓各"法"的对应证进行辨证处方。兹举例说明如下。

仲景经方有比较固定的方证，辨方证是准确应用经方的基本原则。但是单纯遵循辨方证的方法则难以变化应用经方，只有把方中所寓之"法"挖掘出来，深入到"辨法证"的层次，才能自由地变通应用经方。

例一：黄连阿胶汤法（苦泄咸滋法）

黄连阿胶汤的基本配伍是苦寒的黄芩、黄连与甘咸的阿胶、白芍相配伍，寓苦寒甘咸法。吴瑭称此方之法为"苦甘咸寒法"。此法可简称为"苦泄咸滋法"，苦可以泻热，咸可以滋补真阴。芩连苦寒降泄所对应的证为苦寒法证，可见心烦、口苦、发热、舌红赤等；胶芍甘咸滋阴和阳所对应的证为甘咸寒法证，可见低热、动风、痉厥等。知道了此方"法"的结构，就可以据法证变通应用此方。例如，温病邪伤真阴出现胶芍甘咸寒法证，但温邪之热尚盛，发热羁留不解，芩连苦寒法证偏重，就要重用芩连，或者再加黄柏、知母以加强泻热。如火热伤阴，阴液损伤深重，甘咸寒法证显著，芩连苦寒法所对应的火热证表现轻微者，就去黄芩，仅用少量黄连泄火，而滋阴药组重用阿胶、鸡子黄、白芍，并加生地、天冬等以加强滋阴。如温病热入下焦，肝肾真阴大伤，肝风萌动，胶芍甘咸寒法证明显，已无发热、口苦等苦寒法证，则去苦法，纯用阿胶、白芍、鸡子黄，加生地、麦冬等，咸寒甘寒滋阴和阳，或再加鳖甲、龟甲等，咸寒滋阴、潜阳息风。

例二：半夏泻心汤法（苦辛开泄法）

前面我们分析了半夏泻心汤所寓之法为"苦辛开泄复甘法"，临床用此方时，必须辨析法证才能变通应用此方。如湿热蕴郁中焦，发为痞呕不食，但无甘法（参、草、枣）所对应的证者，则去甘法代表药参草枣。若热重于湿，苦法（芩、连）所对应的证明显，舌红、苔黄、口苦、心烦者，就要重用苦法，芩连并用，或再加重其量；反之，就需减少芩、连量，或者去黄芩，仅仅用黄连一味药。若湿重于热，辛法（姜、夏）所对应的证明显，苔厚腻、舌红不甚、脘痞甚者，则要重用姜夏，或者再加枳实、陈皮、厚朴、杏仁等宣化、温燥湿浊的药物。若湿热流连，久治不愈，胃气已伤，出现了甘法对应的证，脉软、虚弱者，则需加入甘法，复加人参、茯苓等药。叶桂曾制有人参泻心汤，治疗"湿热上焦未清，里虚内陷，神识如蒙，舌滑脉缓"者。如此辨明法证，方能变通半夏泻心汤，化裁此方而用之切合。

例三：桂枝汤法（辛甘化阳、酸甘化阴法）

桂枝汤由桂枝、甘草、生姜之辛甘，与芍药、甘草、大枣之酸甘二法组成。辛甘法对应的证为卫弱、阳虚，或脾胃虚寒的表现，酸甘法对应的证为营弱、阴虚，或胃肠挛急表现。临证需根据两法对应证的孰多孰少，或孰有孰无辨法证化裁处方，如叶氏治《临证指南医

案·痞》沈二四案，胃阳偏弱，"食减中痞"，提出"议辛甘理阳可效"，方用桂枝汤去芍加茯苓。另如《临证指南医案·胃脘痛》顾五一案，叶氏说："营虚胃痛，进以辛甘"，方用桂枝汤去芍药加当归茯苓。此两案辛甘法证明显，脾胃虚寒，故去芍药，所谓"辛甘宜加，酸甘宜减"。这是辨法证用桂枝汤的典型病案。

由此可见，辨法证的方法可以使辨证的思路深入到方中之法所对应的法证的层次，这是建立于辨方证之上的一种更具体、更精确、更终端的辨证方法。

四、辨方证是叶桂应用经方的基本方法

叶桂之所以能够广泛地应用经方论治清代的时病与杂病，最主要的原因是他抓住了《伤寒杂病论》中最核心的理论——方证理论体系，临证辨方证而用经方。兹举例说明如下。

第一，辨方证。根据仲景方证对应，以方名证的体系，凡用经方必辨方证。如以下三案。

"脉洪大，烦渴，汗出，阳明中暍，的系白虎汤候也。石膏、甘草、麦冬、知母、粳米。"（《叶氏医案存真·卷二》）

"热邪入里，脘痞，按之痛，脉浮滑者，此邪结阳分，拟仲景小陷胸汤。川黄连、瓜蒌实、半夏、杏仁、枳实。"（《叶氏医案存真·卷二》）

"某，积劳伤阳，先已脘痛引背，昨频吐微眩，脉弱汗出。胃中已虚，肝木来乘，防有呃忒吐蛔，仿仲景食入则呕者，吴茱萸汤主之。吴萸、半夏、茯苓、姜汁、粳米。"（《临证指南医案·呕吐》）

以上三案，第一案症见烦渴，汗出，脉洪大，为阳明中暍，是典型的白虎汤证，故用白虎汤法。第二案脘痞，按之痛，脉浮滑，是典型的小陷胸汤证，故用此方。第三案症见"脘痛引背，昨频吐微眩，脉弱汗出"，是《伤寒论》第243条吴茱萸汤证（"食谷欲呕，属阳明也"），故用吴茱萸汤。

第二，鉴别疑似方证。对于疑似方证，必须在两个或者更多的方证之间做方证的鉴别诊断。如下案。

"某，阳津阴液重伤，余热淹留不解，临晚潮热，舌色若赭，频饮救亢阳焚燎，究未能解渴，形脉俱虚，难投白虎。议以仲景复脉一法，为邪少虚多，使少阴、厥阴二脏之阴少苏，冀得胃关复振。因左关尺空数不藏，非久延所宜耳。人参、生地、阿胶、麦冬、炙草、桂枝、生姜、大枣。"（《临证指南医案·燥》）

本案症见"临晚潮热，舌色若赭，频饮救亢阳焚燎，究未能解渴"，颇似白虎加人参汤证，但"形脉俱虚"，"左关尺空数不藏"，则非白虎加人参汤证，而是气津真阴大伤，邪少虚多的复脉汤证，故用复脉汤。

第三，辨识方证的内在病机。仲景《伤寒杂病论》方证相应，一条一辨，高度概括了方与证之间的规律，表面上看起来论病机者甚少，但每一方证，在方与证之间均深藏着未予阐发的病机。叶桂深刻地认识到这一特点，辨方证时每多从方证所寓的病机入手，辨识方证。如下案。

"凡疟久邪结，必成疟母，其邪深客于阴络，道路深远，肌肤无汗，能食不运，便溺通调，病不在腑，从腹下升逆，贯及两胁腰中，推及八脉中病，理固有之，然立方无据，捉摸

忆读仲景转旋下焦痹阻例以通阳。苓姜术桂汤。"（《三家医案合刻·叶天士医案》）

本案症见肌肤无汗，能食不运。因便溺通调，故病不在胃肠膀胱之腑；因自觉气从腹下升逆，贯及两胁腰中，似与奇经八脉有关。然而，此为何病？又是哪一方证呢？难以判明，故立方无据。只有细推病机：疟久邪结，邪深藏于阴络，难以从肌表透达外出，故肌肤无汗。中焦脾阳与上焦心阳已经不足，既不能上下旋转以运化湿浊，又不能普照大地以镇阴霾冲逆，故自觉气从腹下升逆，贯及两胁腰中。这一病机与苓桂术甘汤证的病机颇为相同。苓桂术甘汤证的病机是心脾之阳不足，痰饮聚结冲逆，故见"心下逆满，气上冲胸，起则头眩"，或"胸胁支满，目眩"。因病机相同，故"捉摸忆读仲景转旋下焦痹阻例以通阳"的理论，用苓桂术甘汤法；因疟邪湿浊内郁，不得用甘草甘守，故去之；因阳弱湿聚，故改用干姜辛热通阳。这是根据病机以辨识方证的范例。

第四，辨方证的转化而"对证转方"。 在辨方证论治中，如果用方得效，原方证发生了变化，则必须随证变化，根据新出现的方证而改用他方。如下案。

"陈三七，阴阳交虚，营卫欹斜，为忽冷忽热，周身骸骨皆痛，百脉俱损。秋半天气已降，身中气反泄越，汗出喉痹，阳不入于阴，致自为动搏耳。夫咽喉之患，久则喉痹、喉宜，妨阻受纳，最不易治。从少阴咽痛例，用猪肤汤旬日，喉痛得缓，对症转方。"（《临证指南医案·咽喉》）

本案症见汗出喉痹，为阴液损伤的猪肤汤证，故"从少阴咽痛例，用猪肤汤旬日，"叶氏预见性强调，如药后见效，"喉痛得缓"，方证发生了变化，则要"对症转方"。"对症转方"是辨方证的关键，叶氏此论具有重要的临床意义。

第五，反对用无方证基础的杂凑方。 叶氏处方必以仲景方或前人成方的方与证为基础，绝不随意拟定没有古方方证根据的处方，而且，极力反对医生临证杂凑处方。如下案。

"邵六八，望七男子，下元必虚，操持萦思，阳坠入阴，精腐即化紫黑之色，宿者出窍，新复瘀结，溺出不痛，非久积宿腐。据述常饮火酒，酒毒辛热，必先入肝，肾虚宜温补，肝宜清凉。阅方用归脾汤，且非严氏法，杂凑成方，焉能治此大症。细生地、清阿胶、黑穞豆皮、赤芍、丹皮、童便一杯冲入。"（《种福堂公选医案》）

在这则医案中，叶氏对他医"杂凑成方"的问题给予了批评。此案叶氏用的是白通加猪胆汁汤的变制方。因非真阳虚而是真阴大伤，故以生地、清阿胶代替干姜、附子，咸寒滋补真阴；用黑穞豆皮代替猪胆汁平肝息风；守原法用童便引阳入阴。另合犀角地黄汤法（犀角现已禁用）加赤芍、丹皮，配合生地凉血散血。方中生地、阿胶，又寓加减复脉汤法。全方药仅六味，寓意深刻，以古方为根据，又能自出机杼。

辨方证的方法来源于仲景《伤寒杂病论》。清代柯琴认为《伤寒论》一书，自叔和编次后，仲景原篇不可复见；后经方中行、喻嘉言各位更定，更大背仲景之意。因此，他有志重编《伤寒论》，但却找不到仲景原书的有关根据，在苦于无从着手重编的情况下，他细心地发现了《伤寒论》中仲景有桂枝证、柴胡证等辞，由此便设想仲景必然是按方证为主来辨治伤寒与杂病的，因此，"乃宗此义，以证名篇（指以方证名篇），而以论次第之"。并认为这样重编，虽然不是仲景原本的编次，但"或不失仲景心法耳"，即能够从根本上抓住仲景《伤寒论》最核心的方与证这一关键，有效地把握方证辨治的实质（《伤寒来苏集·伤寒论注·凡例》）。柯琴早于叶桂，并曾为叶桂之师。叶氏辨方证用经方的方法是否受到了柯琴的影响，有待研究。

徐大椿经 30 年对《伤寒论》的深入研究，悟出："方之治病有定，而病之变迁无定，知其一定之治，随其病之千变万化而应用不爽。"(《伤寒类方·序》)遂打破六经框架，以方证为主线，著《伤寒类方》，专论仲景方证。徐大椿晚于叶桂，曾评注过《临证指南医案》，徐大椿对《伤寒论》方与证的感悟是否受到了叶桂用经方的启示，也尚待研究。

辨方证是仲景辨治伤寒病与杂病的经典方法，叶桂掌握了这一方法，因此，他就能灵活自如地应用经方。

五、熟谙《伤寒杂病论》原文理法是叶桂应用经方的基础

《伤寒杂病论》中的方与证对应相关，方证与条文中的"理"不可分割，因此，要用仲景的方，就必须熟读仲景原条文。叶桂并不是只用《伤寒杂病论》中的方，而是对《伤寒杂病论》原条文具有深刻的研究，并能以条文中阐述的理论指导临证的辨与治。

例如，《临证指南医案·痰饮》程案："程五七，昔肥今瘦为饮，仲景云：脉沉而弦，是为饮家。男子向老，下元先亏，气不收摄，则痰饮上泛，饮与气涌，斯为咳矣，今医见嗽，辄以清肺降气消痰，久而不效，更与滋阴，不明痰饮皆属浊阴之化，滋则堆砌助浊滞气，试述着枕咳呛一端，知身体卧着，上气不下，必下冲上逆，其痰饮伏于至阴之界，肾脏络病无疑，形寒畏风，阳气微弱，而藩篱疏撤，仲景有要言不烦曰：饮邪必用温药和之，更分外饮治脾，内饮治肾，不读圣经，焉知此理。桂苓甘味汤，熟附都气加胡桃。"

本案悉遵仲景《金匮要略·痰饮咳嗽病脉证并治》条文中的理论辨证论治：所谓"昔肥今瘦为饮"，是根据第 2 条"师曰：其人素盛今瘦……谓之痰饮"进行辨证的；所谓"仲景云：脉沉而弦，是为饮家"是根据第 10 条"脉沉者，有留饮"，第 12 条"脉偏弦者，饮也"之论脉辨饮的理论进行辨证的；所谓"饮与气涌，斯为咳矣"，是根据第 9 条"留饮者……咳嗽则辄已"来分析痰饮致咳的病机的；所谓"试述着枕咳呛一端，知身体卧着，上气不下，必下冲上逆"，是根据第 14 条"支饮亦喘而不能卧"来辨证分析的；所谓"仲景有要言不烦曰：饮邪必用温药和之"，是根据第 15 条"病痰饮者，当以温药和之"之论，确定治法的；所谓"更分外饮治脾，内饮治肾……桂苓甘味汤，熟附都气加胡桃"，是根据第 17 条："夫短气有微饮，当从小便去之，苓桂术甘汤主之。肾气丸亦主之"来辨方证论治的。叶氏有所发挥的是，其一，认为苓桂术甘汤证属于外饮，由脾阳不足，痰饮上逆所致，故云"外饮治脾"；认为肾气丸证属于内饮，由肾气肾阳不足，饮气上逆所致，故云"内饮治肾"。其二，用方非死守原方而据证化裁：一方用苓桂术甘汤变通方桂苓甘味汤，一方用肾气丸变通方都气丸加熟附子胡桃方。至于两方的用法，叶氏没有说明，但根据叶氏用肾气丸的经验，此两方应该是早晚交替服用，或者是先后交替服用。本案叶氏强调："不读圣经，焉知此理。"足见他对仲景理法的推崇。

再如《眉寿堂方案选存·疟疾》一案："自昏厥以来，耳聋舌白，呕逆涎沫，大便不通，必有暑邪吸入胃脘。此肝气升举，诸阳皆冒，腑气窒塞，恐内闭昏脱，最为可虑。体虚夹邪，先清邪以安胃，议以酸苦泻热驱暑。暑汗无止涩之例，总以勿进表散，乃里证治法也。黄连、黄芩、广皮白、乌梅、生姜汁、枳实、半夏。两脉皆起，神气亦苏，但大便未通，中虚舌白，理难攻下。况肝虚易惊，又属疟伤致厥，仲景虽有厥应下之文，验诸色脉，不可徒

执书文以致误。人参、半夏、生白芍、川连、枳实、乌梅肉。"

本案为疟病，暑夹湿邪，壅郁中焦，深入厥阴。因主症见厥，故遵仲景厥阴病辨治理论辨治。所谓"仲景虽有厥应下之文，验诸色脉，不可徒执书文以致误"，是根据《伤寒论·辨厥阴病脉证并治》第335条"厥深者热亦深，厥微者热亦微。厥应下之，而反汗出者，必口伤烂赤"之论来辨识厥证。因症见大便不通，似有应下之证，但中虚苔白，"验诸色脉"，非可下之证，故强调说："不可徒执书文以致误"。因病不仅深入厥阴，出现昏厥，而且暑湿壅遏中焦，暑湿尚盛，故遵仲景厥阴治法而变其制，以乌梅丸合半夏泻心汤化裁，苦辛开泄湿热，又补阳明，泄厥阴。

又如《临证指南医案·痢》某案："某，自利不渴者属太阴。呃忒之来，由乎胃少纳谷，冲气上逆。有土败之象，势已险笃。议《金匮》附子粳米汤。人参、附子、干姜、炙草、粳米。"

本案症见自利不渴，叶氏根据《伤寒论》第277条（"自利不渴者，属太阴，以其脏有寒故也。当温之，宜服四逆辈。"）辨为太阴病阳虚阴寒证。但主症有呃忒，为胃阳胃气衰败之象。单纯用四逆汤，虽能补太阴之阳，但补胃救土败之力不足，故变通《金匮》附子粳米汤法，又仿大半夏汤法加人参，以附子、粳米、干姜、人参，理胃阳、救阳土；以附子、干姜、炙甘草，为四逆汤温补太阴。《伤寒论》法与《金匮要略》法参合应用，足见其对仲景原文熟悉的程度。

另如《临证指南医案·痰饮》陈案："陈，脉虚微，春阳地升，浊阴上干。喘不得卧，治在少阴。人参、淡熟附子、猪胆汁。又，照前方加淡干姜一钱半。又，脉弦，暮夜浊阴冲逆，通阳得效。议真武法，以撤其饮。人参、淡附子、生白芍、茯苓、姜汁。又，真武泄浊，脘通思食，能寐，昨宵已有渴欲饮水之状。考《金匮》云：渴者，饮邪欲去也。当健补中阳，以资纳谷。人参、生于术、淡附子、茯苓、泽泻。又，早服肾气丸四、五钱，晚用大半夏汤。人参、半夏、茯苓、姜汁。"

本案先后五诊，各诊均用经方化裁。一诊虽喘不得卧，但脉虚微，据《伤寒论》第315条（"少阴病，下利，脉微者，与白通汤。利不止，厥逆无脉，干呕烦者，白通汤加猪胆汁汤主之。服汤，脉暴出者死，微续者生。"）抓住脉微一症辨为病在少阴之白通加猪胆汁汤证，精简此方，去其中干姜、葱白、人尿，用淡熟附子加人参，温阳复脉，猪胆汁反佐。二诊复加干姜，以助附子回阳。三诊脉已回复，出现弦脉，通阳得效，而脉弦为饮，故遵《伤寒论》第316条，用真武汤通阳撤饮。四诊脘通思食，能寐，已有渴欲饮水之状，遂根据《金匮要略·痰饮咳嗽病脉证并治》第28条（"渴者为欲解，今反不渴，心下有支饮也。"）辨为饮邪欲去，改用健补中阳法，以附子理中汤去干姜，合泽泻汤，加茯苓温中逐饮。五诊遵《金匮要略·痰饮咳嗽病脉证并治》第17条，用肾气丸温肾纳气以治痰饮之本，遵《金匮要略·呕吐哕下利病脉证治》第16条，用大半夏汤通补胃气以治中。五次诊治《伤寒论》法与《金匮要略》法纵横取舍，颇能给人以启发。

从以上医案可以看出，叶氏不仅将《伤寒论》与《金匮要略》原文烂熟于心，而且能根据条文中蕴藏的理论指导临床的辨与治，这是叶氏变通应用经方的基础。

六、创新仲景学说是叶桂对《伤寒杂病论》的突出贡献

叶桂在变通应用经方中对仲景《伤寒杂病论》的理论有重要的发挥与创新。兹举主要者

综述如下。

第一，变通麦门冬汤，创立"养胃阴学说"与"甘寒滋阴生津法"。 从麦门冬汤重用麦冬，佐用半夏的配伍悟出胃阴大虚、胃气不降的病机，遂用沙参代替人参，扁豆代替半夏，酌加玉竹、天花粉、蔗汁等，变制出了滋养胃阴法（沙参麦冬汤、益胃汤），创造性地提出了脾与胃分治的理论以及胃阴虚与胃阳虚分别辨治的理论，发明了通滋胃阴法，建立了养胃阴学说。并根据温病的病机理论，创造性地提出了"甘寒滋阴生津"的治法理论，创立了温病热伤肺胃阴津的病机理论。

第二，变通炙甘草汤，创立"咸寒滋阴法"与"滋阴息风法"以及"阳化内风"学说。 根据炙甘草汤重用生地、麦冬、麻仁、阿胶的组方特点，领悟出此方重在滋阴，遂去参、桂、姜、酒，仿黄连阿胶汤法加白芍，组成咸寒滋阴基本方，从而创立了"咸寒滋阴法"的治法理论以及肝肾真阴损伤的病机理论。再仿鳖甲煎丸法在咸寒滋阴基本方中酌加牡蛎、鳖甲、龟甲，制订出二甲、三甲复脉汤法，创立了"咸寒滋阴息风法"，用于治疗肝肾真阴大伤，水不涵木，虚风内动，阳亢动风的病证。这一治法的创立，不仅为温病邪热深入下焦，耗伤肝肾真阴，甚至引动肝风的治疗提供了新的治法，而且为杂病中风、肝风、痉厥等病的治疗开辟了新的治法。更为重要的是，在滋阴息风法的建立中，叶氏提出了中风病机新说，阐明了中风并非外风，而是由肝肾阴伤，肝阳亢逆，内风旋动所致的理论，从而建立了"阳亢化风"的内风学说，扬弃了中风病机的各种旧说。

第三，变通黄连阿胶汤，创立"滋阴和阳息风法"（大、小定风珠法）。 根据黄连阿胶汤中阿胶为血肉有情之品，可咸寒滋阴息风，鸡子黄能守中宫，交通上下，息风和阳的特点，创造性地舍弃方中苦燥的黄芩、黄连，取鸡子黄、阿胶、白芍三味药为基础，合三甲复脉汤法，发明了滋肝阴、和肝阳、息肝风的大、小定风珠法，为杂病肝风、中风、痉厥的治疗以及温病热伤真阴、肝风内动的辨治开创了新的治法。

第四，变通大半夏汤，创立"通补胃气法"及"通补学说"。 根据大半夏汤用半夏辛以开降、用人参甘以补胃的配伍思路，去其中甘守的白蜜，加通阳的茯苓，制订出通补胃气基本方（大半夏去蜜加茯苓汤），创立了通补胃气的治法理论。如叶氏在《临证指南医案·木乘土》徐氏案中指出："胃虚益气而用人参，非半夏之辛，茯苓之淡，非通剂矣。"在此法的建立中，叶氏创造性地提出了"胃腑以通为补"的"通补"学说，并且阐发了胃有胃阴与胃阳，必须分别论治的理论，为脾胃病的辨治作出了重要的贡献。

第五，变通附子粳米汤，创立"通补胃阳法"。 抓住附子粳米汤用附子配半夏的手法，去其中甘壅守补的甘草、大枣，加辛温散降的生姜，组成"通补胃阳"的基本方（附子、半夏、生姜、粳米），创立了"通补胃阳"的治法理论，为胃阳虚衰、寒饮凝结的病证提供了新的治法。此法"用附子以理胃阳，粳米以理胃阴，得通补两和阴阳之义"。叶氏在阐明胃阳虚病机的基础上，创立了分别胃气、胃阳、胃阴而辨治胃病的理论，不仅发挥了仲景附子粳米汤的方证理论，而且发展了东垣的脾胃学说。

第六，变通小柴胡汤，创立"清透血分伏热法"（中焦青蒿鳖甲汤法）。 根据小柴胡汤的配伍特点，创造性地以青蒿代替柴胡清芳透邪，用知母代替黄芩苦寒清热、滋润阴液；又仿鳖甲煎丸法，用鳖甲深入阴分，滋阴搜剔络中邪热，配丹皮助鳖甲凉血散血透络。以此四味药为基本方，酌加生地、桑叶、天花粉等组方，从而创立了"清透血分伏热法"，提出了温病热邪从少阳深入血分络脉的病机理论，为温病热邪深入阴分血分，难以透达外解的病证创立了新的辨治方案。

第七，变通麻黄附子细辛汤，创立"滋阴搜络透邪法"。 根据麻黄附子细辛汤用附子温补少阴，用麻黄透解太阳的配伍特点，创造性地以青蒿代替麻黄，以鳖甲、生地代替附子，以知母、丹皮、竹叶代替细辛，制订出下焦青蒿鳖甲汤，创立了"滋阴搜络透邪法"，阐发了温病热邪深入血分络脉，瘀热胶结，夜热早凉的病机理论，为温病或杂病低热的辨治创立了新的治法。

第八，变通乌梅丸，创立"酸甘化阴酸苦泄热法"（连梅汤法）。 根据乌梅丸的组方结构，创造性地取乌梅之酸，黄连之苦，用阿胶、生地、麦冬、白芍之甘咸寒代替附子、干姜、细辛、桂枝之辛热，创制出"酸苦泄热、酸甘化阴法"，阐发了热邪深入少阴、厥阴，耗伤肝肾真阴的病机理论，为温病深入下焦开创了新的治法。另外，深刻地阐发了乌梅丸"泄肝安胃"的方理，为肝胃同病的种种复杂病证的辨治开拓了新的思路。

第九，变通旋覆花汤，创立"络病学说"及"辛润通络法"。 根据旋覆花汤的功效特点，在此方中加当归须、桃仁、柏子仁，组成辛芳温润的"辛润通络法"，为络病治疗开创了新的治法，并以此为基础，发明了辛温通络法、辛香通络法、通络兼润补奇经法等络病治法，创立了络病学说，阐发了"初为气结在经，久则血伤入络"的病机理论，进而提出了辨疾病病机在气分血分、在经在络、络虚络实之辨治体系。

第十，变通鳖甲煎丸与大黄䗪虫丸，创立"虫蚁通络法"。 抓住鳖甲煎丸方中用虫类药的特点，认为："鳖甲煎丸，方中大意，取用虫蚁有四：意谓飞者升，走者降，灵动迅速，追拔沉混气血之邪。盖散之不解，邪非在表；攻之不驱，邪非著里。补正却邪，正邪并树无益。故圣人另辟手眼，以搜剔络中混处之邪。"（《临证指南医案·疟》李案）由此受到启发，又参照大黄䗪虫丸用虫类药与活血药组方的特点，以虫类药与当归须、桃仁等活血药组方，发明虫蚁通络法，阐发了络病的病机理论，为络病的辨治提供了新的思路。

第十一，变通半夏泻心汤，创立"苦辛开泄湿热法"。 根据半夏泻心汤的组方结构，悟出此方芩连苦可泄热，姜夏辛可祛湿，遂去其中甘守的参草枣，加杏仁、枳实、茯苓，用杏仁开宣上焦肺气以求气化湿亦化，用枳实开畅中焦以求胃降脾升，用茯苓渗利下焦以求通阳利湿。从而为外感湿温与杂病湿热的辨治开创了新的治法。

第十二，变通栀子豉汤，创立"轻苦微辛开宣上焦法"。 根据栀子豉汤用辛温发散的豆豉与苦寒清降的栀子配伍的组方特点，酌加杏仁、瓜蒌皮、郁金、枇杷叶等药，由此发明"轻苦微辛法"，认为此法一升一降，微辛微苦，善于开宣上焦，清透卫分气分。此法的建立，不仅为温病邪热蕴郁卫气分的论治开创了新的治法，而且阐发了此法可"解其陈腐郁热"、"宣其陈腐郁结"的特殊功效，为无形郁热蕴结所致的胸脘痞闷、肠痹等病证的治疗开创了新的思路。

第十三，变通麻杏苡甘汤，创立"分消三焦湿热法"。 根据麻杏苡甘汤用麻黄、杏仁宣发上焦，薏苡仁渗利下焦的配伍特点，悟出此方不仅可以治疗风湿，而且可分消湿热，遂去麻黄，用杏仁开宣上焦以化湿，用薏苡仁淡渗下焦以利湿，加白蔻仁、半夏、厚朴，辛芳温燥中焦以燥湿。由此发明"分消三焦湿热法"，阐发了湿温病湿郁三焦的病机理论，为湿热类温病的辨治以及杂病湿热的辨治开创了新的思路。

第十四，变通木防己汤，创立"清宣经脉湿热法"与"暑湿痹"的新概念。抓住木防己汤防己、石膏、桂枝配伍的特点，以此三药为基础，酌加杏仁、苡仁、滑石、通草等，制订出加减木防己汤与中焦宣痹汤，发明了"清宣经脉湿热法"，提出了暑湿痹与湿热痹的概念，为非风、寒、湿三气杂至成痹，而是湿热为痹的一类痹证创立了新的治法。

第十五，变通苓桂术甘汤，创立"鼓运转旋脾胃清阳法"论治寒湿。根据此方用茯苓、桂枝配伍的特点，去甘缓的甘草，加通阳的干姜，组成苓姜术桂汤法，用于治疗寒湿。从而发明了"鼓运转旋脾胃清阳法"，阐发了寒湿阻遏，"清阳不自旋转"的病机理论，为温病寒湿与杂病寒湿伤阳的辨治提供了新的思路。

第十六，变通桂枝汤，创立"辛甘理营"与"通补阳维"以及"通补督脉升阳"的治法。根据桂枝汤辛甘化阳，酸甘化阴的组方特点，发明三大理论：一为"辛甘理营法"：创造性地去桂枝汤中酸寒阴敛的芍药，加辛温养营的当归，甘淡通阳的茯苓，发明"辛甘理营"的治法理论，为营气虚寒所致的胃脘痛、腹痛等病证创立了新的治法。二为"通补阳维法"：用桂枝汤加当归、茯苓，或者再加鹿角，组成"通补阳维法"，治疗阳维为病的寒热，为阳维病的辨治开创了新的思路。三为"通补督脉升阳法"，用桂枝汤去酸寒之芍药，加鹿茸、人参、当归，创立"升阳一法"，升补奇经督脉，治疗奇经督脉亏损证，为下元亏损，累及奇经督脉的病证创建了新的治法。

另如，在变通应用麻杏甘石汤中，创造性地用桑叶或薄荷代替麻黄，加连翘，组成"辛寒清散"法，基本方用桑叶、薄荷、连翘、杏仁、石膏、生甘草，治疗风温、伏暑、秋燥等温病邪郁卫气分证。在变通桂枝去芍药加蜀漆牡蛎龙骨救逆汤中创造性地去桂、姜辛温温阳通阳，代之以阿胶、小麦甘咸寒滋补肝肾真阴，加人参益气生津固脱，变制出新的救逆汤，治疗真阴欲竭，脉大不敛，神迷呓语，阴阳不相交合，为欲脱者。在变通甘麦大枣汤中发明了"甘缓法"与"镇肝逆、益胃虚"之法，用于治疗"肝苦急"所致的种种病证。

除上之外，在其他许多经方的变通应用中，叶氏均有创新或发挥，此不一一介绍。

七、发挥《伤寒杂病论》理法是叶桂对仲景之学的贡献之一

叶桂研究《伤寒论》与《金匮要略》的主要方法是在临床应用中阐发书中理法的本意，由此提出了一系列独树一帜的见解或理论，深刻地阐发了仲景的学说。

例如，《金匮要略·疟病脉证并治》第3条，仲景论述了瘅疟的病机、病证及其概念，但此条有证无方，叶桂深入地研究了此条原文，上溯《素问·疟论》关于瘅疟的认识，参考后贤喻昌提出的以"甘药调之"治疗仲景所谓瘅疟的认识，在变通应用竹叶石膏汤时，独出心裁地提出了"甘寒清气热中，必佐存阴"的治法，制订出竹叶石膏汤去人参半夏加知母方，以此为基础方，加减化裁论治瘅疟。从而为《金匮要略·疟病脉证并治》第3条补缺方剂，解决了仲景此条有证无方的问题，发挥了仲景瘅疟的辨治理论。

再如《金匮要略·痉湿暍病脉证治》第25条，仲景论述了太阳中暍脉证、禁忌，但也有证无方。后世遇此证则不知道用何方治疗。叶桂在临证中见到了与《金匮要略·痉湿暍病脉证治》第25条脉证相似的病例，叶氏谓："本系劳倦气虚之体，当此暴热，热从口鼻受，竟走中道。《经》云：气虚身热，得之伤暑。暑热蒸迫，津液日槁，阳升不寐，喘促舌干，齿前板燥，刻欲昏冒矣。甘寒生津益气，一定之理。人参白虎汤加卷心竹叶、麦门冬。"

（《眉寿堂方案选存·暑》）叶氏以此案为基础，提出了"甘寒生津益气"之法，制订出人参白虎加竹叶麦冬汤论治太阳中暍。从而为仲景太阳中暍的治疗提供了制方的思路，发挥了仲景此条的辨治理论。

又如，关于《伤寒论》第318条四逆散方证，学术界围绕此方证是否属于少阴病的问题有不少争议。叶桂结合临床，从研究四逆散的临床应用入手，在《临证指南医案·肿胀》唐氏案中指出"议用四逆散和解"，明确地将此方归属于和解少阳剂。认为此案"必是内郁之气，阳不条达"，非四逆散莫属。甚至将四逆散与小柴胡汤合法应用，于小柴胡汤加枳实、芍药，使之兼有两方之长。著名伤寒学家胡希恕极力主张四逆散证为少阳病证，认为四逆散是大柴胡汤去黄芩、大黄、半夏、生姜、大枣，加甘草而成，四逆散中的柴胡、枳实、芍药三药并见于大柴胡汤。因此，凡形似大柴胡汤证，而不呕，且无可下证者，大都宜四逆散。胡希恕先生是经方实践家，所论均从临床实际出发。他虽没有引用叶桂的理论，但是其认识与叶桂完全相同。

另如，关于栀子豉汤方证，不少学者根据《伤寒论》"虚烦不得眠"，"心中懊侬"，"烦热胸中窒"，"心烦、腹满、卧起不安"等论述，认为该方的主症是心烦。从叶案用法来看，叶氏并不用栀子豉汤治疗心烦，叶氏用栀子豉汤的医案中没有一个医案是以心烦为主症者。从其用此方的治疗范围来看，杂病以胸闷、胃脘痞满、胃痛、脘中窒痛、呕涎、呕吐、食下欲噎、呕吐不饥、不饥能食、不饥不食、多噫、多下泄气、腹胀、肠痹大便不通、腹痛、肿胀喘满、二便不通等症出现的几率最高。这些病证绝大多数以上焦气机不宣，进而导致中焦胃气不得通降为病机要点。这就说明栀子豉汤主症的病位在胃脘、在心下，而不在主神明的心。李心机《〈伤寒论〉疑难解读》认为：《伤寒论》栀子豉汤证"虚烦"和"心中懊侬"，并不是心主神志意义上的心烦。就仲景本意而言，虚烦乃胃中空虚饥饿之状，搅扰纠结、恶心欲吐之感；懊侬乃虚烦之甚，系胃脘灼热嘈杂，欲吐不吐之感。其"心"是指"胃"；"心中"实指胃或胃脘。由此可见，叶桂对于仲景栀子豉汤证本意的理解是何等的深刻！他并不用栀子豉汤治疗心烦，而是用其治疗胃气不能通降所致的痞满痛胀等病证，这是符合《伤寒论》原意的。叶氏的医案，从临床病例中阐发了仲景的栀子豉汤方证理论。

除此，如半夏泻心汤证的寒与热问题，叶氏阐明寒是胃脾之寒，热是肝胆之热，寒热错杂是脾胃之寒与肝胆之热错杂，旋覆代赭汤证的噫气是胃虚肝气冲逆等等，叶桂阐发仲景原文奥义，发挥《伤寒论》、《金匮要略》方证理论的论说不胜枚举，本书各论中已一一论述，此不重复。

八、拓展经方治病范围是叶桂发展仲景之学的重要方面

经方属于古方，其组方结构与主治证均有严格的规范，这既是其鲜明的特点，又是其主要的局限。由于这一特点与局限使经方临床应用的难度远远大于时方，因此，临床上擅长用经方的人也就越来越少。另外还有两个问题：一是仲景书中一些方的原主治证表述太简，如赤丸方证。二是一些方的原主治证在临床上已经少见或者罕见，如乌梅丸蛔厥证。因此，在现今临床中欲临摹这些经方的用法，对应性地去找仲景的原方证，则难以遇到。这是这类经方在临床上很少运用的原因之一。

那么，扩展经方的运用范围，使其能在现代常见病治疗中发挥新的作用，就成为研究

《伤寒杂病论》方证理论的重要目的。

在经方新用与扩大经方主治证范围的研究方面，叶桂为我们树立了典范。他努力地挖掘经方的新功效，使其能够更加广泛地应用于当代临床，兹举两例说明如下。

第一，附子粳米汤，仲景原治"腹中寒气，雷鸣切痛，胸胁逆满，呕吐"。由于这一组证在临床上比较少见，因此，现在的医生也很少用附子粳米汤。但是，叶桂对此方证进行了深刻的挖掘与阐发，提出了胃阳学说以及"理胃阳"与"通补胃阳"的治法理论。在这一理论的支撑与指导下，他扩展此方的治疗范围，广泛用其治疗胃阳虚弱，饮浊聚结所致的呕吐、噫嗳、呃忒、噎膈、反胃、脘痞、胃痛、自利、下痢、木乘土等病证。

第二，黄芩汤，仲景原治仅仅"太阳与少阳合病，自下利"几个字。叶桂挖掘此方白芍甘酸寒养阴，黄芩苦寒泻热的配伍意义，参照张璐的认识，推举用黄芩汤治疗伏气温病春温。如他在《三时伏气外感篇》中指出："春温一证，由冬令收藏未固，昔人以冬寒内伏，藏于少阴，入春发于少阳，以春木内应肝胆也。寒邪深伏，已经化热。昔贤以黄芩汤为主方，苦寒直清里热，热伏于阴，苦味坚阴乃正治也。"在叶氏的倡导下，后世温病学家论治春温均推黄芩汤为前锋。柳宝怡遵叶氏之说，在《温热逢源》发明了黄芩汤加豆豉元参方，以治春温初起之证。从而使这一古方发挥出新的作用。不仅如此，叶氏遵仲景原法，也用黄芩汤治疗下利，但却有发挥，他补充了此方证与下利伴随的另外一些必然症，主要有三个方面：一是太阳少阳两经合病的表现：如"先寒后热"，"脉数如浮发热"，"潮热"等。由于是两经合病，因此，其发热就不会像单纯的太阳经病"发热恶寒"，单纯的少阳经病"寒热往来"那么典型，而是既似有太阳经热的不典型表现，又似有少阳经热的不典型表现，主要为"先寒后热"，"脉数如浮发热"，"潮热"等。二是自利，其特点是必与发热或潮热并见。三是腹痛，其痛多在少腹。从而发展了黄芩汤的原始脉证，弥补了仲景原方证过简之不足。

可以说，叶桂对所用的108首经方之中的绝大多数方，在其运用范围方面都有重要的发挥与发展，他的认识和用法为今人再拓展运用此类经方提供了重要的思路，为经方新用的研究提供了重要的线索与方法。

当然，后世对不少经方的应用也有很多发展或创新，如承气汤、四逆汤等，但是，与叶桂用大半夏汤、附子粳米汤、麦门冬汤等方的拓展应用相比，其理论认识的深度和变化的广度均远不及叶桂。因此，我们应该重视叶氏拓展运用经方的思路和方法，提高经方现代应用的层次。由此也说明，叶氏通过经方的拓展应用为仲景之学的发展作出了重要的贡献。

尚须强调的是，经方的拓展运用源自相关方证的理论研究，理论研究有多深，则拓展范围就有多广，若没有理论研究，拓展运用就成了空谈。叶氏是在深入研究经方方证理论的基础上进而拓展运用经方的，这一经验值得重视。

九、"经方今用"是叶桂师法仲景而给后人的重要启示

当前学习《伤寒论》、《金匮要略》的主要目的是借用仲景原著中的理法指导现今临床常见病、难治病的辨与治。由于疾病谱的变化，仲景时代的疾病与当今的疾病有了很大的差别，因此，我们面临的重大课题是，如何才能"经方今用"？关于这一问题，叶桂为我们提供了可资借鉴的思路与方法。兹以疟病为例说明如下。

关于疟病，《金匮要略·疟病脉证并治》第一方是鳖甲煎丸，以其治疗疟母。但当今疟

疾少，疟母更少，此方为治疟疾而设，方虽良而无用武之地。如何才能使鳖甲煎丸这一古方在现今临床上发挥作用？叶桂为我们作出了榜样。他挖掘此条方与证的奥义，识其治疗络病之妙，疟虽少，而络病众，从而为此方的发挥运用开辟了新的思路。

除此，叶氏对鳖甲煎丸还有更为深刻的体悟。此方中含小柴胡汤、柴胡桂枝汤、柴胡桂枝干姜汤，可引领结于血分络脉中的邪从少阳阳分透达而出。方中的关键是鳖甲与柴胡配伍。仲景谓："病疟，以月一日发，当以十五日愈，设不瘥，当月尽解。如其不瘥，当如何？师曰：此结为癥瘕，名曰疟母，急治之，宜鳖甲煎丸。"这段原文渗透了一个道理，疟疾初病在气分少阳或阳明，用柴胡剂或白虎加桂枝汤，久则入血分结成疟母，用鳖甲煎丸活血通络加虫类搜剔络脉。也就是初病在气，久则在血。气分与血分是疟病病机的两个端点，还有部分病人处于中间状态，邪羁留在半阳半阴、半气分半血分，或偏于气病，或偏于血病，因此叶氏在变通应用小柴胡汤中就制订出了柴胡与鳖甲配伍的手法，治疗偏于气分的疟病。进而，以青蒿代替柴胡清芳透邪，用知母代替黄芩苦寒清热、滋润阴液；又仿鳖甲煎丸法，用鳖甲深入阴分，滋阴搜剔络中邪热，配丹皮助鳖甲凉血散血透络。以此四味药为基本方，酌加生地、桑叶、天花粉等，变制出青蒿鳖甲汤法，治疗热邪从少阳深入血分络脉的病证。

由于此法的立意在于清透深入血分中的伏邪，因此治疗范围就不单单局限于疟疾中的疟母，而是可广泛地治疗温病或杂病中郁热深伏血中络脉的难治性发热以及阴虚发热。如系统性红斑狼疮、结节性红斑、脂膜炎等免疫性疾病的发热。这些疾病正是现今临床的常见病与难治病。叶氏从鳖甲煎丸阐发的气分经病与血分络病的理论以及新法新方对于指导这类病的治疗具有深远的意义。

需要强调的是，叶氏关于鳖甲煎丸的应用，绝不仅是一个简单的拓展用方问题，而是一个如何学习研究仲景学术的大问题，这也为我们今后研究《伤寒论》与《金匮要略》提供了一个重要思路，这就是，一些仲景书中用得很少，看起来不起眼，又复杂难懂，所治疾病也难以理解的方剂里面充满了智慧，是一个有待挖掘的宝藏。这对于当今如何研究类似于鳖甲煎丸方证这样的复杂问题以及"经方今用"的问题是非常意义的。

十、发明"卫气营血辨治体系"与"辨气分血分在经在络论治体系"是叶桂对六经辨治理论的重要创新

仲景六经理论的本质是辨伤寒病由表入里、由浅入深、由实转虚、由阳转阴的病机变化，叶桂受此启发，创立了辨温病卫气营血病机的理论。如《温热论》指出："温邪上受，首先犯肺，逆传心包。肺主气属卫，心主血属营，辨营卫气血虽与伤寒同，若论治法，则与伤寒大异也。"另如叶氏在《临证指南医案·温热》张案中指出："夫温热时疠，上行气分，而渐及于血分，非如伤寒足六经，顺传经络者。"从而说明，温病辨卫气营血与辨手经气分、血分以及辨顺传、逆传的方法是与伤寒辨足经六经的方法相比较而提出来的。关于卫气营血辨治体系，《温热论》有详细论述，此不介绍。

仲景除辨六经、脏腑外，还有辨别疾病初期在气分，后期深入血中的思路。如鳖甲煎丸一条，就把疟病病机的浅深发展分为三个阶段，初发者当15天愈；若不瘥，当1个月愈；如再不瘥，就会深入血中，发为瘀血癥瘕疟母。再如大黄䗪虫丸一条，仲景有"经络荣卫气伤，内有干血，肌肤甲错，两目黯黑"的论述，这句话提示，经络、营卫损伤，病变可深入

血分，发为瘀热互结之证。另如旋覆花汤，主治肝着，或妇人半产漏下，这就是病久深入血分络脉的病证。《金匮要略·水气病脉证并治》第19条还指出："妇人则经水不通，经为血，血不利则为水，名曰血分。"第20条云："经水前断，后病水，名曰血分，此病难治；先病水，后经水断，名曰水分，此病易治。"

仲景书中有许多关于中后期病入血中，与血相结的条文，叶桂从中巧妙地总结出了一套有别于六经的病机定位体系，这就是"辨气分血分在经在络论治体系"，此体系与六经体系有相辅相成的作用。关于这一体系，叶氏在《临证指南医案·木乘土》芮案中指出："初病在气，久必入血，以经脉主气，络脉主血也。此脏腑、经络、气血，须分晰辨明，投剂自可入彀。"在《临证指南医案·胁痛》汪案中指出："此非脏腑之病，乃由经脉继及络脉。大凡经主气，络主血。久病血瘀，瘀从便下。诸家不分经络，但忽寒忽热，宜乎无效。试服新绛一方小效，乃络方耳。"这些论述是叶氏"辨气分血分在经在络论治体系"的例证。此体系的详细内容我们在乌梅丸、旋覆花汤、鳖甲煎丸、大黄䗪虫丸、木防己汤等节中作了具体的介绍。

"辨气分血分在经在络论治体系"既有别于辨六经论治体系与辨脏腑论治体系，也与辨卫气营血论治体系有异。该体系的辨证思路主要有三步：一是辨病在气分、血分（是气分病还是血分病）；二是辨病机在经、在络（是经脉病还是络脉病）；三是辨在络脉、在奇经（络实为络病，络虚则累及奇经）。这一辨治体系的发明，不仅创新了仲景的辨证理论，而且为中医辨证学谱写了崭新的一页，具有重要的意义。

十一、关于本书的宗旨

第一，阐发叶桂在《伤寒杂病论》与经方研究方面的成就。据统计，截至清代，研究《伤寒论》者，有400多家，但这其中没有叶桂。任应秋先生主编的权威性的五版《中医各家学说》，划分出"经方学派"与"伤寒学派"两个学派，其中也没有列入叶桂。这说明，人们忽视了叶桂在《伤寒杂病论》研究方面的贡献。通过研究叶桂用经方的医案可知，叶桂在《伤寒论》、《金匮要略》理法研究方面有很深的造诣，他独辟蹊径地研究如何用《伤寒论》的理法指导临床辨治，如何变通化裁经方使之能有效地治疗当时的各类疾病。他在临床应用经方的实践中对仲景伤寒学理论有诸多创新与发挥，为伤寒学的研究作出了重要的贡献。他研究《伤寒杂病论》的方法更是独具一格而颇能切合仲景立方著书的本意。比较遗憾的是，叶桂没有将他在《伤寒杂病论》方面的研究心得编撰成书，这些内容散在于他的医案之中，而未能得到总结与阐扬。正因为这一原因，学术界没有重视叶桂在仲景伤寒学领域的成就。更为遗憾的是，中医界至今尚未有人系统研究叶桂用经方的经验，没有人系统地总结叶桂在《伤寒杂病论》研究方面的成就与贡献。程门雪先生在《未刻本叶氏医案》校读记中曾感叹说："近人……不知叶氏对于仲师之学，极有根柢也。"有鉴于此，我们系统地搜集整理了叶桂应用经方的医案，对叶氏所用过的108首经方的经验进行了系统的总结，深入地研究了叶桂变通应用每一经方的基本思路与手法，阐发了叶桂在《伤寒杂病论》理法方面的创新与发展，而为《叶天士用经方》三篇。此书是首次研究叶氏用经方的专著，集叶氏应用经方与研究仲景学说心法于一帙。通过此书，人们可以学习如何化裁运用经方，可以了解叶氏对仲景《伤寒杂病论》所作出的重要贡献，可以领悟到叶氏是怎样用自己的医案来阐发《伤寒杂病论》的。学术界也可以此书为依据，重新评价叶桂的历史地位，使叶桂能够进入伤寒学家与经方化裁应用大师的行列。此书可以提示人们，未来《伤寒论》、《金匮要略》的研究，可效法叶桂的思路，着重研究仲景理法在现今临床上应如何运用，而不是继续注释《伤寒杂病论》。

第二，以经方的应用为主线研究叶案。既往关于叶案的研究，或者是以病名为纲对叶案进行重新编次，或者是对叶案进行评注，或是对叶氏辨治各类病证的经验进行总结。但是，从用方的角度，对叶氏用仲景经方的经验进行专题性、系统性的研究，尚属空白。本书的主题之一是从叶氏用方的角度去研究叶案。书中对叶桂用桂枝汤、半夏泻心汤、小柴胡汤等108首《伤寒杂病论》经方的医案进行了系统的搜集、整理与研究。以麦门冬汤为例，首先对叶氏用麦门冬汤的医案以加减应用、合方化裁应用、变制新法应用等应用手法进行分类，在各类应用中，再根据所治病证的种类进行分类，如用于治疗肺痿、用于治疗咳嗽、用于治疗咳血、用于治疗消渴、用于治疗胃脘痛等，然后，对每一叶案的方与证逐一进行解释，解释的重点是分析叶案处方是如何构成的，是如何从某一经方变化而来的，是由哪些方合法化裁的，此处方的对应证是什么，此证的病机是什么，为什么要用这一处方，等等。在对叶氏应用麦门冬汤的所有医案进行研究的基础上，作了"讨论与小结"：其中之一，对叶氏用麦门冬汤的基本思路与手法进行了归纳与总结；其中之二，对叶氏关于麦门冬汤方证的创新与发展问题进行了深入的研究，如叶氏在变通应用此方中提出了脾与胃分治的学说，创立了养胃阴学说，创制了益胃汤法、沙参麦冬汤法等清滋方，创建了温病甘寒滋阴法等，均一一论述；其中之三，对吴瑭如何继承与发展叶氏变通应用麦门冬汤的经验进行了总结，如吴氏在《温病条辨》中制订了沙参麦冬汤、益胃汤、玉竹麦门冬汤、增液汤方证，阐扬了叶氏应用麦门冬汤的经验等，均作了扼要的介绍。从叶案研究的角度来看，《叶天士用经方》第一次系统地整理研究了叶桂用经方的医案，总结了叶氏应用经方论治各类疾病的手法与经验。可以说，在叶案研究史上是一种创新。这种研究的意义是，它与《临证指南医案》按病分类的排列法有一纵一横之妙。《临证指南医案》是叶案的主要书籍，华岫云以病为纲，便于研究叶氏论治某病的经验，而《叶天士用经方》以方为纲，则便于研究叶氏用某方的经验。从用方的角度来研究叶案可以说是一大利器，与《临证指南医案》结合起来学习叶案，有相得益彰之妙。

第三，发掘叶桂的学术理论。人们公认的叶桂学说主要有温病卫气营血学说及其治疗大法、养胃阴学说、肝阳化风学说、理虚大法、络病学说、奇经论治学说等等。这些学说是怎样提出来的，其学术渊源是什么，叶桂在临床上是如何具体运用的，学术界尚未做更加深入的研究。我们发现，叶桂的这些学说几乎都是在研究经方变通应用的过程中提出来的。如养胃阴学说是在变通应用麦门冬汤中提出来的，肝阳化风学说是在变通应用炙甘草汤中提出来的，络病学说是在变通应用旋覆花汤中提出来的，虫蚁通络法是在变通应用鳖甲煎丸、大黄䗪虫丸中提出来的，理虚大法是在变通应用建中汤与炙甘草汤中提出来的等等。若能够对叶氏的这些学说的渊源进行深入的研究，不仅可以升华叶氏的学术理论，而且极有助于理解和应用这些理论来指导临床实践。

另外，我们发现，叶氏在变通应用经方中还提出了许多更有价值的学术思想，这些学说尚未得到总结与阐发，如其在变通应用大半夏汤中提出了"通补胃阳"的理论；在变通应用木防己汤中针对"风寒湿三气杂至为痹"的旧说提出了"暑湿痹"、"湿热痹"的理论,开辟了湿热痹的新治法;在变通应用栀子豉汤中提出了"轻苦微辛法"开宣"陈腐郁热"的理论等。而对于叶氏在变通应用经方中提出来的这些新的学说亟待系统研究与总结。基于以上两方面的想法,在《叶天士用经方》中我们对业已总结的叶氏学说作了深化研究,对人们尚未重视而有待阐扬的叶氏学术理论进行了补充与总结。

第四,阐发温病方证的理论渊源。叶桂是温病学的奠基人,他在变通应用经方与应用《伤寒论》理法指导当时疾病辨治的研究中,创造性地提出了一系列温病学的理论与治法。如在变通应用麦门冬汤中提出了甘寒滋阴法以及温病热伤肺胃津液的理论,在变通应用炙甘草汤中提出了咸寒滋阴法以及温病热伤肝肾真阴的理论,在变通应用黄连阿胶汤与炙甘草汤中提出了咸寒滋阴息风法以及热伤真阴、肝风内动的理论,在变通应用半夏泻心汤、小陷胸汤中提出了苦辛开泄清热法以及湿温病湿热痞结中焦的理论,在变通应用麻杏苡甘汤中提出了分消三焦湿热法以及湿热邪留三焦的理论等等。吴瑭在《温病条辨》中对这些理论作了第一次总结。可以说,《温病条辨》就是吴瑭研究叶桂用经方的心得录。比较遗憾的是,吴瑭没有逐条说明他所制订的与叶案有关的方证是如何从叶案变化而来的,若只读《温病条辨》,人们并不知道其中的大部分方证的来源与背景。这也成为后人强烈抨击吴瑭的把柄。其实,吴瑭《温病条辨》的方证主要来源于叶案,而这些叶案又绝大多数是叶桂变通应用经方的医案。因此,我们认为非常有必要对叶氏在变通应用经方中发明的这些温病学理论与治法进行系统的总结,并对吴瑭《温病条辨》是如何继承发展叶桂的温病学理法做深入的研究与阐发。基于这一想法,我们在《叶天士用经方》中对叶氏在温病理法方面的贡献作了系统的总结,对吴瑭继承发展叶氏理论的问题逐一进行了总结与介绍。这方面的资料对于学习和研究《温病条辨》具有重要的价值,对于重新审视和定位《温病条辨》的价值具有重要的意义。

第五,构筑伤寒学派与时方学派相互沟通的桥梁。清代以后,由于温病学说的兴起,叶桂之学风靡大江南北,有众多的推崇者,由此形成了叶派医学、时方学派。然而,随着叶派、时方派的建立,人们却把叶桂的学说与仲景的学说完全对立起来,认为叶桂之学与仲景之学是不可融合的两大学派。程门雪先生在《未刻本叶氏医案》校读记中感叹说:"近人以叶派与长沙相距,以为学天士者,便非长沙,学长沙者,不可涉天士,真真奇怪之极。"人们忽视了叶桂"根柢"于仲景《伤寒杂病论》的事实。因此,学术界亟待还原历史的本来面目,以叶氏用经方的医案为根据阐明叶学与仲景学说之间的关系,彰显叶氏在经方应用方面的经验,从而架起沟通仲景伤寒学派与叶氏时方学派两大学派鸿沟的桥梁,架起沟通伤寒学与温病学鸿沟的桥梁。《叶天士用经方》提示,仲景方是温病方的基础,叶桂是在研究《伤寒论》理法的应用中建立了温病学说。温病学与伤寒学一脉相承,研究《伤寒论》者,只有研究温病学才能知道伤寒学之流;研究温病学者,只有研究《伤寒论》才能知道温病学之源。我们不能继续把伤寒学与温病学分割开来,甚至对立起来,它们本来就是一个学科的两个发展阶段,一个学科的两个方面,未来温病学与伤寒学的研究在各自独立研究的基础上,应更加重视其互相渗透的研究。这也是《叶天士用经方》的宗旨之一。

第六,纠正人们对叶桂的偏见。长期以来,学术界对叶桂用方用药特点的评价存在着片面性,认为叶氏用药轻淡、轻清,甚至有学者批评叶氏用药"轻淡如儿戏"。这纯粹是一种偏见,是对叶氏用药手法的误解。研究叶氏应用大乌头煎、四逆汤等方的医案,就可以清楚地看出，叶氏用乌头、附子颇为大胆。仲景用大乌头煎为乌头配蜂蜜以制其燥，解其毒。叶桂用此方不仅不用蜂蜜缓和乌头之性，而且配以附子，甚至用生炮川乌头合生淡川附子，再配干姜、吴茱萸，或干姜、川椒，组成纯辛大热、刚猛雄烈之剂，治疗阳衰阴寒凝结之症，如《临证指南医案·肿胀》谢案指出："今闭锢全是浊阴，若非辛雄刚剂，何以直突重围？"另如，叶氏用通脉四逆汤，也去甘缓解毒的甘草，加乌头，甚至再加蜀椒、吴萸，组成纯刚辛雄之剂，治疗腹痛、疝瘕、心下痛等阴浊凝聚所致的痛证。如在《三家医案合刻·叶天士医案》"脉沉而微"案中叶氏指出："凡阴邪盘踞，必以阳药通之"，"当以纯刚药，直走浊阴凝结之处"。方以川附子、黑川乌、吴茱萸、干姜四药并用，破阴浊凝结，并强调说："阴寒盘踞少腹，非纯阳刚剂，直入坚冰之地，阴凝不解，此如亚夫之师，从天而降也。"足见其用附子、乌头辛雄刚剂的决心与胆识。纵观叶氏用四逆汤及其类方、附子理中汤、真武汤、附子汤、附子粳米汤、桂枝附子汤与去桂加白术汤、附子泻心汤、大黄附子汤、大乌头煎、乌头桂枝汤、乌头汤等附子剂、乌头剂的医案，我们就会对叶氏用药刮目相看，就会发现叶氏用方的另一方面，就会比较全面客观地认识叶氏的用方特点。金寿山先生在《叶案初探》中指出："有人误解叶氏用药偏凉，偏轻，其实，叶氏未尝不用温药与重药，医案俱在，可以复核。至于后人用药轻淡，亦自附于叶派或被人称为叶派，却不是叶氏所能负责，而且这种情况，正是叶氏所最反对，斥为'借和平以藏拙'。"本书"复核"了金寿山先生所说的"俱在"的叶案，旨在纠正对叶氏的世俗偏见。

另外，关于"柴胡劫肝阴"问题，人们也是片面的理解，甚至歪曲了叶氏的原意。叶桂不仅善于化裁或变制运用柴胡剂，而且提出了柴胡剂的禁忌证、慎用证，从而发展了仲景的柴胡汤方证理论，为安全有效地使用这类方剂作出了贡献。对于这类问题，本书也一一进行了澄清。

十二、关于《叶天士用经方》与《温病方证与杂病辨治》

我在撰写《温病方证与杂病辨治》时，发现温病的许多有效名方是吴瑭根据叶桂变通应用《伤寒论》经方的医案整理而来的，以此为契机，我对由炙甘草汤变化而成的加减复脉汤、由麦门冬汤变化而成的沙参麦冬汤、由乌梅丸变化而成的连梅汤等经方变通方进行研究的同时，顺便对叶氏应用这些经方的医案进行了搜集整理，对其用经方的手法作了扼要的总结。遂撰成"叶氏应用炙甘草汤的经验"、"叶氏应用麦门冬汤的经验"、"叶氏应用乌梅丸的经验"等文，共十余篇，附于相应的方证之后。《温病方证与杂病辨治》初稿完成后，因篇幅太长，就把这部分内容剪裁了下来。拙作出版之后，我开始专门研究叶氏用经方的医案，系统整理其变通应用经方的手法与经验，这便是撰写《叶天士用经方》的背景。

如果说，《温病方证与杂病辨治》搞清楚了吴瑭《温病条辨》大部分温病方与叶桂医案的关系，那么，《叶天士用经方》就是要搞清楚这些叶桂方与仲景经方之间的关系。此书的目的之一就是要从仲景—叶桂—吴瑭三个层面论述仲景经方的发展，探讨叶桂、吴瑭对仲景经方的变通应用的思路与手法。

两本书的重点有所不同，但可互相参照。例如在分析《温病方证与杂病辨治》加减复脉汤方证时，结合《叶天士用经方》中叶桂用炙甘草汤的医案与经验进行研究，就会知道吴瑭如何制订了加减复脉汤方证，叶桂是如何变通应用炙甘草汤的，再上溯仲景炙甘草汤方证的原文，就能够知道仲景—叶桂—吴瑭应用此方的关系，就能真正掌握此方的特点与变通应用的要点。具体而言，《叶天士用经方》研究了大部分温病方与经方的源流问题，研究了仲景经方—叶桂变通应用方—吴瑭《温病条辨》方三者之间的关系。这不仅对温病学的研究有益，对于伤寒学的研究也不无裨益。

十三、致谢

我要再次感谢四位先师：王正宇先生是我学习叶案的启蒙老师，肾厥汤案就是王老师第一次讲给我的，他能将叶案像讲故事一样精彩地讲述出来，他的讲解激发了我学研叶案的极大兴趣。他曾系统地整理过叶桂治疗脾胃病的医案，总结出叶氏脾胃病用药规律，并与李杲论治脾胃病的手法进行比较，当年我有幸协助他整理过这份资料，从而奠定了我研究叶案的基础。孟澍江先生临证最喜欢用叶桂方与吴瑭《温病条辨》整理叶案而得的方与法。读博士期间跟孟老师临证抄方时常见其用叶方，如用益胃汤、沙参麦冬汤治疗胃病，用辛润通络法治疗妇科月经病。有一次出诊，见他在一位月经过多的病人的处方中用了柏子仁，当时不解其意，后来才悟出是合入了辛润通络法，从此激发了我临床用叶氏方的兴趣，并奠定了临证用叶氏方的基础。刘渡舟老师虽然是伤寒学大家，但对叶氏方与《温病条辨》方的应用达到了炉火纯青的程度，他的特点是，以用经方的思路运用叶桂方或《温病条辨》方，辨方证而直接用原方。并且，又能遵叶氏而善于据证化裁，其得意之作《水证论》所附的苓桂术甘汤加减方多数与叶氏用此方的手法如出一辙，如苓桂茜红汤、苓桂杏苡汤。跟师抄方时发现其用叶氏方（包括吴瑭制订的叶案方）的几率与用仲景方、《医宗金鉴》方的几率相当而可谓三分秋色。跟师抄方使我打下了既用经方，又用叶桂方，并把经方与叶、吴方合法化裁用于临床的基础。赵绍琴老师临证用方多不固守成方，而是对某一成方进行深入研究后，根据该方所寓之法，变化其方而用之，即守"法"而不守"方"，用"法"而不用"方"。这一特点与叶桂变通化裁经方的手法颇为相似，跟随其临床并亲眼见其所处轻巧小方的神奇效果，从而感悟到叶氏化裁古方的科学性及其辨法证而化裁古方手法的重要性。可以说，是四位先师带我进入了仲景与叶桂之学的殿堂。

我的夫人王建红医师自从跟随刘渡舟老师抄方学习后，临床以用经方成方为长，她的病人很多，每天的门诊病人多在 60 人左右，有时会多达 80 余人，我则利用这一机会，将叶桂化裁经方的心法妙方随时讲给她，如附子粳米去草枣加参苓木瓜汤、椒附乌梅大半夏汤，希望她在临床上试用，特别是当她遇到某些病用成方无效时，我则推荐叶氏的经方变通方供其试用，试用观察的结果多数是有效的，这启发我在书中大部分方后补写了"新订叶氏××汤变通方"内容，以期为广大临床医生试用叶案方而提供方便。书稿完成后，付帮泽博士作为第一位读者，逐字阅读书稿，提出了许多有益的修改意见，并阐发了不少感想，为此书的完善付出了努力。在此，一并致以真诚的谢意。

张文选

2011 年 6 月于香港浸会大学

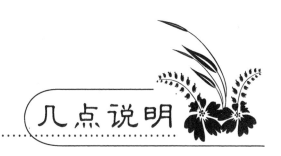

几点说明

1. 本书分为三篇，分篇的依据是叶氏变通应用某一经方的创新点的多少与应用这一经方的医案数量的多少。编于上篇者，一是叶氏在这些经方的变通应用中对仲景原方证有重要的创新与发挥，创造性地提出了一系列新理论、新治法，发明了一系列创新应用经方的新思路、新方法；二是这些方是叶氏使用频率最高、用治医案最多的经方。其创新点与使用频率呈正相关。这说明叶氏在临床上遇到这类方证的病种或病人多，使用这类方的机会也就多，对这类方的理解体验也就更加深刻，自然创新点就多。编于中篇者，一是叶氏在这些经方的变通应用中对仲景原方证有比较重要的发挥与阐发，其中一些方的应用也有创新，但创新点相对较少；二是这些方是叶氏使用频率较高、用治医案较多的经方，医案量仅次于上篇。编于下篇者，一是在这些经方的应用中，叶氏基本上是根据仲景原方原法进行应用，其中一部分方只是扩大了应用的范围，仅有一部分方对仲景原方证有所发挥或发展；二是叶氏应用这类方的医案比较少，有些方仅找到一则医案。这可能是叶桂在临床中遇到这类方证的病人少，使用机会少的缘故。需要说明的是，这不代表叶氏对这类方的理解不够，不知道如何变化，而是因为缺乏相应的临床病人，致使我们无缘得见其更多的医案及变通化裁的奇思妙想。

2. 本书共论叶桂用经方108首。上篇主方18首，附类方10首，计28首。中篇主方36首，附类方2首，计38首。下篇主方39首，附类方3首，计42首。这些经方中的医案均搜采自《临证指南医案》、《叶氏医案存真》等叶案。凡是叶桂用经方的医案均不作取舍地全部辑录，分编于各方之中。

3. 书中叶案下的"方证解释"，不是传统意义上的"注"或者"疏"，也不是"评"，而是本书作者对案中用方及其对应证的解释。解释的重点是叶案的处方是如何构成的，是从哪一经方化裁或变制而来的，其中合入了哪些方与法，该处方所对应的证是什么，处方中所含各法所对应的法证是什么等等。这样做的原因有二：第一，由于叶氏用经方有其突出的特点，一是不刻板地用原方，善于据证加减化裁，或者变制新方；二是喜欢以某一经方为基础，据证合入别方，合入之方有经方，也有时方，合方的范围十分广泛；三是喜欢根据方中所寓之法变化组方，因此，对叶案处方的组成结构若不能详细解明，则难以理解叶氏用方的思路。第二，叶氏用经方案中有许多医案脉证描述十分简单，甚至仅有一句话，有些医案只有病机病理之议，而无病证脉舌之叙，但处方用药却一目了然。因此，对于这类医案，只有把处方的结构解析开来，把方中所寓之法划分清楚，读者才可以以方测证、以法测证地推测该方所对应的证候脉舌的表现，才有可能比较深刻地理解叶案的手法，以至于读懂这则医案。在方证解释中，我们尽量少分析病机。因为分析病机往往带有臆测性或作者的片面性。

我们把重心放在叶案所提供的两方面的客观依据上,这就是"方"与"证"。因为"方"是客观的史实,"证"是叶氏本人对病人病证表现的客观描述。抓住了这两方面的客观史料,才不易偏离叶桂的本意,这也是本书作者研究叶案的基本原则。还须说明的是,有些叶案太简,或太难,有些医案的症难以与方药对应,对于这些医案,我们没有推测性地阐发叶氏尚未描述的脉证,我们的想法是,尽量先把方的结构解释明白,让读者去思索、去琢磨可能存在的证。叶桂是大家,用药不会无的放矢,以方测证、以法测证可以找到其中的证。

4. 在多数经方的"讨论与小结"部分,有一标题为"新订叶氏××汤变通方",如栀子豉汤中有"新订叶氏栀子豉汤变通方"。这是我们将叶氏最有代表性、最实用的经方变通手法筛选出来,以原始叶案为依据,整理出方与证,制订出的叶氏经验方,这些方均是我们首次新订的。新订这些方的目的有二:第一,希望读者能用最简单的方法,掌握叶桂应用某一经方的经验及其代表性手法;第二,吴瑭《温病条辨》曾采辑叶案,仿照《伤寒论》体例,方证同条,一条一辨地总结了叶氏用方的经验。这是第一次对叶案经验方的总结,其价值意义与《温病条辨》并存。由于吴瑭偏重于总结可用于温病的方,对于杂病的经验方则较少总结。因此,我们希望能对叶氏用经方的经验方作再一次的总结,侧重点偏于杂病。

5. 叶桂用经方最擅合方、合法化裁,一个处方中往往含有两三首经方,另外,同一医案也常前后几诊换用数首经方。因此,本书会有同一则叶案重复出现的情况。不同位置的解释侧重点不同,如此更有益于掌握叶氏用方的手法。

6. 书中把叶桂化裁变化或创新变化经方的方法称为"变通",或者"变制"。这是有根据的。"变通"一词出自《温病条辨·中焦篇》湿温第83条青蒿鳖甲汤自注,吴瑭在解释叶桂中焦青蒿鳖甲汤法时说:"小柴胡原为伤寒立方,疟缘于暑湿,其受邪之源,本自不同,故必变通其药味,以同在少阳一经,故不能离其法。""变制"一词出自《临证指南医案·诸痛》庞四八案,叶氏指出:"络虚则痛。有年色脉衰夺,原非香蔻劫散可效,医不明治络之法,则愈治愈穷矣。炒桃仁、青葱管、桂枝、生鹿角、归尾。此旋覆花汤之变制也。"

7. 本书虽想求其"全",把叶桂用经方的医案全部搜集整理,但限于个人的精力与水平,其中某些经方的医案搜集最终是不全的,另外,叶桂所用的经方也绝不仅108首,如《临证指南医案·哮》徐四一案就用了皂荚丸(见"葶苈大枣泻肺汤"一节),因仅此一案,我们没有专门介绍,也未统计在内,当然,还有一些经方的运用医案可能没有被辨认出来而被遗漏,因此,还希望有志于研究叶桂用经方的同道们继续研究,弥补本人的缺漏。

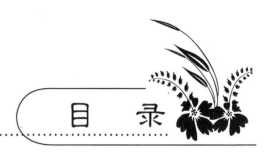

目　录

上　篇

中　篇

下　篇

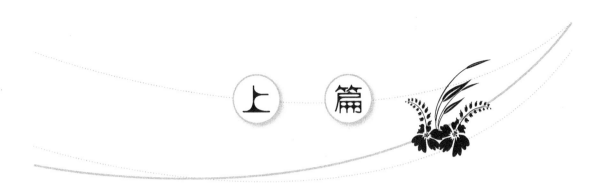

栀子豉汤

一、仲景原方证述要

栀子豉汤出自《伤寒论》第76条，组成为：栀子十四个（擘），香豉四合（绵裹）。右二味，以水四升，先煮栀子，得二升半，内豉，煮取一升半，去滓，分为二服，温进一服，得吐者，止后服。此方加甘草二两（炙），名栀子甘草豉汤；加生姜五两，名栀子生姜豉汤。仲景原条文谓："发汗后，水药不得入口为逆，若更发汗，必吐下不止。发汗、吐下后，虚烦不得眠，若剧者，必反复颠倒，心中懊憹，栀子豉汤主之；若少气者，栀子甘草豉汤主之；若呕者，栀子生姜豉汤主之。"栀子豉汤还见于《伤寒论》第77条："发汗，若下之，而烦热，胸中窒者，栀子豉汤主之。"第78条："伤寒五六日，大下之后，身热不去，心中结痛者，未欲解也，栀子豉汤主之。"第221条："阳明病，脉浮而紧，咽燥口苦，腹满而喘，发热汗出，不恶寒反恶热，身重。若发汗则躁，心愦愦，反谵语。若加温针，必怵惕，烦躁不得眠。若下之，则胃中空虚，客气动膈，心中懊憹，舌上胎者，栀子豉汤主之。"第228条："阳明病，下之，其外有热，手足温，不结胸，心中懊憹，饥不能食，但头汗出者，栀子豉汤主之。"第375条："下利后更烦，按之心下濡者，为虚烦也，宜栀子豉汤。"

栀子豉汤以栀子苦寒清泻胃中郁火，《神农本草经》谓其"主五内邪气，胃中热气"。以豆豉宣泄郁热，《名医别录》谓其苦寒，"主伤寒头痛，寒热，瘴气恶毒，烦躁满闷"。栀、豉配伍，以其苦寒之性，中能泻胃中郁火，治疗胃脘嘈杂，或疼痛不舒；上能泻心火，治疗烦躁，不得眠；外能清泄肌表郁热，治疗身热。

栀子豉汤证：虚烦不得眠，心中懊憹；或烦热，胸中窒者；或身热不去，心中结痛者；或心中懊憹，饥不能食，但头汗出者。

二、叶氏应用心法

（一）加减变化

1. 用于治疗风温邪郁上焦卫气分

郭，风温入肺，气不肯降，形寒内热，胸痞，皆膹郁之象。辛凉佐以微苦，手太阴主治。黑山栀、香豉、杏仁、桑叶、瓜蒌皮、郁金。（《临证指南医案·风温》）

方证解释：症见形寒内热，胸痞。卫气被郁则形寒，热郁上焦，肺气不宣则胸痞。方用

1

栀子豉汤加杏仁、蒌皮、郁金宣透表邪,清开肺郁;另加辛凉的桑叶,合辛温的豆豉、苦寒的栀子,成微辛微苦法以疏宣肺卫郁热。

本方去桑叶,可命名为"栀子豉加杏仁蒌皮郁金汤",以期在临床上推广应用。

某,风温从上而入,风属阳,温化热,上焦迫肺,肺气不舒转,周行气阻,致身痛、脘闷、不饥。宜微苦以清降,微辛以宣通。医谓六经,辄投羌、防,泄阳气,劫胃汁,温邪忌汗,何遽忘之?杏仁、香豉、郁金、山栀、瓜蒌皮、蜜炒橘红。(《临证指南医案·风温》)

方证解释:症见身痛、脘闷、不饥。风温郁于肺卫肌表则身痛;肺气不得舒转致胃气不降则脘闷、不饥。方用栀子豉汤微辛微苦以发越表郁,加杏仁、蒌皮、郁金、蜜炒橘红,舒转肺气以开中脘郁痞。

本方可命名为"栀子豉加杏蒌郁橘汤",以期在临床上推广应用。

某女,温邪,形寒脘痹,肺气不通,治以苦辛。杏仁、瓜蒌皮、郁金、山栀、苏梗、香豉。(《临证指南医案·肺痹》)

方证解释:本案症见形寒、脘痹。温邪郁表则形寒,肺气不得宣降致胃气不得通降则脘痹。方用栀子豉汤发越表郁,加杏仁、蒌皮、郁金、苏梗宣转肺气以降胃开痹。

2. 用于治疗温病夹烦劳而热留气分

曹四五,劳倦嗔怒,呕吐身热,得汗热解,而气急、不寐、不饥,仍是气分未清,先以上焦主治,以肺主一身气化也。杏仁、郁金、山栀、香豉、橘红、瓜蒌皮。(《临证指南医案·呕吐》)

方证解释:"劳倦嗔怒",提示素体肝强胃弱。外感温邪,呕吐身热,经治疗得汗热解,但气急、不寐、不饥。气分郁热未清而气急;上焦肺气不得舒转,致中焦胃气不能和降则不寐、不饥。方用栀子豉汤微辛微苦清宣气分余热,加杏仁、蒌皮、郁金宣展上焦肺气以舒转中焦气机;另加橘红苦辛和胃降逆。

本方可命名为"栀子豉加杏蒌郁橘汤",以期在临床上推广应用。

3. 用于治疗秋燥邪郁气分

某,脉右数大,议清气分中燥热。桑叶、杏仁、大沙参、象贝母、香豉、黑栀皮。(《临证指南医案·燥》)

方证解释:"脉右数大",提示燥热在肺,当伴有咳嗽、发热等症;"议清气分中燥热",提示病机已在气分。方用栀子豉汤微辛味苦清透郁热,加桑叶、杏仁、沙参、象贝母宣肺润燥。

吴瑭采辑此案,加梨皮,制订出《温病条辨·上焦篇》秋燥第54条桑杏汤方证。

某,燥火上郁,龈胀咽痛。当辛凉清上。薄荷梗、连翘壳、生甘草、黑栀皮、桔梗、绿豆皮。(《临证指南医案·燥》)

方证解释:燥火上郁清窍,遂见龈肿、咽痛。因燥气化火,故用栀子豉汤去辛温的豆豉,代之以辛凉的薄荷梗,辛凉苦寒配合以清透燥火;另加甘草、桔梗为甘桔汤利咽开结以治咽痛,加连翘壳、绿豆皮轻清上窍燥热以治龈肿。

吴瑭采辑此案,制订出《温病条辨·上焦篇》秋燥第57条翘荷汤方证。何廉臣根据此案,制订出《重订广温热论》加味栀豉汤方证。

4. 用于治疗湿温蕴郁中上焦

李三二,时令湿热之气,触自口鼻,由募原以走中道,遂致清肃不行,不饥不食。但温乃化热之渐,致机窍不为灵动,与形质滞浊有别,此清热开郁,必佐芳香以逐秽为法。瓜蒌

皮、桔梗、黑山栀、香豉、枳壳、郁金、降香末。(《临证指南医案·湿》)

方证解释：湿热由募原直走中道，影响脾胃升降则不饥不食；湿热上蒸，影响心神则机窍不为灵动。方用栀子豉汤轻苦微辛以开泄湿热，加瓜蒌皮、桔梗、枳壳宣展肺气以求气化湿亦化，佐郁金、降香末芳香逐秽开窍。

吴瑭采辑此案，整理出《温病条辨·中焦篇》湿温第55条三香汤方证。

5. 用于治疗伏暑阻郁上焦气分

范，伏暑阻其气分，烦渴，咳呕喘急，二便不爽，宜治上焦。杏仁、石膏、炒半夏、黑栀皮、厚朴、竹茹。又，痰多咳呕，是暑郁在上，医家乱投沉降，所以无效。石膏、杏仁、炒半夏、郁金、香豉、黑山栀。(《临证指南医案·暑》)

方证解释：本案症见痰多咳呕、烦渴、二便不爽等，由暑湿郁于气分上焦所致。一诊用栀子豉汤去豆豉，加石膏清暑泻热，加竹茹清热止呕，加杏仁、半夏、厚朴宣化中上焦湿浊。二诊症见痰多咳呕，因误用沉降，上焦暑湿郁结更甚，故方用栀子豉汤原方苦辛开泄上焦湿热，另加石膏清泄暑热，加杏仁、郁金开宣上焦以化湿，加半夏化痰止呕，开畅中焦以燥湿。

6. 用于治疗暑温夹湿郁于三焦

龚二四，脉寸大，头晕，脘中食不多下。暑热气从上受，治气苦辛寒方。竹叶、杏仁、郁金、滑石、香豉、山栀。(《临证指南医案·暑》)

方证解释：本案症见头晕，脘中食不多下。脉寸大。此暑热兼湿郁于气分上焦。方用栀子豉汤苦辛开泄上焦暑湿之郁，加杏仁、郁金宣达肺气，竹叶、滑石清利暑湿。

某，暑湿热气，触入上焦孔窍，头胀，脘闷不饥，腹痛恶心，延久不清，有疟、痢之忧。医者不明三焦治法，混投发散，消食，宜乎无效。杏仁、香豉、橘红、黑山栀、半夏、厚朴、滑石、黄芩。(《临证指南医案·暑》)

方证解释：暑湿热气，触入上焦孔窍则头胀，郁于中焦脾胃则脘闷不饥、腹痛恶心。方用栀子豉汤苦辛开泄上焦暑湿，另加黄芩合栀子苦寒清热；加杏仁宣上，橘红、半夏、厚朴畅中，滑石渗下，三焦并治以分利湿邪。其中芩、栀合夏、朴，辛开苦泄，可开畅中焦湿热痞结以治脘闷恶心。

7. 用于治疗伏气秋疟寒热不解

疟发于秋，名曰伏气。两旬不解，消滞清火而不见效。寒少热多，口渴喜暖，心中懊恼，不能自主。是无形气结，姜、连、枳、半，只治有形有滞，寒热未能开提，懊恼气结，况无汗为烦，表里气机不行，显然窒闭，宗仲景栀豉汤，一升一降，以开其结。栀子、香豉各三钱。(《眉寿堂方案选存·疟疾》)

方证解释：本案疟发于秋，两旬不解，曾用消滞、清火而不效。症见寒少热多，口渴喜暖，心中懊恼，无汗而烦。表郁则恶寒、无汗、喜暖，里热内郁则发热、口渴、心烦。方用栀子豉汤，以豆豉辛温，栀子苦寒，合为微辛微苦，一升一降法，发越表里郁热。

脉大右涩，舌白，鼻窍干黑，不饥不食。由暑湿内伏，新凉外来成疟，汗泄表解，伏气未罢，填塞胸臆，余热结于气分，思得肺化，如秋冬天降，则清肃令行。况初病身痛，亦湿热阻气之象，诸家不及道此。瓜蒌皮、杏仁、黑栀、郁金、川贝、枇杷叶。(《眉寿堂方案选存·疟疾》)

方证解释：本案由秋凉引动暑湿伏邪而发病，症见初病身痛，鼻窍干黑，不饥不食，胸臆闷满不爽。苔白，脉大右涩。虽汗泄表解，而伏气未罢，湿热郁阻气分，病机偏于上焦。

方用栀子豉汤化裁，因汗泄表解，故去辛温的豆豉，加枇杷叶、杏仁、瓜蒌皮、郁金宣畅肺气，发越湿热之郁，另加川贝清降肺气以化痰。

8. 用于治疗胸闷脘痞

章，痛乃宿病，当治病发之由。今痹塞胀闷，食入不安，得频吐之余，疹形朗发，是陈腐积气胶结。因吐，经气宣通。仿仲景胸中懊憹例，用栀子豉汤主之。又，胸中稍舒，腰腹如束，气隧有欲通之象，而血络仍然锢结。就形体畏寒怯冷，乃营卫之气失司，非阳微恶寒之比。议用宣络之法。归须、降香、青葱管、郁金、新绛、柏子仁。（《临证指南医案·诸痛》）

方证解释：本案二诊处方用《金匮》旋覆花汤变通而成的辛润通络法，该法主要用于胸胁疼痛，由此分析，一诊中"痛乃宿病"的"痛"应该是指胸痛；从"食入不安"分析，其"痹塞胀闷"的部位是指胃脘。因此，本案症见胸痛，胃脘痹塞胀闷，食入不安，频吐之后，皮肤疹形朗发。综合分析，病机是上焦郁热，与陈腐积气胶结，阻滞胸脘。方用栀子豉汤宣通胸脘郁结。一诊治气分取效后，二诊改"用宣络之法"治疗血分以善后。

莫无锡四十六岁，易怒，气火逆行，脘中微窒，气阻妨食，先开上痹，瘦人脉数弦，勿投香燥。枇杷叶、降香末、黑栀皮、土蒌皮、杜苏子、新会皮（去白）。（《叶天士先生方案真本》）

方证解释：本案郁火逆行，郁结胃脘，而见易怒，脘中微窒，气阻妨食。方用栀子豉汤去豆豉，加枇杷叶、土瓜蒌皮、苏子、陈皮、降香末清宣郁火，开胸脘痞结。

张，脉涩，脘痞不饥。口干有痰，当清理上焦。枇杷叶、杏仁、山栀、香豆豉、郁金、瓜蒌皮，加姜汁炒竹茹。（《临证指南医案·痞》）

方证解释：本案脉涩，脘痞不饥，兼见口干有痰，此上焦肺气痹郁不伸，中焦胃气不得通降。方用栀子豉汤加杏仁、蒌皮、郁金、枇杷叶轻清宣展肺气，另加姜竹茹清热化痰，旨在使上焦肺气旋转而中焦气机通降，脘痞不饥得除。

陈三四，食进颇逸，而胸中未觉清旷。宜辛润以理气分，勿以燥药伤阴。枇杷叶、大杏仁、橘红、黑山栀、香豉、郁金、瓜蒌皮。（《临证指南医案·痞》）

方证解释：胸中未觉清旷，是指胸闷不适。方用栀子豉汤加杏仁、蒌皮、郁金、枇杷叶宣展肺郁，旷达胸膈；另加橘红，合豆豉之辛，与质地柔润的杏仁、蒌皮配伍，组成"辛润以理气分，勿以燥药伤阴"法，以宣通上焦气分郁结。

宋，前议辛润下气以治肺痹，谓上焦不行，则下脘不通，古称痞闷都属气分之郁也。两番大便，胸次稍舒，而未为全爽，此岂有形之滞，乃气郁必热，陈腐黏凝胶聚，故脘腹热气下注，隐然微痛。法当用仲景栀子豉汤，解其陈腐郁热，暮卧另进白金丸一钱。盖热必生痰，气阻痰滞。一汤一丸，以有形无形之各异也。黑山栀、香豉、郁金、杏仁、桃仁、瓜蒌皮、降香，另付白金丸五钱。（《临证指南医案·痞》）

方证解释：肺痹用辛润下气，两番大便后，胸次稍舒而未为全爽，脘腹隐然微痛。不仅无形气郁生热，郁热结聚胸脘胃腹，而且郁热生痰，有形痰阻气滞。治疗一方面用栀子豉汤加杏仁、蒌皮、郁金法轻清宣解郁热，再加降香、桃仁开胸部气血郁痹；另外，送白金丸（白矾、郁金）以化有形痰结。

9. 用于治疗肝气犯胃的心胸映背痛

叶四三，郁怒致病，心胸映背痛甚，至气阻咽喉，呼吸有音，吐涎沫，又不热渴，由肝病蔓延，所伤非一经矣。先理上焦，与苦辛轻剂。鲜枇杷叶、香豉、苦杏仁、郁金、瓜蒌

皮、黑山栀。(《种福堂公选医案》)

方证解释：心胸映背痛甚，有似胸痹，但兼见气阻咽喉，呼吸有音，吐涎沫等，则上焦痹郁，气不宣通显然，故用栀子豉汤加杏、蒌、郁、杷，轻苦微辛，宣展上焦郁痹。

10. 用于治疗咳嗽

程，舌黄微渴，痰多咳逆，食下欲噎，病在肺胃。高年姑以轻剂清降。鲜枇杷叶、杏仁、郁金、瓜蒌皮、山栀、淡香豉。(《临证指南医案·噎膈反胃》)

方证解释：食下欲噎，与舌黄微渴、痰多咳逆并见，病在肺胃，由上焦气分痹郁不得宣降所致，故用栀子豉汤加杏仁、蒌皮、郁金、枇杷叶，轻苦微辛宣展上焦，使肺气宣降而胃气通降。

本方可命名为"栀子豉加杏蒌郁杷汤"，以期在临床上推广应用。

范四十，脉左弱，右寸独搏，久咳音嘶，寐则成噎阻咽。平昔嗜饮，胃热遗肺，酒客忌甜，微苦微辛之属能开上痹。山栀、香淡豉、杏仁、瓜蒌皮、郁金、石膏。(《临证指南医案·咳嗽》)

方证解释：酒客多有中焦湿热。"右寸独搏"，肺热较甚。不仅胃热移肺，而且郁热兼湿，故久咳不愈。"音嘶，寐则成噎阻咽"，也与湿热郁闭肺胃有关。方用栀子豉汤加杏仁、蒌皮、郁金法，微苦微辛宣散上焦湿热，另加石膏以清泄肺胃郁热。栀子豉汤加杏仁、蒌皮、郁金是叶氏变通栀子豉汤的基本方，其他方多以此基本方为基础加减组成。

本方可命名为"栀子豉加杏蒌郁膏汤"，以期在临床上推广应用。

施，脉沉弦为饮，近加秋燥，上咳气逆，中焦似痞，姑以辛泄凉剂，暂解上燥。瓜蒌皮、郁金、香豉、杏仁、苡仁、橘红、北沙参、山栀。(《临证指南医案·咳嗽》)

方证解释：旧有饮邪，新感秋燥而出现上咳气逆，中焦似痞。治用栀子豉汤加杏仁、蒌皮、郁金法，轻苦微辛宣展上焦肺郁。燥气犯肺，咳嗽气逆，故加沙参滋肺生津。脉沉弦为饮，中焦似痞，故加橘红、苡仁除湿化饮。

11. 用于治疗咳血或吐血

倪二七，肛疡溃脓虽愈，阴气已经走泄，当阳气弛张发泄。今加嗽血痰多，胃纳减于平昔，脉数促，喘逆脘闷，姑清肃上焦气分。苏子、杏仁、香豉、黑栀皮、郁金、蒌皮、降香、桔梗。(《临证指南医案·吐血》)

方证解释：本案症见嗽血痰多，喘逆脘闷，胃纳减少。脉数促。此上焦郁热闭结，肺气不得宣降，中脘随之不通。方用栀子豉汤加杏仁、蒌皮、郁金法轻清宣泄上焦郁热，另加桔梗、苏子、降香化痰开结，降气平喘。

高，脉数，汗出身热，吐血五日，胸脘不舒，舌色白，此阴虚本质，暑热内侵营络，渐有时疟之状，小溲茎中微痛。宣通腑经为宜。鲜生地、连翘、郁金汁、滑石、竹叶、甘草梢。又，气阻不饥。黑栀皮、香豉、蒌皮、郁金、杏仁、橘红。(《临证指南医案·吐血》)

方证解释：一诊症见汗出身热，吐血，胸脘不舒，小溲茎中痛。苔白，脉数。由暑湿内侵营络所致，方用凉营涤暑法，以鲜生地、连翘、竹叶、郁金汁清心凉营泄热，合六一散(滑石、甘草梢)清利暑湿。二诊见气阻不饥，以上焦气分郁痹为著，故改用栀子豉汤加杏、蒌、郁、橘法，轻苦微辛，清宣上焦郁热以治气阻不饥。

12. 用于治疗呃逆

某，面冷频呃，总在咽中不爽，此属肺气膹郁，当开上焦之痹。盖心胸背部，须藉在上清阳舒展，乃能旷达耳。枇杷叶、炒川贝、郁金、射干、白通草、香豉。(《临证指南医案·

呃》）

方证解释：从"面冷"以及"心胸背部，须藉在上清阳舒展，乃能旷达耳"一句分析，本案呃逆是由于湿热浊秽蒙蔽上焦清阳，肺气不能展化所致。方用栀子豉汤，但不用苦泄药栀子，而以豆豉合郁金宣郁以解湿热；因"属肺气膹郁"，故遵喻昌治疗诸气膹郁的清燥救肺汤法，取枇杷叶清降肺胃，平咳止哕；另加射干清热解毒利咽、炒川贝化痰开结；再加白通草淡渗利湿，使上焦湿热从下而出。

吴瑭采辑此案，去方中川贝母，制订出《温病条辨·上焦篇》湿温第46条上焦宣痹汤方证。

13. 用于治疗肠痹

张，食进脘中难下，大便气塞不爽，肠中收痛，此为肠痹。大杏仁、枇杷叶、川郁金、土瓜蒌皮、山栀、豆豉。（《临证指南医案·肠痹》）

方证解释：本案为肠痹，症见食进脘中难下，大便气塞不爽，肠中收痛。病证在中下，而病机源于上焦肺气痹郁不通，故用栀子豉汤加杏、蒌、郁、杷法，轻苦微辛以宣展肺气。

本方可命名为"栀子豉加杏蒌郁杷汤"，以期在临床上推广应用。

吴，身重不能转移，尻髀板著，必得抚摩少安，大便不通，小溲短少，不饥少饮。此时序湿邪，蒸郁化热，阻于气分，经腑气隧皆阻，病名湿痹。木防己一钱、杏仁二钱、川桂枝一钱、石膏三钱研、桑叶一钱、丹皮一钱。又，舌白，不渴不饮，大便经旬不解，皮肤麻痒，腹中鸣动，皆风湿化热，阻遏气分，诸经脉络皆闭。昔丹溪谓：肠痹宜开肺气以宣通，以气通则湿热自走。仿此论治。杏仁、瓜蒌皮、郁金、枳壳汁、山栀、香豉、紫菀。（《临证指南医案·肠痹》）

方证解释：一诊症见身重不能转移，尻髀板著，必得抚摩少安，大便不通，小溲短少，不饥少饮等，叶氏诊为湿热痹，用加减木防己汤清宣气分经脉湿热。二诊见大便经旬不解，腹中鸣动，皮肤麻痒，诊断为肠痹，病机为风湿热阻郁于气分，上焦肺气郁痹不开。方用栀子豉汤加杏仁、蒌皮、郁金，轻清宣展肺郁，另加紫菀宣肺润肠，枳壳汁宽中降气。

蒋三一，肺痹，鼻渊，胸满，目痛，便阻，用辛润自上宣下法。紫菀、杏仁、瓜蒌皮、山栀、香豉、白蔻仁。（《临证指南医案·肠痹》）

方证解释：肺痹于上，则鼻渊，目痛，胸满；肠痹于下，则大便阻闭不通。治用栀子豉汤加杏仁、蒌皮、紫菀，轻苦微辛，又辛润宣降，以宣展肺郁；另加白蔻仁芳香化湿以理湿郁。

董，高年疟后，内伤食物，腑气阻痹，浊攻腹痛，二便至今不通，诊脉右部弦搏，渴思冷饮。昔丹溪大、小肠气闭于下，每每开提肺窍。《内经》谓：肺主一身气化，天气降，斯云雾清，而诸窍皆为通利，若必以消食辛温，恐胃口再伤，滋扰变证。圣人以真气不可破泄，老年当遵守。紫菀、杏仁、瓜蒌皮、郁金、山栀、豆豉。（《临证指南医案·肠痹》）

方证解释：本案症见浊攻腹痛，二便不通，渴思冷饮。脉右弦搏。此虽类似于承气汤证，但叶氏仍然从肠痹考虑，遵丹溪法，用栀子豉汤加杏仁、蒌皮、郁金法苦辛宣展肺气，另加紫菀辛润宣降，以治上求下。

本方可命名为"栀子豉加杏蒌郁菀汤"，以期在临床中推广应用。

14. 用于治疗淋浊

某氏，气闭成淋。紫菀、枇杷叶、杏仁、降香末、瓜蒌皮、郁金、山栀。（《临证指南医案·淋浊》）

方证解释：本案脉证描述太简，从"气闭成淋"，以及用药分析，当有上焦肺气痹郁见症，如胸满、脘闷等。上焦肺气不能宣降，则三焦气机不行，下焦不通，也可以发为小便淋涩不利。治疗用栀子豉汤加杏仁、蒌皮、郁金法，去辛散升浮的豆豉，加枇杷叶、紫菀、降香末宣降肺气以下病治上。

（二）合方化裁

1. 合凉膈散治风温温热邪郁气分

叶，风温入肺，肺气不通，热渐内郁，如舌苔、头胀、咳嗽、发疹，心中懊恼，脘中痞满，犹是气不舒展，邪欲结痹。宿有痰饮，不欲饮水。议栀豉合凉膈方法。山栀皮、豆豉、杏仁、黄芩、瓜蒌皮、枳实汁。（《临证指南医案·风温》）

方证解释：心中懊恼，脘中痞满，为栀子豉汤证；心中懊恼，并见头胀、咳嗽、发疹，属上焦气分郁热的凉膈散证；不欲饮水，提示中焦宿有痰饮聚结。方用栀子豉汤加杏仁、蒌皮，宣展肺气，透郁热外出；另合凉膈散法加黄芩，以芩、栀配伍，清泄气分膈中郁热；再加枳实汁，合瓜蒌皮，有小陷胸加枳实汤意，可化痰饮以开中焦痞结。

某二十，脉数暮热，头痛腰痛，口燥，此属温邪。连翘、淡豆豉、淡黄芩、黑山栀、杏仁、桔梗。（《临证指南医案·温热》）

方证解释：脉数，暮热，口燥，邪热已入气分；头痛、腰痛，卫分邪郁未解。方用栀子豉汤加杏仁、桔梗宣透卫分，另合凉膈散法加黄芩、连翘，清泄气分郁热。

2. 合半夏泻心汤治木乘土脘痞纳谷哽噎

张五七，脉小弦，纳谷脘中哽噎。自述因乎恺郁强饮，则知木火犯土，胃气不得下行所致，议苦辛降泄法。黄连、郁金、香淡豆豉、竹茹、半夏、丹皮、山栀、生姜。又，前方泄厥阴、通阳明，为冲气、吐涎、脘痞、不纳谷而设，且便难艰阻，胸胀闷，上下交阻。有年最患关格，与进退黄连汤。（《临证指南医案·木乘土》）

方证解释：一诊症见纳谷脘中哽噎、冲气、吐涎、脘痞。脉小弦。自述与恺郁强饮酒有关。此木火犯土，胃气不得下行，郁火痰浊结聚胃脘。方用栀子豉汤加郁金、丹皮，轻清疏泄郁火；另合半夏泻心汤法，加黄连、半夏、生姜辛开苦泄以通胃脘痞结；再加竹茹，合姜、夏有温胆汤意以清胆和胃治呕；其中栀子、丹皮并用，为丹栀逍遥散法，可清泻肝火。二诊见便难艰阻，胸胀闷等，从上下交阻的关格考虑，改用进退黄连汤苦辛开泄痞结。

3. 合金铃子散治胃痛

张，老年郁勃，肝阳直犯胃络，为心下痛。久则液枯气结成格。金铃子、延胡、黑山栀子、淡豆豉炒香。（《临证指南医案·胃脘痛》）

方证解释：老年郁勃，肝火冲犯胃络，发为胃脘痛。方用栀子豉汤合金铃子散，清泄肝经郁火，通胃络、止胃痛。

本方可命名为"栀子豉汤合金铃子散"，以期在临床上推广应用。

4. 合分消上下湿热法治肿胀喘满二便不通

朱，初因面肿，邪干阳位，气壅不通，二便皆少，桂、附不应，即与导滞，滞属有形，湿热无形，入肺为喘，乘脾为胀，六腑开合皆废，便不通爽，溺短浑浊，时或点滴。视其舌绛口渴，腑病背胀，脏病腹满，更兼倚倒左右，肿胀随著处为甚，其湿热布散三焦，明眼难以决胜矣。《经》云：从上之下者治其上；又云：从上之下，而甚于下者，必先治其上，而后治其下，此证证乱纷更，全无头绪，皆不辨有形、无形之误。姑以清肃上焦为先。飞滑石一钱半、大杏仁去皮尖十粒、生苡仁三钱、白通草一钱、鲜枇杷三钱、茯苓皮三钱、淡豆豉一钱半、

7

黑山栀壳一钱。急火煎五分服。此手太阴肺经药也。肺气窒塞,当降不降,杏仁微苦则能降;滑石甘凉,渗湿解热;苡仁、通草,淡而渗气分;枇杷叶辛凉,能开肺气;茯苓用皮,谓诸皮皆凉;栀、豉宣其陈腐郁结。凡此气味俱薄,为上焦药,仿徐子才轻可去实之义。(《临证指南医案·肿胀》)

方证解释:本案肿胀随著处为甚,喘满,大便不通爽,溺短浑浊,时或点滴,背胀,腹满,口渴,舌绛。病情错综复杂而严重。方用栀子豉汤宣其陈腐郁热,加杏仁、枇杷叶开宣上焦,滑石、苡仁、通草、茯苓皮淡渗下焦,即《温热论》所谓"分消上下之势"法以分利湿热。全方气味俱薄,且急火快煎,以求轻可去实之效。

何廉臣根据此案,制订出《重订广温热论》叶氏新加栀豉汤方证。

5. 合温胆汤治多噫、呕涎、脘中窒痛

吴,两番探吐,脘痛立止。气因宣畅,胃津未能无损,风木来乘,外冷里热。诊脉右大,并不搏指。当少少进谷以养胃,多噫多下泄气,调和中焦为宜。炒竹茹、半夏、川斛、橘红、黑山栀、香豉。(《临证指南医案·呕吐》)

方证解释:木火胆热犯胃,胃气失和,升降逆乱,故多噫、多下泄气。方用栀子豉汤轻苦微辛泄木舒郁,合温胆汤法,用半夏、竹茹、橘红辛开和胃降逆。因两次探吐,胃气胃津已伤,故少少进谷以养胃气,加川斛以滋胃津。

唐女,脉左涩、右弦。气火不降,胸胁隐痛,脘不爽。最虑失血。川贝、山栀、丹皮、郁金汁、钩藤、瓜蒌皮、茯苓、橘红。又,气火上郁,脘中窒痛,呕涎,先以开通壅遏。香豉、瓜蒌皮、山栀、郁金、竹茹、半夏曲、杏仁。(《临证指南医案·肝火》)

方证解释:一诊症见胸胁隐痛,脘不爽。脉左涩、右弦。叶氏诊为气火不降,方用丹栀逍遥散加减泻肝和胃,清降郁火。二诊症见脘中窒痛,呕涎,为典型的栀子豉汤证,故用栀子豉汤加杏仁、蒌皮、郁金法,清宣气火,开上焦郁结,以治脘中窒痛;另合温胆汤法,加半夏、竹茹,辛开胃痹,和胃降逆,以治呕涎。

6. 合二陈汤治眩晕、腹痛呕吐

徐,脉左浮弦数,痰多,脘中不爽,烦则火升眩晕,静坐神识稍安。议少阳阳明同治法。羚羊角、连翘、香豆豉、广皮白、半夏曲、黑山栀。(《临证指南医案·眩晕》)

方证解释:少阳胆郁火升,则心烦眩晕;阳明胃脘痰阻,则痰多,脘中不爽。方用栀子豉汤加连翘宣泄郁火,另合羚羊散法加羚羊角凉肝息风;合二陈汤加橘、夏化痰和胃。

裴氏,脉数,按之涩,腹痛呕吐,恐痧秽格拒,宜宣通气分。白蔻仁、桔梗、黑山栀、香豉、半夏、广皮白。(《临证指南医案·腹痛》)

方证解释:湿热郁遏气分则脉数,按之涩;秽湿阻滞胃肠则腹痛呕吐。方用栀子豉汤加桔梗宣泄气分湿热;合二陈汤法用半夏、广皮白和胃祛湿,另加白蔻仁辟秽化浊。

7. 合麻黄连轺赤小豆汤为连翘赤豆饮治湿热黄疸

详见下篇"麻黄连轺赤小豆汤"一节介绍的《临证指南医案·疸》黄案,此从略。

(三)类方应用

1. 枳实栀子豉汤

枳实栀子豉汤出自《伤寒论》第393条,组成为:枳实三枚(炙),栀子十四个(擘),豉一升(绵裹)。仲景原条文谓:"大病差后,劳复者,枳实栀子豉汤主之。"

叶桂用此方治疗热病后胃气不和,不饥能食,不寐者,如下案:

陈,热病后,不饥能食,不寐,此胃气不和。香豉、黑山栀、半夏、枳实、广皮白。

（《临证指南医案·温热》）

方证解释：热病后余热未尽，胃气不和，故见不饥能食、不寐。仿仲景法，用枳实栀子豉汤轻苦微辛宣透郁热，合二陈汤法加半夏、广皮白和胃安中。

2. 栀子厚朴汤

栀子厚朴汤出自《伤寒论》第79条，组成为：栀子十四个（擘），厚朴四两（炙，去皮），枳实四枚（水浸，炙令黄）。仲景原条文谓："伤寒下后，心烦腹满，卧起不安者，栀子厚朴汤主之。"

叶桂以此方治疗温热邪郁阳明，腑实未成的病证，如下案：

口苦、恶热、腹满、虚烦、汗出。此阳明症也。《内经》云：邪中于面则入于膺。而未全归腑，故有是症。拟仲景栀子厚朴汤。香豉、栀子、厚朴、连翘、枳壳。（《叶氏医案存真·卷二》）

方证解释：本案恶热、腹满、虚烦、汗出，为阳明热证。但并未形成腑实，属于无形郁热郁结在胃。口苦为少阳郁热。方用栀子厚朴汤法，以栀子、厚朴、枳壳清泄郁热，降气除满；另加豆豉、连翘，合栀子轻苦微辛以宣泄郁热。

3. 栀子柏皮汤

详见下篇"栀子柏皮汤"一节，此从略。

三、讨论与小结

（一）叶氏变通应用栀子豉汤的基本思路与手法

栀子豉汤药仅两味，豆豉微辛，栀子微苦，寓"轻苦微辛"之法。其微苦微辛配合，既可辛散苦泄而疏宣卫、气分邪热，又可辛开苦泄而宣泄内伤郁火，还可一升一降而开达无形湿浊或陈腐郁结。因其"轻"，药效部位主要在上焦。不论外感热、湿之郁，或者内伤气、火、湿、痰之郁，均会使三焦气机运行滞涩不畅。而肺主一身之气，上焦肺气宣肃有序，则气化通行，升降出入有常，三焦气机通畅。基于这一认识，叶氏用栀子豉汤加杏仁、瓜蒌皮、郁金为基本方，或再加枇杷叶，或再加橘皮等药，微辛以开、微苦以泄，开宣上焦肺气，使肺气旋转而中、下焦气机旋转，从而治疗气、火、湿、痰郁痹上、中、下三焦的病证。以此为基本的制方手法，气结甚者，或加降香，或加枳壳、桔梗开畅气结；火郁甚者，或加石膏，合杏仁清宣泄火，或合凉膈散法加黄芩、连翘降泄火热；燥郁伤津者，加沙参、麦冬润燥生津；湿痰郁甚者，合二陈汤、温胆汤法加夏、陈、竹茹等除湿化痰；肠痹不通者，加紫菀宣肺润肠；脘痞甚者，合半夏泻心汤法，加半夏、黄连苦辛降泄痞结；肝火犯胃，脘中痛者，合金铃子散泻肝止痛。等等变化，总不离轻苦微辛、一升一降之法，均以开宣上焦痹郁为着眼点。

叶氏以此法广泛地治疗外感热病风温、秋燥、暑湿、湿温上焦卫气分证，内伤杂病火、气、湿、痰痹郁所致的胸脘痹塞、胀闷、食入不安、痰多咳逆、食下欲噎、劳倦嗔怒、身热、呕吐不饥，心胸映背痛、气阻咽喉、吐涎沫、咳嗽、咳血、吐血、肠痹、便秘、淋浊、木乘土脘痞纳谷哽噎、胃脘痛、肿胀喘满、二便不通、不饥能食、不寐、腹痛呕吐、湿热黄疸等病证。这些众多病证，均以邪郁三焦，气机痹结不通为基本病机，因此，均可用栀子豉汤开宣上焦法治疗。

（二）叶氏对仲景栀子豉汤方证的创新与发展

1. 创立"轻苦微辛"的治法理论

吴瑭在《温病条辨·上焦篇》第16条银翘散去豆豉加细生地丹皮大青叶倍玄参方后自注说："去豆豉，畏其温也。"另外，在上焦篇第11条犀角地黄汤合银翘散方后注云："已用过表药者，去豆豉、芥穗、薄荷。"由此可见，吴瑭银翘散中所用的豆豉性温而辛，具有透散解表的作用。叶桂与吴瑭同为清代江苏人，因此，叶氏所用豆豉也应该为辛温。关于栀子，《神农本草经》谓"苦寒，主五脏邪气，胃中热气"。豆豉虽辛温，但与麻黄、桂枝相比，发汗透散力量较弱，故曰"微辛"。栀子虽苦寒，但为栀子的果实，带皮含仁，与黄连、黄芩相比，质地较轻、苦寒清泻之力较弱，故曰"微苦"。从叶桂将栀子豉汤作为"苦辛轻剂"来看，是用栀子微苦寒以清降郁火，用豆豉微辛温以宣通气机，如叶氏所云"微苦以清降、微辛以宣通"。栀子豉汤的特点是微苦微辛，其关键在于"微"字，只有微苦微辛才能走上焦，才能清宣上焦气火之郁，如叶氏所说"微苦微辛之属能开上痹"。可见，栀子豉汤不仅可以清降宣通郁火，而且轻苦微辛，善于开上焦郁痹。叶氏以栀子豉汤为基础所创立的"轻苦微辛"法，为治疗外感热病风温、湿热、暑湿、疟疾等邪郁上焦卫气分证，以及杂病火郁、气郁、湿郁、痰郁，三焦气机不得宣降，特别是上焦气机痹郁所致的种种病证提供了新的治法，填补了中医治法学的一项空白。

在温病卫气分治法中，人们比较重视银翘散、桑菊饮为代表的辛凉疏透法，忽视了叶桂的轻苦微辛法。虽然吴瑭根据叶桂应用轻苦微辛法的经验制订了桑杏汤、翘荷汤等方证，但是，人们仍然认为此两方是治疗秋燥的专方，没有重视叶氏此法在治疗温病上焦卫气分郁热方面的广泛意义。银翘散中有辛温的豆豉，但却没有苦寒泻火的栀子，因此，其发越郁热、清透热邪的作用远远不如变通栀子豉汤。临床上，风温、感冒、发热等病的早期，最常见的证多是既有发热、恶风寒、脉浮等表郁证，又有咽喉肿痛、鼻痒、目干、唇焦等热郁上焦的表现，还有无食欲、口淡无味等胃气不和的见症。对此，银翘散偏于轻清疏透卫分邪热而力不胜任，只有用栀子豉汤变通方以辛温的豆豉发散表郁，以苦寒的栀子清泄上焦卫气分郁热，而且，两药配合，轻苦微辛最能发越郁热，使之从表而散；升降气机，最能开宣上焦闭郁而使中焦胃气和降。如再酌加杏仁、枇杷叶、苏梗、桑叶、蒌皮、郁金一二味，宣畅肺气，则更符合邪郁上焦卫、气之间，表气不通，邪热痹郁，胃气不和的病机。已故名医北京中医药大学教授赵绍琴先生在用加减栀子豉汤法治疗外感温热病方面有独到的经验，他将此方作为"火郁发之"的代表方，用其广治外感高热，更为重要的是，以其救治风温、感冒等病过早使用或过用寒凉药，使邪热遏闭，内伏不能透达外出，发为高热重症、危症的病证。我作为赵绍琴先生的学生，亲眼见证过赵老用此法的特殊效用。遗憾的是，现行温病学教科书均不介绍叶氏的"轻苦微辛法"，使叶氏的这一治法未能得到发扬光大。

2. 阐发栀子豉汤"解其陈腐郁热"、"宣其陈腐郁结"的特殊功效

叶氏在《临证指南医案·痞》宋案中提出了"用仲景栀子豉汤，解其陈腐郁热"的论点。所谓"陈腐郁热"，并非"有形之滞"，而是"气郁必热"，郁热久聚，形成"陈腐黏凝胶聚"。郁热陈腐聚结上焦，"上焦不行，则下脘不通"，"故脘腹热气下注，隐然微痛"。治疗只能"用仲景栀子豉汤，解其陈腐郁热"，不得用苦寒沉降攻下。在《临证指南医案·肿胀》朱案中，叶氏又提出了栀子豉汤"宣其陈腐郁结"的理论。所谓"宣其陈腐郁结"，是指无形湿热，痹郁于上焦，"肺气窒塞，当降不降"，以至于"六腑开合皆废，便不通爽，溺短浑浊，时或点滴"，"肿胀随着处为甚"等。治疗用"栀、豉宣其陈腐郁结"，加杏仁、枇杷叶宣降肺气以开上，滑石、苡仁、通草、茯苓皮渗利湿热以开下。根据以上分析可知，叶

氏所说的"陈腐郁热"或"陈腐郁结"，是指无形郁火或者无形湿热久久郁结，上焦气机不得宣行，进而中焦或三焦痹郁不通的病机。叶氏关于栀子豉汤能"解其陈腐郁热"、"宣其陈腐郁结"之功效的阐明，为栀子豉汤治疗以郁火、湿热郁结为基本病机的诸多病证提供了理论依据。

在临床上，对于大便不通，或不爽，胸脘痹闷等病证，人们多从有形积滞考虑，用导滞、通下之法治疗。但是，这类病证有不少是由无形郁火或无形湿热痹郁上焦，肺气不得宣降所致。这就是叶氏所说的"陈腐郁热"或"陈腐郁结"痹郁上焦，上焦气机不行，中下焦气机不通的病机。这类病证不能用辛润通导，或苦寒通下法治疗，而要用变通栀子豉汤一升一降，轻苦微辛，疏宣开泄无形郁热或无形郁结。由此可见，叶氏发掘的栀子豉汤的这一功效可以治疗类似于承气汤证，但却不是真正的大黄证、承气汤证的一类病证。从这一点来看，此法的阐明具有重要的临床意义。

3. 创立栀子豉汤清开上焦痹郁以治中下焦气机闭塞的新法

叶桂认为，胃脘痞满不通的病症，多由上焦气机郁闭不行所致，如他说："上焦不行，则下脘不通，古称痞闷，都属气分之郁也。"对此，他不直接开泄中焦，而是从轻清宣发上焦气火郁痹为着眼，以栀子豉汤加杏仁、萎皮、郁金为基本方，宣畅上焦气分郁热，即所谓"治上可以通痹（指脘胁痹闷）"。（《临证指南医案·痞》顾案）

对于食进脘中难下，大便气塞不爽，肠中收痛的肠痹，叶氏主张开宣肺气，所谓"肠痹宜开肺气以宣通"。即使腑气阻痹，浊攻腹痛，二便不通的重证肠痹，叶氏亦遵丹溪大、小肠气闭于下，每每开提肺窍的手法，用栀子豉汤加杏仁、萎皮、郁金、紫菀，宣展肺气，所谓："肺主一身气化，天气降，斯云雾清，而诸窍皆为通利。"

对于食下欲噎，呕吐不饥，纳谷脘中哽噎，肿胀喘满，二便不通，多噫、多下泄气，脘中窒痛，呕涎，不饥能食，腹痛等中下焦气机痞塞的病证，叶氏也用栀子豉汤加杏仁、萎皮、郁金法为基本方，开宣上焦痹郁治疗之。

对于以上三方面病证，叶氏根据"上之下者治其上"、"从上之下，而甚于下者，必先治其上，而后治其下"的原则，用栀子豉汤加杏仁萎皮郁金法，轻清宣降肺气，下病以治上。这一经验颇有新意，为以气机升降失常为病机的诸多病证的辨治开拓了新的思路，具有重要临床价值。

4. 阐明栀子豉汤的证非心烦，而是心下痞、满、痛、胀

关于栀子豉汤的证，不少学者根据《伤寒论》"虚烦不得眠"，"心中懊侬"，"烦热胸中窒"，"心烦、腹满、卧起不安"等论述，认为该方的主症是心烦。从叶案用法来看，叶氏并不用栀子豉汤治疗心烦，上述叶案中没有一个医案是以心烦为主症者。从叶氏用该方的治疗范围来看，杂病以胸闷、胃脘痞满、胃痛、脘中窒痛、呕涎、呕吐、食下欲噎、呕吐不饥、不饥能食、不饥不食、多噫、多下泄气、腹胀、肠痹大便不通、腹痛、肿胀喘满、二便不通等症出现的几率最高，其次是咳嗽、咳血、吐血、眩晕、黄疸等。这些病证绝大多数以上焦气机不宣，进而导致中焦胃气不得通降为病机要点。

李心机先生认为：《伤寒论》栀子豉汤证"虚烦"和"心中懊侬"，并不是心主神志意义上的心烦。就仲景本意而言，虚烦乃胃中空虚饥饿之状，搅扰纠结、恶心欲吐之感；懊侬乃虚烦之甚，系胃脘灼热嘈杂，欲吐不吐之感。其"心"是指"胃"；"心中"实指胃或胃脘（李心机.《伤寒论》疑难解读.北京：人民卫生出版社，1999：203）。由此可见，叶桂对于仲景栀子豉汤证本意的理解是何等的深刻！他并不用栀子豉汤治疗心烦，而是用其治疗胃

气不能通降所致的痞满痛胀等病症，这是符合《伤寒论》原意的。不仅如此，叶氏在本方的临床应用研究方面最突出的创新是，将栀子豉汤证的病位病机的焦点改成了上焦，用此方的着眼点也在于开宣上焦肺气而令中焦胃气通降。由此可见，研读叶氏应用栀子豉汤的医案，不仅有助于理解仲景原方证的本意，而且能够大大开阔该方临床应用的视野。

5. 发挥栀子豉汤新功效用以泄肝

从《临证指南医案》肝火门唐女案、木乘土门张案、胃脘痛门张案等医案分析，叶氏对栀子豉汤的创新用法之一，是用其清泻肝火。如叶氏对于"脉小弦，纳谷脘中哽噎"者，"知木火犯土，胃气不得下行所致"，"议苦辛降泄法"，用栀子豉汤加黄连、丹皮、郁金"泄厥阴"，用竹茹、半夏、生姜"通阳明"。对于"老年郁勃，肝阳直犯胃络，为心下痛"者，用栀子豉汤加金铃子、延胡泄肝止痛。对于"气火上郁，脘中窒痛，呕涩"者，用栀子豉汤泄肝火，加杏仁、蒌皮、郁金开上焦郁痹，加竹茹、半夏曲"开通壅遏"。

仲景用栀子豉汤治疗"虚烦不得眠"，"心中懊侬"，"烦热胸中窒"等，此证的形成原因主要是胸膈胃中郁热。叶氏则认为肝火是形成栀子豉汤证的重要病因，肝火犯胃是导致栀子豉汤证的主要病机，栀子豉汤具有清泻肝火、疏利气机的重要作用。据此，叶氏广泛用其治疗情志郁勃、肝火冲逆犯胃所致的呕吐、呃逆、胃痛、胁痛等病证。这是对仲景栀子豉汤临床应用的一大发明。

（三）吴瑭对叶氏变通栀子豉汤法的继承与发展

吴瑭总结叶氏变通应用栀子豉汤的经验，在《温病条辨》中制订出6个加味栀子豉汤方证。介绍如下。

1. 桑杏汤方证

出自《温病条辨·上焦篇》秋燥第54条："秋感燥气，右脉数大，伤于手太阴气分者，桑杏汤主之。"此方组成为：桑叶一钱、杏仁一钱五分、沙参二钱、象贝一钱、香豉一钱、栀皮一钱、梨皮一钱。吴瑭称此方为"辛凉法"。其自注说："其由于本气自病之燥证，初起必在肺卫，故以桑杏汤清气分之燥也。"

本方证是吴瑭根据《临证指南医案·燥》"某，脉右数大"案整理制订的。

2. 翘荷汤方证

出自《温病条辨·上焦篇》秋燥第57条："燥气化火，清窍不利者，翘荷汤主之。"此方组成为：薄荷一钱五分、连翘一钱五分、生甘草一钱、黑栀皮一钱五分、桔梗二钱、绿豆皮二钱。吴瑭称此方为"辛凉法"。其自注说："清窍不利，如耳鸣目赤，龈胀咽痛之类。翘荷汤者，亦清上焦气分之燥热也。"

本方证是吴瑭根据《临证指南医案·燥》"某，燥火上郁"案整理制订的。

3. 三香汤方证

出自《温病条辨·中焦篇》湿温第55条："湿热受自口鼻，由募原直走中道，不饥不食，机窍不灵，三香汤主之。"此方组成为：瓜蒌皮三钱、桔梗三钱、黑山栀二钱、枳壳二钱、郁金二钱、香豉二钱、降香末三钱。吴瑭称此方为"微苦微辛微寒兼芳香法"。其自注说："此证邪由上焦而来，其机尚浅，故用蒌皮、桔梗、枳壳微苦微辛开上，山栀轻浮微苦清热，香豉、郁金、降香化中上之秽浊而开郁。"

本方证是吴瑭根据《临证指南医案·湿》李三二案整理制订的。

4. 上焦宣痹汤方证

出自《温病条辨·上焦篇》湿温第46条："太阴湿温，气分痹郁而哕者，宣痹汤主之。"

此方组成为：枇杷叶二钱、郁金一钱五分、射干一钱、白通草一钱、香豆豉一钱五分。水五杯，煮取二杯，分二次服。吴瑭称此方为"苦辛通法"。其自注说："上焦清阳膹郁，亦能致哕，治法故以轻宣肺痹为主"，从而点出了本方治哕的机理。

本方证系吴瑭根据《临证指南医案·呃》"某，面冷频呃"案整理制订的。邹时乘在《临证指南医案》呃门按语中说："先生谓肺气有郁痹，亦能为呃，每以开上焦之痹，从中调治为法，可谓补前人之不逮。"可见，这是叶氏独树一帜的治呃之法。

5. 杏仁石膏汤方证

出自《温病条辨·中焦篇》湿温第72条："黄疸脉沉，中痞恶心，便结溺赤，病属三焦里证，杏仁石膏汤主之。"此方组成为：杏仁五钱、石膏八两、半夏五钱、山栀三钱、黄柏三钱、枳实汁每次三茶匙（冲）、姜汁每次三茶匙（冲）。吴瑭称此方为"苦辛寒法"。

本方证是吴瑭根据《临证指南医案·疸》张案制订的。

6. 连翘赤豆饮方证

详见"麻黄连轺赤小豆汤"一节介绍的《临证指南医案·疸》黄案，此从略。

除以上6个方证外，吴瑭还根据叶桂用栀子豉汤的经验，遵从仲景原法，制订了《温病条辨》风温上焦篇第13条栀子豉汤方证，中焦篇第18条栀子豉汤、栀子豉加甘草汤、栀子豉加姜汁汤方证。

（四）何廉臣对叶氏变通栀子豉汤法的继承与发展

何廉臣《重订广温热论》根据叶氏变通应用栀子豉汤经验，制订出两个加味栀子豉汤方证。介绍如下。

1. 加味栀豉汤方证

出自《重订广温热论·温热验方》，组成为：焦山栀三钱、淡香豉三钱、生甘草六分、桔梗一钱、生枳壳一钱、苏薄荷一钱、枇杷叶三钱、葱白两枚。主治伏气温热兼风，即风温初起，兼见鼻塞、咳嗽、清涕等症者。（《重订广温热论·论温热兼症疗法·兼风》）

本方证是何廉臣根据《临证指南医案·燥》"某，燥火上郁"案整理制订的。何氏采辑此案，去叶案方中的绿豆皮，加豆豉、生枳壳、枇杷叶、葱白，制订出加味栀豉汤。

2. 叶氏新加栀豉汤方证

出自《重订广温热论·温热验方》，组成为：光杏仁十粒、生苡仁三钱、飞滑石钱半、白通草一钱、浙苓皮三钱、淡香豉钱半、焦栀皮一钱、枇杷叶三钱。作为轻清化气法，主治气分湿热，病之为肿为喘，为痞为闷，为懊憹，为咳嗽，为呃逆，为四肢倦怠，为小便黄赤，为大便溏不爽等。（《重订广温热论·验方妙用》）

本方证是何廉臣根据《临证指南医案·肿胀》朱案制订的。

（五）新订叶氏栀子豉汤变通方

1. 栀子豉加杏仁蒌皮郁金汤

出自《临证指南医案》风温门郭案、肺痹门某女案、吐血门倪二七案。组成为：栀子、豆豉、杏仁、瓜蒌皮、郁金。风温郁于肺卫者，加桑叶；表郁兼湿而形寒脘痹者，加苏梗；气逆而喘、痰多者，加苏子、降香、桔梗。叶案方证：风温入肺，气不肯降，形寒内热，胸痞，皆膹郁之象，宜辛凉佐以微苦者；或温邪郁于肺卫，形寒脘痹，肺气不通者；或嗽血痰多，胃纳减少，喘逆脘闷，脉数促，宜清肃上焦气分者。

本方是叶氏变通栀子豉汤的基础方，其他栀子豉汤加味方多是在此基础方中再加一二味药组成。此方用栀子、豆豉轻苦微辛，一升一降，宣泄郁热；用杏仁、蒌皮、郁金，宣展肺气，疏散气、火、湿、痰诸郁。两组药合用，善走上焦，条达肺气，可治疗外感、内伤热郁上焦的诸多病证。如素有留饮，复感秋燥，上咳气逆，中焦似痞者，加苡仁、橘红、沙参化饮润燥；如肺郁痰湿较重，胸闷不爽者，加枇杷叶、橘红开肺气、化痰湿；如痰热较甚，脘痞不饥，口干咳痰者，加枇杷叶、姜汁炒竹茹清肺化痰；如气滞络瘀，胸胁痛，脘腹热气下注，隐然微痛者，加桃仁、降香行气活血通络。

2. 栀子豉加杏蒌郁杷汤

出自《临证指南医案》噎膈反胃门程案，痞门张案、陈三四案，肠痹门张案，《种福堂公选医案》叶四三案等医案。组成为：栀子豉加杏仁蒌皮郁金汤，再加枇杷叶。叶案方证：苔黄微渴，痰多咳逆，食下欲噎，病在肺胃者；或脉涩，脘痞不饥，口干有痰，当清理上焦者；或食进颇逸，而胸中未觉清旷者；或食进脘中难下，大便气塞不爽，肠中收痛，此为肠痹者；或郁怒致病，心胸映背痛甚，至气阻咽喉，呼吸有音，吐涎沫，又不热渴，宜先理上焦者。

枇杷叶善于清降肺胃逆气，栀子豉加杏仁蒌皮郁金汤再加枇杷叶，其清降肺气的作用增强，故可治疗上焦肺气痹郁不降之证。

3. 栀子豉加杏蒌郁橘汤

出自《临证指南医案》风温门"某，风温从上而入"案、呕吐门曹四五案、吐血门高案。组成为：栀子豉加杏仁蒌皮郁金汤，再加橘皮。叶案方证：风温从上而入，风属阳，温化热，上焦迫肺，肺气不舒转，周行气阻，致身痛、脘闷、不饥，宜微苦以清降，微辛以宣通者；或劳倦嗔怒，呕吐身热，得汗热解，而气急、不寐、不饥，仍是气分未清者；或暑热内侵营络，脉数，汗出身热，吐血，胸脘不舒，苔白，小溲茎中微痛，宜宣通腑经者。

橘皮善于行气止呕，燥湿化痰，疏畅中焦。栀子豉加杏仁蒌皮郁金汤再加橘皮，则加强了其疏通痰湿郁结的作用，故可治疗上焦痹郁而兼湿浊、痰湿阻滞者。

4. 栀子豉加杏蒌郁菀汤

出自《临证指南医案·肠痹》董案、吴案、蒋三一案，淋浊门某氏案。组成为：栀子豉加杏仁蒌皮郁金汤，再加紫菀。气滞甚者，加枳壳；湿郁者，加白蔻仁；肺气不降者，加降香末、枇杷叶。叶案方证：内伤食物，腑气阻痹，浊攻腹痛，二便不通，渴思冷饮，脉右部弦搏者。或身重不能转移，尻髀板著，必得抚摩少安，大便经旬不解，皮肤麻痒，腹中鸣动，小溲短少，不饥少饮，苔白，不渴不饮，皆风湿化热，阻遏气分者；或肺痹，鼻渊，胸满，目痛，便阻者；或气闭成淋者。

本方用栀子豉加杏仁蒌皮郁金汤开宣上焦郁热，加紫菀，合杏仁、蒌皮、郁金宣通肺气。全方意在旋转气机，下病上治，以使肺气通降而大肠腑气通畅，故可治疗肠痹便闭，而非承气汤证，不得用苦寒攻下者。

5. 栀子豉加杏蒌郁膏汤

出自《临证指南医案·咳嗽》范四十案。组成为：栀子豉加杏仁蒌皮郁金汤，再加石膏。叶案方证：脉左弱，右寸独搏，久咳音嘶，寐则成噎阻咽，平昔嗜饮，胃热遗肺，酒客忌甜，宜微苦微辛以开上痹者。

本方用栀子豉加杏仁蒌皮郁金汤宣展上焦痹郁，用石膏辛寒清泻肺胃火热。其中杏仁、石膏与豆豉配用，有麻杏甘石汤意，善于清宣肺热，故可治疗咳嗽咽阻；杏仁、石膏、栀子与郁金配伍，善于开泄胸膈胃脘湿热，故可治疗胸闷脘痞、呕吐、咳喘。

本方与吴瑭根据叶案制订的杏仁石膏汤为同一类方。杏仁石膏汤是栀子柏皮汤的变通方，栀子豉加杏蒌郁膏汤是栀子豉汤的加味方。前者主治黄疸，中痞恶心，便结溺赤，烦渴，病属三焦湿热者；后者主治上焦热郁，心烦、口渴、胸闷、脘痞、不饥不食者。

6. 栀子豉汤合金铃子散

出自《临证指南医案·胃脘痛》张案。组成为：黑山栀子、炒香淡豆豉、金铃子、延胡。叶案方证：肝阳直犯胃络，心下痛，久则液枯气结成格者。

本方用栀子豉汤苦辛宣泄郁火，治疗心下嘈杂，用金铃子散泻肝通络止痛，治疗胃痛。两法合用，泻肝止痛的作用大大增强，尤可治疗肝郁化火，冲击胃络，胃脘灼热疼痛者。

（六）叶案萃语

1. "栀、豉宣其陈腐郁结"；"栀子豉汤，解其陈腐郁热。"

分别出自《临证指南医案》肿胀门朱案、痞门宋案。这两句话精辟地阐发了栀子豉汤的功效。何谓"陈腐郁结"？何谓"陈腐郁热"？叶氏在宋案中指出："此岂有形之滞，乃气郁必热，陈腐黏凝胶聚，故脘腹热气下注，隐然微痛。"在朱案中指出："湿热无形，入肺为喘，乘脾为胀，六腑开合皆废，便不通爽，溺短浑浊，时或点滴。"可见，"陈腐郁结"、"陈腐郁热"是指无形湿热或者无形郁热聚结，痹郁于上焦，肺气不得宣降，导致喘、胸满闷、腹胀、腹痛，二便不通利等病证的病机。叶氏在《临证指南医案·诸痛》章案中还有"陈腐积气胶结"的提法，也用栀子豉汤。"陈腐积气胶结"与"陈腐郁结"、"陈腐郁热"是同一类病机的不同描述，均是栀子豉汤证的基本病机。

2. "微苦以清降，微辛以宣通"；"微苦微辛之属能开上痹。"

分别出自《临证指南医案》风温门"某，风温从上而入"案、咳嗽门范案。这两句话画龙点睛地道明了栀子豉汤所寓的法——微苦微辛法，或曰轻苦微辛法。叶氏据此称栀子豉汤是"苦辛轻剂"。微苦可清、可泄、可降，微辛可宣、可散、可透，因此，此方善于开上焦肺郁之痹，善于宣泄上焦郁热。

3. "栀豉汤，一升一降，以开其结。"

出自《眉寿堂方案选存·疟疾》"疟发于秋"案。叶氏指出："是无形气结……显然窒闭，宗仲景栀豉汤，一升一降，以开其结。"阐明了栀子豉汤证的病机是无形郁结，栀子豉汤用豆豉微辛以升，栀子微苦以降，一升一降，则郁结可开。

4. "上焦不行，则下脘不通。"

出自《临证指南医案·痞》宋案。这句话强调，上焦肺气不宣可致胃脘痞闷，症虽见于中焦，而病机实在上焦，当从上焦论治，栀子豉汤可开宣上焦痹郁，以求肺气宣通，中焦气降。若不明此病机，从中焦论治，投消食、燥湿、理气等法，不仅无效，反可损伤脾胃。

5. "肠痹宜开肺气以宣通，以气通则湿热自走。"

出自《临证指南医案·肠痹》吴案。叶氏治疗肠痹每用栀子豉汤加杏仁、瓜蒌皮、郁金、枇杷叶等开宣上焦肺气，认为肺气宣通，宣降自如，则湿热宣化，下焦肠痹可开。这句话总结了叶氏治疗肠痹的这一经验。

半夏泻心汤

一、仲景原方证述要

半夏泻心汤出自《伤寒论》第 149 条，组成为：半夏半升（洗），黄芩、干姜、人参、甘草（炙）各三两，黄连一两，大枣十二枚（擘）。右七味，以水一斗，煮取六升，去滓，再煎取三升。温服一升，日三服。仲景原条文谓："伤寒五六日，呕而发热者，柴胡汤证具，而以他药下之，柴胡证仍在者，复与柴胡汤。此虽已下之，不为逆，必蒸蒸而振，却发热汗出而解。若心下满而硬痛者，此为结胸也，大陷胸汤主之。但满而不痛者，此为痞，柴胡不中与之，宜半夏泻心汤。"半夏泻心汤还见于《金匮要略·呕吐哕下利病脉证治》第 10 条："呕而肠鸣，心下痞者，半夏泻心汤主之。"

半夏泻心汤由三组药组成：一是用半夏、干姜辛温通阳开痞；二是用黄连、黄芩苦寒降泄邪热；三是用人参、甘草、大枣甘温补胃扶中。三组药配合，构成了辛开苦泄甘补的特殊治法。

半夏泻心汤证：心下痞，但满而不痛者，或呕而肠鸣，心下痞者。

二、叶氏应用心法

（一）加减变化

1. 用于治疗温病湿温暑湿

蔡，阳虚挟湿，邪热内陷，所以神识如蒙。议用泻心法。人参、生干姜、黄芩、川连、枳实、生白芍。（《临证指南医案·湿》）

方证解释：中阳胃气不足，湿热内陷，阻结中焦，蒙扰心包，故出现神识如蒙。方用变通半夏泻心汤法，以黄芩、川连、干姜、枳实苦辛开泄湿热，用人参扶胃气，干姜温中阳，另加白芍护肝阴，并合芩、连酸苦泄热。

吴瑭采辑此案，制订出《温病条辨·中焦篇》湿温第 54 条人参泻心汤方证。

曹，身痛，舌白，口渴，自利。此湿温客气为痞，不可乱投柴、葛，仲景有湿家忌汗之律。飞滑石、杏仁、郁金、淡黄芩、白蔻仁、防己。又，湿甚为热，心痛，舌白，便溏。治在气分。竹叶心、麦冬、郁金、菖蒲、飞滑石、橘红。化服牛黄丸。又，心下触手而痛，自利，舌白，烦躁，都是湿热阻气分。议开内闭，用泻心汤。川连、淡黄芩、干姜、半夏、人参、枳实。又，神气稍清，痛处渐下至脐。湿伤在气，热结在血。吐咯带血，犹是上行为逆。热病瘀留，必从下出为顺。川连、黄芩、干姜、半夏、人参、枳实、白芍、炒楂肉。（《临证指南医案·痞》）

方证解释：本案一诊症见身痛、苔白、口渴、自利，为湿温蕴郁气分，方用杏仁、滑石、郁金、白蔻仁、黄芩，清化气分，分消湿热，因身痛，加防己。二诊症见心痛、苔白、便溏，从化服牛黄丸分析，当还有湿热蒙扰心包的神志异常症，方用竹叶心、麦冬、郁金、菖蒲、飞滑石、橘红，化服牛黄丸，一面清化湿热，一面清心开窍。三诊症见心下触手而痛、自利、苔白、烦躁，出现了湿热内陷，阻结中焦气分的湿热痞证，故用变通半夏泻心汤法，以川连、淡黄芩、干姜、半夏、人参、枳实，开湿热痞结，其中人参可扶胃气，干姜可温中阳。四诊神气稍清，痛处渐下至脐，吐咯带血，此湿在气分，热结在血，继续用变通半夏泻心汤法，以川连、黄芩、干姜、半夏、人参、枳实苦辛开泄气分湿热，兼通补胃气胃阳；另加白芍、炒楂肉以理血分。

吴瑭根据此案三诊处方脉证，制订出《温病条辨·中焦篇》湿温第74条泻心汤（半夏泻心汤去草枣加枳实方）方证。

以上两案提示，湿温内陷，气机阻闭，可致心包内闭而出现烦躁、神昏、谵语等神志异常症。对此，用变通半夏泻心汤苦辛开泄湿热闭结，则能开窍醒神。窍闭甚者，需合用牛黄丸、至宝丹等清心透络开窍。

胡，不饥、不食、不便，此属胃病，乃暑热伤气所致。味变酸浊，热痰聚脘。苦辛自能泄降，非无据也。半夏泻心汤去甘草、干姜，加杏仁、枳实。（《临证指南医案·暑》）

方证解释：本案症见不饥、不食、不便。从"热痰聚脘"分析，应有脘痞。"味变酸浊"，提示有呃逆或呕吐。此暑湿伤气，蕴结中焦。方用半夏泻心汤去甘草、干姜，苦辛开泄湿热，加杏仁开上焦肺气以化湿，加枳实助半夏辛开中焦以燥湿。

吴瑭采辑此案，整理出《温病条辨·中焦篇》暑温伏暑第39条半夏泻心汤去人参干姜大枣甘草加枳实杏仁方方证。

张六一，此湿蕴气中，足太阴之气不为鼓动运行。试以痞结胸满，仲景列于太阴篇中，概可推求其理矣。半夏醋炒、茯苓、川连、厚朴、通草汤煎。（《临证指南医案·湿》）

方证解释：湿热蕴结中焦，脾胃升降失司，故痞结胸满。方用半夏泻心汤法，以半夏合黄连苦辛开泄痞结，以厚朴合半夏苦温燥湿畅中，茯苓、通草淡渗利湿通下。

周，寒热，呕吐蛔虫，自利，是暑湿热外因，因嗔怒动肝，邪气入于厥阴，胸满、腹胀、消渴。议以开痞方法。泻心汤去参、甘，加枳实、白芍。（《临证指南医案·痞》）

方证解释：本案症见寒热，呕吐蛔虫，自利，胸满，腹胀，消渴。此暑湿热蕴结中焦，因嗔怒动肝，邪入厥阴。方用半夏泻心汤去参、甘，加枳实苦辛开泄暑湿，兼和胃开痞；另加白芍，合芩、连酸苦泄厥阴。

张，舌白罩灰黑，胸脘痞闷，潮热呕恶，烦渴，汗出，自利。伏暑内发，三焦均受，然清理上中为要。杏仁、滑石、黄芩、半夏、厚朴、橘红、黄连、郁金、通草。（《临证指南医案·暑》）

方证解释：本案为伏暑，症见胸脘痞闷，潮热呕恶，烦渴，汗出，自利。苔白罩灰黑。此暑湿弥漫三焦。方用变通半夏泻心汤法，以黄芩、黄连合半夏，苦辛开泄湿热，加杏仁开宣上焦肺气；加厚朴、橘红合半夏，苦辛开畅中焦；加滑石、通草淡渗清利下焦，三焦分消，以治湿。另加郁金芳香开窍，辟秽化浊。

吴瑭采辑此案，加"溺短"，制订出《温病条辨·中焦篇》暑温伏暑第42条杏仁滑石汤方证。

舌白口腻，痰多自利。湿热未尽，中焦不运，防变胀满。川连、人参、半夏、白芍、枳实、茯苓。（《眉寿堂方案选存·暑》）

方证解释：本案症见痰多自利，口腻，苔白。此湿热未尽，蕴结中焦。方用半夏泻心汤法，以川连、半夏、枳实，苦辛开泄湿热；自利胃气已伤，故合用大半夏汤法，以人参、半夏、茯苓，通补胃气，另加白芍，合黄连，以酸苦泄热，也泄厥阴。

毛氏，旧有胃痛、脘痹、呕吐之病，秋前举发，已得小安，近痛呕复来，身体煸热。宿病未罢，而暑热秽气上窍侵入，三焦混淆，恐内闭变现痞厥。川连、淡黄芩、半夏、姜汁、黑山栀、枳实汁。（《临证指南医案·呕吐》）

方证解释：本案素有胃痛、脘痞、呕吐。今胃痛发作，呕吐复来，身体燔热。此宿病未罢，而暑湿秽浊从口鼻侵入，弥漫三焦，有痞厥之虑。方用川连、黄芩、半夏、姜汁、枳实汁，为变通半夏泻心汤法以苦辛开泄湿热痞结，另取栀子豉汤法加黑山栀，合生姜苦辛开畅中上焦暑湿。

何，寒热呕吐，胸中格拒，喜暖饮怕凉。平昔胃阳最虚，热邪内结，体虚邪实，最防痞厥。人参、黄芩、炒半夏、姜汁、川连、枳实。（《临证指南医案·呕吐》）

方证解释：本案症见寒热呕吐，胸中格拒，喜暖饮怕凉等。胃阳素虚则喜暖饮怕凉；外感湿热，邪郁上焦则寒热；湿热痞结中焦则呕吐。从"最防痞厥"分析，已有湿热内陷厥阴之虑。方用变通半夏泻心汤法，以黄芩、黄连苦泄邪热，亦泄厥阴；以姜汁、半夏、人参辛开痞结，和胃止呕，兼通补胃气；另加枳实消痞，以助姜、夏开结。

吴瑭采辑此案，并参照下述《临证指南医案·呕吐》"某，舌赤，浊呕"案，制订出《温病条辨·中焦篇》湿温第64条半夏泻心汤去人参干姜大枣甘草加枳实生姜方方证。

2. 用于治疗湿热疟

姬，疟，脉沉涩，中脘痞结。此属里证，用泻心法。半夏、川连、橘红、枳实、黄芩、生姜汁。（《临证指南医案·疟》）

方证解释：本案症见中脘痞结，脉沉涩。从脘痞辨为半夏泻心汤证。方用半夏泻心汤去参、草、枣，以生姜汁易干姜，加橘红、枳实苦辛开泄痞结。

钱氏，暑热伤气成疟，胸痞结，呕吐痰沫，皆热气之结。前医泻心法极是。人参汁、枳实汁、黄连、黄芩、炒半夏、杏仁、厚朴、姜汁。（《临证指南医案·疟》）

方证解释：本案症见胸痞结，呕吐痰沫，为半夏泻心汤证。方用半夏泻心汤去草枣苦辛开泄暑湿。暑热偏重，又见呕吐，故用生姜代干姜；暑必兼湿，故加杏仁开宣上焦肺气以化湿；加厚朴、枳实汁开畅中焦以燥湿。

项，阳气最薄，暑入为疟，先由肺病。桂枝白虎汤，气分以通营卫为正治。今中焦痞阻，冷饮不适，热邪宜清，胃阳亦须扶护，用半夏泻心法。半夏、川连、姜汁、茯苓、人参、枳实。（《临证指南医案·疟》）

方证解释：本案感暑为疟，症见中焦痞阻，冷饮不适。暑热邪气与胃阳虚寒并存，故用川连与半夏、姜汁，加枳实苦辛开泄痞结。其中黄连苦寒可清泄暑热，加茯苓合人参、半夏、姜汁，为大半夏汤法可以通补胃阳，即所谓"热邪宜清，胃阳亦须扶护"。

金七五，强截疟疾，里邪痞结，心下水饮，皆呕吐无余，病在胃口之上。老年阳衰，防其呃厥。舍泻心之外无专方。人参、枳实、干姜、半夏、川连、黄芩。（《临证指南医案·疟》）

方证解释：本案因强截疟，而里邪痞结，呕吐。方用半夏泻心汤去草、枣，加枳实苦辛开泄痞结。

马，疟半月不止，左胁下已有疟母。寒热时，必气痞呕逆。乃肝邪乘胃，有邪陷厥阴之象。拟进泻心法。川连、黄芩、干姜、半夏、人参、枳实。（《临证指南医案·疟》）

方证解释：本案症见寒热时，必气痞呕逆，左胁下已有疟母，从气痞呕逆辨为半夏泻心汤证，方用半夏泻心汤去草枣，加枳实苦辛开泄痞结。

舌灰白，胸痞，疟来欲呕昏厥，热时渴饮，此暑热不解，邪欲深陷，议泻心法。黄连、黄芩、厚朴、半夏、杏仁、姜汁。（《眉寿堂方案选存·疟疾》）

方证解释：本案为暑湿疟，暑湿内阻则胸痞、舌苔灰白；暑热尚甚，则热时渴饮；邪欲深陷则疟来欲呕昏厥。方用半夏泻心汤化裁，以黄连、黄芩、半夏、姜汁苦辛开泄湿热，另加杏仁开宣肺气，宣化湿热，加厚朴合半夏苦温燥湿。

疟止太早，邪热未尽，脘痞不饥，口渴自利，防有滞下。川连、黄芩、半夏、枳实、白芍、橘白。(《眉寿堂方案选存·疟疾》)

方证解释：本案为湿热疟。症见脘痞不饥，口渴自利。此湿热郁结，升降失司。方用川连、黄芩、半夏、枳实，为变通半夏泻心汤苦辛开泄湿热；另加橘白辛开化湿，加白芍合芩、连酸苦泻热，并泄厥阴。

脉无力，寒热夜作，烦渴恶心，舌黄中痞。虽是伏暑为疟，然平素烦劳，即属内伤，未可泥于发散消食，先进泻心汤以泄蕴热。川连、淡黄芩、花粉、枳实、姜汁、炒半夏、豆蔻、橘红。(《眉寿堂方案选存·疟疾》)

方证解释：本案为伏暑疟。暑湿蕴结三焦则寒热夜作，烦渴恶心，苔黄中痞。方用半夏泻心汤法，以川连、黄芩、半夏、姜汁、枳实，苦辛开泄暑湿；因暑热甚而烦渴，故加天花粉清热止渴；因湿重而中痞，故加炒豆蔻、橘红芳香化湿。

湿盛寒战，不解成疟。湿主关节为痛，邪在里为烦，总以湿热里疟，治宜用苦辛。川连、黄芩、杏仁、姜汁、半夏、厚朴。(《眉寿堂方案选存·疟疾》)

方证解释：本案为湿热疟。症见寒战，关节痛等。方用半夏泻心汤化裁，以川连、黄芩、姜汁、半夏苦辛开泄湿热，另加杏仁宣化上焦之湿，加厚朴开畅中焦之湿。

病起腹痛泄泻，继而转疟。舌腻，渴不能饮，呕逆吐痰，脘中热闷，乃暑热内伏，足太阴之阳不主旋转运通，有以霍乱而起。缘未及分经辨证，邪留不解，有内结之象。不特老人质弱，如今霜降土旺，天令欲收，邪势未衰，未为稳妥，议用泻心汤法。淡黄芩、川连、杏仁、炒半夏、厚朴、姜汁。(《眉寿堂方案选存·疟疾》)

方证解释：本案病起腹痛泄泻，继而转疟。症见苔腻，渴不能饮，呕逆吐痰，脘中热闷。此暑热夹湿内伏，中焦困阻，升降失司。方用半夏泻心汤法，以芩、连、夏、姜汁，苦辛开泄湿热，另用杏仁开宣上焦肺气以化湿，用厚朴合半夏苦辛温燥中焦之湿。

3. 用于治疗湿热痢

张，气衰热伏，腹痛下痢，脘中痞闷，不欲纳食。由疟变痢，经邪入腑，斯病势已重。清理湿热以开痞，延久必须扶正。淡黄芩、川连、人参、生白芍、干姜、枳实。(《临证指南医案·痢》)

方证解释：本案症见腹痛下痢，脘中痞闷，不欲纳食等。此湿热蕴结为痞为痢。方用半夏泻心汤加减，以芩、连合干姜苦辛开泄湿热。因腹痛，故加白芍；因气衰，故不减人参。

陈妪，泻痢两月，肢体浮肿，高年自属虚象。但胸脘痞闷，纳谷恶心，每利必先腹痛，是夏秋暑热，郁滞于中。虚体夹邪，焉有补涩可去邪扶正之理? 恐交节令变证，明是棘手重证矣。人参、茯苓、川连、淡干姜、生白芍、枳实。(《临证指南医案·痢》)

方证解释：本案泻痢两月，每利必先腹痛，胸脘痞闷，纳谷恶心，肢体浮肿。从胸脘痞闷、下利辨为暑湿痢半夏泻心汤证。方用川连、淡干姜、枳实，为变通半夏泻心汤法，苦辛开泄暑湿。利必腹痛，故加生白芍；高年自虚，故用人参；肢体浮肿，故加茯苓。

包，噤口痢。川连、人参、黄芩、白芍、草决明、炒山楂、炒银花。又，噤口痢，乃热气自下上冲，而犯胃口。肠中传导皆逆阻似闭，腹痛在下尤甚。香、连、梅、芍，仅宣中焦，未能泄下热燔燎。若不急清，阴液同归于尽。姑明其理，以俟高明备采，白头翁汤。又，脉左细数、右弦，干呕不能纳谷，腹痛里急后重，痢积不爽，此暑湿深入著腑，势属噤口痢疾，证非轻渺。议用苦寒清热解毒。必痛缓胃开，方勉昏厥之变。川连、黄芩、银花、干姜、炒山楂、白芍、木香汁。（《临证指南医案·痢》）

方证解释：本案为噤口痢，一诊用芍药汤化裁，二诊用白头翁汤，三诊症见干呕不能纳谷，腹痛里急后重，痢积不爽。脉左细数、右弦。此暑湿蕴结胃肠，方用半夏泻心汤法，以连、芩合干姜苦辛开泄暑湿；热毒甚，加银花；腹痛，加白芍；里急后重，加木香汁。

吴瑭采辑此案，制订出《温病条辨·下焦篇》湿温第75条加减泻心汤方证。

徐，能食，腹痛下痢。兼和其阴。人参、生白芍、黄芩、枳实、川连、干姜。（《临证指南医案·痢》）

方证解释：本案为湿热痢，症见腹痛、下痢。"能食"，提示胃气尚能通降，非噤口痢。方用半夏泻心汤去草、枣、半夏，加枳实，苦辛开泄湿热。腹痛，故加白芍；不呕、能食，故去半夏。

4. 用于治疗木乘土

王氏，寡居多郁，宿病在肝。迩日暑邪深入，肝病必来犯胃。吐蛔下利得止，不思谷食，心中疼热，仍是肝胃本证，况暑湿多伤气分。人参辅胃开痞，扶胃有益，幸无忽致疲可也。人参、川连、半夏、姜汁、枳实、牡蛎。（《临证指南医案·木乘土》）

方证解释：本案为暑湿，虽吐蛔下利得止，但胃气损伤，故不思谷食；郁久伤肝，加之暑热深入厥阴，故心中疼热。方用半夏泻心汤化裁，以半夏、姜汁、人参辛开止呕、通补胃气；以黄连苦寒泻肝，也清暑热。另加枳实开痞，加牡蛎平肝。

唐，积劳内伤，脘闷胁胀，呕吐格拒，眩晕不得卧。阳夹内风暴张，恐其忽然瘓厥，议通胃平肝法。小川连、姜汁、半夏、牡蛎、川楝子、生白芍。（《临证指南医案·木乘土》）

方证解释：本案症见脘闷胁胀，呕吐格拒，眩晕不得卧。肝气冲逆，肝阳夹风暴张则眩晕不得卧；肝逆犯胃，胃气不降则脘闷胁胀、呕吐。方用半夏泻心汤加减，以半夏、姜汁通降胃气，即所谓"通胃"；以川连苦寒泄肝。因肝逆较甚，有动风瓫厥之虑，故加川楝子助黄连清肝，加生白芍，合黄连酸苦泄肝，加牡蛎，平肝息风。

5. 用于治疗痞

刘，热气痞结，非因食滞，胃汁消烁，舌干便难。苦辛开气，酸苦泄热，是治法矣。川连、生姜、人参、枳实、橘红、乌梅、生白芍。（《临证指南医案·痞》）

方证解释：从"热气痞结，非因食滞"分析，本案证为心下痞，兼见舌干、便难。方用半夏泻心汤化裁，因热结胃汁消烁，舌干便难，故辛开药不用半夏、干姜，而仅用生姜，以生姜合黄连、枳实，苦辛开泄痞结。热甚伤津，故加乌梅、白芍酸甘滋阴，并合黄连酸苦泄热；胃津消烁，故用人参甘补胃气胃津；为加强开痞，故加橘红苦辛，助生姜辛开。

某，脉不清，神烦倦，中痞恶心，乃热邪里结。进泻心法。炒半夏、黄芩、黄连、干姜、枳实、杏仁。（《临证指南医案·痞》）

方证解释：本案为湿热痞，湿热阻结中焦，则中痞恶心；湿热上扰心神，则神烦倦；湿热阻滞气机，则脉不清。方用变通半夏泻心汤法，以半夏、干姜合黄连，加枳实苦辛开泄湿热痞结；另加杏仁宣展上焦肺气，以求气化湿亦化。

孙，寒热由四末以扰胃，非药从口入以扰胃，邪热、津液互胶成痰，气不展舒，阻痹脘中。治法不但攻病，前议停药，欲谬药气尽，病自退避三舍耳。人参、川连 盐水炒、枳实、半夏、郁金、石菖蒲。（《临证指南医案·痞》）

方证解释：从"寒热由四末以扰胃"分析，本案属于湿热疟，"扰胃"提示症有呕吐；从"阻痹脘中"分析，其症应有脘痞；从方中用郁金、石菖蒲分析，其症应有湿热蒙扰心神的神识如蒙。方用半夏泻心汤法，以川连、半夏、枳实、人参苦辛开泄湿热痞结，兼通补胃气；以郁金、石菖蒲芳香辟秽、开窍醒神。

另外，用变通半夏泻心汤治疗湿热痞的医案还有下述"合二陈汤法"中介绍的《临证指南医案·痞》刘案，可互参。

6. 用于治疗胃痛

俞五五，酒湿郁伤，脘中食阻而痛。治以辛苦寒。小川连、半夏、姜汁、枳实、茯苓、香豉。（《临证指南医案·湿》）

方证解释：本案症见脘中食阻而痛，与酒湿郁伤有关。方用半夏、姜汁、枳实、川连，为变通半夏泻心汤法，以苦辛开泄脘中痞结；另加茯苓合姜、夏，通胃阳、利湿浊，加香豉，合黄连，为变通栀子豉汤法，苦辛宣畅中上焦湿热郁结。

江，拒按为实，患目病来属肝，痛必多呕，大便秘涩。肝病及胃，当苦辛泄降，少佐酸味。小川连、生淡干姜、半夏、枳实、黄芩、生白芍。（《临证指南医案·木乘土》）

方证解释：本案胃痛，痛必多呕，拒按，大便秘涩，兼患目病。肝火上升则目病，肝气犯胃，胃不通降则胃痛多呕、大便秘涩。方用半夏泻心汤化裁，以黄连、黄芩苦寒清泻肝火；以干姜、半夏辛开痞结、降胃止呕。另加枳实行气消痞，以助姜、夏开胃脘痞结；加生白芍柔肝滋肝，以合芩、连酸苦泄肝。

另外，用半夏泻心汤化裁治疗胃痛的医案，还有下述"合金铃子散"中介绍的《临证指南医案·胃脘痛》朱氏案，可互参。

7. 用于治疗呕吐

钱三七，脉细，右坚大，向有气冲，长夏土旺，呕吐不纳食，头胀脘痹，无非厥阳上冒。议用苦辛降逆，酸苦泄热，不加嗔怒，胃和可愈。川连、半夏、姜汁、川楝子皮、乌梅、广皮白。（《临证指南医案·呕吐》）

方证解释：本案素有气冲，长夏土旺湿盛时发为呕吐不纳食，头胀脘痹。脉细，右坚大。此胃湿内郁，肝气冲逆犯胃而呕吐、脘痹。方用川连、半夏、姜汁，为变通半夏泻心汤法以泻肝和胃、开泄湿热。另加川楝子皮之苦、乌梅之酸，助黄连酸苦泄热，也泄厥阴；加广皮白辛温，助姜汁、半夏和胃化湿开结。

某，肝风犯胃，呕逆眩晕。苦降酸泄和阳，佐微辛以通胃。川连、黄芩、乌梅、白芍、半夏、姜汁。（《临证指南医案·呕吐》）

方证解释：本案呕逆、眩晕并见。肝气犯胃则呕逆，肝阳化风则眩晕。方用川连、黄芩、半夏、姜汁，为变通半夏泻心汤以辛开苦降，泻肝和胃。另加白芍、乌梅滋肝柔肝以和阳息风，又合芩、连以酸苦泻肝。

此方可命名为"半夏泻心去参草枣姜加姜汁乌梅白芍汤"，以期在临床中推广应用。

8. 用于治疗吐蛔

席，脉右歇，舌白渴饮，脘中痞热，多呕逆稠痰，曾吐蛔虫。此伏暑湿，皆伤气分，邪自里发，神欲昏冒，湿邪不运，自利黏痰。议进泻心法。半夏泻心汤。又，凡蛔虫上下出者，皆属厥阴乘犯阳明，内风入胃，呕吐痰涎浊沫，如仲景《厥阴篇》中，先厥后热同例。试论寒热后全无汗解，谓至阴伏邪既深，焉能隔越诸经以达阳分？阅医药方，初用治肺胃，后用温胆茯苓饮，但和胃治痰，与深伏厥阴之邪未达。前进泻心汤，苦可去湿，辛以通痞，仍在上中，服后胸中稍舒，逾时稍寐，寐醒呕吐浊痰，有黄黑之形。大凡色带青黑，必系胃底肠中逆涌而出。老年冲脉既衰，所谓冲脉动，则诸脉皆逆。自述呕吐之时，周身牵引，直至足心，其阴阳跷、维不得自固，断断然矣。仲景于半表半里之邪，必用柴、芩，今上下格拒，当以桂枝黄连汤为法，参以厥阴引经，为通里之使，俾冲得缓，继进通补阳明，此为治厥阴章旨。淡干姜、桂枝、川椒、乌梅、川连、细辛、茯苓。又，肝郁不舒，理进苦辛，佐以酸味者，恐其过刚也。仿食谷则呕例。人参、茯苓、吴萸、半夏、川连、乌梅。又，疟来得汗，阴分之邪已透阳经。第痰呕虽未减，青绿形色亦不至，最属可喜。舌心白苔未净，舌边渐红，而神倦困惫。清邪佐以辅正，一定成法。人参、半夏、茯苓、枳实汁、干姜、川连。又，食入欲呕，心中温温液液，痰沫味咸，脊背上下引痛。肾虚水液上泛为涎，督脉不司约束，议用真武撤其水寒之逆。二服后接服：人参、半夏、茯苓、桂枝、煨姜、南枣。又，别后寒热三次，较之前发减半，但身动言语，气冲，涌痰吐逆，四肢常冷，寒热，汗出时四肢反热。此阳衰胃虚，阴浊上乘，以致清气无以转舒。议以胃中虚。客气上逆为噫气呕吐者，可与旋覆代赭汤，仍佐通阳以制饮逆，加白芍、附子。又，镇逆方虽小效，究是强制之法。凡痰饮都是浊阴所化，阳气不振，势必再炽。仲景谓，饮邪当以温药和之。前方劫胃水以苏阳，亦是此意。议用理中汤，减甘草之守，仍加姜、附以通阳，并入草果以醒脾，二服后接用：人参、干姜、半夏、生白术、附子、生白芍。（《临证指南医案·吐蛔》）

方证解释：从四诊"疟来得汗，阴分之邪已透阳经"看，本案为疟疾。一诊症见苔白渴饮，脘中痞热，多呕逆稠痰，自利黏痰，神欲昏冒，曾吐蛔虫。从"脘中痞热"辨为半夏泻心汤证，方用半夏泻心汤法，苦辛开泄湿热郁痞。服药后胸中稍舒，逾时稍寐，但寐醒呕吐浊痰，有黄黑之形，自述呕吐之时，周身牵引，直至足心，寒热后全无汗解。二诊从呕吐、上下格拒着眼，用黄连汤，即所谓以"桂枝黄连为法"，合入乌梅丸，即所谓"参以厥阴引经，为通里之使"。方用川连、淡干姜、桂枝，为减味黄连汤开上下痞结以止呕；用川椒、乌梅、细辛，合黄连、桂枝、干姜，为乌梅丸两调厥阴阳明；另加茯苓通胃阳。三诊用吴茱萸汤、半夏泻心汤、乌梅丸三法合方，以人参、茯苓、吴萸、半夏、川连、乌梅，通补阳明，开泄厥阴，并酸苦泄热。四诊疟来得汗，阴分之邪已透阳经，痰呕虽未减，但青绿形色已无，舌心白苔未净，舌边渐红，而神倦困惫。继续用变通半夏泻心汤法，以人参、半夏、茯苓、枳实汁、干姜、川连苦辛开泄湿热，清邪之中佐以通补胃气。五诊症见食入欲呕，心中温温液液，痰沫味咸，脊背上下引痛，辨为肾虚水液上泛，督脉不司约束证，先用真武汤二服，撤其水寒之逆，继用人参、半夏、茯苓，为变通大半夏汤通补胃气，和胃止呕；用桂枝、煨姜、南枣，为桂枝汤法，调和营卫，以治寒热。六诊，从五诊后病人疟发寒热三次，较之前发减半，但身动言语，气冲，涌痰吐逆，四肢常冷，寒热，汗出时四肢反热等，辨为阳衰胃虚，阴浊上乘，清气无以转舒。方用旋覆代赭汤补胃虚，降逆气，另仿真武汤法加白芍、附子通阳以制饮逆。七诊，服六诊镇逆方见小效，从"前方劫胃水以苏阳"分析，六诊方虽用的是变通旋覆代赭汤，但其中必有干姜、茯苓、人参、附子，即含有附子理中汤法，这是叶氏"劫胃水"的基本用方。七诊时先继续用附子理中汤法，减甘草之守，仍用干姜，并加附子以通阳，另加入草果以醒脾；二服后接用人参、干姜、生白术、附子，为附子理中汤法以通胃阳，加半夏，合人参，为大半夏汤法以逐饮而通补胃气，另加生白芍柔肝制厥阴。

周，寒热，呕吐蛔虫，自利，是暑湿热外因，因嗔怒动肝，邪气入于厥阴，胸满、腹胀、消渴。议以开痞方法。泻心汤去参、甘，加枳实、白芍。（《临证指南医案·痞》）

方证解释：本案寒热，呕吐蛔虫，腹胀，自利，为湿热蕴阻，中焦升降失司见症；胸满，消渴，吐蛔，自利，为厥阴病肝气冲逆见症。方用半夏泻心汤化裁，去甘壅的人参、甘草，以姜、夏合芩、连，加枳实，苦辛开泄湿热痞结，另加白芍滋肝柔肝，并合芩、连酸苦泄热，也泄厥阴。

9. 用于治疗噎膈、反胃、关格

刘五四，脉左小弦，右濡涩，五旬又四，阴阳日衰，劳烦奔走，阳愈伤，致清气欲结，食入脘痛，痰涎涌逆，皆噎膈反胃见证。其饮酒愈甚，由正气先馁，非酒能致病。川连、枳实汁、茯苓、半夏、广皮白、黑山栀、姜汁、竹沥。（《临证指南医案·噎膈反胃》）

方证解释：本案症见食入脘痛，痰涎涌逆。脉左小弦，右濡涩。此烦劳内伤，肝气与湿痰交结，发为噎膈。方用变通半夏泻心汤化裁，以川连合半夏、姜汁，加枳实苦辛开泄胃脘痞结；以半夏合广皮白、茯苓、竹沥为二陈汤、小半夏加茯苓汤法，化痰和胃止呕；脉左小弦提示木火内郁，加黑山栀合川连泄肝火。

包六十，胸脘痞闷，嗳逆，三四日必呕吐黏腻，或黄绿水液，此属反胃。六旬有年，是亦重病。川连、半夏、枳实、郁金、竹茹、姜汁。（《临证指南医案·噎膈反胃》）

方证解释：本案症见胸脘痞闷，嗳逆，三四日必呕吐黏腻，或吐出黄绿水液等。此肝气横逆犯胃，胃气痞阻不降。方用变通半夏泻心汤法，以黄连、姜、夏、枳实苦辛开泄胃脘痞结，并泻肝通胃；加竹茹，合枳实、半夏为温胆汤法，可清胆化痰、和胃降逆；另加郁金，疏散肝郁、开宣中上焦痹结。

吴，脉小涩，脘中隐痛，呕恶吞酸，舌绛不多饮，此高年阳气结于上，阴液衰于下，为关格之渐，当开痞通阳议治。川连、人参、姜汁、半夏、枳实汁、竹沥。（《临证指南医案·噎膈反胃》）

方证解释：中阳不足，阴浊阻结，胃气不降，即所谓"阳气结于上"，故脘中隐痛，呕恶，不多饮；肝火铄津，即所谓"阴液衰于下"，故舌绛，吞酸。方用变通半夏泻心汤法，以半夏、姜汁辛通阳结，合人参通补胃阳，加枳实汁消痞；用黄连苦泄厥阴。另加竹沥，合半夏、姜汁化痰开结。其中黄连合姜汁、半夏、枳实汁可苦辛开泄痞结。

某，脉寸口搏大，按之则涩，形瘦气逆，上不纳食，下不通便。老年积劳内伤，阳结不行，致脘闭阴枯，腑乏津营，必二便交阻，病名关格，为难治。人参、枳实、川连、生干姜、半夏、茯苓。（《临证指南医案·噎膈反胃》）

方证解释：本案为关格大症，上不纳食，下不通便，脉寸口搏大，按之则涩。此积劳内伤，阳结脘闭，腑乏津营。方用半夏泻心汤法，以黄连、干姜、半夏、枳实苦辛开泄痞结；用人参、茯苓，合半夏、干姜，为大半夏法，可通补胃阳，辛通阳结。

本案所说的"阳结不行"，是指中焦清阳衰微，浊阴渐阻而结，即中焦阳弱而阴浊阻结，治疗须用干姜、生姜、半夏辛热通阳开结。

10. 用于治疗脾瘅

某，无形气伤，热邪蕴结，不饥不食，岂血分腻滞可投。口甘一证，《内经》称为脾瘅，中焦困不转运可知。川连、淡黄芩、人参、枳实、淡干姜、生白芍。（《临证指南医案·脾瘅》）

方证解释：本案为脾瘅，症见口甘，不饥不食。此无形湿热蕴结，中焦困不转运。方用半夏泻心汤法，以黄芩、黄连、干姜、枳实、人参，苦辛开泄湿热痞结，兼通补胃气；另加白芍，合芩、连酸苦泄热，兼泄厥阴。

11. 用于治疗酒湿伤胃

周五九，酒热湿痰，当有年正虚，清气少旋，遂致结秘，不能容纳，食少，自述多郁易嗔。议从肝胃主治。半夏、川连、人参、枳实、茯苓、姜汁。（《临证指南医案·木乘土》）

方证解释：本案症见食少，不能容纳，大便结秘等。此酒湿蕴结，胃气不得通降，郁嗔，酒热又可伤肝，致肝气横逆犯胃。方用川连苦寒泄肝；人参、半夏、姜汁、茯苓通补胃阳。其中黄连与姜、夏、枳实配伍，为变通半夏泻心汤法，可苦辛开泄胃脘痞结。人参、半夏、姜汁、茯苓配伍，为大半夏汤法，可通补胃阳，扶助胃气。

另外，用半夏泻心汤法治疗酒毒伤胃的医案还有上述"用于治疗胃痛"中介绍的《临证指南医案·湿》俞五五案，"用于治疗噎膈、反胃、关格"中介绍的《临证指南医案·噎膈反胃》刘五四案，可互参。

12. 用于治疗胀满

唐女，气臌三年，近日跌仆呕吐，因惊气火更逆，胸臆填塞胀满，二便皆通，自非质滞。喜凉饮，面起癍瘰，从《病能篇》鼓胀属热。川连、淡黄芩、半夏、枳实、干姜、生白芍、铁锈汁。（《临证指南医案·肿胀》）

方证解释：本案素有气臌，复因跌仆受惊，气火上逆，出现胸臆填塞胀满等。此火热与气痞结中焦而胀满。方用姜、夏之辛，合芩、连之苦，加枳实，为变通半夏泻心汤法，苦辛开泄痞结。另加生白芍滋阴柔肝，合芩、连，酸苦泄热；再加铁锈汁镇惊。

倪姬，湿热脚气，上攻心胸，脘中满胀，呕逆，乃湿上甚为热化。与苦辛先平在上之满胀，用泻心法。川连、黄芩、枳实、半夏、姜汁、杏仁。（《临证指南医案·肿胀》）

方证解释：本案为湿热脚气。湿热上攻胸脘而满胀、呕逆。方用半夏泻心汤法，以黄连、黄芩合姜汁、半夏、枳实，苦辛开泄湿热。另加杏仁宣上焦肺气，以求气化湿亦化。

13. 用于治疗大便干涩

濮七十，七旬有年，纳食脘胀，大便干涩，并不渴饮。痰气凝遏阻阳，久延关格最怕。川连、枇杷叶、半夏、姜汁、杏仁、枳壳。（《临证指南医案·噎膈反胃》）

方证解释：本案痰气凝遏阻阳，致阳结于上，胃气不得通降而纳食脘胀，大便干涩。"并不渴饮"，提示非承气汤证。方用半夏泻心汤法，以半夏、姜汁辛散通阳，化痰开结，以川连苦寒泄降邪热。黄连配姜、夏可苦辛开泄中脘痞结。因肺气不降而大肠腑气不通，故加枇杷叶、杏仁、枳壳轻开上焦，宣展肺气，以求肺气肃降而腑气通降。

胃逆不降，食下拒纳，大便不行。熟半夏、川黄连、枳实、白茯苓、橘皮白、干姜。（《未刻本叶天士医案》）

方证解释：本案症见食下拒纳，大便不行。此中焦痞结，胃气不降。方用半夏泻心汤法，以半夏、干姜、黄连、枳实辛开通胃、苦泄开痞；另加橘皮白、茯苓，合半夏以通胃阳、祛湿浊。

另外，上述"用于治疗酒湿伤胃"中介绍的《临证指南医案·木乘土》周五九案，下述"合乌梅丸法"中介绍的《眉寿堂方案选存·疟疾》"自昏厥以来，耳聋舌白"案，均有便秘，也用变通半夏泻心汤治疗，可互参。

14. 用于治疗泄泻

杜六四，老人积劳久虚，因渴饮冷，再伤胃阳，洞泄复加呕吐，不受汤饮食物。上不得入，下不得出，此为关格难治。人参、半夏、川连、淡干姜。（《临证指南医案·噎膈反胃》）

方证解释：本案下见洞泻，上见呕吐，不受汤饮食物。此由老人积劳久虚，又因渴饮冷，再伤胃阳所致。方用半夏泻心汤化裁，以半夏、干姜、人参辛热开结，通补中阳；以川连苦寒泄热。两组药苦辛合用，可开泄中焦痞结。

热邪内结，耳聋，自利稀水，用泻心法。淡芩、生淡干姜、枳实、半夏、川黄连、白芍。（《眉寿堂方案选存·暑》）

方证解释：本案为暑湿，上见耳聋，下见自利稀水。所谓"热邪内结"，实际上是指湿热内结。湿热上蒙则耳聋，湿热下注则自利。方用半夏泻心汤去参、草、枣加枳实，苦辛开泄湿热痞结，另加白芍，合芩、连酸苦泄热，兼以泄肝。

15. 用于治疗因惊神识昏狂

伊，因惊而得，邪遂入肝，故厥后热，神识昏狂，视得面青舌白，微呕渴饮，胸次按之而痛，此属痞结，乃在里之证。宗仲景，以泻心汤为法。川连、半夏、干姜、黄芩、人参、枳实。（《临证指南医案·痞》）

方证解释：本案症见先厥后热，神识昏狂，面青微呕渴饮，胸部按之痛。苔白。此由惊而得，虽神识昏狂，但苔白，微呕渴饮，胸痛，病机重心不在心，而在中焦，为气机逆乱、痰热痞结。方用半夏泻心汤法，以半夏、干姜、川连、黄芩、人参、枳实苦辛开泄痰热痞结。

16. 用于治疗痰饮

某，脉弦右涩，面亮舌白，口干不喜饮，头重岑岑然，胸脘痹塞而痛，得嗳气稍舒，酒客谷少中虚，痰饮聚蓄。当此夏令，地气上升，饮邪夹气上阻清空，遂令前证之来。《金匮》云：脉弦为饮，色鲜明者为留饮。口干不欲饮水者，此为饮邪未去故也。况黎黎汗出，岂是风寒，春夏温邪，辛温发散为大禁。自云身体空飘，年已六旬又四，辛散再泄其阳，不亦左乎。半夏、姜汁、川连、吴萸、茯苓、枳实、竹沥。（《临证指南医案·痰饮》）

方证解释：从"岂是风寒，春夏温邪"分析，本案为素有痰饮，复新感温邪。症见黎黎汗出，面亮苔白，口干不喜饮，头重岑岑然，胸脘痹塞而痛，得嗳气稍舒。脉弦右涩。从"胸脘痹塞而痛"，辨为半夏泻心汤证，方用半夏泻心汤法，以半夏、姜汁、川连、枳实，苦辛开泄痞结；以茯苓、竹沥，合半夏、姜汁，为小半夏加茯苓汤法温化痰饮；用吴萸合黄连，为左金丸法泻肝安胃。

17. 用于治疗不寐

脉沉弦，脘胀噫气，口燥不寐，宜和肝胃。川黄连、茯苓、枳实、淡干姜、半夏、橘白。（《未刻本叶天士医案》）

方证解释：本案症见脘胀噫气，口燥不寐。脉沉弦。肝火内郁则脉弦、口燥、不寐；肝气犯胃，胃不通降则脘胀噫气。方用半夏泻心汤化裁，以川黄连苦寒泻肝；干姜、半夏、枳实辛开胃痞；另加橘白、茯苓，合半夏为二陈汤法以化痰和胃。肝平胃和，可求寐安。

某，舌赤，浊呕，不寐不饥，阳邪上扰。治以苦辛，进泻心法。淡黄芩、川连、炒半夏、枳实、姜汁。（《临证指南医案·呕吐》）

方证解释：本案症见舌赤，浊呕，不寐不饥等。胃不通降则浊呕、不饥；肝火内郁则舌赤，不寐。方用半夏泻心汤法，以芩、连苦泄厥阴，姜、夏辛通阳明，另加枳实开痞结。其芩、连合姜、夏，可苦辛开泄，两调肝胃，肝胃和则寐可安。

吴瑭根据此案与《临证指南医案·呕吐》何案，制订出《温病条辨·中焦篇》湿温第64条半夏泻心汤去人参干姜大枣甘草加枳实生姜方方证。

(二) 合方化裁

1. 合金铃子散泻肝止痛治疗肝厥胃痛

朱氏，苦寒辛通。川连、土瓜蒌皮、白芥子、茯苓、炒半夏、姜汁、橘红、竹茹。又，肝厥胃痛，兼有痰饮。只因误用芪、术、人参，固守中焦，痰气阻闭，致痛结痞胀。更医但知理气使降，不知气闭热自内生，是不中窾。前方专以苦寒辛通为法，已得效验。况酸味亦属火化。议河间法。金铃子、延胡、川连、黑山栀、橘红、半夏。（《临证指南医案·胃脘痛》）

方证解释：本案为肝厥胃痛，兼有痰饮。症见痛结痞胀。一诊用小陷胸汤合温胆汤化裁泻肝和胃、化痰除饮。二诊时已得效验，从"酸味亦属火化"分析，应有呃逆味带酸浊或吞酸症。方用半夏、川连，为半夏泻心汤法苦辛开泄痞结，用金铃子、延胡，为金铃子散泻肝止胃痛；另取栀子豉汤意加黑山栀泻肝，取二陈汤法加橘红化痰除湿。

2. 合大半夏汤通补胃气治疗脘痞不饥

脘痞不饥，脉沉弦，味酸苦，疟后致此，宜苦辛开泄。川连、人参、枳实、干姜、茯苓、半夏。（《未刻本叶天士医案·保元方案》）

方证解释：本案症见脘痞不饥，口泛味酸苦。脉沉弦。肝热犯胃则味酸苦，胃气不降则脘痞不饥。方用川连、半夏、干姜、人参、枳实，为变通半夏泻心汤法，泻肝和胃，苦辛开泄痞结；用人参、半夏、茯苓为大半夏汤法，通补胃阳。

另外，用半夏泻心汤合大半夏汤法的医案还有上述"用于治疗酒湿伤胃"中介绍的《临证指南医案·木乘土》周五九案，可互参。

3. 合小半夏加茯苓汤通阳化饮治疗食已即吐

陆十七，食已即吐，病在胃也，用辛以通阳，苦以清降。半夏、川连、厚朴、茯苓、姜汁。（《临证指南医案·呕吐》）

方证解释：本案食已即吐，从治法分析，为痰饮阻结胃脘，肝气冲逆犯胃。方用半夏、姜汁、厚朴、川连，为变通半夏泻心汤法，以泻肝和胃，苦辛开泄痞结；用茯苓，合半夏、姜汁，为小半夏加茯苓汤法，以化饮止呕。

4. 合吴茱萸汤法泄木安胃治疗哕逆呕恶

王五五，哕逆举发，汤食皆吐，病在胃之上脘，但不知起病之因。据云左胁内结瘕聚，肝木侮胃，明系情怀忧劳，以致气郁结聚。久病至颇能安谷，非纯补可知。泄厥阴以舒其用，和阳明以利其腑，药取苦味之降，辛气宣通矣。川楝子皮、半夏、川连、姜汁、左牡蛎、淡吴萸。（《临证指南医案·木乘土》）

方证解释：本案症见哕逆举发，汤食皆吐，兼左胁内结瘕聚。此情怀忧劳，以致气郁结聚，肝气冲逆犯胃而呕吐。方用半夏泻心汤化裁，以半夏、姜汁辛温降胃止呕，以川连苦寒泻肝，加川楝子皮、左牡蛎助黄连泻肝平肝；另加淡吴萸，合生姜汁，为减味吴茱萸汤以和胃止呕。其中黄连配吴茱萸寓左金丸法，可泻肝安胃。

另外，用半夏泻心汤合吴茱萸汤法的医案还有上述"用于治疗吐蛔"中介绍的《临证指南医案·吐蛔》席案，可互参。

5. 合左金丸泄肝和胃治疗吞酸食下呕恶

脉出鱼际，吞酸神倦，此木火内郁，阳明受戕，所谓壮火食气是也。川黄连、茯苓、枳实、吴茱萸、半夏、干姜。（《未刻本叶天士医案》）

方证解释：本案症见吞酸、神倦。脉出鱼际。肝火冲逆犯胃，则吞酸，脉出鱼际；壮火食气，阳明受伤，则神倦。方用黄连、半夏、干姜、枳实，为变通半夏泻心汤法以泻肝和胃；用吴茱萸，合黄连，为左金丸以治吐酸。另加茯苓合半夏通胃阳。

胃逆不降，食下呕恶。吴萸、茯苓、半夏、川连、枳实、干姜。（《未刻本叶天士医案》）

方证解释：本案症见食下呕恶。此肝气犯胃，胃逆不降。方用半夏泻心汤法，以半夏、干姜、枳实、川连，苦辛开泄胃脘痞结；以吴茱萸合川连，为左金丸泻肝安胃。

6. 合旋覆代赭汤法镇肝降逆治疗嗳气呕吐反胃

高年正气已衰，热邪陷伏，故间疟延为三日，此属厥象。舌润脘痹，嗳气欲呕，胃虚客逆，恐有呕吐呃忒之变。议用旋覆代赭，镇其逆乱之气，合泻心法，以开热邪壅结为主。人参、川连、干姜、白芍、旋覆花、代赭石、乌梅、牡蛎、半夏。服一剂，减去半夏、干姜服。（《叶氏医案存真·卷二》）

方证解释：本案高年疟邪陷入，发为三日疟。症见嗳气欲呕，脘痹，舌干润。此胃虚客气上逆，厥阴郁热冲逆犯胃。方用旋覆花、代赭石、人参、半夏、干姜，为变通旋覆代赭汤以扶胃镇逆止嗳；用半夏、干姜、川连，为变通半夏泻心汤以开湿热壅结脘痹。另用乌梅、白芍，酸甘滋肝柔肝，合黄连酸苦泄厥阴，用牡蛎平肝以镇肝逆。其中乌梅、白芍、干姜，又寓乌梅丸法，可辛酸开泄厥阴。

食下拒纳，此属反胃。旋覆花、半夏、吴萸、代赭石、茯苓、川连。（《未刻本叶天士医案·保元方案》）

方证解释：本案为反胃，以呕吐为主症。方用川连合半夏，为半夏泻心汤法，可泻肝和胃、苦辛开泄痞结；用旋覆花、代赭石、半夏，为旋覆代赭汤法，可镇肝和胃止呕；取吴茱萸汤法加吴萸温胃止呕；另加茯苓，合半夏通胃阳。

7. 合乌梅丸法泄厥阴和阳明治疗暑湿湿温深入阳明厥阴

粤中阳气偏泄，途中烦劳涉虚。暑热内伏，凉风外加，疟来间日者，邪深不得与卫气行阳也。但客邪六气，总化为热。吐蛔消渴哕逆，厥阴、阳明病也，里证显然，柴、葛泄表动阳，须忌。川黄连、人参、黄芩、乌梅肉、生姜汁、枳实、半夏、生白芍。（《眉寿堂方案选存·疟疾》）

方证解释：本案为暑热疟，症见疟来间日，吐蛔、消渴、哕逆等。其吐蛔、消渴，为厥阴病乌梅丸证；哕逆，为胃气上逆的半夏泻心汤证。方用半夏、生姜汁、黄连、黄芩、人参、枳实，为变通半夏泻心汤法，苦辛开泄胃脘痞结，和阳明以治哕逆；用乌梅肉、生白芍，合黄连、人参、生姜汁，为变通乌梅丸法，酸苦辛甘泄厥阴以治吐蛔、消渴。

自昏厥以来，耳聋舌白，呕逆涎沫，大便不通，必有暑邪吸入胃脘。此肝气升举，诸阳皆冒，脘气窒塞，恐内闭昏脱，最为可虑。体虚夹邪，先清邪以安胃，议以酸苦泻热驱暑。暑汗无止涩之例，总以勿进表散，乃里证治法也。川连、黄芩、广皮白、乌梅肉、生姜汁、枳实、炒半夏。两脉皆起，神气亦苏，但大便未通，中虚舌白，理难攻下。况肝虚易惊，又属疟伤致厥，仲景虽有厥应下之文，验诸色脉，不可徒执书文以致误。人参、半夏、生白芍、川连、枳实、乌梅肉。（《眉寿堂方案选存·疟疾》）

方证解释：本案症见昏厥，耳聋苔白，呕逆涎沫，大便不通等。此暑湿蕴结阳明、厥阴，肝气冲逆，脾胃升降失司。方用半夏、生姜汁、黄连、黄芩、枳实、广皮白，为变通半夏泻心汤法，以苦辛开泄湿热，并泻肝和胃；用乌梅，合黄连为乌梅丸法，以酸苦泻暑热，也泄厥阴。二诊两脉皆起，神气亦苏，但大便未通，苔白。此暑湿未尽，中气已虚，不得用攻下法，继续用半夏泻心汤合乌梅丸化裁，因中气虚，故去黄芩，加人参通补阳明。

另外，用半夏泻心汤合乌梅丸法的医案还有上述"用于治疗痞"中介绍的《临证指南医案》痞门刘案，"用于治疗呕吐"中介绍的呕吐门钱三七案、"某，肝风犯胃"案，"用于治疗吐蛔"中介绍的吐蛔门席案等，可互参。

8. 合小柴胡汤疏利肝胆治疗黄疸

小柴胡汤为少阳病主方，叶氏用其治疗黄疸、疟疾等病证。我们在"小柴胡汤"一节中介绍的《叶天士先生方案真本》"郑三十四岁"案，则是叶桂用小柴胡汤合半夏泻心汤法治疗黄疸的案例。半夏泻心汤是小柴胡汤以黄连易柴胡，以干姜易生姜变化而成，叶桂在半夏泻心汤中复加入柴胡一味，又将两方合法，实可谓别出心裁。

9. 合牛黄丸或至宝丹清心透络开窍治疗湿热邪闭心包

阳明湿热，痞结心下，拟苦降辛泄，则邪自解耳。泡干姜、半夏、桔梗、杏仁、川连、厚朴、枳实、豆豉。至宝丹。（《叶氏医案存真·卷二》）

方证解释：阳明湿热，痞结心下，致胃脘痞。方用变通半夏泻心汤法，以半夏、干姜、川连、枳实，苦辛开泄湿热痞结；加杏仁、桔梗、豆豉，开宣上焦以化湿，加厚朴，合半夏，辛开中焦以燥湿。另用至宝丹清心透络开窍，以治湿热内闭心包证。由此分析，本案必有烦躁、神昏谵语等心包内闭的见症。

柳，暑湿都伤气分，不渴多呕，寒起四肢，热聚心胸，乃太阴疟也，仍宜苦辛，或佐宣解里热之郁。川连、黄芩、炒半夏、枳实、白芍、姜汁。烦躁甚，另用牛黄丸一丸。（《临证指南医案·疟》）

方证解释：本案为暑湿疟，症见不渴多呕，寒起四肢，热聚心胸等。此暑湿痞结气分。方用半夏泻心汤法，以川连、黄芩、炒半夏、姜汁、枳实，苦辛开泄湿热，加白芍滋肝柔肝，合黄连酸苦泄厥阴。从"热聚心胸"，与"烦躁甚，另用牛黄丸一丸"分析，暑湿必已内闭心包，故合入清心开窍法。

吴瑭采辑此案，制订出《温病条辨·中焦篇》湿温第79条黄连白芍汤方证。

10. 合达原饮法治疗湿热邪伏膜原寒热不解

达原饮有开达膜原，燥湿开结，辟秽化浊的作用。叶氏有用达原饮合半夏泻心汤苦辛开泄湿热痞结，兼以燥湿截疟的经验。

程氏，脉右大，寒热微呕，脘痞不纳，四末疟邪交于中宫。当苦辛泄降，酸苦泄热，邪势再减二三，必从清补可愈。川连、炒半夏、姜汁、黄芩、知母、草果、炒厚朴、乌梅肉。（《临证指南医案·疟》）

方证解释：本案症见寒热微呕，脘痞不纳。脉右大。其微呕、脘痞不纳，为湿热痞结中焦的半夏泻心汤证，故用半夏泻心汤法，以半夏、姜汁、黄芩、黄连，苦辛开泄湿热痞结，加乌梅，合黄芩、黄连，酸苦泄热；其寒热微呕，类似寒热往来、呕吐，为湿热阻遏膜原的达原饮证，故仿吴有性达原饮法，用草果、知母、厚朴、半夏、黄芩、姜汁，开达膜原湿热。以方测证，此案应有舌苔厚腻如积粉之达原饮证的特征性表现。

此方可命名为"半夏泻心去参草枣姜加姜汁厚朴草果知母乌梅汤"，以期在临床上推广应用。

脉数，舌边白。暑湿热内伏为疟，呕逆胸满，间日寒热，邪势未解，议以苦酸泄热主治。川连、草果仁、黄芩、广皮白、乌梅、知母、半夏、生姜。（《眉寿堂方案选存·疟疾》）

方证解释：本案症见间日寒热，呕逆胸满。舌边苔白，脉数。此暑湿热内伏为疟。方用半夏、生姜、川连、黄芩，为半夏泻心汤法，苦辛开泄湿热；用草果仁、广皮白、知母，为达原饮法，开达膜原湿热，兼以截疟；另用乌梅，合芩、连、知母，酸苦泄热，也泄厥阴。

伏邪成疟，寒热间日作，汗多欲呕，中脘痞闷不饥，进泻心汤法。川连、黄芩、杏仁、枳实、姜汁、半夏、厚朴、草果。（《眉寿堂方案选存·疟疾》）

方证解释：本案伏邪成疟，症见寒热间日作，汗多欲呕，中脘痞闷不饥。中脘痞闷不饥、欲呕，为湿热痞结中焦的半夏泻心汤证；寒热间日发作，汗多，为湿热蕴遏膜原的达原饮证。方用半夏、姜汁、黄连、黄芩、枳实，为变通半夏泻心汤法，以苦辛开泄湿热；用厚朴、草果合黄芩，为化简达原饮法，以开达膜原湿热；另加杏仁开宣肺气，以求气化湿亦化。

11. 合"分消上下之势"法或"开泄"法治疗暑湿湿温

叶桂在《温热论》中提出了论治湿热的两法：一是"分消上下之势"法，以杏仁、厚朴、茯苓为代表；二是"开泄"法，以杏仁、白蔻仁、橘皮、桔梗为代表。《临证指南医案》中有用半夏泻心汤合"分消上下之势"法或"开泄"法芳化宣利湿热的验案。

尤，面垢油亮，目眦黄，头胀如束。胸脘痞闷，此暑湿热气内伏，因劳倦，正气泄越而发。既非暴受风寒，发散取汗，徒伤阳气。按脉形濡涩，焉是表症？凡伤寒必究六经，伏气须明三焦。论症参脉，壮年已非有余之质。当以劳倦伤、伏邪例诊治。滑石、黄芩、厚朴、醋炒半夏、杏仁、蔻仁、竹叶。又，胸痞自利，状如结胸。夫食滞在胃，而胸中清气，悉为湿浊阻遏，与食滞两途。此清解三焦却邪汤药，兼进保和丸消导。淡黄芩、川连、淡干姜、厚朴、醋炒半夏、郁金、白蔻仁、滑石。送保和丸三钱。《临证指南医案·痞》）

方证解释：本案症见面垢油亮，目眦黄，头胀如束，胸脘痞闷等，是典型的暑湿热郁结三焦证。一诊方用杏仁、蔻仁、滑石、厚朴、半夏、竹叶、黄芩，为三仁汤法以分消三焦湿热。二诊症见胸痞自利，状如结胸。此湿热阻遏中焦而弥漫上下。方用变通半夏泻心汤法，以黄芩、黄连、干姜、半夏，苦辛开泄中焦湿热，另合"分消"法加白蔻、郁金芳香化湿宣上，加厚朴，合半夏苦温燥湿畅中，加滑石利湿渗下。因兼有食滞，故合保和丸消导。

寒热虽减，脘中犹然不爽，非是食滞，乃气结所致，尚宜开上中之痹。川连、干姜、淡芩、炒半夏、杏仁、白蔻、枳壳、桔梗。（《叶氏医案存真·卷一》）

方证解释：本案症见寒热，脘中不爽。此湿热郁结中上两焦。方用半夏泻心汤法，以干姜、半夏、黄连、黄芩苦辛开泄湿热痞结；因寒热虽减而仍存，故合"开泄"法加杏、蔻、枳、桔开宣肺气，芳香化湿，透热外达。此案给人的启示是，无形湿热痞结中焦会出现类似食滞的痞满，须与有形食滞鉴别。

另外，用变通半夏泻心汤合"分消上下之势"法的医案还有上述"用于治疗温病湿温暑湿"中介绍的《临证指南医案·暑》张案，可互参。

12. 合二陈汤治疗湿热胸痞不食

刘，湿热非苦辛寒不解，体丰阳气不足，论体攻病为是，胸中痞闷不食，议治在胃。川连、炒半夏、人参、枳实、姜汁、茯苓、橘红。（《临证指南医案·痞》）

方证解释：本案为湿热痞，症见胸中痞闷不食。方用川连、炒半夏、姜汁、人参、枳实，为变通半夏泻心汤法以苦辛开泄湿热；用橘红、茯苓，合半夏，为二陈汤法以祛湿通阳；其中半夏、人参、姜汁、茯苓配伍，为变通大半夏汤法以通补胃气。

13. 合辛润通络法治疗胃络瘀滞的痛发呕吐黑水

用桃仁、柏子仁、当归等药组成辛润通络法治疗络病是叶桂的发明之一，叶氏也有用半夏泻心汤合辛润通络法的医案。

陈，脘中宿病，痛发呕吐黑水，五六日方止，诊脉左大而弦。肝木犯胃，浊水厥逆。大便数日不通。久病必在血络，久郁必从热化。用苦辛泄降，少佐通瘀。川连、金铃子、山栀、元胡、半夏、橘红、桃仁。（《叶天士先生方案真本》）

方证解释：本案症见胃脘痛，痛发呕吐黑水，五六日方止，大便数日不通。脉左大而弦。此肝郁化火犯胃，损伤胃络，络瘀不通而痛。方用川连、半夏、橘红，为变通半夏泻心汤法以苦辛泻肝和胃、开胃脘痞结；用桃仁、元胡，为辛润通络法以宣通胃络瘀滞；用金铃子、元胡，为金铃子散以泻肝火、止胃痛；另仿越鞠丸法加栀子清泄郁热。

三、讨论与小结

（一）叶氏变通应用半夏泻心汤的基本思路与手法

半夏泻心汤用半夏、干姜辛开，黄芩、黄连苦泄，人参、甘草、大枣甘补，仲景用其治疗小柴胡汤证误用下法，心下"但满而不痛"的痞证。

叶桂推广用其治疗湿热痞阻中焦的各类病证，因湿热不喜甘补，故多去甘药人参、甘草、大枣，只有在胃气明显虚损，必须兼补胃气时，才加入人参，但不用甘草、大枣。基本方用半夏、干姜、黄芩、黄连，加枳实，苦辛开泄湿热，或苦泄厥阴（肝）、辛通阳明（胃）。呕甚，或热重者，去干姜，用生姜；热轻湿重者，去黄芩。

其最基本的处方是用四味药：半夏、生姜、黄连、枳实；其最简化的处方是用二味药：半夏、黄连。湿甚阳弱，或下利甚者，用干姜，或干姜、生姜并用，以辛开通阳。热甚者，黄芩、黄连并用以苦寒泄热，或泄肝热。胃阳虚者，复加入人参，合姜、夏以通补胃阳。肝气冲逆甚者，加白芍，或再加乌梅，合芩、连酸苦泄厥阴，或再加牡蛎平肝。湿甚者，加杏仁开宣上焦肺气。呕痞甚者，重用半夏、生姜，或再加橘皮。下利不呕者，去半夏，只用干姜。

最常用的合方化裁手法是：兼心中懊憹，纳谷脘中哽噎者，合栀子豉汤法，加栀子、豆豉、郁金以宣达郁热。胃脘痛兼见吞酸胁胀，为肝厥胃痛者，合金铃子散，加金铃子、延胡以泻肝止痛。胃虚，阴浊聚结，胃气不降者，合大半夏汤法，加人参、茯苓以通补胃气胃阳。兼痰饮而呕吐甚者，合小半夏加茯苓汤以化饮止呕。兼纳食欲吐，表现为吴茱萸汤证者，合吴茱萸汤，加吴茱萸、人参、生姜以泄木安胃。兼肝热犯胃，吞酸神倦者，合左金丸法，加吴茱萸，合黄连泻肝。兼噫气欲呕、哕逆者，合旋覆代赭汤法，加旋覆花、代赭石，合人参、半夏，以镇肝降逆。兼吐蛔、消渴、哕逆、麻痹等乌梅丸证者，合乌梅丸法，加乌梅、白芍等以酸苦泄厥阴。兼黄疸者，合小柴胡汤法，加柴胡、谷芽等以清胆退黄。兼痰饮者，合二陈汤法，加陈皮、茯苓，合半夏以化痰除饮。兼湿热内闭心包络者，合服牛黄丸、至宝丹以芳香透络开窍。湿热痞，湿热阻遏膜原者，合达原饮法，加知母、草果、厚朴等以开达膜原。兼湿热邪留三焦，舌苔厚腻，胸脘痞满者，合"分消上下之势"法或"开泄"法，加杏仁、白蔻仁、滑石、枳壳、桔梗等以分消三焦湿热。兼湿热郁结日久，深入络脉者，合辛润通络法，加桃仁、山楂等以通络化瘀。

（二）叶氏对仲景半夏泻心汤方证的创新与发展

1. 创立苦辛开泄湿热法为温病湿温论治提供了新的治法

叶桂对半夏泻心汤的一大创造性用法是用其治疗湿温、暑湿、伏暑、湿热痞等湿热类温病以及内伤杂病的湿热。他在《温热论》中指出："再人之体，脘在腹上，其地位出于中，按之痛，或自痛，或痞胀，当用苦泄，以其入腹近也。必验之于舌：或黄或浊，可与小陷胸汤或泻心汤，随证治之；或白不燥，或黄白相兼，或灰白不渴，慎不可乱投苦泄。其中有外邪未解，里先结者，或邪郁未伸，或素属中冷者，虽有脘中痞闷，宜从开泄，宣通气滞，以达归于肺，如近俗之杏、蔻、橘、桔等，是轻苦微辛，具流动之品可耳。"在这里，叶氏提出了湿温病的两个最重要的治法：即"苦泄"湿热法与"开泄"湿热法。从"苦泄"法的代表方用小陷胸汤或半夏泻心汤来看，所谓"苦泄"，就是"辛开苦泄"，也叫"苦辛开泄"，即用姜、夏辛温开结燥湿，用芩、连苦寒降泄湿中之热。在《临证指南医案》中，叶桂普遍应用此法，以半夏泻心汤化裁治疗湿温、暑湿、伏暑、湿热疟等湿热类温病。甚至提出"湿热非苦辛寒不解"的论断（《临证指南医案·疟》刘案），以强调苦辛开泄法在湿温治疗中无可替代的重要地位。叶氏不仅用此法治疗湿热蕴阻中焦，弥漫上下的轻、中型病证，而且用其治疗湿热壅阻，阳气大伤的肢厥（《临证指南医案·痉厥》王案），或者湿热内陷，内闭心包的神识如蒙（《临证指南医案·湿》蔡案）等大病重症。

湿温缠绵难治，自古没有成方，叶桂在发明三仁汤、甘露消毒丹等分消三焦湿热法的同时，创造性地制订了变通半夏泻心汤苦辛开泄湿热法治疗湿温，为湿热类温病的辨治开辟了新的治法。

从叶案分析可知，凡是湿热类温病，只要见到胃脘痞满，舌苔黄腻者，就可用加减半夏泻心汤治疗。其具体手法是，湿重者，重用辛开，为半夏、生姜（或干姜）加厚朴、陈皮、白蔻仁、杏仁等；热重者，重用苦泄，加黄连、黄芩之量；由于湿热痞塞中焦，痞满是最关键的证，因此，不管湿重、热重，均加枳实开痞。另外，叶氏还把苦辛开泄法与其在《温热论》中提出的"开泄"湿热法（以"杏、蔻、橘、桔等，是轻苦微辛，具流动之品可耳"），或"分消上下之势"法（"杏、朴、苓等类"）合法化裁，或开畅上焦气机，或分消三焦湿热。除此，还将苦辛开泄法与吴有性达原饮法结合，加草果、厚朴、知母等，开达膜原，燥湿泄热。

吴瑭深刻地理解了叶桂变通半夏泻心汤苦辛开泄湿热法的意义，总结叶案，在《温病条辨》中制订出 9 个加减半夏泻心汤方证，阐扬了叶氏苦辛开泄湿热法的理论，为湿温病的辨治作出了重要贡献。

由于现行《温病学》教科书没有重视对半夏泻心汤苦辛开泄湿热法的介绍，因此，现今临床上人们对于湿热类温病的辨治，仍然只知道三仁汤、甘露消毒丹、黄芩滑石汤等方证，对于吴瑭的 9 个加减半夏泻心汤方证知之者甚少。从这点来看，本文详细研究叶桂用半夏泻心汤治疗湿温的医案，借以阐扬叶氏治疗湿温的手法，是具有重要的现实意义的。

2. 发明泄肝通胃法为肝热胃寒与厥阴阳明同病的论治创立了新的治法

关于半夏泻心汤证的病机，权威性的五版《伤寒论讲义》认为："由于心下痞是由寒热错杂之邪痞塞于中焦，脾胃升降失和所致，故当兼见恶心、呕吐等胃气不降之证，及肠鸣、下利等脾气不升之证"。基于这一认识，学术界普遍认为：胃气不降而生热，可致恶心呕吐，故用芩、连苦寒以降之；脾气不升而生寒，可致肠鸣下利，故用姜、夏辛热以温之。这种解释很难理解，胃气不降为什么就不生寒？脾气不升为什么就不生热？始终没有说明白"热"到底从哪里来，"寒"到底从哪里来的问题。这种据方测证的推理或猜测，是不符合临床实际的。

叶桂则不然，他在临床实践中研究半夏泻心汤方证，提出了一系列独特的见解，其中，最具独创性的认识是：苦泄，是指泄肝；辛开，是指开胃通阳。如他在《临证指南医案》木乘土门王五五案指出："泄厥阴以舒其用，和阳明以利其腑，药取苦味之降，辛气宣通矣"；

在木乘土门张五七案说："前方泄厥阴，通阳明，为冲气、吐涎、脘痞不纳谷而设"。在呕吐门某案又说："肝风犯胃，呕逆眩晕。苦降酸泄和阳，佐微辛以通胃。"华岫云对叶氏用半夏泻心汤泄肝、开胃的理论有精辟的解释，他在《临证指南医案·呕吐》按中说："今观先生之治法，以泄肝安胃为纲领，用药以苦辛为主，以酸佐之。如肝犯胃而胃阳不衰有火者，泄肝则用芩、连、楝之苦寒；如胃阳衰者，稍减苦寒，用苦辛酸热，此其大旨也……若胃阳虚，浊阴上逆者，用辛热通之，微佐苦降。"除木乘土、呕吐用半夏泻心汤泄肝安胃外，在噎膈反胃、吐蛔、疟、郁、眩晕、胃痛、胀满等病证中，用半夏泻心汤泄肝安胃的案例也很多。

泄肝，排在第一位的是黄连，肝热甚者，复加黄芩。肝火，加川楝子；郁火偏于上焦者，加栀子；肝热伤阴，肝阳亢逆者，加白芍或乌梅，或芍、梅并用，不仅滋肝，合芩、连更可酸苦泄热；阳亢化风者，加牡蛎平肝潜阳息风。

痞满、呕吐、胃痛、噎膈反胃等病多由肝气犯胃，胃阳损伤，阴浊凝结所致，故在泄肝的同时，必须通胃。如叶氏在《临证指南医案·呕吐》某案中说："苦降酸泄和阳，佐微辛以通胃"；在江案说："汤水不下膈，呕吐涎沫，此阳结，饮邪阻气。议以辛热通阳，反佐苦寒利膈，用泻心法"；在张五七案说："泄厥阴，通阳明"；在《临证指南医案·木乘土》唐案中提出："议通胃平肝法"；在王五五案指出："泄厥阴"，"药取苦味之降"，"和阳明"，"辛气宣通"。

通胃，排在第一位的是半夏，多加生姜或姜汁。阳伤阴结甚，用干姜，甚至加附子。呕吐哕逆兼吴茱萸汤证者，加吴茱萸。胃虚者，合变通大半夏汤法加人参、茯苓。如叶氏在《临证指南医案·木乘土》朱氏案中说："胃腑以通为补，故主之以大半夏汤，热壅于上，故少佐姜、连以泻心，肝为刚脏，参入白芍、乌梅以柔之也。"

由此可见，苦寒泄厥阴，辛热通阳明，是叶桂用半夏泻心汤的秘诀和心法。他对《伤寒论》半夏泻心汤证的"寒"与"热"的来源有了创新性的解释：即"热"，来源于肝；"寒"，来源于胃。所谓寒热错杂，是肝热与胃寒错杂。

受叶氏的启发，我研究了伤寒学派有关医家的认识，发现柯琴曾经提到："泻心实以泻胆"，"并泻肝法"。陈念祖《伤寒医诀串解》认为：少阳病也有腑证，少阳小柴胡汤证内传于里，即为少阳腑证，其证"虽无寒热往来于外，而有寒热错杂于中，有痞、痛、呕、利四证之辨"，四证均用半夏泻心汤治疗。根据陈念祖的见解，可以认为：少阳为胆，胆热柴胡、黄芩证内陷入里传脏，即成为肝热的黄连、黄芩证。半夏泻心汤是小柴胡汤的变化方，由黄连易柴胡、干姜易生姜而成。方用芩、连苦泄厥阴肝热；姜、夏辛热温通胃寒；参、草、枣甘补胃气。这才是半夏泻心汤方证的本来面貌。从临床实际来看，肝郁肝病在先，进而乘胃，或胃虚胃病在先，胃被肝侮，均可引起肝热胃寒的并见证。这种病证在临床上很常见。相对而言，伤寒学界所谓之胃气不降而生热，脾气不升而生寒的胃热脾寒证却较少见得到，其证的辨识也难以把握。因此，叶氏的理论不仅一改伤寒学界的传统旧说，而且为临床治疗肝热胃寒、厥阴阳明同病的复杂病证提供了重要的理论指导。

3. 创立酸苦泄热、酸辛开化法论治湿热

如前所述，叶桂在用半夏泻心汤苦辛开泄治疗湿热病时，若兼厥阴肝热，肝气冲逆明显者，每加白芍，或白芍、乌梅并用，滋肝柔肝，合芩、连以酸苦泄热。这一手法，用常规的理论是难以解释的。因为乌梅、白芍味酸收敛，与芳化辛燥湿邪的治法是相反的，酸敛药有碍于湿热的宣化。但是，朱武曹在《温病条辨·中焦篇》湿温第76条草果知母汤方后评注：

"俗以乌梅、五味等酸敛，是知其一，莫知其他也。酸味秉厥阴之气，居五味之首，与辛味合用，开发阳气最速，观小青龙汤自知；今晋人感寒用蒜醋发汗，即此义。"朱氏从另一个角度，阐述了苦辛开泄方中加酸味药的效用，颇能发人深省。我在临床上用温化痰饮方小青龙汤、射干麻黄汤时，常重用五味子量至12～15g，发现有良好的疗效。在应用变通半夏泻心汤或达原饮治疗湿热病时，多加白芍、乌梅等酸味药，与半夏、生姜、厚朴、草果等辛香药以及黄芩、黄连等苦寒药配伍，发现不但不会妨碍祛湿，反而有利于清化湿热。这就说明，叶氏在苦辛开泄方中配用酸药的经验是从临床实践中总结出来的，是有实践依据的。

有人曾对吴有性达原饮中用白芍提出异议，其后的薛雪、雷少逸、俞根初、何廉臣等人均仿照又可达原饮制订了加减达原饮，如薛雪的加减达原饮、俞根初的柴胡达原饮、雷少逸的宣透膜原法、何廉臣的新定达原饮等，他们均去掉了吴有性原方中的白芍。从上述叶氏用变通半夏泻心汤合达原饮法的两则医案的处方来看，虽然没有用白芍，却用了酸敛作用更强的乌梅。从而说明，在苦辛开泄湿热方中用酸味药具有特殊的意义。这也提示，吴有性的达原饮是从治疫实践中总结出来的，我们应该尊重他的经验，进一步深入地研究达原饮原方的功效。

（三）吴瑭对叶氏变通半夏泻心汤法的继承与发展

吴瑭根据叶氏变通应用半夏泻心汤的医案，在《温病条辨》中制订出9个加减半夏泻心汤方证，此介绍如下。

1. 半夏泻心汤去人参干姜大枣甘草加枳实生姜方方证

出自《温病条辨·中焦篇》湿温第64条："阳明湿温，呕而不渴者，小半夏加茯苓汤主之；呕甚而痞者，半夏泻心汤去人参、干姜、大枣、甘草加枳实、生姜主之。"此方组成为：半夏六钱、黄连二钱、黄芩三钱、枳实三钱、生姜三钱。水八杯，煮取三杯，分三次服。虚者，复纳人参、大枣。

本方证是吴瑭根据《临证指南医案·呕吐》何案与"某，舌赤，浊呕"案整理制订的。

此方反映了叶氏变通半夏泻心汤的最基本的手法：湿浊痞结较甚，故去甘药参、草、枣；呕甚，无下利，故用生姜代替干姜；脘痞，故加枳实辛开湿热痞结。

2. 半夏泻心汤去人参干姜大枣甘草加枳实杏仁方方证

出自《温病条辨·中焦篇》暑温伏暑第39条："阳明暑温，脉滑数，不食不饥不便，浊痰凝聚，心下痞者，半夏泻心汤去人参、干姜、大枣、甘草加枳实、杏仁主之。"此方组成为：半夏一两、黄连二钱、黄芩三钱、枳实二钱、杏仁三钱。水八杯，煮取三杯，分三次服。虚者，复纳人参二钱，大枣三枚。

本方证是吴瑭根据《临证指南医案·暑》胡案制订的。

此方与半夏泻心汤去人参干姜大枣甘草加枳实生姜方仅一味药之差。因不呕，故不用生姜；因浊痰凝聚，故复用干姜辛热通阳；因湿阻气机，不饥不食不便，故加杏仁开宣上焦肺气，以求肺气宣降而胃气通降。

3. 黄连白芍汤（半夏泻心汤去人参甘草大枣干姜加枳实姜汁白芍方）方证

出自《温病条辨·中焦篇》湿温第79条："太阴脾疟，寒起四末，不渴多呕，热聚心胸，黄连白芍汤主之；烦躁甚者，可另服牛黄丸一丸。"此方组成为：黄连二钱、黄芩二钱、半夏三钱、枳实一钱五分、白芍三钱、姜汁五匙（冲）。水八杯，煮取三杯，分三次服，温服。

本方证是吴瑭根据《临证指南医案·疟》柳案制订的。

此方用芩、连苦寒泄热；姜汁、半夏通胃降逆；枳实辛开痞结；白芍滋肝阴，合芩、连酸苦泄热，也酸苦泄厥阴。本方以重点泄热、泄肝，辅以通胃开湿为特点。

4. 人参泻心汤（半夏泻心汤去甘草大枣半夏加枳实白芍方）方证

出自《温病条辨·中焦篇》湿温第 54 条："湿热上焦未清，里虚内陷，神识如蒙，舌滑脉缓，人参泻心汤加白芍主之。"此方组成为：人参二钱、干姜二钱、黄连一钱五分、黄芩一钱五分、枳实一钱、生白芍二钱。水五杯，煮取二杯，分二次服，渣再煮一杯服。

本方证是吴瑭根据《临证指南医案·湿》蔡案制订的。

此方去半夏泻心汤甘壅的草、枣；不呕，故不用半夏；阳虚邪陷，故仍用干姜温中阳、人参补胃气；另加枳实开痞结，加白芍滋阴敛肝，合芩、连酸苦泻热，也酸苦泄肝以防痉厥。

5. 加减人参泻心汤（半夏泻心汤去甘草大枣半夏黄芩加枳实生姜牡蛎方）方证

见"生姜泻心汤"一节，此从略。

6. 泻心汤（半夏泻心汤去草枣加枳实姜汁方）方证

见"生姜泻心汤"一节，此从略。

7. 泻心汤（半夏泻心汤去草枣加枳实方）方证

出自《温病条辨·中焦篇》湿温第 74 条："湿甚为热，疟邪痞结心下，舌白口渴，烦躁自利，初身痛，继则心下亦痛，泻心汤主之。"本条有证无方，吴氏只写到"泻心汤（方法并见前）"。今查找叶氏原医案，根据叶案处方将之命名为"半夏泻心汤去甘草大枣加枳实方"。此方组成为：川连、淡黄芩、干姜、半夏、人参、枳实。

本方证是吴瑭根据《临证指南医案·疟》曹案三诊处方脉证制订的。

此方用川连、黄芩苦寒泄热；用半夏、干姜辛开湿痞，合人参通补胃阳；用枳实辛开痞结。

8. 加减泻心汤（半夏泻心汤去人参甘草大枣半夏加银花楂炭白芍木香方）方证

出自《温病条辨·下焦篇》湿温第 75 条："噤口痢，左脉细数，右手脉弦，干呕腹痛，里急后重，积下不爽，加减泻心汤主之。"此方组成为：川连、黄芩、干姜、银花、山楂炭、白芍、木香汁。吴瑭称此方为"苦辛寒法"。其自注说："此亦噤口痢之实证，而偏于湿热太重者也。脉细数，温热著里之象；右手弦者，木入土中之象也。故以泻心去守中之品，而补以运之，辛以开之，苦以降之；加银花之败热毒，楂炭之克血积，木香之通气积，白芍以收阴气，更能于土中拔木也。"

本方证是吴瑭根据《临证指南医案·痢》包案制订的。

此方用黄芩、黄连苦寒泄热；干姜辛热开结；加白芍、木香合芩、连为芍药汤法，治热痢、止腹痛；另加银花败毒，楂炭活血，治热毒痢伤血分。

9. 杏仁滑石汤方证

出自《温病条辨·中焦篇》暑温伏暑第 42 条："暑温伏暑，三焦均受，舌灰白，胸痞闷，潮热呕恶，烦渴自利，汗出溺短者，杏仁滑石汤主之。"此方组成为：杏仁三钱、滑石三钱、黄芩二钱、橘红一钱五分、黄连一钱、郁金二钱、通草一钱、厚朴二钱、半夏三钱。水八杯，煮取三杯，分三次服。

本方证是吴瑭根据《临证指南医案·暑》张案制订的。

此方用杏仁开宣上焦肺气；半夏、厚朴、橘红、郁金苦燥芳香开达中焦；滑石、通草淡渗清利下焦。三焦分消，以治湿浊。另用黄芩、黄连，苦寒泄热，以治湿中之热。其中黄芩、黄连与半夏、厚朴配伍，是叶氏变通半夏泻心汤的核心药组。在分消三焦湿热法中合入苦辛开泄的半夏泻心汤法，是本方的突出特点。

（四）新订叶氏半夏泻心汤变通方

1. 半夏泻心去参草枣姜加姜汁乌梅白芍汤

出自《临证指南医案·呕吐》"某，肝风犯胃"案。组成为：川连、黄芩、半夏、姜汁、乌梅、白芍。叶案方证：肝风犯胃，呕逆眩晕，当苦降酸泄和阳，佐微辛以通胃者。

本方是半夏泻心汤与乌梅丸的合法。其中芩、连合芍、梅可酸苦泻热，也泄厥阴；姜、夏配芍、梅，酸辛合用，刚柔相济，可调和肝胃。全方既有半夏泻心汤法，又有乌梅丸法，可治疗厥阴、阳明并见的病证。

2. 半夏泻心去参草枣姜加姜汁厚朴草果知母乌梅汤

出自《临证指南医案·疟》程氏案。组成为：半夏、生姜汁、川连、黄芩、知母、草果、厚朴、乌梅。叶案方证：脉右大，寒热微呕，脘痞不纳，四末疟邪交于中宫，当苦辛泄降，酸苦泄热者。

本方是半夏泻心汤与达原饮的合法，方用半夏、生姜汁、川连、黄芩，为半夏泻心汤法，可苦辛开泄湿热；用知母、草果、厚朴合半夏、姜汁，为达原饮法，可辛香燥湿辟秽化浊，开达膜原湿热。本方不仅治疟，凡是湿热蕴结中焦，舌苔厚腻如积粉者，但见舌苔一症，即可投用此方，往往能够收到理想的疗效。

（五）叶案萃语

1. "泄厥阴以舒其用，和阳明以利其腑，药取苦味之降，辛气宣通矣。"

出自《临证指南医案·木乘土》王五五案。其意是，用黄连、川楝子皮等苦寒降泄药，泄厥阴以恢复肝主疏泄的功能；用半夏、姜汁等辛味宣通药，和阳明以开畅胃腑的通降功能。此法主要用于治疗肝热冲逆犯胃所引起的哕逆、呕吐等病证。

2. "人参辅胃开痞，扶胃有益。"

出自《临证指南医案·木乘土》王氏案。这句话阐发了在变通半夏泻心汤中用人参的意义。叶氏用半夏泻心汤苦辛开泄湿热，或者苦寒泄肝、辛通胃脘痞结时多不用甘药人参，只有在胃气大虚时，才仿变通大半夏汤法加入人参，以人参配半夏、生姜，或再加茯苓以通补胃气。他认为在胃虚而胃脘痞结时，人参能够"辅胃开痞"，有益于胃气通和。

3. 泻心汤，"苦可去湿，辛以通痞"；"辛以通阳，苦以清降。"

分别出自《临证指南医案》吐蛔门席案，呕吐门陆十七案。"苦可去湿，辛以通痞"，其意是，黄芩、黄连与半夏、生姜配用，可苦辛开泄湿热痞结，苦寒药不仅泻热，而且可以燥湿；辛热药不仅燥湿，而且可以通痞。

"辛以通阳，苦以清降"，其意是，姜、夏辛热药可以通胃阳，开痞结，治疗胃痞不通的呕吐、脘痛等症，芩、连苦寒药可以清降泻火，治疗火热郁结的心烦、胸膈灼热等症。

4. "苦辛开气，酸苦泄热"；"苦降酸泄和阳，佐微辛以通胃。"

分别出自《临证指南医案·痞》刘案、《临证指南医案·呕吐》"某，肝风犯胃，呕逆眩晕"案。叶氏变通应用半夏泻心汤法中，常用半夏、生姜等辛热药与黄芩、黄连等苦寒药以及白芍、乌梅等酸味药配伍，组成苦辛开泄、酸苦泄热法，治疗厥阴肝热，亢阳冲逆，横犯阳明胃土的病证。这两句话是叶氏对这一治法的高度概括。"苦辛开气，酸苦泄热"，是指用姜、夏配芩、连苦辛开泄痞结，加芍药或乌梅，合芩、连酸苦泄热。"苦降酸泄和阳，佐微辛以通胃"，是指用芩、连配白芍、乌梅，酸苦泄热为主，兼用姜、夏辛热药通胃开痞。

5. "湿热非苦辛寒不解。"

出自《临证指南医案·痞》刘案。这句话强调，不论外感湿温，或者内伤湿热，均是湿与热相合为病，湿性阴寒，热性阳热，湿热互结，治必分解湿与热。半夏泻心汤为苦辛寒法，苦寒可以泄热，苦辛可燥湿，能使湿与热分解。因此，叶氏强调说，湿热非苦辛寒不解。

小 陷 胸 汤

一、仲景原方证述要

小陷胸汤出自《伤寒论》第138条，组成为：黄连一两，半夏半升（洗），瓜蒌实大者一枚。右三味，以水六升，先煮瓜蒌，取三升，去滓，内诸药，煮取二升，去滓。分温三服。仲景原条文谓："小结胸病，正在心下，按之则痛，脉浮滑者，小陷胸汤主之。"

小陷胸汤用半夏辛温，化痰逐饮，黄连苦寒，泄热除烦，两药合用，苦辛开泄痰热痞结；瓜蒌开胸解痹，一可助半夏化痰开结，二可助黄连泄热消痞。三药配合，可治痰热内结，胸满、心下按之痛，或心下痞，或痰咳烦热者。

小陷胸汤证：心下按之则痛，脉浮滑。

二、叶氏应用心法

（一）加减变化

1. 用于治疗脘痞按之痛

热邪入里，脘痞，按之痛，脉浮滑者，此邪结阳分，拟仲景小陷胸汤。川黄连、瓜蒌实、半夏、杏仁、枳实。（《叶氏医案存真·卷二》）

方证解释：本案比仲景小陷胸汤证多出"脘痞"一症，脘痞在叶案中多与湿热痞结中焦有关。"邪结阳分"，指病机尚在气分中上焦，仍有从上焦宣达之机。方用小陷胸汤苦辛开泄湿热，加杏仁宣展上焦肺气，以求气化湿亦化；加枳实畅中达下，开中焦痞郁。这一变通，给小陷胸汤增加了宣上、达下的功用，故可治疗湿热互结中焦，波及上下的脘痞、按之痛等。

吴瑭采辑此案，去方中杏仁，制订出《温病条辨·中焦篇》暑温伏暑第38条小陷胸加枳实汤方证。

此案处方可命名为"小陷胸加杏仁枳实汤"，以期在临床上推广应用。

2. 用于治疗胃脘痛

陈六二，酒湿热气，气先入胆，湿着胃系，痰聚气室，络血瘀痹，痛在脘，忽映少腹，气血交病。先和少阳阳明之阳，酒客恶甘，治以苦辛寒。土蒌皮、半夏、枳实、川连、生姜。（《种福堂公选医案》）

方证解释：本案症见胃脘痛，忽映少腹。其病机有二：一是酒湿酿痰，痰热聚结胃脘，气滞血瘀，发为胃痛；二是酒热入胆，酒湿着胃，胆胃同病，少阳（胆）阳明（胃）不和，发为胃痛。治拟两法：一是调和少阳阳明，泄胆和胃；二是清泄湿热痰浊。方用小陷胸汤加枳实、生姜，以川连苦寒泄热，也清泄少阳胆热；以半夏、生姜辛开湿浊，也和降胃气。两组药既苦辛开泄湿热痰热，又两调少阳（胆）阳明（胃）。另用枳实开痞，瓜蒌皮开结。

此案处方可命名为"小陷胸加枳实生姜汤"，以期在临床上推广应用。

3. 用于治疗郁火冲逆犯胃的嗳气秽浊

朱，情怀恺郁，五志热蒸，痰聚阻气，脘中窄隘不舒，胀及背部。上焦清阳欲结，治肺以展气化，务宜怡悦开怀，莫令郁痹绵延。鲜枇杷叶、杏仁、瓜蒌皮、郁金、半夏、茯苓、姜汁、竹沥。又，脉左大弦数，头目如蒙，背俞膜胀，都是郁勃热气上升，气有余便是火。治宜清上。羚羊角、夏枯草、青菊叶、瓜蒌皮、杏仁、香附、连翘、山栀。又，苦辛清解郁勃，头目已清，而膈嗳气，颇觉秽浊，此肝胆厥阳，由胃系上冲所致。丹溪谓上升之气，自肝而出，是其明征矣。川连、姜汁、半夏、枳实、桔梗、橘红、瓜蒌皮。（《临证指南医案·郁》）

方证解释：本案一诊症见脘中窄隘不舒，胀及背部。因胀及背部，病机偏于上焦，故拟"治肺以展气化"法，方用栀子豉汤变制法，以杏仁、瓜蒌皮、郁金、鲜枇杷叶开宣肺气，宣展气化；另用半夏、姜汁、茯苓，为小半夏加茯苓汤法，再加竹沥以开中脘痰气郁结。二诊症见头目如蒙，背俞膜胀。脉左大弦数。脘痞已开，而郁火升逆。仿越鞠丸法，用香附行气解郁，以治气郁；栀子、连翘清热泄火，以治火郁；杏仁、瓜蒌皮宣肺化痰，以治痰郁；另仿羚羊角散法用羚羊角、夏枯草、菊叶清利头目，凉肝息风。三诊症见呃逆嗳气，气味秽浊。头目郁火已清，而肝胆厥阳冲逆犯胃。方用小陷胸汤法，以川连、半夏、瓜蒌皮，加枳实苦辛开泄胃脘痞结，又泻肝和胃。另加姜汁，合半夏、黄连、枳实为变通半夏泻心汤法，泻肝和胃止呃；再加橘红、桔梗，合枳实、姜汁，利胸膈、止呃逆嗳气。

本方可命名为"小陷胸加枳桔橘姜汤"，以期在临床上推广应用。

（二）合方化裁

1. 合半夏泻心汤治疗郁病气结心下坚硬

胡四六，悲泣，乃情怀内起之病，病生于郁，形象渐大，按之坚硬，正在心下。用苦辛泄降，先从气结治。川连、干姜、半夏、茯苓、连皮瓜蒌。（《临证指南医案·郁》）

方证解释：本案症见心下有形结聚渐大，按之坚硬，多悲泣。此由情怀内郁，肝气与痰湿痞结为病。方用川连、半夏、连皮瓜蒌，为小陷胸汤苦辛开泄痞结；用干姜，合半夏、黄连，为简化半夏泻心汤法辛热开痞，苦寒泻肝。另加茯苓，合半夏、干姜通胃阳、化痰饮。

本方可命名为"小陷胸加干姜茯苓汤"，以期在临床上推广应用。

2. 合二陈汤法利痰清膈治疗噎膈

杨四七，脉弦而小涩。食入脘痛格拒，必吐清涎，然后再纳。视色苍，眼筋红黄，昔肥今瘦。云是郁怒之伤，少火皆变壮火。气滞痰聚日壅，清阳莫展，脘管窄隘，不能食物，噎膈渐至矣。法当苦以降之，辛以通之，佐以利痰清膈，莫以豆蔻、沉香劫津可也。川黄连、杏仁、桔梗、土瓜蒌皮、半夏、橘红、竹沥、姜汁。（《临证指南医案·噎膈》）

方证解释：本案症见食入脘痛格拒，必吐清涎，色苍，眼筋红黄，昔肥今瘦。脉弦而小涩。此为噎膈，由郁怒化火，气滞痰聚日壅，清阳莫展，脘管窄隘所致。方用川黄连、土瓜蒌皮、半夏，为小陷胸汤苦辛降泄以开气、火、痰结；另加橘红、姜汁、竹沥，合半夏，为二陈汤法以化痰利膈；再加杏仁、桔梗，合瓜蒌皮开宣胸膈痞结。

3. 合温胆汤法清胆和胃治疗肝厥胃痛

朱氏，苦寒辛通。川连、土瓜蒌皮、白芥子、茯苓、炒半夏、姜汁、橘红、竹茹。又，肝厥胃痛，兼有痰饮。只因误用芪、术、人参，固守中焦，痰气阻闭，致痛结痞胀。更医但知理气使降，不知气闭热自内生，是不中窾。前方专以苦寒辛通为法，已得效验。况酸味亦属火化。议河间法。金铃子、延胡、川连、黑山栀、橘红、半夏。（《临证指南医案·胃脘痛》）

方证解释：本案为肝厥胃痛，症见痛结痞胀、呕吐酸味等。一诊方用川连、土瓜蒌皮、炒半夏，为小陷胸汤以苦辛开泄，通中脘痞结；用橘红、茯苓、姜汁、竹茹，合半夏、黄连，为变通温胆汤法以清胆泄肝，化痰和胃；另加白芥子辛开痰结。二诊"已得效验"，症见吞酸，从"酸味亦属火化"考虑，改用金铃子散法以金铃子、延胡泻肝火、止胃痛；用黄连、半夏、橘红，为变通小陷胸汤法以苦辛开泄痞结；另取越鞠丸法加黑栀子苦寒清泻郁火。

4. 合栀子柏皮汤法清热燥湿治疗发黄

叶，久寓南土，水谷之湿，蒸热聚痰，脉沉弦，目黄，肢末易有疮疾，皆湿热盛，致气隧不得流畅。法当苦辛寒清里通肌，仿前辈痰因热起，清热为要。生茅术、黄柏、瓜蒌实、山栀、莱菔子、川连、半夏、厚朴、橘红。竹沥姜汁丸。（《临证指南医案·痰》）

方证解释：本案症见目黄，肢末易有疮疾，脉沉弦。此湿热郁蒸，气隧不得流畅。方用川连、半夏、瓜蒌实，为小陷胸汤苦辛开泄中焦湿热；用山栀、黄柏，为变通栀子柏皮汤法清泄湿热以退黄；另用生茅术，合黄柏，为二妙散，清热燥湿以治肢末疮疾；再用橘红、厚朴、竹沥、姜汁、莱菔子，合生茅术、半夏，为平胃散、二陈汤法以燥湿化痰、疏利气机。

三、讨论与小结

（一）叶氏变通应用小陷胸汤的基本思路与手法

小陷胸汤的核心药是黄连与半夏。黄连可苦寒泄热，半夏可辛温开结；黄连可清泄胆热，半夏可和降胃气；黄连可苦燥清热，半夏可辛开湿浊。另用瓜蒌，其苦寒可助黄连泄热，其行散可助半夏化痰开结。此方与半夏泻心汤均有黄连、半夏，因此，也寓苦辛开泄法（或叫辛开苦泄法、辛开苦降法），既可调和少阳阳明，又可两调肝胃，还可开泄湿热痞结。基于这一认识，叶桂用此方主治湿热痞，以及胆胃失调、少阳阳明不和所致的诸多病证。具体手法是，用小陷胸汤加枳实、杏仁，或枳实、生姜，或加枳实、桔梗、橘皮、生姜行气开结。其中最基本的手法是加枳实。枳实苦辛，微寒，寒可以助黄连泄热，辛可以助半夏开结。加杏仁则开宣肺气，使肺气宣降而三焦气机旋转运行，肺气宣化而三焦湿热自化；加生姜则增加辛开作用，合半夏开痞消痰，和降胃气；加桔梗、橘皮则开泄湿浊、宣畅气机。在合法化裁方面，或合半夏泻心汤法加干姜、茯苓通胃阳、开痞结；或合黄连温胆汤法加姜汁、橘红、竹茹泄胆和胃；或合二陈汤法加橘红、姜汁、竹沥化痰利膈；或合栀子柏皮汤法加山栀、黄柏清热退黄。

小陷胸汤与半夏泻心汤相比，其突出的特点是有瓜蒌，叶氏在《临证指南医案·胃脘痛》姚案指出："瓜蒌苦润豁痰，陷胸汤以之开结。"说明小陷胸汤因含瓜蒌而豁痰、开结的功效显著，这正是叶氏用此方治疗胸膈、胸脘痞结的机理之所在。

（二）叶氏对仲景小陷胸汤方证的创新与发展

1. 创用小陷胸汤苦辛开泄湿热

关于湿温类温病的辨治，叶桂在《温热论》中提出了"苦泄"湿热法："再人之体，脘在腹上，其地位处于中，按之痛，或自痛，或痞胀，当用苦泄，以其入腹近也。必验之于舌：或黄或浊，可与小陷胸汤或泻心汤，随证治之。"这段原文我们在半夏泻心汤中已经有比较详细的说明，从叶氏所述可以看出，半夏泻心汤与小陷胸汤均寓苦辛开泄法，能够治疗湿热蕴郁中焦证，但需"随证治之"。所谓"随证治之"，就是说这两方同中有异，还需要据证辨识具体的方证。小陷胸汤与半夏泻心汤最主要的区别有三点：一是前者有瓜蒌，偏于宣畅上焦肺气机，因此叶氏常用瓜蒌皮，并每加杏仁宣展肺气，以求气化湿亦化。二是后者有干姜，善温通中阳，辛开作用较强，偏于开达中焦湿阻。三是后者有人参，可补胃虚。叶氏紧紧地抓住了小陷胸汤与半夏泻心汤的组方特点，将之作为湿温类温病或杂病湿热的代表方，发明了苦辛开泄湿热的理论。

吴瑭深刻理解了叶桂此法的意义，在《温病条辨》暑温伏暑中，制订了小陷胸加枳实汤方证，并将之列为中焦暑湿第一方，从而继承和发扬了叶氏苦辛开泄湿热的治法理论。

2. 阐明小陷胸汤泻肝和胃的新功效

叶桂用小陷胸汤并不局限于"正在心下，按之则痛"的小结胸病，而是用其治疗肝气肝火犯胃的诸多病证。分析以上叶案，其中一例为酒湿热气，气先入胆，湿着于胃，少阳阳明不和的胃脘痛；一例为病生于郁，心下气结，形象渐大，按之坚硬；一例为情怀悒郁，肝胆厥阳由胃上冲的嗳气秽浊；一例为郁怒久伤，渐发噎膈；一例为肝厥胃痛；一例为脾瘅，肝胃不和；一例为黄疸。这些病例均与肝气郁结，肝气、肝火、肝阳冲逆犯胃有关，均以肝病及胃，肝胃失调，胃气不能通降为病机重心。由此可见，叶氏用小陷胸汤的目的主要在于泄肝和胃而两调肝胃。小陷胸汤黄连不仅能够通过泻心火，以"实则泻其子"来间接泄肝火，而且能够直接泄肝，如汪昂《本草备要》载："黄连，大苦大寒，入心泻火，镇肝凉血。"另外，关于瓜蒌，《重庆堂随笔》曰瓜蒌"舒肝郁、润肝燥、平肝逆、缓肝急之功有独擅也"，说明瓜蒌也具有疏肝、平肝、缓肝、滋肝的作用。

伤寒学术界对《伤寒论》小结胸病的病机解释是，邪热入里，与痰相结；对小陷胸汤作用的解释是，清热涤痰开结。这种以方测证的解释挡住了人们的视野，限制了临床应用此方的思路。叶桂广用小陷胸汤泄肝和胃，治疗肝气、肝火冲逆犯胃的理论与经验，使我对伤寒学术界关于小结胸病病机的解释产生了怀疑，若从肝火犯胃，胃气不降，水饮聚结胃脘来理解小结胸的病机，从泄肝和胃，开水饮结聚来理解小陷胸汤的方义，不仅接近仲景此方证的本意，而且能够直接指导临床应用。

（三）吴瑭对叶氏变通小陷胸汤法的继承与发展

吴瑭根据叶氏的经验，在《温病条辨》中制订了小陷胸加枳实汤方证与承气合小陷胸汤方证。

1. 小陷胸加枳实汤方证

出自《温病条辨·中焦篇》暑温伏暑第 38 条："脉洪滑，面赤身热头晕，不恶寒，但恶热，舌上黄滑苔，渴欲凉饮，饮不解渴，得水则呕，按之胸下痛，小便短，大便闭者，阳明暑温，水结在胸也，小陷胸加枳实汤主之。"此方组成为：黄连二钱、瓜蒌三钱、枳实二钱、半夏五钱。急流水五杯，煮取二杯，分二次服。吴瑭称此方为"苦辛寒法"。

此方证是吴瑭根据《叶氏医案存真·卷二》"热邪入里，脘痞"案制订的。

吴瑭自注说："脉洪面赤，不恶寒，病已不在上焦矣。暑兼湿热，热甚则渴，饮水求救。湿郁中焦，水不下行，反来上逆，则呕。胃气不降，则大便闭。故以黄连、瓜蒌清在里之痰热，半夏除水痰而强胃，加枳实者，取其苦辛通降，开幽门而引水下行也。"从自注可知，由于"病已不在上焦"，故不用叶案方中的杏仁。其中关于枳实"开幽门"之说，实可谓吴瑭的经验有得之见；关于半夏"强胃"的认识，更是吴瑭别具一格的独特见解，均有重要的临床意义。

《伤寒论》小陷胸汤证是"正在心下，按之则痛，脉浮滑"；叶桂上案小陷胸加枳实杏仁汤证比《伤寒论》增加"脘痞"；《温热论》还增加了胃脘"或自痛，或痞胀"，"舌或黄或浊"。吴瑭又简化叶桂方为小陷胸加枳实汤，扩展用于治疗阳明暑温"脉洪滑，面赤身热头晕，不恶寒，但恶热，舌上黄滑苔，渴欲凉饮，饮不解渴，得水则呕，按之胸下痛，小便短，大便闭者"。从仲景、叶桂、吴瑭三人的用法，我们可以看出小陷胸汤方证发展变化的轨迹，如再结合俞根初《通俗伤寒论》柴胡陷胸汤，我们就能更加清晰地看到仲景此方证在后世的发展变化，仲景经方的发展应用，由此可见一斑。

2. 承气合小陷胸汤方证

出自《温病条辨·中焦篇》温热第10条："温病三焦俱急，大热大渴，舌燥，脉不浮而躁甚，舌色金黄，痰涎壅甚，不可单行承气者，承气合小陷胸汤主之。"此方组成为：生大黄一钱、厚朴二钱、枳实二钱、半夏三钱、瓜蒌三钱、黄连二钱。水八杯，煮取三杯，服一杯，不下，再服一杯，得快利，止后服，不便再服。吴瑭称此方为"苦辛寒法"。

吴瑭虽然将本方证归属于中焦篇风温温热病，但从所述证的特点来看，将之作为湿热、暑湿类温病湿热里结阳明的治方更为合拍。其理由有二：第一，本方证中的"三焦俱急"、"舌色金黄"、"痰涎壅甚"等是湿热弥散三焦，里结阳明的证据。第二，《温病条辨·中焦篇》暑温伏暑第38条载有小陷胸加枳实汤，用以治疗暑湿。承气合小陷胸汤与小陷胸加枳实汤有相似的功效，可以轻下湿热，治疗湿热里结阳明证。

叶桂变通应用小陷胸汤没有加大黄的手法，吴瑭别出心裁地将小陷胸汤与小承气汤合方，从而发展了仲景与叶桂的方证理论，具有重要的学术意义。

（四）新订叶氏小陷胸汤变通方

1. 小陷胸加枳实杏仁汤

出自《叶氏医案存真·卷二》"邪入里，脘痞，按之痛"案。组成为：小陷胸汤加枳实、杏仁。叶案方证：湿热蕴结气分，胃脘痞满，按之痛，舌苔黄腻者。

本方用小陷胸汤苦辛开泄痞结，加杏仁开宣上焦肺气，加枳实辛开中焦痞结。虽仅两味药之增，却为小陷胸汤增加了开上、畅中、达下的作用，故可治疗湿热痞。

2. 小陷胸加枳实生姜汤

出自《种福堂公选医案》陈六二案。组成为：瓜蒌皮、半夏、枳实、川连、生姜。叶案方证：酒湿热气，气先入胆，湿着胃系，痰聚气窒，络血瘀痹，痛在胃脘，忽映少腹，气血交病，宜先和少阳阳明之阳者。

本方用小陷胸汤苦辛开泄湿热或痰热痞结，加生姜合半夏为小半夏汤辛开湿浊、和胃降逆；加枳实消痞开结。其中黄连、半夏、生姜、枳实配伍，寓黄连温胆汤意，可清泄胆热，和胃化痰，因此，叶桂认为此方可"和少阳阳明之阳"。

3. 小陷胸加干姜茯苓汤

出自《临证指南医案·郁》胡四六案。组成为：川连、干姜、半夏、茯苓、连皮瓜蒌。叶案方证：悲泣，乃情怀内起之病，病生于郁，胃脘聚结，形象渐大，按之坚硬，正在心下者。

本方是变通小陷胸汤与半夏泻心汤的合法：半夏、黄连、瓜蒌为小陷胸汤法，干姜、半夏、黄连为半夏泻心汤法，均苦辛开泄以开胃脘痞结。干姜、半夏、茯苓可温通胃阳，黄连、瓜蒌可苦泻肝热，两法合用，泻肝安胃，可治胃阳虚损，水饮内结，肝火乘逆犯胃所致的心下痞、胃痛等病证。

4. 小陷胸加枳桔橘姜汤

出自《临证指南医案·郁》朱案。组成为：川连、半夏、瓜蒌皮、橘皮、生姜、枳实、桔梗。叶案方证：情怀悒郁，五志热蒸，痰聚阻气，脘中窄隘不舒，胀及背部，呃逆嗳气，颇觉秽浊，肝胆厥阳，由胃系上冲者。

本方是变通小陷胸汤与橘皮汤及橘皮枳实生姜汤的合法。橘皮、生姜配伍为《金匮要略·呕吐哕下利病脉证治》橘皮汤，主治"干呕哕，若手足厥者"。橘皮、生姜、枳实配伍为《金匮要略·胸痹心痛短气病脉证治》橘皮枳实生姜汤，主治"胸痹，胸中气塞，短气"者。此三法合用，善于开畅中上焦气机，治疗脘痞、胸痛、胁胀、哕逆、嗳气等病证。

麦门冬汤

一、仲景原方证述要

麦门冬汤出自《金匮要略·肺痿肺痈咳嗽上气病脉证治》第 10 条，组成为：麦门冬七升，半夏一升，人参三两，甘草二两，粳米三合，大枣十二枚。右六味，以水一斗二升，煮取六升，温服一升，日三夜一服。仲景原条文谓："大逆上气，咽喉不利，止逆下气者，麦门冬汤主之。"

麦门冬汤重用麦冬七升甘寒滋胃生津，清肺胃虚火；仅用一升半夏辛通开结，化痰降逆；另用人参、甘草、大枣、粳米，佐麦冬益气养胃，生津润燥，助津液生化之源。本方的关键是麦冬配半夏，麦冬得少量半夏，既可防其滋腻，又可在滋阴中兼以辛通；半夏得大量麦冬，既可反佐其温燥，又可于辛开中求得清滋润养。

麦门冬汤证：咳逆上气，咽喉干燥不利。

二、叶氏应用心法

（一）守用原方

1. 用于治疗肺痿

徐四一，肺痿，频吐涎沫，食物不下，并不渴饮，岂是实火，津液荡尽，二便日少。宗仲景甘药理胃，乃虚则补母，仍佐宣通脘间之扞格。人参、麦冬、熟半夏、生甘草、白粳米、南枣肉。（《临证指南医案·肺痿》）

方证解释："频吐涎沫"是肺痿的特征性表现之一；食物不下，二便日少，为胃津大伤的表现。治用麦门冬汤，益胃气滋胃阴以补土生金。

查二四，脉细心热，呼吸有音，夜寤不寐，过服发散，气泄阳伤，为肺痿之疴。仲景法以胃药补母救子，崇生气也。《金匮》麦门冬汤。（《临证指南医案·肺痿》）

方证解释：本案"呼吸有音"，是咽喉不利的麦门冬汤证；脉细心热，夜寤不寐，是阴津亏虚之症，故用麦门冬汤滋阴润燥。

沈，积劳忧思，固是内伤，冬温触入而为咳嗽，乃气分先虚，而邪得外凑，辛散斯气分愈泄，滋阴非能安上。咽痛音哑，虚中邪伏。恰值春暖阳和，脉中脉外，气机流行，所以小效旬日者，生阳渐振之象。谷雨暴冷骤加，卫阳久弱，不能拥护，致小愈病复。诊得脉数而虚，偏大于右寸，口吐涎沫，不能多饮汤水，面色少华，五心多热，而足背浮肿。古人谓，金空则鸣，金实则无声，金破碎亦无声。是为肺病显然，然内伤虚馁为多，虚则补母，胃土是也，肺痿之疴，议宗仲景麦门冬汤。(《临证指南医案·肺痿》)

方证解释：本案症见咳嗽，口吐涎沫，不能多饮汤水，面色少华，五心多热，足背浮肿。脉数而虚，偏大于右寸。此为典型的肺痿麦门冬汤证，故用麦门冬汤。

2. 用于治疗咳嗽

脉奥咳嗽欲呕，饥时甚，虽是时邪未清，高年正虚，理宜养胃阴，《金匮》麦冬汤。麦冬、人参、半夏、甘草、粳米、大枣。(《叶氏医案存真·卷二》)

方证解释：本案症见咳嗽欲呕，饥时甚。脉软。从"虽是时邪未清"分析，当有外感症。因高年正虚，故脉软；因胃气胃阴虚弱，故咳嗽欲呕，饥时甚。治用麦门冬汤原方，养胃气滋胃阴，培土生金以扶正托邪。因症有咳嗽欲呕，为胃虚胃气上逆，故仍用人参、半夏益胃止呕。

陈，秋冬形体日损，咳嗽吐痰，诊脉两寸促数，大便通而不爽，此有年烦劳动阳，不得天地收藏之令，日就其消，乃虚症也。因少纳胃衰，未可重进滋腻，议用甘味养胃阴一法。《金匮》麦门冬汤。(《临证指南医案·咳嗽》)

方证解释：本案症见咳嗽吐痰，大便通而不爽，少纳胃衰，形体日损。脉两寸促数。其标在肺不宣降，其本在胃虚不能上滋。因胃衰少纳，故不能纯用滋腻，只有用麦门冬汤法，补胃气，滋胃阴，使胃气通降，津液上升，才可望肺气宣降而咳止痰清。

某，着右卧眠，喘咳更甚，遇劳动阳，痰必带血，经年久嗽，三焦皆病。麦门冬汤。(《临证指南医案·吐血》)

方证解释：本案为胃阴亏虚，肺燥咳喘咯血，方用麦门冬汤滋养胃阴，补土生金。

3. 用于治疗风温伤阴咽喉燥痒

某，风温客邪化热，劫烁胃津，喉间燥痒。用清养胃阴，是土旺生金意，《金匮》麦门冬汤。(《临证指南医案·咳嗽》)

方证解释：本案症见喉间燥痒，由风温客邪化热，劫烁胃津所致，方用麦门冬汤养胃生津、开结利咽。

4. 用于治疗秋燥

不治失血，独取时令湿邪，得以病减。凡六气有胜必复，湿去致燥来。新秋暴暑烁津，且养胃阴，白露后可立调理方。麦冬、人参、大枣、半夏、生草、粳米。(《眉寿堂方案选存·燥病》)

方证解释：从病史看，本案曾有咳血，在长夏湿令，曾治湿得效。今新秋燥热伤津，故用麦门冬汤养胃阴、润肺燥。

(二) 加减变化

1. 用于治疗咳嗽

钱氏，脉右数，咳两月，咽中干，鼻气热，早暮甚，此右降不及，胃津虚，厥阳来扰。《金匮》麦门冬汤去半夏，加北沙参。(《临证指南医案·咳嗽》)

方证解释：本案症见咳嗽两月，咽中干，鼻气热，早暮甚。脉右数。此胃津亏虚，肝之厥阳上扰犯肺，肺气不降。方用麦门冬汤去半夏加沙参法，滋胃阴、御肝阳、润肺燥。

2. 用于治疗嘈杂

徐方鹤，脉缓舌白带灰黑色，心中烦热，汗多渴饮，嘈杂如饥，肛中气坠，如欲大便，

平昔苦于脱肛，病虽夹湿热，寒凉清湿热之药味难投，拟进和中法。炒麦冬、粳米、川斛、半夏、南枣。(《叶氏医案存真·卷二》)

方证解释：本案病情较为复杂，其嘈杂如饥，心中烦热，汗多渴饮等症为胃阴亏损，郁热伤津的表现；而舌苔白带灰黑，脉缓，肛中气坠，如欲大便等症则为兼夹湿热。治疗既不能纯用燥湿利湿药，也不能纯用滋腻养阴药，只能"和中"，用麦门冬汤化裁，方以炒麦冬、川斛、粳米滋养胃阴，以半夏、南枣益胃通阳，辛开湿郁。

叶氏用变通麦门冬汤法治疗嘈杂的医案还有下述"合辛润通络法"中介绍的《临证指南医案·嘈》"某，阳升嘈杂"案，可互参。

3. 用于治疗消渴

某，液涸消渴，是脏阴为病，但胃口不醒，生气曷振？阳明阳土，非甘凉不复。肝病治胃是仲景法。人参、麦冬、粳米、佩兰叶、川斛、陈皮。(《临证指南医案·三消》)

方证解释：从"是脏阴为病"、"肝病治胃"分析，本案当是肝病肝阴亏虚证。今液涸消渴，兼见胃口不醒，提示胃阴也虚，故用变通麦门冬汤法，以人参、麦冬、川斛、粳米益胃滋阴生津；另用佩兰叶、陈皮化湿运脾醒胃。从方用佩兰叶、陈皮分析，其证不仅胃阴不足，而且也有湿浊郁滞。

4. 用于治疗痉厥胃口不醒

某，阳气暴张，精绝，令人煎厥。细生地一两、阿胶三钱、出山铅打薄五钱、调珍珠末一钱。又，煎厥者，下焦阴液枯燥，冲气上逆为厥。议用咸寒降逆，血肉填阴。细生地、玄参、龟胶、阿胶、淡菜、蚌水。又，液涸消渴，都是脏阴为病。前议填阴，药汁浓腻不能多进，但胃口不醒，生气何以再振？阳明阳土，非甘凉不复，况肝病治胃，自来有诸。人参、麦冬、川斛、新会皮、白粳米、干佩兰叶。(《临证指南医案·痉厥》)

方证解释：本案与上述"用于消渴"的某案应该是同一则医案。煎厥从下焦阴液枯燥论治，用咸寒降逆填阴法。因胃口不醒，填阴药浓腻不能多进，故改用麦门冬汤去半夏、甘草、大枣，加石斛、陈皮、佩兰，以麦冬合川斛滋胃阴，人参、粳米养胃气，陈皮、佩兰叶芳香醒脾开胃。全方滋养胃阴而不腻滞，芳香醒胃而不温燥，颇能反映叶氏的用药特点。

赵廿三岁，当年厥症，用填精固摄乃愈，知少壮情念内萌，阴火突起，乱其神明。今夏热食减厥发，继而淋浊，热入伤阴，苟不绝欲，未必见效。人参、茯苓、扁豆、炙草、炒麦冬、川石斛。(《叶天士先生方案真本》)

方证解释：本案曾患厥症，用填精固摄法治愈。后因少壮情念内萌，阴火突起，乱其神明，加之夏热阳气升泄，厥症复发，纳食减少，继而热入伤阴，出现淋浊。叶氏从纳食减少入手，先拟养胃法，用麦门冬汤去半夏、大枣，加石斛、茯苓、扁豆。以麦冬、石斛滋养胃阴，以人参、茯苓、扁豆、炙甘草通补胃气。

5. 用于治疗咳血吐血

陶十六，色黄，脉小数，右空大，咳呕血溢，饮食渐减，用建中旬日颇安，沐浴气动，血咳复至。当以静药养胃阴方。《金匮》麦门冬汤去半夏。(《临证指南医案·吐血》)

方证解释：本案症见咳呕血溢，饮食渐减，面色黄。脉小数、右空大。曾用建中汤温养胃阳有效。此诊根据脉小数、饮食渐减等辨为胃阴虚证，改用麦门冬汤去半夏滋养胃阴。

陶四一，两年前吐血咳嗽，夏四月起。大凡春尽入夏，气机升泄，而阳气弛张极矣，阳既多动，阴乏内守之职司，络血由是外溢。今正交土旺发泄，欲病气候，急养阳明胃阴，夏至后，兼进生脉之属，勿步趋于炎烁烈日之中，可望其渐次日安。《金匮》麦门冬汤去半夏。

（《临证指南医案·吐血》）

方证解释：本案吐血咳嗽，叶氏从季节变化考虑，拟急养阳明胃阴法，用麦门冬汤去半夏治疗，并制订了夏至后兼进生脉散之属的方案。叶氏重视四时阴阳变化对人体的影响，常将之作为辨证用药的原则。本案即是一例。

6. 用于治疗湿温

舌白灰刺，肢痉牵厥，神识少慧如寐，嘿嘿呓语。秽邪欲闭宜开，久延胃气已乏，辟秽须轻，辅以养胃。人参、半夏、鲜菖蒲根汁、粳米、麦冬。（《眉寿堂方案选存·时疫湿温》）

方证解释：本案症见肢痉牵厥，神识少慧如寐，嘿嘿呓语。从舌苔白有灰刺看，为湿热秽浊蒙蔽心窍。但因久延胃气已虚，不能直接用清心辟秽开窍药，故用人参、半夏、麦冬、粳米，为减味麦门冬汤养胃扶中，加鲜菖蒲根汁芳香辟秽开窍。

（三）合方化裁

1. 合生脉散治疗暑伤气津证

张十七，入夏嗽缓，神倦食减，渴饮，此温邪延久，津液受伤，夏令暴暖泄气，胃汁暗亏，筋骨不束，两足酸痛。法以甘缓，益胃中之阴，仿《金匮》麦门冬汤制膏。参须二两、北沙参一两、生甘草五钱、生扁豆二两、麦冬二两、南枣二两。熬膏。（《临证指南医案·咳嗽》）

方证解释：本案因温邪延久，胃阴受伤而咳嗽。虽入夏嗽缓，但暑伤气津，发为神倦食减，渴饮，两足酸痛等典型的暑伤元气证。方用麦冬、北沙参、生扁豆、生甘草、南枣为变通麦门冬汤法，甘缓益胃生津。加参须，合麦冬为生脉散法，补益元气、滋养胃津，治疗暑伤气津证。

2. 合黄芪建中汤治疗久嗽咳血虚劳

吴，久嗽因劳乏致伤，络血易瘀，长夜热灼。议养胃阴。北沙参、黄芪皮、炒麦冬、生甘草、炒粳米、南枣。（《临证指南医案·咳嗽》）

方证解释：本案虚劳久嗽，长夜热灼。从"络血易瘀"分析，当有咳血。方中炒麦冬、北沙参、生甘草、炒粳米，为变通麦门冬汤法，以甘缓滋养胃阴；黄芪皮、南枣，为黄芪建中汤法，以甘温补益中气治疗虚劳。

此方可命名为"麦门冬去参夏加沙参黄芪汤"，以期在临床上推广应用。

徐，阴脏失守，阳乃腾越，咳甚血来，皆属动象。静药颇合，屡施不应，乃上下交征，阳明络空，随阳气升降自由。先以柔剂填其胃阴，所谓执中近之。《金匮》麦门冬汤去半夏，加黄芪。（《临证指南医案·吐血》）

方证解释：本案咳甚咯血，曾用静药养阴，虽合病机而无效。叶氏改用麦门冬汤去半夏加黄芪治疗。黄芪与大枣、甘草合用，为变通黄芪建中汤法，可甘温补益中气，治疗虚劳不足；麦门冬汤去半夏，可甘寒滋养胃阴。两法合用，于滋养胃阴中，兼甘温益气补胃，以求土旺生金而咳止血宁。

华三八，劳怒用力，伤气动肝，当春夏天地气机皆动，病最易发。食减过半，热升冲咽，血去后，风阳易炽。镇养胃阴，勿用清寒理嗽。生扁豆、沙参、天冬、麦冬、川斛、茯神。又，冲气攻腹绕喉，乃肝胆厥阳肆横，久久虚损，而呕痰减食，皆犯胃之象，若不静养，经年必甚。甜北沙参、生白扁豆、生黄芪皮、茯神、炙草。白糯米半升，泡清汤煎药。（《临证指南医案·吐血》）

方证解释：从"热升冲咽，血去后，风阳易炽"，"镇养胃阴，勿用清寒理嗽"分析，本案为咳血。一诊用变通麦门冬汤法滋养胃阴。二诊见冲气攻腹绕喉，呕痰减食等，虚损日久，不仅胃阴损伤，胃阳也伤，故用甜北沙参、生白扁豆、茯神、白糯米，为变通麦门冬汤法，通补胃阴，取黄芪建中汤意，加生黄芪皮、炙草，甘温补建中阳。

3. 合小建中汤法治疗肺痿

洪三二，劳烦经营，阳气弛张，即冬温外因咳嗽，亦是气泄邪侵。辛以散邪，苦以降逆，希冀嗽止，而肺欲辛，过辛则正气散失，音不能扬，色消吐涎喉痹，是肺痿难治矣。仿《内经》气味过辛，主以甘缓。北沙参、炒麦冬、饴糖、南枣。（《临证指南医案·肺痿》）

方证解释：本案症见咳嗽，音不能扬，色消吐涎喉痹。此为肺痿。前医曾用辛散苦降药，更伤肺津。叶氏改用变通麦门冬汤合小建中汤法治疗。其中沙参、麦冬，为麦门冬汤法滋养胃阴；饴糖、南枣，是取小建中汤意，所谓"主以甘缓"，以救过用辛散之偏。本方也可认为是小建中汤的变制方，即用沙参、麦冬易桂枝、白芍，合南枣、饴糖，由辛温甘缓剂，变化为甘寒甘缓剂，由温养建中法，变为滋养胃阴法。叶氏变通经方之妙，由此可见一斑。

4. 合炙甘草汤治疗胃虚不饥不食

王，数年病伤不复，不饥不纳，九窍不和，都属胃病。阳土喜柔，偏恶刚燥，若四君、异功等，竟是治脾之药。腑宜通即是补，甘濡润，胃气下行，则有效验。麦冬一钱、火麻仁一钱半炒、水炙黑小甘草五分、生白芍二钱。临服入青甘蔗浆一杯。（《临证指南医案·脾胃》）

方证解释：本案久病不复，不饥不纳。遵"阳土喜柔，偏恶刚燥"、"腑宜通即是补，甘濡润，胃气下行，则有效验"的原则，方用变通麦门冬汤与炙甘草汤合法，其中麦冬、青甘蔗浆，为变通麦门冬汤法滋养胃阴；火麻仁、水炙黑小甘草、生白芍，为加减复脉汤法滋补肝肾阴液。

5. 合苦酒汤治疗咽痛不利

徐五六，老劳咽疼。生鸡子白一枚、糯稻根须水洗五钱、甜北沙参一钱半、炒麦冬三钱、川石斛一钱半、生甘草三分。（《临证指南医案·咽喉》）

方证解释：本案证候描述过简，从"老劳"与用方分析，当有胃阴损伤的见症。方用沙参、麦冬、石斛滋胃阴，生津润咽；用生甘草甘缓守津；因咽疼明显，故仿仲景《伤寒论》苦酒汤法，加鸡子白甘寒润燥、利窍通声。糯稻根须的主要功效是养阴除热止汗，此方用量较重，其症应兼有阴虚多汗出。

叶氏用麦门冬汤与苦酒汤合法治疗咽痛、喉痹、失音的医案还有"苦酒汤"一节介绍的《临证指南医案》失音门范三一案，咳嗽门孙案、戎案、王三八案，可互参。

6. 合辛润通络法治疗嘈杂

某，阳升嘈杂。麦冬三钱、生地二钱、柏子仁一钱、川斛三钱、茯神三钱、黑穞豆皮三钱。（《临证指南医案·嘈》）

方证解释：本案为嘈杂，由胃阴亏虚，胃燥肝阳升逆所致。方用麦冬、生地、川斛、茯神，为变通麦门冬汤法以滋养胃阴；用柏子仁合生地，为辛润通络法，可凉血通络，以治肝络瘀滞的胁痛或胃络瘀滞的脘痛；另用黑穞豆皮平肝以治肝阳升逆。从全方用药看，本案当有胁痛，胃脘嘈杂或疼痛，少寐等肝阳升逆犯胃的表现。

此方可命名为"麦地柏斛茯豆汤"，以期在临床上推广应用。

7. 合增液汤法治疗吐血

增液汤是吴瑭根据叶案制订的滋胃阴方，由生地、麦冬、玄参组成，主治胃津损伤的便秘。叶氏用此法治疗失音咽痛、咳嗽、嗽血等病证，也有用此法合变通麦门冬汤治疗失血的医案。

王二十，脉右大，失血知饥，胃阳上逆，咽干喉痒。生地、扁豆、玄参、麦冬、川斛、新荷叶汁。(《临证指南医案·吐血》)

方证解释：本案为吐血或咳血，兼见咽干喉痒，脉右大。此由胃阴虚损，胃阳上逆所致。方用麦冬、川斛、扁豆，为变通麦门冬汤法以滋胃阴；用生地、玄参，合麦冬，为增液汤法以凉血滋阴、利咽散结；另用新荷叶汁清热止血。

某四三，失音咽痛，继而嗽血，脉来涩数，已成劳怯，幸赖能食胃强，勿见咳治咳，庶几带病延年。细生地三钱、玄参心一钱、麦冬一钱半、细川斛三钱、鲜莲子肉一两、糯稻根须五钱。(《临证指南医案·吐血》)

方证解释：本案症见失音咽痛，继而嗽血。脉来涩数。此已成劳怯，不可仅从咳嗽论治。方用变通麦门冬汤法，以麦冬，合细生地、玄参心、细川斛滋养胃阴；另加鲜莲子肉、糯稻根须健脾收敛。其中麦冬、生地、玄参，为增液汤，可凉血止血，增液润燥。

8. 合乌梅丸法治疗温疟后胃阴损伤

高，阴虚，温疟虽止，而腰独痛，先理阳明胃阴，俾得安谷，再商治肾。北沙参、麦冬、木瓜、蜜水炒知母、大麦仁、乌梅。(《临证指南医案·疟》)

方证解释：本案温疟伤阴，症见腰痛。从"先理阳明胃阴，俾得安谷"分析，当有不饥不纳，或知饥不纳等。方用变通麦门冬汤法，以沙参、麦冬滋胃阴，大麦仁养胃气；因温疟多伤肝胃，故取乌梅丸法，以知母苦泻阳明，以乌梅、木瓜酸泄厥阴。

(四) 变制新法

叶桂独识仲景麦门冬汤组方奥义，别出心裁地以沙参易人参，以白扁豆易半夏，去粳米、大枣，酌加玉竹、天花粉、石斛、蔗浆，或桑叶，或茯苓、茯神等，变其制为甘寒滋养胃阴法，广泛治疗外感秋燥、风温咳嗽，内伤久咳、咽痛、咯血、嘈杂、不饥不纳、消渴、足痿、虚劳等病证。

1. 用于治疗外感秋燥

卞，夏热秋燥致伤，都因阴分不足。冬桑叶、玉竹、生甘草、白沙参、生扁豆、地骨皮、麦冬、花粉。(《临证指南医案·燥》)

方证解释：本案未述脉证，从"夏热秋燥致伤"与用方分析，应有咳嗽、发热、口干渴等。治用变通麦门冬汤，以麦冬、白沙参、玉竹、天花粉、生扁豆、生甘草滋养胃阴，地骨皮清热凉血，冬桑叶宣透燥热。

吴瑭采辑此案，在证中补入"燥伤肺胃"，"或热或咳"，将方中地骨皮移于方后加减法中，制订出《温病条辨·上焦篇》秋燥第56条沙参麦冬汤方证。

陈，秋燥，痰嗽气促。桑叶、玉竹、沙参、嘉定花粉、苡仁、甘草、蔗浆。(《临证指南医案·咳嗽》)

方证解释：本案为秋燥咳嗽，症见痰嗽气促，方用变通麦门冬汤，以桑叶宣肺透燥热；以玉竹、沙参、天花粉、蔗浆、甘草甘寒滋肺胃津液；以苡仁化痰止咳。

吴七岁，燥气上逼咳呛，以甘寒治气分之燥。大沙参、桑叶、玉竹、生甘草、甜梨皮。(《临证指南医案·咳嗽》)

方证解释：本案症见咳呛，系燥气上逼，热郁气分证。方用变通麦门冬汤法，以桑叶宣透燥热；以大沙参、玉竹、甜梨皮、生甘草甘寒滋肺胃阴津。

陈，秋燥复伤，宿恙再发。未可补涩，姑与甘药养胃。麦冬、玉竹、北沙参、生甘草、

茯神、糯稻根须。(《临证指南医案·燥》)

方证解释：本案缺少脉证，从"秋燥复伤"与用方分析，应有咳嗽、发热、多汗等。方用北沙参、麦冬、玉竹、生甘草，甘寒滋胃阴，佐茯神通胃阳、宁心神，糯稻根须滋阴清热敛汗。

吴瑭采辑此案，制订出《温病条辨·中焦篇》秋燥第100条玉竹麦门冬汤方证。

2. 用于治疗外感风温咳嗽

陆二三，阴虚体质，风温咳嗽，苦辛开泄肺气加病，今舌咽干燥，思得凉饮，药劫胃津，无以上供。先以甘凉，令其胃喜，仿《经》义虚则补其母。桑叶、玉竹、生甘草、麦冬元米炒、白沙参、蔗浆。(《临证指南医案·咳嗽》)

方证解释：本案为风温咳嗽，兼见舌咽干燥，思得凉饮。此胃阴亏虚，风热郁肺。方用麦冬、白沙参、玉竹、蔗浆、生甘草甘寒滋肺胃阴津，用桑叶宣透风热。

宋二一，脉右浮数，风温干肺化燥，喉间痒，咳不爽。用辛甘凉润剂。桑叶、玉竹、大沙参、甜杏仁、生甘草、苡仁。(《临证指南医案·咳嗽》)

方证解释：本案症见喉间痒，咳嗽不爽。脉右浮数。此为典型的风温犯肺证。方用桑叶、甜杏仁疏宣肺卫、辛凉透热；用大沙参、玉竹、生甘草甘寒滋肺胃阴津；另仿《千金》苇茎汤法加苡仁清肺化痰止咳。

邱，向来阳气不充，得温补每每奏效。近因劳烦，令阳气弛张，致风温过肺卫以扰心营，欲咳心中先痒，痰中偶带血点。不必过投沉降清散，以辛甘凉理上燥，清络热，蔬食安闲，旬日可安。冬桑叶、玉竹、大沙参、甜杏仁、生甘草、苡仁。糯米汤煎。(《临证指南医案·咳嗽》)

方证解释：本案咳嗽，欲咳咽中("心中"疑作"咽中")先痒，痰中偶带血点。此内因劳烦，令阳气弛张，外因风温郁肺，从卫分扰及心营。治拟辛甘凉理上燥，清络热法，方用变通麦门冬汤，以桑叶、甜杏仁宣肺透热；沙参、玉竹、生甘草、糯米甘寒滋胃润肺；苡仁清肺化痰止咳。因肺热宣透、肺阴恢复，则络热清、肺络宁，故先不用凉营清络药。

某，外受风温郁遏，内因肝胆阳升莫制，斯皆肺失清肃，咳痰不解，经月来犹觉气壅不降，进食颇少，大便不爽，津液久已乏上供，腑中之气，亦不宣畅。议养胃阴以杜阳逆，不得泛泛治咳。麦冬、沙参、玉竹、生白芍、扁豆、茯苓。(《临证指南医案·咳嗽》)

方证解释：本案外受风温郁遏，内因肝胆阳升莫制，致肺失清肃，咳痰不解，气壅不降，进食颇少，大便不爽等。方用变通麦门冬汤法，以麦冬、沙参、玉竹、扁豆养胃生津；因大便不爽，腑中之气不畅，故加茯苓通胃腑之阳；因肝胆阳升莫制，自觉气壅不降，故加生白芍制肝和阳。

某，积劳更受风温，咽干热咳，形脉不充。与甘缓柔方。桑叶一钱、玉竹五钱、南沙参一钱、生甘草五分、甜水梨皮二两。(《临证指南医案·咳嗽》)

方证解释：本案症见咽干热咳，形脉不充。此积劳内伤阴液，复感风温，肺失清肃。用变通麦门冬汤化裁，以桑叶辛凉疏透风热；以玉竹、南沙参、甜水梨皮、生甘草甘寒滋胃生津，润肺止咳。

3. 用于治疗内伤久咳

钱，久咳三年，痰多食少，身动必息鸣如喘。诊脉左搏数，右小数。自觉内火燔燎，乃五液内耗，阳少制伏，非实火也。常以琼玉膏滋水益气，暂用汤药，总以勿损胃为上，治嗽肺药，谅无益于体病。北沙参、白扁豆、炒麦冬、茯神、川石斛、花粉。(《临证指南医案·

咳嗽》）

方证解释：本案久咳三年，痰多食少，身动必息鸣如喘，自觉内火燔燎。脉左搏数，右小数。此肺胃阴伤，阴虚火旺。治疗方案：暂服方，用变通麦门冬汤，以北沙参、炒麦冬、川石斛、天花粉、白扁豆、茯神滋胃阴、清虚热；常服方，用琼玉膏，以地黄、茯苓、人参、白蜜"滋水益气"。

杨二四，形瘦色苍，体质偏热，而五液不充。冬月温暖，真气少藏，其少阴肾脏，先已习习风生，乃阳动之化。不以育阴驱热以却温气，泛泛乎辛散，为暴感风寒之治，过辛泄肺，肺气散，斯咳不已；苦味沉降，胃口戕，而肾关伤，致食减气怯。行动数武，气欲喘急，封藏纳固之司渐失，内损显然。非见病攻病矣，静养百日，犹冀其安。麦冬米拌炒、甜沙参、生甘草、南枣肉，冲入青蔗浆一杯。（《临证指南医案·咳嗽》）

方证解释：本案形瘦色苍，体质偏热，症见咳嗽不已，食减气怯，动则气欲喘急。此内伤胃阴虚损。方用变通麦门冬汤，以麦冬、甜沙参、青蔗浆滋胃阴、清虚热；以生甘草、南枣肉甘缓益养胃气。

胡六六，脉右劲。因疥疮，频以热汤沐浴，卫疏易伤冷热。皮毛内应乎肺，咳嗽气塞痰多，久则食不甘，便燥结。胃津日耗，不司供肺，况秋冬天降，燥气上加，渐至老年痰火之象。此清气热以润燥，理势宜然，倘畏虚日投滞补，益就枯燥矣。霜桑叶、甜杏仁、麦冬、玉竹、白沙参、天花粉、甘蔗浆、甜梨汁。熬膏。（《临证指南医案·咳嗽》）

方证解释：本案症见咳嗽气塞痰多，食不甘，便燥结。脉右劲。由胃津日耗，不司供肺，燥气上加所致。方用变通麦门冬汤，以霜桑叶、甜杏仁宣透燥热；麦冬、玉竹、白沙参、天花粉、甘蔗浆、甜梨汁甘寒滋胃生津，兼清肺热。

张十七，冬季温邪咳嗽，是水亏热气内侵，交惊蛰节嗽减，用六味加阿胶、麦冬、秋石金水同治，是泻阳益阴方法，为调体治病兼方。近旬日前，咳嗽复作，纳食不甘，询知夜坐劳形，当暮春地气主升，夜坐达旦，身中阳气亦有升无降，最有失血之虞，况体丰肌柔，气易泄越。当暂停诵读，数日可愈。桑叶、甜杏仁、大沙参、生甘草、玉竹、青蔗浆。（《临证指南医案·咳嗽》）

方证解释：本案初为冬季温邪咳嗽，因水亏热气内侵，加之夜坐诵读劳形，第二年春天咳嗽复作，纳食不甘。此胃阴虚损，土不生金。方用变通麦门冬汤法，以桑叶、甜杏仁宣肺透热；以沙参、玉竹、青蔗浆、生甘草甘寒滋胃阴，补土生金。

毛，上年夏秋病伤，冬季不得复元，是春令地气阳升，寒热咳嗽，乃阴弱体质，不耐升泄所致。徒谓风伤，是不知阴阳之义。北参、炒麦冬、炙甘草、白粳米、南枣。（《临证指南医案·咳嗽》）

方证解释：本案春令寒热咳嗽，从伤风治疗未效。叶氏从阴弱体质，不耐升泄论治，用变通麦门冬汤法，以北沙参、炒麦冬、炙甘草、白粳米、南枣养胃生津。

某二六，病后咳呛，当清养肺胃之阴。生扁豆、麦冬、玉竹、炒黄川贝、川斛。白粳米汤煎。（《临证指南医案·咳嗽》）

方证解释：本案为肺胃阴伤的咳呛，治疗用变通麦门冬汤法，以麦冬、生扁豆、玉竹、川斛、白粳米滋养胃阴，另加炒黄川贝清肺化痰，开咽喉痹结。

汤二四，脉左坚数促，冬温咳嗽，是水亏热升。治不中窾，胃阴受伤，秽浊气味直上咽喉，即清肺冀缓其嗽，亦致气泄，而嗽仍未罢。先议甘凉益胃阴以制龙相，胃阴自立，可商填下。生扁豆、米炒麦冬、北沙参、生甘草、冬桑叶、青蔗浆。（《临证指南医案·咳嗽》）

方证解释：本案为冬温咳嗽误治案，从脉左坚数促与"先议甘凉益胃阴以制龙相，胃阴自立，可商填下"的治疗原则分析，不仅胃阴受伤，而且肾阴也已损伤。治疗先用变通麦门冬汤法，以冬桑叶宣肺透热；以麦冬、北沙参、青蔗浆、生扁豆、生甘草益胃生津。

某十四，咳，早甚，属胃虚。生扁豆、炒麦冬、大沙参、苡仁、橘红。（《临证指南医案•咳嗽》）

方证解释：本案症见咳嗽，早晨咳甚。此胃阴亏虚，土不生金。方用变通麦门冬汤法，以炒麦冬、大沙参、生扁豆益胃生津；加橘红、苡仁化痰祛湿。本方的特点是在滋养胃阴方中加入辛燥的橘红、淡渗的苡仁，故可治疗胃阴虚而兼有湿痰的咳嗽。

某二一，咳逆欲呕，是胃咳也，当用甘药。生扁豆一两、北沙参一钱半、麦冬米拌炒一钱半、茯神三钱、南枣三钱、糯稻根须五钱。（《临证指南医案•咳嗽》）

方证解释：本案咳逆欲呕，叶氏辨为胃咳。从用方分析，不仅胃阴亏虚，而且胃气也已不足。方用变通麦门冬汤法，以北沙参、麦冬滋养胃阴，并重用生扁豆、茯神、南枣益胃气、通胃阳。另用糯稻根须养阴、清虚热、敛汗。

徐二七，形寒畏风冷，食减久嗽，是卫外二气已怯，内应乎胃，阳脉不用。用药莫偏治寒热，以甘药调，宗仲景麦门冬汤法。（《临证指南医案•咳嗽》）

方证解释：本案虽形寒畏风冷，但并不是外感，而是阳明胃虚，营卫失调。脾主营，胃主卫，营卫二气与脾胃密切相关。治用麦门冬汤法，以甘药养胃，治营卫之本。

诊脉左数微弦，寸尺关虚数。阅五年前，病原左胁映背胀痛，不能卧席，曾吐瘀血，凝块紫色，显然肝郁成热，热迫气逆。血瘀虽经调理全愈，而体质中肝阴不充，肝阳易动。凡人身之气，左升主肝，右降主肺，今升多降少，阴不和阳，胃中津液乏上供涵肺之用，此燥痒咳呛，吐出水沫，合乎经旨，肝病吐涎沫矣。肝木必犯胃土，纳谷最少而肢软少力，非嗽药可以愈病。此皆肝阳逆乘，实系肝阴不足。仲圣云：见肝之病，先理脾胃。俾土厚不为木克，原有生金功能。据述凡食鸡子，病必加剧，则知呆滞凝涩之药，皆与病体未合。北沙参、生扁豆、麦冬、玉竹、桑叶、生甘草、蔗浆。（《三家医案合刻•叶天士医案》）

方证解释：本案症见咽喉燥痒咳呛，吐出水沫，纳谷减少，肢软少力。脉左数微弦，寸尺关虚数。此胃阴虚而肺燥肝逆。方用变通麦门冬汤，以北沙参、生扁豆、麦冬、玉竹、蔗浆、桑叶、生甘草，滋胃阴、润肺燥、制肝逆。

4. 用于治疗咽痛喉痹音哑

某，久嗽咽痛，入暮形寒，虚属阴亏，形瘘脉软，未宜夯补。麦冬、南沙参、川斛、生甘草、糯稻根须。（《临证指南医案•咳嗽》）

方证解释：本案肺胃阴津亏虚而久嗽、咽痛；胃阴虚，营卫失调而入暮形寒；阳明虚损而形瘘、脉软。方用变通麦门冬汤法，以麦冬、南沙参、川斛、生甘草，甘寒益胃生津，加糯稻根须养阴清热止汗。

某，喉痹咳呛，脉右大而长。生扁豆、麦冬、北沙参、川斛、青蔗浆。（《临证指南医案•咳嗽》）

方证解释：本案症见喉痹咳呛。脉右大而长。此胃阴亏虚，虚火上逆。方用变通麦门冬汤，以麦冬、北沙参、川斛、青蔗浆、生扁豆甘寒滋胃生津，兼清虚火。

倪三一，阳明脉弦空，失血后，咽痹即呛，是纳食虽强，未得水谷精华之游溢，当益胃阴。北沙参、生扁豆、麦冬、杏仁、生甘草。糯米汤煎。（《临证指南医案•吐血》）

方证解释：本案咯血后咽痹即呛，阳明脉弦空。此胃阴损伤，不能上滋咽喉，肺气不降。方用变通麦门冬汤，以麦冬、北沙参、生甘草、生扁豆、糯米滋养胃阴；加杏仁宣降肺气。

唐二七，血后，喉燥痒欲呛，脉左搏坚。玉竹、南花粉、大沙参、川斛、桑叶。糯米饮煎。（《临证指南医案·吐血》）

方证解释：本案咯血后喉燥痒欲呛，脉左搏坚。此胃阴亏虚，肺燥肺热。方用变通麦门冬汤，以大沙参、玉竹、南花粉、川斛滋肺胃阴津；以糯米养胃气；以桑叶清宣肺热。

某四七，失血后，咳嗽，咽痛，音哑。少阴已亏耗，药不易治。糯稻根须一两、生扁豆五钱、麦冬三钱、川斛一钱半、北沙参一钱半、茯神一钱半。早服都气丸，淡盐汤下。（《临证指南医案·吐血》）

方证解释：本案失血后出现咳嗽，咽痛，音哑。不仅胃阴亏虚，而且肾阴也亏，方用变通麦门冬汤与都气丸早晚交替使用，以胃肾双补。

5. 用于治疗咯血嗽血吐血

某四九，血来稍缓，犹能撑持步履，乃禀赋强健者，且能纳谷，阳明未败可验，而脉象细涩，阴伤奚疑。北沙参一钱半、扁豆一两、参三七一钱半、炒麦冬一钱、茯神三钱、川斛三钱。（《临证指南医案·吐血》）

方证解释：从用方来看，本案"血来"应该是吐血或咯血。从脉象细涩分析，属于阴虚无疑。方用变通麦门冬汤，以炒麦冬、北沙参、川斛、扁豆、茯神养胃滋阴；另加参三七止血。

彭十七，阴虚有遗，痰嗽有血，诵读久坐阳升。桑叶、生扁豆、北沙参、麦冬、霍山石斛、生甘草、苡仁、茯苓。（《临证指南医案·吐血》）

方证解释：本案痰嗽带血，兼有遗精。由诵读久坐，阴伤阳升所致。方用变通麦门冬汤法，以麦冬、北沙参、石斛、生甘草、生扁豆滋养胃阴，另加桑叶、苡仁疏宣降肺止咳，佐茯苓通胃阳、宁心神。

沈，味进辛辣助热之用，致肺伤嗽甚。其血震动不息，阳少潜伏，而夜分为甚。清气热而不妨胃口，甘寒是投，与《内经》"辛苦急，急食甘以缓之"恰符。生甘草、玉竹、麦冬、川贝、沙参、桑叶。（《临证指南医案·吐血》）

方证解释：本案因食辛辣助热伤肺，致咳嗽加重，从"其血震动不息"分析，应有咳血。方用变通麦门冬汤，以麦冬、沙参、玉竹、生甘草甘寒滋养胃阴；另加川贝、桑叶宣肺清金、化痰止咳。

陆，食酸助木，胃土受侮。脘中阳逆，络血上溢。《内经》辛酸太过，都从甘缓立法，谷少气衰，沉苦勿进。生扁豆、北沙参、炒麦冬、茯苓、川斛、甘蔗浆。又，甘凉养胃中之阴，痰少血止，两寸脉大，心烦脊热，汗出，营热气泄之征。议用竹叶地黄汤。鲜生地、竹叶心、炒麦冬、建莲肉、川斛、茯神。（《临证指南医案·吐血》）

方证解释：从二诊"痰少血止"分析，所谓"脘中阳逆，络血上溢"，是指肺络损伤的咯血。因"谷少气衰"，故"从甘缓立法"，用变通麦门冬汤法，以炒麦冬、北沙参、川斛、甘蔗浆、生扁豆滋养胃阴；佐茯苓通胃阳。此方有效，二诊气逆平，痰少血止，但心烦脊热，汗出，两寸脉大，为营热津伤之征，用竹叶地黄汤法，以鲜生地、竹叶心清心营之热；以炒麦冬、川斛滋胃阴；建莲肉、茯神益胃通阳。

卢四四，脉大色苍，冬月嗽血，纳谷减半，迄今干咳无痰，春夏间有吐血，夫冬少藏聚，阳升少制，安闲静养，五志气火自平，可望病愈。形瘦谷减，当养胃土之津以生金。甜

北参、麦冬、玉竹、木瓜、生扁豆、生甘草。(《临证指南医案·吐血》)

方证解释：本案冬月嗽血，纳谷减半，干咳无痰，形瘦谷减，脉大色苍。此胃阴亏虚，土不生金。从脉大色苍与"五志气火自平"分析，兼有肝阳气火升逆的病机。方用变通麦门冬汤法，以甜北沙参、麦冬、玉竹、生扁豆、生甘草益胃滋阴，补土生金；另用木瓜酸敛制肝。

某二二，脉右大左虚，夏四月，阳气正升，烦劳过动其阳，络中血溢上窍，血去必阴伤生热。宜养胃阴，大忌苦寒清火。北沙参、生扁豆、麦冬、生甘草、茯神、川斛。(《临证指南医案·吐血》)

方证解释：从用方来看，本案"络中血溢上窍"是指咳血。脉右大左虚。此烦劳损伤胃阴，阴虚不能制阳，阳升动络，发为咳血。方用变通麦门冬汤法，以麦冬、北沙参、川斛、生扁豆、生甘草滋养胃阴，佐茯苓通胃阳。

徐，阴虚风温，气逆嗽血。生扁豆、玉竹、白沙参、茯苓、桑叶、郁金。(《临证指南医案·吐血》)

方证解释：本案为嗽血，由素体阴虚，感受风温，津伤气逆所致。用变通麦门冬汤法，以白沙参、玉竹、生扁豆滋养胃阴；另用桑叶疏透风热，茯苓通胃阳，郁金开宣上焦郁痹。

某五九，失血后，咳嗽不饥，此属胃虚，宜治阳明。甜北参、生扁豆、麦冬、茯神、川斛。(《临证指南医案·吐血》)

方证解释：从失血后咳嗽分析，此失血是指咳血；不饥，为胃阴虚，胃气不降的见症。方用变通麦门冬汤法，以甜北沙参、生麦冬、川斛、扁豆、茯神滋养胃阴，兼通胃阳。

张荠门三十九岁，过劳熬夜阳升咳血，痰多，夜热，非因外感，尺脉中动，左数，肝肾内虚，失收肃之象。北沙参、玉竹、麦冬(炒)、扁豆、甘草(炙)、蔗汁。(《叶天士先生方案真本》)

方证解释：本案因过劳熬夜阳升致咳血，兼见痰多，夜热。尺脉中动，左数。虽然有"肝肾内虚，失收肃之象"的病机，但从用方来看，胃阴亏虚，土不生金，阳升动络才是关键性病机，故用变通麦门冬汤法，以北沙参、玉竹、麦冬、扁豆、蔗汁、炙甘草滋养胃阴，补土生金。

陆西津桥廿二岁，节令嗽血复发，明是虚损。数发必重，全在知命调养。近日胸脘不爽，身痛气弱，腻滞阴药姑缓，议养胃阴。生扁豆、北沙参、生甘草、米拌炒麦冬、白糯米。(《叶天士先生方案真本》)

方证解释：本案久有嗽血，近日复发，兼胸脘不爽，身痛气弱。此胃阴虚损，土不生金，络伤动血。方用变通麦门冬汤法，以生扁豆、北沙参、生甘草、米拌炒麦冬、白糯米滋养胃阴，补土生金。

王二八，见红两年，冬月加嗽，入春声音渐嘶，喉舌干燥，诊脉小坚，厚味不纳，胃口有日减之虞。此甘缓益胃阴主治。麦冬、鸡子黄、生扁豆、北沙参、地骨皮、生甘草。(《临证指南医案·吐血》)

方证解释：从"冬月加嗽"分析，本案"见红"是指咳血，兼见声音嘶哑，喉舌干燥，胃口日减。脉小坚。此胃阴虚损，肺金燥热。方用变通麦门冬汤，以麦冬、北沙参、生扁豆、生甘草滋养胃阴；另用地骨皮清肺热、凉血止血，用鸡子黄平息肝风以制阳升。

6. 用于治疗鼻衄

某，食烧酒辛热，及青梅酸泄，遂衄血咳嗽，心腹极热。五味偏胜，腑阳、脏阴为伤，

此病以养胃阴和法。生白扁豆、北沙参、麦冬、白粳米。(《临证指南医案·衄》)

方证解释：本案症见衄血，咳嗽，心腹极热。与饮烧酒辛热伤阴，食青梅酸泄伤肝有关，从"以养胃阴和法"分析，病机为胃阴损伤，土不生金。方用变通麦门冬汤法，以麦冬、北沙参、生白扁豆、白粳米滋养胃阴。

7. 用于治疗不饥不纳或知饥少纳

钱，胃虚少纳，土不生金，音低气馁，当与清补。麦冬、生扁豆、玉竹、生甘草、桑叶、大沙参。(《临证指南医案·脾胃》)

方证解释：本案症见少纳，音低气馁。此胃阴亏虚。方用变通麦门冬汤法，以麦冬、大沙参、玉竹、生扁豆、生甘草甘缓益胃、滋阴生津，另用桑叶宣清肺热。从"土不生金"与方中用桑叶分析，其症可能有咳嗽、咽喉不利等。

陈二十，知饥少纳，胃阴伤也。麦冬、川斛、桑叶、茯神、蔗浆。(《临证指南医案·脾胃》)

方证解释：本案症见知饥少纳。此胃阴损伤，胃气不降。方用变通麦门冬汤法，以麦冬、川斛、蔗浆、茯神益胃滋阴；另用桑叶疏宣肺热，以求肺气清降而胃降纳食。

叶氏用变通麦门冬汤治疗不饥不纳的医案还有上述"合炙甘草汤"中介绍的《临证指南医案·脾胃》王案，可互参。

8. 用于治疗偏痿

汤六三，有年偏痿，日瘦。色苍脉数，从《金匮》肺热叶焦则生痿躄论。玉竹、大沙参、地骨皮、麦冬、桑叶、苦百合、甜杏仁。(《临证指南医案·痿》)

方证解释：本案偏痿有年，日瘦，色苍脉数。叶氏从"肺热叶焦则生痿躄"立论，用变通麦门冬汤法，以麦冬、大沙参、玉竹、苦百合滋肺胃阴津；以地骨皮、桑叶、甜杏仁清宣肺热。

9. 用于治疗暑疟

周，舌白，脉小，暑邪成疟，麻黄劫汗伤阳，遂变痉症。今痰咸有血，右胁痛引背部，不知饥饱。当先理胃津。大沙参、桑叶、麦冬、茯神、生扁豆、苡仁。(《临证指南医案·疟》)

方证解释：本案误汗致肺胃津液大伤，遂见痰咸有血，右胁痛引背部，不知饥饱。苔白，脉小。用变通麦门冬汤法，以大沙参、麦冬、生扁豆，滋养胃阴，佐茯神通胃阳。另用桑叶清透肺热，苡仁化痰止咳。

10. 用于治疗虚劳

胡四三，补三阴脏阴，是迎夏至生阴。而晕逆、欲呕、吐痰，全是厥阳犯胃上巅，必静养可制阳光之动，久损重虚，用甘缓方法。《金匮》麦门冬汤去半夏。(《临证指南医案·虚劳》)

方证解释：本案症见晕逆，欲呕，吐痰。此胃阴亏虚，厥阳犯胃上巅。方用麦门冬汤去半夏，以滋胃养阴，甘缓敛阳。

杨氏，背寒心热，胃弱少餐，经期仍至，此属上损。生地、茯神、炒麦冬、生扁豆、生甘草。(《临证指南医案·虚劳》)

方证解释：本案症见背寒心热，胃弱少餐，经期仍至。此虚劳上损。胃阴虚损，卫气失调则背寒；心肺阴虚，血分郁热则心热；胃阴虚，胃气不降则少餐。方用麦冬、生扁豆、茯神、生甘草为变通麦门冬汤法滋肺胃阴津；加生地清心凉营，并助麦冬滋阴生津。

尤氏，寡居烦劳，脉右搏左涩，气燥在上，血液暗亏，由思郁致五志烦煎，固非温热补涩之症。晨咳吐涎，姑从胃治，以血海亦隶阳明耳。生白扁豆、玉竹、大沙参、茯神、经霜桑叶、苡仁。用白糯米半升，淘滤清入滚水泡一沸，取清汤煎药。又，本虚在下，情怀悒郁，则五志之阳上熏为咳，固非实火，但久郁必气结血涸，延成干血劳病，经候涩少愆期，已属明征。当培肝肾之阴以治本，清养肺胃气热以理标，刚热之补，畏其劫阴，非法也。生扁豆一两、北沙参三钱、茯神三钱、炙草五分、南枣肉三钱。丸方：熟地砂仁末拌炒四两、鹿角霜另研一两、当归小茴香拌炒二两、怀牛膝盐水炒炭二两、云茯苓二两、紫石英醋煅水飞一两、青盐五钱。另熬生羊肉胶和丸，早服四钱，开水送。（《临证指南医案·咳嗽》）

方证解释：本案为干血劳，症见月经涩少愆期，晨咳吐涎。脉右搏左涩。叶氏初用变通麦门冬汤法，以生白扁豆、玉竹、大沙参、茯神、经霜桑叶、苡仁、白糯米，养胃阴，润肺燥。二诊用变通麦门冬汤滋养胃阴以治标，用丸药通补奇经以治本。

某三二，诊脉数涩，咳血气逆，晨起必嗽，得食渐缓，的是阴损及阳，而非六气客邪可通可泄。法当养胃之阴，必得多纳谷食，乃治此损之要着。生扁豆五钱、北沙参一钱半、麦冬一钱半、川斛三钱、生甘草三分、茯神三钱、南枣肉一钱半、糯稻根须五钱。（《临证指南医案·吐血》）

方证解释：本案症见咳血气逆，晨起必嗽，得食渐缓。脉数涩。此胃阴虚损，胃气也虚。方用变通麦门冬汤法，以北沙参、麦冬、川斛、生扁豆、茯神、生甘草，滋养胃阴，以南枣肉，合生扁豆补益胃气；另用糯稻根须清虚热。

三、讨论与小结

（一）叶氏变通应用麦门冬汤的基本思路与手法

叶桂根据仲景麦门冬汤重用麦冬的经验，匠心独具地用甘寒的沙参代替甘温的人参，用白扁豆代替半夏、粳米、大枣，从而组成了以沙参、麦冬、白扁豆、甘草为基本用药的养胃阴基础方。此方用麦冬、沙参甘寒清滋胃阴；甘草甘缓益气，佐麦冬、沙参有"甘守津还"之意；白扁豆微温，养胃健中祛湿，有滋中兼通运之意。全方滋胃生津而并非纯用滋腻，脱出于麦门冬汤而又不悖麦门冬汤的立法。叶氏把此法称为"甘味养胃阴法"，或"甘缓养胃阴法"或"甘缓益胃阴法"等。我根据此方的结构特点，将之称为"通补胃阴法"。叶氏的主要加减法为：如胃津损伤明显者，据证或加入玉竹，或加入天花粉，或加入石斛，或加入蔗汁、梨皮、梨汁等，以合麦、沙滋阴生津。如胃气不通明显者，除用生扁豆甘温健胃祛湿外，或加茯苓，或加苡仁，或加大麦仁，或加橘皮一味，以求滋中有健，滋中寓通，不守滋而通滋，不守补而通补。如肺热咳嗽为主者，加入桑叶，或再加杏仁，以宣达肺郁。如咳嗽痰多不利者，仿《千金》苇茎汤法，加薏苡仁化痰止咳；咽痛、失音、暗哑等咽喉不利明显者，仿《金匮》苦酒汤法，加鸡子白；阴伤汗出明显者，加糯稻根须；如暑伤阴津元气者，仿生脉散法，加参须，合麦冬补益气津；如虚劳中气也伤者，仿黄芪建中汤法，加黄芪皮、南枣甘温补中益气；如下焦真阴也虚，不饥不纳，便秘者，仿加减复脉汤法，加火麻仁、白芍、炙甘草滋养肝阴；胃阴虚而肠燥便秘，或血分郁热出血者，合入增液汤法，加生地、玄参凉血润燥、滋阴通便；如兼五志气火，肝阳上逆者，加木瓜制肝，并酸甘敛阴；如胃阴亏虚，厥阴冲逆犯胃，胃痛、不饥不食者，合入乌梅丸法加乌梅、木瓜、知母清滋胃阴，酸泄厥阴。

在原方应用方面，叶氏认为麦门冬汤具有"甘药理胃，乃虚则补母，仍佐宣通脘间之扞格"的功效，用此方治疗土不生金的肺痿、咳嗽、咽痛暗哑、咽喉燥痒等病，也用此方治疗湿气尚存的秋燥。

在加减化裁应用方面，肺燥咳嗽者，去半夏，加沙参；心中烦热，汗多渴饮，嘈杂如饥，肛中气坠，如欲大便者，去人参，加石斛；液涸消渴，而胃口不醒者，去半夏、大枣，加石斛、陈皮、佩兰；痉厥后胃口不醒者，去半夏，加石斛、陈皮、佩兰；咳血吐血者，去半夏；湿温苔白灰刺，肢痉牵厥，神识少慧如寐，嘿嘿吃语者，去大枣，加鲜菖蒲根汁。

（二）叶氏对仲景麦门冬汤方证的创新与发展

1. 创脾与胃分治论

叶桂十分推崇李杲的脾胃学说，认为"脾胃为病，最详东垣"（《临证指南医案·脾胃》王案）。他在全面继承东垣脾胃治法的基础上，创造性地提出了"脾与胃功能不同，脾病胃病当分别而治"的理论。如叶氏云："数年病伤不复，不饥不纳，九窍不和，都属胃病，阳土喜柔，偏恶刚燥，若四君、异功等，竟是治脾之药。腑宜通即是补，甘濡润，胃气下行，则有效验。"（《临证指南医案·脾胃》王案）华岫云在《临证指南医案·脾胃》按语中对叶氏的这一理论作了精辟的阐发：脾胃之论，莫详于东垣，其所著补中益气、调中益气、升阳益胃等汤，诚补前人之未备。察其立方之意，因以内伤劳倦为主，又因脾乃太阴湿土，且世人胃阳衰者居多，故用参芪以补中，二术以温燥，升柴升下陷之清阳，陈皮、木香理中宫之气滞，脾胃合治，若用之得宜，诚效如桴鼓，盖东垣之法，不过详于治脾，而略于治胃耳。乃后人宗其意者，凡著书立说，竟将脾胃总论，即以治脾之药笼统治胃，举世皆然。今观叶氏之书，始知脾胃当分析而论。盖胃属戊土，脾属己土，戊阳己阴，阴阳之性有别也。脏宜藏，腑宜通，脏腑之体用各殊也。……观其立论云：纳食主胃，运化主脾。脾宜升则健，胃宜降则和。又云：太阴湿土，得阳始运，阳明阳土，得阴自安，以脾喜刚燥，胃喜柔润也。仲景急下存津，其治在胃；东垣大升阳气，其治在脾。此种议论，实超出千古。（《临证指南医案·脾胃》）由此可见，东垣论治脾胃病的特点有四个方面：其一，脾与胃合论而治；其二，详于治脾而略于治胃；其三，偏于论治劳倦、饮食内伤所致的脾胃阳气虚损的病证；其四，治法以补脾胃气、升阳、除湿、泻火为主。叶桂在东垣基础上，创立了四个新的理论：其一，主张脾与胃分别论治；其二，重点强调胃病治法；其三，分别胃阴、胃阳，既重视通补胃阴，治疗胃阴虚证，又重视通补胃阳，治疗胃阳虚证；其四，治胃阴力主甘寒滋阴生津。临床若能综合东垣、叶氏两家之长，遵其辨治脾胃病的理论，对于提高脾胃病的疗效不无裨益。

2. 创通补胃阴学说

如上所述，叶氏在《临证指南医案·脾胃》王案中提出了"腑宜通即是补，甘濡润，胃气下行，则有效验"的理论，创立了甘凉通补胃阴的学说（即养胃阴学说），以变通麦门冬汤为基础，订立沙参麦冬汤、益胃汤治疗胃阴虚证。华岫云在《临证指南医案·脾胃》按语中总结叶氏经验说："若脾阳不足，胃有寒湿，一脏一腑，皆宜于温燥升运者，自当恪遵东垣之法；若脾阳不亏，胃有燥火，则当遵叶氏养胃阴之法。……凡遇禀质木火之体，患燥热之证，或病后热伤肺胃津液，以致虚痞不食，舌绛咽干，烦渴不寐，肌燥熇热，便不通爽，此九窍不和，都属胃病也。……先生必用降胃之法，所谓胃宜降则和者，非用辛开苦降，亦非苦寒下夺，以损胃气，不过甘平，或甘凉濡润，以养胃阴，则津液来复，使之通降而已矣。"从而精辟地阐明了胃阴不足，九窍不和的病机，以及甘凉滋润养胃阴法治疗胃痞、不食、胃痛的机理。脾宜升则健，胃宜降则和；脾喜刚燥，胃喜阴柔，胃阴不足，则胃气不降，故可导致不食、痞满、胃痛、呃逆、便秘诸症，甘寒剂养胃阴使之和降，则不食痞痛等症自然可愈。

吴瑭对叶桂的益胃阴法心领神会，在《温病条辨》中进一步阐发了叶氏养胃阴学说，如《温病条辨·下焦篇》第35条五汁饮、益胃汤方证自注说："此由中焦胃用之阴不降，胃体之阳独亢，故于甘润法救胃用，配胃体，则自然欲食，断不可与俗套开胃健食之辛燥药，致令燥咳成痨也。"在中焦篇第12条益胃汤方证自注中进一步指出："此阴指胃阴而言，盖十二经皆禀气于胃，胃阴复而气降得食，则十二经之阴皆可复矣。欲复其阴，非甘凉不可。汤名益胃者，胃体阳而用阴，取益胃用之义也。"从而阐明了胃阳虚可以不饥不食，胃阴虚更可不饥不食，甚至痞胀的机理，为这一类胃病用甘凉濡润药滋养胃阴的治疗方法提供了理论基础。不仅如此，吴氏总结叶案，在《温病条辨》中制订出了沙参麦冬汤、益胃汤、玉竹麦门冬汤、五汁饮等方证，为叶氏养胃阴法的推广应用作出了重要的贡献。

由于现今临床上不少人一见到胃痛、胃胀、不饥不食等胃病，辄用辛香理气或开胃消导药，根本不懂得胃阴虚，胃中燥而胃气不降、不通，也可致痛、胀、不饥不食的病机，因此，也根本不懂得用甘凉濡润滋胃阴法治疗这类胃病。由此来看，叶桂通滋胃阴法的创立具有重要的现实意义。

3. 创立甘寒滋阴生津法为温病热伤阴津的论治开创了新的理论

关于温病热伤阴津的机理，叶桂在《温热论》指出："热邪不燥胃津，必耗肾液。"据此发明了甘寒滋阴法与咸寒滋阴法两法。关于甘寒滋阴，叶氏在《温热论》中提出："如斑出热不解者，胃津亡也，主以甘寒"，"舌绛而光亮，胃阴亡也，急用甘凉濡润之品"。在阐明了温热之邪最易损伤胃津，甚至耗伤肾阴的病机理论的基础上，叶氏提出了用甘凉濡润药或甘寒药组方论治胃津损伤证的思路。进而，在《临证指南医案》中，叶氏发明变通麦门冬汤法，建立了甘寒滋阴生津的具体治法与方剂。具体而言，有两法。

一为辛甘凉润法，如叶氏在《临证指南医案·咳嗽》宋二一案中指出："脉右浮数，风温干肺化燥，喉间痒，咳不爽。用辛甘凉润剂。桑叶、玉竹、大沙参、甜杏仁、生甘草、苡仁。"在咳嗽门邱案中说："风温过肺卫以扰心营，欲咳心中先痒，痰中偶带血点。不必过投沉降清散，以辛甘凉理上燥……冬桑叶、玉竹、大沙参、甜杏仁、生甘草、苡仁。糯米汤煎。"叶氏所谓的"辛"，是指用桑叶辛凉疏透风热；所谓的"甘"，是指用"玉竹、大沙参、甜杏仁、生甘草"甘凉滋阴、宣达肺气。此法主要用于风温邪郁上焦，肺气不宣，而肺胃津液明显损伤，表邪不重之证。

一为甘凉滋阴法，如《临证指南医案·咳嗽》陆二三案，"阴虚体质，风温咳嗽，苦辛开泄肺气加病，今舌咽干燥，思得凉饮，药劫胃津，无以上供。先以甘凉，令其胃喜，仿《经》之虚则补其母。桑叶、玉竹、生甘草、麦冬、白沙参、蔗浆"。另如咳嗽门某案，"外受风温郁遏，内因肝胆阳升莫制，斯皆肺失清肃，咳痰不解，经月来犹觉气壅不降，进食颇少，大便不爽，津液久已乏上供，腑中之气，亦不宣畅。议养胃阴以杜阳逆，不得泛泛治咳。麦冬、沙参、玉竹、生白芍、扁豆、茯苓"。此法偏于滋胃生津，其方不仅用沙参、玉竹，而且还用麦冬、蔗浆。

以上两法经吴瑭继承发挥，在《温病条辨》中分别制订出了沙参麦冬汤与益胃汤，前者代表辛甘凉润法，后者代表甘凉（甘寒）滋阴法。自吴瑭总结叶氏甘寒滋阴法论治温病热伤肺胃津液的经验之后，温病学不仅有了系统的热伤肺胃阴津的理论，而且有了具体的治法与方剂，从而为温病学的治法理论开辟了新的篇章。

4. 阐发了胃阴虚的病机理论

从叶氏用变通麦门冬汤的医案可知，滋养胃阴法能够治疗肺痿、咳嗽、咽痛喉痹、失音、咯血、吐血、鼻衄、胃中嘈杂、少纳不食、消渴、痿症、痉厥、疟、虚劳等内伤杂病以及秋燥、风温等外感温病。这就说明胃阴虚有着广泛的病机。胃为水谷之海，津液之源。胃阴虚则胃燥胃络不通，胃用不降，可以发为胃痛、呃逆、不饥、不食、胃脘灼热嘈杂等。胃属土，肺属金，胃阴虚则土不生金，可发为肺痿、咳嗽、咯血、咳血等。胃与咽喉密切相关，胃阴虚则津液不能上润咽喉，可发为咽痛、喉痹、失音、音哑等咽喉疾病。胃阴虚则肺燥，肺津不布，可发为足痿。胃阴虚则肝阴失养，肝逆冲乘，可发为痉厥、眩晕等。胃阴久虚，脏腑得不到润养，则可发为虚劳、诸不足等。由胃阴虚所导致的这些种种疾病，均可用甘寒通补胃阴法化裁治疗。由此可见，叶氏所创立的胃阴虚损的病机理论与通补胃阴的治法理论具有不可低估的临床意义。

（三）吴瑭对叶氏变通麦门冬汤法的继承与发展

吴瑭总结叶桂经验，在《温病条辨》中制订出沙参麦冬汤、益胃汤、玉竹麦门冬汤等方证，此介绍如下。

1. 沙参麦冬汤方证

出自《温病条辨·上焦篇》秋燥第 56 条："燥伤肺胃阴分，或热或咳者，沙参麦冬汤主之。"此方组成为：沙参三钱、玉竹二钱、生甘草一钱、冬桑叶一钱五分、麦冬三钱、生扁豆一钱五分、花粉一钱五分。水五杯，煮取二杯，日再服。久热久咳者，加地骨皮三钱。吴瑭称此方为"甘寒法"。

本方证是吴瑭根据《临证指南医案·燥》下案制订的。

2. 益胃汤方证

出自《温病条辨·中焦篇》风温温热第 12 条："阳明温病，下后汗出，当复其阴，益胃汤主之。"此方组成为：沙参三钱、麦冬五钱、冰糖一钱、细生地五钱、玉竹（炒香）一钱半。水五杯，煮取二杯，分二次服，渣再煮一杯服。吴瑭称此方为"甘凉法"。益胃汤还见于《温病条辨·下焦篇》第 35 条："温病愈后，或一月，至一年，面微赤，脉数，暮热，常思饮不欲食者，五汁饮主之，牛乳饮亦主之。病后肌肤枯燥，小便溺管痛，或微燥咳，或不思食，皆胃阴虚也，与益胃五汁辈。"

本方证是吴瑭根据《临证指南医案》吐血门倪三一案、王二八案、王二十案，咳嗽门陆二三案等医案制订的。其中倪三一案、王二八案分别用了"益胃阴"一词，这是吴瑭将该方命名为"益胃汤"的根据。《温病条辨》自注云："汤名益胃者，胃体阳而用阴，取益胃阴之义也"。陆案中有"先以甘凉，令其胃喜"的论述，吴瑭称益胃汤为"甘凉法"，《温病条辨·中焦篇》12 条自注又说："欲复其阴，非甘凉不可"；陆案处方有玉竹、麦冬、白沙参、蔗浆，吴瑭益胃汤有玉竹、麦冬、沙参、冰糖，在这里，吴瑭用冰糖代替了蔗浆。王二十案中使用了生地，以滋胃阴而制胃阳，吴瑭仿此法在益胃汤中加入了生地。

3. 玉竹麦门冬汤方证

出自《温病条辨·中焦篇》秋燥第 100 条："燥伤胃阴，五汁饮主之，玉竹麦门冬汤亦主之。"此方组成为：玉竹三钱、麦冬三钱、沙参二钱、生甘草一钱。水五杯，煮取二杯，分二次服。土虚者，加生扁豆。气虚者，加人参。吴瑭称此方为"甘寒法"。

本方证是吴瑭根据《临证指南医案·燥》陈案整理制订的。吴氏采辑此案，去叶案方中的茯神、糯稻根须，制订出了玉竹麦门冬汤方证。

　　叶氏陈案以沙参、麦冬、玉竹、生甘草四味基本药甘寒滋阴生津，另用茯神健脾宁心、通阳安神，糯稻根须止汗敛津，构成"甘药养胃"法。吴瑭取叶氏处方中最基本的四味药为玉竹麦门冬汤方，使其更加精简。方后加减法："土虚者，加生扁豆；气虚者，加人参"，是总结其他叶案而得，有较重要的临床意义，值得重视。

　　4. 增液汤方证

　　出自《温病条辨·中焦篇》第11条："阳明温病，无上焦证，数日不大便，当下之，若其人阴素虚，不可行承气者，增液汤主之。服增液汤已，周十二时观之，若大便不下者，合调胃承气汤微和之。"此方组成为：元参一两、麦冬（连心）八钱、细生地八钱。水八杯，煮取三杯，口干则与饮，令尽，不便，再作服。本方证还见于中焦篇第15条："下后数日，热不退，或退不尽，口燥咽干，舌苔干黑，或金黄色，脉沉而有力者，护胃承气汤微和之；脉沉而弱者，增液汤主之"；中焦篇第16条："阳明温病，下后二、三日，下证复现，脉下甚沉，或沉而无力者，止可与增液，不可与承气"；中焦篇第17条："阳明温病，下之不通，其证有五……津液不足，无水舟停者，间服增液，再不下者，增液承气汤主之"。

　　本方证是吴瑭根据《临证指南医案·吐血》王二十案、某四三案制订的。

　　吴氏以增液汤为基础，进而制订了中焦篇第14条清燥汤、第17条增液承气汤、第29条冬地三黄汤3个方证。

（四）新订叶氏麦门冬汤变通方

　　1. 麦门冬去参夏加沙参黄芪汤

　　出自《临证指南医案·咳嗽》吴案，组成为：麦冬、沙参、生甘草、粳米、大枣、黄芪。叶案方证：久嗽因劳乏致伤，络血易瘀，长夜热灼者。

　　此方是变通麦门冬汤与黄芪建中汤的合法。其中麦冬、沙参、甘草、粳米、大枣，为变通麦门冬汤法，滋养胃阴；黄芪、大枣，为黄芪建中汤法，甘温补益中气。两法合用，不仅可以滋养胃阴，而且可以甘温益气建中，能够治疗胃阴亏虚，兼中气不足的久嗽、胃痛、不饥不食、长期低热等病证。

　　2. 麦地柏斛茯豆汤

　　出自《临证指南医案·嘈》"某，阳升嘈杂"案。组成为：麦冬、生地、柏子仁、川斛、茯神、黑穞豆皮。叶案方证：胃阴亏虚，阳升胃中嘈杂者。

　　本方是变通麦门冬汤与辛润通络法的合法。其中麦冬、川斛、茯神，为变通麦门冬汤法，可滋养胃阴；生地、柏子仁为辛润通络法，可凉血散血、通络止痛。另用黑穞豆皮平肝。两法合用，具有滋养胃阴，辛润通络的功效，能够治疗胃阴亏虚，胃络损伤所致的胃痛、嘈杂等病证。

（五）叶案萃语

　　1. "九窍不和，都属胃病。"

　　出自《临证指南医案·脾胃》王案。叶氏在论述"不饥不食"的病机时提出了这一论点。《内经》云："九窍为水注之气。"所谓"水"即是津液，九窍赖水气滋养。人的津液源自胃，胃阴虚则九窍的津液亦虚，进而导致功用失常，症虽见于九窍，而病因在胃，因此称"九窍不和，都属胃病"。

　　2. "阳土喜柔，偏恶刚燥，若四君、异功等，竟是治脾之药。"

　　出自《临证指南医案·脾胃》王案。叶氏认为，脾与胃生理功能不同，病机有别，治法也异。叶氏在这里强调，胃为阳土，脾为阴土；胃喜柔润，偏恶刚燥。胃阴虚者，宜用柔润药滋补胃阴；脾喜刚燥，偏恶阴柔，脾气虚者，宜用刚燥药健脾升阳除湿。因此四君子汤、五味异功散等方，均是治脾之方，而非治胃之方。

3. "腑宜通即是补，甘濡润，胃气下行，则有效验。"

出自《临证指南医案·脾胃》王案。这段话有两个要点：一是强调脾为脏，胃为腑，脾病与胃病不同，应当分别论治。二是强调胃为阳土，喜阴柔，恶刚燥，主通降，以下行为顺。若胃阴不足，胃阳偏亢，则胃气不降而不饥不纳，治疗须用甘凉濡润之品，如麦冬、沙参、玉竹、蔗糖等，滋养胃阴，胃阴复则胃气降，胃气降则自然知饥欲食。所谓"腑宜通即是补"，是指腑气能通降下行，则自然寓补于中，不能守补，要力求通补。

大半夏汤

一、仲景原方证述要

大半夏汤出自《金匮要略·呕吐哕下利病脉证治》第16条，组成为：半夏二升（洗完用），人参三两，白蜜一升。右三味，以水一斗二升，和蜜扬之二百四十遍，煮药取二升半，温服一升，余分再服。仲景原条文谓："胃反呕吐者，大半夏汤主之。"关于"胃反"，《金匮要略·呕吐哕下利病脉证治》第5条载："趺阳脉浮而涩，浮则为虚，涩则伤脾，脾伤则不磨，朝食暮吐，暮食朝吐，宿谷不化，名曰胃反。脉紧而涩，其病难治。"

大半夏汤以半夏为君，降逆止呕；人参为臣，益气补虚；白蜜为佐使，既甘润和中，又缓解半夏之燥性。三药配伍，和胃降逆，补虚润燥，主治胃反呕吐。

大半夏汤证：胃反，朝食暮吐，暮食朝吐，宿谷不化，心下痞硬者。

二、叶氏应用心法

（一）加减变化

1. 用于治疗外感湿温

王，湿郁热蒸，必阳气鼓运，湿邪乃解，是寒战后身痛已缓。盖湿从战而气舒，战后阳气通和，为身热汗出耳，但脉濡神倦，余邪未尽，正气已虚，有转疟之象。用大半夏汤通补阳明。人参、半夏、茯苓、姜汁。（《种福堂公选医案》）

方证解释：症见寒战后身痛已缓，身热汗出，神倦。脉濡。此战汗邪气外透，阳气通和，但余邪未尽，胃阳已虚。方用大半夏汤化裁，去甘壅的白蜜，加茯苓通胃阳，生姜汁辛开化湿。本案是叶氏用变通大半夏汤治疗外感湿温病的典型病例。

此方可命名为"大半夏去蜜加茯苓生姜汤"，以期在临床上推广应用。

2. 用于治疗呕吐

颜氏，干呕胁痛，因恼怒而病，是厥阴侵侮阳明，脉虚不食，当与通补。大半夏汤加姜汁、桂枝、南枣。（《临证指南医案·呕吐》）

方证解释：干呕、脉虚不食，为胃气不足的大半夏汤证；胁痛、怒恼为肝气横逆的表现。此厥阴侵侮阳明，胃气上逆。方用大半夏汤加姜汁止呕吐，加桂枝平冲逆，加南枣合桂枝、人参为建中汤法，扶胃健中。本案虽有胁痛、恼怒等厥阴肝气冲逆见症，但叶氏抓住主要病机，先通补阳明以止呕，暂不用平肝泄肝药，这种先安胃，后调肝的用方思路颇能给人以启发。

吴三九，下焦痿躄，先有遗泄湿疡，频进渗利，阴阳更伤，虽有参、芪、术养脾肺以益气，未能救下。即如畏冷阳微，几日饭后吐食，乃胃阳顿衰，应乎外卫失职。但下焦之病，多属精血受伤。两投柔剂温通之补，以肾脏恶燥。久病宜通任督，通摄兼施，亦与古贤四斤、金刚、健步诸法互参，至于胃药，必须另用。夫胃腑主乎气，气得下行为顺。东垣有升阳益胃之条，似乎相悖，然芩、连非苦降之气味乎？凡吐后一二日，暂停下焦血分药，即用扶阳理胃二日，俾中下两固。《经》旨谓阳明之脉，束筋骨以利机关。谅本病必有合矣。鹿茸、淡苁蓉、当归、杞子、补骨脂、巴戟天、牛膝、柏子仁、茯苓、川斛。吐后间服大半夏汤，加淡干姜、姜汁。（《临证指南医案·痿》）

方证解释：本案虽有下肢痿躄，并曾遗泄，但诊时见畏冷，几日饭后吐食，此"胃阳顿衰"为急，故在通补奇经（鹿茸、淡苁蓉、当归、杞子、补骨脂、巴戟天、牛膝、柏子仁、茯苓、川斛）治疗痿躄、遗泄的同时，间用大半夏汤通补胃阳以止呕。具体方用大半夏汤加干姜、姜汁，合半夏、人参通补胃阳、胃气，并辛开胃痞以止呕；其中人参、干姜配用，寓理中汤法，可温补胃阳以救胃阳虚衰。

范，脉虚无神，闻谷干呕，汗出振寒，此胃阳大虚，不必因寒热而攻邪。人参、茯苓、炒半夏、姜汁、乌梅、陈皮。又，脉微细小，胃阳大衰，以理中兼摄其下。人参、淡熟附子、茯苓、炒白粳米、炒黄淡干姜。（《临证指南医案·呕吐》）

方证解释：脉虚无神，闻谷干呕，汗出振寒，是胃阳大虚的典型脉证。方用大半夏去白蜜加茯苓生姜汤法以通补胃阳；加陈皮，合生姜，为橘皮汤法降胃止呕；另取乌梅丸法加乌梅酸敛平肝，合人参、茯苓，酸甘益气生津，合半夏、姜汁，酸辛柔肝通胃。全方反映了叶氏通补胃阳，兼以敛肝的基本手法。二诊脉微细小，为胃阳大衰之象，故用附子粳米汤法，以淡熟附子、炒黄淡干姜、人参、茯苓、炒白粳米，重剂通补胃阳。

陈氏，未病先有耳鸣眩晕，恰值二之气交，是冬藏根蒂未固，春升之气泄越，无以制伏。更属产后，精气未复，又自乳耗血，血去阴亏，真阴日损。阳气不交于阴，变化内风，上巅犯窍，冲逆肆横，胃掀吐食，攻肠为泻，袭走脉络，肌肉皆肿，譬如诸门户尽撤，遂致暴风飘漾之状。医者辛散苦降重坠，不但病未曾理，致阳更泄，阴愈涸。烦则震动即厥，由二气不能自主之义。阅王先生安胃一法，最为卓识。所参拙见，按以两脉，右手涩弱，虚象昭然；左脉空大，按之不实，亦非肝气，肝火有余，皆因气味过辛散越，致二气造偏。兹以病因大旨，兼以经义酌方。人参、茯苓、半夏、白芍、煨姜、炒粳米。（《临证指南医案·呕吐》）

方证解释：耳鸣眩晕为肝气冲逆的表现；呕吐、腹泻、肌肉肿胀为胃阳虚弱的见症，方用大半夏去白蜜加茯苓生姜汤法以通补胃阳；加炒粳米护胃阴，加白芍酸柔制肝。因症有腹泻，故不用生姜，而用煨姜。

某五二，诊脉左弦右弱，食粥脘中有声，气冲涌吐，此肝木乘胃，生阳已薄，皆情怀不适所致。大半夏汤。（《临证指南医案·呕吐》）

方证解释：本案症见食粥脘中有声，气冲涌吐。脉左弦右弱。虽肝木乘胃，但胃之"生阳已薄"，故率先用大半夏汤通补胃阳，而后再考虑泄肝。

3. 用于治疗噎膈反胃

朱五二，未老形衰，纳谷最少，久有心下忽痛，略进汤饮不安。近来常吐清水，是胃阳日薄，噎膈须防。议用大半夏汤，补腑为宜。人参、半夏、茯苓、白香粳米、姜汁。河水煎。（《临证指南医案·噎膈反胃》）

方证解释：患者久有心下忽痛，略进汤饮不安，常吐清水，纳谷最少。此胃阳虚，胃气不降。方用大半夏去蜜加茯苓生姜汤法通补胃阳，加白香粳米兼养胃阴。

中年饱食，虚里穴痛胀，引之吐出，痛胀势减，必起寒热，旬日乃已。夫脾主营，胃主卫。因吐动中，营卫造偏，周行脉中，脉外参差，遂致寒热，且纳物主胃，运化在脾，皆因阳健失司，法当暖中，用火生土意，再以脉沉弦细，参论都系阴象，有年，反胃格胀，清阳渐弱，浊阴僭窃为多。证脉属虚，温补宜佐宣通，守中非法。生淡干姜、茯苓、人参、熟半夏、白粳米。（《叶氏医案存真·卷一》）

方证解释：本案症见虚里穴痛胀，引之吐出，痛胀势减，必起寒热。脉沉弦细。此反胃格胀，胃阳渐弱，浊阴聚结。方用大半夏去蜜加茯苓生姜汤法，以干姜易生姜，通补脾胃中阳；加粳米兼养胃阴。关于"痛胀势减，必起寒热"机理，叶氏有特殊的解释："脾主营，胃主卫。因吐动中，营卫造偏，周行脉中，脉外参差，遂致寒热"。从而提出了脾胃内伤，营卫不足、失调而致恶寒发热的理论，具有重要的临床意义。

此方可命名为"大半夏去蜜加茯苓干姜粳米汤"，以期在临床上推广应用。

冯六七，有年阳微，酒湿厚味，酿痰阻气，遂令胃失下行为顺之旨，脘窄不能纳物。二便如昔，病在上中。议以苦降辛通，佐以养胃，用大半夏汤。半夏、人参、茯苓、姜汁、川连、枳实。（《临证指南医案·噎膈反胃》）

方证解释：本案症见脘窄不能纳物，二便如昔。由嗜酒湿厚味，酿痰阻气，致胃阳损伤，胃失和降。方用人参、半夏、姜汁、茯苓，为变通大半夏汤法，通补胃阳；用半夏、姜汁合川连、枳实，为变通半夏泻心汤法，苦辛开泄痞结。

诊脉百至，左小涩结，右部弦大，缘高年中焦清阳已微，浊阴渐阻，致脘中室塞日盛，物不能纳，下焦阴液枯槁，肠中气痹，溺少便涩。虞花溪云：噎膈反胃，阴枯阳结为多，衰老之象，最难调理，诚情志偏胜，无形之伤也。若夫痰气瘀血积聚，亦有是病，有形有象，即易为力矣。惟无形致伤，以有形之药饵施治，鲜有奏效，当以阴阳二气推求，在上为阳，在下为阴，通则流通，守则呆钝，古人成法，宜遵其言，居恒颐养，不在药饵中矣。议宣通之味，以翼小效。大半夏汤加枳实、姜汁、川连。（《三家医案合刻·叶天士医案》）

方证解释：本案脘中室塞日盛，物不能纳，肠中气痹，溺少便涩。脉左小涩结，右弦大。此老年胃阳衰微，浊阴渐阻，胃失和降，肝气乘逆，故上见呕吐不纳，下见二便涩少。方用大半夏汤通补胃阳，加黄连苦泄厥阴。其中半夏、姜汁与川连、枳实配伍，为变通半夏泻心汤法，可苦辛降泄，开上下痞结。

另外，叶氏用变通大半夏汤法治疗噎膈反胃的医案还有下述"合半夏泻心汤"中介绍的《临证指南医案·噎膈反胃》毕五四案、"某，脉寸口搏大"案、"合吴茱萸汤"中介绍的《种福堂公选医案》王五六案，可互参。

4. 用于治疗胃脘痛

周四二，脉缓弱，脘中痛胀，呕涌清涎，是脾胃阳微，得之积劳，午后病甚，阳不用事也。大凡脾阳宜动则运，温补极是，而守中及腻滞皆非，其通腑阳间佐用之。人参、半夏、茯苓、生益智、生姜汁、淡干姜。大便不爽，间用半硫丸。（《临证指南医案·脾胃》）

方证解释：本案症见脘中痛胀，呕涌清涎。脉缓弱。此胃阳衰微。方用大半夏去蜜加茯苓生姜汤法以通补胃气。脘中痛胀，呕涌清涎，提示中阳也衰，故再加干姜温补中阳，生益智仁燥湿摄涎。因大便不爽明显，故间用半硫丸温阳通便。半硫丸出自《太平惠民和剂局方》，由半夏、硫黄组成，温肾逐寒，通阳泻浊，主治虚冷便秘，或寒湿久泄。叶氏此案用其治疗阳虚大便不爽。

据述久有胃痛，当年因痛吐蛔，服资生丸消补相投，用八味丸温润不合，凭脉论症，向时随发随愈，今病发一月，痛止，不纳，口味酸浊，假寐未久，忽躁热，头汗淋漓，口不渴饮。凡肝病必犯胃府，且攻涤寒热等药，必先入胃，以分布药，不对病，更伤胃气，胃司九窍，清浊既乱于中，焉有下行为顺之理。上下不宣，状如关格，但关格乃阴枯阳结，圣贤尤以为难。今是胃伤困乏，清阳不司旋运，斯为异歧，不必以寒之不应而投热，但主伤在无形，必图清气宣通，则为善治程法。《金匮》大半夏汤。（《三家医案合刻·叶天士医案》）

方证解释：本案胃痛日久，时发时止。本次病发一月，胃痛止而不纳，口味酸浊。夜晚入睡不久，忽躁热，头汗淋漓，口不渴饮。此胃阳损伤，清阳不司旋运。方用大半夏汤通补胃阳。

另外，叶氏用大半夏汤治疗胃脘痛的医案还有下述"合麦门冬汤"中介绍的《临证指南医案·胃脘痛》"某，胁痛入脘"案，可互参。

5. 用于治疗心下痞

朱妪，目垂，气短，脘痞不食。太阴脾阳不运，气滞痰阻，拟用大半夏汤。人参、炒半夏、茯苓、伽楠香汁。又，脉微有歇，无神，倦欲寐，服大半夏汤，脘痛不安，不耐辛通，营液大虚，春节在迩，恐防衰脱。人参、炒麦冬、北五味。（《临证指南医案·痞》）

方证解释：本案病情较重，目垂、气短、脘痞不食。从太阴脾阳不运，气滞痰阻考虑，用大半夏汤去白蜜加茯苓法通补阳明，另加沉香汁摄纳逆气。但服药后脘痛不安，叶氏从"不耐辛通"着眼，并根据脉微有歇，无神，倦欲寐等，辨为营液大虚，改用生脉散救治。

本案一诊方去伽楠香汁，可命名为"大半夏去蜜加茯苓汤"，以期推广应用。

6. 用于治疗泄泻

唐，胃中不和，不饥少寐，肝风震动，头迷，溏泄。高年经月未复，两和厥阴、阳明。炒半夏、人参、枳实、茯苓、炒乌梅肉。（《临证指南医案·泄泻》）

方证解释：溏泄、不饥，为胃阳虚弱，胃气不和的表现；少寐、头迷，为厥阴肝气上逆的见症。治拟两和厥阴、阳明法，方用大半夏汤去白蜜加茯苓法以通补阳明，仿乌梅丸法加炒乌梅肉酸泄厥阴，另加枳实行气开痞。

某，头痛损目，黎明肠鸣泄泻，烦心必目刺痛流泪，是木火生风，致脾胃土位日戕。姑议泄木安土法。人参、半夏、茯苓、炙甘草、丹皮、桑叶。（《临证指南医案·泄泻》）

方证解释：黎明肠鸣泄泻，为中阳虚损；头痛损目，烦心必目刺痛流泪，为木火上扰。治拟泄木安土法，方用变通大半夏汤去白蜜加茯苓法通补阳明，加炙甘草，合人参补中益气；用丹皮、桑叶疏泄木火。其中丹皮、桑叶合人参、茯苓、炙甘草，寓变通丹栀逍遥散法，可泻肝益脾。

7. 用于治疗腹胀满

浦四九，肾气丸、五苓散，一摄少阴，一通太阳。浊泄溺通，腹满日减，不为错误。但虚寒胀病，而用温补，阅古人调剂，必是通法。盖通阳则浊阴不聚，守补恐中焦易钝。喻氏谓能变胃，而不受胃变，苟非纯刚之药，曷胜其任。议于暮夜服玉壶丹五分，晨进：人参、半夏、姜汁、茯苓、枳实、干姜。（《临证指南医案·肿胀》）

方证解释：本案为虚寒胀病，他医用肾气丸、五苓散后症减，但叶氏认为须用通补，故晨用大半夏去蜜加茯苓生姜汤法通补阳明，加干姜温通中阳，加枳实消痞除满；暮夜进玉壶丹通补肾阳。"玉壶丹，即扁鹊玉壶丸，治命门火衰，阳气暴绝，寒水臌胀，却有神效。"

《临证指南医案·集方》）此方主要成分是硫黄，可温补肾阳。

秦，两年初秋发病，脉络气血不为流行，而腹满重坠，卧则颇安，脐左动气，卧则尤甚，吐冷沫，常觉冷气，身麻语謇。肝风日炽，疏泄失职。经以肝病吐涎沫，木侮土位，自多腹胀。丹溪云：自觉冷者非真冷也。两次溃疡之后，刚燥热药，似难进商。议以宣通肝胃为治，有年之恙，贵乎平淡矣。云茯苓三钱、三角胡麻捣碎滚水洗十次三钱、厚橘红一钱、嫩钩藤一钱、熟半夏炒黄一钱半、白旋覆花一钱。滤清，服一杯。四帖。又，接服大半夏汤：熟半夏炒二钱半、云苓小块五钱、姜汁调服四分、人参同煎一钱。（《临证指南医案·肿胀》）

方证解释：本案症见腹满重坠，脐左动气，吐冷沫，常觉冷气，身麻语謇。曾发痈疡。此胃阳虚弱，木侮土位。一诊取二陈汤合旋覆代赭汤法，用半夏、橘红、茯苓和胃降逆化痰，用旋覆花合半夏和胃降逆以治吐冷沫，另加钩藤、胡麻滋肝息风。二诊改用大半夏去蜜加茯苓生姜汤法以通补阳明。

8. 用于治疗胸胀引背

施，阳明之阳已困，胸胀引背，动怒必发，医药无效。人参、熟半夏、生白蜜、姜汁、茯苓。（《叶天士先生方案真本》）

方证解释：本案胸胀引背，动怒辄发，用常规治胸胀方未效。从胸胀引背辨为痰饮阻遏，胃虚饮逆。方用大半夏汤合小半夏加茯苓汤通补阳明，通阳化饮。虽动怒则发，与肝气有关，但直接补土化饮，暂不治肝。

9. 用于治疗木乘土诸证

程五二，操家，烦动嗔怒，都令肝气易逆，干呕味酸，木犯胃土。风木动，乃晨泄食少，形瘦脉虚。先议安胃和肝。人参、半夏、茯苓、木瓜、生益智、煨姜。（《临证指南医案·木乘土》）

方证解释：劳伤胃脾，肝木乘土，肝气逆犯胃土则干呕味酸；肝气横克脾土则晨泄食少。治用大半夏去蜜加茯苓生姜汤法通补胃腑，因晨泄，故用煨姜易生姜，再加生益智仁温中止泻。另用木瓜酸收泄肝，即所谓"安胃和肝"。

姚，寒热呕吐，胁胀脘痹，大便干涩不畅。古云：九窍不和，都属胃病。法当平肝木、安胃土，更常进人乳、姜汁，以益血润燥宣通，午后议用大半夏汤。人参、半夏、茯苓、金石斛、广皮、菖蒲。（《临证指南医案·木乘土》）

方证解释：本案症见寒热呕吐，胁胀脘痹，大便干涩不畅。叶氏从九窍不和，都属胃病，以及肝气犯胃考虑，拟平肝安胃法，方用大半夏去蜜加茯苓汤法通补胃腑。因大便干涩不畅，故用金石斛滋阴润燥；因胁胀脘痹，故用陈皮辛宣疏肝；因九窍不和，故用菖蒲宣通诸窍。从"更常进人乳、姜汁，以益血润燥宣通"分析，叶氏食补也讲究通补之法，值得重视。

程五六，曲运神机，心多扰动，必形之梦寐，诊脉时，手指微震，食纳痰多。盖君相动主消烁，安谷不充形骸。首宜理阳明以制厥阴，勿多歧也。人参、枳实、半夏、茯苓、石菖蒲。（《临证指南医案·木乘土》）

方证解释：食纳痰多、梦寐不安，为阳明虚弱、胃气失和之症；手指微震，为厥阴风木震动之象。治用大半夏去蜜加茯苓汤法通补阳明，另取温胆汤意，加枳实，合半夏、茯苓化痰和胃以安寐，再加石菖蒲开窍醒神。其"首宜理阳明以制厥阴"，是叶氏只先安胃，暂不理肝以治肝胃同病的惯用手法，值得重视。

10. 用于治疗痰饮喘咳

陈，脉虚微，春阳地升，浊阴上干。喘不得卧，治在少阴。人参、淡熟附子、猪胆汁。又，前方加淡干姜一钱半。又，脉弦，暮夜浊阴冲逆，通阳得效。议真武法，以撤其饮。人参、淡附子、生白芍、茯苓、姜汁。又，真武泄浊，脘通思食，能寐，昨宵已有渴欲饮水之状。考《金匮》云：渴者，饮邪欲去也。当健补中阳，以资纳谷。人参、生于术、淡附子、茯苓、泽泻。又，早服肾气丸四、五钱，晚用大半夏汤。人参、半夏、茯苓、姜汁。（《临证指南医案·痰饮》）

方证解释：本案先后五诊，症见喘不得卧，脘塞不食。脉虚微。此真阳大虚，饮邪上犯。治疗时一、二诊用四逆加人参汤法，三、四诊用真武汤法，当显效见脘通思食，能寐，渴欲饮水后，改用肾、胃并治法：早服肾气丸温纳肾气，晚用大半夏去蜜加茯苓生姜汤法通补胃腑，化饮降逆。

某，夏季阳气大升，痰多呛咳，甚至夜不得卧，谷味皆变，大便或溏或秘，诊脉右大而弦。议以悬饮流入胃络，用开阖导饮法。人参、茯苓、桂枝、炙草、煨姜、南枣。又，早诊脉，两手皆弦，右偏大。凡痰气上涌，咳逆愈甚，日来小溲少，下焦微肿。议通太阳以撤饮邪。人参、茯苓、桂枝、炙草、五味子、干姜。又，脉弦略数，不渴不思饮，此饮浊未去，清阳不主运行。前方甘温，主乎开阖，能令胃喜，次法开太阳以撤饮邪，亦主阳通。据自述心下胃口，若物阻呆滞，其浊锢阳微大著，其治咳滋阴，适为阴浊横帜矣，议用大半夏汤法。大半夏汤加炒黑川椒。（《临证指南医案·痰饮》）

方证解释：本案症见痰多呛咳，甚至夜不得卧，大便或溏或秘。脉右大而弦。始用桂枝去芍加茯苓白术汤法，去甘壅的白术，加人参合茯苓，开太阳，通阳逐饮，兼通补阳明；二诊见痰气上涌，咳逆愈甚，日来小溲少，下焦微肿等，改用变通小青龙汤温阳化饮；三诊心下胃口，若物阻呆滞，胃阳衰微，阴浊聚结显著，故改用大半夏汤法通补胃腑，另合大建中汤法加炒黑川椒辛散阴浊。

11. 用于治疗疟

陆六十，口涌清涎，不饥不食，寒热邪气，交会中焦，脾胃日困。半夏、姜汁、茯苓、厚朴、炒常山、草果、乌梅。又，大半夏汤加草果、乌梅。（《临证指南医案·疟》）

方证解释：一诊见口涌清涎，不饥不食等，因湿浊困阻太阴，兼寒热邪犯厥阴，故用小半夏加茯苓汤合厚朴、草果通胃阳、燥脾湿；用乌梅酸泄厥阴；另用炒常山合草果截疟。二诊改用大半夏汤通补阳明，加草果温燥太阴，加乌梅酸泄厥阴。

祝，此劳伤阳气，更感冷热不正之气。身热无汗，肢冷腹热，自利，舌灰白，微呕，显然太阴受病，诊脉小右濡。不饥，入夜昏谵语，但如寐，不加狂躁。论脾为柔脏，体阴用阳。治法虽多，从未及病，当遵前辈冷香、缩脾遗意。人参、益智仁、茯苓、新会皮、生厚朴、苡仁、木瓜、砂仁。又，脉右弦，来去不齐，左小软弱。舌边红，舌心白黄微绉，鼻冷，四肢冷，热时微渴，不饥不思食。前议太阴脾脏受病，疟邪从四末乘中，必脾胃受病，鼻准四肢皆冷，是阳气微弱。因病再伤，竟日不暖。但形肉消烁，不敢刚劫攻邪，以宣通脾胃之阳，在阴伏邪，无发散清热之理。人参、草果、炒半夏、生姜、茯苓、新会皮、蒸乌梅肉。二帖后加附子，后又加牡蛎。（《临证指南医案·疟》）

方证解释：一诊症见身热无汗，肢冷腹热，自利，微呕，不饥，入夜神昏谵语，但如寐，不加狂躁。舌苔灰白，脉小右濡。此土虚太阴湿浊为病，故用冷香饮子、缩脾汤化裁温燥寒湿。二诊症见鼻冷，四肢冷，热时微渴，不饥不思食。舌边红，舌心苔白黄相兼微粗绉，脉右弦，来去不齐，左小软弱。拟宣通脾胃之阳法，用大半夏去蜜加茯苓生姜汤法通补胃腑，加草果、陈皮温燥太阴之湿；另用乌梅肉酸泄厥阴。三诊于变通大半夏汤更加附子，以加强通补胃阳的作用；继后又加牡蛎，以助乌梅平肝。

（二）合方化裁

1. 合半夏泻心汤治噎膈反胃或肝逆犯胃的脘痞

毕五四，夏间诊视，曾说难愈之疴，然此病乃积劳伤阳，年岁未老，精神已竭。故称噎膈反胃，都因阴枯而阳结也。秋分后复诊，两脉生气日索，交早咽燥，昼日溺少。五液告涸，难任刚燥阳药，是病谅非医药能愈。大半夏汤加黄连、姜汁。（《临证指南医案·噎膈反胃》）

方证解释：本案为噎膈反胃，症见交早咽燥，昼日溺少。两脉生气日索。方用大半夏汤通补胃阳，加黄连、姜汁，合半夏为半夏泻心汤法，苦辛开泄胃脘痞结。

某，脉寸口搏大，按之则涩，形瘦气逆，上不纳食，下不通便。老年积劳内伤，阳结不行，致脘闭阴枯，腑乏津营，必二便交阻，病名关格，为难治。人参、枳实、川连、生干姜、半夏、茯苓。（《临证指南医案·噎膈反胃》）

方证解释：本案为关格，症见形瘦气逆，上不纳食，下不通便。脉寸口搏大，按之则涩。方用大半夏去蜜加茯苓汤法通补胃腑；加枳实、川连、生干姜，合人参、半夏为变通半夏泻心汤法，苦辛开泄胃脘痞结。

孙，长夏热伤，为疟为痢，都是脾胃受伤。老年气衰，不肯自复。清阳不肯转旋，脘中不得容纳，口味痰吐不清，脉弦右濡涩，下焦便不通调，九窍不和，都胃病也。此刚补不安，阳土不耐辛热矣。议宣通补方，如大半夏汤之类。大半夏汤加川连、姜汁。又，小温中丸。（《临证指南医案·脾胃》）

方证解释：本案症见脘中不得容纳，口中痰吐不清，大便不通调。脉弦右濡涩。此长夏湿热损伤脾胃，加之老年胃气衰减，湿热痰浊痞结，胃失通降。方用大半夏汤通补胃阳，加川连、姜汁，合半夏，为变通半夏泻心汤法，苦辛开泄脘中痞结。二诊用小温中丸（白术、陈皮、茯苓、熟半夏、甘草、神曲、生香附、苦参、黄连、针砂）除湿化痰、泄肝和胃，以图缓功。

另外，叶氏用变通大半夏汤合半夏泻心汤法的医案还有上述"用于治疗噎膈反胃"中介绍的《临证指南医案·噎膈反胃》冯六七案，可互参。

2. 合旋覆代赭汤治呕恶嗳气

某，味淡，呕恶嗳气，胃虚浊逆。白旋覆花、钉头代赭、炒黄半夏、姜汁、人参、茯苓。（《临证指南医案·噫嗳》）

方证解释：本案症见口味淡，呕恶嗳气，为胃虚浊气上逆所致。方用旋覆花、代赭石、人参、半夏、姜汁，为旋覆代赭汤法和胃降逆以除嗳气；用半夏、姜汁、人参、茯苓，为大半夏去蜜加茯苓生姜汤法以通补胃气。

3. 合吴茱萸汤治关格反胃涌吐

王四六，望五年岁，真阳已衰。纳食逾二三日，反胃涌吐，仍有不化之形，痰涎浊水俱出，大便渐秘。此关格大症，阴枯阳结使然。人参、半夏、茯苓、泡淡吴萸、生淡干姜。夜另服半硫丸一钱五分。（《种福堂公选医案》）

方证解释：本案为关格大症，症见反胃涌吐，痰涎浊水俱出，大便渐秘。此真阳已衰，阴枯阳结。方用大半夏去蜜加茯苓汤法加干姜通补胃阳；合吴茱萸汤法，以泡淡吴萸、人参、生淡干姜温胃散寒、破阴开结。另用半硫丸温通大便。

4. 合附子粳米汤治经期脘痞肢骸若撒或阳微阴浊蒙蔽清神

徐氏，经候适来，肢骸若撒，环口肉瞤蠕动，两踝、臂、肘常冷。夫冲脉血下，跷、维脉怯不用，冲隶阳明，厥阴对峙。因惊肝病，木乘土位，以致胃衰，初则气升至咽，久则懒食脘痞。昔人有治肝不应，当取阳明。阳明不阖，空洞若谷，厥气上加，势必呕胀吞酸。然阳明胃腑，通补为宜，刚药畏其劫阴，少济以柔药，法当如是。人参二钱、半夏姜汁炒三钱、茯苓三钱、淡附子七分、白粳米五钱、木瓜二钱。胃虚益气而用人参，非半夏之辛、茯苓之淡，非通剂矣。少少用附子以理胃阳，粳米以理胃阴，得通补两和阴阳之义，木瓜之酸，救胃汁以制肝，兼和半夏、附子之刚慓，此大半夏与附子粳米汤合方。（《临证指南医案·木乘土》）

方证解释：本案经候适来，症见肢骸若撒，环口肉瞤蠕动，两踝、臂、肘常冷，初觉气升至咽，久则懒食脘痞。因惊肝病，木乘土位，以致阳明胃衰。治用通补阳明，兼泄厥阴法，方用人参、姜汁炒半夏、茯苓，为变通大半夏加生姜汤以通补胃气；以淡附子、半夏、白粳米为附子粳米汤法以理胃阳、胃阴。另用木瓜酸泄厥阴，合粳米救胃汁以制肝，兼和半夏、附子刚慓温燥之性。全方仅六味药，却补通兼用，刚柔相济，既不失大半夏汤与附子粳米原方的法度，又能匠心化裁，据证变通，叶氏变通经方的功底由此可见一斑。关于本案用药，叶氏作了精辟的论述，对理解大半夏汤和附子粳米汤的方义具有重要的意义。

此方可命名为"大半夏去蜜加茯苓附子粳米木瓜汤"，或曰"附子粳米去草枣加参苓木瓜汤"，以期推广应用。

阳微阴聚，致浊气蒙蔽清神。苓、桂不应，议用大半夏汤，合附子粳米汤法。半夏、人参、白蜜、附子、白粳米。（《叶氏医案存真·卷一》）

方证解释：本案描述过于简单，从"阳微阴聚，致浊气蒙蔽清神"分析，当有胃脘痞满、神迷如寐等症；从"苓、桂不应"推测，应有心下逆满、头眩等苓桂术甘证。此中下之阳大虚，阴浊上逆，蒙蔽清窍，故用苓桂剂温化痰饮法未效。方用半夏、人参、白蜜，为大半夏汤以通补胃阳；用附子、白粳米、半夏，为变通附子粳米汤法以温阳破阴逐饮。

5. 合四逆汤温通真阳治肢冷中脘不爽

汪，脉沉，中脘不爽，肢冷。人参七分、淡干姜一钱、炒半夏一钱半、川熟附七分、茯苓三钱、草果仁八分。（《临证指南医案·痞》）

方证解释：中脘不爽，为胃阳不足的大半夏汤证；脉沉、肢冷为少阴阳衰的四逆汤证。方用大半夏去蜜加茯苓汤法通补胃气；用川熟附、淡干姜为四逆汤去甘草法，温补少阴真阳，兼祛寒逐饮；另用草果仁温燥太阴寒湿。因本方意在通补胃阳，故去四逆汤中甘守的甘草。

此方可命名为"大半夏去蜜加茯苓干姜附子草果汤"，以期在临床上推广应用。

6. 合麦门冬汤滋胃阴治胁痛入脘呕吐黄浊水液

某，胁痛入脘，呕吐黄浊水液。因惊动肝，肝风震起犯胃。平昔液衰，难用刚燥，议养胃汁以熄风方。人参、茯苓、半夏、广皮白、麦冬、白粳米。（《临证指南医案·胃脘痛》）

方证解释：本案症见胁痛入脘，呕吐黄浊水液。此不仅胃阳虚弱，而且胃阴也伤，加之肝风冲逆犯胃。方用人参、半夏、茯苓，为变通大半夏汤法通补胃气，用人参、麦冬、半夏、白粳米，为变通麦门冬汤法以滋养胃阴，润燥降逆；另加广皮白疏理肝气，合半夏、茯苓化痰燥湿、降逆止呕。

7. 合《外台》茯苓饮治痰饮

《外台》茯苓饮由茯苓、人参、白术、枳实、橘皮、生姜组成，"治心胸中有停痰宿水，自吐出水后，心胸间虚，气满不能食，消痰气，令能食"。叶氏常用变通大半夏汤合《外台》茯苓饮治疗胃虚痰饮聚结的病证。

尤，口中味淡，是胃阳虚。夫浊饮下降痛缓，向有饮湿为患，若不急进温通理阳，浊饮必致复聚，议大半夏汤法。人参、半夏、茯苓、枳实、姜汁。（《临证指南医案·痰饮》）

方证解释：从"夫浊饮下降痛缓"分析，本案为胃脘痛，从"口中味淡"，辨为胃阳虚，饮浊聚结证。方用大半夏去蜜加茯苓生姜汤法通补胃阳；加枳实，合人参、茯苓、姜汁，为《外台》茯苓饮法，逐饮开痞。

陈，脉涩小，舌白不渴，身动呕痰，身如在舟车中，此寒热攻胃致伤，逆气痰饮互结。通补阳明为正，白术、甘草守中，未能去湿，宜缓商。人参汁、半夏、枳实汁、茯苓、竹沥、姜汁。（《临证指南医案·痰饮》）

方证解释：本案症见身动呕痰，身如在舟车中。苔白不渴，脉涩小。此误用寒热攻胃致胃阳损伤，逆气痰饮互结。方用人参汁、半夏、茯苓、姜汁，为大半夏去蜜加茯苓生姜汤法以通补阳明；用枳实汁，合人参汁、茯苓、姜汁、竹沥，为变通《外台》茯苓饮法以逐痰饮、开痞结。

8. 合苓桂术甘汤与茯苓饮温阳化饮治心痛怔忡心震两胁下坠

胡四六，脉沉而微，微则阳气不足，沉乃寒水阴凝。心痛、怔忡，渐及两胁下坠，由阳衰不主运行，痰饮聚气欲阻。致痛之来，其心震之谓，亦如波撼岳阳之义。议用《外台》茯苓饮合桂苓方。人参、茯苓、半夏、枳实、桂枝、姜汁。（《临证指南医案·痰饮》）

方证解释：本案症见心痛，怔忡，心震，渐及两胁下坠。脉沉而微。此阳衰不主运行，痰饮聚气欲阻。方用人参、半夏、茯苓、姜汁，为变通大半夏汤法以通补胃腑；用枳实合人参、茯苓、姜汁，为《外台》茯苓饮法以化饮开结；用桂枝合茯苓、生姜，为苓桂术甘汤去白术甘草加生姜汤法以温阳化饮。三法协力，通阳化饮之力增强，故可治疗阳弱痰饮内聚所致的心痛、怔忡、心震、两胁下坠等症。本案叶氏虽指明"议用《外台》茯苓饮合桂苓方"，但实际上还合入了大半夏汤法。

9. 合乌梅丸与半夏泻心汤泄厥阴和阳明治胃虚肝逆

朱氏，上冬用温通奇经，带止经转，两月间纳谷神安。今二月初二日，偶涉嗔忿，即麻痹、干呕、耳聋，随即昏迷如厥，诊脉寸强尺弱，食减少，口味淡，微汗。此厥阴之阳化风，乘阳明上犯，蒙昧清空。法当和阳益胃治之。人参一钱、茯苓三钱、炒半夏一钱半、生白芍一钱、乌梅七分肉、小川连二分、淡生姜二分、广皮白一钱。此厥阴、阳明药也。胃腑以通为补，故主之以大半夏汤，热壅于上，故少佐姜、连以泻心，肝为刚脏，参入白芍、乌梅以柔之也。（《临证指南医案·木乘土》）

方证解释：本案曾患月经不调、带下，用温通奇经法治愈。本次偶涉嗔忿，出现麻痹、干呕、耳聋，随即昏迷如厥，食减少，口味淡，微汗，脉寸强尺弱。其干呕、食减少、口味淡、微汗，是胃虚胃气上逆的表现；嗔忿，麻痹，耳聋，昏迷如厥，脉寸强尺弱，是肝气冲逆的征象。此厥阴之阳化风，乘阳明上犯，蒙昧清空。方用人参、茯苓、炒半夏、淡生姜、广皮白，为变通大半夏汤以通补阳明、降胃气之逆；用黄连合生姜、半夏，为变通半夏泻心汤法苦泄厥阴，辛通阳明，并苦辛开泄气机闭结；另取乌梅丸法加乌梅、白芍，合黄连酸苦泄肝。全方两调厥阴、阳明，泄肝、安胃，故能治疗厥阴气冲阳升，乘犯阳明，蒙昧清空的病证。

此方可命名为"大半夏去蜜加茯苓生姜黄连白芍乌梅汤"，以期在临床上推广应用。

另外，叶氏用大半夏汤合乌梅丸法的医案还有上述《临证指南医案》泄泻门唐案、呕吐门范案、疟门祝案，可互参。

10. 合许学士椒附散温阳平冲治冲气由脐下升逆清涎上涌呕吐

许叔微椒附散载于《普济本事方·肺肾经病》，"治肾气上攻，项背不能转侧"者，组成为：大附子（一枚，六钱以上者，炮去皮脐，末之）。上每末二大钱，好川椒二十粒，用白面填满，水一盏，生姜七片，同煎至七分，去椒入盐，通口空心服。叶氏有用椒附散合大半夏汤治疗冲气上逆的医案。

金，寒自背起，冲气由脐下而升，清涎上涌呕吐，遂饥不能食，此疟邪深藏厥阴，邪动必犯阳明。舌白形寒，寒胜，都主胃阳之虚。然徒补钝守无益。人参、半夏、广皮白、姜汁、川椒、乌梅、附子、生干姜。（《临证指南医案·疟》）

方证解释：本案症见寒自背起，冲气由脐下而升，清涎上涌呕吐，遂饥不能食，形寒。苔白。此胃阳大虚，疟邪深藏厥阴，邪动冲犯阳明。方用变通大半夏汤法，以人参、半夏、广皮白、姜汁通补阳明；仿许学士椒附法，用川椒、附子，温阳平肾气上攻；加乌梅、生干姜，合川椒、人参、附子，为乌梅丸法，辛酸开泄厥阴。

本方可命名为"椒附乌梅大半夏汤"（或曰"大半夏去蜜加茯苓川椒乌梅干姜附子汤"），以期在临床上推广应用。

11. 合辛润通络法宣通络脉瘀滞治胸胁痛

辛润通络法是叶氏创立的治疗络病的独特方法，其基本用药为：旋覆花、新绛、青葱管、桃仁、当归须、柏子仁。叶氏有用变通大半夏汤合辛润通络法治疗阳明胃虚，络脉瘀滞证的医案。

某，劳怒伤阳，气逆血郁致痛，痞胀便溏，风木侮土。前方既效，与通补阳明、厥阴。大半夏汤去蜜，加桃仁、柏子仁、当归，姜、枣汤法丸。（《临证指南医案·木乘土》）

方证解释：本案症见痞胀便溏。从"劳怒伤阳，气逆血郁致痛"分析，应有胸胁或胃脘疼痛。结合处方"加桃仁、柏子仁、当归"分析，当以络脉瘀滞，胸胁疼痛为重。此胃虚则痞胀便溏，肝气犯胃，肝胃络脉瘀滞则胸胁胃脘疼痛。方用大半夏汤去甘缓壅滞的白蜜以通补胃气；用桃仁、柏子仁、当归，辛润通络，兼养血以御肝风。因络病深在，故用姜枣为丸以求缓治。

三、讨论与小结

（一）叶氏变通应用大半夏汤的基本思路与手法

大半夏汤用二升半夏止呕，用三两人参、一升白蜜甘补胃气。叶氏由此悟出此方功可补胃，但胃为阳土，以通降为和，胃虚补胃须用通补，不得守补，因此，他用善于通阳明的茯苓代替白蜜，变守补之方为通补之法。由此组成了以半夏、人参、茯苓三味药为基础方的变通大半夏汤以通补胃气。进而，叶氏根据小半夏汤的配伍思路，在基础方中加入生姜（或生姜汁），用生姜辛以宣通，降胃止呕，并佐制半夏的毒性，从而制订了由人参、茯苓、半夏、生姜四味药组成的变通大半夏汤基本方，加强了辛通胃气的作用。从基本方各药的功效看，叶氏所说的"通补胃阳"实质上是指补胃气、通胃阳。当胃气虚并见真正的胃阳虚者，则仿理中汤法以干姜代替生姜，温补胃阳。以此为基本手法，广泛用于治疗胃气虚，或胃阳虚，阴浊聚结，胃气不降的种种病证。

在加减应用方面：对于胃虚呕吐，多用变通大半夏基本方（人参、茯苓、半夏、生姜），如脉虚不食者，加桂枝、南枣，寓小建中汤法以建胃安中；胃阳顿衰，呕吐甚而畏冷者，去茯苓加干姜，寓理中汤法以温补中阳；肝气冲逆显著者，加乌梅或白芍酸泄厥阴。治胃阳衰弱、阴浊聚结的噎膈反胃关格，多用变通大半夏汤基本方，如兼胃阴不足者，加白香粳米养胃阴；兼中阳衰甚，呕吐、脘痛剧烈者，用干姜易生姜，或加干姜温补中阳，加强辛开；兼脘窄不能纳物者，合入半夏泻心汤法，加黄连、枳实，苦辛开泄痞结。对于胃气虚弱，阴浊凝结的胃脘痛，治用变通大半夏汤基本方，如脉缓弱，属脾胃阳微者，加干姜温补中阳、辛通开结；呕涌清涎者，加生益智仁辛香燥湿摄涎；大便不爽者，间用半硫丸。对于脘痞不食，属于气滞痰阻者，用大半夏汤基本方去生姜加伽楠香汁降气开痞。对于胃阳虚弱，肝木横克胃土的泄泻，用变通大半夏汤基本方，去生姜加枳实、乌梅泄肝和胃。对于胃脾阳气虚的腹胀满，治用变通大半夏汤基本方，如虚寒胀满，中阳衰甚者，加干姜温补中阳，加枳实除痞消满。对于胃虚肝气乘逆所致的呕吐、痞胀、胁痛、作酸、大便失调等木乘土证，治用变通大半夏汤基本方，晨泄食少者，去生姜加煨姜、生益智仁温中；干呕味酸者，加木瓜敛肝；胁胀脘痹大便干涩者，加石斛滋胃阴、菖蒲宣窍、广皮疏肝；食纳痰多、梦寐不安者，取温胆汤法，加枳实、石菖蒲逐饮开窍。对于痰饮症见胃脘痞满，不思饮食，呕逆等证者，用变通大半夏汤基本方，若心下胃口，若物阻呆滞，其浊锢阳微者，加炒黑川椒通阳逐阴。对于疟病表现为阳明虚弱，太阴湿聚，兼邪犯厥阴者，每用通补阳明、温燥太阴，兼酸泄厥阴法，方用变通大半夏汤基本方通补阳明，加草果、厚朴、陈皮等温燥太阴之湿；或加常山合草果截疟；中阳虚甚者，更加附子。另用乌梅酸泄厥阴，肝气冲逆甚者，加牡蛎平肝。

在合法应用方面：以变通大半夏汤基本方为基础，如兼湿热痞结胃脘者，合半夏泻心汤法加黄连、枳实苦辛开泄痞结；兼胃虚饮逆，呕恶嗳噫者，合旋覆代赭汤法加旋覆花、代赭石镇逆止噫；兼胃寒饮逆者，合吴茱萸汤法，加吴茱萸温胃止呕；兼阳虚寒凝，阴浊聚结者，合附子粳米汤法加附子、粳米通阳理阴；如阴浊聚结为甚者，合《外台》茯苓饮法，加枳实逐饮利水；兼厥阴肝逆，犯及阳明者，合乌梅丸法加乌梅、白芍泄厥阴、和阳明。

（二）叶氏对仲景大半夏汤方证的创新与发展

1. 创通补胃阳学说

在阐明脾与胃应分别论治的基础上，叶氏提出了通补胃腑的理论：认为胃虚而用补法，只宜通补，不得守补。如他说："阳明胃腑，通补为宜"（《临证指南医案·木乘土》徐氏案）；"胃阳之虚，然徒补钝守无益"（《临证指南医案·疟》金案）。甚至认为："胃腑以通为补"（《临证指南医案·木乘土》朱氏）、"腑宜通即是补"（《临证指南医案·脾胃》王案）。

叶氏进而认为，胃有胃阴、胃阳，胃阴之虚与胃阳之虚判然有别，也当分别论治，从而提出了通补胃阴与通补胃阳的学说。

关于通补胃阴，以变通麦门冬汤为基础，我们在麦门冬汤中已作了详细的论述。

关于通补胃阳，叶氏在《临证指南医案·木乘土》朱氏案中明确指出："胃腑以通为补，故主以大半夏汤"。关于胃阳之虚，叶氏在有关医案中指出："食谷不化，胃无火也"；"胃阳衰微，开合之机已废"；"胃阳伤极，中乏坐镇之真气，冲脉动则诸脉交动"；"脉虚无神，闻谷干呕，汗出振寒，此胃阳大虚"等。胃阳虚可导致胃气不能通降，其症有呕吐、呃逆、胃不纳食、胃脘痛、脘痞胀满等等。对于这些种种不同的胃阳虚证，叶氏主用大半夏汤化裁以通补胃阳，从而建立了通补胃阳的理论。

2. 创立通补胃阳的治法与方剂

通补胃阳法可确切地称做"通补阳明"或"通补胃腑"法，具体分为两法。

（1）补胃气通胃阳法

叶氏在《临证指南医案·木乘土》徐氏案中指出："胃虚益气而用人参，非半夏之辛，茯苓之淡，非通剂矣。"关于茯苓，叶氏有独特的见解，认为其能通胃阳，如他在《临证指南医案·肿胀》赵五四案中指出："厚朴与白术能治虚胀，仿洁古枳术之意也。佐茯苓通胃阳，肉桂入血络，则病邪可却矣。"关于生姜汁，叶氏在《临证指南医案·胃脘痛》姚案中指出："姜汁生用，能通胸中痰沫，兼以通神明，去秽恶也。"基于这些认识，叶氏制订了大半夏汤去蜜加茯苓汤与大半夏汤去蜜加茯苓生姜汤，以通补胃阳。

人参的主要作用是补元气、生津液，叶氏也有"胃虚益气而用人参"的明论，因此，大半夏去蜜加茯苓汤与大半夏去蜜加茯苓生姜汤的基本功效是补胃气、通胃阳。由于气属阳，补胃气也可统称为补胃阳，因此，叶氏就将此法称为"通补胃阳"法。为了避免概念上的混乱，我们将此两方所寓的"补胃气通胃阳法"改称为"通补胃气法"。

（2）补胃阳通胃阳法

叶氏在解释《临证指南医案·木乘土》徐氏案处方（人参、半夏姜汁炒、茯苓、淡附子、白粳米、木瓜）时指出："……少少用附子以理胃阳，粳米以理胃阴，得通补两和阴阳之义，木瓜之酸，救胃汁以制肝，兼和半夏、附子之刚愎，此大半夏与附子粳米汤合方。"在此，叶氏提出了附子"理胃阳"的概念，所谓"理胃阳"，就补胃阳、通胃阳。也就是说，在补胃气、通胃阳的大半夏去蜜加茯苓汤或大半夏去蜜加茯苓生姜汤中加入附子，就构成了既补胃气，又补胃阳，并兼通胃阳的另一种通补胃阳的方法。

分析叶案可知，叶氏"补胃阳"更多的是用干姜，只有在胃阳大衰时才用附子。如上述"用于治疗呕吐"中介绍的《临证指南医案·痿》吴三九案："凡吐后一二日，暂停下焦血分药，即用扶阳理胃二日，俾中下两固……吐后间服大半夏汤，加淡干姜、姜汁。"《临证指南医案·呕吐》范案："……又，脉微细小，胃阳大衰，以理中兼摄其下。人参、淡熟附子、茯苓、炒白粳米、炒黄淡干姜。""用于治疗噎膈反胃"中介绍的《叶氏医案存真·卷一》"中年饱食"案："纳物主胃，运化在脾，皆因阳健失司，法当暖中……生淡干姜、茯苓、人参、熟半夏、白粳米。""用于治疗胃脘痛"中介绍的《临证指南医案·脾胃》周四二案："脉缓弱，脘中痛胀，呕涌清涎，是脾胃阳微……阳不用事也……温补极是，而守中及腻滞皆非，其通腑阳间佐用之。人参、半夏、茯苓、生益智、生姜汁、淡干姜。""用于治疗腹胀满"中介绍的《临证指南医案·肿胀》浦四九案："但虚寒胀病，而用温补，阅古人调剂，必是通法。盖通阳则浊阴不聚，守补恐中焦易钝……晨进：人参、半夏、姜汁、茯苓、枳实、干姜。"合吴茱萸汤中介绍的《种福堂公选医案》王四六案："望五年岁，真阳已衰……反胃涌吐……此关格大症……人参、半夏、茯苓、泡淡吴萸、生淡干姜。"合四逆汤中介绍的《临证指南医案·痞》汪案："脉沉，中脘不爽，肢冷。人参七分、淡干姜一钱、炒半夏一钱半、川熟附七分、茯苓三钱、草果仁八分。"

这些医案所用方中均有干姜，均用其温以补胃阳，用其辛以通胃阳。加干姜的变通方可称为大半夏去蜜加茯苓干姜汤、大半夏去蜜加茯苓生姜干姜汤。此两方具有既补胃阳，又通胃阳的作用，用于治疗不仅胃气虚，而且胃阳也虚的病证。

气属于阳，补气药有一定的补阳作用，因此，叶氏对于胃阳虚之轻证，仅用人参，合半夏、生姜、茯苓，而不用干姜、附子，也称"通补胃阳"。如上述《临证指南医案·呕吐》范案一诊方，叶氏根据"脉虚无神，闻谷干呕，汗出振寒"等，认为"此胃阳大虚"，但用方却用"人参，合茯苓、炒半夏、姜汁"而没有用干姜或附子。

当胃阳大虚，或胃阳虚衰，出现明显的阳虚则寒的病机，如症见寒凝胃腹疼痛、呕吐清水、四肢冷等者，叶氏则于变通大半夏汤基本方中，加入干姜或附子，以"理胃阳"，如上述《临证指南医案·痿》吴三九案，因有"畏冷阳微，几日饭后吐食"等"胃阳顿衰"的表现，故加干姜；《临证指南医案·木乘土》徐氏案，因有"两踝、臂、肘常冷"等胃阳虚衰症，故合附子粳米汤法，加入附子；《临证指南医案·疟》金案，因有寒自背起、清涎上涌呕吐、舌白形寒等，"都主胃阳之虚"，故加入附子、生干姜；《临证指南医案·痞》汪案，因有脉沉、肢冷，故加淡干姜、川熟附；《临证指南医案·呕吐》范案，因有脉微细小、汗出振寒，为"胃阳大衰"，故"理中兼摄其下"，加入淡熟附子、炒黄淡干姜。

在变通大半夏汤基本方中加入干姜，或加入附子，才是真正的"补胃阳通胃阳法"。我们将此法简称为"通补胃阳法"。

为了进一步明确概念，我们把以上"通补胃气法"与"通补胃阳法"两法统称为叶氏"通补阳明"法，或"通补胃腑"法。

叶桂通补胃阳学说、通补胃阳法的创立，与其创立的通补胃阴学说、通补胃阴法共同构成了胃病论治的两大法门，形成了胃病治法的犄角之势。此两法的建立，使胃病的治法从东垣的脾胃病混治法中独立了出来，为胃腑病的辨治作出了重大贡献。

3. 提出了"通补阳明、开泄厥阴"的治法理论

胃气胃阳虚衰，则厥阴肝气最易乘犯阳明，发为呕吐、呃逆、胃反等症，因此，叶氏在用变通大半夏汤法"通补阳明"时，每多兼用"开泄厥阴"法，具体用法有二：

（1）通补阳明，兼理厥阴

第一，用大半夏去蜜加茯苓汤通补阳明，或加白芍，或加乌梅，或乌梅、白芍并用，或加木瓜，以酸泄厥阴，如上述《临证指南医案》呕吐门陈氏案加有白芍；泄泻门唐案、呕吐门范案加有乌梅；木乘土门朱氏案，加有白芍、乌梅；木乘土门徐氏、程五二案加有木瓜。另外，也有加吴萸、白芍者，如以下两案："某，通补阳明，和厥阴。人参、茯苓、半夏、高良姜、吴萸、生白芍。"（《临证指南医案·木乘土》）"夏，通补阳明，开泄厥阴。人参、半夏、茯苓、橘红、吴萸、白芍。"（《临证指南医案·木乘土》）

第二，用大半夏去蜜加茯苓汤通补阳明，加黄连苦泄厥阴，如上述《临证指南医案》脾胃门孙案，木乘土门朱氏案。

第三，用大半夏去蜜加茯苓汤通补阳明，加丹皮、桑叶或钩藤、经霜桑叶清泄少阳，如《临证指南医案·泄泻》某案。另如《临证指南医案·木乘土》朱案："朱，胃弱痰多，补虚易通。肝阳易升，左颊赤，佐泄少阳。人参、半夏、茯苓、钩藤、经霜桑叶、煨姜、南枣。"（《临证指南医案·木乘土》）

（2）通补阳明，安胃以和肝

对于"风木侮土"，或"厥阴侵侮阳明"所致的干呕胁痛、气冲涌吐、干呕味酸、晨泄食少、痞胀便溏、大便干涩不畅等病证，若阳明虚症显著，而厥阴冲逆尚不是重点者，叶氏多"先议安胃和肝"，或"首宜理阳明以制厥阴"，直接用变通大半夏汤通补阳明，并不用理厥阴药，如《临证指南医案·呕吐》颜氏案、某五二案，《临证指南医案·木乘土》程五二案、姚案、程五六案、"某，胁痛入脘"案、"某，劳怒伤阳"案等。在这些医案中，叶氏明确指出病机为"木犯胃土"、"风木侮土"等，治疗"法当平肝木、安胃土"，但用方却只用变通大半夏汤法，先安胃土，理阳明以御厥阴。

（三）新订叶氏大半夏汤变通方

叶氏变通应用大半夏汤的方法比较丰富，此总结其最具代表性的变通方如下。

1. 大半夏去蜜加茯苓汤

出自《临证指南医案》痞门朱妪案。去原案伽楠香汁。组成为：人参、半夏、茯苓。叶案方证：脘痞不食，气短，目垂者。此方是叶氏变通大半夏汤的基础方。

2. 大半夏去蜜加茯苓生姜汤

出自《种福堂公选医案》"王，湿郁热蒸案"、《临证指南医案·噎膈反胃》朱五二案。组成为：人参、半夏、茯苓、生姜（或姜汁）。兼胃阴不足者，加白粳米。叶案方证：湿郁热蒸，寒战后身痛已缓，身热汗出，但脉濡神倦，余邪未尽，正气已虚，有转疟之象者；或未老形衰，纳谷最少，久有心下忽痛，略进汤饮不安，常吐清水，是胃阳日薄，须防噎膈者。此方是叶氏变通大半夏汤的基本方。

本方由变通大半夏汤与小半夏汤合法组成。其中人参、半夏、茯苓为变通大半夏汤，以通补胃气；半夏、生姜为小半夏汤，以化饮止呕。两法合用，还可治疗胃气虚弱，水饮内聚所致的呕吐、心下痞、眩晕等病证。

3. 大半夏去蜜加茯苓干姜粳米汤

出自《叶氏医案存真·卷一》"中年饱食"案。组成为：人参、熟半夏、茯苓、生淡干姜、粳米。叶案方证：中年饱食，虚里穴痛胀，引之吐出，痛胀势减，必起寒热，旬日乃已，反胃格胀，清阳渐弱，浊阴僭窃者。

本方是叶氏"通补胃阳"的代表方，由变通大半夏汤与理中汤合法组成，其中人参、半夏、茯苓，为变通大半夏汤，以通补胃气；干姜、人参、茯苓，为变通理中汤法，以通补胃阳；另用粳米理胃阴。两法合用，既通补胃气，又通补胃阳，且兼理胃阴，可以治疗胃气、胃阳俱虚所致的呕吐、反胃格胀、腹泻等病证。

4. 大半夏去蜜加茯苓干姜附子草果汤

出自《临证指南医案·痞》汪案。组成为：人参七分、淡干姜一钱、炒半夏一钱半、川熟附七分、茯苓三钱、草果仁八分。叶案方证：中脘不爽，肢冷，脉沉者。

本方是叶氏重剂"通补胃阳"的代表方，由变通大半夏汤与四逆汤、冷香饮子合法组成，其中人参、半夏、茯苓为变通大半夏汤以通补胃气；干姜、附子为变通四逆汤以理胃阳、温少阴；草果仁，合附子为冷香饮子法以辛香温燥太阴寒湿。本方可以治疗寒湿伤阳所致的胃痛、呕吐、腹泻等病证，但见舌苔白厚滑腻，脉沉微，四肢冷者，即可用此方化裁。

5. 大半夏去蜜加茯苓附子粳米木瓜汤（附子粳米去草枣加参苓木瓜汤）

出自《临证指南医案·木乘土》徐氏案。组成为：人参、姜汁炒半夏、茯苓、淡附子、白粳米、木瓜。叶案方证：经候适来，肢骸若撤，环口肉瞤蠕动，两踝、臂、肘常冷，因惊肝病，木乘土位，以致胃衰，初则气升至咽，久则懒食脘痞者。

本方是变通大半夏汤与附子粳米汤的合法。其中人参、半夏、茯苓，为变通大半夏汤以通补胃气；半夏、淡附子、白粳米，为附子粳米汤以补胃阳、益胃阴；木瓜之酸，救胃阴以制肝。本方也可治疗胃阳大虚的大半夏汤证与阳虚饮聚的附子粳米汤证并见的其他病证。

本方也可称为"附子粳米去草枣加参苓木瓜汤"，以体现叶氏变通附子粳米汤的手法。

6. 大半夏去蜜加茯苓生姜黄连白芍乌梅汤

出自《临证指南医案·木乘土》朱氏案，组成为：人参、半夏、茯苓、生姜、黄连、白芍、乌梅。叶案方证：阳明胃虚，厥阴冲气横逆，偶涉嗔忿，即麻痹，干呕、耳聋，随即昏迷如厥，诊脉寸强尺弱，食减少，口味淡，微汗，为厥阴之阳化风，乘阳明上犯，蒙昧清空者。

本方是变通大半夏汤与乌梅丸的合法。其中半夏、人参、茯苓、生姜，为变通大半夏汤以通补胃气；黄连、白芍、乌梅、生姜，为变通乌梅丸苦酸辛以开泄厥阴。两法合用，可治疗阳明胃虚大半夏汤证与厥阴冲逆乌梅丸证并见者。

7. 椒附乌梅大半夏汤（大半夏去蜜加茯苓川椒乌梅干姜附子汤）

出自《临证指南医案·疟》金案。组成为：人参、半夏、茯苓、生姜、川椒、乌梅、附子、干姜。叶案方证：寒自背起，冲气由脐下而升，清涎上涌呕吐，遂饥不能食，苔白形寒，寒胜，此疟邪深藏厥阴，邪动必犯阳明者。

本方是变通大半夏汤与许学士椒附散的合法。其中人参、半夏、茯苓、生姜为变通大半夏汤以通补胃气；川椒、附子为学士椒附散法以镇肾气冲逆；乌梅、干姜合川椒、附子，为乌梅丸法，酸辛以制厥阴。三法合用，可治疗大半夏汤证与椒附散证、乌梅丸证并见者。

(四) 叶案萃语

1. "胃虚益气而用人参，非半夏之辛、茯苓之淡，非通剂矣。"

出自《临证指南医案·木乘土》徐氏案。此案处方为：人参二钱、半夏姜汁炒三钱、茯苓三钱、淡附子七分、白粳米五钱、木瓜二钱。叶氏自注说："胃虚益气而用人参，非半夏之辛，茯苓之淡，非通剂矣。少火用附子以理胃阳，粳米以理胃阴，得通补两和阴阳之义，木瓜之酸，救胃汁以制肝，兼和半夏附子之刚愎，此大半夏与附子粳米汤合方。"在此，叶氏精辟地阐发了此方的配伍意义，论述了胃虚用变通大半夏汤通补胃气时遣药组方的原则，阐发了胃虚用人参补益胃气时，只有加入半夏、茯苓，才能变守补为通补的理论。除大半夏汤外，仲景半夏泻心汤、小柴胡汤、旋覆代赭汤等方中均有人参，也有半夏、生姜，如在这些方中也加入茯苓，就使其中包含了通补胃气的药组——人参、半夏、生姜、茯苓，从而也就使这些方剂具有了通补胃气的作用。由此来看，叶氏这段话的意义是深远而广泛的。

2. "阳明胃腑，通补为宜"；"胃腑以通为补，故主之以大半夏汤。"

分别出自《临证指南医案·木乘土》徐氏案、朱氏案。叶氏认为，胃为阳土，以降为和，以通为健。胃虚只能通补，用人参补胃气须配半夏、生姜辛通开降，配茯苓淡渗通阳。甚至认为胃腑以通为补，只要胃气通降，虚损的胃气就自能恢复。为了说明通补胃气、胃阳的重要性，叶氏还强调："胃阳之虚，然徒补钝守无益。"这些理论对于胃病的辨治具有重要的意义。

3. "通阳则浊阴不聚，守补恐中焦易钝。"

出自《临证指南医案·肿胀》浦四九案。这句话进一步阐发通补胃腑的理论，所谓"通阳则浊阴不聚"，是指胃腑以通为和，胃虚则胃气不能通降，浊阴必然聚结，治疗用药时首先要用半夏、生姜、茯苓通胃阳，同时再配用人参补胃气。所谓"守补恐中焦易钝"，是指不用通阳药，纯用人参、甘草守补胃气，则中焦更加困钝，胃气更不能通降，虚损的胃气也难以恢复。

4. "胃腑以通为补，故主之以大半夏汤，热壅于上，故少佐姜、连以泻心，肝为刚脏，参入白芍、乌梅以柔之也。"

出自《临证指南医案·木乘土》朱氏案。这句话阐述了用变通大半夏汤通补胃腑中，合用半夏泻心汤法与乌梅丸法的意义。胃虚胃气不能通降时，肝气就会乘逆犯胃，发为厥阴、阳明并见证。对此，在用变通大半夏汤通补胃气时，可仿半夏泻心汤法少佐生姜、黄连，以苦辛开泄胃脘痞结，并遵"实则泻其子"的原则泻心热以助泻肝。另仿乌梅丸法，加入乌梅、白芍，酸泄厥阴。其乌梅、白芍合黄连尤可酸苦泻肝，合姜、夏又可酸辛安胃。本法是叶氏泻肝安胃，泄厥阴和阳明的经典手法，具有重要的临床意义。

附子粳米汤

一、仲景原方证述要

附子粳米汤出自《金匮要略·腹满寒疝宿食病脉证治》第10条，组成为：附子一枚（炮），半夏半升，甘草一两，大枣十枚，粳米半升。右五味，以水八升，煮米熟，汤成，去滓。温服一升，日三服。仲景原条文谓："腹中寒气，雷鸣切痛，胸胁逆满，呕吐，附子粳米汤主之。"

附子粳米汤用附子温阳散寒止痛，半夏通胃逐饮止呕，粳米、大枣、甘草安中缓急。本方的特点是用附子配半夏，两药配伍后，附子得半夏，散寒开结、止腹中痛作用加强；半夏得附子，温中止呕功效增加，故可治疗腹痛、呕吐等症。

附子粳米汤证：腹中雷鸣切痛，胸胁逆满，呕吐。

二、叶氏应用心法

（一）加减变化

1. 用于治疗呕吐

潘十八，食后吐出水液，及不化米粒，二便自通，并不渴饮，五年不愈。宜理胃阳，用仲景法。熟附子、半夏、姜汁、白粳米。又，泄浊阴、劫水饮，以安胃阳，服四五日，腹胀、吐水已减，知阳腑之阳，非通不阖。再宗仲景法。真武汤加人参。（《临证指南医案·呕吐》）

方证解释：本案久病五年不愈，症见食后吐出水液与不化米粒。结合"二便自通，并不渴饮"等，辨为胃阳虚损的附子粳米汤证。方用附子粳米汤去甘壅的甘草、大枣，加辛开的生姜汁，以助半夏通降胃气，逐饮止呕。二诊呕吐腹胀已减，改用真武汤加人参法温阳化饮、通补胃阳胃气以治其本。

本案一诊反映了叶氏变通应用附子粳米汤法的基本手法，可命名为"附子粳米去草枣加姜汁汤"，以期在临床上推广应用。

2. 用于治疗呕噫吞酸

顾，脉濡弱，左胁下久有聚气，纳食酿积于胃脘之中，两三日呕噫吞酸，积物上涌吐出。此皆怫怒动肝，肝木犯胃，胃中阳伤，不能传及小肠，遂变化失司，每七、八日始一更衣，为胃气不主下行故也。法当温胃阳，制肝逆。宿病纠缠，恐多反复。淡附子、淡干姜、姜汁、生白芍、淡吴萸、白粳米。（《临证指南医案·呕吐》）

方证解释：本案症见左胁下久有聚气，纳食酿积于胃脘之中，两三日呕噫吞酸，积物上涌吐出，每七八日大便一次。脉濡弱。脉濡弱提示"胃中阳伤"，胃气不主下行；"呕噫吞酸"提示"怫怒动肝，肝木犯胃"。方用淡附子、姜汁、白粳米，为变通附子粳米汤法以理胃阳。因胃阳大虚，不得过用辛散伤阳，故去辛开降泄的半夏，加守补温中的干姜以助附子温补中阳；另外，加生白芍酸柔、淡吴萸酸辛，以柔肝泄肝，制木安土。

此方可命名为"附子粳米去草枣半夏加干姜姜汁吴萸白芍汤",以期在临床上推广应用。

(二)合方化裁

1. 合附子理中汤治疗闻谷干呕或噎膈反胃

范,脉虚无神,闻谷干呕,汗出振寒,此胃阳大虚,不必因寒热而攻邪。人参、茯苓、炒半夏、姜汁、乌梅、陈皮。又,脉微细小,胃阳大衰,以理中兼摄其下。人参、淡熟附子、茯苓、炒白粳米、炒黄淡干姜。(《临证指南医案·呕吐》)

方证解释:一诊症见闻谷干呕,汗出振寒。脉虚无神。此胃阳大虚,胃气上逆,肝木乘土。方用人参、茯苓、炒半夏、姜汁,为变通大半夏汤法通补胃阳,加陈皮疏肝理气,合乌梅酸泄厥阴。二诊脉微细小,胃阳大衰,故改用淡熟附子、炒黄淡干姜、炒白粳米、茯苓,为变通附子粳米汤法温补胃阳。其中人参、茯苓、干姜、附子配伍,为变通附子理中汤法,以温摄肾阳,所谓"以理中兼摄其下"。本案证有"闻谷干呕",而二诊却不用半夏,其理由是,胃阳已经大衰,不得再用辛通走散的半夏,须改用守补胃阳的干姜,合人参补益胃气,合白粳米滋养胃阴,兼制附子的刚燥之性。

尤,脉缓,右关弦,知饥恶食,食入即吐,肢浮,便溏溺少,不渴饮,此胃阳衰微,开合之机已废,老年噎膈反胃,乃大症也。人参、茯苓、淡附子、淡干姜、炒粳米、姜汁。又,通胃阳法服,腑病原无所补,只以老年积劳伤阳之质,所服之剂,开肺即是泄气,苓、连苦寒劫阳,姜汁与干姜、附子并用,三焦之阳结通耳。若枳、朴仍是泄气,与前义悖矣。人参、茯苓、淡附子、淡干姜。(《临证指南医案·噎膈反胃》)

方证解释:本案症见知饥恶食,食入即吐,便溏溺少,肢浮肿,不渴饮。脉缓,右关弦。此老年噎膈反胃大证,其胃阳衰微,开合之机已废。方用淡附子、炒粳米、姜汁,为变通附子粳米汤法,以理胃阳;用人参、茯苓、淡干姜、附子为变通附子理中汤法,以温中摄下。为了不再泄肺气,故去半夏,加干姜,佐姜汁,与附子并用,以通三焦阳衰之阴浊凝结。二诊方去辛散的姜汁,用人参、茯苓、淡附子、淡干姜通补胃气,温阳逐阴开结。

本方可命名为"附子粳米去草枣半夏加参苓干姜姜汁汤",以期在临床上推广应用。

2. 合旋覆代赭汤治疗食入反出噫气不爽

汪三十,壮年饮酒聚湿,脾阳受伤已久。积劳饥饱,亦令伤阳,遂食入反出,噫气不爽。格拒在乎中焦,总以温通镇逆为例。白旋覆花、钉头代赭、茯苓、半夏、附子、淡干姜。(《临证指南医案·噫嗳》)

方证解释:本案症见食入反出,噫气不爽等,由饮酒聚湿,脾阳受伤,积劳饥饱,再伤胃阳所致。方用淡附子、半夏、淡干姜、茯苓为变通附子粳米汤法,通补中阳;用白旋覆花、钉头代赭、半夏、淡干姜为变通旋覆代赭汤法,镇逆止噫。

3. 合大半夏汤治疗胃痛或中脘不爽或木乘土

朱,痛固虚寒,吐痰泄气稍缓。当通阳明,勿杂多歧。人参、半夏、姜汁、淡附子、茯苓、淡干姜。(《临证指南医案·胃脘痛》)

方证解释:从"当通阳明"分析,所谓"痛固虚寒"是指虚寒性胃痛。从吐痰稍缓分析,此由胃阳大虚,寒饮聚结所致。方用淡附子、淡干姜、半夏、姜汁,为变通附子粳米汤法,以温通胃阳;其中人参、半夏、姜汁、茯苓为变通大半夏汤法,以通补胃气、化痰逐饮。

汪,脉沉,中脘不爽,肢冷。人参七分、淡干姜一钱、炒半夏一钱半、川熟附七分、茯苓三钱、草果仁八分。(《临证指南医案·痞》)

方证解释：脉沉、肢冷为少阴阳虚见症；中脘不爽，为中阳虚弱所致。方用炒半夏、川熟附、淡干姜为变通附子粳米汤法，通补胃阳，兼温补少阴；用人参、炒半夏、茯苓，为变通大半夏汤法，通补胃气；另合冷香饮子法加草果仁辛香温燥太阴寒湿。

徐氏，经候适来，肢骸若撒，环口肉胭蠕动，两踝、臂、肘常冷。夫冲脉血下，跷、维脉怯不用，冲隶阳明，厥阴对峙。因惊肝病，木乘土位，以致胃衰，初则气升至咽，久则懒食脘痞。昔人有治肝不应，当取阳明。阳明不阖，空洞若谷，厥气上加，势必呕胀吞酸。然阳明胃腑，通补为宜，刚药畏其劫阴，少济以柔药，法当如是。人参二钱、半夏姜汁炒三钱、茯苓三钱、淡附子七分、白粳米五钱、木瓜二钱。胃虚益气而用人参，非半夏之辛、茯苓之淡，非通剂矣。少少用附子以理胃阳，粳米以理胃阴，得通补两和阴阳之义，木瓜之酸，救胃汁以制肝，兼和半夏、附子之刚愎，此大半夏与附子粳米汤合方。（《临证指南医案·木乘土》）

方证解释：此案在大半夏汤"合法化裁"中已作介绍，此不重复解释。

4. 合四逆加人参汤治疗自利呃忒

某，自利不渴者属太阴。呃忒之来，由乎胃少纳谷，冲气上逆。有土败之象，势已险笃。议《金匮》附子粳米汤。人参、附子、干姜、炙草、粳米。（《临证指南医案·痢》）

方证解释：本案症见自利不渴，呃忒，胃少纳谷等。叶氏根据《伤寒论》第277条（"自利不渴者，属太阴，以其脏有寒故也。当温之，宜服四逆辈。"）辨自利不渴为太阴阳虚证；呃忒，胃少纳谷，冲气上逆，为胃阳胃气衰败之象。方用附子、粳米、干姜为变通附子粳米汤法，以理胃阳；用附子、干姜、炙草、人参为四逆加人参汤法，以温补真阳，兼通补胃气。

吴瑭采辑此案，制订出《温病条辨·中焦篇》湿温第95条加减附子粳米汤方证。

朱，脉小，半产一日，舌白，频频呕吐青绿水汁涎沫，左肢浮肿，神迷如寐。此胃阳大虚，肝风内泛，欲脱之象。急急护阳安胃，冀得呕缓，再商治病。人参、淡附子、炒焦粳米、煨老姜。又，虽得小效，必三阴三阳一周，扶过七日，庶有愈理。人参、淡附子、熟于术、炮姜、茯苓、南枣。（《临证指南医案·产后》）

方证解释：本案半产一日，症见频频呕吐青绿水汁涎沫，神迷如寐，左肢浮肿。苔白，脉小。此为胃阳大虚，肝风内犯，阳气欲脱的危重证。叶氏拟"急急护阳安胃"法，方用淡附子、炒焦粳米、煨老姜，为变通附子粳米汤去半夏法，以理胃阳；用人参，合煨老姜为理中汤法，以温中止呕；其中人参、附子、煨老姜配伍，有四逆加人参汤意，能回阳救逆固脱。因呕吐严重，故不用甘草、大枣等甘守药；因有阳气衰脱象，故不用辛开易耗散阳气的半夏。

5. 合桃花汤治疗呕呃下利

袁，中下阳微，呕呃下利，温中不应，恐延衰脱。夫阳宜通，阴宜守，此关闸不致溃散。春回寒谷，生气有以把握。候王先生主议。人参、附子、炮姜、炒粳米、赤石脂、生白芍。（《临证指南医案·痢》）

方证解释：本案症见呕、呃、下利，曾用温中方未效。此不仅中焦阳虚，下焦真阳也微。方以附子、炒粳米、炮姜为变通附子粳米汤法，温摄中下焦之阳；用赤石脂、炮姜、炒粳米，为桃花汤，收涩固脱止利；用人参，合炮姜、附子，为四逆加人参汤与附子理中汤法，温补少阴真阳，兼通补胃气；另仿真武汤法用生白芍救阴柔肝。

三、讨论与小结

（一）叶氏变通应用附子粳米汤的基本思路与手法

附子粳米汤用附子散腹中寒气、止腹鸣切痛，用半夏止呕，甘草、大枣、粳米缓急安中。叶氏去甘壅守补的甘草、大枣，加辛温散降的生姜汁，从而组成"理胃阳"的基本方，以之通补胃阳，治疗胃阳虚衰，寒饮凝结的病证。如胃阳虚甚者，合理中汤法加干姜，或用干姜代替生姜温通胃阳；如胃阳胃气俱虚者，合变通大半夏汤法加人参、茯苓通补胃气；如兼少阴真阳虚衰者，合四逆加人参汤法去辛散易于耗伤阳气的半夏、生姜，加干姜、人参、炙甘草温摄真阳；如兼肝气冲逆犯胃者，少佐木瓜，或加吴萸，或加白芍以制厥阴。其中以附子粳米汤合大半夏汤的用法最具特色，值得重视。以此为化裁手法，广泛地用于治疗胃阳虚所致的呕吐、闻谷干呕、呕噫吞酸、噫嗳、呃忒、噎膈反胃、痞、胃脘痛、自利、下痢、木乘土等病证。

（二）叶氏对仲景附子粳米汤方证的创新与发展

1. 创立了"理胃阳"以通补胃阳的治法理论

叶氏在变通应用附子粳米汤的医案中提出了"理胃阳"的理论。根据上述《临证指南医案》呕吐门潘十八案、噎膈反胃门尤案、木乘土门徐氏案分析，所谓"理胃阳"，实质上就是通补胃阳。其代表方是用附子粳米汤去甘草、大枣加生姜汁，基本用药为：附子、半夏、姜汁、粳米。此方在用附子辛热温补胃阳之中，兼用生姜汁、半夏辛散开结通阳，另用粳米理胃阴并兼制附子刚燥之性。如此配伍，就构成了颇具特点的通补胃阳之法。此法与变通大半夏汤通补胃气的治法共同组成了论治胃虚病胃阳、胃气虚损的两大治法。在这两法中，通补胃阳法主用附子补胃阳，通补胃气法主用人参补胃气；通补胃阳法用附子合半夏、姜汁补阳之中兼以通阳，通补胃气法用人参合半夏、茯苓补气之中兼以通阳；通补胃阳法主治胃阳虚证，通补胃气法主治胃气虚证。通补胃阳与通补胃气法分别为胃阳虚、胃气虚而设；而用变通麦门冬汤法组成的通补胃阴法（也称养胃阴法）则是为胃阴虚而设。由此来看，"理胃阳"理论的提出，不仅完善了变通大半夏汤通补胃阳胃气的治法理论，而且与养胃阴、通补胃阴法形成对仗之法，为临床胃虚病的辨治提供了新的治法，为脾胃病的研究开创了新的思路。

2. 创用变通附子粳米汤以附子合干姜姜汁重剂通阳开结

叶氏在应用变通附子粳米汤"理胃阳"中，更有以"姜汁与干姜、附子并用"，重剂温阳，大辛开结的手法。此法主要用于"胃阳衰微，开合之机已废"，上见食入即吐，下见便溏溺少的噎膈反胃大症。如其在《临证指南医案·噎膈反胃》尤案中指出："姜汁与干姜、附子并用，三焦之阳结通耳。"叶氏所说的"阳结"，是指胃阳大衰，阴浊结聚的病机，实质上是阳衰阴结。胃阳大衰而阴浊结聚，必须大剂温阳，但不能守补，只能通补，故用附子、干姜温阳，妙在配辛散的姜汁，合干姜、附子则走而不守，破阴寒凝结。

此法由附子粳米汤变化而来，又寓四逆汤法，但不用两方中甘缓甘守的甘草，而代之以辛散温通的姜汁，重剂补火，兼通阳开结。叶氏的这一手法，不仅创新了附子粳米汤与四逆汤的用法，而且为阳衰阴结的胃病的治疗提供了新的治法，具有重要的临床意义。

（三）吴瑭对叶氏变通附子粳米汤法的继承与发展

吴瑭总结叶桂变通应用附子粳米汤的经验，在《温病条辨》中制订出加减附子粳米汤方证。

加减附子粳米汤（附子粳米去半夏大枣加干姜人参汤）方证

出自《温病条辨·中焦篇》湿温第95条："自利不渴者属太阴，甚则哕（俗名呃忒），冲气逆，急救土败，附子粳米汤主之。"此方组成为：人参三钱、附子二钱、炙甘草二钱、粳米一合、干姜二钱。水五杯，煮取二杯，渣再煮一杯，分三次温服。吴氏称此方为"苦辛热法"。

本方证是吴瑭根据《临证指南医案·痢》"某，自利不渴者属太阴"案制订的。

《温病条辨》将此方命名为"附子粳米汤"，但组成并非仲景附子粳米汤原方，而是附子粳米汤的加减方。为了避免与仲景原方混淆，本书将之改名为加减附子粳米汤（也可称为"附子粳米去半夏大枣加干姜人参汤"）。

（四）新订叶氏附子粳米汤变通方

1.附子粳米去草枣加姜汁汤

出自《临证指南医案·呕吐》潘十八案。组成为：附子、半夏、姜汁、白粳米。叶案方证：食后吐出水液，及不化米粒，二便自通，并不渴饮者。

本方是附子粳米汤与小半夏汤的合法，是叶氏变通应用附子粳米汤的基础方。本方可治疗胃阳虚损所致的呕吐、呃逆、胃痛、脘痞等病证。

2.附子粳米去草枣半夏加干姜姜汁吴萸白芍汤

出自《临证指南医案·呕吐》顾案。组成为：淡附子、淡干姜、姜汁、生白芍、淡吴萸、白粳米。叶案方证：脉濡弱，左胁下久有聚气，纳食酿积于胃脘之中，两三日呕噫吞酸，积物上涌吐出，每七八日始一更衣，此皆怫怒动肝，肝木犯胃，胃中阳伤者。

本方是附子粳米汤与四逆汤、吴茱萸汤的合法，方中不用半夏之辛开，而用干姜之温中，又以吴茱萸、姜汁止呕，附子助干姜补阳，妙在用生白芍，合吴萸制肝，从而重剂温胃阳之中兼以制肝，可治疗中阳大虚，肝气冲逆的病证。

3.附子粳米去草枣加参苓木瓜汤（大半夏去蜜加茯苓附子粳米木瓜汤）

此方已在"大半夏汤"一节作了介绍，此从略。

4.附子粳米去草枣半夏加参苓干姜姜汁汤

出自《临证指南医案·噎膈反胃》尤案。组成为：人参、茯苓、淡附子、淡干姜、炒粳米、姜汁。叶案方证：脉缓，右关弦，知饥恶食，食入即吐，肢浮肿，便溏溺少，不渴饮，此胃阳衰微，开合之机已废，发为噎膈反胃者。

本方是变通附子粳米汤与理中汤的合法，是叶氏通三焦阳结法的代表方。叶氏用理中汤多不用守补呆滞的白术、甘草，而代之以茯苓，此法与变通附子粳米汤合用后，不仅能通补胃阳，而且能固摄肾阳，可以治疗胃阳大虚，下焦真阳也衰的呕吐、噎膈反胃、胃痛等病症。

（五）叶案萃语

1."阳腑之阳，非通不阖。"

出自《临证指南医案·呕吐》潘十八案。阳腑指胃腑，腑为阳，胃腑为阳腑。这句话强调，胃阳虚需补胃阳时，不能用守补之剂，而要用通补之法，只有在补阳之中兼以通阳，才符合阳明主阖的生理特点。

2."姜汁与干姜、附子并用，三焦之阳结通耳。"

出自《临证指南医案·噎膈反胃》尤案。其意是，当胃阳大衰，开阖之机不能运作，阴浊结滞不通时，必须用附子、干姜、姜汁并用，温阳之中兼以辛散通阳，方可使阳复运转而阴结消散。

炙甘草汤

一、仲景原方证述要

炙甘草汤出自《伤寒论》第 177 条，组成为：甘草四两（炙），生姜三两（切），人参二两，生地黄一斤，桂枝三两（去皮），阿胶二两，麦门冬半升（去心），麻仁半升，大枣三十枚（擘）。右九味，以清酒七升，水八升，先煮八味，取三升，去滓，内胶烊消尽。温服一升，日三服。一名复脉汤。仲景原条文谓："伤寒脉结代，心动悸，炙甘草汤主之。"《金匮要略·血痹虚劳病脉证并治》附方载："《千金翼》炙甘草汤：治虚劳不足，汗出而闷，脉结悸，行动如常，不出百日，危急者十一日死。"肺痿肺痈咳嗽上气病脉证治附方载："《外台》炙甘草汤：治肺痿涎唾多，心中温温液液者。"

炙甘草汤以人参、炙甘草、大枣补益心气；以桂枝、生姜、清酒温通心阳；以生地黄、麦冬、麻仁滋心阴；以阿胶补心血。从整体结构看，该方是一首补心气、温心阳、滋心阴、养心血而四补心之气、阳、阴、血的平补方。但从方中各药用量深入分析，则知本方以重滋阴血为特点，主治津血枯燥为基本病机的脉结代、心动悸。

炙甘草汤证：脉结代，心动悸；或虚劳不足，汗出而闷，脉结悸；或肺痿涎唾多，心中温温液液者。

二、叶氏应用心法

（一）加减变化

1. 用于治疗温病热伤阴液心中温温液液

张五五，劳倦内伤，温邪外受，两月不愈。心中温温液液，津液无以上供，夜卧喉干燥。与复脉汤去姜、桂、参。三服后可加参。（《临证指南医案·温热》）

方证解释：本案劳倦内伤，温邪外受，两月不愈，真阴大伤，津液无以上供而夜卧喉中干燥，胃阴亏损而心中温温液液。治疗用炙甘草汤去姜、桂、参，咸寒滋补真阴。三服后，再加人参甘补气津。

张，脉数虚，舌红口渴，上腭干涸，腹热不饥，此津液被劫，阴不上承，心下温温液液。用炙甘草汤。炙甘草、阿胶、生地、麦冬、人参、麻仁。（《临证指南医案·燥》）

方证解释：本案症见心下温温液液，口渴，上腭干涸，腹热不饥。舌红，脉数虚。一派燥热损伤真阴之象，故用炙甘草汤去桂、姜，滋阴生津，润燥增液。

以上两案是遵《金匮要略·肺痿肺痈咳嗽上气病脉证治》附方《外台》炙甘草汤，"治肺痿涎唾多，心中温温液液"的经验的用法，所不同的是，叶氏不治肺痿而变通其方，用于治疗温病损伤下焦真阴所致的"心中温温液液"。

2. 用于治疗温病阴液大伤邪少虚多

张，舌绛裂纹，面色枯槁，全无津泽，形象畏冷，心中热焚，邪深竟入厥阴，正气已经虚极。勉拟仲景复脉汤，合乎邪少虚多治法。复脉去人参、生姜，加甘蔗汁代水煎。又，热病误投，表散消导，正气受伤，神昏舌强，势如燎原。前进复脉法，略有转机，宜遵前方，去桂加参，以扶正气为主。复脉汤去桂，加人参，甘蔗汁代水煎药。又，进甘药颇安，奈阴液已涸，舌强音缩，抚之干板。较诸已前，龈肉映血有间，小便欲解掣痛，犹是阴气欲绝。

欲寝昏沉，午间烦躁，热深入阴之征，未能稳许愈期也。生白芍、炙甘草、阿胶、鸡子黄、人参、生地、麦冬、炒麻仁。（《临证指南医案·温热》）

方证解释：本案症见舌绛裂纹，面色枯槁，全无津泽，形象畏冷，心中热焚。此热邪深入厥阴，正气虚极之证。方用炙甘草汤去人参、生姜，加甘蔗汁滋阴生津，留其中的桂枝温阳透邪。二诊略有转机，但更见神昏舌强，仍遵前方，去辛散的桂枝，加人参益气生津。三诊见进甘药虽颇安，但舌强音缩，抚之干板，龈肉映血有间，小便欲解掣痛，欲寝昏沉，午间烦躁，仍是阴气欲绝，热深入阴之证，方用炙甘草汤去桂、姜、枣滋补真阴，另合黄连阿胶汤法，加阿胶、鸡子黄滋阴息风。

某，阳津阴液重伤，余热淹留不解，临晚潮热，舌色若赭，频饮救亢阳焚燎，究未能解渴，形脉俱虚，难投白虎。议以仲景复脉一法，为邪少虚多，使少阴、厥阴二脏之阴少苏，冀得胃关复振。因左关尺空数不藏，非久延所宜耳。人参、生地、阿胶、麦冬、炙草、桂枝、生姜、大枣。（《临证指南医案·燥》）

方证解释：本案症见临晚潮热，频饮未能解渴，舌色若赭，颇似白虎汤证，但脉左关尺空数不藏，形脉俱虚，又非白虎汤证而难投白虎。此乃阳津阴液重伤，余热淹留不解，邪少虚多之证，故用炙甘草汤法以人参、生地、阿胶、麦冬、炙草滋补气津真阴；留原方中桂枝、生姜，辛温以通阳透邪。

关，阴虚挟温邪，寒热不止。虽不宜发散消食，徒补亦属无益，拟进复脉汤法。炙甘草、阿胶、生白芍、麦冬、炒生地、炒丹皮，青甘蔗汁煎。（《临证指南医案·温热》）

方证解释：本案症见寒热不止，由阴虚感温邪所致。叶氏认为此证不仅不宜发散消食，温补亦属无益，方用炙甘草、阿胶、生白芍、麦冬、炒生地、青甘蔗汁为加减复脉汤法清滋阴津，加炒丹皮凉血散血以透邪热。

黄，体虚，温邪内伏，头汗淋漓，心腹窒塞，上热下冷，舌白烦渴。春阳升举为病，犹是冬令少藏所致。色脉参视，极当谨慎。阿胶、生地、麦冬、生牡蛎、生白芍、茯苓。（《临证指南医案·温热》）

方证解释：本案为春温，症见头汗淋漓，烦渴，心腹窒塞，上热下冷。苔白。叶氏从伏温阴液大伤着眼，方用阿胶、生地、麦冬、生白芍、生牡蛎滋阴潜阳息风，因苔白，心腹窒塞，故加茯苓通阳。

汪，劳倦更感温邪，阳升头痛，寒热战栗，冷汗。邪虽外达，阳气亦泄，致神倦欲眠，舌赤黄胎，口不知味。当以育阴除热为主，辛散苦降非宜。复脉汤去参、姜、桂、麻，加青甘蔗浆。（《临证指南医案·温热》）

方证解释：本案症见头痛，寒热战栗，冷汗，神倦欲眠，舌赤黄苔，口不知味等，此劳倦内伤，更感温邪，邪虽外达，阳气津液俱伤。治疗暂不扶阳，先用炙甘草汤去参、姜、桂、麻，加青甘蔗浆滋阴生津，育阴清热。

某，风温热伏，更劫其阴，日轻夜重，烦扰不宁。生地、阿胶、麦冬、白芍、炙草、蔗浆。（《临证指南医案·风温》）

方证解释：本案症见日轻夜重，烦扰不宁。辨为风温热伏，阴液劫伤证，方用加减复脉汤法，以生地、阿胶、麦冬、白芍、炙草、蔗浆滋阴生津。

由以上医案可以看出，风温温热深入下焦，损伤肝肾阴液，表现为虚多邪少时，叶氏不用清泄热邪法，而用加减复脉汤法育阴以除热。即使病人有明显的恶寒发热，也不用疏透解热药，而纯然滋阴生津，育阴清热。

3. 用于治疗温病阴伤动风痉厥

毛，瘦人而病温热，神呆舌赤。诊脉时，两手牵掣震动。此津液受劫，肝风内鼓，是发痉之原。议以养胃汁，息肝风，务在存阴耳。用仲景复脉汤法，去参、姜、桂。（《临证指南医案·痉厥》）

方证解释：本案症见神呆舌赤、手牵掣震动等，由热邪损伤阴津，引动肝风所致。方用炙甘草汤去参、姜、桂，以养胃津，存阴液，息肝风。

余，脉细促，神迷，舌缩言謇，耳聋，四肢牵引，牙关不紧，病已月余。乃温邪劫液，阳浮独行，内风大震，变幻痉厥危病。议以育阴息风法，必得痉止神清，方有转机。阿胶二钱、鸡子黄一枚、人参秋石拌烘一钱、天冬一钱、细生地二钱、白芍一钱半。又，神气稍苏，脉来敛静，五液交涸，风阳尚动。滋液救其焚燎，清补和阳去热，用药全甘寒。津液来复，可望向安。阿胶、人参、淡菜、鲜生地、天冬、川斛。（《临证指南医案·痉厥》）

方证解释：本案症见神迷，舌缩言謇，耳聋，四肢牵引，牙关不紧。脉细促。此温邪劫液，内风大震，发为痉厥危症。治疗拟育阴息风法，方用细生地、白芍、人参、天冬、阿胶为变通复脉汤法滋肝肾真阴，加鸡子黄，合阿胶、白芍，为黄连阿胶汤法以育阴息风。二诊神气稍苏，脉来敛静，继续用加减复脉汤法，以阿胶、人参、淡菜、鲜生地、天冬、川斛咸寒甘寒并举以滋阴息风。

毛，少阴不藏，温邪深入。喘促汗出，渴不多饮，舌辛似缩，症非轻小。拟用复脉汤，为邪少虚多之治。去姜。又，舌绛汗泄，齿燥痰腻。热劫津液，最防痉厥。复脉汤去姜、桂。（《临证指南医案·痉厥》）

方证解释：本案症见喘促汗出，渴不多饮。自觉舌辛似缩等。此少阴不藏，温邪深入，热劫津液，肝风萌动。方用复脉汤去姜以滋阴清热。二诊见舌绛汗泄，齿燥痰腻等，仍守原法，去姜、桂以滋阴生津。

曹三二，辛寒清上，头目已清，则知火风由脏阴而起，刚药必不见效，缓肝之急以息风，滋肾之液以驱热，治法大旨如此。生地、阿胶、天冬、元参、川斛、小黑豆皮。（《临证指南医案·肝风》）

方证解释：本案为温病，一诊用辛寒清泄邪热方邪热已减，头目已清。二诊见下焦真阴亏损，邪少虚多，肝风内动，只用加减复脉汤法，以生地、阿胶、天冬、元参、川斛滋肝肾真阴，育阴退热，滋阴和阳，另加小黑豆皮凉肝息风。

4. 用于治疗温病深入营络膝骨痛甚

金女，温邪深入营络，热止，膝骨痛甚。盖血液伤极，内风欲沸，所谓剧则瘛疭，痉厥至矣。总是消导苦寒，冀其热止，独不虑胃汁竭、肝风动乎？拟柔药缓络热、息风。复脉汤去参、姜、麻仁，生鳖甲汤煎药。（《临证指南医案·肝风》）

方证解释：本案发热止，膝骨痛甚，叶氏认为系温邪深入营络，阴液大伤，肝风内动，有瘛疭、痉厥之虑，方用复脉汤去参、姜、麻仁，加生鳖甲滋阴息风、搜剔营络。本案把膝骨痛甚与阴虚动风联系在一起，拟柔药缓络热、息风法论治的经验可谓别具一格，值得进一步研究。

本案"所谓剧则瘛疭"一句是根据《伤寒论·辨太阳病脉证并治上》第 6 条（"风温为病，脉阴阳俱浮，自汗出，身重，多眠睡，鼻息必鼾，语言难出。若被下者，小便不利，直视失溲。若被火者，微发黄色，剧则如惊痫，时瘛疭"）进行辨证的。

5. 用于治疗温病阴伤心震动心悸

张，营络热，心震动，复脉汤去姜、桂、参，加白芍。（《临证指南医案·温热》）

方证解释：本案症见心震动，病机为营络热，方用复脉汤去姜、桂、参，加白芍。本案提示，心震动由营络郁热，真阴亏竭，虚风内动所致者，加减复脉汤能够治疗此类心动悸、心震动。

陈妪，热入膻中，夜烦无寐，心悸怔，舌绛而干，不嗜汤饮，乃营中之热，治在手经。犀角、鲜生地、黑元参、连翘、石菖蒲、炒远志。又，鲜生地、元参、天冬、麦冬、竹叶、茯神、金箔。又，阳升风动，治以咸寒。生地、阿胶、天冬、人参、川斛、茯神、麦冬。（《临证指南医案·温热》）

方证解释：本案一诊见夜烦无寐，心悸怔，不嗜汤饮，舌绛而干。叶氏从营中之热，入于膻中立论，用犀角地黄汤化裁，以犀角（现已禁用）、鲜生地、元参清营凉血，滋阴生津，以连翘清心，石菖蒲、炒远志透络开窍。二诊守法，加滋阴安神药。三诊热减而阳升风动，改用加减复脉汤法，以生地、阿胶、麦冬、天冬、川斛咸寒滋阴息风，另用人参、茯神通补阳明。

由以上医案可以看出，叶氏把心震动、心悸作为动风的一种表现，从温热损伤营阴，肝肾真阴亏损，虚风内动立论，用滋阴息风法治疗。这是一种全新的认识，值得深入研究。

6. 用于治疗妇人伏暑月经不当期而来或经期感受燥热

程氏，伏暑深秋而发，病从里出，始如疟状。热气逼迫营分，经事不当期而来，舌光如镜，面黯青晦，而胸痞隐痛。正气大虚，热气内闭，况乎周身皆痛，卫阳失和极矣。先拟育阴驱热，肝风不旋，不致痉厥。五日中不兴风波，可望向安。生地、阿胶、天冬、麦冬、麻仁、生牡蛎。（《临证指南医案·肝风》）

方证解释：本案为伏暑，发热状如疟疾。又热气逼迫营分，经事不当期而来，伴见面黯青晦，胸痞隐痛，周身皆痛，舌光如镜。此真阴大虚，热气内闭，卫阳失和。先拟育阴驱热，预防痉厥法，方用生地、阿胶、天冬、麦冬、麻仁滋真阴，用生牡蛎潜阳息风。

某氏，心中烦热，正值经来，而热渴不已。若清肺气大谬，用复脉法。炙甘草、生地、阿胶、麦冬、枣仁、蔗浆。（《临证指南医案·燥》）

方证解释：本案症见心中烦热，热渴不已，且正值经来，其证颇似肺胃大热伤津的白虎加人参汤证，但叶氏辨为真阴亏竭证，认为清肺气大谬，拟加减复脉法，以炙甘草、生地、阿胶、麦冬、酸枣仁、蔗浆，滋阴生津、润燥除热宁心敛肝。

7. 用于治疗中风

沈四九，脉细而数，细为脏阴之亏，数为营液之耗。上年夏秋病伤，更因冬暖失藏，入春地气升，肝木风动，遂令右肢偏痿，舌本络强，言謇，都因根蒂有亏之症。庸俗泄气降痰，发散攻风，再劫真阴，渐渐神愦如寐，倘加昏厥，将何疗治，议用仲景复脉法。复脉汤去姜、桂。（《临证指南医案·中风》）

方证解释：本案症见脉细而数，右肢偏痿，舌强语謇，神愦如寐，昏厥等，为中风后遗症重症。据病史脉证，叶氏诊断为真阴亏竭，肝风内动，治用复脉汤去姜、桂，滋真阴以涵木息风。

卢，嗔怒动阳，恰值春木司升，厥阴内风乘阳明脉络之虚，上凌咽喉，环绕耳后清空之地，升腾太过，脂液无以营养四末，而指节为之麻木，是皆痹中根萌，所谓下虚上实，多致巅顶之疾。夫情志变蒸之热，阅方书无芩连苦降，羌防辛散之理。肝为刚脏，非柔润不能调和也。鲜生地、元参心、桑叶、丹皮、羚羊角、连翘心。又，生地、阿胶、牡蛎、川斛、知

母。(《临证指南医案·中风》)

方证解释：本案症见指节麻木，从"厥阴内风乘阳明脉络之虚，上凌咽喉，环绕耳后清空之地"，"多致巅顶之疾"分析，当有耳后脑部胀痛不舒、咽喉不利等症。此营热阴伤，内风萌动。一诊用滋阴凉血，清营息风法，以鲜生地、元参心滋阴凉营，以连翘心清心，以桑叶、丹皮、羚羊角凉肝息风。二诊改用治本，用复脉汤化裁，以生地、阿胶、石斛、牡蛎滋阴潜阳息风，以知母清泄阳明郁热。

8. 用于治疗痫厥、煎厥、痿厥、冒厥

陆，面青，头痛动摇，手足搐搦牵掣，惊吓恼怒，病从肝起。如饥求食，昼夜无寐。都是肝风盘旋鼓舞，渐为痫厥，此乃五志之病。阿胶、牡蛎、生地、天冬、小麦、生白芍。(《临证指南医案·痉厥》)

方证解释：本案叶氏诊断为痫厥，症见面青，头痛动摇，手足搐搦牵掣，如饥求食，昼夜无寐等。由惊吓恼怒，五志内郁，损伤真阴，肝风内动所致。方用阿胶、生地、生白芍、天冬为变通复脉汤法滋补肝肾真阴；用牡蛎平肝潜阳息风；另取甘麦大枣汤法，用小麦甘缓抑肝。

某，阳气暴张，精绝，令人煎厥。细生地一两、阿胶三钱、出山铅(打薄)五钱，调珍珠末一钱。又，煎厥者，下焦阴液枯燥，冲气上逆为厥。议用咸寒降逆，血肉填阴。细生地、玄参、龟胶、阿胶、淡菜、蚌水。(《临证指南医案·痉厥》)

方证解释：本案叶氏诊为煎厥，未述脉证，在《临证指南医案·痉厥》王四一案中叶氏指出："五志火动风生，若煎熬者然，斯为晕厥耳。"说明煎厥以眩晕、突然晕厥为特点。关于煎厥的病机，叶氏认为："下焦阴液枯燥，冲气上逆为厥。"治拟"咸寒降逆，血肉填阴"法，方用加减复脉汤化裁，一诊以生地、阿胶滋阴息风，以出山铅、珍珠末平肝潜阳。二诊以细生地、玄参凉血滋阴；以龟胶、阿胶、淡菜、蚌水血肉有情之品咸寒滋阴息风。

顾，此痿厥也。盖厥阴风旋，阳冒神迷则为厥。阳明络空，四末不用，而为痿厥，午后黄昏，乃厥阴、阳明旺时，病机发现矣。凡此皆属络病，《金匮》篇中有之。仲景云：诸厥宜下，下之利不止者死。明不下降之药，皆可止厥。但不可硝、黄再伤阴阳耳。但积年沉疴，非旦夕速效可知矣。活鳖甲、真阿胶、方诸水、鲜生地、元参、青黛。又，照前方去元参，加天冬。厥从肝起，其病在下。木必得水而生，阴水亏，斯阳风烁筋，而络中热沸即厥。拙拟血属介类，味咸入阴，青色入肝，潜阳为法。又，阴络空隙，厥阳内风掀然，鼓动而为厥。余用咸味入阴和阳，介类有情之潜伏，颇见小效，但病根在下深远，汤剂轻浮，焉能填隙？改汤为膏，取药力味重以填实之，亦止厥一法。鲜鳖甲、败龟板、猪脊髓、羊骨髓、生地、天冬、阿胶、淡菜、黄柏，熬膏。早服七钱，午服四钱。(《临证指南医案·痉厥》)

方证解释：痿厥以四末不用为特点。病机为肾水亏虚，厥阴风旋，阳明络空。治"拟血属介类，味咸入阴，青色入肝，潜阳为法"。一诊方用变通复脉汤法，以活鳖甲、真阿胶、方诸水、鲜生地、元参滋补真阴、平肝息风，另用青黛泻肝。二诊守法去元参加天冬滋阴清热。三诊颇见小效，但病根在下深远，汤剂轻浮，故改汤为膏，以变通复脉汤合朱震亨大补阴丸为法，用鲜鳖甲、败龟板、猪脊髓、羊骨髓、生地、天冬、阿胶、淡菜填滋肝肾真阴，用黄柏泻火治痿。

潘二八，肝阳化风，上冒为厥。风阳内烁，脂液涸而作痛。此非实症，刚燥忌用。生地、阿胶、牡蛎、天冬、茯神、生白芍。(《临证指南医案·痉厥》)

　　方证解释：本案肝阳化风，上冒为厥，从"脂液涸而作痛"分析，可能伴有头痛。方用加减复脉汤法，以生地、生白芍、阿胶、天冬滋补真阴；以牡蛎平肝潜阳息风；另用茯神通胃阳、宁心神。

　　9. 用于治疗肝风厥阳冲逆引起的失眠惊恐

　　朱妪，心中热辣，寤烦不肯寐，皆春令地气主升，肝阳随以上扰。老年五液交枯，最有痫痉之虑。生地、阿胶、生白芍、天冬、茯神、小黑稆豆皮。(《临证指南医案·肝风》)

　　方证解释：本案症见寤烦不肯寐，心中热辣等。由于老年五液交枯，阴虚肝阳上扰所致。方用加减复脉汤化裁，以生地、阿胶、生白芍、天冬滋补真阴，茯神安神，小黑稆豆皮养血平肝。

　　曹氏，离愁菀结，都系情志中自病。恰逢冬温，阳气不潜，初交春令，阳已勃然，变化内风，游行扰络，阳但上冒，阴不下吸。清窍为蒙，状如中厥，舌喑不言，刘河间谓将息失宜，火盛水衰，风自内起，其实阴虚阳亢为病也。既不按法论病设治，至惊蛰雷鸣，身即汗泄，春分气暖，而昼夜寤不肯寐，甚至焦烦，迥异于平时，何一非阳气独激使然耶？夫肝风内扰，阳明最当其冲犯，病中暴食，以内风消烁，求助于食，今胃脉不复，气愈不振，不司束筋骨以利机关，致鼻准光亮，肌肉浮肿。考古人虚风，首推侯氏黑散，务以填实肠胃空隙，庶几内风可息，奈何医者不曰清火豁痰，即曰腻补，或杂风药。内因之恙，岂有形质可攻，偏寒偏热，皆非至理。生牡蛎、生白芍、炒生地、菊花炭、炙甘草、南枣肉。(《临证指南医案·肝风》)

　　方证解释：本案初交春令时出现清窍为蒙，状如中厥，舌喑不言；至惊蛰雷鸣，身即汗泄；至春分气暖，昼夜寤不肯寐，甚至焦烦，并见鼻准光亮，肌肉浮肿，胃脉不复等。此由离愁菀结，情志内伤，致肝肾阴虚，肝风内动，冲犯阳明。治拟滋阴息风法，方用加减复脉汤化裁，以生白芍、炒生地、炙甘草滋补真阴，生牡蛎、菊花炭平肝潜阳息风；另仿甘麦大枣汤法加南枣肉合炙甘草甘缓益胃。

　　某五三，下元水亏，风木内震，肝肾虚，多惊恐，非实热痰火可攻劫者。生地、清阿胶、天冬、杞子、菊花炭、女贞实。(《临证指南医案·肝风》)

　　方证解释：本案症见多惊恐。由下元水亏，风木内震所致，方用加减复脉汤法，以生地、清阿胶、天冬、枸杞子、女贞子滋肝肾真阴，以菊花炭清肝息风。

　　10. 用于治疗头痛

　　叶妪，临晚头痛，火升心嘈。风阳上冒，防厥。细生地、阿胶、牡蛎、茯神、麦冬、生白芍。(《临证指南医案·头痛》)

　　方证解释：本案症见临晚头痛，心嘈。此真阴虚损，风阳上冒而头痛，胃阴亏损，肝火犯胃而心嘈。方用变通复脉汤法，以细生地、阿胶、麦冬、生白芍滋补真阴，以牡蛎平肝潜阳息风，另以茯神合细生地、麦冬滋胃阴，通胃阳。

　　徐，当年下虚，曾以温肾凉肝获效。春季患目，是阳气骤升，乃冬失藏聚，水不生木之征也。频以苦辛治目，风阳上聚头巅，肝木横扰，胃受戕贼，至于呕吐矣。今心中干燥如焚，头中岑岑震痛，忽冷忽热，无非阴阳之逆。肝为刚脏，温燥决不相安，况辛升散越转凶，岂可再蹈前辙。姑以镇肝益虚，冀有阳和风息之理。阿胶、小麦、麦冬、生白芍、北沙参、南枣。又，倏冷忽热，心烦巅痛，厥阳之逆，已属阴液之亏。前案申明刚药之非，代赭味酸气坠，乃强镇之品，亦刚药也。考七疝中，子和惯投辛香走泄，其中虎潜一法亦采，可见疝门亦有柔法。医者熟汇成法，苟不潜心体认，皆希图附会矣。今呕逆既止，其阴药亦有

暂投，即水生涵木之法。议以固本成方，五更时从阳引导可也。加秋石。（《临证指南医案·头痛》）

方证解释：本案曾因目疾，频以苦辛治目，今见头中岑岑震痛，心中干燥如焚，忽冷忽热，呕吐等。其病机为真阴亏竭，水不生木，阴虚内热则心中干燥如焚，风阳上扰则头中岑岑震痛，肝木横扰犯胃则呕吐。方用变通复脉汤法，以生白芍、麦冬、北沙参、阿胶滋真阴以御肝风；以小麦、南枣为甘麦大枣法甘缓缓肝，益胃和中。二诊已经见效，改用固本丸加秋石继续调治。

程，既知去血过多，为阴虚阳实之头痛，再加发散，与前意相反矣。复脉汤去参、姜、桂，加左牡蛎。又，脉数虚而动，足证阴气大伤，阳气浮越。头痛筋惕。仍与镇摄之法。牡蛎、阿胶、人参、生地、炙草、白芍、天冬。（《临证指南医案·头痛》）

方证解释：本案症见头痛，从"既知去血过多"分析，为阴血虚损，阳亢上逆所致。方用复脉汤去参、姜、桂，加左牡蛎滋阴血、潜肝阳。二诊头痛筋惕，脉数虚而动。阴气大伤，阳气浮越，故拟镇摄法，继续用加减复脉汤化裁，以阿胶、生地、白芍、天冬咸寒滋补阴血，以牡蛎潜阳息风、固摄浮阳，以人参、炙草益气生津。

11. 用于治疗头风

朱五四，阳明脉弦大而坚，厥阴脉小弦数促，面赤，头痛绕及脑后，惊惕肉瞤，漐漐汗出，早晨小安，入暮偏剧，此操持怫郁，肝阳挟持内风，直上巅顶，木火戕胃为呕逆，阳越为面赤、汗淋，内因之病，加以司候春深，虑有暴厥瘛疭之幻。夫肝为刚脏，胃属阳土。姑议柔缓之法，冀有阳和风息之理。复脉去参、姜、桂加鸡子黄、白芍。（《临证指南医案·头风》）

方证解释：本案症见头痛绕及脑后，惊惕肉瞤，漐漐汗出，面赤，呕逆。阳明脉弦大而坚，厥阴脉小弦数促。此操持怫郁，肝阳夹持内风，直上巅顶为头痛；木火戕胃为呕逆，浮阳外越为面赤、汗淋。方用复脉汤去参、姜、桂，合黄连阿胶汤法加鸡子黄、白芍滋阴和阳，柔肝息风。

12. 用于治疗耳聋

胡，久病耳聋，微呛，喉中不甚清爽，是阴不上承，阳夹内风，得以上侮清空。大凡肝肾宜润、宜凉，龙相宁则水源生矣。人参一钱（秋石一分化水拌烘干同煎）、鲜生地三钱、阿胶一钱、淡菜三钱、白芍一钱、茯神一钱半。又，阴虚液耗，风动阳升。虽诸恙皆减，两旬外大便不通。断勿欲速，惟静药补润为宜。照前方去白芍，加柏子仁。又，大便两次颇逸，全赖静药益阴之力。第纳食未旺，议与胃药。人参、茯神、炒麦冬、炙甘草、生谷芽、南枣。（《临证指南医案·肝风》）

方证解释：本案久病耳聋，微呛，喉中不甚清爽。其病机为真阴虚损，阴不上承，阳夹内风，上侮清空。治疗用变通复脉汤法，以人参、鲜生地、阿胶、白芍滋阴生津；淡菜咸味降潜，茯神通阳安神。二诊诸恙皆减，但两旬外大便不通，故照前方去白芍，加柏子仁润肠通便。三诊大便两次颇逸，但纳食未旺，故改用变通麦门冬汤法，以人参、炒麦冬、茯神、炙甘草、生谷芽、南枣养胃阴、益胃气。

吴瑭根据此案，制订出《温病条辨·下焦篇》风温温热第3条："温病耳聋，病系少阴，与柴胡汤者必死，宜复脉辈复其精。"

13. 用于治疗喉痹失音咽痛

孙二一，久咳，失音喉痹。陈阿胶（同煎）二钱、生鸡子黄（同煎）二枚、炒麦冬一钱半、川斛

三钱、甜北沙参一钱半、炒生地二钱、生甘草三分、茯神一钱半。(《临证指南医案·失音》)

方证解释：本案症见久咳，失音，喉痹。叶氏辨为肾胃阴虚，方用阿胶、炒生地、炒麦冬为变通复脉汤法以滋补肾阴；用炒麦冬、川斛、北沙参、生甘草、茯神为变通麦门冬汤法以滋养胃阴；用生鸡子黄、阿胶为变通黄连阿胶汤以滋阴息风。

伍四六，咽喉痛痹，发时如有物阻隔，甚至痛连心下，每晚加剧。是阴液日枯，肝脏厥阳化火风上灼。法以柔剂，仿甘以缓其急耳。细生地、天冬、阿胶、生鸡子黄、元参心、糯稻根须。(《临证指南医案·咽喉》)

方证解释：本案症见咽喉痛痹，如有物阻隔，甚至痛连心下，每晚加剧。此肾阴亏竭，肝阳化火风上灼。方用变通复脉汤法，以细生地、天冬、阿胶滋阴生津；合黄连阿胶汤法，以生鸡子黄、阿胶滋阴和阳息风；另加元参心合细生地凉血解毒散结；加糯稻根须敛阴液、清虚热。

周，怒动肝风，筋胀胁板，喉痹。阿胶、天冬、柏子仁、牡蛎、小麦。(《临证指南医案·肝风》)

方证解释：本案症见筋胀，胁板，喉痹。此怒动肝风，阴液内伤。方用加减复脉汤合甘麦大枣汤法，以阿胶、天冬滋补真阴，牡蛎平肝，小麦缓肝急。因胁板，故取辛润通络法加柏子仁辛芳通肝络。

14. 用于治疗牙肉肿痛

陆四二，肝风阳气乘阳明之虚上冒，牙肉肿痛。议和阳息风。生地、阿胶、牡蛎、天冬、茯神、川斛、旱莲草、女贞子。(《临证指南医案·肝风》)

方证解释：本案症见牙肉肿痛，此肾阴不足，胃阴亏损，肝风乘逆冲犯阳明。方用加减复脉汤法，以生地、阿胶、天冬、牡蛎滋补真阴、平肝息风；另加旱莲草、女贞子为二至丸滋补阴血；加川斛、茯神，合生地为益胃汤法，通补胃阴。

15. 用于治疗胁痛

沈，暮夜五心热，嗌干，左胁痛。肝肾阴亏。人参、生地、天冬、麦冬、柏子霜、生白芍。(《临证指南医案·胁痛》)

方证解释：本案症见暮夜五心热，嗌干，左胁痛等，是典型的肝肾阴亏，肝络失养的胁痛。方用变通复脉汤法以生地、麦冬、生白芍、人参滋肝肾真阴，兼益气生津，另合三才法加天冬，配人参益气滋阴，合辛润通络法加柏子霜辛芳通肝络、止胁痛。

黄，左胁骨痛，易饥呕涎。肝风内震入络。生地、阿胶、生白芍、柏子仁、丹皮、泽兰。又，照前方去白芍、泽兰，加桃仁、桑枝。(《临证指南医案·胁痛》)

方证解释：本案症见左胁骨痛，易饥呕涎等。此肝肾阴虚，肝风内震入络而胁痛；肝阳冲逆犯胃而易饥呕涎。方用加减复脉汤法，以生地、阿胶、生白芍滋补肝肾阴液，用柏子仁、丹皮、泽兰柔润通络。二诊去白芍、泽兰，加活血通络作用较强的桃仁、桑枝以通肝络、止胁痛。

16. 用于治疗少阴阴虚动风欲脱的脉如雀啄、心震动、心悸

某氏，脉如雀啄，色枯气促，身重如山，不思纳谷，乃气血大虚，虑其暴脱。人参、生地、阿胶、麦冬、炙草、左牡蛎。(《临证指南医案·脱》)

方证解释：本案病情较重，症见色枯气促，身重如山，不思纳谷。脉如雀啄。此真阴亏竭，肝风内动，气血大虚，有暴脱之虑。方用变通复脉汤法，以人参、炙草益气生津固脱，生地、阿胶、麦冬滋补阴血，育阴息风；以左牡蛎摄阴固脱，潜阳息风。

某姬，脉右虚左数，营液内耗，肝阳内风震动，心悸、眩晕、少寐。生地、阿胶、麦冬、白芍、小麦、茯神、炙草。(《临证指南医案·肝风》)

方证解释：本案症见心悸、眩晕、少寐。脉右虚左数。此营液内耗，肝阳内风震动。方用生地、阿胶、麦冬、白芍为加减复脉汤滋肝肾真阴；合甘麦大枣汤法以小麦、炙甘草缓肝益胃，以茯神宁心安神。

17. 用于治疗咳血吐血

金氏，脉细，左小促，干咳有血，寒热身痛，经水先期，渐渐色淡且少，此脏阴伤及腑阳，奇脉无气，内损成劳，药难聚效。生地、阿胶、牡蛎、炙草、麦冬、南枣。(《临证指南医案·吐血》)

方证解释：本案症见干咳有血，寒热身痛，经水先期，色淡且少。脉细，左小促。肾阴亏虚，肝阳上逆，损伤肺络则干咳有血；真阴亏损，奇脉不足则经水先期，色淡且少。方用变通复脉汤法，以生地、阿胶、牡蛎、麦冬滋补肾阴；因"脏阴伤及腑阳"，故用炙草、南枣甘缓益养胃气。

顾二八，脉左坚，阴伤失血，致咳。复脉去参、桂、姜，加白芍。(《临证指南医案·吐血》)

方证解释：本案"失血"与咳并见，应该是肺络损伤的咳血。脉左坚。此真阴亏损，肝气冲逆，肺络不宁。方用复脉汤去参、桂、姜，加白芍，滋补真阴，柔肝宁络。

陆，脉数，血后咳甚，痰腥肢肿，阳升内风鼓动，最属难治。生地、阿胶、天冬、麦冬、生白芍、茯神。(《临证指南医案·吐血》)

方证解释：本案为咳血，症见血后咳甚，痰腥肢肿。脉数。此肾阴亏损，水不涵木，肝阳升逆，内风鼓动，肺络损伤而咳血。方用加减复脉汤法，以生地、阿胶、天冬、麦冬、生白芍，滋补真阴、柔肝息风，佐茯神通胃阳、宁心神。

周二七，左脉弦数，失血后，咳嗽音嘶少寐，阴亏阳升不潜之候，当滋养为主。生地炭三钱、生牡蛎五钱、阿胶一钱半、茯神三钱、川斛三钱。(《临证指南医案·吐血》)

方证解释：本案咳血后出现咳嗽、音嘶、少寐，左脉弦数。此真阴亏虚，肝阳升逆，肺络不宁。方用加减复脉汤法，以生地炭、阿胶、川斛滋养阴血，以生牡蛎平肝潜阳，以茯神宁心安神，兼通胃阳。

陈，日来寒暄不匀，烦劳阳升，咳呛，震动络血上沸。诊脉左数，五心热，知饥纳谷。议育阴和阳方法。生地、清阿胶、天冬、麦冬、茯神、川斛、炒牛膝、青铅、童便。(《临证指南医案·吐血》)

方证解释：本案症见咳呛，咯血，五心热。脉左数。此真阴虚损，阳升动络。方用变通复脉汤法，以生地、清阿胶、天冬、麦冬、川斛滋补真阴，炒牛膝引血下行，青铅镇重平肝潜阳，童便引阳入阴，茯神宁心安神，佐通胃阳。

叶，讲诵烦心，五志之阳皆燃。恰值芒种节，阴未来复，阳气升腾，络中血不宁静，随阳泄以外溢。午后上窍烦热，阴不恋阳之征，致头中微痛。主以和阳镇逆。生地、阿胶、牛膝炭、生白芍、茯神、青铅。(《临证指南医案·吐血》)

方证解释：本案为咯血，兼见上窍烦热，头中微痛。此讲诵烦心，五志郁火耗伤真阴，肝阳冲逆，上犯肺络，冲激清窍。方用加减复脉汤法，以生地、阿胶、生白芍滋肝肾真阴；以青铅镇重平肝潜阳，牛膝炭引血下行，茯神通胃阳、宁心神。

18. 用于治疗咳嗽

石四三，咳嗽十月，医从肺治无效，而巅胀、喉痹、脘痞，显是厥阳肝风。议镇补和阳息风。左牡蛎、阿胶、青黛、淡菜。（《临证指南医案·咳嗽》）

方证解释：本案咳嗽10个月，他医从肺论治无效，叶氏从巅胀、喉痹辨为肾阴亏虚，肝阳化风上逆证。方用变通复脉汤法，以阿胶、淡菜滋真阴救肾水；以牡蛎平肝潜阳息风，青黛清泄肝热。

王二六，脉小数，能食，干咳暮甚。冬藏失纳，水亏温伏，防其失血，用复脉法。复脉汤去参、姜、桂。（《临证指南医案·咳嗽》）

方证解释：本案症见干咳暮甚，脉小数。能食提示病尚未及胃，而是下焦肾阴亏虚。"温伏"提示病为春温。方用复脉汤去参、姜、桂，以滋补肾阴。

费十一，久疟伤阴。冬季温舒，阳不潜藏；春木升举，阳更泄越。入暮寒热，晨汗始解，而头痛、口渴、咳嗽。阴液损伤，阳愈炽，冬春温邪，最忌发散，谓非暴感，汗则重劫阴伤，迫成虚劳一途。况有汗不痉，岂是表病？诊得色消肉铄，脉独寸口空搏，与脉左大属外感有别。更有见咳不已，谬为肺热，徒取清寒消痰降气之属，必致胃损变重。尝考圣训，仲景云：凡元气已伤而病不愈者，当与甘药。则知理阳气，当推建中；顾阴液，须投复脉，乃邪少虚多之治法，但幼科未读其书，焉得心究是理，然乎否乎！炙甘草、鲜生地、麦冬、火麻仁、阿胶、生白芍、青蔗浆。又，由阴伤及胃，瘘黄食少餐。法当补养胃阴，虚则补母之治也。见咳治肺，生气日愈矣。《金匮》麦门冬汤。（《临证指南医案·咳嗽》）

方证解释：本案是儿科病，由久疟伤阴所致。症见咳嗽不已，入暮寒热，晨汗始解，头痛、口渴、色消肉铄。脉独寸口空搏。他医曾从解表、清肺、消痰等法治疗不效。叶氏诊断为真阴亏损，邪少虚多证。方用变通复脉汤法，以炙甘草、鲜生地、麦冬、火麻仁、阿胶、生白芍、青蔗浆滋养肝肾阴液。二诊因见瘘黄、食少，知胃阴损伤，故转用《金匮》麦门冬汤益胃生津，补母治本。

19. 用于治疗消渴

钱五十，阳动消烁，甘缓和阳生津。生地、炙黑甘草、知母、麦冬、枣仁、生白芍。（《临证指南医案·三消》）

方证解释：本案未述脉证，从"阳动消烁"的病机与"甘缓和阳生津"的治法分析，其证有肝肾阴亏症与胃热消渴症。方中炙黑甘草、生地、生白芍、麦冬、枣仁，为加减复脉汤法，以滋肝肾真阴；生地、麦冬、知母，为变通玉女煎法，以清胃生津。

杨二八，肝风厥阳，上冲眩晕，犯胃为消。石膏、知母、阿胶、细生地、生甘草、生白芍。（《临证指南医案·三消》）

方证解释：本案症见消渴、眩晕。此肝肾阴虚，肝风厥阳，上冲为眩晕，犯胃为消渴。方用石膏、知母、细生地，为加减玉女煎法，以清胃生津；用阿胶、细生地、生白芍、生甘草，为变通复脉汤法，以滋补真阴。

20. 用于治疗胃中嘈杂

程氏，血虚心嘈，咽呛。生地、天冬、麦冬、女贞子、生白芍、炙草、茯神、麻仁。（《临证指南医案·嘈》）

方证解释：本案心嘈，咽呛，由阴血虚损，肝阳冲逆所致。方用生地、麦冬、麻仁、生白芍、炙草，为加减复脉汤法以滋肝肾真阴；用天冬合生地，为三才汤法，以滋肺阴；另加女贞子有二至丸意以滋补阴血；佐茯神通胃阳。

某氏，经半月一至，夜嘈痛。生地、阿胶、天冬、茯神、白芍、丹参。（《临证指南医

案·嘈》)

方证解释：本案夜间胃痛嘈杂，月经半月一至。此肝肾阴虚，胃失滋养则嘈痛，奇经失调则月经前期。方用加减复脉汤法，以生地、阿胶、天冬、白芍滋肝肾真阴，兼补奇经，用茯神通胃阳，用丹参以凉血活血以调经。

21. 用于治疗经后寒热而便秘肠中之垢不行

胡氏，经后寒热，气冲欲呕，忽又如饥，仍不能食。视其鼻准亮，咳汗气短。多药胃伤，肝木升逆，非上焦表病。炙甘草、小生地、芝麻仁、阿胶、麦冬、白芍、牡蛎。又，照前方去牡蛎，加人参。又，冲阳上逆，则烦不得安，仍是阴弱。夫胃是阳土，以阴为用。木火无制，都系胃汁之枯，故肠中之垢不行，既知阴亏，不必强动大便。人参、鲜生地、火麻仁、天冬、麦冬、炙草。（《临证指南医案·肝风》）

方证解释：本案症见经后寒热，气冲欲呕，忽又如饥，不能食，鼻准亮，咳嗽，汗出，气短，烦不得安，便秘肠中之垢不行等。此肝肾阴虚，肝阳冲逆犯胃，胃气不得通降。虽经后寒热，但非外感，乃肝肾阴虚，奇经阳维失调。方用加减复脉汤法，以炙甘草、小生地、芝麻仁、阿胶、麦冬、白芍滋肝肾阴液，以牡蛎平肝潜阳。二诊去牡蛎，加人参益胃生津。三诊用人参、鲜生地、火麻仁、天冬、麦冬、炙草滋阴益胃，润肠通便。

22. 用于治疗下痢

邱妪，进润剂，痛缓积稀，知厥阴下利，宜柔宜通，血虚有风显然。生地、阿胶、丹皮、生白芍、银花、小黑稆豆皮。（《临证指南医案·痢》）

方证解释：本案为厥阴痢，症见腹痛、下利等。病机为肝肾阴血亏损，血分热毒未清。方用生地、阿胶、生白芍为加减复脉汤法，滋补肝肾阴血；用生地、丹皮、银花凉血解毒；用小黑稆豆皮养血平肝息风。

蔡，脉右数，左细数，面垢舌燥，白苔点点，肌肤甲错，左胁动气。伏暑当秋凉而发，初病如疟，当从苦辛寒法。暑邪炽烈，变为下痢，胃津被劫，阴液大耗。昔贤于热病液涸，急以救阴为务，苟胃关得苏，渐以冀安，否则犯喻氏所指，客邪内陷，液枯致危之戒矣。复脉汤去姜、桂、麻。（《临证指南医案·痢》）

方证解释：本案为伏暑下痢，症见面垢，肌肤甲错，左胁动气。舌燥，白苔点点，脉右数，左细数。叶氏从暑邪炽烈，变为下痢，胃津被劫，阴液大耗立论。拟急救阴液法，方用加减复脉汤去辛温的生姜、桂枝，滑润的麻仁，以滋补肝肾真阴。

23. 用于治疗虚劳

某，脉虚细，夜热晨寒，烦倦口渴，汗出，脏液已亏，当春气外泄。宗仲景凡元气有伤，当与甘药之例，阴虚者用复脉汤。炙甘草七分、人参一钱、阿胶二钱、火麻仁一钱、生地二钱、麦冬一钱、桂枝三分、生白芍一钱半。（《临证指南医案·虚劳》）

方证解释：本案脉虚细、夜热、烦倦、口渴等为真阴亏虚之象；晨寒、汗出，为阳气损伤之症。方用复脉汤法，以阿胶、火麻仁、生地、麦冬、生白芍滋阴养血，以桂枝、炙甘草、人参温阳益气。其中桂枝、生白芍、炙甘草合用，寓桂枝汤法可调和营卫以治寒热，再合人参，寓小建中汤法，可甘缓益气建中养营。

黄二六，阴伤劳损。清阿胶、鸡子黄、生地、麦冬、麻子仁、炙甘草、南枣。（《临证指南医案·虚劳》）

方证解释：本案未述脉证，从"阴伤劳损"分析，为真阴亏损的虚劳，方用变通复脉汤法，以清阿胶、生地、麦冬、麻子仁、炙甘草滋补真阴，加鸡子黄息风，加南枣，合甘草甘缓益胃。

24. 用于治疗月经愆期

朱,《经》云:阳维为病苦寒热,缘上年冰雪甚少,冬失其藏。春半潮湿,地气升泄。以肝肾血液久亏之质,春生力浅。八脉隶乎肝肾,一身纲维。八脉乏束固之司,阴弱内热,阳微外寒矣。脊脊常痛,经事愆期,血海渐涸,久延虚怯,情景已露。局方逍遥散固女科圣药,大意重在肝脾二经。因郁致损,木土交伤,气血痹阻。和气血之中,佐柴胡微升,以引少阳生气,上中二焦之郁勃可使条畅。今则入暮病剧,天晓安然,显是肝肾至阴损伤,八脉不为约束,故热无汗。至阴深远,古人谓阴病不得有汗也。当宗仲景甘药之例,勿取气辛助阳可矣。炙甘草、阿胶、细生地、生白芍、麦冬、牡蛎。(《临证指南医案·调经》)

方证解释:本案症见月经愆期,寒热无汗,脊脊常痛,入暮病剧,天晓安然,病久虚怯情景已露。叶氏从肝肾至阴损伤,八脉不为约束,冲脉血海渐涸,阳维失调则寒热论病机,方用加减复脉汤法,以炙甘草、阿胶、细生地、生白芍、麦冬滋肝肾,补奇经;以牡蛎平肝潜阳。

某,阴亏内热,经事愆期。雄乌骨鸡、小生地、阿胶、白芍、枸杞、天冬、茯苓、茺蔚子、女贞子、桂圆。右十味,用青蒿汁、童便、醇酒熬膏,加蜜丸。(《临证指南医案·调经》)

方证解释:本案由阴虚内热而致月经愆期,叶氏拟丸药缓治法,以生地、阿胶、白芍、天冬、茯苓,为加减复脉汤法,滋肝肾真阴,通补奇经;另加枸杞、女贞子、桂圆、雄乌骨鸡滋养阴血;佐茺蔚子活血通经,青蒿清透虚热。

25. 用于治疗经闭

某,阳升风动,眩晕心悸,鼻衄。经停两月。生地、阿胶、麦冬、白芍、柏子仁、枣仁、茯神、炙草。(《临证指南医案·调经》)

方证解释:本案经停两月,兼见眩晕、心悸、鼻衄等。叶氏从肝肾阴虚,血海不足,肝阳化风上逆论病机。方用加减复脉汤法,以生地、阿胶、麦冬、白芍、炙草,滋补肝肾,育阴和阳;另加柏子仁,合生地辛润通络,活血通经;加酸枣仁、茯神养血宁心。

顾三一,潮热经阻,脉来弦数。营血被寒热交蒸,断其流行之机,即为干血劳瘵。非小恙也。桂枝三分、白芍一钱半、阿胶一钱半、生地三钱、炙草四分、麦冬一钱半、大麻仁一钱。(《临证指南医案·调经》)

方证解释:本案症见潮热闭经。脉来弦数。此外邪内伏,营血被邪热交蒸,真阴损伤,血枯经闭。方用复脉汤加减,以炙草、白芍、阿胶、生地、麦冬、火麻仁滋养肝肾阴血,以桂枝温阳通经,兼透邪外出。其中桂枝、白芍、炙草合用,寓桂枝汤法,可调和营卫,治疗潮热。

仲二三,先因经阻,继以五心烦热。咳吐涎沫,食减微呕,面肿色瘁。乃肝阳化风,旋动不息。干血劳病,医治无益。阿胶、生地、麦冬、牡蛎、小麦。(《临证指南医案·调经》)

方证解释:本案先见经阻,继见五心烦热,兼见咳吐涎沫,食减微呕,面肿色瘁等。此肝肾阴虚,累及奇经则经阻、五心烦热;肝阳化风,冲犯肺胃则咳吐涎沫、微呕食减。方用加减复脉汤法,以阿胶、生地、麦冬滋补真阴,牡蛎平肝潜阳息风,另取甘麦大枣汤法加小麦甘缓益胃。

26. 用于治疗崩漏

卢,停经半载,雨水节后,忽然暴崩,交春分节血止。黄白淋漓自下,寒则周身拘束,热时烦躁口干。晡至天明，汗出乃止。寐必身麻如虫行，四肢骨节皆痛。盖血既大去，冲任之脉伤损，而为寒为热，阴损及乎阳位矣。《书》云：崩中日久为白带，漏下多时骨髓枯。由脂液荡尽，致形骸枯槁，延为瘵疾矣。天热气暖，所当谨慎。乌贼骨、阿胶、生地、生白芍、茜草、小麦。（《临证指南医案·崩漏》）

方证解释：本案停经半年，雨水节后，忽然暴崩，交春分节血止，黄白带淋漓自下，寒则周身拘束，热时烦躁口干，晡至天明，汗出乃止。寐必身麻如虫行，四肢骨节皆痛。形骸枯槁。此肝肾阴虚，累及冲任。方用加减复脉汤法，以阿胶、生地、生白芍滋补肝肾真阴，兼补奇经；合用乌贼骨、茜草，为《素问·腹中论》乌鲗骨藘茹丸，活血通经，固摄奇经。另仿甘麦大枣汤法，加小麦缓肝益胃。

张四三，经漏十二年，五液皆涸，冲任不用。冬令稍安，夏季病加。心摇动，腹中热，腰膝跗骨皆热，此皆枯槁日著。方书谓暴崩宜温，久崩宜清。以血去阴耗耳。人参、生地、阿胶、天冬、人乳粉、柏子仁、茯神、枣仁、白芍、知母，蜜丸。（《临证指南医案·崩漏》）

方证解释：本案经漏十二年之久，兼见心摇动，腹中热，腰膝跗骨皆热等。此真阴气血亏虚，冲任不用，五液皆涸。方用加减复脉汤合三才汤与辛润通络法化裁，制丸药缓治。其中人参、生地、阿胶、白芍、天冬、酸枣仁，为加减复脉汤法滋真阴，固冲任；人参、生地、天冬，为变通三才汤法，益气滋阴养血；柏子仁，合生地，为辛润通络法，通络调经；另用人乳粉、茯神通补阳明，知母滋阴清虚热。

张，固补冲任，凉肝宁血。人参二两、生地二两、阿胶二两、白芍二两、茯苓二两、鲜河车胶一两、石壳建莲肉四两。二胶如少，可加蒸熟山药捣浆为丸。早服四钱，参汤送。晚服二钱。（《临证指南医案·崩漏》）

方证解释：本案仅论病机而未述脉证，从"固补冲任，凉肝宁血"分析，似为肝肾阴虚，冲任不固，肝阳冲击，经血不宁的崩漏。方用人参、生地、阿胶、白芍，为加减复脉汤法滋真阴，补奇经；冲任与阳明有关，故用人参、茯苓通补阳明；阿胶、鲜河车胶为血肉有情之品，专补冲任；另用石壳建莲肉收固冲任以止崩。方中生地、白芍兼有凉肝作用，故曰"凉肝宁血"。

张，外冷内热，食过如饥，唇燥裂，渴饮下漏，漏多则阴虚阳亢。便溏不实，不可寒润。地炭、阿胶、炒白芍、湖莲、樗根皮、茯神、蕲艾炭。又，消渴心悸。阿胶、生鸡子黄、生地、天冬、生白芍、茯神。（《临证指南医案·崩漏》）

方证解释：本案症见外冷内热，食过如饥，唇燥裂，渴饮下漏，便溏不实等。真阴亏损则唇燥裂，渴饮，食过如饥；阴损及阳则外冷内热；阳明不足则便溏不实；肝肾阳明虚损，累及奇经则漏下。方用加减复脉汤法，以生地炭、阿胶、炒白芍滋补肝肾，另用湖莲、樗根皮、蕲艾炭固冲任以止血，茯神通阳明而宁心。二诊症见消渴，心悸，仍是真阴亏虚的见症，方用加减复脉汤，以阿胶、生鸡子黄、生地、天冬、生白芍、茯神滋补肝肾，兼补冲任。

胡，心痛如饥，口吐腻涎浊沫，值经来甚多。因惊动肝，阳化内风，欲厥之象。治以咸苦，佐以微辛，使入阴和阳。阿胶二钱、牡蛎三钱、川楝子一钱、小川连三分、川芎二分、当归一钱。又，和阳固阴，诸病大减。因经漏阴伤，阳易浮越。心怔悸，肢末痛。内风未息，药以甘柔，使胃汁日充，则砥柱中流矣。人参、阿胶、麦冬、生白芍、炙草、茯神。（《临证指南医案·崩漏》）

方证解释：本案症见心痛如饥，口吐腻涎浊沫，值经来血量甚多。由因惊动肝，阳化内风所致。方用阿胶、牡蛎咸寒滋真阴、平肝潜阳息风；用川楝子、小川连苦寒泻肝，两组药合用，即所谓"治以咸苦"。另合芎归汤用川芎、当归辛散和血调经，即所谓"佐以微辛"。其中阿胶与牡蛎、黄连合用，寓黄连阿胶汤法。二诊诸病大减，仅见心怔悸，肢末痛等。由经漏阴伤，肝阳冲逆，内风未息所致。方用加减复脉汤法，以阿胶、麦冬、生白芍、炙草滋真阴、息内风，以人参、茯神通补阳明。

27. 用于治疗淋带

陈二七，色苍脉数，是阴不足。心中泛泛，即头晕腹痛。经水仍来，兼有带下。肝阳内扰，风木乘土。法当酸以和阳，咸苦坚阴。生白芍、细生地、清阿胶、牡蛎、椿根皮、黄柏。又，乌骨鸡、生地、阿胶、牡蛎、天冬、白芍、白薇、杜仲、川断、湖莲。（《临证指南医案·淋带》）

方证解释：本案症见色苍，心中泛泛，头晕腹痛，带下。脉数。从色苍、脉数辨为肝肾阴液不足。肝阳内扰，风木乘土则头晕、心中泛泛欲呕、腹痛；湿热下注则带下淋浊。方用生白芍、细生地、清阿胶、牡蛎，为加减复脉汤法以滋阴潜阳息风；用椿根皮、黄柏清泄湿热、收涩止带。二诊守法用生地、阿胶、牡蛎、白芍、天冬滋阴潜阳；用白薇、杜仲、川断、湖莲、乌骨鸡，固冲任、止淋带。

28. 用于治疗胎前温病伤阴

金，怀妊五月得热病，久伤阴液。身中阳气，有升无降。耳窍失聪，便难艰涩。议用仲景复脉法，以生津液。炙甘草、人参、生地炭、阿胶、天冬、麦冬、生白芍、麻仁。（《临证指南医案·胎前》）

方证解释：本案妊娠五月而患热病，久伤阴液，则耳窍失聪，便难艰涩。叶氏从阴液大伤，肝阳升逆，胃气不降立论。方用加减复脉汤法，以生地炭、阿胶、天冬、麦冬、生白芍、麻仁、炙甘草、人参，滋肝肾真阴，兼益气生津。其中人参、生地炭、天冬为三才汤法，以补气滋肾、润肺生津。

王，先寒后热，咳呛，是春月风温肺病。风为阳邪，温渐变热，客气著人，即日时气。怀妊九月，足少阴肾脉养胎。上受热气，肺痹喘急，消渴胸满，便溺不爽，皆肺与大肠为表里之现症，状若绘矣。芎、归辛温，参、术守补，肉桂、沉香辛热，皆胎前忌用。致大热烦闷，势属危殆。议以清肺之急，润肺之燥。俾胎得凉则安，去病身安，自为不补之补。古人先治其实，实者邪也。泡淡黄芩、知母、鲜生地、花粉、阿胶、天冬。又，喘热减半，四肢微冷，腹中不和，胎气有上冲之虑，昨进清润之方，漐漐有汗。可见辛燥耗血，便是助热。今烦渴既止，问初病由悲哀惊恐之伤。养肝阴，滋肾液为治。稳保胎元，病体可调。复脉去桂、麻、姜、枣，加天冬、知母、子芩。（《临证指南医案·胎前》）

方证解释：本案妊娠九月而患风温，症见先寒后热，咳呛，喘急，消渴胸满，便溺不爽等。他医误用温补，致大热烦闷，势属危殆。一诊方用复脉汤法变通，以鲜生地、阿胶、天冬、天花粉滋阴生津润肺；用泡淡黄芩、知母苦寒清泄肺热。即所谓"议以清肺之急，润肺之燥"。二诊津液得复，漐漐有汗，喘热减半，但四肢微冷，腹中不和，胎气有上冲之虑。方用复脉汤去辛温的桂枝、生姜、大枣，滑降的麻仁，加天冬、知母、黄芩以滋补真阴，清肺润燥。

29. 用于治疗产后诸病

袁二一，神识不甚灵慧，陡然狂乱入井，夫暴病痰、火、风为多，今诊视色脉，产后未满百日，多惊怕，五味皆变，厥阴肝木，顺乘阳明，古称一阴一阳变乱为痫。先以清心包解营热。食进便通，再酌调理。犀角、生地、菖蒲、元参心、羚羊角、郁金、竹叶心、连翘心。又，复脉汤去参、姜、桂。（《临证指南医案·产后》）

方证解释：本案产后未满百日，神识不甚灵慧，陡然狂乱入井，多惊怕，五味皆变，不食便闭。一诊从火热直入心营，营热窍闭考虑，拟清心包解营热法，方用清宫汤化裁，以犀角（现已禁用）、生地、元参心清营凉血，以菖蒲、郁金、竹叶心、连翘心清心开窍，以羚羊角合生地、元参心、犀角（现已禁用），凉营息风止痉。二诊从肝肾真阴亏损，肝风内动入手，用复脉汤去参、姜、桂，滋阴息风。

许，产后阴虚，肝风动灼，喉干呛咳，晚则头晕。阿胶、细生地、天冬、茯神、小麦、川斛。（《临证指南医案·产后》）

方证解释：本案症见喉干呛咳，晚则头晕等。此产后阴虚，肝风动灼。方用变通复脉汤法，以阿胶、细生地、天冬、川斛滋补真阴，另取甘麦大枣汤法加小麦，合茯神缓肝益胃。

虞三二，背寒心热，天明汗出乃凉，产后两三月若此，此属下焦真阴已亏，渐扰阳位，二气交乘，并非客症。头晕、耳鸣、心悸，寒热后必泻，内风震动，当与静药。六月二十日。人参、炙草、白芍、麦冬、炒生地、炒乌梅。又，前法酸甘，益阴和阳，诸病皆减。然此恙，是产后下焦百脉空乏，谓之蓐损。填隙固髓为正治，缘谷食未加，沉腻恐妨胃口，加餐可用丸药。七月初三。人参、炙草、阿胶、生地、麦冬。又，照前方加桂枝木、茯苓、南枣。八月初七。又，产后都属下焦先损，百脉空隙，时序夏秋，天暖发泄加病，此扶阳益阴得效。今诸症向愈，寝食已安，独经水未至，其冲任奇脉不振，须脏阴充旺，脉中得以游溢耳。九月初一。熟地（水制）、人参、阿胶、萸肉、远志炭、山药、茯神、建莲、乌骨鸡膏丸。（《临证指南医案·产后》）

方证解释：本案产后三月，症见背寒心热，天明汗出乃凉，头晕、耳鸣、心悸，寒热后必泻等。叶氏认为，"此属下焦真阴已亏，渐扰阳位"，内风震动，非外感寒热证。方用变通复脉汤法，以人参、炙草、白芍、麦冬、炒生地，滋阴和阳息风，兼益气生津；另取乌梅丸法，加炒乌梅酸甘益阴，酸泄厥阴，兼以止泻。二诊因谷食未加，滋腻沉降药恐妨胃口，故减方中白芍、乌梅，加阿胶咸寒滋阴息风。三诊加桂枝木、南枣、茯苓辛甘理阳，调和营卫。四诊用复脉汤合地黄饮子与六味地黄丸化裁，制丸剂继续调治。

30. 用于治疗热入血室

沈氏，温邪初发，经水即至，寒热耳聋，干呕，烦渴饮，见症已属热入血室。前医见咳嗽、脉数、舌白，为温邪在肺，用辛凉轻剂，而烦渴愈甚。拙见热深十三日不解，不独气分受病。况体质素虚，面色黯惨，恐其邪陷痉厥。三日前已经发痉，五液暗耗，内风掀旋，岂得视为渺小之恙。议用玉女煎两清气血邪热，仍有救阴之能。玉女煎加竹叶心，武火煎五分。又，脉数，色黯，舌上转红，寒热消渴俱缓。前主两清气血伏邪，已得效验。大凡体质素虚，驱邪及半，必兼护养元气，仍佐清邪，腹痛便溏，和阴是急。白芍、炙草、人参、炒麦冬、炒生地。又，脉右数、左虚，临晚微寒热。复脉汤去姜、桂。（《临证指南医案·热入血室》）

方证解释：本案为热入血室重症。一诊用玉女煎加减清气凉血，兼以滋阴。二诊时邪热已去大半，元气阴液两伤，改用加减复脉汤补元气、滋真阴。三诊继续用加减复脉汤调治。

吴瑭采辑此案一诊方，制订出《温病条辨·下焦篇》第 27 条竹叶玉女煎方证；采辑此案二诊方，制订出《温病条辨·下焦篇》第 28 条护阳和阴汤方证。

（二）合方化裁

1. 合甘麦大枣汤法缓肝益胃治疗肝风

沈，年岁壮盛，脘有气瘕，嗳噫震动，气降乃平，流痰未愈，睾丸肿硬；今入夜将寐，少腹气冲至心，竟夕但寤不寐，头眩目花，耳内风雷，四肢麻痹，肌腠如刺，如虫行，此属操持怒劳，内损乎肝，致少阳上聚为瘕，厥阴下结为疝。冲脉不静，脉中气逆混扰，气燥热化，风阳交动，营液日耗，变乱种种，总是肝风之害。非攻消温补能治，惟以静养，勿加怒劳，半年可望有成。阿胶、细生地、天冬、茯神、陈小麦、南枣肉。（《临证指南医案·肝风》）

方证解释：本案年岁壮盛，但脘有气瘕，嗳噫震动，睾丸肿硬，入夜将寐，少腹气冲至心，竟夕但寤不寐，头眩目花，耳内风雷，四肢麻痹，肌腠如刺，如虫行等，病证复杂。叶氏抓住操持怒劳，内损于肝，"总是肝风之害"这一关键，方用加减复脉汤法，以阿胶、细生地、天冬滋阴和阳息风；合甘麦大枣汤法，以陈小麦、南枣肉缓肝益胃；另用茯神通胃阳，宁心神。

王五十，惊恐恼怒动肝，内风阳气沸腾。脘痹咽阻，筋惕肌麻，皆风木过动，致阳明日衰。先以镇阳息风法。阿胶、细生地、生牡蛎、川斛、小麦、茯神。（《临证指南医案·肝风》）

方证解释：本案症见脘痹咽阻，筋惕肌麻。此惊恐恼怒动肝，内风阳气沸腾，致阳明日衰。方用加减复脉汤法，以阿胶、细生地、川石斛、生牡蛎，滋阴潜阳息风；合甘麦大枣汤法，以小麦缓肝急，益胃虚。另加川斛、茯神通补阳明。

叶氏应用加减复脉汤合甘麦大枣汤法的医案还有上述"用于治疗喉痹失音咽痛"中介绍的《临证指南医案·肝风》周案，"用于治疗头痛"中介绍的《临证指南医案·头痛》徐案，"用于治疗痫厥、煎厥、痿厥、冒厥"中介绍的《临证指南医案·痉厥》陆案，"用于治疗少阴阴虚动风欲脱的脉如雀啄、心震动、心悸"中介绍的《临证指南医案·肝风》某妪案，"用于治疗经闭"中介绍的《临证指南医案·调经》仲二三案，"用于治疗崩漏"中介绍的《临证指南医案·崩漏》卢案，"用于治疗产后诸病"中介绍的《临证指南医案·产后》许案等，另外，在"甘麦大枣汤"一节"合加减复脉汤"法中介绍了更多的两法合用的医案，可互参。

2. 合益胃汤法甘寒滋胃阴治疗嗽痰失血

马五六，脉左坚右弱，木火易燃，营液久耗。中年春季失血、嗽痰，由情志郁勃致伤，抑且少食尪羸，古语谓：瘦人之病，虑虚其阴。生地、阿胶、北沙参、麦冬、茯神、川斛。（《临证指南医案·吐血》）

方证解释：本案症见咳血、嗽痰，少食尪羸消瘦。脉左坚右弱。由情志郁勃致肾阴亏竭，胃阴损伤，肝阳冲逆所致。方用生地、阿胶、麦冬，为加减复脉汤法以滋肾阴，制肝阳；用沙参、麦冬、川斛、茯神，为益胃汤法以滋胃阴。

3. 合黄连阿胶汤滋阴息风治疗厥症

某，脉左动如数，右小濡弱。病起嗔怒，即寒热、汗出、心悸，继而神魂自觉散越。夫肝脏藏魂，因怒则诸阳皆动，所见病源，无非阳动变化内风而为厥，故凡属厥症，多隶厥阴肝病。考《内经》治肝，不外辛以理用，酸以治体，甘以缓急。今精彩散失，镇固收摄，犹虑弗及。而方书泄肝、平肝、抑肝方法尽多。至于补法，多以子母相生为治。此病全以肝肾下焦主法为正。所服医药，并无师古之方，未识何见？阿胶一钱半、鸡子黄一枚、人参一钱、

生地三钱、金箔五片。(《临证指南医案·痉厥》)

方证解释：本案症见寒热、汗出、心悸，继而神魂自觉散越，精彩散失。脉左动如数，右小濡弱。此怒伤肝阴，诸阳皆动，阳动变化内风而为厥。方用生地、阿胶、人参，为加减复脉汤法以滋补真阴，益气生津；用鸡子黄，合阿胶，为黄连阿胶汤法，以滋肝阴，息肝风。另用金箔镇潜肝阳。

叶氏应用加减复脉汤合黄连阿胶汤的医案还有上述"用于治疗喉痹失音咽痛"中介绍的《临证指南医案·失音》孙二一案，下述"合三才汤"法中介绍的《临证指南医案·痉厥》余案等，可互参。

4. 合三才汤益气滋阴治疗痉厥

余，脉细促，神迷，舌缩言謇，耳聋，四肢牵引，牙关不紧，病已月余。乃温邪劫液，阳浮独行，内风大震，变幻痉厥危病。议以育阴息风法。必得痉止神清，方有转机。阿胶二钱、鸡子黄一枚、人参(秋石拌烘)一钱、天冬一钱、细生地二钱、白芍一钱半。又，神气稍苏，脉来敛静。五液交涸，风阳尚动。滋液救其焚燎，清补和阳去热，用药全以甘寒。津液来复，可望向安。阿胶、人参、淡菜、鲜生地、天冬、川斛。(《临证指南医案·痉厥》)

方证解释：本案症见神迷，舌缩言謇，耳聋，四肢牵引，牙关不紧。脉细促。此温邪劫伤阴液，阳浮独行，内风大震，变为痉厥。方用人参、细生地、白芍、阿胶，为加减复脉汤法以滋阴生津；用天冬，合人参、细生地为三才汤法，可益气滋阴；用鸡子黄，合阿胶、白芍，为加减黄连阿胶汤以滋阴息风。

另外，叶氏用加减复脉汤合三才汤法的医案还有上述"用于治疗胁痛"中介绍的《临证指南医案·胁痛》沈案，"用于治疗胎前温病伤阴"中介绍的《临证指南医案·胎前》金案等，可互参。

5. 合桂枝去芍药加蜀漆牡蛎龙骨救逆汤法治疗脱症

凌，脉大不敛，神走呓语，阴阳不相交合，为欲脱之象，救阴无速功，急急镇固阴阳，冀其苏息。人参、茯神、阿胶、怀小麦、龙骨、牡蛎。又，阴液枯槁，阳气也升，心热惊惕，倏热汗泄。议用复脉汤，甘以缓热，充养五液。复脉去姜、桂，加牡蛎。(《临证指南医案·脱》)

方证解释：本案症见神走呓语。脉大不敛。叶氏辨为阴津大虚，阴阳不相交合的欲脱证，认为此时"救阴无速功"，宜"急急镇固阴阳，冀其苏息"。方用加减复脉汤合变通救逆汤法，以人参、阿胶为加减复脉汤法滋阴益气生津；以茯神、怀小麦为甘麦大枣汤法甘缓和胃制肝、宁心安神；以龙骨、牡蛎为救逆汤法镇固阳气。二诊见心热惊惕，倏热汗泄等。阴液枯槁，阳气也升。方用复脉汤去姜、桂，加牡蛎滋阴潜阳。

吴瑭根据此案，制订出《温病条辨·下焦篇》第2条救逆汤方证。

6. 合地黄饮子滋肝摄肾治疗肝风

某，内风，乃身中阳气之动变，甘酸之属宜之。生地、阿胶、牡蛎、炙草、黄肉炭。(《临证指南医案·肝风》)

方证解释：本案未述脉证，从"内风"二字分析，可能为中风。方用生地、阿胶、炙草、牡蛎，为加减复脉汤法，滋阴潜阳息风；黄肉炭与生地并用，为地黄饮子法，能酸甘滋阴摄肾。

沈，冲气左升，当镇肝摄肾。地黄、阿胶、黄肉、淡菜、茯苓。(《临证指南医案·肝风》)

方证解释：本案过于简略，从"冲气左升"与"当镇肝摄肾"分析，当有真阴亏虚，肾中冲气夹肝阳冲逆的表现，方用地黄、阿胶、淡菜，为加减复脉汤法以滋阴镇肝；用萸肉，合地黄，为地黄饮子法，以滋阴摄肾，摄纳冲气；另用茯苓通胃阳。

另外，用加减复脉汤合地黄饮子的医案还有上述"用于治疗产后诸病"中介绍的《临证指南医案·产后》虞三二案，可互参。

7. 合二至丸滋肾养肝治疗牙肉肿痛或胃中嘈杂

二至丸由女贞子、旱莲草组成，叶氏常于加减复脉汤中合入此方，以加强滋补肝肾的作用，如上述"用于治疗牙肉肿痛"中介绍的《临证指南医案·肝风》陆四二案，"用于治疗胃中嘈杂"中介绍的《临证指南医案·嘈》程氏案等，此不赘述。

8. 合玉女煎法滋阴清胃治疗消渴

玉女煎功可滋阴生津、清泄胃热，叶氏有用加减复脉汤合变通玉女煎法治疗肝肾阴虚，胃热内盛，胃津消铄的三消病的经验，如上述"用于治疗消渴"中介绍的《临证指南医案·三消》钱五十案、杨二八案等，此不重述。

9. 合乌贼鱼骨丸固奇经治疗崩漏

乌鲗骨蔍茹丸出自《黄帝内经·素问·腹中论》，由乌鲗骨（乌贼骨）四分、蔍茹（即茜草根）一分组成，二药研末混合，以雀卵和丸，如小豆大。每次饭前服五丸，鲍鱼汤送下。本方具有补阴精气血，强壮肝肾，活血通经等作用，用于治疗血枯经闭，肝肾损伤证。叶桂将此方称为"乌贼鱼骨丸"，每与加减复脉汤合方，治疗妇人血枯经闭、崩漏等病证。其典型医案如上述"用于治疗崩漏"中介绍的《临证指南医案·崩漏》卢案，此不重述。

除上，叶氏还有用加减复脉汤合辛润通络法，滋肝肾真阴，兼通络止痛的医案，如上述"用于治疗胁痛"中介绍的《临证指南医案·胁痛》黄案；有用加减复脉汤合桂枝汤与小建中汤治疗虚劳的医案，如上述"用于治疗虚劳"中介绍的《临证指南医案·虚劳》"某，脉虚细，夜热晨寒"案；有用加减复脉汤合大补阴丸治疗痉厥的医案，如上述《临证指南医案·痉厥》顾案。此不重复介绍。

三、讨论与小结

（一）叶氏变通应用炙甘草汤的基本思路与手法

叶桂根据仲景炙甘草汤重用生地，并配用麦冬、阿胶、麻仁滋补阴血的组方特点，以此四味药组成基础方，或取"甘守津还"之意，加炙甘草以甘守生津；或取酸甘化阴之意，仿照黄连阿胶汤中用白芍的手法，加白芍，合麦、地以酸甘滋阴，从而构成咸寒滋补肝肾真阴法基本方，治疗内伤、外感诸病肝肾真阴亏损证。如肝肾阴真亏竭，木失涵养而肝风旋动，风动痉厥者，则酌加牡蛎、鳖甲、龟甲、鸡子黄等，组成滋阴潜阳息风法基本方，以治阴虚肝风内动证。

以上咸寒滋补真阴法与滋阴息风法是叶氏变通应用炙甘草汤的基本思路，除此，尚有两点值得重视：

其一，作为血肉有情剂以补养奇经。因奇经八脉与肝肾密切相关，肝肾真阴亏竭，则可累及奇经，发为奇经病证：如奇经阴维虚损，"阴维为病主心痛"，可见心震动、心悸、心痛等，用基本方加龟甲、鳖甲等，通阴维、补任脉、止心痛。如肝肾阴亏，奇经失养，冲、任、督、带不足，表现为妇人崩漏、经闭、带下以及胎前、产后等病者，用基本方加鳖甲、龟甲、鸡子黄等补养奇经。如阳维为病发寒热者，也用基本方补奇经、调阳维。

其二，作为甘缓柔润剂以滋肝体、缓肝急。肝阴不足，阴不敛阳，肝火肝阳升腾横逆，可发为瘈烦不肯寐、焦烦、惊恐、头痛、喉痹咽痛、耳聋、龈肿、胁痛、吐血、咳血、不饥不纳、嘈杂、欲呕不能食、下痢等病证，用变通复脉汤基本方，或再加鳖甲、龟甲、牡蛎等介类咸寒药，通过滋肝体、柔肝缓急以治疗这类病证。"柔剂"是相对于"刚剂"而制订的治法。刚剂药用附子、干姜等辛热药温补下焦真阳；柔剂则用麦、地、阿胶、白芍、鳖甲、龟甲等滋润药滋补下焦真阴。在甘缓柔润剂用法方面，叶氏或用加减复脉汤法，或用加减复脉汤法合甘麦大枣汤法加小麦甘缓肝急。这些，均是叶氏变通应用炙甘草汤的心法。

不论用咸寒滋补真阴基本方，还是用滋阴息风基本方，若见胃气大伤，脉虚者，复加入人参，以补气生津。如《临证指南医案》燥门"张，脉数虚"案，温热门"张，舌绛裂纹"案、陈妪案等。若兼营卫不和，见寒热，或潮热，或夜热晨寒者，复入加桂枝。如《临证指南医案》燥门"某，阳津阴液重伤"案，虚劳门"某，脉虚细，夜热晨寒"案，调经门顾三一案，产后门虞三二案等。这两点均是遵照仲景原方的化裁加减法。其他加减变化或合法化裁手法浏览上列叶案则可明白，无需赘述。

（二）叶氏对仲景炙甘草汤方证的创新与发展

1. 创立阳化内风学说，阐发中风病机新论

关于中风的认识，金元之前多从外风立论，用羌、防、秦艽辛散祛风。金元以后，有从火立论者，有从痰立论者，有从虚立论者等等，杂治不一。直至叶桂，始提出肝肾真阴亏虚，水不涵木，肝阳亢逆，内风旋动的阳化内风学说，从而使中风病机摆脱了外风说的束缚，形成了能够揭示中风本质的理论体系。

如前述《临证指南医案·肝风》曹氏案，叶氏就批驳了杂治肝风的旧说。另如《临证指南医案·中风》沈四九案载："脉细而数，细为脏阴之亏，数为营液之耗……更因冬暖失藏，入春地气升，肝木风动，遂令右肢偏痿，舌本络强，言謇……庸俗泄气降痰，发散攻风，再劫真阴，渐渐神惯如寐，倘加昏厥，将何疗治，议用仲景复脉法。复脉汤去姜、桂。"再如中风门卢案载："嗔怒动阳，恰值春木司升，厥阴内风乘阳明脉络之虚……升腾太过，脂液无以营养四末，而指节为之麻木，是皆痹中根萌……夫情志变蒸之热，阅方书无芩连苦降、羌防辛散之理。肝为刚脏，非柔润不能调和也……生地、阿胶、牡蛎、川斛、知母。"

华岫云在《临证指南医案·中风》按中精辟地阐发了叶氏论治中风的理论与经验，如其云："金元以降，则河间立论云：因烦劳则五志过极，动火而卒中，皆因热甚生火；东垣立论，因元气不足，则邪凑之，令人僵仆卒倒如风状，是因乎气虚；而丹溪则又云：东南气温多湿，由湿生痰，痰生热，热生风，故主乎湿……近代以来，医者不分真伪，每用羌、防、星、半、乌、附、细辛，以祛风豁痰，虚症实治，不啻如枘凿之殊矣。今叶氏发明内风，乃身中阳气之变动，肝为风脏，因精血衰耗，水不涵木，木少滋荣，故肝阳偏亢，内风时起。治以滋液息风、濡养营络、补阴潜阳，如虎潜、固本、复脉之类是也。若阴阳并损，无阴则阳无以化，故以温柔濡润之通补，如地黄饮子、还少丹之类是也。"

华岫云在《临证指南医案·肝风》按中进而指出："《经》云东方生风，风生木，木生酸，酸生肝，故肝为风木之脏，因有相火内寄，体阴用阳，其性刚，主动主升，全赖肾水以涵之，血液以濡之，肺金清肃下降之令以平之，中宫敦阜之土气以培之，则刚劲之质，得为柔和之体，遂其条达畅茂之性，何病之有？倘精液有亏，肝阴不足，血燥生热，热则风阳上升，窍络阻塞，头目不清，眩晕跌仆，甚则瘛疭痉厥矣。先生治法。所谓缓肝之急以息风，滋肾之液以驱热，如虎潜、侯氏黑散、地黄饮子、滋肾丸、复脉等方加减，是介以潜之，酸

以收之，厚味以填之，或用清上实下之法。"

在叶氏论治中风的理法中，最具代表性的是肝肾阴液虚损，肝阳化风的理论以及根据这一理论所制订的以加减复脉汤滋阴潜阳息风的治疗大法。这是叶氏论治肝风、中风的理论核心，这一核心理论是叶氏在变通应用炙甘草汤的临床实践中总结出来的。

2. 阐明温病邪伤真阴与阴虚动风的病机，创立咸寒滋阴与滋阴息风的治法理论

在《温热论》中，叶桂不仅提出了温病卫气营血的病机理论以及相应的治疗大法，而且阐发了温邪损伤阴液的病机与治法。他把温邪伤阴的病机也分为深浅两个层次，轻浅者，为胃阴损伤，深重者，为肾阴损伤。如叶氏在《温热论》中指出："热邪不燥胃津，必耗肾液。"进而，论述了胃阴损伤与肾阴损伤的舌诊要点以及两个伤阴阶段的不同的治疗法则："舌绛而光亮者，胃阴亡也，急用甘凉濡润之品……其有虽绛而不鲜，干枯而痿者，肾阴涸也，急以阿胶、鸡子黄、地黄、天冬等救之。"即胃阴损伤者，要用"甘凉濡润之品"如沙参、麦冬、甘蔗汁等甘寒滋养胃阴；肾阴损伤者，要用"阿胶、鸡子黄、生地黄、天冬等"咸寒滋补肾阴。

在《临证指南医案》中，叶氏以变通麦门冬汤为基础，制订出甘寒凉润剂治疗温病邪伤胃阴证；以变通炙甘草汤为基础，制订出咸寒滋阴剂治疗温病肾阴损伤证与真阴亏竭，虚风内动证。

对于温邪损伤下焦真阴的论治，如《临证指南医案》风温门"某，风温热伏"案载："风温热伏，更劫其阴，日轻夜重，烦扰不宁。生地、阿胶、麦冬、白芍、炙草、蔗浆。"又如燥门"某，阳津阴液重伤"案载："阳津阴液重伤，余热淹留不解，临晚潮热，舌色若赭，频饮救亡阳焚燎，究未能解渴，形脉俱虚，难投白虎。议以仲景复脉一法，为邪少虚多，使少阴、厥阴二脏之阴少苏，冀得胃关复振。"另如温热门张案，症见舌绛裂纹，面色枯槁，全无津泽，形象畏冷，心中热焚等，叶氏辨为"热深入阴"，"阴液已涸"，用复脉汤去桂枝、生姜加甘蔗汁代水煎救治。

对于真阴损伤，水不涵木，虚风内动的论治，如《临证指南医案》温热门陈妪案载："阳升风动，治以咸寒。生地、阿胶、天冬、人参、川斛、茯神、麦冬。"痉厥门余案载："脉细促，神迷，舌缩言謇，耳聋，四肢牵引，牙关不紧，病已月余。乃温邪劫液，阳浮独行，内风大震，变幻痉厥危疴。议以育阴息风法，必得痉止神清，方有转机。"

关于咸寒滋阴法的建立，叶氏锐敏地发现，仲景炙甘草汤重用生地至一斤，8倍于人参（二两）、4倍于炙甘草（四两）、5.3倍于桂枝（三两），并配伍麦冬、麻仁各半升、阿胶二两，以重补阴血为突出特点。他紧紧地抓住这一特点，并去方中性味辛温的桂枝、生姜、大枣，再加白芍，组成了滋补肝肾阴液的基础方。由于方中阿胶为血肉有情之品，味咸，麦冬、白芍、生地等药性属寒凉，因此，叶氏称此方所代表的法为"咸寒"滋阴法，如《临证指南医案·温热》陈妪案载："……治以咸寒。生地、阿胶、天冬、人参、川斛、茯神、麦冬。"咸寒滋补真阴法的建立，不仅与甘寒滋养胃阴法作出了分别，而且为下焦肝肾真阴亏损证的治疗提供了新的具体的治法。

进而，叶氏根据真阴损伤，易累及肝阴，肝肾阴液亏虚，可致肝阳亢逆，变化内风，发为虚风内动证的临床特点，在加减复脉汤咸寒滋补真阴的基础方中，加入牡蛎、鳖甲、龟板、鸡子黄等滋阴潜阳息风药，从而创立了滋阴息法，为虚风内动证的治疗提供了新的治法。

吴瑭总结叶案，在《温病条辨·下焦篇》制订出了加减复脉汤、救逆汤、一甲复脉汤、

二甲复脉汤、三甲复脉汤、小定风珠、大定风珠等方证，从而使叶氏的咸寒滋阴法与滋阴息风法上升到方证的层次，极大地发挥发展了叶桂的咸寒滋阴学说与滋阴息风学说。

在叶氏之前，补肾阴法只有钱乙的六味地黄丸，张景岳的左归丸、左归饮，朱震亨的大补阴丸等方，这些方剂均以熟地为主组方，属于含有甘温药的补肾阴法，而非咸寒甘凉清滋肾阴法。因此，叶氏咸寒滋阴法的创立，不仅填补了中医补肾法的一项空白，而且刷新了滋补肾阴法的旧说，具有划时代的意义。

3. 创立"清补肝阴"的治法

叶氏在《临证指南医案·痉厥》"某，脉左动如数"案中指出："夫肝脏藏魂，因怒则诸阳皆动，所见病源，无非阳动变化内风而为厥，故凡属厥症，多隶厥阴肝病。考《内经》治肝，不外辛以理用，酸以治体，甘以缓急。今精彩散失，镇固收摄，犹虑弗及。而方书泄肝、平肝、抑肝方法尽多。至于补法，多以子母相生为治。此病全以肝肾下焦主法为正。所服医药，并无师古之方，未识何见？阿胶一钱半、鸡子黄一枚、人参一钱、生地三钱、金箔五片。"在这则医案中，叶氏提出，滋补肝阴法前人尚无论述，即使补肝，前人也多从"子母相生"立论，通过补肾而间接补肝。因此，叶氏制订了以加减复脉汤合变制黄连阿胶汤为基础，以生地、阿胶等甘寒、咸寒药为主，凉润清滋肝阴的治法。

由于肝肾同源，肾阴虚则肝阴也虚，因此，叶氏选用加减复脉汤法，既滋肝阴，又滋肾阴，滋肝与滋肾并举，如《临证指南医案·胁痛》沈案，症见"暮夜五心热，嗌干，左胁痛"，叶氏诊为"肝肾阴亏"，方用人参、生地、天冬、麦冬、柏子霜、生白芍滋补肝肾阴液。再如《临证指南医案·调经》朱案，叶氏指出："今则入暮病剧，天晓安然，显是肝肾至阴损伤"，方用炙甘草、阿胶、细生地、生白芍、麦冬、牡蛎，滋补肝肾阴液。另如《临证指南医案·胎前》王案，叶氏拟"养肝阴，滋肾液为治"法，方用复脉汤去桂、麻、姜、枣，加天冬、知母、子芩，滋肝肾之阴，兼泄热安胎。

加减复脉汤以生地、阿胶、麦冬、白芍为基本用药，这四味药咸寒甘凉，既可清滋肝阴，也可滋补肾阴。叶氏清滋肝阴法的建立，填补了补肝法的一项空白，具有重要的学术价值与临床意义。

4. 创立"血肉填阴"与"介类潜阳"的治法理论

叶氏在应用咸寒滋阴法治疗肝风、中风、惊厥等病证时，常在滋补肝肾真阴的基础方加减复脉汤中加鳖甲、龟板或龟胶、淡菜等血肉有情之品，合基础方中的阿胶，组成血肉有情填阴之法，如《临证指南医案·痉厥》"某，阳气暴张，精绝，令人煎厥"案中指出："下焦阴液枯燥，冲气上逆为厥。议用咸寒降逆，血肉填阴。"

在《临证指南医案·虚劳》万二七案中叶氏指出："精血皆有形，以草木无情之物为补益，声气必不相应……精血主脏，脏体属阴，刚则愈劫脂矣……且血肉有情，栽培身内之精血。"从而认为，肝血肾精损伤，草木类滋阴生津药难以奏效，须用血肉有情之品填补阴血。

另外，叶氏对于肝肾阴虚，阳亢化风，发为肝风痉厥的病证，在咸寒滋阴息风的基础上，主张配用介类药平肝镇潜，如《临证指南医案·痉厥》顾案指出："厥从肝起，其病在下，木必得水而生，阴水亏，斯阳风烁筋，而络中热沸即厥。拙拟血属介类，味咸入阴，青色入肝，潜阳为法。又，阴络空隙，厥阳内风掀然，鼓动而为厥。余用咸味入阴和阳，介类有情之潜伏，颇见小效，但病根在下深远，汤剂轻浮，焉能填隙？改汤为膏，取药力味重以填实之，亦止厥一法。"从而认为，介类药不仅属于血肉有情之品，而且青色入肝，善于潜肝阳、镇冲逆。叶氏常用的介类药有牡蛎、鳖甲等。

叶氏血肉有情，填滋肝肾真阴的治法与介类镇潜，平肝息风的治法可谓独树一帜，具有重要的临床意义。

（三）吴瑭对叶氏变通炙甘草汤法的继承与发展

吴瑭根据叶氏变通应用炙甘草汤的医案，在《温病条辨·下焦篇》制订了加减复脉汤、一甲复脉汤、二甲复脉汤、三甲复脉汤、大定风珠、小定风珠、救逆汤、护阳和阴汤等方证，从而阐扬了叶氏咸寒滋阴与滋阴息风的学说，为下焦温病的辨治提供了新的方与证。

1. 加减复脉汤方证

出自《温病条辨·下焦篇》第1条："风温、温热、温疫、温毒、冬温，邪在阳明久羁，或已下，或未下，身热面赤，口干舌燥，甚则齿黑唇裂，脉沉实者，仍可下之；脉虚大，手足心热甚于手足背者，加减复脉汤主之。"此方组成为：炙甘草六钱、干地黄六钱、生白芍六钱、麦冬（不去心）五钱、阿胶三钱、麻仁三钱。水八碗，煮取八分三杯，分三次服。剧者加甘草至一两，地黄、白芍八钱，麦冬七钱，日三、夜一服。吴瑭称此方为"甘润存津法"。

此方证还见于《温病条辨·下焦篇》第3条："温病耳聋，病系少阴，与柴胡汤者必死，六、七日以后，宜复脉辈复其精。"第4条："劳倦内伤，复感温病，六、七日以外不解者，宜复脉法。"第5条："温病已汗而不得汗，已下而热不退，六、七日以外，脉尚躁盛者，重与复脉汤。"第6条："温病误用升散，脉结代，甚则脉两至者，重与复脉，虽有他证，后治之。"第7条："汗下后，口燥咽干，神倦欲眠，舌赤苔老，与复脉汤。"第8条："热邪深入，或在少阴，或在厥阴，均宜复脉。"第19条："邪气久羁，肌肤甲错，或因下后邪欲溃，或因存阴得液蒸汗，正气已虚，不能即出，阴阳互争而战者，欲作战汗也，复脉汤热饮之。虚盛者加人参；肌肉尚盛者，但令静，勿妄动也。"第29条："热入血室，邪去八、九，右脉虚数，暮微寒热者，加减复脉汤，仍用参主之。"

本方证是吴瑭参照《临证指南医案》温热门张五五案、汪案，燥门张案、"某氏，心中烦热"案，风温门"某，风温热伏"案，肝风门胡案等医案整理制订的。

关于加减复脉汤的配伍意义，吴瑭在下焦篇第1条自注中指出："去参、桂、姜、枣之补阳，加白芍收三阴之阴，故云加减复脉汤。在仲景当日，治伤于寒者之结代，自有取于参、桂、姜、枣，复脉中之阳；今治伤于温者之阳亢阴竭，不得再补其阳也。用古法而不拘用古方，医者之化裁也。"

2. 一甲复脉汤方证

出自《温病条辨·下焦篇》第9条："下后大便溏甚，周十二时三、四行，脉仍数者，未可与复脉汤，一甲煎主之；服一二日，大便不溏者，可与一甲复脉汤。"本方证还见于下焦篇第10条："下焦温病，但大便溏者，即与一甲复脉汤。"此方组成为：加减复脉汤去麻仁，加牡蛎一两。

本方证是吴瑭根据叶氏用加减复脉汤加牡蛎法的医案制订的，但应用范围，吴氏已有创新。

3. 二甲复脉汤方证

出自《温病条辨·下焦篇》第13条："热邪深入下焦，脉沉数，舌干齿黑，手指但觉蠕动，急防痉厥，二甲复脉汤主之。"此方组成为：加减复脉汤加生牡蛎五钱、生鳖甲八钱。

本方证是吴瑭参照《临证指南医案·痉厥》陆案、毛案等医案整理制订的。

4. 三甲复脉汤方证

出自《温病条辨·下焦篇》第 14 条："下焦温病，热深厥甚，脉细促，心中憺憺大动，甚则心中痛者，三甲复脉汤主之。"此方组成为：加减复脉汤加生牡蛎五钱、生鳖甲八钱、生龟板一两。吴瑭称此方为"咸寒甘润法"。本方证还见于下焦篇秋燥第 78 条："燥久伤及肝肾之阴，上盛下虚，昼凉夜热，或干咳，或不咳，甚则痉厥者，三甲复脉汤主之，定风珠亦主之，专翕大生膏亦主之。"

本方证是吴瑭根据《临证指南医案》肝风门金女案、王氏案，痉厥门顾案等医案整理制订的。

5. 大定风珠方证

出自《温病条辨·下焦篇》第 16 条："热邪久羁，吸烁真阴，或因误表，或因妄攻，神倦瘛疭，脉气虚弱，舌绛苔少，时时欲脱者，大定风珠主之。"本方证还见于下焦篇第 78 条："燥久伤及肝肾之阴，上盛下虚，昼凉夜热，或干咳，或不咳，甚则痉厥者，三甲复脉汤主之，定风珠亦主之，专翕大生膏亦主之。"此方组成为：生白芍六钱、阿胶三钱、生龟板四钱、干地黄六钱、麻仁二钱、五味子二钱、生牡蛎四钱、麦冬（连心）六钱、炙甘草四钱、鸡子黄（生）二枚、鳖甲（生）四钱。水八碗，煮取三杯，去滓，再入鸡子黄，搅令相得，分三次服。喘加人参，自汗者加龙骨、人参、小麦，悸者加茯神、人参、小麦。吴瑭称此方为"酸甘咸法"。

本方证是吴瑭参照《临证指南医案》痉厥门余案、史案，产后门吴案，脱门凌案、"某氏，脉如雀啄"案等医案整理制订的。

6. 加减复脉仍用人参汤方证

炙甘草汤中有人参，吴瑭在加减复脉汤中去掉了人参，但在救逆汤、大定风珠方后有复加人参的用法。此法可另立一方，即加减复脉仍用人参汤。

本方证是吴瑭根据《临证指南医案》燥门张案、某案，温热门张案、陈妪案，痉厥门余案，头痛门程案，肝风门胡案，胁痛门沈案，脱门某氏案，虚劳门某案，崩漏门张四三案、张案、胡案等医案整理制订的。

7. 护阳和阴汤方证

出自《温病条辨·下焦篇》第 28 条："热入血室，医与两清气血，邪去其半，脉数，余邪不解者，护阳和阴汤主之。"此方组成为：白芍五钱、炙甘草二钱、人参二钱、麦冬（连心炒）二钱、干地黄（炒）三钱。水五杯，煮取二杯，分二次温服。吴瑭解释说：此方"甘凉甘温复法，偏于甘凉，即复脉汤法也"。

本方证是吴瑭根据《临证指南医案·热入血室》沈氏案整理制订的。

除以上 7 个方证外，吴瑭在《温病条辨·下焦篇》还制有小定风珠与救逆汤，这两个方证将在黄连阿胶汤与桂枝去芍药加蜀漆牡蛎龙骨救逆汤中介绍，此从略。

（四）新订叶氏炙甘草汤变通方

1. 加减复脉合乌贼骨丸汤

出自《临证指南医案·崩漏》卢案。组成为：乌贼骨、阿胶、生地、生白芍、茜草、小麦。叶案方证：崩漏血止，黄白淋漓自下，寒则周身拘束，热时烦躁口干，晡至天明，汗出乃止，寐必身麻如虫行，四肢骨节皆痛者。

此方是加减复脉汤与乌鲗骨藘茹丸（乌贼骨四分、茜草根一分）以及甘麦大枣汤的合方。方用阿胶、生地、生白芍滋肝肾真阴，用乌贼骨、茜草固冲任通血络，小麦甘缓镇逆。全方滋真阴，固冲任，通络脉，缓急镇逆，可治疗真阴亏虚，冲任不足，胞络瘀滞的崩漏、淋带、闭经等病证。

2.加减复脉合桂枝汤

出自《临证指南医案·调经》顾三一案，组成为：桂枝三分、白芍一钱半、阿胶一钱半、生地三钱、炙草四分、麦冬一钱半、大麻仁一钱。叶案方证：潮热经阻，脉来弦数，营血被寒热交蒸，断其流行之机，即为干血劳瘵者。

本方用炙甘草、白芍、阿胶、生地、麦冬、火麻仁以滋肝肾阴血，用桂枝合白芍、甘草，为桂枝汤法以调和营卫。全方在滋补肝肾阴血、调和营卫中兼有温通经脉、通补奇经之效，可用于治疗妇人肝肾阴虚，奇经不足的经闭潮热，或月经量少，或经期发热等病证。

（五）叶案萃语

1.“肝肾宜润宜凉，龙相宁则水源生。”

出自《临证指南医案·肝风》胡案。“龙”指肾中虚火，“相”指肝中相火。肾肝阴液不足，则龙相虚火夹肝阳肝风上扰，导致耳聋、咽呛、喉中不甚清爽等症，治疗宜甘凉润药滋肝肾阴液，即所谓“肝肾宜润宜凉”。肝肾阴液得复，则龙火、相火潜伏而宁静，肾之真阴不再耗伤，水源自清，阴液也可自然而生，即所谓“龙相宁则水源生”。

2.“理阳气，当推建中；顾阴液，须投复脉。”

出自《临证指南医案·咳嗽》费十一案。这句话阐发了叶氏论治虚劳的基本手法，虚劳辨治重在分别阴阳，凡阳气虚弱者，首推小建中汤法理胃阳；凡阴液不足者，首推复脉汤法滋肾阴。小建中汤与复脉汤均为仲景方，均属甘药，所不同的是，前者甘温而理胃阳，后者甘凉而救肾阴，两法成为犄角之势，共同组成了理虚的两大法门。

3.“缓肝之急以息风，滋肾之液以驱热。”

出自《临证指南医案·肝风》曹三二案。这是针对温病邪热耗伤肝肾真阴，虚多邪少，肝风内动证所拟定的治法。对于此证，不得再用清泄邪热药，而要用甘凉咸寒药滋肾阴，通过滋水源以退余热；同时要滋肝阴、缓肝急以平息肝风。

4.“肝为刚脏，非柔润不能调和也。”

出自《临证指南医案·肝风》卢案。这句话强调，肝为刚脏，体阴用阳。肝病最易损伤其阴，致阴液不足，肝阳亢逆，内风旋动。因此，治疗肝体阴液损伤证，须用甘凉咸寒柔润之剂，滋肝阴，和肝阳，才能使肝之气血阴阳调和，恢复其正常的生理功能。

5.“局方逍遥散……和气血之中，佐柴胡微升，以引少阳生气，上中二焦之郁勃可使条畅。”

出自《临证指南医案·调经》朱案。这句话反映了叶氏用柴胡的一种思路，对于理解叶桂化裁应用小柴胡汤、四逆散等柴胡剂将有所启示。

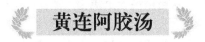

黄连阿胶汤

一、仲景原方证述要

黄连阿胶汤出自《伤寒论》第303条，组成为：黄连四两，黄芩二两，芍药二两，鸡子黄二枚，阿胶三两。右五味，以水六升，先煮三物，取二升，去滓，内胶烊尽，小冷，内鸡子黄，搅令相得。温服七合，日三服。仲景原条文谓：“少阴病，得之二三日以上，心中烦，不得卧，黄连阿胶汤主之。”

黄连阿胶汤用黄连、黄芩苦寒泄热、清心除烦；用阿胶、白芍滋补肝肾阴血、育阴和阳；另用鸡子黄补血滋肾、交通心肾。全方清心火、滋肾水，可用于治疗心火亢盛，肾水不足，心肾不交所致的心烦、失眠等症。

黄连阿胶汤证：心中烦，不得卧，或失血，或便脓血者。

二、叶氏应用心法

(一) 加减变化

1. 用于治疗伏气温热深入阴分

脉弦数右大，舌绛色，面微浮，咳呕上逆，心中热，腹中气撑，卧侧着右，暮夜内外皆热，自五月起，病百日不晓饥饱，病因忧愁嗔怒而起，诸气交逆，少火化为壮火，烦热不息，五液皆涸，内风煽动，亦属阳化，见症肝病，十之八九，秋金主候，木尚不和，日潮加剧，病属郁劳，难以久延。议咸苦清养厥阴之阴以和阳。阿胶、川连、生地、糯米、白芍、鸡子黄。再诊，脉百至，右弦数，左细数，寒热无汗，渴饮呕逆，病中咯血，经水反多，邪热入阴，迫血妄行。平日奇经多病，已属内虚，故邪乘虚陷，竟属厥阴之热炽，以犯阳明，故为呕为闷，不食，目胞紫暗羞明，咽中窒塞，头痛。由厥阴热邪通胃贯膈，上及面目诸窍，先寒后热，饥不能食，消渴，气上冲心，呕哕。仲景皆例厥阴篇中，此伏邪在至阴之中，必熬至枯涸而后已。表之则伤阳，攻之则劫阴，惟咸味直走阴分，参入苦寒，以清伏热。清邪之中，仍护阴气，俾邪退一分，便存得一分之阴，望其少苏。阿胶、鸡子黄、生地、白芍、黄连、黄柏。（《三家医案合刻·叶天士医案》）

方证解释：本案症见面微浮，咳呕上逆，心中热，腹中气撑，卧侧着右，暮夜内外皆热，病百日不晓饥饱。舌绛色，脉弦数右大。叶氏虽从忧愁嗔怒，诸气交逆，少火化为壮火论病机，但从"日潮加剧"（指潮热加剧）以及二诊见寒热无汗，渴饮呕逆分析，本案实为伏气温病，夹内伤郁怒。方用黄连阿胶汤去黄芩加生地、糯米，苦寒清降邪火，咸寒滋阴和阳。二诊寒热无汗，渴饮呕逆。脉数百至，右弦数，左细数。并且邪热入阴，迫血妄行而病中咯血，经水反多；平日奇经多病，内虚邪陷，厥阴热炽，冲犯阳明而呕吐、痞闷、不食；厥阴热邪通胃贯膈，上及面目诸窍则目胞紫黯羞明，咽中窒塞，头痛；热陷厥阴则先寒后热，饥不能食，消渴，气上冲心，呕哕。此伏邪在至阴之中，煎熬阴液以至于枯涸。关于治法，叶氏精辟地论述道："表之则伤阳，攻之则劫阴，惟咸味直走阴分，参入苦寒，以清伏热。清邪之中，仍护阴气，俾邪退一分，便存得一分之阴，望其少苏。"方用黄连阿胶汤加减，因热在厥阴下焦，故仿乌梅丸法去黄芩加黄柏；另加生地滋阴凉血。全方苦寒泄热，咸寒滋阴，又甘苦合化阴气以滋阴救液。

吴瑭根据此案，制订出了《温病条辨·下焦篇》第11条黄连阿胶汤方证。

2. 用于治疗妊娠感疟寒少热多

寒少热多，即先厥后热之谓。热甚胎攻冲心而痛，盖胎在冲脉，疟邪由四末渐归胃系，属阳明胃脉管辖，上呕青黑涎沫，胎受邪迫，上冲攻心，总是热邪无由而发泄，内陷不已，势必堕胎，且协热自利，外邪从里而出，有不死不休之戒。方书保胎必固阴益气，今热炽壅，参、胶、归、地，反为热邪树帜矣。前以绝苦无寒，取其急过上焦，阳明胃与厥阴两治；今用酸苦泄两经之邪热，外以井泥护胎。川连、乌梅肉、黄芩、草决明、川椒、石莲肉、白芍。苦辛酸，清泄阳明、厥阴邪热，兼外护胎法，病势减十之二、三。视舌黑芒刺，舌心干板，而心中痛不已，此皆热邪内迫，阳精阴液告涸。两日前虑其陷伏闭塞，今又怕液

涸昏痉，最难调治。夫护胎存阴，清热去邪，两不可少。川连、鲜生地、知母、阿胶、鸡子黄。（《眉寿堂方案选存·女科》）

方证解释：本案妊娠感疟，症见寒少热多，先厥后热，热甚胎攻冲心（指心下）而胃痛，上呕青黑涎沫，下见协热自利。此肝热冲逆犯胃。拟两调阳明胃与厥阴，酸苦泄两经邪热法。方以乌梅丸化裁，用川连、黄芩、乌梅肉，酸苦泻热，也泄厥阴；用川椒辛通阳明；另用白芍、草决明和肝，石莲肉扶胃止利。二诊已经见效，尚见心中痛不已，舌黑芒刺，舌心干板，此皆热邪内迫，阳精阴液告涸。方用黄连阿胶汤法，以川连、知母苦寒泻热，以鲜生地、阿胶、鸡子黄咸寒滋阴，兼防动风痉厥，从而护胎存阴，清热祛邪，两者兼顾。

3. 用于治疗肺热

汪，肺热，膈消热灼，迅速如火，脏真之阴日削。先议清肺，以平气火，法当苦降以轻，咸补以重，继此再商滋养血液。枯黄芩煎汤，溶入阿胶二钱。（《种福堂公选医案》）

方证解释：本案未述脉证，从"肺热，膈消热灼，迅速如火"分析，症有心胸烦热，或咳嗽咳血等。方用简化黄连阿胶汤法，以黄芩苦寒清泻肺膈之热，以阿胶咸滋肾阴。其"苦降以轻，咸补以重"，指轻用黄芩，重用阿胶。此方仅用二味药，却不离黄连阿胶汤法，叶氏变通经方之妙，由此可见一斑。

4. 用于治疗郁火伤阴证

张六六，情志连遭郁勃，脏阴中热内蒸。舌绛赤糜干燥，心动悸，若饥，食不加餐。内伤情怀起病，务以宽怀解释。热在至阴，咸补苦泄，是为医药。鸡子黄、清阿胶、生地、知母、川连、黄柏。（《临证指南医案·郁》）

方证解释：本案症见舌绛赤糜干燥，心动悸，若饥，食不加餐。血分阴液耗伤，心营郁热炽甚则舌绛赤糜干燥；心肾阴虚，虚风萌动则心动悸；胃阴伤则若饥，食不加餐。治拟"咸补苦泄"法，方用黄连阿胶汤化裁，以生地、阿胶、鸡子黄凉血滋阴，和阳息风；仿滋肾丸法加知母、黄柏，以黄连合知、柏苦寒泻热、清心凉营。

5. 用于治疗癫痫痫厥

曹十四，春病及长夏，痫厥屡发。前用龙荟丸意，苦泄肝胆，初服即泻。此久病阴分已虚，议理阴和阳，入酸以约束之。生鸡子黄、阿胶、川连、黄柏、生白芍、米醋。（《临证指南医案·癫痫》）

方证解释：本案痫厥屡发，由真阴亏虚，内风萌动，心火肝阳亢逆所致。治拟理阴和阳，兼酸敛法，方用黄连阿胶汤加减，以阿胶、生白芍、生鸡子黄咸寒滋补真阴，和阳息风；以川连、黄柏苦寒清泻心肝火热；另加米醋，合生白芍酸敛制肝，合黄连、黄柏酸苦泄热。

6. 用于治疗中风阴虚火亢

某姬，今年风木司天，春夏阳升之候，兼因平昔怒劳忧思，以致五志气火交并于上，肝胆内风鼓动盘旋，上盛则下虚，故足膝无力。肝木内风壮火，乘袭胃土。胃主肌肉，脉络应肢，绕出环口，故唇舌麻木，肢节如痿，固为中厥之萌。观河间内火召风之论，都以苦降辛泄，少佐微酸，最合经旨。折其上腾之威，使清空诸窍，毋使浊痰壮火蒙蔽，乃暂药权衡也。至于颐养工夫，寒暄保摄，尤当加意于药饵之先。上午服。金石斛三钱、化橘红五分、白蒺藜二钱、真北秦皮一钱、草决明二钱、冬桑叶一钱、嫩钩藤一钱、生白芍一钱。又，前议辛酸降一法，肝风胃阳已折其上引之威，是诸症亦觉小愈，虽曰治标，正合岁气节候而设……又，夏月进酸苦泄热，和胃通隧，为阳明厥阴治甚安。入秋凉爽，天人渐有收肃下降之理。

缘有年下亏,木少水涵,相火内风旋转,熏灼胃脘,逆冲为呕,舌络被熏则绛赤如火,消渴便阻犹剩事耳。凡此仍属中厥根萌,当加慎静养为宜。生鸡子黄一枚、阿胶一钱半、生白芍三钱、生地三钱、天冬去心一钱、川连一分生。上午服……(《临证指南医案·中风》)

方证解释:本案病机变化十分复杂,先后共18诊,就病程记录的完整性而言,是《临证指南医案》中少见的医案。本诊季节已转至秋凉,症见舌绛赤如火,消渴便阻,逆阻为呕等。病机系营血火热耗损阴津,肾阴亏竭,水不涵木,肝风内旋,心火亢盛。方用黄连阿胶汤加减,以生地凉营滋阴生津,生白芍、天冬、阿胶、鸡子黄滋阴和阳息风,另用少量黄连,苦泻肝心火热。其中用天冬、生地,为三才汤法,可滋阴清热。

7. 用于治疗肝风

王氏,神呆不语,心热烦躁,因惊而后,经水即下,肉膶刺痛,时微瘛,头即摇。肝风内动,变痉厥之象。小川连、黄芩、阿胶、牡蛎、秦皮。(《临证指南医案·肝风》)

方证解释:本案发病与受惊有关,惊后经水即下,肉膶刺痛,时微瘛,头即摇。诊时症见神呆不语,心热烦躁等。此真阴亏虚,肝风内动,心火炽盛。方用黄连阿胶汤加减,以川连、黄芩苦泻心火;以阿胶咸寒滋肝肾真阴,牡蛎平肝潜阳息风;另用秦皮苦寒清泻肝火。

(二) 合方化裁

1. 合黄芩汤治疗春温内陷下痢

某,春温内陷下痢,最易厥脱。川连、淡黄芩、阿胶、炒生地、生白芍、炙草。(《临证指南医案·痢》)

方证解释:从"春温内陷下痢,最易厥脱"分析,本案症有下痢,发热,心神烦躁,甚至谵语、惊厥等。方用黄连阿胶汤合黄芩汤加减,以川连、黄芩苦寒泻热,以阿胶、生白芍、炒生地滋阴凉血。其中生白芍、炙草、黄芩配伍,为黄芩汤法,既治春温,又主下痢。两方合用后,尤能治疗真阴损伤,热毒内盛的下痢。

2. 合桂枝去芍药加蜀漆牡蛎龙骨救逆汤法治疗痉厥

史,温热已入厥阴。阴伤,致风阳上巅,遂为痉厥。厥发丑寅,阳明、少阳之阳震动。昨进咸苦,清其阴分之热已效,今复入镇阳以止厥。生地、天冬、阿胶、鸡子黄、生龙骨、小麦。(《临证指南医案·痉厥》)

方证解释:本案为温病邪热深入厥阴,损伤肝肾真阴而致动风痉厥。一诊用咸苦(黄连阿胶汤法)滋阴清热,已经获效。本诊遂用黄连阿胶汤去苦泄药,纯用咸滋药阿胶、鸡子黄,加生地、天冬,滋阴息风,凉血生津。再合桂枝去芍药加蜀漆牡蛎龙骨救逆汤法,以咸寒滋阴药生地、天冬、阿胶代替辛甘温药桂枝、生姜、炙甘草,变制出以生地、天冬、阿胶、生龙骨为新法的变制方,滋阴镇逆潜阳,以防厥脱。另取甘麦大枣汤法,加小麦缓肝镇逆,宁心安神。

3. 合沙参麦冬汤或益胃汤法治疗咳嗽失音喉痹

施氏,脉细数,干咳咽燥,脊酸痿弱,此本病欲损。阿胶、鸡子黄、北沙参、麦冬、茯神、小黑稆豆皮。(《临证指南医案·咳嗽》)

方证解释:本案症见干咳咽燥,脊酸痿弱。脉细数。干咳咽燥,为肺胃阴津虚损的沙参麦冬汤证;脊酸痿弱、脉细数为真阴亏虚的黄连阿胶汤去芩连证。方用阿胶、鸡子黄,为减味黄连阿胶汤法咸寒滋阴,兼血肉有情补养奇经;用北沙参、麦冬、茯神、小黑稆豆皮,为麦门冬汤变通方沙参麦冬汤法滋养肺阴、润燥止咳。

孙二一,久咳,失音喉痹。陈阿胶同煎二钱、生鸡子黄同煎一枚、炒麦冬一钱半、川斛三钱、

甜北沙参一钱半、炒生地二钱、生甘草三分、茯神一钱半。(《临证指南医案·失音》)

方证解释：本案症见久咳，失音喉痹。失音喉痹，为肺胃阴伤的益胃汤证；久咳不愈，为真阴亏损的黄连阿胶汤减芩连证。方用炒麦冬、川斛、甜北沙参、炒生地、生甘草、茯神为麦门冬汤变通方益胃汤法滋胃生津、补肺阴、润肺燥；用陈阿胶、鸡子黄为黄连阿胶汤法，咸寒滋阴，补水生金。

4. 合加减复脉汤法治疗温病重伤阴液或络伤嘈杂善饥

张，舌绛裂纹，面色枯槁，全无津泽，形象畏冷，心中热焚，邪深竟入厥阴，正气已经虚极。勉拟仲景复脉汤，合乎邪少虚多治法。复脉汤去人参、生姜，加甘蔗汁代水煎。又，热病误投表散消导，正气受伤，神昏舌强，势如燎原。前进复脉法，略有转机，宜遵前方，去桂加参，以扶正气为主。复脉汤去桂加人参，甘蔗汁代水煎药。又，进甘药颇安，奈阴液已涸，舌强音缩，抚之干板。较诸以前，龈肉映血有间，小便欲解掣痛，犹是阴气欲绝。欲寐昏沉，午间烦躁，热深入阴之证，未能稳许愈期也。生白芍、炙甘草、阿胶、鸡子黄、人参、生地、麦冬、炒麻仁。(《临证指南医案·温热》)

方证解释：本案症见舌绛裂纹，面色枯槁，全无津泽，形象畏冷，心中热焚，神昏舌强等，由温病热邪深入厥阴，阴液大伤所致，一诊、二诊用加减复脉汤法，三诊出现舌强音缩，抚之干板，龈肉映血有间，小便欲解掣痛，欲寐昏沉，午间烦躁等，有"阴气欲绝"之虑，方用黄连阿胶汤去芩连法合加减复脉汤法重剂滋阴息风。

何三七，左乳旁胁中，常似针刺，汗出，心嘈能食，此少阳络脉，阳气燔灼，都因谋虑致伤，将有络血上涌之事。议清络宣通，勿令瘀着。生地、丹皮、泽兰叶、桃仁、郁金、琥珀末。又，服通络方，瘀血得下，新血亦伤。嘈杂善饥，阳亢燔灼，营阴不得涵护也。仍以和阳息风方法。阿胶、鸡子黄、生地、麦冬、生甘草、生白芍。(《临证指南医案·吐血》)

方证解释：本案一诊见左乳旁胸胁刺痛、汗出、心嘈能食等，叶氏认为此由少阳络脉瘀滞，阳气燔灼所致，拟"清络宣通"方，以生地、丹皮、泽兰叶、桃仁、郁金、琥珀末清润通络。二诊见胸胁刺痛消失，但嘈杂善饥，叶氏从"瘀血得下，新血亦伤"，又阳亢燔灼，营阴不得涵护认识病机，改用黄连阿胶汤去芩连法合加减复脉汤法，滋阴和阳息风。

5. 合三才汤治疗肝风惊厥

余，脉细促，神迷，舌缩言謇，耳聋，四肢牵引，牙关不紧，病已月余。议以育阴息风法。必得痉止神清，方有转机。阿胶二钱、鸡子黄一枚、人参(秋石拌烘)一钱、天冬一钱、细生地二钱、白芍一钱半。(《临证指南医案·痉厥》)

方证解释：本案症见神迷，舌缩言謇，耳聋，四肢牵引。脉细促。此肾阴亏竭，水不涵木，肝风内起。方用黄连阿胶汤去芩连，咸寒滋阴息风；另用人参、天冬、生地，为三才汤生地易熟地法，益气滋阴，凉营生津。

(三) 变制新法

叶桂对仲景黄连阿胶汤的组方含义有深刻的理解，在变通应用时，常去其中苦寒泻火的黄芩、黄连，纯用咸寒药鸡子黄、阿胶、白芍组成变制新方，滋阴息风，治疗下焦肾阴亏竭，水不涵木，肝风内旋，而无火热上亢的病证。叶氏把这种变制了的黄连阿胶汤称为"阿胶鸡子黄汤"(《三家医案合刻·叶天士医案》"新产不满百日"案)，广泛应用于临床，现介绍其有关用法如下。

1. 用于治疗痉厥

顾，平昔肠红，阴络久伤，左胁下宿瘕。肝家风气易结，形瘦面青。阴虚阳气易冒，血络不得凝静。诸阳一并遂为厥，冲气自下犯胃为呃，症似蓄血为狂。奈脉细劲，咽喉皆痛，真阴枯槁之象。水液无有，风木大震。此刚剂强镇，不能息其厥冒耳。生鸡子黄一枚、真阿胶二钱、淡菜泡洗五钱、龟板五钱，冲入热童便一杯。(《临证指南医案·痉厥》)

方证解释：本案平昔肠红便血，左胁下宿瘕。诊见形瘦面青，痉厥，呃逆，咽喉痛，如狂。脉细劲。此肝肾阴虚，真阴枯槁，风木大震。方用生鸡子黄、真阿胶，为黄连阿胶汤去芩连法滋阴息风；用淡菜、龟板血肉有情之品代替白芍，合阿胶，咸寒填滋真阴，潜阳息风；另用童便咸降引导。

吴瑭根据此案，制订出了《温病条辨·下焦篇》第15条小定风珠方证。

2. 用于治疗厥阴头痛

吴，厥阴头痛，舌干消渴，心下烦痛，无寐多躁，少腹胀满，小溲滴沥，时时痉搐，最怕厥竭。阿胶、鲜生地、鸡子黄、小黑稆豆皮。煎半盏，送滋肾丸二钱。(《种福堂公选医案》)

方证解释：本案为厥阴头痛，兼见舌干消渴，心下烦痛，无寐多躁，少腹胀满，小溲滴沥，时时痉搐等。此肝肾阴液大亏，有厥阳化风，发为痉厥之虑。方用阿胶、鲜生地、鸡子黄，为变制黄连阿胶汤以鲜生地代白芍滋补肝肾真阴，兼以凉血，另用小黑稆豆皮平息肝风。因症有少腹胀满，小溲滴沥，时时痉搐，故用滋肾丸泻火通淋。

3. 用于治疗咽喉痛痹

伍五四六，咽喉痛痹，发时如有物阻隔，甚至痛连心下，每晚加剧。是阴液日枯，肝脏厥阳化火风上灼。法以柔剂，仿甘以缓其急耳。细生地、天冬、阿胶、生鸡子黄、元参心、糯稻根须。(《临证指南医案·咽喉》)

方证解释：本案症见咽喉痛痹，发时如有物阻隔，甚至痛连心下，每晚加剧。病机为阴液日枯，肝之厥阳化火风上灼。方用变制黄连阿胶汤法，以阿胶、生鸡子黄咸寒滋阴，加细生地、天冬甘寒生津润燥；加元参合生地凉血泻火利咽，另用糯稻根须敛汗清虚热。

4. 用于治疗咳嗽

某，昨议上焦肺病，百日未痊，形肌消铄，悉由热化，久热无有不伤阴液。拟咸补如阿胶、鸡子黄，复入芩、连苦寒。自上清气热以补下，虽为暂服之方，原非峻克之剂。细思手经之病，原无遽入足经之理。但人身气机，合乎天地自然，肺气从右而降，肝气由左而升，肺病主降日迟，肝横司升日速，咳呛未已，乃肝胆木反刑金之兆。试言及久寐寤醒，左常似闪烁，嘈杂如饥，及至进食，未觉胃中安适，此肝阳化风，旋扰不息，致呛无平期。即倏热之来，升至左颊，其左升太过，足为明验，倘升之不已，入春肝木司权，防有失血之累，故左右为阴阳之道路，阴阳既造其偏以致病，所以清寒滋阴不能骤其速功。阿胶、鸡子黄、生地、天冬、女贞实、糯稻根须。(《临证指南医案·咳嗽》)

方证解释：本案症见咳呛，嘈杂如饥，形肌消铄，百日未痊。曾用黄连阿胶汤法咸补苦泄，未能骤其速功。二诊从肝肾真阴虚损，肝风旋扰，上刑肺金、横逆犯胃着眼，方用变制黄连阿胶汤法，以生地代替芍药，加天冬、女贞子滋补肝肾阴液，平息肝风，兼滋肺胃津液；另用糯稻根须滋阴敛汗。

5. 用于治疗咯血咳血

邹二一，内伤惊恐，肝肾脏阴日损。阳浮，引阴血以冒上窍，二气不交，日加寒热，骨热咽干不寐。阴分虚，其热甚于夜。阿胶鸡子黄汤。(《临证指南医案·吐血》)

方证解释：本案症见咯血，日加寒热，骨热咽干不寐，热甚于夜等。真阴亏虚，虚火内蒸则骨热咽干不寐，热甚于夜；阴虚阳浮，络伤血溢，则上窍出血。治疗用阿胶鸡子黄法，滋阴潜阳，息风宁络。

张，十七岁天癸不至，咳嗽失血，乃倒经重症。先以顺气导血。降香末、郁金、钩藤、丹皮、苏子、炒山楂、黑山栀。又，震动气冲，咳呛失血。鸡子黄、阿胶、鲜生地、天冬、生白芍、炒牛膝。（《临证指南医案·调经》）

方证解释：本案为咳血，虽十七岁尚未来月经，但未必是倒经，从二诊见"震动气冲，咳呛失血"分析，咳血是一种病，十七岁未来经是另一种病。一诊用顺气导血法未效，二诊从肾阴亏虚，肝阳冲逆，内风旋动考虑，改用变制黄连阿胶汤法，以阿胶、鸡子黄、白芍咸寒滋阴，和阳息风，加生地、天冬，凉血清热，滋胃阴以补土生金，另加炒牛膝引血下行。

6. 用于治疗崩漏

张，外冷内热，食过如饥，唇燥裂，渴饮下漏，漏多则阴虚阳亢。便溏不实，不可寒润。生地炭、阿胶、炒白芍、湖莲、椿根皮、茯神、蕲艾炭。又，消渴心悸。阿胶、生鸡子黄、生地、天冬、生白芍、茯神。（《临证指南医案·崩漏》）

方证解释：本案为崩漏，兼见食过如饥，唇燥裂，渴饮，便溏不实等。此肝肾阴血不足，脾不健运，冲任不固。一诊方用芎归胶艾汤法，以生地炭、阿胶、白芍、艾炭，滋补肝肾阴血，兼固冲任；另加莲子、椿根皮、茯神健脾固摄，兼以止泻。二诊症见消渴、心悸，为肝肾阴虚，厥阴风阳冲逆所致，方用变制黄连阿胶汤法，以阿胶、生鸡子黄、生白芍，滋肾肝，息肝风；另加生地、天冬凉血清热，滋胃生津，加茯神通胃阳，宁心安神。

7. 用于治疗产后痉厥

程，坐蓐过劳，肝风阳气动，面浮气短，腹膨，恶露不清，不可腻滞。须防痉厥。小生地、丹参、泽兰、茯神、黑稆豆皮、琥珀末。又，血分既亏，风阳动泄，汗出心悸，此辛气走泄须忌。所虑痉厥，如已见端，议静药和阳意。阿胶、鸡子黄、细生地、生牡蛎、丹参、茯神。（《临证指南医案·产后》）

方证解释：本案症见产后恶露不清，面浮气短，腹膨等。一诊从血分瘀热，恶露不清考虑，用凉血逐瘀法，以生地、丹参、泽兰、琥珀末凉血活血，以茯神、黑稆豆皮安胃平肝息风。二诊症见汗出、心悸，已有痉厥动风的征兆，故用变制黄连阿胶汤法，以阿胶、鸡子黄、细生地滋阴息风，加生牡蛎平肝潜阳，加丹参凉血逐瘀，加茯神宁心安神。

8. 用于治疗产后暑热伤阴

新产不满百日，天暑汗出气泄，加以澡浴汤蒸，更助开发，阳浮左升，阴弱莫制，遂喉痒咳逆，牵连左胁，及气街背部皆痛。盖产后肝血未充，肾液未足，奇经诸脉，悉皆怯弱。阴亏阳炽，血不能荣养筋脉。法当味厚质静，流护至阴之脏，兼温养奇经。仿仲圣阿胶鸡子黄汤。阿胶、生地、鸡子黄、白芍、稆豆皮、石决明。再诊，考足厥阴肝经，过胃贯膈，上循喉咙。因肝阴少藏，阳气有升无降，每交暮夜，咳甚如哕。戌亥乃肝阴旺时，肝阳扰胃，则阳明脉衰，四肢倦怠，面色青晦；阳化内风，掀越鼓动，为肌浮偏肿，心无液养，似嘈非嘈，似痛非痛，热酿涎沫，吐出复聚。余不以咳嗽为治，急于流护至阴，静制风阳内鼓，夜分更以胃药助之。午服：鸡子黄、白芍、枸杞子、阿胶、甘菊、炙草。暮服：人参、南枣、秋石。（《三家医案合刻·叶天士医案》）

方证解释：本案新产不满百日，感受暑热，遂喉痒咳逆，牵连左胁，及气街背部皆痛。叶氏诊为阴亏阳炽，血不能荣养筋脉。因新产阴液损伤，奇脉已虚，故不用苦泻，而用黄连阿胶汤去芩、连，加生地甘寒咸寒滋阴生津，兼血肉有情补养奇经，另加稆豆皮、石决明平肝息风。二诊见咽喉不利，暮夜咳甚如哕，四肢倦怠，面色青晦，肌浮偏肿，心中似嘈非嘈，似痛非痛，吐涎沫等。此肝肾阴虚，厥阴风动，阳明不足。方用黄连阿胶汤去芩连加枸杞、菊花、炙草，午服滋肝清肝以御肝风。另暮服人参、南枣、秋石，以补阳明、泄厥阴。

三、讨论与小结

（一）叶氏变通应用黄连阿胶汤的基本思路与手法

叶桂将黄连阿胶汤所寓之法概括为"咸补苦泄"法，苦泄是指用黄芩、黄连苦寒泻火；咸补是指用阿胶、鸡子黄、白芍咸寒滋补肝肾阴血。另外，此方阿胶、鸡子黄为血肉有情之品，又可滋补奇经；其中白芍酸寒，还可酸敛滋肝。这些认识，均是叶氏应用此方的基本思路。根据这一思路，叶氏最主要的变通应用手法有以下四法：

第一，增加苦寒泻火药，侧重泄火：如郁火内蒸，火热较盛者，在芩、连苦寒药组中加黄柏、知母等，以加强泻火。如《临证指南医案·郁》张六六案。

第二，增加咸寒滋阴药，侧重滋阴：如火热伤阴，阴液损伤深重，火热表现轻微者，仅用少量黄连泄火，而滋阴药组重用阿胶、鸡子黄、白芍，并加生地、天冬等，以加强滋阴。如《临证指南医案·中风》某妪案。

第三，去苦寒，纯咸滋，专以滋阴息风：如肝肾真阴严重损伤，风阳旋动，而火热之证已不是主要矛盾时，则变其制，去苦寒药，仅用滋阴药，变制为咸寒甘寒滋阴息风法，以滋阴和阳息风。如《临证指南医案》痉厥门顾案，咽喉门伍四六案，咳嗽门"某，昨议上焦肺病，百日未痊"案等。

第四，灵活取舍酸药白芍：黄连阿胶汤细分之有三法三组药：苦、咸、酸。其中白芍之酸，合芩、连之苦，可酸苦泄热，合阿胶、鸡子黄之咸，可酸咸敛肝滋肾。叶氏对白芍的取舍颇有讲究。若热在至阴，苦泄咸补而不需酸敛者，就去芍药，如《临证指南医案·郁》张六六案，上焦肺胃阴伤，见咳嗽、失音喉痹、咽喉痛痹等，病位偏上，郁热尚重，故去白芍，而代之以清滋药沙参、麦冬、生地，滋中兼清。《临证指南医案》咳嗽门施氏案，失音门孙二一案，咽喉门伍四六案，也是这一用法。另外，对于虽有痉厥，而阴络久伤，肋下宿瘕等病，不得用酸敛法者，则去白芍，如《临证指南医案·痉厥》顾案。与此相反，若肝肾阴虚，阳亢化风，肝风内旋者，就用白芍，如《临证指南医案》癫痫门曹十四案、中风门某妪案、温热门张案、痉厥门余案、调经门张十七案、崩漏门张案等。另外，凡下痢，需合用黄芩汤、芍药汤法者，必用白芍。

（二）叶氏对仲景黄连阿胶汤方证的创新与发展

1. 阐发"苦泄咸滋"深意，为温病论治创建新法

在上述《眉寿堂方案选存·女科》"寒少热多，即先厥后热之谓"案与《三家医案合刻·叶天士医案》"脉弦数右大，舌绛色"案中，叶桂用加减黄连阿胶汤治疗疟疾或伏温邪热不解，壮火炽盛而真阴涸竭证。此证少火化为壮火，非黄芩、黄连苦寒降泻而不息，真阴大伤，有内风旋动之虑，非阿胶、白芍、生地、鸡子黄咸寒滋阴息风而不平。诚如叶氏所论："表之则伤阳，攻之则劫阴，惟咸味直走阴分，参入苦寒，以清伏热。清邪之中，仍护阴气，俾邪退一分，便存得一分之阴，望其少苏。"吴瑭根据叶氏用此方治疗温病的经验，在《温病条辨·下焦篇》第 11 条制订出黄连阿胶汤方证："少阴温病，真阴欲竭，壮火复炽，心中烦，不得卧者，黄连阿胶汤主之。"吴瑭自注说："以黄芩从黄连，外泻壮火而内坚真阴；以芍药从阿胶，内护真阴而外捍亢阳。名黄连阿胶汤者，取一刚以御外侮，一柔以护

内主之义也。其交关变化，神明不测之妙，全在一鸡子黄……上补心……下补肾……镇定中焦，通彻上下，合阿胶能预息内风之震动也。"从而将黄连阿胶汤与加减复脉汤、青蒿鳖甲汤并列为下焦温病论治三法，吴氏比较三法的作用特点说："壮火尚盛者，不得用定风珠、复脉。邪少虚多者，不得用黄连阿胶汤。阴虚欲痉者，不得用青蒿鳖甲汤。"在吴瑭的努力下，叶桂用变通黄连阿胶汤治疗温病的经验得到了发扬。

除以上两案，叶氏用黄连阿胶汤治疗温病的医案还有上述《临证指南医案》痢门"某，春温内陷下痢"案，痉厥门"史，温热已入厥阴"案，温热门"张，舌绛裂纹"案，《三家医案合刻·叶天士医案》"新产不满百日，天暑汗出气泄"案等，这些医案均是叶氏用黄连阿胶汤化裁，一面苦寒泄热，一面咸寒滋阴，或去芩连苦寒，纯用咸寒甘寒药滋阴息风治疗温邪深入下焦，损伤肝肾真阴的案例。叶桂用黄连阿胶汤论治温病的经验不仅扩展了仲景此方的应用范围，而且为温病邪入下焦，损伤肝肾真阴证的治疗创立了新的治法，具有重要的临床意义。

2. 创立咸寒滋阴息风的治疗大法

叶桂在变通应用黄连阿胶汤的临床中，创造性地舍弃方中苦燥的黄芩、黄连，取鸡子黄、阿胶、白芍三味药为基础，发明了咸寒滋肝阴、和肝阳、息肝风的治疗大法。这一治法的具体应用主要有四个方面：

第一，以此三味药为基本方，治疗肝阴亏虚，肝风内动所致的动风、痉厥。如加龟板、淡菜治疗痉厥（《临证指南医案·痉厥》顾）；加生地、人参、金箔治疗肝风（《临证指南医案·肝风》某）；加生地、天冬、生龙骨、小麦治疗温热已入厥阴，阴伤遂为痉厥（《临证指南医案·痉厥》史）；加生地、牡蛎、丹参、茯神治疗产后痉厥（《临证指南医案·产后》程）。

第二，以此三味为基础，滋阴柔肝，治疗肝阴虚损，厥阳化风，旋扰上逆所致的咯血（《临证指南医案·吐血》邹二一）、咽喉痛痹（《临证指南医案·咽喉》伍四六）、咳嗽（《临证指南医案·咳嗽》某）、络伤吐血后嘈杂善饥（《临证指南医案·吐血》何三七）等病证。关于这类病的病机以及用滋肝阴、息肝风法治疗这类病证的机理，叶氏在《临证指南医案·咳嗽》某案中精辟地指出："人身气机，合乎天地自然，肺气从右而降，肝气由左而升，肺病主降日迟，肝横司升日速，咳呛未已，乃肝胆木反刑金之兆……此肝阳化风，旋扰不息，致呛无平期。"治用阿胶、鸡子黄、生地、天冬、女贞实、糯稻根须为方，通过滋肝阴、息肝风以使肺气降而呛咳平。

第三，以此三味为基础，合三才汤、加减复脉汤法，滋补阴液，治疗温病重伤阴液，下焦肝肾真阴虚损，症见舌绛裂纹，面色枯槁，全无津泽，形象畏冷，心中热焚，神昏，舌强音缩，抚之干板，龈肉映血有间，小便欲解掣痛，犹是阴气欲绝者，如《临证指南医案·温热》张案。

第四，将阿胶、鸡子黄作为血肉有情之品，制订出通补奇经法，治疗妇人逆经咳血、崩漏等病证，如《临证指南医案》调经门张案、崩漏门张案。

叶氏用鸡子黄、阿胶、白芍为基础方组成滋阴息风的治法与其变通制订的加减复脉汤、三甲复脉汤、大定风珠等方共同构成了滋补肝肾真阴，和阳平息肝风的治疗大法，在此基础上，进而提出了肝肾阴虚，内风旋动的内风学说，从而为中风、痉厥等病创建了新的病机学说与治法理论，为中医学的发展作出了重要的贡献。

3. 发明小定风珠法，开创变通经方的独特思路叶桂以黄连阿胶汤为基础，参照《伤寒论》白通加猪胆汁汤的组方结构，变制出了小定风珠法。

叶氏原医案见上述《临证指南医案·痉厥》顾案，方用生鸡子黄一枚、真阿胶二钱、淡菜（泡洗）五钱、龟板五钱，冲入热童便一杯。治肝风痉厥、呃逆者。

此案处方的基础方是黄连阿胶汤，因真阴枯槁，故去苦燥的芩、连；因风木大震，故去草木药白芍，加血肉有情药龟板、淡菜，合鸡子黄、阿胶填滋真阴、平息肝风。进而，仿白通加猪胆汁汤法加热童便引入阴分。

白通加猪胆汁汤由葱白、干姜、附子、人尿、猪胆汁组成。治"少阴病……利不止，厥逆无脉，干呕烦者"。其证利不止，厥逆无脉，干呕烦，为少阴真阳大衰，虚阳冲逆，故方用干姜、附子辛热温补真阳，葱白宣通上下，人尿、猪胆汁咸苦引阳入阴。

叶氏顾案症见肠红便血，脉细劲，痉厥，呃逆，病机为肾阴大虚，真阴枯槁，肝风大震，故制方改姜、附为真阿胶、龟板咸寒滋真阴、息肝风；改葱白为生鸡子黄交通上下；改猪胆汁、人尿为淡菜、童便咸降引厥阳入阴。

吴瑭发现了叶氏此案处方的深刻含义，采辑此案，制订出《温病条辨·下焦篇》第15条小定风珠方证。

叶氏同类医案还有《叶氏医案存真》下案："舌缩，语音不出，呼吸似喘，二便不通，神迷如寐，此少阴肾液先亏，温邪深陷阴中。瘛疭已见，厥阳内风上冒，本质素怯，邪伏殊甚，实为棘手。议护下焦之阴，清解温热之深藏，以冀万一。阿胶、鲜生地、元参、鲜石菖蒲、川黄连、童子小便。"（《叶氏医案存真·卷二》）

关于此案，金寿山先生在《叶案初探》中指出："程门雪院长谓：'叶氏此方实从白通加人尿猪胆汁汤化出，彼则寒伤少阴，故用附子、干姜温经，葱白通阳，人尿、猪胆汁反佐为引；此为热伏少阴，故用阿胶、元参育阴，鲜生地、川连清温，鲜石菖蒲通窍达邪，童子小便为引。一寒一热，两两相对。仲景之秘，唯叶氏能通变之。'"

我在研究叶案中发现，此案处方的基础方仍然是黄连阿胶汤，因温热邪陷阴分，故用善于凉血散血、滋阴生津的鲜生地、元参代替了白芍、鸡子黄；阴津大伤，苦燥不宜多用，故去黄芩，仅用一味苦寒药黄连清泄温邪；因神迷如寐，故加鲜石菖蒲芳香开窍。进而，仿白通加猪胆汁汤法加童子小便引入阴分。

以上《临证指南医案·痉厥》顾案与《叶氏医案存真》"舌缩"案两案，均从黄连阿胶汤与白通加猪胆汁汤变化而出，但因证不同而变制手法略异。叶氏这种从正面悟及反面的变通应用经方的方法开创了经方应用的新思路，对于发展仲景经方理论具有重要的意义。

4. 重新诠释了黄连阿胶汤中芩连的苦泄作用

经方注家普遍认为，黄连阿胶汤用芩、连的意义就是清泻心火。因心肾同属于少阴，心火亢盛于上，肾水亏虚于下，心肾不交，故"心中烦、不得卧"。芩、连泻心火，胶、芍滋肾水，则心肾可以交通。叶桂在应用此方时，不仅用其清泻心火，而且将黄连、黄芩的用法扩展到了以下几个方面：

其一，清泄郁火：郁病由于七情过极，郁火内生，暗耗阴液，脏阴中郁热内蒸，热在至阴者，叶氏用黄连阿胶汤法，去偏于清上的黄芩，仿滋肾丸加知母、黄柏，用黄连配知、柏，合鸡子黄、阿胶、生地，一面清泄郁火，一面滋肝肾阴液。如《临证指南医案·郁》张六六案。

其二，泻肝胆火热：中风、肝风、癫痫等病，属于肝胆火升，肝风内起，肝肾阴亏者，叶氏用黄连阿胶汤法，以黄连、黄柏、黄芩，苦寒清泻肝胆火热，以阿胶、鸡子黄、白芍、生地、天冬，咸寒滋阴息风。如《临证指南医案》癫痫门曹＋四案、中风门某妪案、肝风门王氏案。

其三，清解热毒：春温下痢，邪陷厥阴，肝肾阴伤，热毒炽盛者，用黄连阿胶汤合黄芩汤法，以黄芩、黄连清热解毒，燥湿治痢；合阿胶、炒生地、生白芍、炙草滋阴凉血，缓急止腹痛。如《临证指南医案·痢》某案。

叶氏对黄芩、黄连的扩展应用，不仅使该方摆脱了治疗"心中烦，不得眠"的框框，而且开阔了临床应用此方的视野，对于黄连阿胶汤方证的深入研究，具有重要启示。

（三）吴瑭对叶氏变通黄连阿胶汤法的继承与发展

吴瑭根据叶桂变通应用黄连阿胶汤的经验，在《温病条辨》中制订出了黄连阿胶汤方证、加减黄连阿胶汤方证、小定风珠方证。现介绍如下。

1. 黄连阿胶汤方证

出自《温病条辨·下焦篇》第11条："少阴温病，真阴欲竭，壮火复炽，心中烦，不得卧者，黄连阿胶汤主之。"此方组成为：黄连四钱、黄芩一钱、阿胶三钱、白芍一钱、鸡子黄二枚。水八杯，先煮三物，取三杯，去滓，内胶烊尽，再内鸡子黄，搅令相得，日三服。吴瑭称此方为"苦甘咸寒法"。

本方证是吴瑭根据上述《眉寿堂方案选存·女科》"寒少热多，即先厥后热"案与《三家医案合刻·叶天士医案》"脉弦数右大，舌绛色"案整理制订的。

2. 加减黄连阿胶汤方证

出自《温病条辨·中焦篇》湿温第97条："春温内陷下痢，最易厥脱，加减黄连阿胶汤主之。"此方组成为：黄连三钱、阿胶三钱、黄芩二钱、炒生地四钱、生白芍五钱、炙甘草一钱五分。吴瑭称此方为"甘寒苦寒合化阴气法"。

本方证是吴瑭根据上述《临证指南医案·痢门》"某，春温内陷下痢"案整理制订的。

3. 小定风珠方证

出自《温病条辨·下焦篇》第15条："既厥且哕（俗名呃忒），脉细而劲，小定风珠主之。"此方组成为：生鸡子黄（生用）一枚、真阿胶二钱、生龟板六钱、童便一杯、淡菜三钱。水五杯，先煮龟板、淡菜得二杯，去滓，入阿胶，上火烊化，内鸡子黄，搅令相得，再冲童便，顿服之。吴瑭称此方为"甘寒咸法"。其自注说："温邪久踞下焦，烁肝液为厥，扰冲脉为哕，脉阴阳俱减则细，肝木横强则劲。故以鸡子黄实土而定内风；龟板补任（谓任脉）而镇冲脉；阿胶沉降，补液而息肝风；淡菜生于咸水之中而能淡，外偶内奇，有坎卦之象，能补阴中之真阳，其形翕合，故又能潜真阳之上动；童便以浊液仍归浊道，用以为使也。名定风珠者，以鸡子黄宛如珠形，得巽木之精，而能息肝风，肝为巽木，巽为风也。龟亦有珠，具真武之德而镇震木……"

本方证是吴瑭根据《临证指南医案·痉厥》顾案整理制订的。

（四）新订叶氏黄连阿胶汤变通方

1. 黄连阿胶去黄芩加生地天冬汤

出自《临证指南医案·中风》某妪案。组成为：生鸡子黄一枚、阿胶一钱半、生白芍三钱、生地三钱、天冬去心一钱、川连一分。叶案方证：中风，有年下亏，木少水涵，相火内风旋转，足膝无力，唇舌麻木，肢节如痿，风火熏灼胃脘，逆冲为呕，舌络被熏，绛赤如火，消渴便阻者。

本方是黄连阿胶汤与三才汤的合法。其中生鸡子黄、阿胶、生白芍、川连，为黄连阿胶汤去黄芩法，可泄肝火，滋肝阴，息肝风。生地、天冬，为三才汤以生地易熟地去人参法，可凉血滋阴。全方以生地、天冬、白芍、阿胶、鸡子黄凉血滋阴，平肝息风；以少许黄连轻泄肝火。本方在重剂清滋息风中少佐苦寒清泄是其突出的特点，可用于治疗中风、肝风等病阴液损伤深重而心肝郁火尚轻之证。

2. 黄连阿胶加生地甘草汤

出自《临证指南医案·痢》"某，春温内陷下痢"案。组成为：川连、黄芩、阿胶、生地、生白芍、炙甘草。叶案方证：火热伤阴，下痢，腹痛，便脓血者。

此方为黄连阿胶汤与黄芩汤的合法。其中黄连、黄芩、阿胶、生白芍，为黄连阿胶汤去鸡子黄法，以滋阴和血、泻火解毒。因证无肝风内旋，故不用鸡子黄。黄芩、生白芍、炙甘草，为黄芩汤法，主治热痢。两法合用，黄连、黄芩可泻火燥湿治痢，阿胶、生地可凉血滋阴止血，白芍、甘草可缓急止腹痛，是一首治疗热毒伤阴下痢的良方。

（五）叶案萃语

1. "热在至阴，咸补苦泄。"

出自《临证指南医案·郁》张六六案。这是针对七情郁火内炽，深入少阴、厥阴，真阴耗伤而郁火尚盛证所拟定的治法。此法以知母、川连、黄柏苦寒泻火，以鸡子黄、清阿胶、生地咸寒滋阴生津。方中不用黄芩而仿滋肾丸法加知母、黄柏者，因热在至阴，阴亏火旺，知、柏合胶、地善于滋阴降火。方中不减黄连者，因郁火在两少阴，心热而舌绛赤、心烦，黄连善于清泻心火，故必须用黄连。

2. "法当苦降以轻，咸补以重。"

出自《种福堂公选医案》汪案。意思是，用轻剂量苦寒药黄芩清降肺热，用重剂量咸滋药阿胶滋补真阴。叶氏变通黄连阿胶汤比较灵活，或重用苦寒清泄，或重用咸寒滋补肝肾真阴，或完全去掉苦寒药，纯用咸寒滋阴药滋阴息风等等，据证而变。"苦降以轻，咸补以重"是其变通黄连阿胶汤的手法之一。

小 柴 胡 汤

一、仲景原方证述要

小柴胡汤出自《伤寒论》第 96 条，组成为：柴胡半斤，黄芩三两，人参三两，半夏半升（洗），甘草（炙）、生姜各三两（切），大枣十二枚（擘）。右七味，以水一斗二升，煮取六升，去滓，再煎取三升。温服一升，日三服。仲景原条文谓："伤寒五六日，中风，往来寒热，胸胁苦满，嘿嘿不欲饮食，心烦喜呕，或胸中烦而不呕，或渴，或腹中痛，或胁下痞鞭，或心下悸，小便不利，或不渴，身有微热，或咳者，小柴胡汤主之。"

小柴胡汤还见于《伤寒论》第 37、97、98、99、100、101、103、104、144、149、229、230、231、266、394 条，《金匮要略》黄疸病篇第 21 条、妇人产后病篇第 2 条等，此不介绍。

本方用柴胡、黄芩辛凉苦寒清透清泄少阳邪热，用半夏、生姜辛温开结、和胃止呕，用人参、炙甘草、大枣甘温益胃、扶正祛邪。三组药配合，组成和解少阳，调和胆胃之法，故可治疗邪郁少阳，胆胃不和的病证。

小柴胡汤证：往来寒热，胸胁苦满，嘿嘿不欲饮食，心烦喜呕等。

二、叶氏应用心法

（一）加减变化

1. 用于治疗外感热郁少阳证

脉弦口渴，少阳寒热乘胃劫津，可与小柴胡汤和正以解邪。小柴胡去半夏，加花粉、白芍。（《眉寿堂方案选存·疟疾》）

方证解释：本案症见寒热，脉弦，是典型的小柴胡汤证，故用此方。因口渴，为少阳热伤胃津的表现，故去半夏，加天花粉生津止渴，加白芍滋补阴血。

头痛胁疼。小柴胡汤去参。（《未刻本叶天士医案》）

方证解释：头痛、胁痛，为小柴胡汤证，故用此方。无胃气虚，故去人参。

身热头痛，身疼无汗，脉弦。小柴胡汤去人参。（《未刻本叶天士医案》）

方证解释：身热头痛，脉弦，为小柴胡汤证，故用此方。身疼无汗为兼表证，故去人参以防甘补留邪。

左脉弦数，咳嗽、脘闷、寒热。小柴胡汤去参。（《未刻本叶天士医案》）

方证解释：脉弦数，寒热，咳嗽，为小柴胡汤证，故用此方。因脘闷，故去人参。

2. 用于治疗伏气温病

劳伤伏邪，发热身痛。当归、炙草、广皮、青蒿、白芍、茯苓、半曲、黄芩。（《未刻本叶天士医案》）

方证解释：本案症见发热身痛，叶氏诊为劳伤伏邪，方用变通小柴胡汤，以青蒿代替柴胡，以当归、白芍代替人参、大枣，去生姜，加橘皮、茯苓，一面滋补阴血以扶正，一面和解少阳以透邪外出。

伏邪未清，寒热不罢，法宜和之。当归、柴胡、半曲、橘白、鳖甲、赤芍、茯苓、黄芩。（《未刻本叶天士医案》）

方证解释：本案症见寒热不解，叶氏诊为伏邪未清，拟和解法。方用小柴胡汤化裁，以柴胡、黄芩、半夏曲，加橘白、茯苓和解少阳而透邪外出；另仿鳖甲煎丸法，加当归、鳖甲、赤芍代替人参、甘草、大枣以滋阴血而搜剔络中伏邪。

3. 用于治疗暑温暑湿

程女，脉数，恶心，脘胀。炒半夏、广皮、藿香黄连一分煎水拌、茯苓、郁金。又，暑伤脾胃，则肝木犯土，左腹膨，泄泻。人参、厚朴、广皮、炒泽泻、茯苓、木瓜、炙草、炒楂肉。又，人参、炒柴胡、炒白芍、炒黄芩、茯苓、炙草、生姜、大枣。（《临证指南医案·肿胀》）

方证解释：本案症见恶心，脘胀。脉数。此暑湿壅结脾胃。方用变通藿香正气散法，少佐黄连苦辛开泄暑湿。二诊症见左腹膨、泄泻等，由暑湿损伤脾胃，木乘土所致，方用胃苓汤化裁，加木瓜、炒楂肉酸敛抑肝。三诊未述脉证，方用小柴胡汤法，以炒柴胡、炒黄芩、人参、炙草、生姜、大枣，和解少阳，清透暑热，另加炒白芍和肝，加茯苓，合人参通补胃气。

不时寒热，饮食渐减，肌肤疮痍，此长夏暑湿内伏，不独在卫，而营亦阻矣。两和营卫，令邪徐徐越出，始可望愈。焦术、归身、黄芩、炙草、柴胡、半曲、白芍、青皮、陈皮、丹皮。（《未刻本叶天士医案》）

方证解释：本案症见不时寒热，饮食渐减，肌肤疮痏等。此长夏暑湿内伏少阳，胆胃不和，卫营受阻。拟两和营卫，透邪外出法。方用柴胡、黄芩、半夏曲、炙草，为小柴胡汤法，和解透邪以疏卫；用当归身、白芍、丹皮，代替小柴胡汤中人参、甘草、大枣滋阴养血、凉血活血以通营；另仿清暑益气汤法加陈皮、青皮、焦白术以除暑湿。

4. 用于治疗疟

左脉弦，疟来头胀。小柴胡汤去参。（《未刻本叶天士医案》）

方证解释：本案脉弦，疟来头胀，为典型的小柴胡汤证，故用此方。无胃气虚，故去人参。

邪伏少阳为疟。头胀、口苦、渴饮。小柴胡汤去参。（《未刻本叶天士医案》）

方证解释：邪伏少阳而头胀、口苦、渴饮，为小柴胡汤证，故用此方。渴饮为津伤而非胃气虚，故去人参。

间日疟脉弦，烦渴无汗，头微痛，往来寒热，欲呕，可与小柴胡汤。柴胡、人参、生姜、黄芩、半夏。（《眉寿堂方案选存·疟疾》）

方证解释：本案间日发疟，脉弦，往来寒热，欲呕，烦渴，无汗，头微痛，为典型的小柴胡汤证，故用此方。因邪热尚甚，无需甘缓，故去甘草、大枣。

脉右软左弦，寒热渐早，口渴喜饮，此胃津日损，木火尚炽，生津养胃以扶正，辛酸两和木火之郁热。柴胡、人参、麦冬、橘红、黄芩、知母、白芍、乌梅。又，生鳖甲、知母、乌梅、炒桃仁、丹皮、草果、白芍。又，人参、知母、金石斛、川连、乌梅、茯苓。（《眉寿堂方案选存·疟疾》）

方证解释：本案疟病寒热发作时间逐渐提前，口渴喜饮，脉右软左弦。此邪郁少阳，胃津日损，木火尚炽。一诊方用柴胡、黄芩、人参，为小柴胡汤去姜、夏、草、枣法以和解少阳而平寒热；加麦冬养胃生津；加白芍、乌梅合黄芩、知母酸苦泻热；加橘红合白芍、乌梅酸辛两和肝胃。二诊用变通鳖甲煎丸化裁，三诊用乌梅丸加减，均为治久疟之法。

5. 用于治疗郁证

陈，诊右关前弦动，述右胁胛下似胀不舒。思少阳阳木，必犯阴土，木郁土中，温开不应，议解郁安中。人参、茯苓、柴胡、白芍、神曲、生姜。（《叶天士先生方案真本》）

方证解释：本案症见右胁下似胀不舒。脉右关前弦动。此少阳木郁，脾土不舒。方用小柴胡汤化裁，木郁不得苦泄，故去黄芩；补胃不得用甘壅守补，故去甘、枣；因无脘痞、呕吐，故去半夏。另加白芍滋肝柔肝，叶氏谓："芍药酸寒，能泄土中木乘"；加茯苓、神曲合人参通补胃阳。此方柴芍并用，为四逆散法；神曲、柴胡并用，有越鞠丸意；柴胡、白芍、茯苓、生姜配伍，寓逍遥散法，可谓寓意深刻。

寒热如疟，便血不已，左胁有块，攻逆不已而作病，脉弦数兼涩，弦则为风，数则为热，涩则气结，此肝脾之气，悒郁不宣，胸中阳和，抑而成火，故神明不精；肝之应为风，肝气动则风从之，故表见寒热也；人身左半，肝肾主之，肝风自逆，故左胁攻楚有块也；肝为藏血之地，肝伤则血不守，且以风淫热胜，益为亡血之由也。首乌、黄连、柴胡、黄芩、知母、枳实、厚朴。（《叶天士医案存真·卷二》）

方证解释：本案症见寒热如疟，便血，左胁有块，攻逆不已。脉弦数兼涩。此肝脾之气悒郁不宣。方用小柴胡汤化裁，以柴胡、黄芩和解少阳，疏肝胆之郁；以黄连、知母合黄芩苦泻郁火，凉血止便血；以枳实、厚朴，为《金匮》枳术丸厚朴代白术法消胁下痞块；另取何人饮法加首乌滋养肝血，兼治虚疟。

6. 用于治疗痛泻

某，脉右弦，腹膨鸣响，痛泻半年不瘥，此少阳木火郁伤脾土，久则浮肿胀满。法当疏通泄郁，非辛温燥热可治。黄芩、白芍、桑叶、丹皮、柴胡、青皮。(《临证指南医案·泄泻》)

方证解释：本案症见腹膨鸣响，痛泻半年不愈。脉右弦。此少阳木火郁伤脾土。方用柴胡、黄芩，为化简小柴胡汤以和解少阳木火；另取四逆散、逍遥散法加白芍、桑叶、丹皮，合柴胡以滋肝清肝；取痛泻要方法加青皮合白芍以止痛泻。

7. 用于治疗痢疾

石，疟邪热气，内陷变痢，延已三月。脾胃气衰，面浮肚膨，仍有里急欲坠之象，中虚伏邪，进以和解。黄芩、柴胡、人参、丹皮、炒当归、白芍、谷芽、炒山楂。(《临证指南医案·痢》)

方证解释：本案由疟邪热气内陷，发为痢疾。病已三月未愈，症见面浮腹膨，下痢里急欲坠。叶氏从中虚热伏考虑，方用柴胡、黄芩、人参，为化简小柴胡汤以和解少阳，扶正达邪；用炒当归、白芍合黄芩，为黄芩汤、芍药汤法以和血清热止痢；另加丹皮、炒山楂，合当归、白芍凉血活血。其中加谷芽，为谷芽枳实小柴胡汤法，可开泄湿热。

吴瑭采辑此案，制订出《温病条辨·中焦篇》湿温第 96 条加减小柴胡汤方证。

(二) 合方化裁

1. 合桃仁承气汤治疗久疟

疟病，《内经》谓小邪之中，虽云十二经之疟，总不离乎少阳。少阳肝胆相附，疟久盘踞，未免凝痰积血，即成病根矣。虚者补正为先，补正不应，法当破血。柴胡、草果、炒桃仁、青蒿、半夏、归尾、桂枝、炒黑蜀漆。(《叶天士医案存真·卷二》)

方证解释：本案疟邪久稽，从少阳深入肝络，凝痰积血盘踞不解。治拟破血疏透法，方用柴胡、青蒿、半夏，为变通小柴胡汤以透邪从少阳外达；用炒桃仁、归尾、桂枝，为桃仁承气汤法以破血通络；另用炒黑蜀漆、草果截疟。

2. 合金铃子散治疗脘痛目黄

刘三九，心下痛年余屡发，痛缓能食，渐渐目黄溺赤，此络脉中凝瘀蕴热，与水谷之气交蒸所致。若攻之过急，必变胀满，此温燥须忌。议用河间金铃子散，合无择谷芽枳实小柴胡汤法。金铃子、延胡、枳实、柴胡、半夏、黄芩、黑山栀、谷。(《临证指南医案·疸》)

方证解释：本案心下脘痛，年余屡发，痛缓能食，渐渐目黄溺赤。此络脉中凝瘀蕴热，与水谷之气交蒸而脘痛、发黄。方用柴胡、黄芩、半夏、枳实、谷芽，为变通小柴胡汤和解胆胃以开心下痞结；用金铃子、延胡，为金铃子散以行气活血止胃脘痛；另取栀子豉汤法加黑山栀开泄湿热以治发黄。其中用谷芽，为谷芽枳实小柴胡汤法，可治发黄。

3. 合异功散与丹栀逍遥散法治疗肝气犯胃的胃痛

芮，前议肝病入胃，上下格拒。考《内经》诸痛，皆主寒客。但经年累月久痛，寒必化热，故六气都从火化，河间特补病机一十九条亦然。思初病在气，久必入血，以经脉主气，络脉主血也。此脏腑、经络、气血，须分晰辨明，投剂自可入彀。更询初病因惊，夫惊则气逆，初病肝气之逆，久则诸气均逆，而三焦皆受，不特胃当其冲矣。谨陈缓急先后进药方法。《厥阴篇》云：气上撞心，饥不能食，欲呕，口吐涎沫。夫木既犯胃，胃受克为虚。仲景谓制木必先安土，恐防久克难复，议用安胃一法。川连、川楝子、川椒、生白芍、乌梅、淡姜渣、归须、橘红。《内经》以攻病克制曰胜方，补虚益体，须气味相生曰生方。今胃被肝乘，法当补胃，但胃属腑阳，凡六腑以通为补，黄连味苦能降。戴元礼云：诸寒药皆凝涩，惟有黄连不凝涩。有姜、椒、归须气味之辛，得黄连、川楝之苦，仿《内经》苦与辛合，能降能通；芍药酸寒，能泄土中木乘，又能和阴止痛；当归血中气药，辛温上升，用须力薄，其气不升。梅占先春，花发最早，得少阳生气，非酸敛之收药，得连、楝苦寒，《内经》所谓酸苦泄热也。以气与热俱无形无质，其通逐之法迥异，故辨及之。又，春分前七日，诊右脉虚弦带涩，左脉小弦劲而数，胃痛已缓，但常有畏寒鼓栗，俄顷发热而解，此肝病先厥后热也。今岁厥阴司天，春季风木主气，肝病既久，脾胃必虚，风木郁于土宫，营卫二气，未能流畅于经脉，为营养护卫，此偏热偏寒所由来矣。夫木郁土位，古人制肝补脾，升阳散郁，皆理偏就和为治，勿徒攻补寒热为调。今春半天令渐温，拟两和气血，佐以宣畅少阳、太阴，至小满气暖泄越，必大培脾胃后天，方合岁气体质调理。定春季煎、丸二方。（丸方）人参、茯苓、广皮、炙草、当归、白芍、丹皮、桑叶，姜枣汤法丸。（煎方）人参、广皮、谷芽、炙草、白芍、黄芩、丹皮、柴胡。（《临证指南医案·木乘土》）

方证解释：本案为胃痛，一诊用变通乌梅丸加减。二诊症见胃痛已缓，但常有畏寒鼓栗，俄顷发热而解。右脉虚弦带涩，左脉小弦劲而数。从恶寒发热的特点辨为小柴胡汤证，定春季煎、丸二方。丸药方重在治疗脾胃，用归芍四君子汤以陈皮代白术法，补脾和肝，加丹皮、桑叶清疏少阳；煎药方重在治疗肝胆，用小柴胡汤去姜、夏、枣，仿异功散、丹栀逍遥散法加橘皮、白芍、丹皮，和解少阳，清疏肝胆。其中用谷芽，为谷芽枳实小柴胡汤法，可调和胆胃，兼治湿热。

4. 合丹栀逍遥散与鳖甲煎丸治疗肥气

因嗔怒心胸痞胀三年，左胁下坚凝有形，偶触劳忿，则寒热无汗，此属郁痹，气血延成肥气。治当宣通营卫，流行脉络，佐入攻坚，俾寒热得止，再议。炒柴胡、生香附、半夏曲、丹皮、桃仁、青皮、姜汁炒栀仁、生牡蛎，临服入鳖血五匙。（《叶天士医案存真·卷一》）

方证解释：本案因嗔怒心胸痞胀三年，左胁下坚凝有形，偶触劳忿，则寒热无汗。此郁痹气血凝滞而延为肥气。治拟宣通营卫，流行脉络，佐入攻坚法。方用炒柴胡、半夏曲，为小柴胡汤法，可散郁和胃；用生香附、青皮，合柴胡，为越鞠丸、柴胡疏肝散法，可疏肝理气；用丹皮、姜汁炒栀仁，合柴胡，为丹栀逍遥散法可清泄少阳郁热；用桃仁、生牡蛎、鳖血，为鳖甲煎丸法，可通络化瘀。肥气为古病名，出自《灵枢·邪气脏腑病形》："肝脉……微急为肥气，在胁下，若覆杯。"《难经·五十四难》载："肝之积，名肥气。在左胁下，如覆杯，有头足。"叶氏所说的肥气与《内经》、《难经》所述相同。

5. 合逍遥散治疗经迟

钱，脉涩。脘闷减食，经水来迟，腹痛坠。柴胡、炒白芍、黄芩、郁金、香附、茯苓、苏梗、神曲。又，诸恙未减，腹但痛不坠。逍遥散去白术、甘草，加郁金、香附、神曲。（《临证指南医案·调经》）

方证解释：本案症见经水来迟，腹痛坠，脘闷减食。脉涩。此肝气郁滞，木乘脾土。方用柴胡、黄芩，为简化小柴胡汤以和解少阳、清疏肝胆；用炒白芍、郁金、香附、茯苓、苏梗、神曲，合柴胡，为变通逍遥散法以调和肝脾。其中香附、郁金，有越鞠丸意，可行气散郁。二诊继用逍遥散去甘壅的白术、甘草，加郁金、香附、神曲，疏肝调脾。

（三）变制新法

叶桂根据小柴胡汤的组方特点，参照鳖甲煎丸用药，遵其法而变其制，订立四法，用于治疗类似小柴胡汤证而不能直接用小柴胡汤的病证。

1. 变制青蒿鳖甲汤法滋阴搜络透热

（1）用于治疗潮热

翁，脉左弦，暮热早凉，汗解渴饮。治在少阳。青蒿、桑叶、丹皮、花粉、鳖甲、知母。（《临证指南医案·疟》）

方证解释：本案症见暮热早凉，汗解渴饮。脉左弦。此热郁少阳。方用小柴胡汤变制方青蒿鳖甲汤法，以青蒿、桑叶代替柴胡清透少阳；以知母、丹皮代替黄芩清泄邪热；以天花粉、鳖甲代替人参、甘草、大枣，滋阴搜络。

吴瑭采辑此案，制订出《温病条辨·中焦篇》湿温第 83 条中焦青蒿鳖甲汤方证。

某女，交夏潮热，口渴，肌肤甲错，此属骨蒸潮热。生鳖甲、银柴胡、青蒿、黄芩、丹皮、知母。（《临证指南医案·虚劳》）

方证解释：本案症见交夏潮热，口渴，肌肤甲错。此阴分伏热。方用小柴胡汤变制方青蒿鳖甲汤法，以青蒿代柴胡，合黄芩和解少阳，清透伏热；以丹皮、知母、生鳖甲代替姜、夏、参、草、枣，滋阴清热凉血，搜剔络中邪热。另加银柴胡助青蒿透达虚热。

（2）用于治疗温病热入阴分夜热早凉

王十八，夜热早凉，热退无汗，其热从阴而来，故能食，形瘦，脉数左盛，两月不解，治在血分。生鳖甲、青蒿、细生地、知母、丹皮、竹叶。（《临证指南医案·温热》）

方证解释：本案拟在"麻黄附子细辛汤"一节中介绍，此从略。

吴瑭采辑此案，制订出《温病条辨·下焦篇》第 12 条下焦青蒿鳖甲汤方证。

（3）用于治疗瘅热

左脉弦，瘅热，知饥，色黄。青蒿、知母、丹皮、白芍、银柴胡、鳖甲。（《未刻本叶天士医案》）

方证解释：瘅热，指但热不寒；知饥，指胃能知饥；色黄，指面色黄。方用小柴胡汤变制方青蒿鳖甲汤法，以青蒿代柴胡，知母、丹皮代黄芩，和解少阳、清透气血郁热；以鳖甲、白芍代替参、草、枣滋阴柔肝、搜剔络中伏热；另加银柴胡助青蒿透热外达。

原属三疟，今转瘅热，阴弱邪郁耳。鳖甲、当归、细黄芩、青蒿、知母、制首乌。（《未刻本叶天士医案》）

方证解释：本案初为三疟，继转但热不寒。此"阴气孤绝，阳气独发"，阴弱邪郁而发热。方用小柴胡汤变制方青蒿鳖甲汤法，以青蒿代柴胡，合黄芩和解少阳，清透邪热；用知母、鳖甲、当归、制首乌代姜、夏、参、草、枣，滋阴养血、搜剔络中瘀滞。其中首乌为仿何人饮法，可治虚疟。

（4）用于治疗温病风温

风温不解，早凉晚热，舌绛口渴，热邪未清，阴液衰也；胃汁耗则不知饥。宜生津和阳以苏胃。淡黄芩、乌梅、青蒿、生白芍、橘红、鳖甲。（《眉寿堂方案选存·春温》）

方证解释：本案风温不解，症见早凉晚热，口渴，不知饥。舌绛。此热邪未清，胃汁阴液耗伤。方用小柴胡汤变制方青蒿鳖甲汤法，以青蒿代柴胡，合黄芩和解少阳，清透邪热；以橘红代姜、夏和降胃气；以鳖甲、生白芍、乌梅代替参、草、枣，滋阴生津，搜剔络中伏热；其中白芍、乌梅可滋肝和阳以防肝阳动风。

（5）用于治疗月经先期而疟邪窒在血分

经先期三日，热多寒少，脉左弦大。血分偏热，治厥阴疟邪窒在血。生鳖甲、冬桑叶、

青蒿梗、炒桃仁、炒丹皮、川贝母。(《眉寿堂方案选存·疟疾》)

方证解释：本案月经先期三日，热多寒少，脉左弦大。从"厥阴疟邪窒在血"分析，此疟邪深入厥阴，适逢月经来潮，为类热入血室证。叶氏从血分郁热，邪窒在血论病机。方用小柴胡汤变制青蒿鳖甲汤法，以青蒿梗代柴胡透邪外出；以炒丹皮代黄芩清血分郁热；以冬桑叶、川贝母代姜、夏清肺祛痰透热；以生鳖甲代参、草、枣滋阴通络，搜剔络中之邪；另用炒桃仁合丹皮活血通经。

2. 变制蒿芩杏仁滑石汤和解分消三焦湿热

某，风温阳疟。杏仁、滑石、连翘、黄芩、青蒿、淡竹叶。(《临证指南医案·疟》)

方证解释：本案未述脉证，从"风温阳疟"与用方分析，其症既有风温邪郁气分少阳，发热恶寒如疟的表现，又有舌红苔腻，胸脘痞闷等湿热蕴郁三焦的表现。此病或为风温夹湿，或为湿热疟。方用青蒿代柴胡，合黄芩和解少阳，透热外出；去姜、夏、参、草、枣之辛温甘补，加杏仁、连翘宣肺轻清以化上焦之湿，加滑石、淡竹叶，清渗利湿以使湿热从小便而去。上下分消，以祛三焦湿热。

3. 变制蒿芩丹知汤法和解少阳以透热外达

左脉弦数。青蒿、半夏曲、黄芩、丹皮、知母、川贝。(《未刻本叶天士医案》)

方证解释：脉弦数，为小柴胡汤证。从用药分析，邪已入阴分，血中郁热不解。方用青蒿代替柴胡，合黄芩清透邪热，使热从阴分外出；用丹皮、知母代替参、草、姜、枣，滋阴凉血清热；用川贝母，合半夏曲祛痰开结。

脉象平和，热退头晕，宜调肝胃。青蒿梗、丹皮、知母、半夏曲、橘红、茯苓。(《未刻本叶天士医案》)

方证解释：本案外感发热已退，脉象平和，仅头眩晕。此小柴胡汤证尚在，而胃气不和。方用青蒿代柴胡，清透余热；用知母、丹皮代黄芩，清解阴分伏热；去甘补的参、草、枣，辛热的生姜，仿二陈汤法，用半夏曲，加橘红、茯苓和胃通阳。

张，产后十三朝，舌黄边赤，口渴，脘中紧闷，不食不饥，不大便。此阴分已虚，热入营中，状如疟疾，大忌表散清克，议滋清营热，救其津液为要。细生地、天冬、生鳖甲、丹皮、丹参、茯神。又，产后血络空虚，暑邪客气深入，疟乃间日而发，呕恶、胸满、口渴，皆暑热烁胃津液也，此虚人夹杂时气，只宜和解，不可发汗腻补。青蒿梗、淡黄芩、丹皮、郁金、花粉、川贝、杏仁、橘红。又，脉缓热止，病减之象，但舌色未净，大便未通，产后大虚，不敢推荡。勿进荤腻，恐滞蒸化热，蔬粥养胃，以滋清润燥，便通再议补虚。生首乌、麻仁、麦冬、蜜水炒知母、苏子、花粉。(《临证指南医案·产后》)

方证解释：本案为新产后患疟。一诊症见口渴，脘中紧闷，不食不饥，不大便，舌黄边赤。叶氏从阴分已虚，热入营中论病机。方用凉血滋阴、散血透络法。二诊疟热间日而发，呕恶、胸满、口渴，叶氏辨为产后血络空虚，暑邪客气深入，暑热铄伤胃津证。方用小柴胡汤变制方，以青蒿梗、淡黄芩代替柴胡、黄芩和解清透暑热；用丹皮、天花粉，代替参、草、枣凉血散血、滋阴清热；用川贝、杏仁、橘红、郁金代替半夏、生姜宣肺化湿开结。三诊脉缓热止，病减，但舌色未净，大便未通。因产后大虚，不得用苦寒攻下法，故用变通何人饮法，滋清润燥，降肺润肠，兼治虚疟。

4. 变制荷叶草果汤治疗子母疟

疟后，日轻日重相间，此名子母疟。呕恶，邪在少阳居多，体虚难用小柴胡，仿其意为之。鲜荷叶边、法半夏、橘红、草果仁、茯苓块、生姜。(《三家医案合刻·叶天士医案》)

方证解释：本案疟后，日轻日重相间，症见呕恶。此邪在少阳，但体虚难用小柴胡汤，故用其变制方荷叶草果汤法，以鲜荷叶边代替柴胡清芳宣透少阳，达邪外出；去黄芩之苦寒，参、草、枣之甘壅；仍用半夏、生姜和胃止呕；另仿达原饮法，用半夏、生姜加橘红、草果仁、茯苓辛芳燥湿、淡渗湿浊。

（四）类方应用

1. 柴胡桂枝干姜汤

柴胡桂枝干姜汤出自《伤寒论》第147条，组成为：柴胡半斤，桂枝三两（去皮），干姜二两，栝楼根四两，黄芩三两，牡蛎二两（熬），甘草二两（炙）。右七味，以水一斗二升，煮取六升，去滓，再煎取三升。温服一升，日三服。初服微烦，复服汗出便愈。仲景原条文谓："伤寒五六日，已发汗而复下之，胸胁满微结，小便不利，渴而不呕，但头汗出，往来寒热，心烦者，此为未解也，柴胡桂枝干姜汤主之。"

叶桂以此方治疗阴疟，如下案。

阴疟足太阴经，先进柴胡姜桂汤。柴胡、黄芩、栝蒌根、甘草、桂枝、干姜、生牡蛎。（《眉寿堂方案选存·疟疾》）

方证解释：本案未述脉证，从"阴疟足太阴经"分析，其症应有恶寒发热，寒起四末，寒多热微等。此案是叶氏根据《金匮要略·疟病脉证并治》附方《外台秘要》柴胡桂姜汤"治疟寒多，微有热，或但寒不热"的用法使用的。方用柴胡桂枝干姜汤原方而未作加减。

2. 谷芽枳实小柴胡汤

谷芽枳实小柴胡汤载于明·徐春甫《古今医统大全·卷之十八·疸证门》，组成为：谷芽、枳实、厚朴各一钱，山栀、大黄、柴胡、黄芩各六分，陈皮、半夏、人参、炙甘草各五分。上水二盏，姜三片、枣一枚，煎八分，不拘时服。"治谷疸食已即饥而头眩，心中郁怫不安，饥饱所致蒸疸而黄。"

叶氏称此方为"无择谷芽枳实小柴胡汤"，但该方是否由宋·陈言（无择）制订，尚待考证。叶氏常用此方治疗发黄，如下案。

郑三十四，雨淋卫阳受伤，热水洗澡，迫其冷湿深入，水谷之气与冷热互蒸，肌肉发黄。陈无择曰：谷瘅能食不饥。舌有黄苔，一年之久，寒湿已酿湿热。凡湿伤必太阴脾，热必在阳明胃。不分经络乱治，乃不读书医工。人参、川黄连、生谷芽、熟半夏、枳实、嫩柴胡、淡黄芩、陈皮白，姜汁泛丸。（《叶天士先生方案真本》）

雨淋冲阳受伤，热水洗浴，迫其冷湿深入，与水谷之气互蒸，而肌肉发黄。陈无择云：谷疸，能食不饥，舌有黄苔，一年之久，寒湿酿成湿热。凡湿在太阴脾，热在阳明胃，不分经络治不可。生谷芽、半夏、广皮白、柴胡、黄芩、川连、人参、枳实、姜汁。（《三家医案合刻·叶天士医案》）

方证解释：以上两案出处不同，但脉证用方相同，应该是同一则医案。此案肌肉发黄，能食而不知饥，舌苔黄，一年未愈。此湿热郁结脾胃，蕴郁肝胆而发黄。方用谷芽枳实小柴胡汤法加减。其中柴胡、黄芩、半夏、姜汁、人参，为小柴胡汤去草、枣法以调和胆胃；广皮白、川连、枳实、生谷芽合柴胡、黄芩、半夏、人参，为谷芽枳实小柴胡汤法以两调肝胆脾胃，并苦辛开泄湿热。

痛胀得吐而安，随发寒热，口苦目黄，皆湿热内扰，胃口不清。《灵枢》谓中气不足，溲便为变矣。柴胡、花粉、谷芽、生姜、黄芩、半夏、枳实、大枣。（《眉寿堂方案选存·暑》）

方证解释：本案症见痛胀得吐而安，随发寒热，口苦目黄等，是典型的小柴胡汤证，因有目黄，故用陈无择谷芽枳实小柴胡汤化裁。方中柴胡、黄芩、半夏、生姜、大枣，为小柴胡去甘草法以和解少阳、调和胆胃；口渴，加天花粉；加谷芽、枳实，为谷芽枳实小柴胡法，调和胆胃，苦辛开泄湿热以退黄疸。

另外，叶氏用谷芽枳实小柴胡汤的医案还有上述"用于治疗痢疾"中介绍的《临证指南医案·痢》石案，"合金铃子散治疗脘痛目黄"中介绍的《临证指南医案·疸》刘三九案，"合异功散与丹栀逍遥散法治疗肝气犯胃的胃痛"中介绍的《临证指南医案·木乘土》芮案，可互参。

三、讨论与小结

（一）叶氏变通应用小柴胡汤的基本思路与手法

王子接《绛雪园古方选注》解释小柴胡汤方义说："柴胡升足少阳清气，黄芩降手太阴热邪，招其所胜之气也。柴、芩解足少阳之邪，即用参、甘实足太阴之气，截其所不胜之处也。仍用姜、枣和营卫者，助半夏和胃而通阴阳，俾阴阳无争，则寒热自解。"从王子接的解释来看，小柴胡汤既可清泄少阳，甘补太阴，和胃开结，治疗肝胆与脾胃失调证，又可清解少阳邪热，兼能调和营卫，治疗外感发热。

叶桂根据小柴胡汤的这一组方特点，在加减应用方面：对于外感热郁少阳病，或温病发热，用其解热，无脾胃虚者，去甘补的人参；口渴者，去半夏加天花粉；热伤阴，或兼肝气横逆犯土者，加白芍。对于内伤杂病，治郁证，仿逍遥散法，去黄芩，加白芍、茯苓疏肝滋肝，扶脾散郁；治痛泻，去夏、姜、参、草、枣等和胃扶脾药，合黄芩汤、逍遥散法加白芍、桑叶、丹皮、青皮滋肝清肝，缓急止腹痛；治痢疾，去半夏、生姜、大枣，加当归、白芍、丹皮、炒山楂、谷芽和血柔肝，清疏和脾。在合法化裁方面：或合逍遥散、四逆散、越鞠丸法去半夏、生姜、大枣、人参，加白芍、香附、郁金、茯苓、苏梗等疏肝清胆，行气和脾治疗经迟；或合丹栀逍遥散、鳖甲煎丸法去黄芩，加丹皮、栀子、青皮、香附、牡蛎、鳖甲、血等治疗肥气；或合桃仁承气汤法，去黄芩、人参、甘草、大枣，加桃仁、归尾、桂枝、青蒿等治疗久疟凝痰结血聚结不解；或合金铃子散、栀子豉汤法加金铃子、延胡、黑山栀、枳实等治疗脘痛黄疸；或合异功散、丹栀逍遥散法治疗肝气犯胃的胃痛。在变制方应用方面：一是变制出青蒿鳖甲汤法滋阴搜络透热治疗潮热、瘅热、温病风温发热、月经先期而疟邪窒在血分等病证；二是变制出蒿芩杏仁滑石汤和解分消三焦湿热治疗湿热邪留三焦证；三是变制出蒿芩丹知汤法和解少阳以透热外达治疗长期发热；四是变制出荷叶草果汤治疗子母疟。在类方应用方面：最常用的是谷芽枳实小柴胡汤，以其治疗黄疸属于谷疸者。其次是用柴胡桂枝干姜汤治疗阴疟。

（二）叶氏对仲景小柴胡汤方证的创新与发展

1. 创立青蒿鳖甲汤赋小柴胡汤法以新的意义

在叶桂变制应用小柴胡汤法中，最值得推崇的是，以青蒿代替柴胡清芳透邪，用知母代替黄芩苦寒清热、滋润阴液；又仿鳖甲煎丸法，用鳖甲深入阴分，滋阴搜剔络中邪热，配丹皮助鳖甲凉血散血透络。以此四味药为基本方，酌加生地、桑叶、天花粉等组方，治疗热邪从少阳深入血分络脉的病证。

叶氏变制此法具有更为深刻的含义，这就是，对于疟邪在阳分气分者，多用小柴胡汤；对于疟邪深入阴分血分者，多用鳖甲煎丸；而对于疟邪羁留在半阳半阴、半气分半血分者，则用小柴胡汤与鳖甲煎丸合法变制的青蒿鳖甲汤法，以鳖甲搜逐络脉，用青蒿领邪从阴分转出阳分。

吴瑭对叶氏此法大为推崇，阐发叶氏之意，在《温病条辨》制订出两个青蒿鳖甲汤方证，使叶氏的这一手法得到了阐扬。此分述如下。

中焦青蒿鳖甲汤：吴瑭根据《临证指南医案·疟》翁案制订出《温病条辨·中焦篇》湿温第 83 条中焦青蒿鳖甲汤方证："脉左弦，暮热早凉，汗解渴饮，少阳疟偏于热重者，青蒿鳖甲汤主之。"此方组成为：青蒿三钱、知母二钱、桑叶二钱、鳖甲五钱、丹皮二钱、天花粉二钱。水五杯，煮取二杯。疟来前，分二次温服。吴瑭称此方为"苦辛咸寒法"。吴氏自注说："少阳切近三阴，立法以一面领邪外出，一面防邪内入为要领。小柴胡汤以柴胡领邪，以人参、大枣、甘草护正；以柴胡清表热，以黄芩、甘草苦甘清里热；半夏、生姜两和肝胃，蠲内饮，宣胃阳，降胃阴，疏肝；用生姜、大枣调和营卫。使表者不争，里者内安，清者清，补者补，升者升，降者降，平者平，故曰和也。青蒿鳖甲汤，用小柴胡法而小变之，却不用小柴胡之药者，小柴胡原为伤寒立方，疟缘于暑湿，其受邪之源，本自不同，故必变通其药味，以同在少阳一经，故不能离其法。青蒿鳖甲汤以青蒿领邪，青蒿较柴胡力软，且芳香逐秽，开络之功，则较柴胡有独胜。寒邪伤阳，柴胡汤中之人参、甘草、生姜，皆护阳者也；暑热伤阴，故改用鳖甲护阴，鳖甲乃蠕动之物，且能入阴络搜邪。柴胡汤以胁痛、干呕为饮邪所致，故以姜、半通阳降阴而清饮邪；青蒿鳖甲汤以邪热伤阴，则用知母、天花粉以清热邪而止渴，丹皮清少阳血分，桑叶清少阳络中气分。宗古法而变古方者，以邪之偏寒偏热不同也，此叶氏之读古书，善用古方，岂他人之死于句下者，所可同日语哉！"

叶氏制订此方的基本思路是，小柴胡汤用柴胡、黄芩清解热邪、和解少阳；青蒿鳖甲汤以青蒿、知母清透少阳、护阴泄热；小柴胡汤用半夏、生姜通胃阳而降逆止呕；青蒿鳖甲汤用天花粉、桑叶清滋胃阴、宣降肺气而布津止渴；小柴胡汤以人参、甘草、大枣甘温补益胃气，托邪外出，青蒿鳖甲汤用鳖甲、丹皮咸寒滋阴凉血，搜邪透络。此法滋阴凉血，清芳宣透少阳，着实是一首治疗少阳血分郁热证的有效良方。曹炳章认为此方具有"驱饮邪、护阴、清热、止渴，并分清气血"的重要作用，将之推举为"少阳温疟，营分伏热之主方。"（《增补评注温病条辨·中焦篇·湿温》）

下焦青蒿鳖甲汤（青蒿、鳖甲、细生地、知母、丹皮）：见"麻黄附子细辛汤"一节，此从略。

叶桂处方有以四味药为基础方的组方规律，中、下两青蒿鳖甲汤均以青蒿、鳖甲、知母、丹皮四味药为基础组方，能滋阴凉血搜络，清热透邪，有使热从阴分外出而解的共同功效。下焦方有细生地凉血清热滋阴，故凉血作用较突出；中焦方则有天花粉清热生津止渴，桑叶凉肝疏散热邪，因此，生津止渴、透热作用较强。两方如出一辙，大同小异，均是治疗阴分血络伏热的有效名方。

何廉臣《重订广温热论·验方》根据叶桂的这一经验制订了一首青蒿鳖甲汤的类方，名青蒿鳖甲煎。此介绍如下。

青蒿鳖甲煎：出自何廉臣《重订广温热论·验方》，主治伏气温病，虚燥从伏邪伤阴，阴虚生火，火就燥而成，表现为朝凉暮热，咳嗽等症者。（《重订广温热论·燥火之症治》）此方组成为：青蒿脑钱半、生鳖甲四钱、霜桑叶二钱、丹皮二钱、鲜生地四钱、白知母三钱、地骨皮五钱、银柴胡钱半。此方是何氏根据《临证指南医案·疟》翁案处方加减而成，即去方中天花粉，加地骨皮、银柴胡，组成了青蒿鳖甲煎。其中银柴胡是借鉴上述《临证指南医案·虚劳》某女案、《未刻本叶天士医案》"左脉弦，瘅热"案青蒿与银柴胡并用的经验而加入的。本方与吴氏中焦青蒿鳖甲汤相比，其中有地骨皮、银柴胡，凉血清透阴分伏热的作用较强，可用于治疗阴分伏热较重的病证。

2. 创制蒿芩杏仁滑石汤为湿温邪留三焦证订立了新的治法

叶桂在《温热论》中指出："再论气病有不传血分，而邪留三焦，亦如伤寒中少阳病也。彼则和解表里之半，此则分消上下之势，随证变法。如近时杏、朴、苓等类，或温胆汤之走泄。因其仍在气分，犹可望其战汗之门户，转疟之机括。"在此，叶氏提出了湿温"邪留三焦"的概念，论述了邪留三焦的病机与治法。湿热之邪，羁留气分三焦，可表现为寒热往来、胸闷脘痞、呕吐恶心等，与伤寒少阳病有相类似的脉证。但论治疗，在伤寒，则要用小柴胡汤和解表里；在温病，则要分消上下之势。如何分消上下之势，必须随证变法，据证用方。对此，叶氏举例性地列出两法，一是当时苏州一带医生们流行使用的方法，即以杏仁、厚朴、茯苓分消三焦湿热。二是用温胆汤化裁走泄湿热。

叶氏所列举的这两个治法从文字上虽然可以解释得通，但从临床角度来看：杏、朴、苓法类似三仁汤，可以分消三焦之湿，但却不能和解少阳；温胆汤与胆有关系，可以调和胆胃，但也不是和解之法。从叶氏强调邪留三焦，亦如伤寒中少阳病，以及把分消上下之势法与和解表里法作比较的思路来看，分消上下之势的代表方应以小柴胡汤的变化方为基础，并能治疗湿热，以此两点为原则。带着这一问题，我在研究叶氏应用小柴胡汤的医案中发现，《临证指南医案·疟》"某，风温阳疟"案处方恰好符合这一原则。此方组成为：青蒿、黄芩、连翘、杏仁、滑石、淡竹叶。本方用青蒿、黄芩和解少阳，兼清胆而利枢机；用杏仁开宣上焦，令肺气宣展而气化湿亦化，用滑石清利湿热，使湿热从下焦以渗利，杏、滑配用，颇合分消上下之意而治湿；用连翘清轻，清透上焦之热，用淡竹叶甘寒清利而导热下行，翘、竹合用，清泄上下之热而治热。全方湿热并治，三焦分消，和解少阳，是叶氏治疗湿热邪留三焦的对的之方。我将此方命名为蒿芩杏仁滑石汤，以期弥补《温热论》湿热邪留三焦证缺少对应方的不足。

3. 创立小柴胡汤禁忌，提出"柴胡劫肝阴"与"柴胡扰动肝血"之说

叶桂在变通应用小柴胡汤的临床中，独树一帜地提出了小柴胡汤的禁忌，精辟地阐发了"柴胡劫肝阴"、"柴胡扰动肝血"的论说，实可谓补仲景之不足。现分述如下。

(1) 关于"柴胡劫肝阴"说：此说出处有三：

其一，出自《幼科要略·疟》，旨在强调小儿疟病与成人疟病体质不同，病证有别，治疗当异。成人疟在少阳，可用小柴胡汤，小儿疟在少阳则不得用此方。如其云："疟因暑发居多，方书虽有痰、食、寒、热、瘴疬之互异，幼稚之疟，都因脾胃受病。然气怯神弱，初病惊痫、厥逆为多，在夏秋之时，断不可认为惊痫。大方疟症，须分十二经，与咳症相等。若幼科庸俗，但以小柴胡去参，或香薷、葛根之属，不知柴胡劫肝阴、葛根竭胃汁，致变屡矣。"(《临证指南医案·幼科要略·疟》)

其二，见于《叶氏医案存真·卷一》"产后六日"案，旨在强调产后恶露未尽，肝阴肾精损伤，而客邪尚留者，不得用小柴胡汤，以防升散伤阴。叶案为："产后六日，恶露仍下，每呵欠寒栗，凡进汤必呕逆，舌粉白有苔，面目四肢浮肿，兼之消渴，喜得凉饮，胸脘痞闷不饥，此临产外邪乘虚竟入，厥阴邪犯阳明，状如疟证，但产后虚弱，值冬暖不藏之候，得汗方解，显然客邪，然柴胡动竭肝阴，决不可用，议和胃清邪一法。制半夏、郁金、新会皮、天花粉、杏仁、竹茹。"(《叶氏医案存真·卷一》)

其三，见于《叶氏医案存真·卷一》"劳倦，伏邪初起"案，旨在强调劳倦阴液已虚的老人，患伏邪冬温时不得误用柴胡、紫苏等升散药。叶案为："劳倦。伏邪初起，即用柴胡、紫苏，二阳混散，津液被劫。热邪上结，胸中懊侬，神烦谵语，渴饮冷饮，诊得脉无神，舌色白，病在上焦气分，阅医药不分上下气血，况冬温下泄，老人积劳，七日未见病退机关，此属重症。岂可藐视轻谈。瓜蒌皮、黑栀子、白杏仁、郁金、香豉、枳实汁。"（《叶氏医案存真·卷一》）

（2）关于"柴胡扰动肝血"说：此说出处有二：

其一，见于《三家医案合刻·叶天士医案》"产后阴虚阳实"案，旨在强调产后恶露腥水仍下而感受客邪，不得用柴胡、羌活升散动血。叶案为："产后阴虚阳实，热易怫郁，近日客邪，乃冬应寒而反温，凡羌活辛温，柴胡扰动肝血，皆属禁忌，谓阳明未复，再动冲阳耳。恶露变成腥水，亦是热犯肝阴之极，液不养筋，内风必动，致面肿身痛，消渴呕逆，自利，暮热汗多，全是肝胃受病，诸厥皆隶厥阴，呕不能食，厥阴之气冲犯阳明所致，产后厥冒，厥而下利，恐其阴涸难愈，今神气欲昏，正是胃阳上犯。治以镇逆，佐以酸苦，泄热调经。牡蛎、乌梅、黄芩、茯苓皮、川连、郁金、秦皮、炒山楂。"（《三家医案合刻·叶天士医案》）

其二，见于《叶天士先生方案真本》"张海盐六十三岁"案，为了强调暑湿内伏，发为秋疟，不得用柴葛解肌汤、小柴胡汤等方，以防伤血。叶案为："张海盐六十三岁，据述秋季外邪变疟，延几月始愈，夫秋疟是夏令暑湿热内伏，新凉外触，引动伏邪而发，俗医但知柴葛解肌、小柴胡等汤。不知暑湿在气分，因药动血，血伤挛脾，筋热则弛，筋寒则纵，乃致有年痿痹，难效之疴。当归、寄生、虎骨、杞子、沙苑、抚芎。"（《叶天士先生方案真本》）

以上资料说明，当临床上出现了柴胡的慎用证、禁忌证的时候，就不能再用柴胡剂。

关于柴胡，叶氏有两点论述值得重视：一是《临证指南医案·调经》朱案，在解释用逍遥散时指出："局方逍遥散固女科圣药，大意重在肝脾二经。因郁致损，木土交伤，气血痹阻。和气血之中，佐柴胡微升，以引少阳生气，上中二焦之郁勃可使条畅。"二是《临证指南医案·暑》杨二八案，在论述暑湿耳聋与少阳耳聋不同时指出："再论湿乃重浊之邪，热为熏蒸之气，热处湿中，蒸淫之气上迫清窍，耳为失聪，不与少阳耳聋同例。青蒿减柴胡一等，亦是少阳本药。"

由于柴胡为少阳本药，微升，可引少阳生气上升，可调畅中上二焦之郁勃。因此，对于小儿暑疟，初病惊厥动风，或妇人产后恶露仍下，复感温邪，或老年伏邪冬温、老年秋疟等素体阴血不足，阳热之邪又已耗伤津血者，叶氏主张禁用柴胡。

叶桂关于柴胡禁忌证、慎用证的认识来源于临床实践，从临床安全用药的角度来看，这些认识不仅无损于小柴胡汤的广泛应用，而且更有利于推广此方的临床应用。犹如麻黄汤有禁忌证、白虎汤有禁忌证一样，叶氏提出小柴胡汤的禁忌证是对仲景小柴胡汤方证的发挥与创新，对于临床安全有效地应用此方大有裨益。

遗憾的是，学术界反面理解这一问题，片面地认为叶桂临证不用小柴胡汤，认为叶桂"柴胡劫肝阴"之说限制了此方的临床应用。这种说法是没有根据的。通过以上叶案不难看出，叶氏在临床上广泛应用小柴胡汤，不论什么病，只要见少阳枢机不利，表现为小柴胡汤证者，即用小柴胡汤化裁。

不仅如此，叶桂在临床上还广泛地应用含有柴胡的其他方剂，此简要总结如下。

第一，用丹栀逍遥散法疏畅少阳以条畅气血。如下案：

徐三十，脉小数涩，上热火升，喜食辛酸爽口，上年因精滑阳痿，用二至百补通填未效，此乃焦劳思虑郁伤，当从少阳以条畅气血。柴胡、薄荷、丹皮、郁金、山栀、神曲、广皮、茯苓、生姜。（《临证指南医案·阳痿》）

第二，用逍遥散法疏肝和脾以升发甲木（胆）清阳。如下案：

中虚阳郁，胸膈不舒，饮食不快，拟逍遥散，疏肝和脾，使甲胆清阳上达，生化气行，病可痊愈。人参、柴胡、茯苓、归身、炙黑甘草、焦术、广皮、丹皮、炒白芍。（《叶氏医案存真·卷一》）

第三，用补土泄木法以疏泄肝胆。如下案：

某，凡有痔疾，最多下血，今因嗔怒，先腹满，随泻血，向来粪前，近日便后。是风木郁于土中，气滞为膨，气走为泻。议理中阳，泄木佐之。人参、附子、炮姜、茅术、厚朴、地榆、升麻（醋炒）、柴胡（醋炒）。（《临证指南医案·便血》）

金，能食运迟，舌纹裂，左颐肉肿，不喜饮水，太阴脾阳郁。法当补土泄木。于术、茯苓、新会皮、炙草、煨益智、柴胡、丹皮、白芍。（《临证指南医案·木乘土》）

朱氏，脉弦右大，乳房刺痛，经阻半年，若遇劳怒，腹痛逆气上冲，此邪郁既久，少火化为壮火，气钝不循，胞脉遂痹。治以泄少阳，补太阴。气血流利。郁热可解。人参、柴胡、当归、白术、丹皮、甘草、茯苓。（《临证指南医案·郁》）

第四，用东垣补脾升阳法以升发脾阳。如下案：

王九岁，久泻，兼发疮痍，是湿胜热郁。苦寒必佐风药，合乎东垣脾宜升、胃宜降之旨。人参、川连、黄柏、炙草、广皮、白术、神曲、麦芽、柴胡、升麻、羌活、防风。（《临证指南医案·幼科要略·疟》）

严二八，脉小右弦，久嗽晡热，着左眠稍适，二气已偏，即是损怯。无逐邪方法，清泄莫进，当与甘缓。黄芪建中去姜。又，建中法颇安，理必益气以止寒热。人参、黄芪、焦术、炙草、归身、广皮白、煨升麻、煨柴胡。（《临证指南医案·虚劳》）

第五，用金铃子散合栀子豉汤加柴胡以泄肝止痛。如下案：

某氏，胃痛引胁。川楝子、柴胡、黑山栀、钩藤、半夏、橘红。（《临证指南医案·胃脘痛》）

第六，用柴胡以疏利少阳以治肝痹。如下案：

病胁痛吐食，《内经》谓肝痹。又云：少阳不足病肝痹，得之寒湿。柴胡、防风、当归、白芍、草薢、米仁、甘草、茯苓。（《叶天士医案存真·卷二》）

第七，用鳖甲煎丸法治疟母加柴胡以疏肝通络。如下案：

吴二四，疟反复，左胁疟母。生鳖甲、生牡蛎、炒桃仁、当归须、炒延胡、柴胡梢、桂枝木、炒楂肉、青皮。（《临证指南医案·疟》）

第八，用固真汤法治疗妇人带下以柴胡升脾阳。如下案：

脘中气通，带下赤白，此平素血虚，近日时气复伤其阳，六脉无力，下滑不禁。为病卧久，非堵塞可愈，仿东垣固真寄升降方法。人参、生干姜、柴胡、郁李仁、广皮、炙甘草、黄芩、白葵子。（《眉寿堂方案选存·疟疾》）

方证解释：所谓"仿东垣固真升降方法"是指《兰室秘藏》卷中妇人门所载的补经固真汤。此方组成为：白葵花四分，炙甘草、郁李仁、柴胡各一钱，干姜、人参各二钱，生黄芩一钱，陈皮五分。治"白文举正室，白带常漏久矣，诸药不效。诊得心包尺脉微，其白带下流不止。"叶氏本案即用东垣此方，但略有化裁。

第九，在调和脾胃方中用柴胡以升清疏木。如下案：

汪三九，饮酒发黄，自属湿热，脉虚涩，腹鸣不和，病后形体瘦减，起居行动皆不耐久，全是阳气渐薄，兼之思虑劳烦致损。议两和脾胃之方。戊己加当归、柴胡、煨姜、南枣。（《临证指南医案·疸》）

程十七，脉沉，粪后下血。少年淳朴得此，乃食物不和，肠络空隙所渗。与升降法。茅术、厚朴、广皮、炮姜、炙草、升麻、柴胡、地榆……（《临证指南医案·便血》）

孙，面色痿黄，腹痛下血，都因饮食重伤脾胃，气下陷为脱肛。经月不愈，正气已虚。宜甘温益气，少佐酸苦。务使中焦生旺，而稚年易亏之阴自坚，冀有向安之理。人参、川连、炒归身、炒白芍、炙草、广皮、石莲肉、乌梅。又，肛翻纯血，不但脾弱气陷，下焦之阴亦不摄固。面色唇爪已无华色。此益气乃一定成法，摄阴亦不可少，然幼稚补药，须佐宣通，以易虚易实之体也。人参、焦术、广皮、白芍、炙草、归身、五味、升麻醋炒、柴胡醋炒。（《临证指南医案·脱肛》）

张万年桥，二十八岁，半产重于大产。左胁有形，是气乘肝络，攻之则变中满。从前胎坠寒热呕逆，震动之伤，当培养气血，不可怠忽，不致劳怯。归身、鳖血制柴胡、广皮、南枣肉、白芍、茯苓、蒸于术、炙甘草。（《叶天士先生方案真本》）

从以上叶案可以看出，叶氏是在广泛应用柴胡与小柴胡汤的临床实践中提出了"柴胡劫肝阴"、"柴胡扰动肝血"等关于柴胡的禁忌问题，学术界误解了叶桂的论说，必须予以澄清。

（三）吴瑭对叶氏变通小柴胡汤法的继承与发展

吴瑭根据叶桂用小柴胡汤治疟的经验，遵从仲景小柴胡汤原法，在《温病条辨》不仅用小柴胡汤治疗少阳疟，而且还制订了小柴胡加干姜陈皮汤方证、加减小柴胡汤方证等。更为可贵的是，他根据叶氏小柴胡汤变制法，在《温病条辨》制订了下焦青蒿鳖甲汤与中焦青蒿鳖甲汤两个方证。并且，遵照仲景原法，创建了柴胡桂枝各半汤加吴萸楝子茴香木香汤方证。此介绍如下。

1. 小柴胡汤与小柴胡加干姜陈皮汤方证

出自《温病条辨·中焦篇》湿温第84条："少阳疟如伤寒主者，小柴胡汤主之。渴甚者去半夏，加瓜蒌根；脉弦迟者，小柴胡加干姜陈皮汤主之。"此方组成为：于小柴胡汤内，加干姜二钱，陈皮二钱。水八杯，煮取三杯，分三次，温服。吴瑭自注云："少阳疟如伤寒少阳证，乃偏于寒重而热轻，故仍从小柴胡法。若内躁渴甚，则去半夏之燥，加瓜蒌根生津止渴。脉弦迟则寒更重矣，《金匮》谓脉弦迟者，当温之，故于小柴胡汤内，加干姜、陈皮温中，且能由中达外，使中阳得伸，逐邪外出也。"

2. 加减小柴胡汤方证

出自《温病条辨·中焦篇》湿温第96条："疟邪热气，内陷变痢，久延时日，脾胃气衰，面浮腹膨，里急肛坠，中虚伏邪，加减小柴胡汤主之。"此方组成为：柴胡三钱、黄芩二钱、人参一钱、丹皮一钱、白芍（炒）二钱、当归（土炒）一钱五分、谷芽一钱五分、山楂（炒）一钱五分。水八杯，煮取三杯，分三次温服。吴瑭自注云："疟邪在经者多，较之痢邪在脏腑者浅，痢则深于疟矣。内陷云者，由浅入深也。治之之法，不出喻氏逆流挽舟之议，盖陷而入者，仍提而使之出也。故以柴胡由下而上，入深出浅，合黄芩两和阴阳之邪，以人参合谷芽宣补胃阳，丹皮、归、芍内护三阴，谷芽推气分之滞，山楂推血分之滞。谷芽升气分故推谷滞，山楂降血分故推肉滞也。"

3. 中焦青蒿鳖甲汤方证（上已介绍，此从略）

4. 下焦青蒿鳖甲汤方证（见"麻黄附子细辛汤"一节，此从略）

5. 柴胡桂枝各半汤加吴萸楝子茴香木香汤方证

出自《温病条辨·上焦篇·补秋燥胜气论》第 4 条："燥金司令，头痛，身寒热，胸胁痛，甚则疝瘕痛者，桂枝柴胡各半汤加吴萸楝子茴香木香汤主之。"此方组成为：桂枝、吴茱萸、黄芩、柴胡、人参、广木香、生姜、白芍、大枣（去核）、川楝子、小茴香、半夏、炙甘草。吴瑭自注说："此金胜克木也。木病与金病并见，表里齐病，故以柴胡达少阳之气，即所以达肝木之气，合桂枝而外出太阳，加芳香定痛，苦温通降也。湿燥寒同为阴邪，故仍从足经例。"

（四）新订小柴胡汤变通方

1. 蒿芩杏仁滑石汤（上已介绍，此从略。）

2. 荷叶草果汤

出自《三家医案合刻·叶天士医案》"疟后，日轻日重相间"案。组成为：鲜荷叶边、法半夏、橘红、草果仁、茯苓块、生姜。叶案方证：湿热疟，日轻日重相间，此名子母疟，呕恶，苔白腻，脘痞，邪在少阳居多，体虚难用小柴胡汤者。

此方由小柴胡汤与达原饮合法化裁而成，去两方中的寒凉药，仅用鲜荷叶清芳宣透少阳，兼芳化上焦湿郁；用半夏、生姜、草果仁、橘红，苦辛温燥中焦湿浊；用茯苓淡渗下焦之湿，兼通胃阳。本方不仅开达膜原湿浊，而且寓小柴胡汤法，可用于治疗温病或杂病寒湿郁留三焦膜原，少阳枢机不利的呕吐、脘痞、腹泻等病症见舌苔白厚腻如积粉者。

（五）叶案萃语

1. "少阳阳木，必犯阴土，木郁土中，温开不应，议解郁安中。"

出自《叶天士先生方案真本》陈案。其意是，少阳胆为阳木，太阴脾为阴土，少阳胆郁不舒，太阴脾虚不运，土虚木乘，阳木郁于阴土之中，可发为右胁下似胀不舒，脉右关弦动，脘痞不食等。治疗不得用香附、半夏等辛香行气，温开痞结法，而要用解木郁，安中土法，药如人参、茯苓、神曲、生姜通补脾胃以安中，柴胡、白芍以疏木。叶氏认为，"芍药酸寒，能泄土中木乘"。本方由小柴胡汤、四逆散、越鞠丸合法化裁，寓意深刻。

2. "思初病在气，久必入血，以经脉主气，络脉主血也。此脏腑、经络、气血，须分晰辨明，投剂自可入彀。"

出自《临证指南医案·木乘土》芮案。在这句话里，叶氏精辟地论述了辨病机"在气在血、在经在络"的辨治体系。第一，病变在气分比较轻浅，在血分则比较深重，初病多在气分，久则深入血分。第二，病变可从气分、血分深入经脉、络脉，经属气，络属血，经脉病属气分较为轻浅，络脉病在血分比较深重。第三，脏腑病与经病、络病不同，经脉布于人体外部，与脏腑相关而自成体系，经脉病不得用治脏腑病的方法治疗；"络脉附于脏腑之外廓"，络病与脏腑病不同，治脏腑病的药物难以达到络脉。据此，临床辨证除辨脏腑病机外，还要辨病机之"在气在血、在经在络"。这是叶氏独创的一个辨证体系，具有重要的临床意义。

3. "局方逍遥散……和气血之中，佐柴胡微升，以引少阳生气，上中二焦之郁勃可使条畅。"

出自《临证指南医案·调经》朱案。此案已在炙甘草汤"叶案萃语"中作了介绍，此从略。

麻黄附子细辛汤

一、仲景原方证述要

麻黄附子细辛汤出自《伤寒论》第301条，组成为：麻黄二两（去节），细辛二两，附子一枚（炮，去皮，破八片）。右三味，以水一斗，先煮麻黄，减二升，去上沫，内诸药，煮取三升，去滓，温服一升，日三服。仲景原条文谓："少阴病，始得之，反发热，脉沉者，麻黄附子细辛汤主之。"

本方用麻黄发汗解太阳之表，用附子温补少阴真阳。妙在用细辛，可祛寒逐饮，其配麻黄可走表散寒，配附子可温里扶阳。方中附子温阳扶正固本，与麻黄相配伍，可使麻黄发汗而不至于损伤阳气。全方温阳解表、散寒逐饮，可治疗少阴表证兼寒饮者。

麻黄附子细辛汤证：发热，恶寒，无汗，脉沉。

二、叶氏应用心法

（一）加减变化

1. 用于治疗呕吐足踇趾硬强而痛

某，呕逆吐涎，冲气攻心。足大拇指硬强而痛。淡吴萸、熟附子、独活、北细辛、当归、汉防己。（《临证指南医案·腰腿足痛》）

方证解释：本案呕逆吐涎，冲气攻心为胃中虚寒，故取吴茱萸汤法用淡吴萸温胃止呕；大踇趾硬强而痛为寒痹痛，故用熟附子、独活、北细辛为变通麻黄附子细辛汤法以独活代替麻黄温经止痛；病变部位与足厥阴经有关，故取当归四逆汤法加当归养血通脉；硬强为水湿，故仿木防己汤法加汉防己祛经络水湿。

2. 用于治疗阴疟下肢肿

阴疟四月，汗泄，下肢肿。早服八味丸。淡附子、细辛、生白术、泽泻。（《眉寿堂方案选存·疟疾》）

方证解释：本案为阴疟，症见汗泄，下肢肿。此阳虚水肿。方用麻黄附子细辛汤，因汗泄，故去麻黄，以附子、细辛温阳散寒而透内陷的阴疟之邪；用生白术、泽泻，为泽泻汤法以利水消肿。另用八味丸早服以温肾利水。

3. 用于治疗阳微阴结的肿胀

某，阳微阴结，肿胀。附子、苡仁、白术、木防己、泽泻、细辛。（《临证指南医案·肿胀》）

方证解释：本案症见肿胀，由阳虚阴浊凝结所致。方用附子、细辛，为麻黄附子细辛汤去麻黄法以温阳散寒，通阳破结；用白术、泽泻，为泽泻汤法以利水逐湿；用木防己、苡仁，为变通木防己汤法以祛经脉之湿。

（二）变制新法

叶氏在用小柴胡汤与鳖甲煎丸变制青蒿鳖甲汤法的基础上，又结合麻黄附子细辛汤，三方合法，变制出下焦青蒿鳖甲汤法。叶氏案如下。

王十八，夜热早凉，热退无汗，其热从阴而来，故能食，形瘦，脉数左盛，两月不解，治在血分。生鳖甲、青蒿、细生地、知母、丹皮、竹叶。（《临证指南医案·温热》）

方证解释：本案症见夜热早凉，热退无汗，能食，形瘦，脉数左盛。从"治在血分"分析，所谓"热从阴而来"是指热自血分而发，气属阳，血属阴，故曰热从阴分而来。血分阴津损伤，热伏难以透出为其病机的关键，方用生鳖甲领细生地凉血滋阴；青蒿领竹叶透热外出；知母、丹皮凉血泄热。

吴瑭采辑此案，删去"能食，形瘦，脉数左盛，两月不解，治在血分"等语，减方中竹叶，制订出《温病条辨·下焦篇》第12条下焦青蒿鳖甲汤方证。

三、讨论与小结

（一）叶氏变通应用麻黄附子细辛汤的基本思路与手法

叶氏用麻黄附子细辛汤的医案比较少，在加减应用方面仅三案。这三案均无发热、恶寒、无汗等麻黄证，故不用麻黄。"某，呕逆吐涎"案因大踇趾硬强而痛，故用独活代替麻黄以止痹痛，另加当归、防己通络止痛。"阴疟四月"案，因汗泄、下肢肿，故去麻黄，合泽泻汤温阳利水。"某，阳微阴结"案因阳微阴结而肿胀，故合泽泻汤逐湿利水、合变通木防己汤法逐经络水湿。

在变制新法方面，叶氏独出心裁，仿麻黄附子细辛汤法，结合小柴胡汤与鳖甲煎丸变制出下焦青蒿鳖甲汤法，为温病阴液损伤，热邪深伏阴分证的论治开创了新的治法。

（二）叶氏对仲景麻黄附子细辛汤方证的创新与发展

在上述《临证指南医案·温热》王十八案，叶氏巧妙地变制出下焦青蒿鳖甲汤法。麻黄附子细辛汤证为："少阴病，始得之，反发热，脉沉"；本案证为："夜热早凉，热退无汗"，"脉数左盛，两月不解"。麻黄附子细辛汤证为伤寒寒邪深入少阴，真阳虚损而寒邪不得外解；本案证为温病热邪深入血分，下焦真阴损伤而热邪不能透达。证和病机有可类比性，方则也类比而制出：麻黄附子细辛汤以附子温少阴真阳而祛陷入阴经之寒；下焦青蒿鳖甲汤用生鳖甲、细生地滋少阴真阴而搜泄深入血分之热。麻黄附子细辛汤以麻黄辛温发汗，解寒邪外出；下焦青蒿鳖甲汤用青蒿、竹叶辛凉清透，透热邪外出。麻黄附子细辛汤以细辛内助附子而温阳，外助麻黄而散寒；下焦青蒿鳖甲汤用知母、丹皮内助鳖甲、生地以凉血滋阴，外助青蒿、竹叶以泄热达邪。由此变制出了"治在血分"的青蒿鳖甲汤法。

由于此方有青蒿、知母，这是叶氏变通小柴胡汤，以青蒿代替柴胡，以知母代替黄芩的手法。另外，鳖甲煎丸有柴胡、黄芩、鳖甲、丹皮，此方中也有鳖甲、丹皮，并有代替柴胡、黄芩的青蒿、知母，因此，叶氏变制下焦青蒿鳖甲汤的思路与根据，不仅有麻黄附子细辛汤法，而且有鳖甲煎丸与小柴胡汤法。

吴瑭根据此案制订出《温病条辨》下焦青蒿鳖甲汤方证，将之作为下焦温病治法之一，与黄连阿胶汤、加减复脉汤共同组成温病热邪深入下焦，肝肾真阴损伤病证的三大治法。叶氏此方经吴瑭发扬光大，后世广泛用其治疗温病热邪深伏阴分，血热瘀滞，阴液耗伤，伏热难以透达的复杂病证。目前更有人用此方治疗系统性红斑狼疮、干燥综合征等免疫性疾病，以及不明原因性发热，从而使叶氏的经验得到了进一步的发扬。由此来看，叶氏变制的这一治法，不仅创新发展了仲景的麻黄附子细辛汤方证，而且为温病治法理论的发展作出了重要的贡献。

（三）吴瑭对叶氏变通麻黄附子细辛汤法的继承与发展

吴瑭根据上述《临证指南医案·温热》王十八案，在《温病条辨》制订出下焦青蒿鳖甲汤方证，以其治疗温病深入下焦，伏于阴分的发热。

下焦青蒿鳖甲汤方证

出自《温病条辨·下焦篇》风温温热第12条："夜热早凉，热退无汗，热自阴来者，青蒿鳖甲汤主之。"此方组成为：青蒿二钱、鳖甲五钱、细生地四钱、知母二钱、丹皮三钱。水五碗，煮取二杯，日再服。吴瑭称此方为"辛凉合甘寒法"。

下焦青蒿鳖甲汤以鳖甲滋阴入络搜邪，青蒿芳香清透，两药配伍，组成了滋阴透邪的基本手法，犹如吴瑭所云："此方有先入后出之妙，青蒿不能直入阴分，有鳖甲领之入也；鳖甲不能独出阳分，有青蒿领之出也。"由于本方证的病机深在血分，因此，用生地、丹皮凉血散血，配合鳖甲滋阴凉血透络；知母苦寒，既能滋阴，又可清热泻火，与青蒿配合则清热透泄，与生地配合则滋阴清热。全方凉血散血通络，滋阴清热泻火，透邪热从血分阴分外达而出。吴瑭对于本方的方义作了精辟的解释："夜行阴分而热，日行阳分而凉，邪气深伏阴分可知；热退无汗，邪不出表而仍归阴分，更可知矣，故曰热自阴分而来，非上中焦之阳热也。邪气深伏阴分，混处气血之中，不能纯用养阴，又非壮火，更不得任用苦燥。故以鳖甲蠕动之物，入肝经至阴分，既能养阴，又能入络搜邪；以青蒿芳香透络，从少阳领邪外出；细生地清阴络之热；丹皮泻血中之伏火；知母者，知病之母也，佐鳖甲、青蒿而成搜剔之功焉。"

乌 梅 丸

一、仲景原方证述要

乌梅丸出自《伤寒论》第338条。组成为：乌梅三百个，细辛六两，干姜十两，黄连十六两，当归四两，附子六两（炮，去皮），蜀椒四两（出汗），桂枝（去皮）六两，人参六两，黄柏六两。右十味，异捣筛，合治之，以苦酒渍乌梅一宿，去核，蒸之五斗米下，饭熟捣成泥，和药令相得，内臼中，与蜜杵二千下，丸如梧桐子大。先食饮服十丸，日三服，稍加至二十丸。禁生冷、滑物、臭食等。仲景原条文谓："伤寒脉微而厥，至七八日肤冷，其人躁无暂安时者，此为脏厥，非为蛔厥也。蛔厥者，其人当吐蛔。令病者静，而复时烦者，此为脏寒，蛔上入膈，故烦，须臾复止，得食而呕，又烦者，蛔闻食臭出，其人常自吐蛔。蛔厥者，乌梅丸主之。又主久利。"

乌梅丸方用醋浸乌梅之酸以和肝安胃、敛阴止渴、安蛔；用附子、干姜、川椒、细辛、桂枝之辛热以温经扶阳祛寒、通阳破阴散结；用黄连、黄柏之苦寒以泻热燥湿；用人参、当归之甘温以益胃生津、养血柔肝。妙在主用乌梅，又用苦酒浸渍，大酸大敛，合参、归酸甘敛阴；合连、柏酸苦泄热；合姜、附、椒、辛、桂酸辛通阳开结。诸药配合，逐寒、泄热、和肝、安胃，通补气血阴阳。其特点是酸甘、酸苦、酸辛合用，并集大辛大热、大苦大寒、大酸大敛于一方，故可治疗厥阴寒热错杂、气血阴阳失调之证。

乌梅丸证：厥阴病厥逆，烦躁，腹痛呕吐，久利，蛔厥等。

二、叶氏应用心法

（一）加减变化

1. 用于治疗温病暑温伏暑

万，暑邪不解，陷入厥阴。舌灰消渴，心下板实，呕恶吐蛔，寒热，下利血水，最危之

证。川连、黄芩、干姜、生白芍、川椒、乌梅、人参、枳实。(《临证指南医案·暑》)

方证解释：本案症见舌灰消渴，心下板实，呕恶吐蛔，寒热，下利血水等。此暑邪陷入厥阴。方用变通乌梅丸法，以川连、黄芩苦寒泄热，合生白芍、乌梅酸苦泄厥阴；以干姜、川椒、人参，辛甘通补阳明，合枳实消痞开结。其中川连、黄芩、干姜、人参、枳实，为变通半夏泻心汤法，可苦辛开泄痞结。

江，暑邪深入厥阴，舌缩，少腹坚满，声音不出，自利，上下格拒，危期至速。勉拟暑门酸苦泄热，辅正驱邪一法。黄连、淡干姜、乌梅、生白芍、半夏、人参、枳实。(《临证指南医案·暑》)

方证解释：本案症见舌缩，少腹坚满，声音不出，自利等。此暑邪深入厥阴阳明，为危证。治拟酸苦泄热，辅正驱邪法，方用变通乌梅丸化裁，以乌梅、生白芍合黄连酸苦泄热，合人参酸甘益胃生津；以半夏、淡干姜、枳实辛热通阳开胃脘痞结。其中黄连、半夏、淡干姜、人参、枳实，为变通半夏泻心汤法，可苦辛开泄暑湿，畅达痞结上下格拒。

吴瑭根据万案方证，参考江案处方用半夏法，取半夏加入万案处方中，制订出《温病条辨·下焦篇》暑温伏暑第37条椒梅汤方证。

顾，右脉空大，左脉小芤。寒热麻痹，腰痛冷汗。平素积劳内虚，秋暑客邪，遂干脏阴，致神迷心热烦躁，刮痧似乎略爽，病不肯解。此非经络间病，颇虑热深劫阴，而为痉厥。张司农集诸贤论暑病，谓入肝则麻痹，入肾为消渴，此其明征。议清阴分之邪，仍以养正辅之。阿胶、小生地、麦冬、人参、小川连、乌梅肉。(《临证指南医案·暑》)

方证解释：本案暑热深入少阴，心营热盛，故见神迷心热烦躁；真阴亏竭，故右脉空大，左脉小芤，腰痛；心气受伤，则见冷汗；肝肾同源，肾阴亏竭，致肝阴不足，厥阴经脉失养则麻痹；真阴亏虚，肝风内动则有痉厥之虑；热入厥阴则寒热。其证心营热盛、肝肾阴亏、心气不足并见，病位虽重在少阴心肾，却又涉及厥阴肝与心包，可谓错综复杂。但叶氏处方简单明了，耐人寻味，仿仲景乌梅丸法，用黄连苦寒清暑热、泻心火，合乌梅酸苦泻肝，合生地甘苦清营热。伤寒为寒邪伤阳，病入厥阴，阳虚寒盛，故乌梅丸用附子、干姜、桂枝、细辛、蜀椒温阳散寒；温病暑邪伤阴，邪入少阴厥阴，必伤真阴，故改用阿胶、生地、麦冬滋肝肾，合乌梅酸甘敛阴。暑伤元气，心气亦虚，故仍留用人参补益元气。全方上清心营暑热，下补肝肾真阴，兼益元气，乌梅丸化裁之妙由此可见一斑。

吴瑭根据此案，制订出《温病条辨·下焦篇》暑温伏暑第36条连梅汤方证。

孙，脉左数，下利腹不甚痛，暮夜微热。所伏暑热，乘阴虚下陷，是清热理脾不效。当摄阴升阳。熟地炭、当归炭、山楂炭、炒黑麦芽、炙黑甘草、防风根、炒黑升麻。又，照方去山楂、麦芽，加人参、焦白芍。又，泻痢久必阴损液耗，此口渴、微咳，非实火客邪。与甘酸化阴。人参、山药、炙甘草、炒乌梅、木瓜、炒湖莲肉。(《临证指南医案·痢》)

方证解释：本案为伏暑。症见下利，腹不甚痛，暮夜微热等。曾用清热理脾不效。此伏暑暑热，损伤阴液，邪热内陷。一、二诊用理阴煎化裁。三诊症见口渴、微咳，气阴损伤明显，故改用变通乌梅丸合参苓白术散化裁，以人参、山药、炙甘草、炒湖莲肉甘补气津，以炒乌梅、木瓜，合人参、山药、炙甘草，甘温甘酸化阴，兼补脾胃气津。

蔡，脉右数，左细数，面垢舌燥，白苔点点，肌肤甲错，左胁动气。伏暑当秋凉而发，初病如疟，当从苦辛寒法。暑邪炽烈，变为下痢，胃津被劫，阴液大耗。昔贤于热病液涸，急以救阴为务，苟胃关得苏，渐以冀安，否则犯喻氏所指，客邪内陷，液枯致危之戒矣。复脉汤去姜、桂、麻。又，酸甘化阴法。人参、生地、乌梅、炙甘草、麦冬、木瓜。(《临证指

南医案·痢》)

方证解释：本案症见下痢，面垢舌燥，肌肤甲错，左胁动气。白苔点点，脉右数，左细数。此伏暑损伤阴液。方用变通乌梅丸合益胃汤化裁，以人参、生地、麦冬、炙甘草，甘寒益胃生津，以乌梅、木瓜之酸，合人参、生地、麦冬、炙甘草甘寒酸甘化阴，又益胃生津。

吴瑭根据孙案第三诊处方脉证，制订出《温病条辨·下焦篇》湿温第70条人参乌梅汤方证；根据蔡案二诊处方，制订出《温病条辨·下焦篇》湿温第70条"又一法"加减人参乌梅汤方证。

劳倦伤阳，当风沐浴，卫外气泄疏豁。药以柴、葛，再泄其阳；杂以消导，更耗其气。热迫，呕逆气冲。但夏热必兼湿邪，周身掣痛。法当酸苦安胃泄热，使厥阳稍平，即商辅正。川黄连、枯黄芩、姜汁炒竹茹、炒乌梅、生白芍、郁金。（《眉寿堂方案选存·暑》）

方证解释：本案症见呕逆气冲，周身掣痛。此暑湿壅阻，胃失和降，肝气乘逆。方用变通乌梅丸法，以黄连、黄芩、炒乌梅、生白芍，酸苦泻热，也泄厥阴；以姜汁炒竹茹和胃降逆止呕；另用郁金芳香化湿。

服理中后，胃痛泄泻转加，心热渴不欲饮，必有暑湿内结，暂用酸苦泄热。川连、淡黄芩、炒广皮、乌梅、生白芍、木瓜。（《眉寿堂方案选存·暑》）

方证解释：本案暑湿内结而胃痛泄泻，心热渴不欲饮。方用变通乌梅丸法，以川连、淡黄芩、乌梅、生白芍、木瓜酸苦泻热，也泄厥阴；加炒橘皮化湿和胃。

另外，叶氏用乌梅丸法治疗暑温的医案还有下述"用于治疗伏暑发热腹痛或暑湿痢"中介绍的《临证指南医案·吐蛔》王案，可互参。

2. 用于治疗伏暑发热腹痛或暑湿痢

王，脉沉弦。腹痛呕吐，鼻煤舌绛，面带青晦色。夏秋伏暑发热，非冬月，乃误表禁食，胃气受伤，致肝木上干胃土，蛔虫上出，遂成重病，常有厥逆之虑。拟进泄肝和胃，得痛止呕缓，冀有转机。川椒、川连、乌梅、干姜、人参、茯苓、生白芍、川楝子。（《临证指南医案·吐蛔》）

方证解释：本案症见腹痛呕吐，鼻煤舌绛，面带青晦色，蛔虫上出。脉沉弦。由伏暑发热误表禁食，胃气受伤，肝木乘胃土所致。方用变通乌梅丸法，以川连苦寒清泄暑热，加川楝子合乌梅、生白芍酸苦泄厥阴；川椒、干姜合人参、茯苓辛甘通补胃阳。其中川椒、干姜、人参、生白芍配伍，可温中散寒、解痉急止腹痛；川椒、川连、乌梅、干姜、川楝子配伍，可驱蛔治蛔。

鲍，舌心黄，边白，渴饮，水浆停胃脘，干呕微微冷呃，自痢稀水，小便不利，诊脉坚劲不和。八旬又二，暑湿热邪内著，必脾胃气醒，始可磨耐。以高年不敢过清过消，用清暑益气法。川连、黄芩、石莲子、煨干葛、青皮、人参、茯苓、厚朴、猪苓、泽泻。又，口中干燥，小水全无，泉源已竭，阴液无以上承。痢症噤口，都是湿热壅于胃口，下元衰惫，冲脉气震高突，此攻病保真，理难捉摸矣。川连、黄芩、草决明、石莲子、乌梅、白芍。（《临证指南医案·痢》）

方证解释：本案为老年噤口痢，一诊症见渴饮，干呕微微冷呃，自痢稀水，小便不利。舌心苔黄，舌边苔白，脉坚劲不和。因暑湿热邪内著，损伤脾胃，故用变通清暑益气汤清暑利湿、益气和中。二诊见口中燥，小水全无等，辨为泉源已竭，阴液无以上承证，方用变通乌梅丸法，以川连、黄芩苦寒泄热，乌梅、白芍滋阴敛阴，芩、连合梅、芍酸苦泄厥阴。另用石莲子收涩治痢，草决明清肝平冲。

3. 用于治疗温病消渴呕泻

朱，消渴干呕，口吐清涎，舌光赤，泄泻。热病四十日不愈，热邪入阴。厥阳犯胃，吞酸不思食。久延为病伤成劳。川连、乌梅、黄芩、白芍、人参、诃子皮。（《临证指南医案·泄泻》）

方证解释：本案症见泄泻，消渴干呕，口吐清涎，吞酸不思食。舌光赤。此外感热病久稽不愈，邪入阴分厥阴，损伤胃津肝阴，致肝气冲逆犯胃克脾。方用变通乌梅丸法，以川连、黄芩苦寒泻热，合乌梅、白芍酸苦泄厥阴；以人参益胃生津，合乌梅、白芍酸甘化阴。另用诃子皮苦酸涩平，涩肠止泻。其中川连、黄芩合白芍，寓黄芩汤法，可治下利。

4. 用于治疗湿热疟暑湿疟或湿疟

毛氏，用玉女煎，寒热未已，渴饮仍然，呕恶已减，周身皆痛，诊脉两手俱数，舌色灰白边赤，汗泄不解。拟用酸苦泄其在里热邪，务以疟止，再调体质。黄芩、黄连、草果、白芍、乌梅、知母。用秋露水煎药。（《临证指南医案·疟》）

方证解释：本案症见寒热未已，汗泄不解，渴饮仍然。苔色灰白、舌边赤，脉两手俱数。此湿热疟热重于湿。方用变通乌梅丸法，以黄连、黄芩、知母苦寒清泄阳明邪热；以草果辛燥太阴脾湿。另用乌梅、白芍，合芩、连、知母酸苦泄厥阴。

脉数，舌边白。暑湿热内伏为疟，呕逆胸满，间日寒热，邪势未解，议以酸苦泄热主治。川连、草果仁、黄芩、广皮白、乌梅、知母、半夏、生姜。（《眉寿堂方案选存·疟疾》）

方证解释：本案暑湿热内伏为疟，症见间日寒热，呕逆胸满。舌苔白，脉数。方用变通乌梅丸合半夏泻心汤化裁，以川连、黄芩、知母、乌梅酸苦泻热；以半夏、生姜，合芩、连苦辛开泄暑湿；另用广皮白、草果仁辛香燥湿，兼以截疟。

粤中阳气偏泄，途中烦劳涉虚。暑热内伏，凉风外加，疟来间日者，邪深不得与卫气行阳也。但客邪六气，总化为热。吐蛔消渴哕逆，厥阴、阳明病也，里证显然，柴、葛泄表动阳，须忌。川黄连、人参、黄芩、乌梅肉、生姜汁、枳实、半夏、生白芍。（《眉寿堂方案选存·疟疾》）

方证解释：本案秋凉引发暑湿伏气为疟，症见疟来间日，吐蛔、消渴、哕逆等。此厥阴、阳明并病。方用乌梅丸合半夏泻心汤化裁，以川黄连、黄芩、乌梅肉、生白芍，酸苦泻热，兼泄厥阴；以人参、半夏、生姜汁、枳实，合黄芩、黄连为半夏泻心汤法苦辛开泄湿热。

叶氏用此法治疗疟疾的医案还有下述"合黄连汤法泄肝和胃"中介绍的《临证指南医案·疟》蔡氏，可互参。

吴，体丰色白，阳气本虚。夏秋伏暑，夹痰饮为疟。寒热夜作，邪已入阴。冷汗频出，阳气益伤。今诊得脉小无力，舌白。虚象已著，恐延厥脱之虑，拟进救逆汤法。人参、龙骨、牡蛎、炙草、桂枝木、炒蜀漆、煨姜、南枣。又，闽产，阳气偏泄。今年久热伤元。初疟发散，不能去病，便是再劫胃阳，致入厥阴，昏冒大汗。思肝肾同属下焦，厥阳夹内风冒厥，吐涎沫胶痰。阳明胃中，久寒热戕扰。空虚若谷，风自内生。阅医药不分经辨证，但以称虚道实，宜乎鲜有厥效。议用仲景安胃泄肝一法。人参、川椒、乌梅、附子、干姜、桂枝、川连、生牡蛎、生白芍。（《临证指南医案·疟》）

方证解释：本案伏暑夹痰饮为疟，一诊症见寒热夜作，冷汗频出。苔白，脉小无力。因阳气虚衰已著，恐有厥脱之虑，故用《伤寒论》桂枝去芍药加蜀漆牡蛎龙骨救逆汤法。二诊症见昏冒大汗，吐涎沫胶痰等，系胃阳受劫，邪入厥阴，厥阳夹内风冒厥犯胃之证。方用乌梅丸法，以人参、川椒、附子、干姜、桂枝甘温辛热，通补胃阳，即所谓"安胃"；以川连苦寒泄热，合乌梅、生白芍酸苦泄厥阴，加生牡蛎平肝，即所谓"泄肝"。

某，寒起呕痰，热久不渴，多烦。中焦之邪，仍以太阴脾法。草果、知母、生姜、乌梅、炒半夏、桂枝木。早服鳖甲煎方。（《临证指南医案·疟》）

方证解释：本案症见寒起呕痰，热久不渴，多烦。此湿热郁结中焦，湿重热轻。方用变通乌梅丸法，以知母苦寒清泄阳明热邪；以草果、炒半夏、生姜、桂枝辛温燥湿，开透太阴；另用乌梅合知母酸苦泄厥阴。

某，夏秋湿热疟痢。正虚邪留，混入血络，结成癥瘕疟母。夫湿气、热气，本属无形，医治非法，血脉蕴邪，故寒热间发。仲景立法，务在缓攻，急则变为中满，慎之。兼服鳖甲煎丸。知母、草果、半夏、黄芩、乌梅、生姜。秋露水煎。（《临证指南医案·疟》）

方证解释：本案为湿热疟，正虚邪留而结成癥瘕疟母。方用知母、黄芩，苦寒泄热，用草果、半夏、生姜，辛温燥湿。另用乌梅丸法，以乌梅，合黄芩、知母，酸苦泄厥阴，合生姜、半夏酸辛合阳明。因邪已混入血络，结成癥瘕疟母，故兼服鳖甲煎丸，通络脉、化癥瘕。

方，劳疟再发。人参、草果、生姜、乌梅。秋露水煎。（《临证指南医案·疟》）

方证解释：本案用方颇有特点，以人参之甘合生姜之辛，通补阳明；以草果辛香温燥太阴浊湿；共治阳明太阴。另用乌梅酸泄厥阴。全方仅四味药，却具备了辛甘通补阳明，辛香温燥太阴，又酸味泄厥阴，方从乌梅丸变化而出，寓两调厥阴与阳明太阴之法。

5. 用于治疗头痛

毛妪，因惊，肝气上犯，冲逆，呕吐涎。阳升至巅为头痛，脉右弱左弦，当从厥阴、阳明治。人参、川连、茯苓、川楝、川椒、乌梅、干姜、生白芍。（《临证指南医案·呕吐》）

方证解释：本案症见冲逆，呕吐涎，头痛。脉右弱左弦。发病与惊有关。此胃虚肝气冲逆，冲气犯胃上巅。方用变通乌梅丸法，以人参、川椒、干姜、茯苓，辛甘通补胃阳，以川连、川楝合乌梅、生白芍酸苦泄肝平肝。此方肝胃同治，平冲降逆，故可治疗头痛、呕涎之症。

6. 用于治疗头晕目眩

此肝风夹阳，上逆为厥，得之恼怒惊忧，属七情之病，厥阴肝脉，贯膈乘胃，是以脘中不饥，不思纳谷，木犯土位也。其头晕目眩，亦肝风独行至高之地，而精华之血不得荣矣。前用苦降、酸泄、辛宣，病有半月不愈，议兼重镇主之。川连（吴萸炒）、白芍、乌梅、干姜、生牡蛎。（《叶氏医案存真·卷一》）

方证解释：本案症见脘中不饥，不思纳谷，头晕目眩等。得病与恼怒惊忧有关。曾用苦降、酸泄、辛宣法不效。叶氏从"木犯土位"、"肝风独行至高之地，而精华之血不得荣"论病机，拟乌梅丸合左金丸，加牡蛎重镇平肝为法。方用干姜辛热温通胃阳，用川连合白芍、乌梅酸苦泻肝，用生牡蛎，合白芍平肝潜阳息风。其中吴茱萸炒川连为左金丸法，可泄肝和胃。

方，饥不欲食，气冲咽嗌，头眩，寒热汗泄，皆肝阳升动太过，若加怒劳，恐有暴厥之虑。川连、乌梅、人参、牡蛎、生白芍、炙草。（《种福堂公选医案》）

方证解释：本案头眩，兼见饥不欲食，气冲咽嗌，寒热汗泄等，由"肝阳升动太过"所致。方用变通乌梅丸法，以人参、炙草补胃土，以川连合乌梅、生白芍酸苦泻肝木，以牡蛎平肝潜阳息风。其中人参、生白芍、炙草、牡蛎配伍，寓加减复脉汤法，可滋肝阴，平肝阳，补胃气，生津液。

7. 用于治疗木乘土诸证

郭，脉弦，心中热，欲呕，不思食，大便不爽，乃厥阴肝阳顺乘胃口。阳明脉络不宣，身体掣痛。当两和其阳，酸苦泄热，少佐微辛。川连、桂枝木、生牡蛎、乌梅、生白芍、川楝子。(《临证指南医案·木乘土》)

方证解释：本案症见心中热，欲呕，不思食，大便不爽。脉弦。是典型的厥阴肝阳横逆犯胃证。身体掣痛为阳明脉络不宣所致。方用川连、川楝子、乌梅、生白芍酸苦泄厥阴，加生牡蛎平肝潜阳镇冲，即所谓"酸苦泄热"；用桂枝辛通胃阳，即所谓"少佐微辛"。桂枝能宣通阳明络脉，加桂枝可治身体掣痛。

朱氏，嗔怒动肝，气逆恶心，胸胁闪动，气下坠欲便，是中下二焦损伤不复，约束之司失职。拟进培土泄木法，亦暂时之计。乌梅、干姜、川连、川椒、人参、茯苓、川楝、生白芍。(《临证指南医案·木乘土》)

方证解释：本案因嗔怒动肝，肝气横逆则胸胁闪动，肝气冲逆犯胃则恶心，肝气乘脾则气下坠欲便。方用变通乌梅丸法，以干姜、川椒、人参、茯苓辛甘通补阳明；以川连、川楝子、生白芍、乌梅酸苦降泄厥阴。

鲍妪，风泄已止，胃逆不纳食。人参、川连、乌梅、木瓜、川斛、橘红。(《临证指南医案·木乘土》)

方证解释：本案风泄已止，但胃逆不纳食，此胃气胃阴受损，肝气乘逆犯胃。方用变制乌梅丸法，以人参补胃气，川斛补胃阴，橘红辛通和胃；以川连合乌梅、木瓜酸苦泄厥阴。

方，饥不欲食，气冲咽嗌，头眩，寒热汗泄，皆肝阳升动太过，若加怒劳，恐有暴厥之虑。川连、乌梅、人参、牡蛎、生白芍、炙草。(《种福堂公选医案》)

方证解释：本案症见饥不欲食，气冲咽嗌，头眩，寒热汗泄。此肝阴不足，肝阳升动太过而乘犯阳明。方用川连、乌梅、人参，为减味乌梅丸法，酸苦泄厥阴，酸甘补阳明；另用牡蛎、生白芍、炙草滋肝阴，平肝阳。

此厥症也，缘情怀失旷，肝胆郁勃，阳气直上无制。夫肝脉贯膈入胃，循绕咽喉。今病发由脘至咽，四肢逆冷，所云上升之气，由肝而出，中夹相火，其病为甚。法以苦降、辛宣、酸泄之，治使阳和气平之后，接续峻补阳明，此病必发稀，以胃土久受木戕，土虚则木易乘克也。川连、生芍、吴萸、乌梅、橘红、杏仁。(《叶氏医案存真·卷一》)

方证解释：本案病发由脘至咽，冲气上逆，四肢逆冷。此由肝胆郁勃，肝阳直上无制，土虚肝乘所致。方用乌梅丸化裁，以川连、生白芍、乌梅，酸苦泄厥阴，以吴萸、橘红，辛温通阳明，另加杏仁宣降肺气，助肝气下降。其中吴萸与黄连相配，有左金丸意，可泻肝安胃。

惊则动肝，肝气上逆，忧则伤肺，肺气失降，升降失司，中焦不运，气聚成形，风扰鸣泄。仲景论上升吐蛔，下坠狐惑，都从胃虚起见，风木相侮，阳土日困，食减便溏有诸。由惊忧偏逆致病，因病失治延虚，最难奏效。用药不过生化克制之理，培其受侮，平其冲扰，补阳明以宣府，泄厥阴以平逆，如是而已。至于拔病根，在乎居恒颐养，当医药外求之。人参、干姜、川椒、川楝子、茯苓、桂枝、白芍、乌梅。(《三家医案合刻·叶天士医案》)

方证解释：本案症见食减便溏。此阳明胃虚，厥阴肝逆乘土。方用加减乌梅丸法，以人参、干姜、茯苓，通补阳明；以乌梅、白芍、川楝子酸苦泄厥阴；以川椒、桂枝，合白芍、乌梅酸辛和肝。

8. 用于治疗呕吐

某，呕黑绿苦水，显属下焦浊邪犯胃。人参、川椒、乌梅、茯苓、紫石英、桑螵蛸。
（《临证指南医案·呕吐》）

方证解释：本案不仅胃阳大虚，而且下焦肾气也失固摄。阳虚则阴浊聚结，加之肝气冲逆，肝气夹阴浊上逆犯胃，故呕黑绿苦水。方用变通乌梅丸法，以人参、川椒、茯苓通补胃阳；以乌梅酸泄厥阴；另用桑螵蛸固摄下焦肾气，紫石英镇肝气冲逆。

脉左弦，肝风犯胃，水谷下咽则呕，经月小愈，胃气大虚，泄木必兼安胃。人参、川连、黄柏、川楝子、川椒、桂皮、乌梅、生白芍。（《种福堂公选医案》）

方证解释：本案症见水谷下咽则呕。脉左弦。此胃气大虚，肝风犯胃。治拟泄木安胃法，以变通乌梅丸化裁，方用人参、川椒、桂皮通补胃阳以安胃，用川连、黄柏、川楝子合乌梅、生白芍酸苦泻肝以泄木。

脉弦如刃，烦渴脘痞，呕吐，蛔虫上升，此胃气已虚，暑热复入，三焦不行，客气逆乘，况病后调理失宜，本虚标实，姑进安胃降逆，冀得呕逆缓，气道稍顺，再议。川连、乌梅肉、枳实汁、川椒、生白芍、生姜。（《眉寿堂方案选存·疟疾》）

方证解释：本案症见烦渴脘痞，呕吐，吐蛔。脉弦如刃。此胃气已虚，暑热复入，三焦不行，客气逆乘而呕吐；暑湿壅阻则脘痞；暑热内蒸则烦渴。先拟安胃降逆法，方用川连、乌梅肉、川椒、生姜、枳实汁为变通乌梅丸法以酸苦泻热，酸辛安胃，另加生白芍合乌梅泻肝以制冲逆。

9. 用于治疗呃逆

杨关上四十五岁，疟痢乃长夏湿热二气之邪，医不分气血，反伤胃中之阳，呃逆六七昼夜不已，味变焦苦。议和肝胃。人参、炒黑川椒、茯苓、乌梅肉、生淡干姜、生白芍。（《叶天士先生方案真本》）

方证解释：本案由疟痢误治损伤胃阳，发为呃逆，六七昼夜不已，呃出之气味焦苦。此为胃阳虚而肝气乘逆犯胃。方用乌梅丸化裁，以人参、茯苓、生淡干姜，辛甘通补胃阳；以炒黑川椒、乌梅肉、生白芍，酸辛制厥阴。

10. 用于治疗胃痛

某四一，肝逆犯胃，脘痛腹鸣，气撑至咽。川楝子、桂枝木、淡干姜、生白芍、吴萸、乌梅、茯苓。（《临证指南医案·木乘土》）

方证解释：本案症见脘痛腹鸣，气撑至咽。肝气冲逆犯胃，胃气不通则脘痛；胃气上逆则气撑至咽；胃气不降，阴浊不得下行则腹鸣。方用乌梅丸化裁，以乌梅、白芍、川楝子酸苦泄肝；以桂枝、茯苓降冲逆之气，治气撑至咽；以干姜、吴萸辛热开胃痞，治脘痛腹鸣。其中用吴茱萸，寓吴茱萸汤法，可温胃暖肝；用川楝子，寓金铃子散法，可泻肝止胃痛。

唐氏，动气肝逆，痰性凝寒滞胃，卒然大痛呕涎，乃逆滞上攻也。治肝厥以通例。炒黑川椒、乌梅肉、生干姜、川桂枝木、人参、白芍。（《临证指南医案·呕吐》）

方证解释：从"痰性凝寒滞胃"分析，"卒然大痛"是指胃脘痛。此属胃阳大虚，寒痰凝滞，加之肝气冲逆犯胃而胃痛。方用乌梅丸法，以炒黑川椒、生干姜、川桂枝木、人参通补胃阳；以白芍、乌梅酸泄厥阴。其中川椒、生干姜、人参并用，为大建中汤法，可温中散寒、止胃腹大寒痛。

芮，前议肝病入胃，上下格拒。考《内经》诸痛，皆主寒客。但经年累月久痛，寒必化热，故六气都从火化，河间特补病机一十九条亦然。思初病在气，久必入血，以经脉主气，络脉主血也。此脏腑、经络、气血，须分晰辨明，投剂自可入彀。更询初病因惊，夫惊则气逆，初病肝气之逆，久则诸气均逆，而三焦皆受，不特胃当其冲矣。谨陈缓急先后进药方法。《厥阴篇》云：气上撞心，饥不能食，欲呕，口吐涎沫。夫木既犯胃，胃受克为虚。仲景谓制木必先安土，恐防久克难复，议用安胃一法。川连、川楝子、川椒、生白芍、乌梅、淡姜渣、归须、橘红。《内经》以攻病克制曰胜方，补虚益体，须气味相生曰生方。今胃被肝乘，法当补胃，但胃属腑阳，凡六腑以通为补，黄连味苦能降。戴元礼云：诸寒药皆凝涩，惟有黄连不凝涩。有姜、椒、归须气味之辛，得黄连、川楝之苦，仿《内经》苦与辛合，能降能通；芍药酸寒，能泄土中木乘，又能和阴止痛；当归血中气药，辛温上升，用须力薄，其气不升。梅占先春，花发最早，得少阳生气，非酸敛之收药，得连、楝苦寒，《内经》所谓酸苦泄热也。以气与热俱无形无质，其通逐之法迥异，故辨及之。又，春分前七日，诊右脉虚弦带涩，左脉小弦劲而数，胃痛已缓，但常有畏寒鼓栗，俄顷发热而解，此肝病先厥后热也。今岁厥阴司天，春季风木主气，肝病既久，脾胃必虚，风木郁于土宫，营卫二气未能流畅于经脉，为营养护卫，此偏热偏寒所由来矣。夫木郁土位，古人制肝补脾，升阳散郁，皆理偏就和为治，勿徒攻补寒热为调。今春半天令渐温，拟两和气血，佐以宣畅少阳、太阴，至小满气暖泄越，必大培脾胃后天，方合岁气体质调理。定春季煎、丸二方。人参、茯苓、广皮、炙草、当归、白芍、丹皮、桑叶、姜、枣汤法丸。间用煎方：人参、广皮、谷芽、炙草、白芍、黄芩、丹皮、柴胡。（《临证指南医案•木乘土》）

方证解释：本案为胃痛，且经年累月久痛不愈，询知初病因惊。此肝木犯胃，胃受克为虚。治拟制木安土法。方用变通乌梅丸化裁，以川连，合川楝子苦寒泻肝；乌梅、生白芍酸泄厥阴，和阴止痛；以川椒、淡姜渣、橘红辛开胃痞，兼通胃阳；以归须辛润通胃络。在这里，叶氏精辟地阐发了黄连、归须、乌梅等药的应用心法；阐述了黄连、川楝子与干姜、川椒、归须苦辛合法的特殊功用；阐明了芍药、乌梅与黄连、川楝子酸苦合化的意义，具有重要的临床价值。二诊于春分前七日，诊右脉虚弦带涩，左脉小弦劲而数，胃痛已缓，但常有畏寒鼓栗，俄顷发热而解。此肝病日久，脾胃已虚，营卫失调。治拟春季煎、丸二方，一方面补土安胃，一方面清泄少阳。

11. 用于治疗泄泻

杨，因惊而泻，腹痛欲呕，是为蛔厥，当用酸苦，忌进甜物。川椒、乌梅肉、川连、淡干姜、金铃子、延胡索、桂枝木、生白芍。（《临证指南医案•泄泻》）

方证解释：本案因惊而泻，腹痛欲呕。从下利、腹痛、欲呕，辨为乌梅丸证。方用乌梅丸法，以川连苦寒泄热，合乌梅肉、生白芍酸苦泄厥阴；以淡干姜、川椒、桂枝木，辛热通胃阳。另加金铃子、延胡索为金铃子散，泄肝止腹痛。其中桂枝与白芍相配，有桂枝加芍药汤意，可治腹痛。

某，腹鸣晨泄，巅眩脘痹，形质似属阳不足，诊脉小弦，非二神、四神温固之症。盖阳明胃土已虚，厥阴肝风振动内起，久病而为飧泄。用甘以理胃，酸以制肝。人参、茯苓、炙草、广皮、乌梅、木瓜。（《临证指南医案•泄泻》）

方证解释：本案症见腹鸣晨泄，巅眩脘痹。脉小弦。此阳明胃虚，厥阴肝风振动而飧泄。方用人参、茯苓、炙草、广皮，为异功散法，甘辛通补胃气；用乌梅、木瓜，为乌梅丸法，酸泄厥阴，制肝息风。即所谓"甘以理胃，酸以制肝"。

张姬，腹鸣膜胀，清晨瘕泄，先以息风，安脾胃方。人参、茯苓、木瓜、炒乌梅、炒菟丝子。又，泄肝醒胃方。吴萸、生白芍、炒乌梅、人参、茯苓。（《临证指南医案•泄泻》）

方证解释：本案症见腹鸣䐜胀，清晨瘕泄等。此由脾胃气虚，木乘土所致。方用变通乌梅丸法，以人参、茯苓、炒菟丝子通补脾胃，以炒乌梅、木瓜酸泄肝木。二诊以炒乌梅、生白芍酸泄厥阴；以人参、茯苓、吴萸辛甘通补阳明，寓吴茱萸汤可温中止泻。

12. 用于治疗肠风便血

郑，夏至后，湿热内蒸，肠风复来。议酸苦法。川连、黄芩、乌梅肉、生白芍、广皮、厚朴、荆芥炭、菊花炭。又，驻车丸二钱。（《临证指南医案·便血》）

方证解释：本案为肠风便血，与湿热内蒸有关。方用变通乌梅丸法，以川连、黄芩苦寒清热，橘皮、厚朴辛温燥湿；以乌梅肉、生白芍酸泄厥阴，合芩、连酸苦泄热。用荆芥炭、菊花炭祛风止血。二诊用驻车丸调治，此方出自《备急千金要方》卷十五方，组成为：黄连六两，干姜二两，阿胶、当归各三两。为细末，以醋烊阿胶为丸，大豆大，每服三十丸，米饮送下，日三次。治阴虚发热，肠滑下痢脓血，日夜无节，腹痛难忍者。

13. 用于治疗痢疾

鲍，痢久。阴液消亡，无以上承，必唇燥舌干。奈胃关不和，善噫难饥，此由阴腻柔剂所致。择其不腻滞者调之。人参、炙草、炒白芍、炒乌梅肉、炒麦冬、茯神。（《临证指南医案·痢》）

方证解释：本案痢久阴液消亡，症见下痢、唇燥舌干。又因误用阴腻柔剂碍胃，症见善噫难饥。方用乌梅丸法化裁，以炒乌梅肉、炒白芍酸甘化阴，泄肝止痢；以人参、炙草、炒麦冬、茯神通补胃阳，兼益胃阴。

周五十，痢后气坠，都主阴伤，但嗔怒不已，木犯土，致病留连。摄阴之中，聊佐和肝。熟地、茯苓、炒山楂、炒乌梅、木瓜。（《临证指南医案·痢》）

方证解释：本案症见痢后气坠。此久痢阴液损伤，又嗔怒伤肝，木乘犯土，致病留连。方用变通乌梅丸法，以炒乌梅、木瓜、炒山楂，酸泄厥阴，酸甘敛阴止痢；合变通理阴煎法，以熟地、茯苓通补阴血。即所谓"摄阴之中，聊佐和肝"。

江，食物不调，肠胃蕴蓄，郁蒸积聚而滞下。三月不愈。清疏调补之。人参、川连、炒白芍、炒楂肉、广皮、茯苓、炒当归、乌梅。（《临证指南医案·痢》）

方证解释：本案滞下三月不愈。因食物不调，湿热蕴蓄肠胃所致。方用变通乌梅丸法，以人参、茯苓、橘皮甘辛通补阳明；以川连、乌梅、炒白芍、炒楂肉酸苦泄厥阴；另用炒当归、炒白芍养营和血、滋阴柔肝。所谓"清疏调补之"法，是指用连、梅清热，陈、苓疏利，参、归甘补，调和厥阴阳明。全方用川连清热燥湿，橘皮、茯苓行气利湿，人参补胃气，炒楂肉、炒当归和血，炒白芍缓急止腹痛，乌梅止泻，故可治疗湿热下痢。

14. 用于治疗便蛔吐蛔

方，先厥而疟。蛔虫下出，呕逆腹鸣，脘痞窒塞。此厥阴疟疾，勿得乱治。川连、干姜、姜汁、乌梅、黄芩、桂枝、白芍。秋露水煎药。又，阳微寒胜，疟久不已。理胃阳以壮中宫，使四末之邪，不令徒犯脾胃。人参、炒半夏、生姜、乌梅、草果、炒常山。秋露水煎。又，辛酸两和肝胃，已效。人参、草果、生姜、生白芍、乌梅、炙鳖甲。（《临证指南医案·疟》）

方证解释：本案为厥阴疟兼蛔虫，症见先厥而疟，蛔虫下出，呕逆腹鸣，脘痞窒塞等。此厥阴阳明同病，方用变通乌梅丸法，以干姜、姜汁、桂枝辛温通补胃阳，以川连、黄芩苦寒泻邪热，合乌梅、白芍酸苦泄厥阴。其中川连、黄芩、干姜、姜汁、桂枝并用，为黄连汤法，可治上下格拒的呕逆腹鸣，脘痞窒塞。二诊用人参、炒半夏、生姜，为大半夏汤法通补胃阳，用草果辛热温燥太阴；用乌梅酸泄厥阴。另加炒常山合草果截疟。因"辛酸两和肝胃"已效，故三诊再用人参、生姜通补胃阳，草果温燥脾湿；生白芍、乌梅酸泄厥阴；另加炙鳖甲入络搜邪通络，兼滋阴液，并防疟母。

程四十二岁，夏四月阳升病发，深秋暨冬自愈。夫厥阴肝为阴之尽，阳之始。吐蛔而起，必从肝入胃。仲景辛酸两和，寒苦直降，辛热宣通，所赅甚广。白术、甘草守中为忌。川椒、川连、桂枝、附子、乌梅、干姜、白芍、细辛、人参、川楝子、黄柏。(《叶天士先生方案真本》)

方证解释：本案症见吐蛔。方用加减乌梅丸法，以川椒、桂枝、附子、干姜、细辛辛热通阳安蛔；以川连、黄柏、川楝子苦寒泄热，兼驱蛔虫；以人参甘补胃气，乌梅、白芍酸泄厥阴。

叶氏用变通乌梅丸法治疗蛔虫的医案较多，此不一一列举。

15. 用于治疗经闭

程二八，摽梅逾期，病由情志郁伤，庸医不究病因，朝暮更方，病延日久。《内经》谓二阳之病发心脾。盖思伤心，郁伤脾，二脏有病，不司统血。笄年莫重于经水通调，今经闭半载，呕吐清涎，腹痛腹泻，心热皮塞，显是木郁乘土。胃口渐败，生气曷振？病成干血劳怯。考古通经等丸，难施于胃惫乏谷之体。姑议安胃和肝，俟秋深时再议。人参、白芍、川楝子、生淡干姜、川连、乌梅、粗桂枝、炒焦归身。(《种福堂公选医案》)

方证解释：本案经闭半载，呕吐清涎，腹痛腹泻，心热痞塞。此木郁乘土，胃口渐败，病成干血劳怯。叶氏暂拟安胃和肝法，方用人参、干姜、川连、乌梅、桂枝、归身，为减味乌梅丸法通补胃阳而安胃，酸苦辛泻肝化肝而和肝，另加白芍、川楝子以加强酸苦泻肝。

16. 用于治疗疮疡

顾，溃疡不合成漏，脂液渗去，必阳络空隙，内风暗动。攻胃则呕逆吞酸，腹痛泄泻不食。津液不升，舌焦黑，不渴饮。内外兼病，难治之症。人参一钱同煎、炒乌梅肉五分、炒黑川椒三分、茯苓三钱、生淡姜五分、炒广皮一钱、白芍一钱半。(《临证指南医案·疮疡》)

方证解释：本案症见疮疡溃破不合成漏，呕逆吞酸，腹痛泄泻不食，不渴饮。舌焦黑。此内伤肝气横逆犯胃，胃络空虚，内风暗动，厥阴阳明同病，又兼外科疮疡成漏证。方用变通乌梅丸法，以人参、茯苓、生淡干姜、炒黑川椒、炒橘皮通补胃气胃阳；用炒乌梅肉、白芍酸泄厥阴。

(二) 合方化裁

1. 合半夏泻心汤法治脘痞呕吐

钱三七，脉细，右坚大，向有气冲，长夏土旺，呕吐不纳食，头胀脘痹，无非厥阳上冒。议用苦辛降逆，酸苦泄热，不加嗔怒，胃和可愈。川连、半夏、姜汁、川楝子皮、乌梅、广皮白。(《临证指南医案·呕吐》)

方证解释：本案症见呕吐不纳食，头胀脘痹，气冲。脉细，右坚大。此肝气冲逆犯胃，胃失和降。拟"苦辛降逆，酸苦泄热"法，方用乌梅丸合半夏泻心汤化裁，以川连合半夏、姜汁、广皮白，为变通半夏泻心汤法，苦辛开泄，和胃降逆；以乌梅、黄连加川楝子皮，为变通乌梅丸法，酸苦降泄肝热。全方泄肝通胃，故能治疗肝气肝火犯胃所致的脘痹呕逆诸症。

蒋，眩晕，心痛胀，呕吐涎沫，周身麻木。此厥阴肝脏中阳过胃贯膈，逆冲不已，有痉厥之意。川连吴萸煮、干姜、川楝子、乌梅、牡蛎、白芍。又，开泄和阳入阴已效，当停煎

药。龙荟丸。(《临证指南医案·痉厥》)

方证解释：本案症见眩晕，心痛胀，呕吐涎沫，周身麻木等。此为典型的厥阴、阳明并见证。方用变通乌梅丸法，以乌梅、白芍、川连、干姜、川楝子、牡蛎，为变通乌梅丸法开泄厥阴，辛开阳明，兼柔肝潜阳息风。以川连、干姜，为变通半夏泻心汤法苦辛开泄中脘痞结；其中吴茱萸煮黄连，为左金丸法，可泻肝安胃。

叶氏应用乌梅丸合半夏泻心汤的医案还有上述"用于治疗温病暑温伏暑"中介绍的《临证指南医案·暑》万案、江案。另外，还有"半夏泻心汤"一节中介绍的《临证指南医案》木乘土门江案、朱案，呕吐门钱案，"某，肝风犯胃，呕逆眩晕"案，痞门刘案，吐蛔门席案，痉厥门蒋案，以及《眉寿堂方案选存·疟疾》"粤中阳气偏泄，途中烦劳涉虚"案，"自昏厥以来，耳聋舌白，呕逆涎沫"案等，可互参。

2. 合黄连汤法泄肝和胃治呕吐痞结

蔡氏，三日疟，一年有余。劳则欲发内热。素有结痞，今长大攻走不定，气逆欲呕酸，经闭四载。当厥阴阳明同治。半夏、川连、干姜、吴萸、茯苓、桂枝、白芍、川椒、乌梅。(《临证指南医案·疟》)

方证解释：本案三日疟一年有余，症见劳则欲发内热，结痞攻走不定，气逆欲呕酸，且经闭四载。此厥阴气逆，冲犯阳明。方用变通乌梅丸法，以半夏、干姜、川椒、吴萸、桂枝、茯苓通补胃阳、辛开胃痞；以川连苦寒泄热，合白芍、乌梅酸苦泄厥阴。其中川连与半夏、干姜、桂枝、茯苓配伍，为变通黄连汤法，可苦辛开泄结痞；吴萸、桂枝、茯苓配伍，为吴茱萸汤法，可温胃降逆治气逆欲呕酸。

吴瑭根据此案，制订出《温病条辨·下焦篇》湿温第62条减味乌梅圆法方证。

王，厥阴吐蛔，寒热干呕，心胸格拒，舌黑，渴不欲饮，极重之症。乌梅肉一钱半、桂枝木一钱、炒黑川椒四分、白芍一钱、小川连三分、黄芩一钱、生淡干姜一钱。(《临证指南医案·吐蛔》)

方证解释：本案症见吐蛔，寒热干呕，心胸格拒，渴不欲饮。舌苔黑。此典型的厥阴之为病，方用乌梅丸法，以乌梅、白芍、川连、黄芩酸苦泄厥阴；以桂枝、炒黑川椒、生淡干姜辛热通阳明。其中干呕、心胸格拒为黄连汤证，故用黄连、黄芩合干姜、桂枝为黄连汤法，苦辛开泄治疗胸中有热，胃中有邪气的心胸格拒、干呕症。

王四五，肝病犯胃呕逆，口吐清涎，头晕，乳房痛，肢麻痹。人参二两、茯苓二两、桂枝木七钱(生)、川楝子一两(蒸)、川连(盐水炒)七钱、乌梅一两、当归一两半、生白芍一两半。(《临证指南医案·呕吐》)

方证解释：本案症见呕逆，口吐清涎，头晕，乳房痛，肢麻痹等。肝气冲逆犯胃则呕逆，口吐清涎，头晕；肝气冲击，肝经络脉阻滞则乳房痛，肢麻痹。方用变通乌梅丸法，以人参、茯苓、桂枝通补阳明；以川楝子、川连、乌梅、生白芍酸苦泄厥阴；另用当归、桂枝辛润通络治乳房痛，肢麻痹。其中桂枝、黄连、人参、茯苓为黄连汤法，可治肝逆犯胃的呕吐。从方中各药剂量看，此方可能为丸药方，叶氏未述制法。

叶氏用黄连汤合乌梅丸的医案还有上述"用于治疗便蛔吐蛔"中介绍的《临证指南医案·疟》方案，可互参。

3. 合小半夏汤或小半夏加茯苓汤微辛通胃治呕逆眩晕

某，肝风犯胃，呕逆眩晕。苦降酸泄和阳，佐微辛以通胃。川连、黄芩、乌梅、白芍、半夏、姜汁。(《临证指南医案·呕吐》)

方证解释：本案症见呕逆眩晕，由肝风犯胃所致。治拟"苦降酸泄和阳，佐微辛以通胃"法，方用变通乌梅丸化裁，以川连、黄芩、乌梅、白芍酸苦泄热，制肝和阳；合用小半夏汤法，以半夏、姜汁辛通胃阳。其中川连、黄芩与半夏、姜汁配伍，寓半夏泻心汤法，可苦辛开泄胃脘痞结。

陆六十，口涌清涎，不饥不食，寒热邪气，交会中焦，脾胃日困。半夏、姜汁、茯苓、厚朴、炒常山、草果、乌梅。又，大半夏汤加草果、乌梅。（《临证指南医案·疟》）

方证解释：本案症见口涌清涎，不饥不食等。此疟邪深入厥阴阳明，肝气冲逆犯胃。方用变通乌梅丸合小半夏加茯苓汤法，以半夏、姜汁、茯苓，通胃阳，化痰和胃止呕；加厚朴、草果温燥太阴脾湿；以乌梅酸泄厥阴。另加炒常山截疟。二诊从胃虚呕逆考虑，用大半夏汤加草果、乌梅，通补胃气，温燥太阴，酸泄厥阴。

4. 合大半夏汤法通补胃阳治呕吐

范，脉虚无神，闻谷干呕，汗出振寒，此胃阳大虚，不必因寒热而攻邪。人参、茯苓、炒半夏、姜汁、乌梅、陈皮。（《临证指南医案·呕吐》）

方证解释：本案症见寒热，汗出振寒，闻谷干呕。脉虚无神。此胃阳大虚，肝气冲逆。方用变通乌梅丸合大半夏汤法，以人参、茯苓、炒半夏、姜汁、陈皮通补胃阳胃气，以乌梅酸泄厥阴。其中乌梅与人参、茯苓配伍，可以酸甘益气生津；乌梅与半夏、姜汁配伍，可以酸辛柔肝通胃。

另外，叶氏用乌梅丸合大半夏汤医案还有"大半夏汤"一节中介绍的《临证指南医案·疟》金案，可互参。

5. 合旋覆代赭汤法治呕吐吐蛔

李，身不壮热，二便颇通，已非风寒停滞之病。因惊动肝，厥气下泛，蛔虫上攻触痛，呕吐清涎。仲景云：蛔虫厥多从惊恐得之。人参安蛔法。又，古人云：上升吐蛔，下降狐惑，皆胃虚少谷，肝胃厥气上干耳。既知胃中虚，客气上冲逆犯，斯镇逆安胃方，是遵古治法。人参、代赭石、乌梅肉、川椒、川楝子、茯苓。又，人参、茯苓、炒当归、炒白芍、桂心、炙草、煨姜、南枣。又，忽然痛再发，诊脉微细。恰值立夏之交，正气不相接续，有复厥之虑。人参、桂枝木、川楝子、炒川椒、生白芍、乌梅肉、川连、细辛。（《临证指南医案·呕吐》）

方证解释：本案症见身不壮热，二便颇通，蛔虫上攻触痛，呕吐清涎。一诊用人参安蛔法，二诊从胃中虚，客气上冲逆犯考虑，用变通乌梅丸合旋覆代赭汤法，以人参、代赭石、茯苓为旋覆代赭汤法，镇逆安胃；以川椒、乌梅肉，加川楝子为乌梅丸法酸苦泄厥阴，酸辛和肝胃。三诊用当归建中汤加人参、茯苓建中养营。四诊腹痛复发，脉微细，辨为厥阴病痛厥证，再用变通乌梅丸化裁。

6. 合吴茱萸汤法治下痢干呕腹痛

某，邪陷，疟后变痢，伤及厥阴，症见气上冲心，饥不能食，干呕腹痛，全是肝病，肝为至阴之脏，相火内寄。仲景治法，不用纯刚燥热之药，以肝为刚脏故也。今正交土旺，土木为雠，五日内未为稳当。人参、炒当归、炒白芍、炒乌梅肉、茯苓、淡吴萸、生香附汁、真北秦皮。（《临证指南医案·痢》）

方证解释：本案疟后变痢，症见气上冲心，饥不能食，干呕腹痛等。此厥阴肝气冲逆，犯胃克土。方用变通乌梅丸合吴茱萸汤化裁，以人参、茯苓、淡吴萸，为吴茱萸汤法通补胃阳，温中止呕；以炒乌梅肉、炒当归，加炒白芍、生香附汁、秦皮，为乌梅丸法酸泄厥阴，辛开肝郁。

叶氏用吴茱萸汤合乌梅丸的医案还有上述"用于治疗泄泻"中介绍的《临证指南医案·泄泻》张妪案，"合黄连汤法泄肝和胃"中介绍的《临证指南医案·疟》蔡氏案等，可互参。

7. 合金铃子散治胃痛胁痛

张氏，肝病犯胃，心痛，干呕不能纳食，肢冷泄泻，腑经阳失流展，非虚寒也。金铃子散加川连、乌梅、桂枝、生姜。（《临证指南医案·木乘土》）

方证解释：本案"心痛"是胃脘痛，兼见干呕不能纳食，肢冷泄泻等。此肝气横逆，犯胃乘脾。方用乌梅丸合金铃子散法，以川连、乌梅酸苦泄肝热；以桂枝、生姜降冲逆、温中阳；以川楝子、元胡止胃痛。

周三一，两胁痛，尤甚于左，呕吐蛔虫，年前好食生米。此饥饱加以怒劳，胃土不和，肝木来犯。试观幼稚有食米、麦、泥、炭者，皆里滞久聚，初从湿热郁蒸而得。宜和阳宣腑，辛窜通络，湿去热走，腑络自和。川连、干姜、桂枝、金铃子、延胡、芦荟、白芍、枳实，乌梅丸服三钱。（《临证指南医案·吐蛔》）

方证解释：本案症见两胁痛，尤甚于左，呕吐蛔虫。此胃土不和，肝木乘犯。方用乌梅丸合金铃子散加减，以干姜、桂枝，加枳实辛通胃阳；以川连，加芦荟苦寒泄热，合白芍、乌梅丸酸泄厥阴；以金铃子、延胡，为金铃子散，泄肝活络、止胁痛。其中金铃子、芦荟、乌梅丸可驱蛔虫。

另外，叶氏用乌梅丸合金铃子散的医案还有上述"用于治疗泄泻"中介绍的《临证指南医案·泄泻》杨案，可互参。

8. 合左金丸戊己丸法治脘中不饥头晕目眩

此厥症也，缘情怀失旷，肝胆郁勃，阳气直上无制。夫肝脉贯膈入胃，循绕咽喉。今病发由脘至咽，四肢逆冷，所云上升之气，自肝而出，中夹相火，其病为甚。法以苦降、辛宣、酸泄之，治使阳和气平之后，接续峻补阳明，此病必发稀，以胃土久受木戕，土虚则木易乘克也。川连、生芍、吴萸、乌梅、橘红、杏仁。（《叶氏医案存真·卷一》）

方证解释：本案症见冲气上逆，病发由脘至咽，四肢逆冷。此肝气冲逆犯胃，肝气郁结为厥。方用变通乌梅丸法，以川连苦寒降泄，乌梅、生白芍酸泄厥阴，合黄连酸苦泄肝；以吴萸、橘红辛通阳明；以杏仁宣降肺气，以求肺气通降而肝胃气降。其中吴萸、川连配伍，为左金丸，合生白芍则为戊己丸，可泻肝安胃。

9. 合芍药汤法治暑疟变痢

夏季疟发，温热恒多。攻下动里，里伤邪陷，变痢大痛。利频不爽，强食脘中遂胀，湿热阻遏，气偏滞也。况久病大虚，恐有变厥之虑。黄连、黄芩、人参、乌梅、白芍、当归。（《眉寿堂方案选存·疟疾》）

方证解释：本案感受暑热，发疟误治，邪陷变痢，腹大痛，利频不爽，强食脘中遂胀。此湿热壅遏，胃气受损，木乘脾土，气滞不通而为痢为痛。方用变通乌梅丸合芍药汤法，以黄连、黄芩苦寒泻热，燥湿治痢；以白芍、当归养血和血，缓急止痛；以人参补胃气，以乌梅酸泄厥阴。

10. 合痛泻要方治痛泻

陶十八，病由春木正旺，中焦受克，先泄泻，继以腹痛，小便不利，食不思纳，皆是六腑不和所致。夫胃为阳土，肝属阴木；腑宜通，肝宜柔、宜凉；治胃必佐泄肝，制其胜也。阅方呆补，不知脏腑阴阳，故辨及之。泡淡黄芩、炒小川连、炒广皮、厚朴、生白芍、炒乌

梅肉、猪苓、泽泻。(《临证指南医案·泄泻》)

方证解释：本案症见先泄泻，继以腹痛，小便不利，食不思纳等。此肝乘脾土，湿热郁阻胃肠，胃腑不和。方用变通乌梅丸法，以黄芩、黄连苦寒泄热，合炒乌梅肉、生白芍酸苦泄厥阴；以炒橘皮、厚朴、猪苓、泽泻行气利湿，兼和阳明。其中橘皮合生白芍，为痛泻要方法，可治痛泻。

11. 合异功散四君子汤法治脾虚木乘的泄泻

王，霍乱后，痛泻已缓，心中空洞，肢节痿弱，此阳明脉虚，内风闪烁，盖虚象也。异功去参、术，加乌梅、木瓜、白芍。又，上吐下泻之后，中气大虚，身痛肢浮，虚风内动，以补中为法。异功散加木瓜、姜、枣。(《临证指南医案·泄泻》)

方证解释：本案霍乱后痛泻已缓，心中空洞，肢节痿弱。此阳明胃虚，肝风闪烁。方用异功散去参、术通胃阳，和阳明，合乌梅丸法加乌梅、木瓜、白芍酸泄厥阴、和阳息风。二诊用异功散加姜、枣，通补阳明，加木瓜酸泄厥阴、柔肝息风。

徐六六，自春季胸胁肌腠，以及腹中疼痛，从治肝小愈。腹鸣泄泻不止，久风飧泄，都因木乘土位，东垣云：治脾胃必先制肝。仿此。人参、焦术、炙草、木瓜、乌梅、炒菟丝饼。(《临证指南医案·泄泻》)

方证解释：本案久风飧泄，腹鸣泄泻不止，胸胁肌腠与腹中疼痛。此久泻中土已虚，肝气冲逆，乘犯脾土。方用人参、焦术、炙草，为四君子汤法，再加炒菟丝饼补脾止泻；用乌梅，加木瓜，为乌梅丸法，酸泄厥阴，柔肝息风。

另外，叶氏用异功散、四君子汤合乌梅丸法的医案还有上述"用于治疗泄泻"中介绍的《临证指南医案·泄泻》"某，腹鸣晨泄"案、张妪案，"用于治疗痢疾"中介绍的《临证指南医案·痢》江案等，可互参。

12. 合益胃汤法治胃阴虚不饥不纳

蔡，恶进谷食，舌干龈胀，不饥不知味，寐多寤少，皆由疟汗呕逆，都令诸阳交升。胃气不降则不食，阳不下潜则无寐，肝风内震则火升心热。法当和胃阳、平肝气，肝平胃醒，必谷进能寐矣。知母、北沙参、麦冬、新会皮、乌梅肉、新谷露（冲）。(《临证指南医案·疟》)

方证解释：本案症见恶进谷食，舌干龈胀，不饥不知食味，寐多寤少等。此疟病汗出呕逆，胃阴损伤，肝阳不纳。叶氏精辟地分析曰："胃气不降则不食，阳不下潜则无寐，肝风内震则火升心热。"方用益胃汤法，以北沙参、麦冬甘寒滋胃阴、和胃阳，以知母清泄阳明；以新会皮、新谷露合入甘寒药中以求通补。另合乌梅丸法，以乌梅肉酸泄厥阴，合沙参、麦冬酸甘化阴。

高，阴虚，温疟虽止，而腰独痛。先理阳明胃阴，俾得安谷，再商治肾。北沙参、麦冬、木瓜、蜜水炒知母、大麦仁、乌梅。(《临证指南医案·疟》)

方证解释：本案疟伤胃阴，不得安谷。虽"腰独痛"，但先理阳明胃阴，再商治肾。方用北沙参、麦冬、大麦仁，为益胃汤法甘寒滋胃阴，用蜜水炒知母滋阴之中兼清泄阳明；另合乌梅丸法，用乌梅、木瓜，酸泄厥阴，合沙参、麦冬、大麦仁酸甘化阴。

13. 合何人饮与加减复脉汤法治疟痢伤阴

王五二，暑湿伤气，疟久伤阴，食谷烦热愈加，邪未尽也。病已一月，不饥不饱，大便秘阻，仍有潮热，全是津液暗伤，胃口不得苏醒。甘寒清热，佐以酸味，胃气稍振，清补可投。麦冬、干首乌、乌梅肉、知母、火麻仁、生白芍。(《临证指南医案·疟》)

方证解释：本案症见食谷烦热愈加，不饥不饱，大便秘阻，潮热等。此疟久伤阴，津液暗伤，胃口不得苏醒。拟"甘寒清热，佐以酸味"法，方用麦冬、火麻仁、生白芍，为加减复脉汤法，滋补阴液；用干首乌，为何人饮法，主治虚疟；用乌梅，为变通乌梅丸法，酸泄厥阴，并合麦冬、麻仁、白芍酸甘化阴；另用知母清泄阳明。

叶氏用加减复脉汤合乌梅丸法的医案还有上述"用于治疗温病暑温伏暑"中介绍的《临证指南医案·痢》蔡案，"用于治疗痢疾"中介绍的《临证指南医案·痢》鲍案，"用于治疗头晕目眩"中介绍的《种福堂公选医案》方案等，可互参。

14. 合草果知母汤法治湿疟

吴，背寒，疟来渐晏，邪有入阴之意，此伏邪不肯解散，都因久积烦劳，未病先虚也。饮水少腹如坠，脘中痞结不舒，中焦屡受邪迫，阳气先已馁弱。议两和太阴、阳明法。草果、知母、半夏、厚朴、姜汁、乌梅、黄芩、花粉。（《临证指南医案·疟》）

方证解释：本案症见背寒，疟来渐晏，饮水少腹如坠，脘中痞结不舒。此久积烦劳，正气先虚，复感湿热为疟。病机为湿热郁结阳明、太阴，累及厥阴。治疗不仅要清泄阳明，温燥太阴，而且要酸泄厥阴。方用变通乌梅丸法，以知母、黄芩、天花粉清泄阳明之热；以草果、厚朴、半夏、姜汁辛热燥太阴之湿；其黄芩、知母与半夏、姜汁、草果、厚朴配伍，寓半夏泻心汤法，可苦辛开泄中焦湿热痞结；另用乌梅，合知母、黄芩，酸苦泄厥阴。

吴瑭根据此案，制订出《温病条辨·中焦篇》湿温第76条草果知母汤方证。

某四五，三疟经年，至今复受湿邪，及发日来，舌白脘闷，渴喜热饮，当温太阴。杏仁、草果、知母、桂枝、半夏、生姜、厚朴、乌梅。（《临证指南医案·疟》）

方证解释：本案三疟经年，今复受湿邪，苔白脘闷，渴喜热饮。此湿郁太阴，热郁阳明，深入厥阴。方用乌梅丸合草果知母汤法，以知母清泄阳明之热；以草果、杏仁、厚朴、半夏、生姜、桂枝温燥太阴之湿；以乌梅酸泄厥阴，合知母，酸苦泄热。此方阳明、太阴、厥阴并治而偏重于太阴。

程氏，脉右大，寒热微呕，脘痞不纳，四末疟邪交于中宫。当苦辛泄降，酸苦泄热，邪势再减二、三，必从清补可愈。川连、炒半夏、姜汁、黄芩、知母、草果、炒厚朴、乌梅肉。（《临证指南医案·疟》）

方证解释：本案症见寒热微呕，脘痞不纳等，系湿热疟在阳明、太阴，并深入厥阴。治疗用知母领川连、黄芩苦寒泄阳明之热；草果领炒厚朴、炒半夏、姜汁温燥太阴之湿；知母、川连、黄芩与草果、厚朴、半夏、姜汁配伍，寓半夏泻心汤法，可苦辛开泄中焦湿热。另外，用乌梅肉酸泄厥阴，合知母、黄连、黄芩酸苦泄热。即所谓"苦辛泄降，酸苦泄热"。

邓，寒少热多，胸中痞胀，温邪未解，谩言止截。淡黄芩、炒半夏、姜汁、生白芍、草果、知母、乌梅。又，照前方去半夏、姜汁，加鳖甲。（《临证指南医案·疟》）

方证解释：本案症见寒少热多，胸中痞胀。此湿热疟在太阴、阳明、厥阴。方用乌梅丸合草果知母汤法，以知母领黄芩苦寒泄阳明之热；草果领炒半夏、姜汁温燥太阴之湿；另用乌梅、生白芍酸泄厥阴，合知母、黄芩酸苦泄热。二诊照前方去止呕辛开的半夏、姜汁，合鳖甲煎丸法加鳖甲，入血分络脉以滋阴搜邪。

另外，叶氏用草果知母汤法合乌梅丸的医案较多，还有上述"用于治疗湿热疟暑湿疟或湿疟"中介绍的《临证指南医案·疟》吴案、毛氏案、方案、"某，寒起呕痰"案、"某，夏秋湿热疟痢"案等，可互参。

15. 合桂枝汤治外感风温

背寒复热，发于晡时，暮夜寐多惊惕，食入欲呕，此肝阴久虚，阳独上炽。风温乃是客气，多延渐为本虚矣。泡淡黄芩、生牡蛎、乌梅肉、生白芍、桂枝木、大枣。又，人参、炒阿胶、牡蛎、茯神、炒白芍、炒乌梅。（《眉寿堂方案选存·春温》）

方证解释：本案症见背寒复热，发于晡时，暮夜寐多惊惕，食入欲呕。此风温外加，营卫不和，又肝阴久虚，亢阳上逆。方用生白芍、桂枝木、大枣，为减味桂枝汤调和营卫，治疗风温；用黄芩、生牡蛎、乌梅肉，为变通乌梅丸法酸苦泻热，平肝潜阳。二诊改用加减复脉汤合乌梅丸法滋补阴液，并甘补阳明，酸泄厥阴。

三、讨论与小结

（一）叶氏变通应用乌梅丸的基本思路与手法

乌梅丸由酸（乌梅）、辛（附子、干姜、川椒、细辛、桂枝）、苦（黄连、黄柏）、甘（人参、当归）四组药组成，叶桂根据此方的组方特点，以"酸"为君，辅以其他三法，或偏重于辛热，或偏重于苦寒，或偏重于甘寒、甘温，制订出一系列变通乌梅丸法，其中以"酸苦泄厥阴、辛甘安阳明"为最基本的手法。

在具体组方时，酸味药以乌梅为主，或合入白芍，或合入木瓜，或合入山楂，或合入山萸肉等；苦味药以黄连为主，多不用黄柏，或加入黄芩，或加入川楝子；辛味药酌选干姜、川椒、细辛、桂枝、附子，常加入半夏、生姜、吴茱萸、陈皮、厚朴等；甘味药有两组，一组是遵照乌梅丸原法用人参、当归；一组是用甘寒药代替甘温药，用麦冬、沙参等。用甘味药时，多加入善于通胃阳的茯苓，变守补为通补。酸味药乌梅是必用之药，其与辛热、苦寒、甘药（甘温、甘寒）三组药灵活搭配，组成具体的处方。其主要配伍手法有以下几种：

1. 酸苦辛法

用乌梅、白芍等酸味药，与黄连、黄芩、川楝子等苦寒药，半夏、干姜、生姜、桂枝、附子、细辛、花椒等辛热药配伍，组成酸苦辛法。用酸苦泄厥阴，辛热通阳明。其中苦、辛配合能辛开苦降以开胃脘痞结；酸、辛配合能通胃阳而降肝逆。这是典型的泄肝安胃法，用于治疗肝气横逆犯胃，胃失通降所致的胃痛、呕吐、胃脘痞胀、不思食等病证。吴瑭《温病条辨·下焦篇》湿温第62条减味乌梅圆正是根据叶氏这一治法的代表性医案整理制订的。本法代表性医案如上述"合半夏泻心汤法"中介绍的《临证指南医案·呕吐》钱三七案，"合小半夏汤或小半夏加茯苓汤"中介绍的《临证指南医案·呕吐》"某，肝风犯胃"案，"用于治疗木乘土诸证"中介绍的《临证指南医案·木乘土》郭案，"合黄连汤法"中介绍的《临证指南医案·疟》蔡氏案等。

2. 酸苦辛甘法

在酸苦辛法中再合入甘温的人参、茯苓，组成酸苦泄肝、苦辛开泄、辛甘通补阳明法。用于厥阴郁火冲逆，横犯胃腑，不仅胃失通降，而且胃阳也已损伤的病证。吴瑭《温病条辨·下焦篇》暑温第36条椒梅汤正是根据叶氏这一治法的代表性医案整理制订的。该法的代表性医案如上述"用于治疗木乘土诸证"中介绍的《临证指南医案·木乘土》朱氏案，"用于治疗头痛"中介绍的《临证指南医案·呕吐》毛妪案，"合黄连汤法"中介绍的《临证指南医案·呕吐》王四五案等。

3. 酸辛甘法

用乌梅、白芍等酸味药，与川椒、干姜、桂枝、半夏、姜汁、陈皮、附子等辛热药，人参、茯苓等甘温药配伍，组成酸辛甘法。重点用辛热药温通胃阳，辅用甘温药通补胃气，兼用酸味药泄厥阴、制肝逆。该法不用苦寒药。主要用于胃阳大虚，阴浊凝聚，厥气上逆所致的胃腹疼痛、呕吐、清涎上涌、溏泄、眩晕等病证。典型医案如上述"用于治疗胃痛"中介绍的《临证指南医案·呕吐》唐氏案，"合大半夏汤法"中介绍的《临证指南医案》呕吐门范案，"大半夏汤"一节中介绍的《临证指南医案》疟门金案等。

4. 酸甘苦法

用酸味药乌梅、白芍等，与简化了的复脉汤法，如阿胶、生地、麦冬、人参，或生地、麦冬、人参、炙草等，以及苦寒药黄连配伍，组成酸甘苦法。该法妙在将乌梅丸中的辛热通阳药改换为甘寒滋阴药，并与苦寒、甘温、酸味药合并组方，用以治疗温热伤阴，或久泄、久利伤阴，胃阴被劫，或肝肾阴液耗损，而肝阳冲逆，肝风内动所致的痉厥、麻痹、消渴、泄泻、痢疾等病证。吴瑭《温病条辨·下焦篇》暑温第36条连梅汤正是根据叶氏这一治法的代表性医案整理制订的。本法的代表性医案如上述"用于治疗温病暑温伏暑"中介绍的《临证指南医案·暑》顾案，"用于治疗温病消渴呕泻"中介绍的《临证指南医案·泄泻》朱案等。

5. 酸甘法

具体可分为二法：

第一，酸甘寒法：用乌梅、白芍、木瓜等酸味药，与生地、北沙参、麦冬等甘寒药，或再加人参、炙草配伍，组成酸甘化阴之法。用以治疗胃阴损伤，或肝肾之阴耗伤，肝气上逆，肝风萌动所致的久痢、便秘、潮热、呕逆、不知食味等病证。吴瑭《温病条辨·中焦篇》湿温第78条麦冬麻仁汤正是根据叶氏这一治法的代表性医案整理制订的。本法的代表性医案如上述"用于治疗温病暑温伏暑"中介绍的《临证指南医案·痢》蔡案，"用于治疗伏暑发热腹痛或暑湿痢"中介绍的《临证指南医案·痢》鲍案，"合益胃汤法治胃阴虚"中介绍的《临证指南医案·疟》高案、蔡案，"合何人饮与加减复脉汤法"中介绍的《临证指南医案·疟》王五二案等。

第二，酸甘平法：用乌梅、白芍、木瓜等酸味药，与人参、山药、莲子、甘草等甘平药，或异功散配伍，组成酸甘平法。用以治疗痢疾、泄泻损伤中气，脾胃运化失司，而肝气冲逆的病证。吴瑭《温病条辨·下焦篇》湿温第70条人参乌梅汤正是根据叶氏这一治法的代表性医案整理制订的。本法的代表性医案如上述"用于治疗温病暑温伏暑"中介绍的《临证指南医案·痢》孙案，"合异功散四君子汤法"中介绍的《临证指南医案·泄泻》王案、徐六六案，"用于治疗泄泻"中介绍的《临证指南医案·泄泻》"某，腹鸣晨泄"案等。

6. 辛香酸苦法

用草果、半夏、生姜、厚朴等辛香温燥药与知母、黄芩、黄连等苦寒药，以及乌梅、白芍等酸味药配伍，组成辛香燥脾湿、辛温通胃阳、酸苦泄热并举法。其中草果与知母、乌梅配伍属特征性搭配。用于治疗疟疾湿热在太阴、阳明、厥阴证。本法也可认为是乌梅丸与达原饮的合法。吴瑭《温病条辨·中焦篇》湿温第76条草果知母汤正是根据叶氏这一治法的代表性医案整理制订的。本法的代表医案如上述"合草果知母汤法"中介绍的《临证指南医案·疟》邓案，"用于治疗湿热疟暑湿疟或湿疟"中介绍的《临证指南医案·疟》"某，寒起呕痰"案，"合草果知母汤法"中介绍的《临证指南医案·疟》某四五案、程氏案等。

7. 酸苦泄厥阴、辛甘通阳明，兼辛润通络法

本法是在酸苦泄厥阴、辛甘通阳明的基本组方中，强调当归辛润通络的特殊用法，或者合入金铃子散，用元胡辛以通络。用于治疗肝气横逆，犯胃入络所引起的络伤疼痛证。如上

述"用于治疗胃痛"中介绍的《临证指南医案·木乘土》芮案。本案叶氏辨为肝气犯胃，胃失和降，日久入络，胃络不通的胃痛。据此，他启用了乌梅丸原方中的当归，并易之为归须，"当归血中气药，辛温上升，用须力薄，其气不升"。归须是叶氏辛润通络法的主药之一，因此，虽然此方中入血分通络药仅仅当归须一味，但已经具备了辛润通络的作用。在这里，叶氏将乌梅丸法与络病治法巧妙结合，创立了泄肝安胃、辛润辛香通络并举的治法。

另外，上述"合金铃子散"法中介绍的《临证指南医案·吐蛔》周三—案，"合黄连汤法"中介绍的《临证指南医案·呕吐》王四五案，均是兼用辛润通络法的代表性医案，可互参。

（二）叶氏对仲景乌梅丸方证的创新与发展

1. 创酸甘化阴酸苦泄热法为温病热邪深入厥阴、少阴建立了新的治法

叶氏在变通应用乌梅丸中，取酸味药乌梅、苦寒药黄连，合入加减复脉汤法以甘寒药生地、麦冬、阿胶、白芍代替辛温药附子、桂枝、干姜、细辛，组成了酸甘化阴、酸苦泄热法，用于治疗温病热邪深入厥阴、少阴，耗伤真阴所致的痉厥、麻痹、消渴、泄泻、痢疾等病证。吴瑭锐敏地发现了这一治法的特点，遂采辑叶案，制订出《温病条辨·下焦篇》暑温第36条连梅汤方证以及"先与紫雪丹，再与连梅汤"的特殊治法。吴瑭连梅汤方证的建立，为温病深入下焦的论治创立了新的治法。此法与黄连阿胶汤、青蒿鳖甲汤、加减复脉汤共同构成下焦温病的四大治法。叶氏此法的创立，不仅创新了仲景的乌梅丸方证，而且为温病暑温的治疗增添了新的治法，具有重要的意义。

2. 发明了乌梅丸"泄肝安胃"的治法理论

（1）从"制木必先安土"与"治胃必佐泄肝"两个侧面阐发了"泄肝安胃"之法

叶桂在变通应用乌梅丸的临床中提出了治肝、治胃的一系列新论，他认为肝气横逆，必多犯胃，故治肝必先安胃，"制木必先安土"（《临证指南医案·木乘土》芮案）。在《临证指南医案·木乘土》徐氏案中进一步提出："治肝不应，当取阳明。"在这里，叶氏强调了肝病治胃，厥阴病治阳明的重要性。除此，若胃阴胃阳不足，胃病则肝木也多侮胃土，"盖阳明胃土，独当肝木之侵侮"，"土虚则木易乘克也"。因此，在《临证指南医案·泄泻》陶十八案中从另外一个侧面提出："治胃必佐泄肝，制其胜也。"在这里，叶氏又强调了胃病治肝的重要性。

根据肝与胃的生理病理关系，叶氏提出了"泄肝安胃"的治疗原则。他认为："胃为阳土，肝属阴木；腑宜通，肝宜柔、宜凉"，"胃被肝乘，法当补胃，但胃属腑阳，凡六腑以通为补"，"考《内经》肝病主治之法，无非治用治体"。因此，用酸味药或酸苦药泄厥阴，用辛热药或辛甘药通补阳明是"泄肝安胃"的最基本手法，变通乌梅丸是"泄肝安胃"的代表方。

（2）精辟地阐发了乌梅丸"泄肝安胃"的机理

在《临证指南医案·木乘土》芮案中叶氏指出："《内经》以攻病克制曰胜方，补虚益体，须气味相生曰生方。今胃被肝乘，法当补胃，但胃属腑阳，凡六腑以通为补。黄连味苦能降，戴元礼云：诸寒药皆凝涩，惟有黄连不凝涩。有姜、椒、归须气味之辛，得黄连、川楝之苦，仿《内经》苦与辛合，能降能通；芍药酸寒，能泄土中木乘，又能和阴止痛；当归血中气药，辛温上升，用须力薄，其气不升。梅占先春，花发最早，得少阳生气，非酸敛之收药，得连、楝苦寒，《内经》所谓酸苦泄热也。以气与热俱无形无质，其通逐之法迥异，故辨及之。"这段话十分精辟，大意为：乌梅虽酸，但不是酸敛收药，而得少阳生气，可开可泄，其合黄连、川楝子之苦寒，能酸苦泄热；黄连、川楝子之苦寒，得生姜（或干姜）、川椒、归须之辛，苦辛相合，能降能通，可开胃脘痞结；白芍酸寒，既能泄土中木乘，又能和阴止痛，与乌梅并用，可泄肝以制厥阴冲逆。从而阐发了变通乌梅丸泄厥阴、通阳明以泄肝安胃的机理，为临床应用变通乌梅丸法治疗肝胃同病证提供了理论依据。

（3）叶氏"泄肝安胃"的理论来源于仲景并从王子接安胃汤得到启示

叶桂用变通乌梅丸法泄肝安胃的理论来源于仲景，如《临证指南医案·疟》吴案明确指出："议用仲景安胃泄肝一法。人参、川椒、乌梅、附子、干姜、桂枝、川连、生牡蛎、生白芍。"在这里，叶氏强调"安胃泄肝一法"来源于仲景。但是，叶氏更多的是接受了王子接的经验。其根据如下。

《临证指南医案》有用椒梅汤送服安胃丸的记载。如下案。

程，大病后，胃气极伤，肝木乘土。蛔欲透膈，脘胁阵痛，是土衰木克，古人以狐惑虫厥，都以胃虚少谷为训。安胃丸，人参、川椒、乌梅汤化送二钱。（《临证指南医案·吐蛔》）

徐氏，屡屡堕胎，下元气怯，而寒热久嗽，气塞填胸，涌吐涎沫，乃郁勃嗔怒。肝胆内寄之相火风木，内震不息，犯胃则呕逆吞酸，乘胸侵咽，必胀闷喉痹，渐渐昏迷欲厥，久延不已，为郁劳之疴。此治嗽清肺，重镇消痰，越医越凶。考《内经》肝病主治三法，无非治用治体。又曰：治肝不应，当取阳明。盖阳明胃土，独当肝木之侵侮，所以制其冲逆之威也，是病原治法大略。安胃丸，椒梅汤送。（《临证指南医案·木乘土》）

《临证指南医案·集方》所载安胃丸组成为：乌梅、川椒、附子、桂枝、干姜各一两，黄柏二两，黄连五钱，川楝子肉、广皮、青皮各二两，白芍三两，人参（量加，如有邪者可勿用），再用川椒乌梅汤法丸。一方无广皮，有当归、细辛。（《临证指南医案·集方》）本方与乌梅丸大同小异，由乌梅丸去当归、细辛，加川楝子、陈皮、青皮而成。所谓另一方即乌梅丸加川楝子、青皮。

此安胃丸由谁制订？叶氏未作说明。查阅对叶桂有重要影响的王子接《绛雪园古方选注》，其中载有安胃汤（新制）：川椒五分（炒出汗），安吉乌梅一钱（去核），川黄连一钱，人参三钱，枳实一钱五分，生淡干姜一钱五分。上为末，每服三钱，水一盏，煎八分，温服。王氏自注说："安胃者，毋使乘胜之气犯胃也。倦不思食，无不由于脾胃为病，然揆其寒热虚实，却有盛衰，初无定体。余平生阅证，肝病十居其五，惟就厥阴之饥不欲食一证，遵仲景甲己化土之论，参东垣治脾胃之说，为疏一方。川椒之辛，佐乌梅之酸行阴以泻肝，枳实、干姜助人参行阳道以益气，黄连于脾胃中泻心火之亢，清脾胃生化之源。统论全方，辛酸同用，以化肝气；酸甘相辅，以和胃气，肝化胃和，自能进谷。"（《绛雪园古方选注·内科》）

从王子接所论可知，《绛雪园古方选注》安胃汤是王氏根据仲景乌梅丸与李杲安胃汤新制的。东垣安胃汤出自《脾胃论·卷下》，组成为：黄连（拣净去须）、五味子（去子）、乌梅（去核）、生甘草以上各五分，熟甘草三分，升麻梢二分。治因饮食汗出，日久心中虚，风虚邪令人半身不遂，见偏风痿痹之证，当先除其汗，慓悍之气，按而收之。

王氏对自制安胃汤的配伍意义作了独特的阐发，认为川椒佐乌梅，辛酸可行阴以泻肝；枳实、干姜配人参，辛甘能行阳道以益气；黄连于脾胃中泻心火之亢。全方有"辛酸同用，以化肝气；酸甘相辅，以和胃气"的作用。肝为厥阴之脏，所谓"行阴"，是指川椒大辛大热，能入阴脏，辛行肝气，乌梅酸滋泻肝，辛酸同用，可化肝气。胃为阳腑，所谓"行阳道"是指枳实、干姜能入阳明，辛通胃腑，合人参则通补胃气；人参味甘，与乌梅相配，可和胃气。

王氏的这些见解，对叶桂变通应用乌梅丸法具有重要的影响。由此推论，《临证指南医案·集方》所载安胃丸可能是叶桂根据王子接安胃汤再次制订的。这种推论是否正确，尚待考证。

王子接之论虽然给叶桂以重要启示，但叶氏变通应用乌梅丸的广度和深度均超出了王子接，不仅大大发挥了王子接安胃汤的方证理论，而且也创新发展了仲景的乌梅丸法。

3. 创用椒附乌梅汤法治疗冲气上逆病

冲气上逆性疾病属于怪病难治病，其发病有从腹部上逆者，有从背部上逆者，叶桂在变通应用乌梅丸中发明了治疗冲气从腹部上逆的治法，共两法。

第一，治肝浊逆攻——椒桂连梅汤。叶案如下。

汪十二，肝浊逆攻，痛至背。淡干姜八分、炒黑川椒三分、炒焦乌梅肉五分、小川连三分、川桂枝木五分、北细辛二分、黄柏五分、川楝子肉一钱、生白芍二钱。（《临证指南医案·肩臂背痛》）

本案脉证过简，仅"痛至背"一症。从"肝浊逆攻"分析，此病由肝气冲逆，阴浊随冲气上攻至背。由于"肝足厥阴之脉……循阴股，入毛中，过阴器，抵少腹，挟胃，属肝"，因此，叶氏所说的"痛至背"，可能是痛自下腹至背。方用乌梅丸化裁：以炒黑川椒、川桂枝木、北细辛、淡干姜辛热温阳散寒，破阴浊结聚，制阴浊泛逆；以小川连、黄柏、川楝子肉苦寒降泄肝逆；以炒焦乌梅肉、生白芍柔肝泻肝。其中乌梅、白芍之酸，合花椒、桂枝、干姜、细辛之辛，酸辛化肝，合黄连、黄柏、川楝子之苦，酸苦泄热，亦泄厥阴。此方可命名为叶氏椒桂连梅汤，主治肝浊逆攻，痛至背，或腹痛冲气至背者。

第二，治冲气由脐下而升——椒附乌梅大半夏汤。叶案如下。

金，寒自背起，冲气由脐下而升，清涎上涌呕吐，遂饥不能食，此疟邪深藏厥阴，邪动必犯阳明。舌白形寒，寒胜，都主胃阳之虚。然徒补钝守无益。人参、半夏、广皮白、姜汁、川椒、乌梅、附子、生干姜。（《临证指南医案·疟》）

本案症见"冲气由脐下而升，清涎上涌呕吐，遂饥不能食"等，方中川椒、附子配伍，寓许学士椒附散法，以治冲逆；人参、半夏、广皮白、姜汁、生干姜配伍，为大半夏汤法以通补阳明，即叶氏所谓"或填补阳明"；乌梅、川椒、人参、生干姜、附子配伍，为乌梅丸法，以治厥阴，即叶氏所谓"治在厥阴"。

由于奇经冲脉与肝肾密切相关，又隶属于阳明，因此，对于冲气从腹而上的冲脉主病就要既温摄少阴，调治厥阴，又通补阳明，以降冲脉之气。

由于本案处方颇有特点，是叶氏"从腹而上者，治在厥阴"，"或填补阳明"理论的具体方案，因此，可将之命名为"椒附乌梅大半夏汤"，以期在临床上推广应用。

除以上两案，叶氏在变通应用苓桂术甘汤中还论述了冲气从背而上逆的病证与治法。详见"苓桂术甘汤"一节，此从略。

4. 创立"辨气分血分在经在络"的辨治学理论

叶氏在《临证指南医案·木乘土》芮案中指出："初病在气，久必入血，以经脉主气，络脉主血也。此脏腑、经络、气血，须分晰辨明，投剂自可入彀。"在《临证指南医案·疟》吴案中又说："阅医药不分经辨证，但以称虚道实，宜乎鲜有厥效。"分析这些论述，可以看出，叶氏临床辨证的一个重要方法就是辨识疾病病机所在的部位，即在脏腑，在气分、在血分，在经、在络。关于辨脏腑病机，《金匮要略》已有明确的认识，而"辨气分血分在经在络"的理论则是叶氏独创，此简述如下。

（1）辨气分、血分

叶桂《温热论》指出："肺主气属卫，心主血属营。"可见，辨卫气营血的关键在于辨气分、血分。卫分、气分属于同一性质的一个层次；营分、血分属于同一性质的另一个层次。细分之曰四分：卫分、气分、营分、血分；集约之为二分：气分、血分。叶氏在《三时伏气外感篇》论风温病机时指出："肺位最高，邪必先伤。此手太阴气分先病，失治则入手厥阴心胞络，血分亦伤。"风温初病病机应该在卫分，叶氏却说"手太阴气分先病"，叶氏此处所说的"气分"是指卫分、气分集约后的"气分"，实际上包括卫分和气分。卫分、气分失治则入手厥阴心胞络，手厥阴心胞络属于营分，叶氏却说"血分亦伤"，叶氏此处所说的"血分"也是指营分、血分集约后的"血分"，实际上包括营分和血分。由此可见，辨卫气营血的重点是辨在气、在血。

叶氏不仅重视温病辨卫气营血或气分、血分的病机，而且在杂病尤其重视辨气分（在气）、血分（在血）。《临证指南医案》的许多医案反映了这一点。例如，关于胃腹痛的辨治，病机在气分较轻浅者，如以下二案："姚，胃痛久而屡发，必有凝痰聚瘀……今纳物呕吐甚多、味带酸苦。脉得左大右小。盖肝木必侮胃土，胃阳虚，完谷而出……又，议以辛润苦滑，通胸中之阳，开涤浊涎结聚。古人谓通则不痛。胸中部位最高，治在气分。鲜薤白去白衣三钱、瓜蒌实三钱炒焦、熟半夏三钱、茯苓三钱、川桂枝一钱、生姜汁四分调入。"（《临证指南医案·胃脘痛》）"某，长夏腹胀减食，微痛，是暑伤在气分。东垣每调和脾胃，疏泄肝木，最属近理。若守中之补，及腻滞血药皆左。人参、广皮、白芍、茯苓、谷芽、生益智仁。"（《临证指南医案·腹痛》）病机在血分较深重者，如下列二案："高，脉虚涩。胃痛久，治在血分。桃仁、当归、桂枝、茯神、远志、炙草。"（《临证指南医案·胃脘痛》）"毕，小便自利，大便黑色，当脐腹痛，十五年渐发日甚。脉来沉而结涩。此郁勃伤及肝脾之络，致血败瘀留，劳役动怒，宿痛乃发。目今冬深闭藏，忌用攻下。议以辛通润血，所谓通则不痛矣。桃仁、桂枝木、穿山甲、老韭白，煎送阿魏丸一钱。"（《临证指南医案·腹痛》）由以上四案可以看出，同属于胃、腹痛，病机有气分血分之别，气分病机较为轻浅；血分病机较为深重。气分、血分的治法截然不同。

（2）辨在经、在络

叶氏在明确疾病病机在气分、在血分之后，又要进一步联系经脉、络脉，辨识病机之在经、在络，确定是经病还是络病。如《临证指南医案》指出："初病在气，久必入血，以经络主气，络脉主血也，此脏腑、经络、气血，须分析辨明，投剂自可入彀。"（《临证指南医案·木乘土》）由于"经"与脏腑直接相连，脏腑在内，经外出循行于体表，其部位相对表浅；另外，经病以经气郁滞为主，病机病证也相对轻浅，因而经病属气。"络"多深在于脏腑，叶氏所说的"肺络"、"脾络"、"胃络"、"肾络"等，均指脏腑深层的络脉；另外，络为聚血之所，络病就是病邪深入脏腑血络的病变，因此属于血分病变。气分经病较轻浅，血分络病较重深。"初为气结在经，久则血伤入络"；"久病频发之恙，必伤及络，络乃聚血之所，久病病必瘀闭"。

基于这些认识，叶氏在《临证指南医案》辨证时，非常重视辨析疾病病机之在气分经脉，或者在血分络脉。如其在胁痛案中就精辟地论述："汪，痛在胁肋，游走不一，渐至痰多，手足少力。初病两年，寝食如常，今年入夏病甚。此非脏腑之病，乃由经脉继及络脉。大凡经主气，络主血。久病血瘀，瘀从便下。诸家不分经络，但忽寒忽热，宜乎无效。试服新绛一方小效，乃络方耳。议通少阳、阳明之络，通则不痛矣。归须、炒桃仁、泽兰叶、柏子仁、香附汁、丹皮、穿山甲、乳香、没药。"（《临证指南医案·胁痛》）另如，关于疝痛，也十分重视辨气分经病与血分络病的不同，如以下三案："明，脐下少腹，形象横梗，发必痛绕胁腰，以及阴囊。此乃厥阴肝气不宣。议以苦辛加左金，佐通经脉之凝涩。川连、吴萸、穿山甲、青木香、金铃子、延胡，青橘叶汤丸。"（《临证指南医案·疝》）"唐，寒湿已入太阳之里，膀胱之气不利，阴囊茎肿。五苓散加独活、汉防己。"（《临证指南医案·疝》）"谢，七疝皆肝。少腹坚聚有形，是闭塞不通之象。百日久恙，血络必伤。古人治疝，必用辛香。助燥气胜之品，宜缓商矣。归须、杜牛膝根、小茴香、川楝子、穿山甲、柏子仁。"（《临证指南医案·疝》）明案为"厥阴肝气不宣"、唐案为"膀胱之气不利"，均属于经脉病变；谢案乃"百日久恙，血络必伤"，属于络脉病变。同为疝病，属经、属络不同，治法则截然不同。

另外，对于湿热痹的辨证，叶氏严格地辨析病变是气分经病，还是血分络病，对于气分经病，叶氏多仿仲景木防己汤法，清热利湿，宣通气分经脉为治，如《临证指南医案·痹》杜二三案、"某，久痹酿成历节"案等。对于湿热痹阻血分络病，叶氏多用清营凉血通络法，或参以宣通营络为治，如《临证指南医案·痹》"某，初病湿热在经，久则瘀热入络"案。

以上是叶氏辨疾病病机在"气分血分在经在络"的基本方法。这一方法可进一步推究到第三步："辨在络脉、在奇经"，第四步："辨奇经之虚与脏腑之虚"，第五步："辨脏腑之阴与脏腑之阳"。我把叶氏的这一辨治理论称为"辨气血经络奇经脏腑论治体系"，其整体思路是，在明确病的诊断后进一步辨识某病病机在气、在血，在经、在络，在络、在奇经，是奇经之虚、还是脏腑之虚，是脏腑之阴虚，还是脏腑之阳虚等。该体系不仅可以有效地指导外感温病的辨治，而且是杂病辨治的重要方法，可以有效地揭示杂病的病机，广泛地应用于各科杂病的辨证论治。

（三）吴瑭对叶氏变通乌梅丸法的继承与发展

1. 乌梅圆方证及其对乌梅丸与半夏泻心汤方义的比较阐发

吴瑭根据《临证指南医案·痢》"某，邪陷，疟后变痢"案整理出《温病条辨·下焦篇》第 72 条乌梅圆方证："久痢伤及厥阴，上犯阳明，气上撞心，饥不欲食，干呕腹痛，乌梅圆主之。"吴氏本条所述证从叶案辑录，而所用乌梅圆方与仲景原方相同。他认为该方是"酸甘辛苦复法：酸甘化阴，辛苦通降，又辛甘为阳，酸苦为阴"。不仅创新了乌梅丸的方义，而且从"久痢伤及厥阴，上犯阳明"来阐发"气上撞心，饥不欲食，干呕腹痛"的乌梅丸证。从而阐发了仲景原文的深意。在《温病条辨·下焦篇》第 72 条自注中吴瑭指出："肝为刚脏，内寄相火，非纯刚所能折；阳明腑，非刚药不复其体。仲景厥阴篇中，列乌梅圆治木犯阳明之吐蛔，自注曰：又主久痢方。然久痢之证不一，亦非可一概用之者。叶氏于木犯阳明之疟痢，必用其法而化裁之，大抵柔则加白芍、木瓜之类，刚则加吴萸、香附之类，多不用桂枝、细辛、黄柏，其与久痢纯然厥阴见证，而无犯阳明之呕而不食撞心者，则又纯乎用柔，是治厥阴久痢又一法也。按泻心寒热并用，而乌梅圆则又寒热刚柔并用矣。盖泻心治胸膈间病，犹非纯在厥阴也，不过肝脉络胸耳。若乌梅圆则治厥阴，防少阳，护阳明之全剂。"

在这段自注中，吴氏不仅精辟地论述了叶氏变通应用乌梅丸的心法，又别具一格地阐明了半夏泻心汤与乌梅丸在组方特点与临床应用两方面的异同，特别是"泻心寒热并用，而乌梅圆则又寒热刚柔并用"、"泻心治胸膈间病，犹非纯在厥阴也，不过肝脉络胸耳。若乌梅圆则治厥阴，防少阳，护阳明之全剂"的认识，深刻地揭示了此两法的奥秘，具有重要的临床价值。

从吴瑭的解释来看，叶氏用乌梅丸的心法是，以黄连苦寒（多不用黄柏）合乌梅酸苦泄肝；以当归合乌梅，或加白芍、木瓜柔肝，两组药协同以制厥阴。另用干姜、附子、蜀椒、桂枝（多不用细辛）等辛热刚燥，或加吴萸、香附温通胃阳；人参甘温益胃，两组药联合以通补阳明。不仅寒热并用，而且刚柔并用，从而构成了"治厥阴，防少阳，护阳明"之剂，故能治疗厥阴肝火冲犯阳明胃土所导致的久利、气上撞心、饥不欲食、干呕腹痛等症。

半夏泻心汤是半夏、干姜之辛热，黄连、黄芩之苦寒，人参、草、枣之甘温三组药配伍，也属寒热并用之剂。但此方没有乌梅，也无白芍、木瓜，缺少酸药泄肝柔肝，因此，主要用于"胸膈间病"，或心下痞证。乌梅丸有黄连之苦寒、干姜之辛热、人参之甘温相配，寓半夏泻心汤法于其中。所不同的是，乌梅丸辛热药除干姜之外，还有附子、蜀椒、细辛、桂枝，与半夏泻心汤相比，不仅温通阳明之力大大增强，而且有乌梅酸味泄肝柔肝之法。因此，乌梅丸既能酸苦泄厥阴，又能酸甘柔肝；既能辛热开通阳明痞结，又能甘温益胃，这是半夏泻心汤所不具备的功效。

不仅如此，吴瑭称乌梅丸为"酸甘辛苦复法：酸甘化阴，辛苦通降，又辛甘为阳，酸苦为阴"，或称之为"酸苦复辛甘法"。他整理叶案，在《温病条辨》中制订出乌梅丸变通法三类六法七方：第一类两法：一是保持仲景原法用酸（乌梅）、辛（姜、椒）、苦（黄连）、甘（参、归）为法组方，代表方有椒梅汤；二是减去其中的甘药，加半夏、吴萸、茯苓等为法组方，代表方有减味乌梅圆（丸）。第二类两法：一是去仲景原方中所有辛药，仅用酸（乌梅）、苦（连），加生地、麦冬、阿胶组方，为"酸甘化阴、酸苦泄热法"，代表方有连梅汤；二是用酸（乌梅、白芍）、苦润（知母），合麦冬、麻仁（加减复脉汤法）、何首乌（何人饮法）组方，代表方有麦冬麻仁汤；三是去仲景原方中辛药、苦药，仅用酸药合甘温、甘寒药，为"酸甘化阴法"，代表方有人参乌梅汤、加减人参乌梅汤。第三类一法，吴瑭称"苦辛寒兼酸法"，代表方有草果知母汤。

2. 椒梅汤方证

出自《温病条辨·下焦篇》暑温伏暑第37条："暑邪深入厥阴，舌灰，消渴，心下板实，呕恶吐蛔，寒热，下利血水，甚至声音不出，上下格拒者，椒梅汤主之。"此方组成为：黄连二钱、黄芩二钱、干姜二钱、白芍（生）三钱、川椒（炒黑）三钱、乌梅（去核）三钱、人参二钱、枳实一钱五分、半夏二钱。水八杯，煮取三杯，分三次服。吴瑭称此方为"酸苦复辛甘法"。

本方证是吴瑭根据《临证指南医案·暑》万案、江案整理制订的，即根据万案方证，参考江案处方用半夏之法，取半夏加入万案处方中，制订了此方。

3. 减味乌梅圆方证

出自《温病条辨·下焦篇》湿温第62条："厥阴三疟，日久不已，劳则发热，或有痞结，气逆欲呕，减味乌梅圆法主之。"此方组成为：半夏、黄连、干姜、吴萸、茯苓、桂枝、白芍、川椒（炒黑）、乌梅。吴瑭称此方为"酸苦为阴，辛甘为阳复法"。

本方证是吴瑭根据《临证指南医案·疟》蔡氏案整理制订的。

4. 连梅汤方证

出自《温病条辨·下焦篇》暑温伏暑第36条："暑邪深入少阴消渴者，连梅汤主之；入厥阴麻痹者，连梅汤主之；心热烦躁神迷者，先与紫雪丹，再与连梅汤。"此方组成为：黄连二钱、乌梅（去核）三钱、麦冬（连心）三钱、生地三钱、阿胶二钱。水五杯，煮取二杯，分二次服。脉虚大而芤者，加人参。吴瑭称此方为"酸甘化阴酸苦泄热法"。

本方证是吴瑭根据《临证指南医案·暑》顾案整理制订的。

5. 人参乌梅汤方证

出自《温病条辨·下焦篇》湿温第70条："久痢伤阴，口渴舌干，微热微咳，人参乌梅汤主之。"此方组成为：人参、莲子（炒）、炙甘草、乌梅、木瓜、山药。吴瑭称此方为"酸甘化阴法"。

本方证是吴瑭根据《临证指南医案·痢》孙案三诊方证整理制订的。

6. 加减人参乌梅汤方证

出自《温病条辨·下焦篇》湿温第70条人参乌梅汤方后自注："此方于救阴之中，仍然兼护脾胃。若液亏甚而土无他病者，则去山药、莲子，加生地、麦冬，又一法也。"我们将吴氏所谓"又一法"命名为加减人参乌梅汤，此方组成为：人参、炙甘草、乌梅、木瓜、生地、麦冬，主治下痢，脉右数，左细数，面垢舌燥，白苔点点，肌肤甲错，左胁动气者。

本方证是吴瑭根据《临证指南医案·痢》蔡案二诊处方脉证整理制订的。

7. 麦冬麻仁汤方证

出自《温病条辨·中焦篇》湿温第78条："疟伤胃阴，不饥不饱，不便，潮热，得食则烦热愈加，津液不复者，麦冬麻仁汤主之。"此方组成为：麦冬（连心）五钱、火麻仁四钱、生白芍四钱、何首乌三钱、乌梅肉二钱、知母二钱。水八杯，煮取三杯，分三次温服。吴瑭称此方为"酸甘化阴法"。

本方是吴瑭根据叶氏《临证指南医案·疟》王五二案整理制订的。此方是《温病条辨·中焦篇》湿温第77条加减人参泻心汤的对峙之方。如吴瑭所云："此条与上条不饱、不饥、不便相同。上条以气逆，味酸，不食，辨阳伤；此条以潮热，得食则烦热愈加，定阴伤也。阴伤既定，复胃阴者莫若甘寒。复酸味者，酸甘化阴也。两条胃病，皆有不便者何？九窍不和，皆属胃病也。"

8. 草果知母汤方证

出自《温病条辨·中焦篇》湿温第76条："背寒，胸中痞结，疟来日晏，邪渐入阴，草果知母汤主之。"此方组成为：草果一钱五分、知母二钱、半夏三钱、厚朴二钱、黄芩一钱、乌梅一钱五分、天花粉一钱五分、姜汁五匙（冲）。水五杯，煮取二杯，分二次温服。吴瑭称此方为"苦辛寒兼酸法"。

本方证是吴瑭根据《临证指南医案·疟》吴案整理制订的。

（四）新订叶氏乌梅丸变通方

1. 椒附乌梅大半夏汤

此方已在"大半夏汤"一节作了介绍，此从略。

2. 椒桂连梅汤

出自《临证指南医案·肩臂背痛》汪十二案。组成为：淡干姜八分、炒黑川椒三分、炒焦乌梅肉五分、小川连三分、川桂枝木五分、北细辛二分、黄柏五分、川楝子肉一钱、生白芍二钱。叶案方证：肝浊逆攻，痛至背者。

本方以炒黑川椒、川桂枝木、北细辛、淡干姜辛热温通胃阳、开破阴浊结聚；以川连、黄柏、川楝子苦寒降泄肝火；以炒焦乌梅肉、生白芍柔肝敛肝。其中乌梅、白芍，合椒、桂、姜、辛，酸辛疏泄厥阴、宣通阳明，合连、柏、川楝，酸苦泄热，亦泄厥阴。全方酸、苦、辛合法，可治疗厥阴寒热错杂证。

（五）叶案萃语

1. "补阳明以宣府，泄厥阴以平逆。"

出自《三家医案合刻·叶天士医案》"惊则动肝，肝气上逆"案。其意是，对于胃气胃阳虚而肝气乘逆犯胃的病证，既要用人参、茯苓、干姜等药通补阳明以安胃，又要用乌梅、白芍、川楝子等药酸苦泄厥阴以平肝逆。这是一种两调肝胃的治法，主要用于木乘土证。

2. 乌梅丸"辛酸两和，寒苦直降，辛热宣通，所赅甚广"。

出自《叶天士先生方案真本》"程四十二岁"案。在这则医案中，叶氏对仲景乌梅丸所寓之法作了言简意赅的总结。所谓"辛热宣通"，是指川椒、桂枝、附子、干姜、细辛等辛热药宣通阴浊阻结；所谓"苦寒直降"，是指川连、黄柏，或加川楝子，或加黄芩，苦寒直接清泻肝胆郁热；所谓"辛酸两和"，是指用川椒、桂枝、附子、干姜、细辛之辛，与乌梅、白芍之酸配伍，可以通阳明而疏泄厥阴，或者加人参，则通补阳明而酸泄厥阴；所谓"所赅甚广"，是指辛、苦、酸、甘四法灵活配伍，可以组成不同的治法，用于治疗更加广泛的疾病。如以黄连、黄柏等苦寒药与乌梅、白芍等酸寒药配伍，可酸苦泻肝，并泻火热；以干姜、桂枝、川椒之辛，合人参之甘，辛甘化阳，可通补阳明，再合乌梅之酸，则酸辛疏泄厥阴，辛甘通补阳明等等。这是叶桂对于乌梅丸组方的深刻理解。

《叶氏医案存真·卷一》"此肝风夹阳，上逆为厥"案，"此厥症也，缘情怀失旷，肝胆郁勃"案中论述到乌梅丸"法以苦降、辛宣、酸泄之"，"用苦降、酸泄、辛宣，病有半月不愈，议兼重镇主之"。所谓"兼重镇"是指在酸苦之中加生牡蛎，酸苦泻肝，兼以平肝。这均是叶桂用乌梅丸的心法。

3. "黄连味苦能降。戴元礼云：诸寒药皆凝涩，惟有黄连不凝涩。有姜、椒、归须气味之辛，得黄连、川楝之苦，仿《内经》苦与辛合，能降能通；芍药酸寒，能泄土中木乘，又能和阴止痛；当归血中气药，辛温上升，用须力薄，其气不升。梅占先春，花发最早，得少阳生气，非酸敛之收药，得连、楝苦寒，《内经》所谓酸苦泄热也。"

出自《临证指南医案·木乘土》芮案。本案处方为："川连、川楝子、川椒、生白芍、乌梅、淡姜渣、归须、橘红。"叶氏称此法为"安胃法"，这段话对方中各药作了精辟的阐发，对于理解叶氏用药手法具有重要的意义。

4. "胃气不降则不食，阳不下潜则无寐，肝风内震则火升心热。"

出自《临证指南医案·疟》蔡案。这段话精辟地阐发了肝气冲逆犯胃，胃阴亏损，胃气不降而见不饥不知食味，不寐，心中烦热的病机，对于肝胃同病的辨治具有指导意义。

桂 枝 汤

一、仲景原方证述要

桂枝汤出自《伤寒论》第12条，组成为：桂枝三两（去皮），芍药三两，甘草二两（炙），生姜三两（切），大枣十二枚（擘）。右五味，㕮咀三味，以水七升，微火煮取三升，去滓。适寒温，服一升。服已须臾，啜热稀粥一升余，以助药力。温覆令一时许，遍身漐漐微似有汗者益佳，不可令如水流漓，病必不除。若一服汗出病差，停后服，不必尽剂。若不汗，更服依前法。又不汗，后服小促其间，半日许，令三服尽。若病重者，一日一夜服，周时观之。服一剂尽，病证犹在者，更作服。若汗不出者，乃服至二三剂。禁生冷、黏滑、肉面、五辛、酒酪、臭恶等物。仲景原条文谓："太阳中风，阳浮而阴弱，阳浮者，热自发，阴弱者，汗自出，啬啬恶寒，淅淅恶风，翕翕发热，鼻鸣干呕者，桂枝汤主之。"桂枝汤方证还见于《伤寒论》第13条："太阳病，头痛发热，汗出恶风者，桂枝汤主之。"第15条："太阳病，下之后，其气上冲者，可与桂枝汤，方用前法。若不上冲者，不得与之。"第42条："太阳病，外证未解，脉浮弱者，当以汗解，宜桂枝汤。"第53条："病常自汗出者，此为荣气和，荣气和者，外不谐，以卫气不共荣气谐和故尔。以荣行脉中，卫行脉外。复发其汗，荣卫和则愈，宜桂枝汤。"第54条："病人脏无他病，时发热自汗出而不愈者，此卫气不和也。先其时发汗则愈，宜桂枝汤。"第95条："太阳病，发热汗出者，此为荣弱卫强，故使汗出，欲救邪风者，宜桂枝汤。"第387条："吐利止，而身痛不休者，当消息和解其外，宜桂枝汤小和之。"

桂枝汤以桂枝辛温，温通卫阳，解表散寒；芍药酸微寒，益阴和营。两药等量配伍，以调和营卫。生姜辛温，助桂枝辛甘化阳，发汗解表，平冲降逆止呕；大枣甘温，补益脾胃，助芍药益阴和营。炙甘草甘温，调和诸药，其配桂、姜可辛甘化阳；伍芍、枣可酸甘化阴。其中桂枝配甘草，为桂枝甘草汤可平冲止动悸；芍药配甘草，为芍药甘草汤可缓急止腹痛。桂、姜、草与芍、枣、草两组药配合，外可调和营卫，解肌透表，内可调和脾胃，调理阴阳。

桂枝汤证：脉浮，汗出，发热，恶风；或气上冲，或常自汗出，或脏无他病，时发热自汗出而不愈者。

二、叶氏应用心法

（一）加减变化

1. 用于治疗温病中出现的桂枝汤证

某，阴虚风温，气从左升。桂枝汤加花粉、杏仁。（《临证指南医案·风温》）

方证解释：本案为风温。"气从左升"为冲气上逆的桂枝汤证，故用此方。因已有阴虚见症，故仿瓜蒌桂枝汤法加天花粉滋阴清热；风温郁肺，其症当咳，故仿桂枝加厚朴杏子汤法加杏仁宣肺止咳。

温邪怫郁，咳嗽，形凛，发热。栝蒌桂枝汤去芍加杏仁。（《未刻本叶天士医案》）

方证解释：本案"温邪怫郁"，症见恶寒、发热、咳嗽。"形凛"，说明恶寒甚，表郁重，故用桂枝汤去酸敛的白芍以辛散表郁；因系温邪，易伤阴津，故用瓜蒌桂枝汤法加天花粉滋阴清热；因咳嗽，故仿桂枝加厚朴杏子汤法加杏仁宣肺止咳。

伏邪寒热，身痛，舌白。花粉、桂枝、白芍、炙草、生姜、大枣。（《未刻本叶天士医案》）

方证解释：本案是伏气温病，症见寒热，身痛，苔白。寒热、身痛、苔白为邪郁肌表，营卫不和的桂枝汤证，故用桂枝汤调和营卫，疏透伏邪；伏邪易伤阴津，故仿瓜蒌桂枝汤法加天花粉滋阴清热。

曹，脉促数，舌白不饥，寒热汗出，初起腹痛，脐右有形，乃久伤劳倦，复感温邪。今病两旬又六，微咳有痰，并不渴饮，寒来微微齿痉，此营卫二气大衰，恐延虚脱。议固卫阳，冀寒热得平。黄芪、桂枝、白芍、炙甘草、牡蛎、南枣。（《临证指南医案·温热》）

方证解释：本案为久伤劳倦，复感温邪，虽然"脉促数"，但苔白不饥，寒热汗出，为桂枝证；"病两旬又六，微咳有痰，并不渴饮，寒来微微齿痉"，为虚劳黄芪建中汤证，故用两方合法，以桂枝、白芍、炙甘草、南枣，为桂枝汤法，调和营卫，解肌透表；以黄芪、桂枝、白芍、炙甘草、南枣，为黄芪建中汤法，建中补卫，扶正祛邪；另仿桂枝去芍药加蜀漆龙骨牡蛎救逆汤法加牡蛎固摄卫阳，以防虚脱。

温邪郁而不泄，头痛，咳嗽，脘闷。杏仁、花粉、桂枝、炙草、生姜、大枣。(《未刻本叶天士医案》)

方证解释：本案虽为"温邪郁而不泄"，但症见头痛，咳嗽，脘闷，有邪郁肌表的桂枝证，故用桂枝汤加减。因脘闷，类似胸满，故去芍药；因咳嗽，故加杏仁；因属温邪，故加天花粉清热生津。

孙，高年发疟，寒热夜作。胸闷不欲食，烦渴热频，最虑其邪陷为厥。进阳旦法。桂枝、黄芩、花粉、生白芍、生左牡蛎、煨姜、南枣。(《临证指南医案·疟》)

方证解释：本案为高年疟病，症见寒热夜作，胸闷不欲食，烦渴热频。其寒热夜作，胸闷不欲食为营卫不调，胃气不和的桂枝汤证；烦渴热频为外有表郁，内有伏热的阳旦汤证。方用桂枝汤与阳旦汤合法，调和营卫，苦寒泻热。又仿瓜蒌桂枝汤法加天花粉清热生津止渴，另加牡蛎平肝以预防惊厥。

2. 用于治疗疟

阳微伏邪，寒多热少，间日一发，治以辛温。杏仁、桂木、生姜、茯苓、炙草、大枣。(《未刻本叶天士医案》)

方证解释：本案为阳虚伏邪发疟。症见恶寒发热，寒多热少，间日一发。此寒邪外发郁表，营卫不调。方用桂枝汤去白芍法，以桂枝、生姜、炙草、大枣辛温透表，调和营卫；另合桂枝加厚朴杏子汤法加杏仁宣肺达邪；合五苓散法加茯苓，以苓、桂通阳利湿。

叶氏用桂枝汤治疗阴疟的医案还有下述"合玉屏风散"中介绍的《临证指南医案·疟》沈案；"类方应用"中桂枝去芍药加附子汤中介绍的《临证指南医案·疟》吴四一案；上述《临证指南医案·疟》孙案。可互参。

3. 用于治疗外感风寒

沈，虚人得感，微寒热。参归桂枝汤加广皮。(《临证指南医案·风》)

方证解释：本案是虚人感冒，症见微寒热，方用桂枝汤解肌治寒热，加参、归扶正补虚，橘皮行气和胃。

本方可命名为"参归桂枝汤"，以期在临床上推广应用。

某五二，复受寒邪，背寒，头痛，鼻塞。桂枝汤加杏仁。(《临证指南医案·寒》)

方证解释：本案症见背寒，头痛，鼻塞，是典型的寒郁肌表，肺气不利的表现。方用桂枝汤解肌发汗，加杏仁开宣肺气。

某二八，劳伤阳气，形寒身热，头疼，脘闷，身痛。杏仁三钱、川桂枝八分、生姜一钱、厚朴一钱、广皮一钱、茯苓皮三钱。(《临证指南医案·寒》)

方证解释：本案"形寒身热，头疼，身痛"，为桂枝汤证；"脘闷"为湿郁中焦，三焦不利的三仁汤证。方用川桂枝、生姜，为桂枝汤法解肌发汗；杏仁、厚朴、橘皮、茯苓皮为三仁汤法，宣化渗利湿邪。

营虚卫薄，寒热咳嗽，汗多，法宜和之。桂枝汤加玉竹。(《未刻本叶天士医案》)

方证解释：本案症见寒热，咳嗽，汗多。此营虚卫弱，感受风寒而营卫不和。方用桂枝汤调和营卫，因汗多津伤，故加玉竹甘寒生津。

新凉外束，卫阳失护，背凛嗽逆，势欲发哮。杏仁桂枝汤去芍加茯苓。(《未刻本叶天士

医案》)

方证解释：本案感受秋凉之气，邪袭卫表，卫气被郁，肺气失宣，故见背凛、嗽逆，且咳甚，欲发哮喘。方用桂枝汤去白芍辛温散寒，调和营卫；另加杏仁宣降肺气，止咳平喘；加茯苓，合桂枝通阳化饮。

三益号，劳倦吸入冷气，营卫不行，则形寒战栗，今中焦未醒，宜和脾胃。当归、白芍、桂枝、炙草、大枣、煨姜。（《叶氏医案存真·卷一》）

方证解释：本案症见形寒战栗。此劳倦内伤脾胃，复感寒邪，营卫不和，而形寒战栗。"中焦未醒"，提示有食减、不饥等症。方用桂枝汤内和脾胃，外调营卫。另仿当归建中汤法加当归温养营血。

烦劳遇冷，营卫交窒，虚人夹邪，只宜轻剂疏解。桂枝、炙草、杏仁、白芍、大枣、茯苓。（《眉寿堂方案选存·寒病》）

方证解释：本案为烦劳内伤之人感受风寒，故去生姜以防过于辛散伤阳，另加杏仁宣肺，茯苓通阳，共成轻剂疏解之法。

从以上医案可以看出，外感风寒属于桂枝汤证者，叶氏用桂枝汤加减治疗。这类风寒表证多是虚人感寒，或者是反复感冒者。虚甚者，用参归桂枝汤法加人参、当归；鼻塞，或咳嗽者，加杏仁宣降肺气；兼湿郁脘闷者，去白芍、大枣、甘草，加杏仁、厚朴、橘皮、茯苓皮宣利三焦湿浊。

4. 用于治疗外感发热或劳伤夹外感发热

客邪发热，作咳，脉来细小无力，则为淹缠之候。桂枝汤加玉竹。（《未刻本叶天士医案》）

方证解释：本案因感受外邪而发热，咳嗽。脉细小无力。内伤不足显然。方用桂枝汤加玉竹，外以调和营卫，内以调和脾胃，兼以滋阴扶阳。

阳伤挟邪，形凛发热咳嗽，脉带歇，恐喘急。杏仁、粗桂枝、生姜、茯苓、炙甘草、大枣。（《未刻本叶天士医案》）

方证解释：本案因感受外邪而发热、咳嗽，并有喘急之虑。但内伤阳气，脉带歇，故用桂枝汤法，去酸寒之白芍，纯用辛甘温以温通阳气，发散表邪，另加杏仁宣肺，加茯苓通阳。其中苓、桂、草并用，可治动悸，疗脉歇。

劳伤挟邪，发热形凛。杏仁桂枝汤。（《未刻本叶天士医案》）

方证解释：本案劳伤感邪，发热形凛。方用桂枝汤外以调和营卫，解肌透邪，内以温阳养营，调治虚劳。其证当有咳嗽，故另加杏仁宣肺止咳。

脉浮，身热头痛。桂枝汤加杏仁、花粉、黄芩。（《未刻本叶天士医案》）

方证解释：外感邪郁卫表，故见身热，头痛，脉浮。方用桂枝汤调和营卫以解表，另加杏仁宣肺，天花粉生津，黄芩清热。

5. 用于治疗咳嗽

某五三，寒伤卫阳，咳痰。川桂枝五分、杏仁三钱、苡仁三钱、炙草四分、生姜一钱、大枣二枚。（《临证指南医案·咳嗽》）

方证解释：本案症见咳痰，从"寒伤卫阳"分析，应有外感寒邪，卫阳受伤的恶寒、发热等症。方用桂枝汤去白芍解肌散寒，加杏仁宣肺止咳，加苡仁祛湿化痰。

王三一，脉沉细，形寒咳，桂枝一钱、杏仁三钱、苡仁三钱、炙草五分、生姜一钱、大枣二枚。（《临证指南医案·咳嗽》）

方证解释：脉沉细为劳伤阳气之脉，形寒为卫阳与营气不和之症，咳为肺气不利的表现，方用桂枝汤去芍药解肌扶阳，加杏仁宜肺止咳，加苡仁祛湿利肺。

以上两案处方可命名为"桂枝去芍药加杏仁苡仁汤"，以期推广应用。

某五十，形寒，咳嗽，头痛，口渴。桂枝汤去芍，加杏仁、花粉。（《临证指南医案·咳嗽》）

方证解释：本案症见形寒，咳嗽，头痛，口渴。其形寒，头痛为桂枝汤证，故用桂枝汤加减：表郁甚而形寒头痛，故去酸寒阴敛的白芍；咳嗽，加杏仁；口渴，加天花粉。

某四四，寒热咳嗽，当以辛温治之。桂枝汤去芍，加杏仁。（《临证指南医案·咳嗽》）

方证解释：寒热为桂枝汤证，咳嗽为肺气不利证。方用桂枝汤去芍药解肌散寒，加杏仁宜利肺气。

某三九，劳伤阳气，形寒咳嗽。桂枝汤加杏仁。（《临证指南医案·咳嗽》）

方证解释：劳伤阳气，营卫不和则形寒，肺气不宣则咳嗽。方用桂枝汤调和营卫，兼以扶阳；另仿桂枝加厚朴杏子汤法加杏仁宜利肺气。

脉涩，咳嗽，背凛。茯苓桂枝汤去芍加米仁。（《未刻本叶天士医案》）

方证解释：本案咳嗽，背凛而脉涩，显系阳伤外感，故用桂枝汤去芍药加茯苓、苡仁，解表散寒，温通阳气，兼祛湿饮。

形寒咳嗽，脉小。杏仁、桂枝、生姜、炙草、花粉、大枣。（《未刻本叶天士医案》）

方证解释：本案形寒、咳嗽，为风寒郁表；脉小，提示阳气不足，故用桂枝汤去白芍加杏仁、天花粉辛甘调营通卫，兼以宣肺生津止咳。

卫阳怫郁，形冷咳嗽。苦杏仁、大桂枝、生姜、炙甘草、天花粉、大枣。（《未刻本叶天士医案》）

方证解释：本案形冷咳嗽，由寒伤卫阳，卫气怫郁，肺气不宣所致，方用桂枝汤去白芍加杏仁、天花粉辛甘温通卫阳，宣肺生津止咳。

寒热咳嗽。桂枝汤加花粉。（《未刻本叶天士医案》）

方证解释：本案寒热咳嗽，由风寒外郁，营卫不调所致，方用桂枝汤加天花粉调和营卫，兼生津润肺止咳。

由以上医案可以看出，外感寒邪，卫阳受伤，兼肺气不宣而咳嗽者，叶氏用桂枝汤加减治疗。基本方用桂枝汤去阴敛的白芍，加杏仁宣肺止咳。有湿痰者，加苡仁；口渴者，加天花粉。叶氏也用桂枝汤治疗内伤咳嗽，这类咳嗽多数有劳伤阳气之症，如形寒，或脉沉细、脉小等。方用桂枝汤温养阳气，调和营卫治疗形寒，加杏仁宣肺止咳，有痰者，加苡仁祛湿化痰。叶氏用桂枝汤治疗咳嗽的手法多仿桂枝加厚朴杏子汤法，但不用厚朴。

6. 用于治疗痰饮

吴氏，脉弦，背中冷，左偏微痛，食少欲呕，四肢牵强，此饮邪内结。议通阳气。桂枝、茯苓、半夏、姜汁、炙草、大枣。（《临证指南医案·痰饮》）

方证解释：本案脉弦，背中冷，左偏微痛，是典型的痰饮病，故用苓桂术甘汤去白术法温化痰饮；背中冷，左偏微痛，四肢牵强，又为太阳经气不利之证，故用桂枝汤去芍药开太阳；食少欲呕，为饮气上逆的表现，故合小半夏汤法，加半夏，合姜汁和胃止呕。

形寒饮阻，作嗽背痛。桂枝汤去芍加茯苓、杏仁。（《未刻本叶天士医案》）

方证解释：本案形寒饮阻，咳嗽背痛，由饮浊内阻，卫阳受损所致，方用桂枝汤去白芍加茯苓、杏仁温化痰饮，通阳调卫，开宣肺气。

有年阳微，饮逆咳嗽。杏仁、茯苓、生姜、桂枝、炙草、大枣。（《未刻本叶天士医案》）

方证解释：本案阳微有年，饮逆咳嗽，方用桂枝汤去白芍加杏、苓温化痰饮，辛甘温阳，宣肺止咳。

有年阳微失护，客邪触饮，咳嗽呕逆，形寒身痛。杏仁、茯苓、生姜、桂枝、炙草、大枣。（《未刻本叶天士医案》）

方证解释：本案阳微饮聚，复感外寒，客邪触饮而见形寒身痛，咳嗽呕逆。方用桂枝汤去白芍加杏、苓温阳化饮，平冲降逆，兼辛温散寒解表、开宣肺气。

从以上医案可以看出，叶氏发挥仲景《金匮要略》痰饮病用大、小青龙汤的经验，改用桂枝汤开太阳以治疗痰饮。具体用法：每去白芍之酸敛，用桂枝、甘草、生姜、大枣开太阳。叶氏指出："用草桂开太阳，并辛香入络，用姜枣通营卫"，用生姜开饮气。这是对桂枝汤的重大发挥。叶氏又遵照《金匮要略》用苓桂术甘汤"当以温药和之"之法，在桂、草、姜、枣中加入茯苓，苓、桂、甘并用以温化痰饮。

7. 用于治疗喘

某，服三拗汤，音出喘缓，可见苦寒沉降之谬。素多呕逆下血，中焦必虚，而痰饮留伏显然。议治其饮。桂枝汤去甘草，加杏仁、茯苓、苡仁、糖炒石膏。（《临证指南医案·痰饮》）

方证解释：本案为喘，服三拗汤已有缓解，考虑到平素多呕逆、下血，叶氏没有再用麻黄剂，而用桂枝汤去甘草之甘壅，加杏仁平喘；加苡仁化痰；加茯苓合桂枝化饮；加糖炒石膏，合桂枝、生姜、大枣，为越婢汤去麻黄加桂枝汤法，以治水饮。此法为桂枝汤与越婢汤的合法，是一首比较缓和的除饮治喘法。

8. 用于治疗嗳气

服威喜丸稍安，用凉润剂小适，想过进辛寒，辛则伤肺，寒则伤胃，食入不化，嗳气甚多，咯痰气闪欲痛，大便涩少不畅，流行即钝，必清阳转旋，得向愈之理。蜜炙生姜、茯苓、炙甘草、南枣、桂枝、米仁。（《叶氏医案存真·卷一》）

方证解释：本案因过用辛寒，损伤肺胃之阳，致食入不化，嗳气甚多，咳痰气闪胸胁欲痛，大便涩少不畅。方用桂枝汤去酸寒阴敛的白芍，加茯苓、苡仁，辛甘温通肺胃清阳，以使清阳转旋而胃气通降。

9. 用于治疗痞

沈二四，精气内损，是皆脏病，茋、地甘酸，未为背谬。缘清阳先伤于上，柔阴之药反碍阳气之旋运，食减中痞，显然明白。病人食姜稍舒者，得辛以助阳之用也。至于黄芪、麦冬、枣仁，更蒙上焦，斯为背谬极。议辛甘理阳可效。桂枝汤去芍加茯苓。（《临证指南医案·痞》）

方证解释：本案症见食减中痞，自述食姜稍舒。病机为中上焦清阳失于旋运。治疗拟辛甘理阳法，用桂枝汤去芍药之阴柔，加茯苓通阳。其中桂枝合茯苓、生姜、甘草，寓苓桂术甘汤法，可温阳化饮，使中上焦之阳旋转，则食减中痞可治。

本方可以命名为"桂枝去芍药加茯苓汤"，以期在临床上推广应用。

10. 用于治疗胃脘痛

施，诊脉右虚，左小弦，面色黄，少华采，左胁肋痛，五、六年未愈。凡久恙必入络，络主血，药不宜刚，病属内伤，勿事腻补。录仲景旋覆花汤，加柏子仁、归须、桃仁。又，初服旋覆花汤，未应，另更医谓是营虚，用参、归、熟地、桂、芍、炙草，服后大痛，医又转方，用金铃、半夏、桃仁、延胡、茯苓，服之大吐、大痛。复延余治，余再议方，谓肝络久病，悬饮流入胃络，致痛不已。议太阳阳明开阖方法。人参、茯苓、炙草、桂枝、煨姜、南枣。服苦药痛呕，可知胃虚，以参苓阖阳明，用草桂开太阳，并辛香入络，用姜枣通营卫，生姜恐伐肝，故取煨以护元气，而微开饮气也。又，前方服之痛止，议丸方。人参、半夏、川椒、茯苓、桂枝，煨姜南枣汤丸。（《临证指南医案·痰饮》）

方证解释：本案初诊左胁肋痛，五六年未愈，叶氏从久病入络考虑，用旋覆花汤加柏子仁、归须、桃仁辛润通络。服药未效，患者转请他医诊治两次，病情增重。叶氏再诊时，根据前医用阴柔壅补药或川楝子之苦药后大吐、胃大痛的教训，诊断为胃虚悬饮流入胃络，方用桂枝汤去芍药开太阳，并仿苓桂术甘汤、《外台》茯苓饮法，加人参、茯苓通补阳明，兼以化饮。药后痛止，改用大半夏、大建中、桂枝汤法制丸药缓缓图治。

某女，形寒脘痛，得食甚，手按少缓。非有余客邪病。拟进和营卫法。归桂枝去芍加茯苓。（《临证指南医案·胃脘痛》）

方证解释：本案症见形寒脘痛，得食甚，手按少缓。此营络亏虚，不荣则痛。又营卫失调，故形寒。方用桂枝汤去芍药，加当归、茯苓，辛甘养营络、通胃阳、止胃痛，兼以调和营卫。

本方可命名为"桂枝去芍药加当归茯苓汤"，以期在临床上推广应用。

顾五一，营虚胃痛，进以辛甘。当归一钱半、甜桂枝一钱、茯苓三钱、炙草五分、煨姜一钱半、南枣肉二钱。（《临证指南医案·胃脘痛》）

方证解释：本案为营络虚损的胃痛。方用桂枝汤去阴寒的白芍，加辛甘温之当归，合桂枝、生姜、甘草、大枣，辛甘养营络、止胃痛；另加茯苓通胃阳。

程氏，脉奭。背寒，食入脘痛。人参、茯苓、当归、白芍、炙草、煨姜、南枣。（《临证指南医案·胃脘痛》）

方证解释：本案食入脘痛，背寒，脉软。胃气虚损，胃络营阴不足而脘痛、脉软；在外营卫不和而背寒。方用桂枝汤去桂枝法，以人参、茯苓、炙草，通补胃气；以当归、白芍、炙草、煨姜，温养营血，兼通胃络；以南枣、煨姜调和营卫。

对于胃阳不足，营络虚损，"络虚则痛"所导致的胃脘痛，叶氏别出心裁地用桂枝汤化裁治疗。基本手法为：以桂枝汤去酸寒阴柔的芍药，加甘辛温善于入络养荣、通补络脉的当归补营络，加茯苓通胃阳，并合桂枝为苓桂法补胃阳、化饮邪。叶氏称此法为"辛甘理阳"法。兼有胃气大虚，纳食不甘，嗳噫欲呕者，加人参，合茯苓通补胃气，所谓"参苓阖阳明"。

11. 用于治疗心痛引脊

张六十四岁，有年仍操持经营，烦冗营伤，心痛引脊，医用附子痛甚，知不宜刚猛迅走之药。茯苓桂枝汤去芍。（《叶天士先生方案真本》）

方证解释：本案劳伤阳气，发为心痛引脊，但医用附子痛甚，则知并非阳衰寒凝，而为心阳营络俱伤。此证不宜用附子刚猛迅走之药，而要用桂枝汤去白芍之阴敛，加茯苓之通阳，以甘辛化阳，兼通营络。

12. 用于治疗腹痛

袁四五，当脐腹痛，发于冬季，春深渐愈。病发嗳气，过饥劳动亦发。宜温通营分主治。当归、炙草、肉桂、茯苓、炮姜、南枣。（《临证指南医案·腹痛》）

方证解释：本案当脐腹痛，兼见嗳气。此营络亏虚，久病在络。治拟温通营分法，方用桂枝汤去酸寒的芍药，加辛甘温的当归以通补营络，加茯苓通胃阳。另外，此方改桂枝为肉桂以温阳散腹中之寒，改生姜为炮姜以温胃止嗳，也是叶氏的心法。

王二十，脉右虚，左虚弦数。腹痛两月，胸痹咽阻，冷汗，周身刺痛，寒栗。此属内损，有经闭成劳之事。桂枝汤加茯苓。又，照前方加当归、肉桂。又，内损情怀少畅，非偏寒偏热可以攻病。方中温养气血，以使条达，非因寒投热之谓。开怀安养为宜，勿徒恃药。继此可进养营法。归桂枝去姜加茯苓。（《临证指南医案·调经》）

方证解释：本案症见腹痛两月，胸痹咽阻，冷汗，周身刺痛，寒栗。脉右虚，左虚弦数。从"内损情怀少畅"、"有经闭成劳之事"分析，此病与抑郁、劳损有关。郁、劳损伤营阴，营卫失调，故见腹痛、冷汗、寒栗。一诊用桂枝汤加茯苓调和营卫，兼通营络。二诊加当归、肉桂，寓当归四逆汤法，养营阴、暖下焦、止腹痛。三诊守法用桂枝汤去辛散的生姜，加当归温养营络，温通络脉；加茯苓通胃阳。

叶氏用桂枝汤治疗腹痛的医案还有下述"用于治疗产后心悸欲呕遇寒腹痛"中介绍的《临证指南医案·产后》余案，可互参。

13. 用于治疗胁痛

沈三十，左胁下痛，食入则安。当归桂枝汤加肉桂（《临证指南医案·胁痛》）

方证解释：本案症见左胁下痛，食入则安。此为营络虚寒的胁痛。方用桂枝汤加当归辛甘温补营络，加肉桂温阳散寒止痛。

某四十，脉弦，胁痛引及背部，食减，此属营损传劳。桂枝木四分、生白芍一钱半、炙草四分、归身一钱半、茯神三钱、生牡蛎三钱、煨姜一钱、南枣三钱。（《临证指南医案·虚劳》）

方证解释：本案症见胁痛引及背部，食减。脉弦。此营络虚损，肝气冲逆。方用桂枝汤加当归、茯神通补营络，加生牡蛎合归、芍养肝平肝。从各药用量看，本方寓桂枝加芍药汤法，可缓急止痛。

14. 用于治疗腹胀

钱，食入腹胀，已五十日，且痛必有形攻动，头中微痛。夫痞满属气，痛因气滞。二便既通，其滞未必在乎肠胃。从太阴脾阳伤，以辛温开泄主之。桂枝、生白芍、淡干姜、厚朴。又，照方去白芍，加生益智仁、茯苓。（《临证指南医案·肿胀》）

方证解释：本案食入腹胀，已五十日，伴有腹痛，且痛必有形攻动，头中微痛。但大便通畅，知非胃肠积滞。辨为太阴脾阳伤而中焦不得旋转。方用桂枝汤减甘壅之草、枣，合理中汤法，用干姜易生姜，合变通桂枝加大黄汤法加厚朴，温通太阴脾阳，除满缓急止痛。二诊守法，再去阴敛的白芍，加生益智仁、茯苓温阳燥湿，运脾畅中。

叶氏用桂枝汤加减治疗腹胀的医案还有"桂枝加大黄汤"一节中介绍的《临证指南医案·肿胀》"某，向有宿痞"案，可互参。

15. 用于治疗虚劳

汪，脉左小右虚，背微寒，肢微冷，痰多微呕，食减不甘，此胃阳已弱，卫气不得拥护。时作微寒微热之状，小便短赤，大便微溏，非实邪矣。当建立中气以维营卫。东垣云：胃为卫之本，营乃脾之源。偏热偏寒，犹非正治。人参、归身米拌炒、桂枝木、白芍炒焦、南枣。（《临证指南医案·虚劳》）

方证解释：本案症见背微寒，肢微冷，痰多微呕，食减不甘，时作微寒微热，小便短赤，大便微溏。脉左小右虚。其背微寒，肢微冷，时作微寒微热，为桂枝汤证；痰多微呕，食减不甘，大便微溏，为中气不足的人参证。方用桂枝汤去生姜、甘草，加人参，调和营卫，补脾建中。"营乃脾之源"，营阴不足，故加当归合芍药养营血。因大便微溏，故当归用米拌炒，白芍用炒焦白芍。

汪，劳倦阳伤，形寒骨热，脉来小弱。非有质滞着，与和营方。当归、酒炒白芍、炙草、广皮、煨姜、大枣。(《临证指南医案·虚劳》)

方证解释：本案形寒骨热，脉来小弱，由劳倦伤阳所致。方用桂枝汤去桂枝加当归养营血，加陈皮行滞和胃。因形寒骨热，脉来小弱，病机的重点是营阴不足，故用桂枝汤去辛温的桂枝，加当归合白芍、甘草以养营阴。

16. 用于治疗劳伤营卫的发热

张五六，脉弦大，身热，时作汗出，良由劳伤营卫所致。《经》云：劳者温之。嫩黄芪三钱、当归一钱半、桂枝木一钱、白芍一钱半、炙草五分、煨姜一钱、南枣三钱。(《临证指南医案·汗》)

方证解释：从"良由劳伤营卫所致"分析，本案发热属于内伤发热。其症见身热，时作汗出，脉弦大，是典型的桂枝汤证，故用桂枝汤调和营卫。因属劳倦内伤，加之时作汗出，故合归芪建中汤法加黄芪、当归补益气血。

本方可命名为"桂枝加当归黄芪汤"，以期在临床上推广应用。

17. 用于治疗自汗

某二一，脉细弱，自汗体冷，形神疲瘁，知饥少纳，肢节酸楚。病在营卫，当以甘温。生黄芪、桂枝木、白芍、炙草、煨姜、南枣。(《临证指南医案·汗》)

方证解释：本案症见自汗体冷，形神疲瘁，知饥少纳，肢节酸楚，脉细弱。其自汗体冷，属于桂枝汤证；形神疲瘁，知饥少纳，属于脾胃内伤的黄芪建中汤证。方用桂枝汤调和营卫，另合黄芪建中汤法加黄芪补益脾胃、固卫止汗。

某，汗出寒凛，真气发泄，痰动风生。用辛甘化风法。生黄芪、桂枝、炙草、茯苓、防风根、煨姜、南枣。(《临证指南医案·汗》)

方证解释：本案症见汗出寒凛，有桂枝汤证。方用桂枝汤去芍药之酸寒，纯用辛甘调卫。因汗出较多，故合玉屏风散法，加黄芪、防风固卫止汗。

18. 用于治疗劳伤身痛或劳伤阳气而风侵背痛

邢四四，努力伤，身痛无力。归桂枝汤去姜，加五加皮。(《临证指南医案·虚劳》)

方证解释：本案因劳倦努力，损伤营卫，发为身痛无力。方用桂枝汤去生姜之辛散，加当归以调脾胃、养营阴；另加五加皮止身痛。

劳伤阳气，风侵背痛。茯苓片、炙草、生姜、粗桂枝、广皮、大枣。(《未刻本叶天士医案》)

方证解释：本案劳伤阳气，而感受风邪，发为背痛。方用桂枝汤去白芍，加茯苓、陈皮，温养阳气，散风除湿，通络止痛。

叶氏用桂枝汤治疗身痛的医案还有下述"用于治疗奇经病"中介绍的《临证指南医案·腰腿痛》吴氏案，可互参。

19. 用于治疗营虚痹证

王，辛香走窜，宣通经隧壅结气分之湿，有却病之能，无补虚之益。大凡药饵，先由中宫以布诸经，中焦为营气之本，营气失养，转旋自钝。然攻病必藉药气之偏，朝夕更改，岂是去疾务尽之道。另于暮夜进养营一帖。人参、茯苓、桂枝木、炙草、当归、炒白芍、南枣。(《临证指南医案·痹》)

方证解释：本案未述脉证，从"辛香走窜，宣通经隧壅结气分之湿"分析，应为湿痹。但病机重点是阳明胃虚，营络失养，故用桂枝汤去生姜，加当归，辛甘补营络，加茯苓、人参通补胃阳。

王，努力，经气受伤，客邪乘卫阳之疏而入。风湿阻遏经隧，为肿为痛。大汗连出，痛仍不止，而大便反滑，其湿邪无有不伤阳气者。固卫阳以却邪，古人正治，以湿家忌汗耳。生于术三钱、防风根五分、生黄芪三钱、片姜黄一钱、桂枝木五分、海桐皮一钱、羌活五分、独活五分。又，人参一钱、生于术二钱、黄芪三钱、炒当归一钱半、川桂枝一钱、炙甘草五分、煨姜七分、南枣二枚。又，风湿肿痹，举世皆以客邪宜散，愈治愈剧，不明先因劳倦内伤也。盖邪之所凑，其气必虚。参、术益气，佐以风药，气壮托出其邪，痛斯止矣。病人自云，手足如堕如无。讵非阳微不及行乎四末乎？此皆误治，致参药过费耳。人参一钱、生于术二钱、黄芪二钱、归身一钱半、肉桂三分、炙甘草三分、煨姜一钱、南枣一枚。又，遗泄阴伤，兼以敛摄。人参一钱、生于术二钱、黄芪三钱、归身一钱、炙草五分、熟地三钱、茯神三钱、五味五分、白芍一钱。丸方：人参二两、黄芪四两、茯神二两、杞子二两、鹿角霜二两、鹿茸二两、归身三两、炙草一两、菊花炭二两，炼蜜丸。（《临证指南医案·痹》）

方证解释：本案关节肿痛，大汗连出，痛仍不止，大便反滑，由于劳力损伤脾胃，风湿乘卫阳之疏侵入经隧而为肿痹。一诊用玉屏风散合舒筋汤补气通痹。二诊一方面用当归补血汤加参术补脾益气，一方面用桂枝汤去芍药加当归养营通络。三诊症见手足如堕如无，守二诊法，用肉桂易桂枝，温阳散寒止痛。四诊用补脾肾奇经法治遗也。

孙，脉右大，阳明空，气短闪烁欲痛。人参、生黄芪、熟白术、炙草、广皮、当归、白芍、半夏、防风根、羌活。又，益气颇安，知身半以上痹痛，乃阳不足也。人参、黄芪、熟于术、炙草、桂枝、归身、白芍、川羌。（《临证指南医案·痹》）

方证解释：本案症见身半以上痹痛，气短闪烁欲痛。脉右大。一诊方用东垣升阳益胃汤法补阳明，祛风湿。二诊用参、芪、术、草为补中益气汤法补阳明；用桂、芍、归、草为桂枝汤法补营络，调营卫；用活、防风，为羌活胜湿汤法祛风湿，止痹痛。

20. 用于治疗跗踵浮肿而胃脘痞闷如饥

徐二四岁，初诊谓下焦跗踵浮肿，以收摄肝肾，病者用过颇安。但胸脘不舒展，议进开泄血中之气，服之又不安，且面少华色，痞闷又如饥，当以虚论，未有骤功。人参、桂心、茯苓、炒当归、煨姜、炙甘草。（《叶天士先生方案真本》）

方证解释：本案初诊跗踵浮肿，以收摄肝肾法颇安。但胸脘不舒展，用开泄血中之气不应。再诊时面少华色，胃脘痞闷，如饥。此胃气虚损，营血不足。方用桂枝汤去白芍、大枣，加当归、人参、茯苓，以桂心易桂枝，通补胃气，温养营血。

21. 用于治疗产后心悸欲呕遇寒腹痛

余，产后不复，心悸欲呕，遇寒腹痛，先议进和营卫，继当补摄。归桂枝汤加茯苓。（《临证指南医案·产后》）

方证解释：本案产后不复，心悸欲呕，遇寒腹痛。此产后虚损，营卫不和，营络虚寒则遇寒腹痛，营血不足，胃气不和则心悸欲呕。先用桂枝汤加当归、茯苓，调和营卫，通补营络。

产后营虚寒侵，身痛形寒。当归桂枝汤去芍加茯苓。（《未刻本叶天士医案》）

方证解释：本案产后身痛形寒，由产后营虚，寒侵营卫失和所致。方用桂枝汤去白芍加当归、茯苓，甘辛温补养营血，调和营卫，散寒通阳。

22. 用于治疗奇经病

（1）治阳维为病的发热

吴氏，脉虚身热，腰髀皆痛，少腹有形攻触，脏阴奇脉交伤，不可作外感治。当归、炒白芍、桂枝、茯苓、炙草、煨姜、大枣。（《临证指南医案·腰腿痛》）

方证解释：本案症见身热，腰髀皆痛，少腹有形攻触。脉虚。此脏阴奇脉交伤，阳维为病而发热，不可作外感发热论治。方用桂枝汤加当归通补阳维，养营调卫；奇经与阳明有关，故加茯苓通胃阳，理阳明。

阳维为病，苦寒热，治以调和营卫。桂枝汤加玉竹。（《未刻本叶天士医案》）

方证解释：本案恶寒发热，由阳维受损，营卫不和所致。方用桂枝汤加玉竹，在外调和营卫，在内通补阳维。

沈，背寒鼓栗而后发热，二便颇利，并不渴饮，入暮倚枕，气自下冲，呛咳不已，脉空大，按之不鼓，肌消神铄。是烦劳抑郁伤阳，寒热戌起丑衰，解时无汗，非外感表病显然。温养营分，立方参入奇脉，宗阳维为病苦寒热之例。川桂枝、鹿角霜、当归、炙草、生姜、南枣。又，进通和营分，兼走奇脉二剂，寒热已止，而操持烦心，皆属伤营耗气，未免滋扰反复。《经》谓心营肺卫之虚都是上损，立方不越益气养营矣。人参、茯苓、广皮、炙草、炒白芍、当归、枣仁、生姜。（《种福堂公选医案》）

方证解释：本案症见背寒鼓栗而后发热，寒热戌起丑衰，解时无汗，不渴饮，入暮倚枕，气自下上冲，呛咳不已，肌消神铄。脉空大，按之不鼓。此非外感发热，是烦劳抑郁伤阳，奇脉阳维受损。方用桂枝汤去白芍加鹿角霜、当归，温养奇经阳维。二诊寒热已止，改用益气养营法继续调治。

（2）治疟伤奇经

某，阴疟汗多，下焦冷，用升阳法。人参、鹿茸、桂枝木、当归、炙甘草、生姜、大枣。（《临证指南医案·疟》）

方证解释：本案为阴疟，症见汗多。"下焦冷"可能指下腹部冷。此奇经阳伤。拟温升督脉之阳法，方用桂枝汤去阴敛之芍药，以纯辛甘温之桂、姜、草、枣解太阳祛邪外出；用鹿茸、人参、当归，合桂枝通补奇经。其中"鹿茸自督脉以煦提"，故称此法为"升阳法"。

本方可命名为"桂枝去芍加参苓归茸汤"，以期在临床上推广应用。

袁妪，脉弦缓。寒战甚则呕吐噫气，腹鸣溏泄，是足太阴脾寒也。且苦辛寒屡用不效，俱不对病，反伤脾胃。人参、半夏、草果仁、生姜、新会皮、醋炒青皮。又，《灵枢经》云：中气不足，溲便为变。况老年人惊恐忧劳，深夜不得安寐，遂致寒战疟发。当以病因而体贴谛视，其为内伤实属七八。见疟通套，已属非法，若云肺疟，则秋凉不发，何传及于冬令小雪？当以劳疟称之。夫劳必伤阳气，宜乎四末先冷。疟邪伤中，为呕恶腹鸣矣。用露姜饮。又，阳陷入阴，必目瞑欲寐。寒则肉腠筋骨皆疼，其藩篱护卫太怯。杳不知饥，焉得思谷。老年人须血气充溢，使邪不敢陷伏。古贤有取升阳法。嫩毛鹿角、人参、当归、桂枝、炙甘草。又，前议劳伤阳气，当知内损邪陷之理。凡女人天癸既绝之后，其阴经空乏，岂但营卫造偏之寒热而已。故温脾胃，及露姜治中宫营虚。但畏寒不知热为牝疟。盖牝为阴，身体重著，亦是阴象。此辛甘理阳，鹿茸自督脉以煦提，非比姜、附但走气分之刚暴。驱邪益虚，却在营分。《奇经》曰：阳维脉为病发寒热也。鹿茸、鹿角霜、人参、当归、浮桂、茯苓、炙草。又，正气和营，疟战已止。当小其制。人参、鹿茸、当归、炒杞子、沙苑、茯苓、炙草。（《临证指南医案·疟》）

方证解释：本案一诊症见寒战甚则呕吐噫气，腹鸣溏泄。脉弦缓。叶氏从足太阴寒湿考虑，用温燥寒湿法论治。二诊守法用露姜饮。三诊症见目瞑欲寐，寒则肉腠筋骨皆疼，不知饥、不思谷等，用桂枝汤合通补奇经法化裁，以嫩毛鹿角、人参、当归、桂枝、炙甘草为方，升补督脉阳气。四诊症见畏寒不知热，身体重等，叶氏诊断为牝疟，继续用桂枝汤合温补奇经升阳法，其中浮桂、炙草为简化桂枝汤法以祛邪解表；鹿茸、鹿角霜、人参、当归、茯苓为通补奇经升阳法以温固奇经。本案叶氏点出了用鹿茸的思路，即"鹿茸自督脉以煦提，非比姜、附但走气分之刚暴"，具有重要意义。

顾氏，进护阳方法，诸疟已减，寒热未止。乃久病阳虚，脉络未充，尚宜通补为法。人参、生鹿茸、当归、紫石英、茯苓、炙草、煨姜、大枣。又，经邪不尽，寒热未止。缘疟久营卫气伤，脉络中空乏。屡进补法，仅能填塞络中空隙，不能驱除蕴伏之邪。拟进养营法，取其养正邪自却之意。人参、当归、杞子、生白芍、茯神、桂心、炙草、远志、煨姜、南枣。（《临证指南医案·疟》）

方证解释：本案曾进护阳法，诸疟已减，而寒热未止。此久病伤阳，络虚奇经受损。拟通补奇经法，以人参、生鹿茸、当归、紫石英、茯苓、炙草、煨姜、大枣，通补奇经，调和营卫。再诊仍寒热未止，叶氏从疟久营卫气伤，脉络中空乏立论，方用桂心、生白芍、炙草、煨姜、南枣，为桂枝汤法，调和营卫，外解寒热；用人参、当归、枸杞子、茯神、远志，为通补奇经阳明法，扶正祛邪。

（3）治妇人病奇经损伤

董，脉数色夺，久嗽经闭，寒从背起，热过无汗。此非疟邪，由乎阴阳并损，营卫循行失其常度。《经》云：阳维为病，苦寒热矣。症属血痹成劳，为难治，痹阻气分，务宜宣通。生鹿角、川桂枝木、当归、茯苓、炙草、姜、枣，另回生丹二服。（《临证指南医案·调经》）

方证解释：本案症见久嗽经闭，寒从背起，热过无汗，脉数色夺。叶氏从"阳维为病苦寒热"立论，方用桂枝汤去芍药之酸寒，加当归、生鹿角、茯苓之温通，调和营卫，通补奇经。另用回生丹活血通络。

陈二八，寒热时作，经岁不瘥，且产后病起，阳维为病明矣。归桂枝汤。（《临证指南医案·产后》）

方证解释：本案症见寒热时作，经一年不愈。此产后奇经损伤，阳维不调。方用当归桂枝汤法通补奇经，调和营卫。

产后下虚，利后为疟，是营卫交损。况色脉并非外邪，补剂频进不应，由治错乱。《经》云：阳维为病苦寒热。人参、桂枝木、炒当归、鹿角霜、炙甘草、炮黑姜。（《眉寿堂方案选存·疟疾》）

方证解释：本案产后奇经虚损，又下利、发疟继见，营卫气血交损，症见寒热不解。从色脉辨为阳维为病而发寒热。方用桂枝木、炙甘草、炮黑姜，为变通桂枝汤法辛甘通阳；用人参、炒当归、鹿角霜合桂枝，通补奇经阳维；奇经与阳明相关，故加人参合桂、姜以通补阳明。

23. 用于治疗络病胃痛

费二九，劳力气泄阳伤，胸脘痛发，得食自缓，已非质滞停蓄。然初病气伤，久泄不止，营络亦伤，古谓络虚则痛也。攻痰破气不去病，即伤胃，致纳食不甘，嗳噫欲呕，显见胃伤阳败。当以辛甘温方。人参、桂枝、茯苓、炙草、煨姜、南枣。（《临证指南医案·胃脘痛》）

方证解释：本案症见胸脘痛发，得食自缓，纳食不甘，嗳噫欲呕，久泄不止等。叶氏诊断为胃阳伤败，营络亦伤。方用桂枝汤去白芍辛甘补营络，加茯苓、人参通补胃阳。

盛三六，胃痛喜得暖食，肠中泄气则安。数年痛必入络，治在血中之气。桂枝木、桃仁、韭白汁、归须、茯苓块。又，阳微胃痛。当归、桂枝木、桃仁、炙甘草、煨姜、南枣。（《临证指南医案·胃脘痛》）

方证解释：本案症见胃痛喜得暖食，肠中泄气则安。一诊从久痛入络考虑，用辛润通络法，以桂枝木、桃仁、韭白汁、归须、茯苓通络止痛。二诊仍胃痛，从阳微胃痛着眼，用桂枝汤去白芍加当归、桃仁论治。其中桂枝、当归、桃仁为辛润通络法，可通络止痛；桂枝、炙甘草、煨姜、南枣为桂枝汤法，可辛甘补阳，甘温养营。

高，脉虚涩。胃痛久，治在血分。桃仁、当归、桂枝、茯神、远志、炙草。（《临证指南医案·胃脘痛》）

方证解释：本案胃痛久，从"脉虚涩"、"治在血分"分析，病已入络，络脉瘀滞而胃痛。方用辛润通络法，以桂枝汤去芍药、生姜、大枣，加当归、桃仁活血养营通络，以茯神通胃阳，远志化痰利窍。

（二）合方化裁

1. 合玉屏风散固卫气治疗遇风则咳或阳微复疟

吴三六，劳力神疲，遇风则咳，此乃卫阳受伤，宜和经脉之气，勿用逐瘀攻伤之药。当归桂枝汤合玉屏风散。（《临证指南医案·咳嗽》）

方证解释：劳伤阳气则神疲，卫阳受伤则遇风咳嗽。方用桂枝汤加当归温阳养营，调和营卫，合玉屏风散固卫阳。

沈，阳微复疟。桂枝、当归、黄芪、防风、鹿角屑、姜汁、南枣。（《临证指南医案·疟》）

方证解释：本案脉证过简，方用桂枝、姜汁、南枣、当归，为桂枝汤去芍药加当归法，调和营卫，养营透邪；用黄芪、防风，为玉屏风散法，益气固卫止汗；用鹿角屑、当归、桂枝，为通补奇经法，温升奇经阳气。以方测证，本案由阴疟伤阳，奇经阳维受损所致，应有多汗出、寒热等症。

另外，叶氏用桂枝汤合玉屏风散的医案还有上述"用于治疗自汗"中介绍的《临证指南医案·汗》某二—案，"某，汗出寒凛"等，可互参。

2. 合苓桂术甘汤温化痰饮治疗久嗽

某七一，高年久嗽，脉象弦大，窝不成寐，乃阳气微漓，浊饮上泛。仲景云：进温药和之。杏仁三钱、茯苓三钱、川桂枝一钱、生姜一钱、苡仁三钱、炙草四分、大枣二枚。（《临证指南医案·痰饮》）

方证解释：本案为老年久嗽，兼有失眠。从脉弦大辨为痰饮。方用桂枝汤去芍药，开太阳，加杏仁止咳，加苡仁除湿祛痰。另外，合苓桂术甘汤法，加茯苓，温化痰饮。

黄三四，身居沿海，氛瘴雾露客邪，侵入清阳，阳伤畏寒，久嗽。病人不知却病护身，犹然用力承办。里结饮邪，沉痼不却病。茯苓桂枝汤。（《临证指南医案·痰饮》）

方证解释：本案症见久嗽、畏寒。由岚瘴雾露客邪损伤清阳，加之劳伤脾胃，痰饮内聚所致。方用桂枝汤调和营卫，透散外邪；合苓桂术甘汤法加茯苓通阳化饮。

另外，叶氏用桂枝汤合苓桂术甘汤的医案还有上述"用于治疗痰饮"中介绍的《临证指南医案·痰饮》吴氏案，可互参。

3. 合茯苓饮法开阖太阳阳明治疗痰饮

某，夏季阳气大升，痰多呛咳，甚至夜不得卧，谷味皆变，大便或溏或秘，诊脉右大而弦。议以悬饮流入胃络，用开阖导饮法。人参、茯苓、桂枝、炙草、煨姜、南枣。又，早诊脉，两手皆弦，右偏大。凡痰气上涌，咳逆愈甚，日来小溲少，下焦微肿，议通太阳以撤饮邪。人参、茯苓、桂枝、炙草、五味、干姜。又，脉弦略数，不渴不思饮，此饮浊未去，清阳不主运行。前方甘温，主乎开阖，能令胃喜，次法开太阳以撤饮邪，亦主阳通。据自述心下胃口，若物阻呆滞，其浊锢阳微大著，其治咳滋阴，适为阴浊横帜矣。议用大半夏汤法。大半夏汤加炒黑川椒。（《临证指南医案·痰饮》）

方证解释：本案症见痰多呛咳，甚至夜不得卧，谷味皆变，大便或溏或秘，脉右大而弦。叶氏辨为悬饮流入胃络证，方用桂枝汤去芍药开太阳，合《外台》茯苓饮法，加人参、茯苓，阖阳明，兼通补胃阳。二诊改用小青龙汤合《外台》茯苓饮开阖太阳阳明，兼撤饮邪。三诊转见心下胃口若物阻呆滞，改用大半夏汤法通补胃阳。

另外，叶氏用桂枝汤合《外台》茯苓饮的医案还有上述"用于治疗胃脘痛"中介绍的《临证指南医案·痰饮》施案，可互参。

4. 合甘麦大枣汤甘缓益心脾治神烦心悸

某二一，诵读身静心动，最易耗气损营，心脾偏多，不时神烦心悸，头眩脘闷，故有自来也。调养溉灌营阴，俾阳不升越，恐扰动络血耳。怀小麦三钱、南枣肉一枚、炒白芍一钱、柏子仁一钱半、茯神三钱、炙草四分。（《临证指南医案·虚劳》）

方证解释：本案症见不时神烦心悸，头眩脘闷等。由诵读耗气损营，心脾气阴受损所致。方用桂枝汤法，去桂枝、生姜之辛温，以炒白芍、炙甘草、南枣，合甘麦大枣汤法，加怀小麦甘缓补益心脾，另加柏子仁、茯神养心安神。

5. 合当归补血汤补益脾胃气血治内伤发热或多汗

某，阴疟已乱，汗多。桂枝、牡蛎、生黄芪、炙草、归身、五味、煨姜、大枣。（《临证指南医案·疟》）

方证解释：阴疟损伤脾胃清阳，营卫失调，症见多汗。方用桂枝汤去芍药之寒凉，合生黄芪、当归为当归补血汤法，补脾胃气血；加牡蛎、五味子收敛止汗。

另外，叶氏用桂枝汤合当归补血汤的医案还有上述"用于治疗劳伤营卫的发热"中介绍的《临证指南医案·汗》张五六案，可互参。

除上，叶氏用桂枝汤合其他方合法化裁的用法还有以下几法：

第一，合小半夏汤法治疗痰饮内结，太阳经气不利所致的背中冷，左偏微痛，食少欲呕。如上述"用于治疗痰饮"中介绍的《临证指南医案·痰饮》吴氏案。

第二，合越婢汤法，治疗痰饮作喘。如上述"用于治疗喘"中介绍的《临证指南医案·痰饮》"某，服三拗汤，音出喘缓"案。

第三，合归芪建中汤，治疗虚劳内伤发热。如上述"用于治疗劳伤营卫的发热"中介绍的《临证指南医案·汗》张五六案。

第四，合厚朴三物汤法，治疗单腹胀。如"桂枝加大黄汤"一节中介绍的《临证指南医案·肿胀》"某，向有宿痞"案。

（三）类方应用

1. 桂枝加龙骨牡蛎汤

桂枝加龙骨牡蛎汤出自《金匮要略·血痹虚劳病脉证并治》第8条，组成为：桂枝、芍药、生姜各三两，甘草二两，大枣十二枚，龙骨、牡蛎各三两。仲景原条文谓："夫失精家少腹弦急，阴头寒，目眩，发落，脉极虚芤迟，为清谷，亡血，失精。脉得诸芤动微紧，男子失精，女子梦交，桂枝加龙骨牡蛎汤主之。"

叶氏遵仲景，用此方治疗男子遗精、妇人产后头痛昏晕身热等病证。

安，脉坚，咽阻心热，得嗳气略爽，腰膝疲弱，精滑自遗，必因惊恐，伤及肝肾，下虚则厥阳冲逆而上。法宜镇逆和阳，继当填下。生白芍、桂枝木、生牡蛎、龙骨、茯神、大枣、小黑稆豆皮。（《临证指南医案·虚劳》）

方证解释：本案症见咽阻心热，得嗳气略爽，腰膝软弱，精滑自遗。脉坚。此惊恐伤及肝肾，下虚则厥阳冲逆，故下见精滑自遗，上见咽阻心热，得嗳气略爽。治疗分两步：先镇逆和阳，后填下补肝肾。方用桂枝加龙骨牡蛎汤法去甘草之壅滞、生姜之辛散，加茯神安神，小黑稆豆皮平肝。

产后蓐劳，厥阳逆行，头痛昏晕身热。生龙骨、生白芍、炙甘草、当归、生牡蛎、桂枝木、大枣肉、羊肉。（《眉寿堂方案选存·女科》）

方证解释：本案产后蓐劳，阴阳俱伤，肝血亏虚，厥阳逆行而头痛、昏晕，又损伤营卫，使其失调而身热、头痛。方用桂枝木、生白芍、炙甘草、大枣肉、生牡蛎、生龙骨，为桂枝加龙骨牡蛎汤法以调和营卫、镇逆潜阳；用当归、羊肉，为当归生姜羊肉汤法以养奇经、补肝血。其中当归合桂枝汤为叶氏当归桂枝汤法，以辛甘温养营血。

2. 桂枝加桂汤

桂枝加桂汤出自《伤寒论》第117条，组成为：桂枝汤加桂枝二两。仲景原条文谓："烧针令其汗，针处被寒，核起而赤者，必发奔豚。气从少腹上冲心者，灸其核上各一壮，与桂枝加桂汤，更加桂二两也。"

叶氏遵仲景法而改变其主治，用以治疗腹痛腹鸣、洞泻与产后腹痛等病证。

朱，入暮腹痛鸣响，睾丸久已偏坠，春正下血经月，颜色鲜明，此痛决非伤瘀积聚，乃营损寒乘，木来侮土，致十四载之缠绵。调营培土，以甘泄木，散郁宜辛。节口戒欲，百天可效。人参、炒当归、炒白芍、肉桂、炮姜、茯苓、炙草、南枣。又，细推病情，不但营气不振，而清阳亦伤。洞泄不已，而辛润宜减，甘温宜加。从桂枝加桂汤立法。人参、桂枝、茯苓、生白芍、炙草、肉桂、煨姜、南枣。又，仍议理营。人参、于术、茯苓、炮姜、桂心、白芍，真武丸二钱。（《临证指南医案·便血》）

方证解释：本案症见腹痛鸣响，睾丸偏坠痛日久，便血经月，血色鲜明等。便血提示营损血弱；睾丸偏坠痛提示肝郁寒滞；腹痛鸣响提示土虚木侮。叶氏辨为营损寒乘，木来侮土。拟调营培土，以甘泄木，以辛散郁法，方用桂枝汤加当归、茯苓、人参，以肉桂易桂枝治疗。二诊出现洞泄不已，不仅营气不振，而且清阳亦伤，故调整上方，减当归之润，从桂枝加桂汤法，增加辛甘温药，以桂枝、肉桂并用以温阳散寒。三诊改用理中汤合桂枝汤法，更加真武丸，既温阳，又理营，以治便血、洞泻。

半产后，冲、任虚，瘕聚，少腹痛，胃痛形寒身疼。桂枝加桂、当归、茯苓，去姜。（《眉寿堂方案选存·女科》）

方证解释：本案半产后，冲任损伤，发为瘕聚，少腹痛。并且脾胃营伤而胃痛，卫阳不足而形寒、身疼。方用桂枝加桂汤，去生姜之辛散，加当归之甘温，温阳散寒，温养营血；另加茯苓通胃阳。

3. 桂枝加厚朴杏子汤

桂枝加厚朴杏子汤出自《伤寒论》第18条，组成为：桂枝汤加厚朴二两，杏仁五十枚。仲景原条文谓："喘家，作桂枝汤，加厚朴、杏子佳。"桂枝加厚朴杏子汤还见于《伤寒论》

第 43 条："太阳病，下之微喘者，表未解故也，桂枝加厚朴杏子汤主之。"

叶桂遵照此法，常用桂枝汤加杏仁治疗咳、喘。除此，更用此法治疗桂枝汤证兼有湿郁者。另外，上述凡是用变通桂枝汤而加杏仁者，皆取法于此方。

阳郁形凛，发热脘痛。杏仁、生姜、桂枝、厚朴、花粉、橘白。（《未刻本叶天士医案》）

方证解释：本案为湿热。邪郁营卫不调而形寒、发热；湿遏气机，胃中清阳不旋转而脘痛。方用桂枝加厚朴杏子汤去白芍、大枣，加天花粉、橘白。因兼湿，故去白芍之阴敛、大枣之甘补，以生姜、桂枝辛温通阳调卫，兼以和中；用杏仁宣上开肺以化湿，厚朴、橘白辛温畅中以燥湿；另用天花粉清热生津。

某四七，风、暑、湿浑杂，气不主宣，咳嗽头胀，不饥，右肢若废。法当通阳驱邪。杏仁三钱、苡仁三钱、桂枝五分、生姜七分、厚朴一钱、半夏一钱半、汉防己一钱半、白蒺藜二钱。（《临证指南医案·湿》）

方证解释：本案风暑湿浑杂，气不主宣，上见咳嗽头胀，中见不饥，外见右肢若废。方用杏仁、厚朴、桂枝、生姜、半夏，为变通桂枝加厚朴杏子汤法，通阳散风、宣化湿浊；用汉防己、苡仁、白蒺藜合桂枝，为变通木防己汤法宣通经脉湿热痹以治右指若废。

4. 桂枝加附子汤

桂枝加附子汤出自《伤寒论》第 20 条，组成为：桂枝汤加附子一枚。仲景原条文谓："太阳病，发汗，遂漏不止，其人恶风，小便难，四肢微急，难以屈伸者，桂枝加附子汤主之。"

叶桂用此方治疗疟伤营卫，少阴阳虚的汗大泄。

某氏，建中法甚安，知营卫二气交馁。夫太阳行身之背，疟发背冷，不由四肢，是少阴之阳不营太阳。此汗大泄不已矣。孰谓非柴、葛伤阳之咎欤？议用桂枝加熟附子汤。人参桂枝汤加熟附子。（《临证指南医案·疟》）

方证解释：本案疟发背冷，汗大泄不已，虽非伤寒，但见典型的桂枝加附子汤证，叶氏精辟地指出，此"是少阴之阳不营太阳"，故用此方。因曾用建中汤法颇安，知胃气也虚，加之汗泄过多，故加人参甘温通补胃气胃阳。

5. 桂枝去芍药汤

桂枝去芍药汤出自《伤寒论》第 21 条，组成为：桂枝汤去白芍。仲景原条文谓："太阳病，下之后，脉促、胸满者，桂枝去芍药汤主之。"

叶桂用桂枝去芍药汤的思路来源于仲景而有新的发挥，他不用此方治疗脉促、胸满，而是用其或加茯苓，或加当归，组成辛甘理阳法，广泛治疗里阳虚弱，或卫阳受损所致的各种病证，叶氏这一用法的医案很多，上述桂枝汤应用案中已有具体介绍，此不重复。

6. 桂枝去芍药加附子汤

桂枝去芍药加附子汤出自《伤寒论》第 22 条，组成为：桂枝去芍药汤加附子一枚。仲景原条文谓："若微寒者，桂枝去芍药加附子汤主之。"

叶桂用此方治疗阴疟伤阳，寒多汗出者。

吴四一，三疟愈后反复，寒多有汗。劳则阳泄致疟，议护阳却邪。川桂枝、熟附子、生于术、炙草、生姜、南枣肉。（《临证指南医案·疟》）

方证解释：本案三疟复发，寒多有汗。此虚劳阳伤，复感疟邪，发为阴疟伤阳证。治拟护阳却邪法。方用桂枝去芍药加附子汤化裁，以扶阳散寒、调和营卫；另加生白术，合桂、附为甘草附子汤或术附汤法温阳逐湿。

7. 瓜蒌桂枝汤

瓜蒌桂枝汤出自《金匮要略·痉湿暍病脉证治》第 11 条，组成为：栝蒌根二两，桂枝三两，芍药三两，甘草二两，生姜三两，大枣十二枚。右六味，以水九升，煮取三升，分温三服，取微汗。汗不出，食顷，啜热粥发之。仲景原条文谓："太阳病，其证备，身体强，几几 然，脉反沉迟，此为痉，栝蒌桂枝汤主之。"

叶氏用此方治疗风温、伏邪等温病，详见上述"用于治疗温病中出现的桂枝汤证"中介绍的桂枝汤加天花粉的医案，此不重复。

8. 桂枝加大黄汤

详见下篇"桂枝加大黄汤"一节，此从略。

9. 桂枝去芍药加蜀漆牡蛎龙骨救逆汤

详见中篇"桂枝去芍药加蜀漆牡蛎龙骨救逆汤"一节，此从略。

三、讨论与小结

(一) 叶氏变通应用桂枝汤的基本思路与手法

桂枝汤由两组药组成：桂枝、甘草、生姜辛甘温为一组，外能和卫散寒解肌，内能温中扶阳镇冲，并可温通血脉；白芍、甘草、大枣酸甘寒为一组，外能和营，内能养血，并能缓急解痉挛止腹痛。两组药合用，具有在外调和营卫，在内调和脾胃，兼以调和阴阳、气血的作用。叶氏根据桂枝汤的组方特点，参照仲景的桂枝汤加减方，灵活化裁，广泛地用其治疗外感风寒、温病以及内伤杂病。不论什么病，只要见有卫阳受伤、营气虚寒，或内伤脾胃不和，或在里阴阳不调者，均用桂枝汤化裁调和之。

桂枝汤所主的病证以虚寒者为多，因此，叶氏有半数医案去掉了性味偏于寒凉的白芍，或去白芍加茯苓，或去白芍代之以当归，或用桂枝汤加当归。当归甘辛温，入血分能养营和血，使桂枝汤的性味转为甘辛温，既加强了温营通阳的力量，又保持了其调和营卫的功效。

有近半数的医案加入了茯苓。叶氏认为茯苓能通胃阳，合人参善阖阳明。桂枝汤本来就能调和脾胃，可"令胃喜"。如加茯苓，苓桂相和，具有苓桂术甘汤意，能够温通心阳，温化痰饮，镇冲逆，治水气。如再加人参，参、苓、桂、草相合，则可通补胃阳，治疗胃虚阳弱所致的种种病证。

另外，如营卫不和，肺气不宣，咳、喘者，仿桂枝加厚朴杏子汤法，加杏仁，或仿麻杏苡甘汤、苇茎汤法再加苡仁，宣降肺气，化痰止咳。桂枝汤证兼湿郁脘闷者，也加杏仁，以求肺气宣化而气化则湿亦化。如卫气不足，汗出多者，仿玉屏风散法，加黄芪，或再加防风。如卫阳虚损者，用桂枝加附子汤法，加附子。如奇经不足者，加鹿茸或鹿角、鹿角霜、当归、茯苓，通补奇经，温煦提升督脉之阳。如久病入络，营虚胁痛、胃脘痛者，加桃仁、当归辛润通络。如大肠结滞，腹痛者，仿桂枝加芍药汤、桂枝加大黄汤法，或加厚朴，或加大黄、枳实通腑导滞。如内热者，加黄芩；口渴者，加天花粉。遗精者，用桂枝加龙骨牡蛎汤法，加龙骨、牡蛎。如兼气滞痰湿者，仿二陈汤法加陈皮行气化痰。

(二) 叶氏对仲景桂枝汤方证的创新与发展

1. 创立"辛甘理阳"与"辛甘理营"的治法理论

叶桂特别重视营卫与脾胃的关系，他强调说："胃为卫之本，营乃脾之源"，并认为要维护营卫，必须建立中气，所谓"当建中气以维营卫"。（《临证指南医案·虚劳》汪案）以此推论：卫弱、营虚于外，则与脾胃中气内伤密切相关；胃脾损伤于内，则可出现营卫失调于外的表现。桂枝汤外可调和营卫，内可调和脾胃，是治疗营卫不调、脾胃不和的要方。进而推论：卫弱胃阳不足，在外则易发感冒、咳嗽，在内则可发为痰饮、喘咳、脘痞、胃痛、不食、多汗、心悸等病证；营气虚寒，则络脉虚寒，络虚则可奇经空虚，从而表现为胃痛、腹痛、胁痛、身痛、腰髀痛、上下出血、闭经等病证。这些病证均可用桂枝汤加减治疗。正因为如此，叶氏由桂枝汤的应用提出了"辛甘理阳"与"辛甘理营"的治法理论，分别治疗卫弱、胃阳不足与营气虚寒的病变。

（1）辛甘理阳：叶氏在《临证指南医案·痞》沈二四案指出："议辛甘理阳可效。"从而提出了辛甘理阳的治法。具体处方用桂枝汤去芍药加茯苓法。本方纯阳无阴，纯辛甘温，温散而不寒凉收敛。其中桂枝、茯苓、生姜、甘草配伍，有苓桂姜甘汤法，可使清阳旋转，饮浊水气宣化；姜、枣配伍，可以通营卫；桂、甘配伍，可制动悸、镇冲逆、开太阳；桂、姜配伍，能发表解肌。因此可以治疗卫气失和，胃阳不足，心阳不振所致的诸多病证。如胃阳伤败，胸脘痛发，得食自缓，纳食不甘，嗳噫欲呕者，加人参，生姜改煨姜，以加强通补胃阳的作用。

（2）辛甘理营：叶氏在《临证指南医案》胃脘痛门顾五一案指出"营虚胃痛，进以辛甘"；在腹痛门袁四五案中指出"宜温通营分主治"；在调经门王二十中指出"可进养营法"，"温养气血，以使条达"。从而提出了辛甘理营的治法。具体处方用桂枝汤去芍药加当归茯苓，代表性医案如《临证指南医案》胃脘痛门某女案、顾五一案、盛三六案，腹痛门袁四五案，调经门董案等。叶氏常把方中生姜改为煨姜，"取煨以护元气，而微开饮气"之意。全方用甘辛温润之当归合桂枝，入血分温通血脉，补养营气；用桂、苓、草、枣、煨姜，开太阳、通补胃阳，温和气血。因此可以治疗营气虚寒所致的胃脘痛、腹痛等病证。如果营气虚而寒象不明显者，叶氏也常用桂枝汤原方（不去芍药）加当归、茯苓，如《临证指南医案》腰腿痛门吴氏案，虚劳门邢四四案，产后门陈二八案、余案等。此法用白芍、当归合桂枝养血补营通络；用桂枝汤调和营卫与脾胃，应用范围也颇为广泛。

2. 创用桂枝汤加味论治奇经病

叶氏发掘桂枝汤新用，用其治疗奇经病，主要有两法：

其一，通补阳维，治疗阳维为病的寒热：《难经·二十九难》提出："阳维为病苦寒热"，后世对这一理论研究者甚少。将之用于临床，从调治阳维脉治疗寒热者更为少见。但是，叶桂用桂枝汤化裁，通补阳维，治疗寒热。如对于脉虚身热，腰髀皆痛，或背寒鼓栗而后发热，寒热戌起丑衰，解时无汗者，或"脉数色夺，久嗽经闭，寒从背起，热过无汗"者，或产后病起，寒热时作，经岁不痊者，叶氏均从奇经阳维为病论述病机，用桂枝汤加减治疗。最基本的手法是用桂枝汤加茯苓，因奇经与阳明有关，茯苓能够通胃阳而阖阳明，叶氏认为茯苓能引领诸药归就奇经。或者加当归，因当归辛温而润，补养肝血而善通络脉。叶氏认为："古人每以通络，兼入奇经"，"当归血中气药，辛温上升"，能通络而入奇经。或者当归、茯苓并用，以通补奇经。如阳弱营卫受损者，去酸寒的白芍，加当归、生鹿角，温补奇经；或再加茯苓通阳。此方是比较经典的温通奇经阳维的方法，可称为桂枝去芍药加当归鹿角茯苓汤，以期在临床上推广应用。

其二，通补督脉升阳，治疗奇经督脉亏损证：对于阴疟，下元亏损，累及奇经督脉的病证，叶氏立升阳一法，用桂枝汤去芍药之酸寒，加鹿茸、人参、当归，升补督脉，如《临证指南医案·疟》"某，阴疟汗多"案。对于牝疟阳陷入阴，目瞑欲寐，寒则肉腠筋骨皆疼，杳不知饥之证，叶氏遵古贤升阳法，用桂枝汤去芍药、姜、枣，加嫩毛鹿角、人参、当归，升补督脉阳气。当出现内损邪陷，畏寒不知热，身体重等阴象时，取"鹿茸自督脉以煦提"的功效，用桂枝汤去芍药、姜、枣，加鹿茸、鹿角霜、人参、当归、茯苓温补督脉，如《临证指南医案·疟》袁妪案。

3. 创用变通桂枝汤法辛润通络论治络病

叶桂创立了络病学说，建立了治络病的一系列方法，其中用桂枝汤化裁，组成辛甘通络法，颇有新意，足可与辛润通络法、虫蚁通络法等络病治法相媲美。具体用法：如胃脘久痛入络，属于络虚则痛者，用桂枝汤去阴寒的芍药，加人参、茯苓通补阳明，辛甘通络。如胃痛喜得暖食，数年痛必入络者，用桂枝汤去芍药，加当归、桃仁，辛甘与辛润合法，以通络脉。胃久痛，脉虚涩者，用桂枝汤去芍药、生姜、大枣，加当归、桃仁、茯神、远志宣通络脉。

叶桂通络方中多用桂枝，即使不是桂枝汤加减，也用桂枝辛甘入营络，温通化阳，合当归、桃仁等辛甘、辛润通络。叶氏的这一手法，是络病治法的重要内容，应该给予充分的重视。

4. 开创用变通桂枝汤开太阳以温化痰饮

《金匮要略·痰饮咳嗽病脉证并治》第 23 条载："病溢饮者，当发其汗，大青龙汤主之，小青龙汤亦主之。"这是仲景用大、小青龙汤发汗治疗痰饮的用法。叶氏对仲景此法颇为推崇。但他发现，痰饮病太阳经气不利，需要发汗者，有两种情况不得用麻黄强发其汗：一是夏季阳气大升之时病痰饮者，二是病痰饮而脉虚弱者。对此，他遵从仲景大、小青龙汤法，而变其剂，改用桂枝汤去酸敛的白芍，以桂枝、甘草、生姜、大枣开太阳以治疗痰饮。

进而，叶氏在桂、甘、姜、枣中加入茯苓，这就合入了仲景治疗痰饮"以温药和之"的苓桂术甘汤法。或者再加人参，合入《外台》茯苓饮法。如叶氏在《临证指南医案·痰饮》施案中指出："以参苓阖阳明，用草桂开太阳，并辛香入络，用姜枣通营卫，生姜恐伐肝，故取煨以护元气，而微开饮气也。"并认为此方（人参、茯苓、桂枝、炙草、煨姜、南枣）"甘温，主乎开阖，能令胃喜"，"亦主阳通"。（《临证指南医案·痰饮》"某，夏季阳气大升"案）

叶氏的这一手法具有深刻的含义：其一，痰饮与太阳经气、腑气不利密切相关，桂枝合生姜可以开太阳经气，发越水饮；桂枝合茯苓可以通太阳腑气，助膀胱气化。其二，痰饮与阳明胃、太阴脾腐熟运化密切相关，桂枝合茯苓、人参可以阖阳明，扶助太阴以运化水湿。其三，水湿痰饮内聚，多会上逆凌心；心阳不足，不能下照脾胃肾膀，也可导致中下焦阳气不足而水气不行，桂枝合甘草可以温心阳，镇水气冲逆。其四，通阳、令胃喜，胃气和降，则有利于温化痰饮。

5. 推广用桂枝汤治疗温病

桂枝汤为辛温解肌剂，温病忌辛温解表。但是，叶氏却用桂枝汤治疗温病中出现的桂枝汤证。

从上述叶案不难看出，其用桂枝汤治疗的温病既有新感，也有伏气，既有不兼湿者，又有兼湿者，还有疟疾。这就说明，温病过程可以出现桂枝汤证，桂枝汤也可用于治疗温病。

吴瑭受此启发，将桂枝汤列为《温病条辨》第一方，以其治疗温病过程出现的桂枝汤证。对此，有不少人曾提出严厉的抨击。而著名伤寒学家刘渡舟先生在《"汗法"小议》中指出：吴瑭治太阴温热，初起恶风寒者，桂枝汤主之。医家对此皆竭力反对。然温热初起恶寒之证为突出的，究以何方法为良？乃有人云：用辛凉之药如银翘散即可取效。余之亲戚李某，患温热病而恶寒，余用银翘散而与之，然热不退而恶寒反增，促余更方。不得已乃在银翘散原方中加紫苏叶 10g，服一剂便恶寒止而热退身安。此后每遇温病初起恶寒者，或温病与风寒疑似难决之时，每用此法取效，以补吴氏桂枝汤法而愿供于识者。（《刘渡舟伤寒临证指要》）可见，注重临床研究的刘渡舟先生是支持吴瑭的用法的。

吴瑭是尊重临床事实的，他把桂枝汤列为《温病条辨》第一方是想提醒人们不要忘了太阴温病会出现桂枝汤证这一临床事实。虽然银翘散是真正的温病第一方，但也不能忽视温病中有桂枝汤证。另外，吴氏在上焦篇第 4 条自注中，对于为什么要先用桂枝汤作了一些说明："虽曰温病，既恶风寒，明是温自内发，风寒从外搏，成内热外寒之证，故仍旧用桂枝辛温解肌法，俾得微汗，而寒热之邪皆解矣。对此，朱武曹评注说："全书力辟以温治温之非，而以桂枝发端，明乎外寒搏内热，或非寒时而感寒气者，本可用之。而纯乎温病者不可用，明矣。又按：外寒搏内热，及非时伤风，春秋皆有之，即暑中亦有之，皆可少投辛温，但须辨之清切耳。"说明，吴瑭用桂枝汤的原因之一是临床上有"温自内发，风寒从外搏"的复杂病证。吴氏在上焦篇第 5 条进一步解释道："恶寒已解，是全无风寒，止余温病，即禁辛温法，该从辛凉。"意思是说，用了桂枝汤，如恶风寒证解除，说明体内已经没有风寒之邪了，伏温之象外现，就不得再用辛温，而要改用辛凉之法治疗。可见，他用桂枝汤的另一原因是温病过程，兼受了风寒之邪，出现了风寒的桂枝汤证；用桂枝汤的目的不是为了治疗风热，而是为了解除兼夹之风寒。除此，吴氏在《温病条辨·卷四·杂说》"本论起银翘散论"中讲道："本论第一方用桂枝汤者，以初春余寒之气未消，虽曰风温，少阳紧承厥阴，厥阴根乎寒水，初起恶寒之证尚多，故仍以桂枝为首。"吴瑭又点出了另外一个问题：初春阳气开泄，虽然多发风温，但早春余寒袭人，外感病人多有明显的恶寒证。对此，仍要用桂枝汤治疗。以上均是吴氏从临床实际中观察到的客观事实，是从临床实践中提出来的治疗方案，而绝不是人们所说的吴瑭有"崇古宗经"的思想，更不是他无知到了不知道温病忌温的原则。《吴鞠通医案》伏暑、暑温门在暑温治疗过程中常据证选用桂枝汤、柴胡桂枝汤。这类的医案很多，稍读《吴鞠通医案》就能明白在温病中用桂枝汤的意义。

在明清温病学兴起之前，人们多墨守伤寒之法，滥用麻黄、桂枝辛温剂治疗没有麻黄汤、桂枝汤证的温病；在温病学成熟盛行之后的今天，临床上又有不少人一见到发热，就肆用辛凉、甘寒，或者苦寒，忘记了麻黄汤、桂枝汤的重要作用。对此，有不少临床家曾大声疾呼，希望引起医界的重视，刘渡舟先生曾撰《论发汗解表中的片面性》一文，有根有据地论证了这一问题（《刘渡舟医学全集》）。当然，这些议论强调的是在外感发热中要重视辨寒热，重视辛温剂的应用问题，或者说强调的是不要对风寒误用辛凉的问题。而我在这里所讨论的问题则是在温病中应用辛温桂枝汤，甚至麻黄汤的问题。强调温病过程会出现桂枝汤证、麻黄汤证，主张在温病中要善于见桂枝汤证用桂枝汤，遇麻黄汤证用麻黄汤。我所强调的问题与强调在外感病中注重桂枝汤、麻黄汤的应用问题相比，欲求得学术界共识的难度更大，而其意义也更为重要。

由此来看，叶桂用桂枝汤治疗温病的经验具有深远的意义。

（三）吴瑭对叶氏变通桂枝汤法的继承与发展

吴瑭遵从叶桂用桂枝汤治疗温病的经验，在《温病条辨》阐发了温病中应用桂枝汤的问题。

1. 制订桂枝汤方证 4 条

《温病条辨》论述桂枝汤方证的条文有：上焦篇第 4 条："太阴风温、温热、温疫、冬温，初起恶风寒者，桂枝汤主之；但热不恶寒而渴者，辛凉平剂银翘散主之。"上焦篇第5条："太阴温病，恶风寒，服桂枝汤已，恶寒解，余病不解者，银翘散主之；余证悉减者，减其制。"中焦篇第51条："湿伤脾胃两阳，既吐且利，寒热身痛，或不寒热，但腹中痛，名曰霍乱。寒多，不欲饮水者，理中汤主之。热多，欲饮水者，五苓散主之。吐利汗出，发热恶寒，四肢拘急，手足厥逆，四逆汤主之。吐利止而身痛不休者，宜桂枝汤小和之。"下焦篇第33条："温病解后，脉迟，身凉如水，冷汗自出者，桂枝汤主之。"此方与仲景原方剂量不同，组成为：桂枝六钱、芍药（炒）三钱、炙甘草二钱、生姜三片、大枣（去核）二枚。煎法服法，必如《伤寒论》原文而后可，不然，不惟失桂枝汤之妙，反生他变，病必不除。

2. 半夏桂枝汤方证

出自《温病条辨·下焦篇》第32条："饮退则寐，舌滑，食不进者，半夏桂枝汤主之。"此方组成为：半夏六钱、秫米一两、白芍六钱、桂枝四钱、炙甘草一钱、生姜三钱、大枣（去核）二枚。水八杯，煮取三杯，分温三服。吴瑭自注说："此以胃腑虽和，营卫不和，阳未卒复，故以前半夏汤合桂枝汤，调其营卫，和其中阳，自能食也。"吴瑭所说的"以前半夏汤"是指下焦篇第31条半夏汤方证，半夏汤（半夏制八钱、秫米二两）即半夏秫米汤。需要说明的是，吴氏将桂枝汤与半夏秫米汤合法为一新方的思路十分巧妙，也有重要的临床意义。

关于吴瑭用桂枝汤治疗温病中出现的桂枝汤证的问题，我们上文已经作了讨论，此不赘述。

（四）新订叶氏桂枝汤变通方

1. 桂枝去芍药加茯苓汤

出自《临证指南医案·痞》沈二四案，组成为：桂枝汤去芍药，加茯苓。叶案方证：上焦清阳受损，中焦阳气不得旋运，食减中痞，食姜稍舒者。

本方于桂枝汤去偏于阴寒的芍药，加茯苓通胃阳。其中苓、桂、姜、草配伍，寓有苓桂术甘汤法，是叶氏"辛甘理阳"的代表方。本方具有通胃阳、化水饮、镇冲逆、开太阳、扶卫阳等功效，可广泛地用于治疗胃阳虚弱不通所致的脘痞、胃痛、吞酸，水气冲逆的心悸、眩晕，卫阳不调的形寒，以及脾胃不和，胃阳偏弱的反复感冒等病证。若胃阳胃气虚甚者，加人参，合茯苓、生姜通补胃阳胃气，此法可治疗胃阳伤败所致的胸脘痛发，得食自缓，纳食不甘，嗳噫欲呕等症，如《临证指南医案·胃脘痛》费二九案。

2. 桂枝去芍药加杏仁苡仁汤

出自《临证指南医案·咳嗽》某五三案、王三一案，组成为：桂枝汤去芍药加杏仁、苡仁。叶案方证：寒伤卫阳，咳痰，或脉沉细，形寒而咳者。

本方由桂枝加厚朴杏子汤变化而成，但不用酸寒收敛的白芍、温燥破气的厚朴，而仿麻杏苡甘汤、苇茎汤法，加苡仁祛痰化湿止咳。此方可治疗桂枝汤证兼风湿咳嗽者。

3. 当归桂枝汤、桂枝加当归茯苓汤、桂枝去芍药加当归茯苓汤

出自《临证指南医案》胃脘痛门某女案、顾五一案、盛三六案，腹痛门袁四五案，调经门王二五案，胁痛门沈三十案，腰腿痛门吴氏案，虚劳门某四十案、汪案、陆案，便血门朱案等。当归桂枝汤组成为：桂枝汤加当归；桂枝加当归茯苓汤组成为：桂枝汤加当归、茯苓；桂枝去芍药加当归茯苓汤组成为：桂枝汤去芍药，加当归、茯苓。叶案方证：营气损伤所致的胃脘痛、腹痛、胁痛、痛经、虚劳等。本方于桂枝汤加甘辛温润的当归，甘淡通阳的茯苓，其

当归、白芍与桂枝、茯苓配伍，寓有《金匮要略》当归芍药散、桂枝茯苓丸、《伤寒论》当归四逆汤法，可以治疗血脉不利，血络瘀滞所致的疼痛、癥瘕。如营虚血寒者，去酸寒收敛的白芍，纯用辛甘温以养营和血。叶氏将此法作为"辛甘理营"法的代表方，广泛用于营络虚损的病证。

4. 桂枝去芍加参苓归茸汤

出自《临证指南医案·疟》"某，阴疟多汗"案，袁妪案，顾氏案，组成为：桂枝汤去芍药，加当归、人参、茯苓、鹿茸。叶案方证：阴疟损伤卫阳、营络，累及奇经，致奇经督脉空虚，多汗，畏寒不知热，身重，寒则肉腠筋骨皆痛，不知饥，不思谷者。

本方用桂枝汤去芍药之酸寒，加参、苓阖阳明，鹿茸、当归通补奇经，升督脉之阳。全方温提督脉，通补阳明，兼调和营卫，是一首治疗奇经督脉虚损的代表方。督脉虚甚者，再加鹿角或鹿角霜以温煦督脉。

5. 参归桂枝汤

出自《临证指南医案·风》沈案，组成为：桂枝汤加当归、人参。叶案方证：虚人得感，微寒热者。

本方用桂枝汤调和营卫，加人参、当归益气养营。兼胃气不和者，加陈皮理气和中。

6. 桂枝加当归黄芪汤

出自《临证指南医案·汗》张五六案、某二一案，组成为：桂枝汤加当归、黄芪。叶案方证：身热，时作汗出，脉弦大者，或脉细弱，自汗体冷，形神疲瘁，知饥少纳，肢节酸楚者。

本方用桂枝汤调和营卫，当归、黄芪补脾胃生气血。此方是东垣当归补血汤与桂枝汤的合法，可以治疗两方证并见的病证。

除此，华岫云在《临证指南医案·集方》中介绍了叶桂订立的三首桂枝汤变通方，这三首方是：当归桂枝汤、茯苓桂枝汤、参归桂枝汤。

（五）叶案萃语

1. "以参苓阖阳明，用草桂开太阳，并辛香入络，用姜枣通营卫，生姜恐伐肝，故取煨以护元气，而微开饮气也。"

出自《临证指南医案·痰饮》施案。关于"参苓阖阳明"：叶氏在《临证指南医案·肿胀》赵案中指出："佐茯苓通胃阳"；在《临证指南医案·木乘土》徐氏案中指出："胃虚益气而用人参，非半夏之辛，茯苓之淡，非通剂矣。"此案进而强调："参苓阖阳明。"意思是说，人参合茯苓善于通补阳明胃，胃阳胃气充足，则痰饮可去，中气可安。

关于"草桂开太阳，并辛香入络"：仲景《金匮要略》用大、小青龙汤发汗利水治疗痰饮病溢饮，叶氏仿此，而变其制，用桂枝汤化裁治疗痰饮必须开发太阳，但又不得用麻黄的病例。在这里，叶氏点出了用桂枝、甘草辛甘解肌表，开太阳治疗痰饮经验。另外，桂枝辛温气香，色赤，可入血分，走络脉，具有通络治疗络病的功效。叶氏所说的"并辛香入络"，即是此意。

关于"用姜枣通营卫"：桂枝汤全方可以调和营卫，而叶氏认为：生姜辛温，通卫解表，大枣甘温，养血和营，两药配伍，就具有通营卫与调和营卫的功效。

关于"生姜恐伐肝，故取煨以护元气，而微开饮气也"：生姜伐肝，是叶氏的独特见解。煨姜护元气，而微开饮气，也是叶氏的经验之谈。

2. "鹿茸自督脉以煦提，非比姜附但走气分之刚暴。"

出自《临证指南医案·疟》袁姬案。叶氏用桂枝汤加减，以桂枝、甘草、当归、人参辛甘理阳，加鹿茸温补督脉，升提督脉阳气。这段话有两方面含义：一是强调本法具有温煦督脉，升提督脉阳气的特殊功效；二是说明鹿茸合当归、人参、桂枝所构成的温润通补奇经法与干姜、附子刚燥补阳法截然不同，应当区别应用。

3. "胃为卫之本，营乃脾之源，当建立中气以维营卫。"

出自《临证指南医案·虚劳》汪案。在这里，叶氏强调了营、卫与脾、胃的密切关系。在外的卫、营二气偏虚偏弱，或者不调，均与在内的脾胃有关。胃阳虚弱，则卫气不得维护；脾之阴血不足，则营气失于润养。因此，建中气则能维护营卫。桂枝汤外能调和营卫，内能建立中气。桂枝汤倍芍药为六两，再加饴糖一升，就成了小建中汤。叶氏这段话有三方面含义：其一，营卫不调者，多中气不足；其二，桂枝汤通过建立中气而维护营卫；其三，桂枝汤是调和脾胃的要方。

4. "调营培土，以甘泄木，散郁宜辛。"

出自《临证指南医案·便血》朱案。"调营"，是指用桂枝汤加当归养营，"培土"，是指用当归桂枝汤加人参、茯苓通补胃阳。《素问·脏气法时论》指出："肝苦急，急食甘以缓之"，"肝欲散，急食辛以散之。"叶氏遵《内经》此说而有所发挥：认为用甘以缓肝，就具有"以甘泄木"的作用；肝郁需用辛以散之，故曰"散郁宜辛"。这段话有两方面意义：第一，桂枝汤加当归，其归、芍、甘、枣合用，能够甘缓泄木；第二，桂枝汤中桂、姜合用，辛散可以散肝之郁。

5. 桂枝汤"主乎开阖，能令胃喜"。

出自《临证指南医案·痰饮》"某，夏季阳气大升，痰多呛咳"案。叶氏认为，桂枝汤去芍药加茯苓人参法善于"开阖导饮"。所谓"主乎开阖"，是指此方既可以开阖阳明，又能够开解太阳，导痰饮外出。所谓"能令胃喜"，是指桂枝汤辛甘温，能建中气通补胃阳，适合于胃阳偏弱体质的人。这段话阐发了桂枝汤的调和脾胃的特殊功效，具有重要的临床意义。

6. "营虚胃痛，进以辛甘。"

出自《临证指南医案·胃脘痛》顾五一案。本案叶氏用桂枝汤去芍药加当归、茯苓法治疗胃痛。这句话强调，胃脘痛中有一种类型是营络虚损，胃络空虚，不荣则痛。治疗这种胃痛，必须用桂枝汤辛甘通补营络，温阳理营。

旋　覆　花　汤

一、仲景原方证述要

旋覆花汤出自《金匮要略·五脏风寒积聚病脉证并治》第 7 条，组成为：旋覆花三两，葱十四茎，新绛少许。右三味，以水三升，煮取一升，顿服之。仲景原条文谓："肝着，其人常欲蹈其胸上，先未苦时，但欲饮热，旋覆花汤主之。"本方还见于《金匮要略·妇人杂病脉证并治》第 11 条："寸口脉弦而大，弦则为减，大则为芤，减则为寒，芤则为虚，寒虚相搏，此名曰革，妇人则半产漏下，旋覆花汤主之。"

旋覆花汤用旋覆花下气散结，葱辛温散寒，新绛行血活血，三药协力，治疗肝着气血郁结，胸中痞闷或疼痛者。

旋覆花汤证：肝着或胸痹，胸部痞闷疼痛者，或妇人漏下见旋覆花汤证者。

二、叶氏应用心法

（一）加减变化

1. 用于治疗胁痛

朱，肝络凝瘀。胁痛，须防动怒失血。旋覆花汤加归须、桃仁、柏仁。（《临证指南医案·胁痛》）

方证解释：本案症见胁痛。叶氏辨为"肝络凝瘀"。方用旋覆花汤加归须、桃仁、柏仁辛润通络。

本方可命名为"旋覆花加当归桃仁柏仁汤"，以期在临床上推广应用。

汪，痛在胁肋，游走不一，渐至痰多，手足少力。初病两年，寝食如常，今年入夏病甚。此非脏腑之病，乃由经脉继及络脉。大凡经主气，络主血。久病血瘀，瘀从便下。诸家不分经络，但忽寒忽热，宜乎无效。试服新绛一方小效，乃络方耳。议通少阳、阳明之络，通则不痛矣。归须、炒桃仁、泽兰叶、柏子仁、香附汁、丹皮、穿山甲、乳香、没药。水泛丸。（《临证指南医案·胁痛》）

方证解释：本案症见痛在胁肋，游走不一，痰多，手足少力，寝食如常，初病两年，今年入夏病甚。此气分经病渐入血分络脉，少阳、阳明之络瘀滞不通。方用变通旋覆花法，以香附汁微辛以宣通，以归须、炒桃仁、柏子仁辛润通络；以泽兰叶、丹皮、穿山甲、乳香、没药活血通络止痛、开瘀血痹结。

施，诊脉右虚，左小弦，面色黄，少华采，左胁肋痛，五、六年未愈。凡久恙必入络，络主血，药不宜刚，病属内伤，勿事腻补。录仲景旋覆花汤，加柏子仁、归须、桃仁。又，初服旋覆花汤，未应，另更医谓是营虚，用参、归、熟地、桂、芍、炙草，服后大痛，医又转方，用金铃、半夏、桃仁、延胡、茯苓，服之大吐、大痛。复延余治，余再议方，谓肝络久病，悬饮流入胃络，致痛不已。议太阳阳明开阖方法。人参、茯苓、炙草、桂枝、煨姜、南枣。服苦药痛呕，可知胃虚，以参苓阖阳明，用草桂开太阳，并辛香入络，用姜枣通营卫，生姜恐伐肝，故取煨以护元气，而微开饮气也。又，前方服之痛止，议丸方。人参、半夏、川椒、茯苓、桂枝、煨姜南枣汤丸。（《临证指南医案·痰饮》）

方证解释：本案初诊症见左胁肋痛，五六年未愈，面色黄，少华采。脉右虚，左小弦。叶氏从久病入络考虑，用旋覆花汤加柏子仁、归须、桃仁辛润通络。服药后未见显效。患者转请他医诊治，用圣愈汤、人参养荣汤法，服后胁肋大痛；改用金铃子散加味泻肝活血、行气止痛，服药不仅胁肋大痛，而且大吐。叶氏再诊时，根据前医用苦药后大吐、大痛的教训，诊断为肝络久病，胃虚悬饮流入胃络证，方用桂枝汤去芍药开太阳，又辛香入络以通络脉，另仿苓桂术甘汤、《外台》茯苓饮、大半夏汤法，加人参、茯苓通补阳明，通阳化饮。服药后痛止，改用丸药缓缓图治。

营虚胁痛。旋覆花汤，柏子仁、桃仁。（《未刻本叶天士医案》）

方证解释：本案为营络虚而胁痛，故用旋覆花汤加柏子仁、桃仁辛润通络。

胁痛，咳则更甚，渐次腹大坚满，倚左不能卧右，此闪气致闭；便溏溺利，已非腑实，乃络病也。桂枝木、炒厚朴、新绛屑、生牡蛎、旋覆花、青葱管、生香附、鸡内金。（《叶氏医案存真·卷一》）

方证解释：本案胁痛，咳则更甚，渐次腹大坚满，倚左不能卧右，便溏溺利。此闪气致闭，络瘀不行。方用旋覆花汤，以新绛、旋覆花、青葱管，加桂枝木、炒厚朴、生香附，辛香通络；另用生牡蛎软坚散结，鸡内金消积导滞。因便溏，故不用辛润通络药。

程四八，脉诊动而虚，左部小弱。左胁疼痛，痛势上引，得食稍安。此皆操持太甚，损及营络。五志之阳，动扰不息。嗌干、舌燥、心悸，久痛津液致伤也。证固属虚，但参、术、归、芪补方，未能治及络病。《内经》肝病不越三法：辛散以理肝，酸泄以体肝，甘缓以益肝。宜辛甘润温之补，盖肝为刚脏，必柔以济之，自臻效验耳。炒桃仁、柏子仁、新绛、归尾、橘红、琥珀。痛缓时用丸方。真阿胶、小生地、枸杞子、柏子仁、天冬、刺蒺藜、茯神。黄菊花四两丸。（《临证指南医案·胁痛》）

方证解释：本案症见左胁疼痛，痛势上引，得食稍安，嗌干、舌燥、心悸等。此操持太甚，损及营络，且久痛津液也伤。方用旋覆花汤化裁，以炒桃仁、柏子仁、新绛、归尾、琥珀辛润养营通络；以橘红代青葱管、旋覆花辛散行滞化痰。因操持太甚，肝气郁结，需稍用"辛散以理肝"，旋覆花偏于苦降，消痰行水，青葱管偏于通下，而橘红辛散理气，兼能和胃，故易之。症有心悸，故用琥珀，既可通络行瘀，又可宁心安神。嗌干、舌燥为五志之火，伤及津液，故避刚燥，忌温补，主用辛润通络法。痛缓时，用丸药方滋肝阴、养肝血，兼宣通肝络以巩固疗效。

脉涩，胁肘痹痛，此气血窒痹，营络不宣使然，日久有失血、痛痃之患。归须、桃仁、乳香、麦芽、橘红、新绛、青葱。（《未刻本叶天士医案》）

方证解释：本案不仅胁痛，而且肋骨痹痛，脉涩。此营络不得宣通。方用归须、桃仁、新绛、青葱，为加减旋覆花汤辛润通络，另用乳香活血行气止痹痛，用麦芽疏肝、橘红行气化痰。其"胁肘"疑为"胁肋"，待考证。

曹三十四岁，痛久必留瘀聚，屡次反复，以辛通入络。桃仁、归须、麻仁、柏子仁、降香汁。（《叶天士先生方案真本》）

方证解释：从药用降香汁分析，本案可能是胸胁痛或胃脘痛。反复发病，久痛入络。方用辛润通络法，以桃仁、归须、麻仁、柏子仁、降香汁宣络止痛。

另外，叶氏用旋覆花汤化裁治疗胁痛的医案还有下述"合芍药甘草汤"中介绍的《叶氏医案存真·卷一》"古人治胁痛法有五"案，可互参。

2. 用于治疗胸痹或胸痛

某，痛久入血络，胸痹引痛。炒桃仁、延胡、川楝子、木防己、川桂枝、青葱管。（《临证指南医案·胸痹》）

方证解释：本案为胸痹，胸部引痛，久痛不愈。此病入血络。方用青葱管、炒桃仁、川桂枝，为简化旋覆花汤以辛润通络；用延胡、川楝子，为金铃子散以泻肝止痛；另用木防己，合桂枝，为《金匮要略》治疗膈间支饮的木防己汤法以驱饮通络。三法并用，宣通络中瘀血水饮而治疗胸痹。

陆，春阳萌动，气火暗袭经络，痛在板胸左右胁肋，皆血络空旷。气攻如痞胀之形，其实无物。热起左小指无名指间，手厥阴脉直到劳宫矣。养血难进滋腻，破气热燥非宜，议以辛甘润剂濡之。柏子仁、桃仁、桂圆、茯神、山栀、橘红。（《叶天士先生方案真本》）

方证解释：本案症见胸骨左右痛及胁肋，气攻如痞胀之形，热起左小指无名指间。此厥阴肝与心包经气火暗伤血络。方用柏子仁、桃仁、桂圆、茯神，为变通旋覆花汤法以辛润通络，另仿越鞠丸法加山栀，清泄肝经气火。加橘红、茯神通胃阳治痞胀。

3. 用于治疗胃脘痛

盛三六，胃痛喜得暖食，肠中泄气则安。数年痛必入络，治在血中之气。桂枝木、桃仁、韭白汁、归须、茯苓块。（《临证指南医案·胃脘痛》）

方证解释：本案症见胃痛喜得暖食，肠中泄气则安，久痛数年不愈。此久痛入络，营络虚痛。方用旋覆花汤法，以桃仁、归须润补通络；另仿建中汤法用桂枝辛甘温胃通络，合茯苓通胃阳；再加韭白汁辛温走窜，以利血中之气。

沈二一，初起形寒寒热，渐及胁肋脘痛，进食痛加，大便燥结。久病已入血络，兼之神怯瘦损。辛香刚燥，决不可用。白旋覆花、新绛、青葱管、桃仁、归须、柏子仁。（《临证指南医案·胁痛》）

方证解释：本案初起形寒寒热，病在气分经脉。进一步发展则由气入血，由经入络，症见胁肋脘痛，进食痛加，大便燥结，神怯瘦损。此久病入络，络虚瘀滞。方用旋覆花汤加桃仁、归须、柏子仁辛润通络。

脉涩胃痛，此营阴枯槁，络气不疏使然。柏仁、新绛、延胡、桃仁、青葱、麦芽。（《未刻本叶天士医案》）

方证解释：本案胃痛脉涩。此久病入络，营阴亏损，络中之气不能宣通。方用旋覆花汤去旋覆花之咸降，用新绛、青葱，加柏子仁、桃仁辛润通络；合金铃子散法加延胡宣通络中之气。因营阴枯，故不用川楝子苦泻。另加麦芽疏肝和胃。

营枯气阻，胃痛。当归、新绛、柏子仁、延胡、桃仁、桂圆肉。（《未刻本叶天士医案》）

方证解释：本案为营枯气阻，络脉不通的胃痛。方用新绛、当归、柏子仁、桃仁，为变通旋覆花汤以辛润通络；用延胡为金铃子散法以通络止痛；另仿归脾丸法加桂圆肉润养营络。

以上两案处方可命名为"旋覆花去旋覆加当归桃仁柏仁延胡汤"，以期在临床上推广应用。

胃痛便艰，脉涩，营虚络痹，恐延关格。旋覆花汤加柏子仁、瓜蒌皮、桃仁。（《未刻本叶天士医案》）

方证解释：本案胃痛便艰，脉涩。是典型的营虚络痹证。方用旋覆花汤加柏子仁、桃仁辛润通络，另加瓜蒌皮宣降肺气以治大便难。

脉弦，胃痛年久，病在于络。桃仁、归须、闽姜、茯神、柏仁、延胡。（《未刻本叶天士医案》）

方证解释：本案胃痛年久，脉弦。病已入络。方用变通旋覆花汤以桃仁、归须、柏仁辛润通络；用金铃子散法以延胡宣络止痛；另加闽姜、茯神温中通阳。

另外，叶氏用旋覆花汤法治疗胃痛的医案还有下述"合通补奇经法"中介绍的《临证指南医案·诸痛》汪妪案，可互参。

4. 用于治疗腹痛

陈，才交春三月，每夜寒热、渴饮、汗出，是皆阴损于下，孤阳独自上冒也。虚劳兼有漏疡，加以情怀悒郁，损伤不在一处，少腹及腰胁痛，议治在肝胃之间。桃仁、旋覆花、丹皮、新绛、青葱、柏子仁。（《叶天士医案存真·卷三》）

方证解释：本案症见少腹及腰胁痛，每夜寒热，渴饮，汗出，兼有漏疡。此病在肝胃，由情怀悒郁，阴损于下，络脉瘀滞所致。方用旋覆花、桃仁、新绛、青葱、柏子仁为变通旋覆花汤以辛润通络；另加丹皮以凉血散血，清肝胆郁热。

庞四八，络虚则痛。有年色脉衰夺，原非香蔻劫散可效，医不明治络之法，则愈治愈穷矣。炒桃仁、青葱管、桂枝、生鹿角、归尾。此旋覆花汤之变制也。去覆花之咸降，加鹿角之上升。方中惟有葱管通下，余俱辛散横行，则络中无处不到矣。又，辛润通络，病愈廿日，因劳再发，至于上吐下闭，是关格难治矣，且痛势复来，姑与通阳。阿魏丸四钱。分四服。(《临证指南医案·诸痛》)

方证解释：本案未说明疼痛的部位，从"原非香蔻劫散可效"，"因劳再发，至于上吐下闭，是关格难治矣，且痛势复来"等句分析，可能是胃脘痛或腹痛。有年色脉衰夺，奇经已虚，络虚更可累及奇经，致奇经亦虚。方用变通旋覆花汤，以青葱管、炒桃仁、归尾辛润通络；加桂枝通阳，加生鹿角升补奇经。此方是一首通络兼入奇经的代表方剂。

黄，痛则气乱发热。头不痛，不渴饮，脉不浮，非外感也。暂用金铃散一剂。金铃子、炒延胡、炒桃仁、桂圆。又，痛而重按少缓，是为络虚一则。气逆紊乱，但辛香破气忌进。宗仲景肝着之病。用《金匮》旋覆花汤法。旋覆花、新绛、青葱管、桃仁、柏子霜、归尾。(《临证指南医案·诸痛》)

方证解释：本案一诊痛则气乱发热，但头不痛，不渴饮，脉不浮，并非外感。从病情分析，其疼痛可能是腹痛。处方暂用金铃散一剂行气活血止痛。二诊据"痛而重按少缓"诊断为络虚疼痛。方用变通旋覆花汤法，以旋覆花、新绛、青葱管、桃仁、柏子霜、当归尾辛润通络。

5. 用于治疗吐血咳血便血

曹，辛温芳香，开气舒郁，呕出血饼，呕吐顿减。盖气阻血凝，堵塞脘中升降之路而痛，自服药以来微微欲饮，而大便结燥，知不专于辛温矣。青葱、桃仁、归尾、郁李仁、冬葵子。又，瘀尽，嗳气间呕，此陈腐未扫，乃无形之聚，用辛芳凉滑治之。鲜省头草五钱，滚水泡汤，和入竹沥五钱，分作三次服。(《种福堂公选医案》)

方证解释：本案症见呕吐、胃痛。服辛温芳香，开气舒郁药后呕出血饼，呕吐顿减。自服药以来微微欲饮，而大便结燥。此气阻血凝，络病呕痛。方用变通旋覆花汤法，以青葱、桃仁、归尾，辛润通络；用郁李仁、冬葵子润肠通便。二诊瘀尽，嗳气间呕。此陈腐未尽，无形湿浊聚结。方用鲜省头草(佩兰)滚水泡汤，和入竹沥，辛芳凉滑，芳香化浊，和胃止呕。

谢六十一岁，《内经》论诸痛在络，络护脏腑外郭，逆气攻入络脉为痛，久则络血瘀气凝滞，现出块垒为瘕，所吐黑汁，即瘀浊水液相混。初因嗔怒动肝，肝传胃土，以致呕吐。老人脂液日枯，血枯则便艰。辛香温燥愈进必凶，渐成反胃格症矣。肝性刚，凡辛香取气皆刚燥，议辛润柔剂，无滞腻浊味，以之治格，不失按经仿古。炒熟桃仁、青葱管、炒黑芝麻、当归须、桑叶、冬葵子。(《叶天士先生方案真本》)

方证解释：本案症见呕吐，吐出黑汁，大便干结，心下块垒如瘕，胃脘久痛不愈。此嗔怒动肝，肝气犯胃，肝胃络血瘀滞，已成反胃关格重症。方用变通旋覆花汤，以炒熟桃仁、青葱管、炒黑芝麻、当归须辛润通络，加桑叶宣肺疏肝，冬葵子润肠通便。

姜盐城五十七岁，胁膈左右，懊恢不舒，有呕逆带血，凡人脏脏之外，必有脉络拘拌。络中聚血，中年操持，皆令耗血，气攻入络，必有难以自明其病状之苦况。宜宣通血分以和络，俾不致瘀着，可免噎膈反胃。新绛、青葱、橘叶、桃仁、钩藤、土蒌皮。(《叶天士先生方案真本》)

方证解释：本案症见胁膈左右，懊恢不舒，呕逆带血。此中年操持，耗血伤络，络脉瘀滞，气血不得宣通。方用变通旋覆花汤，以新绛、青葱、橘叶、桃仁辛润通络；另加钩藤平肝息风，土瓜蒌皮利胁膈、宣降肺气。

范无锡二十九岁，织梭身体皆动，过劳气血偏倚，左胁痛失血，呕血肝络伤，瘀久发则重。炒桃仁、延胡、新绛屑、降香末、炒丹皮、钩藤。(《叶天士先生方案真本》)

方证解释：本案症见左胁痛，呕血。因织梭过劳损伤气血，络血瘀滞所致。方用变通旋覆花汤法，以炒桃仁、新绛屑、降香末辛润通络，合金铃子散法加延胡止痛另加炒丹皮、钩藤凉血泄肝，平肝息风。

吴三四，形畏冷，寒热，左胁有宿痞，失血咳嗽，曾骤劳力。经年尪羸，药不易效。旋覆花、新绛、归须、炒桃仁、柏子仁、茯神。(《临证指南医案·吐血》)

方证解释：本案症见畏冷，寒热，左胁有宿痞，失血咳嗽。此肝络瘀滞，肝气冲逆犯肺，肺络受损，营卫失调。方用变通旋覆花汤法，以旋覆花、新绛、归须、炒桃仁、柏子仁、茯神辛润通络。

杨，惊惶忿怒，都主肝阳上冒，血沸气滞。瘀浊宜宣通以就下，因误投止塞，旧瘀不清，新血又瘀络中。匝月屡屡反复，究竟肝胆气血皆郁，仍宜条达宣扬。漏疡在肛，得体中稍健设法。旋覆法、新绛、青葱管、炒桃仁、柏子仁。(《临证指南医案·郁》)

方证解释：本案脉证过简，仅"漏疡在肛"一症，从叶氏所述病机分析，其症可能有吐血、咯血或便血。此郁久气血瘀滞，络脉凝瘀不通。方用旋覆花汤法，以旋覆花、新绛、青葱管、炒桃仁、柏子仁辛润通络，以求络瘀消而新血安。

计，瘀血必结在络，络反肠胃而后乃下，此一定之理。平昔劳形奔驰，寒暄、饥饱致伤，苟能安逸身心，瘀不复聚。不然年余再瘀，不治。旋覆花、新绛、青葱、桃仁、当归须、柏子仁。(《临证指南医案·便血》)

方证解释：从"瘀血必结在络，络反肠胃而后乃下"分析，本案症为便血。此劳役损伤肝络，胃肠络脉瘀滞。方用变通旋覆花汤，以旋覆花、新绛、青葱、桃仁、当归须、柏子仁辛润通络。

胡，胸臆不爽，食入内胀，粪后便血，病已两年。诊脉左小涩，右微弦，食减形瘦。是内伤抑郁，初病在气，久延血络，而瘀腐色鲜，血液皆下，从努劳血郁治。桃仁、杏仁、柏子仁、归尾、紫菀、冬葵子。(《种福堂公选医案》)

方证解释：本案症见粪后便血，瘀腐色鲜，血液皆下，兼见胸臆不爽，食入内胀，食减形瘦。脉左小涩，右微弦。此内伤抑郁，初病在气，久延血络，肠络瘀滞。方用变通旋覆花汤，以桃仁、柏子仁、当归尾辛润通络，杏仁、紫菀宣降肺气以通肠痹；另加冬葵子润肠通便。

6. 用于治疗失血后腹胀

劳伤络瘀，失血之后，腹胀难运，络虚为胀，良有以也。旋覆花加桃仁、大麦芽。(《未刻本叶天士医案》)

方证解释：从"劳伤络瘀，失血"分析，本案失血可能是咳血或吐血。诊时主症为失血后腹胀难运。此劳伤络脉，络瘀出血，络虚为胀。方用旋覆花汤加桃仁辛润通络，加大麦芽疏肝助脾运。

7. 用于治疗癥瘕

张，久痛在络，营中之气，结聚成瘕。始而夜发，继而昼夜俱痛，阴阳两伤，偏阅医药，未尝说及络病。便难液涸，香燥须忌。青葱管、新绛、当归须、桃仁、生鹿角、柏子仁。(《临证指南医案·癥瘕》)

方证解释：本案症见腹中结聚成瘕，始而夜发，继而昼夜俱痛，便难液涸。此久痛在络，发为络病癥瘕。方用旋覆花汤去旋覆花之降，加当归须、桃仁、柏子仁辛润通络；另用生鹿角，合归须通补奇经。从用鹿角分析，此案已络虚损及奇经，故通络之中兼升补奇经。

此方可命名为"旋覆花去旋覆加当归桃仁柏仁鹿角汤"，以期在临床上推广应用。

朱二六，辛润通络，成形瘀浊吐出，然瘀浊必下行为顺，上涌虽安，恐其复聚。仍以缓通，以去瘀生新为治，无取沉降急攻，谓怒劳多令人伤阳耳。当归、桃仁、茺蔚子、制蒺藜、生鹿角、茯苓。香附汁法丸。（《临证指南医案·癥瘕》）

方证解释：从"成形瘀浊吐出"分析，其症有呕吐或吐血；从"上涌虽安，恐其复聚"分析，胃脘应有癥瘕。此络脉瘀滞，络虚累及奇经。方用当归、桃仁、茺蔚子，为变通旋覆花汤辛润通络；用制蒺藜、香附汁疏理肝气；用生鹿角，合当归通补奇经；用茯苓通胃阳。

脉涩，少腹癥积，不时攻逆作痛，心中嘈杂，癥积痹在血分，宜攻宜泄，第营血颇虚，只宜养之和之。旋覆花汤加桃仁、柏子仁、稆豆皮。（《未刻本叶天士医案》）

方证解释：本案症见少腹癥积，不时攻逆作痛，心中嘈杂。脉涩。此癥积痹在血分，耗血损络，肝气冲逆。方用旋覆花汤加桃仁、柏子仁辛润通络，加稆豆皮平肝息风。

肝失疏泄，二便不利。少腹素有瘕症，气逆为厥，治以辛润。当归、葱管、柏子仁、小茴、桃仁、茯苓。（《眉寿堂方案选存·女科》）

方证解释：本案少腹素有瘕症，因肝失疏泄，二便不利，气逆为厥。方用变通旋覆花汤，以当归、葱管、柏子仁、桃仁辛润通络；因有少腹瘕症，二便不利，故加小茴香、茯苓辛香淡渗，通利下焦气水之郁。

8. 用于治疗疟母

疟有十二经，然不离少阳、厥阴，此论客邪之伤，若夹怫郁嗔怒，致厥阴肝气横逆，其势必锐，《经》言，肝脉贯膈入胃，上循喉咙，而疟邪亦由四末扰中，故不饥不食，胃受困也，夫治病先分气血，久发频发之恙，必伤及络，络乃聚血之所，久病血必瘀闭，香燥破血，凝滞滋血，皆是证之禁忌也，切宜凛之。青蒿、生龟甲、炒桃仁、当归尾、郁金、橘红、茯苓。又方：桃仁、柏子仁、新绛屑、青葱管、归须。（《叶氏医案存真·卷一》）

方证解释：本案脉证描述过简，仅不饥不食一症。从疟邪"夹怫郁嗔怒，致厥阴肝气横逆"分析，其症应有胁痛、胁下癥瘕疟母肿大硬痛等。从"疟有十二经，然不离少阳、厥阴"，以及第一方用青蒿、生龟甲分析，其症可能有夜热早凉等邪伏阴分的表现。此久病入络，肝络凝瘀。一方用变通鳖甲煎丸法，以生龟甲、炒桃仁、当归尾、郁金辛润通络；以橘红、茯苓通胃阳、化湿浊；以青蒿，合生龟甲清透阴分伏热。又方用旋覆花汤化裁，以桃仁、柏子仁、新绛屑、青葱管、归须辛润通络。

9. 用于治疗久咳

姚，胁痛久嗽。旋覆花汤加桃仁、柏子仁。（《临证指南医案·咳》）

方证解释：本案症见胁痛，久嗽。此肝络凝瘀，肺络瘀滞失宣。方用旋覆花汤加桃仁、柏子仁辛润通络。

罗十八，因左脉坚搏，两投柔剂和阳益阴，血未得止，而右胸似痞，左胁中刺痛，此少阳络脉经由之所。夫胆为清静之腑，阴柔滋养，未能宣通络中。是痛咳未罢，议以辛润宣畅通剂。桃仁、丹皮、归须、柏子仁、泽兰、降香末。又，照前方去降香末、泽兰，加黑山栀皮。又，辛润，痛嗽皆减，略进苦降，胁右皆痛，不但络空，气分亦馁。古人以身半以上为阳，原无取乎沉降。桃仁、柏子仁、鲜生地、玄参、鲜银花。（《临证指南医案·吐血》）

方证解释：本案右胸似痞，左胁中刺痛，咳嗽，咯血未止，左脉坚搏。此少阳络脉瘀滞不通。方用桃仁、归须、柏子仁辛润通络，丹皮、泽兰凉血散瘀，降香末行气止痛。二诊去降香末、泽兰，加黑山栀皮。药后痛嗽皆减，但因用黑栀子皮苦降，则胁右皆痛。说明不仅络中空虚，气分也已虚馁，不得用沉降苦泄药。遂去苦寒药，以桃仁、柏子仁辛润通络；以甘寒之鲜生地、玄参，凉血散血，滋阴生津；以鲜银花甘凉清疏，透达郁热。

10. 用于治疗喘

汪，脉弦坚。动怒气冲，喘急不得卧息，此肝升太过，肺降失职。两足逆冷，入暮为剧。议用仲景越婢法。又，按之左胁冲气便喘，背上一线寒冷，直贯两足，明是肝逆挟支饮所致。议用《金匮》旋覆花汤法。旋覆花、青葱管、新绛、炒半夏。（《临证指南医案·喘》）

方证解释：本案症见动怒气冲，喘急不得卧息，两足逆冷，入暮为剧。脉弦坚。一诊方用越婢汤法清宣肺热，发越饮气。二诊症见按之左胁冲气便喘，背上一线寒冷，直贯两足。辨为肝气夹支饮冲逆。方用旋覆花汤法，以旋覆花、青葱管、新绛辛降通络；另加炒半夏化痰逐饮。

此方可命名为"旋覆花加半夏汤"，以期在临床上推广应用。

11. 用于治疗郁

叶氏，悒郁动肝致病，久则延及脾胃。中伤不纳，不知味。火风变动，气横为痛、为胀。疏泄失职，便秘忽泻。情志之郁，药难霍然。数年久病，而兼形瘦液枯，若再香燥窃夺，必变格拒中满。与辛润少佐和阳。柏子仁二钱、归须二钱、桃仁三钱、生白芍一钱、小川连三分、川楝子一钱。（《临证指南医案·郁》）

方证解释：本案数年久病，形瘦液枯，症见中伤不纳，不知食味，便秘忽泻，脘胁为痛为胀等。此属肝郁损伤血络，延及脾胃之证。方用旋覆花汤法，以柏子仁、归须、桃仁辛润通络；以生白芍滋肝柔肝，合小川连、川楝子酸苦泄肝。全方辛润通络，兼滋肝泻肝和阳，即所谓"辛润少佐和阳"法。

范二十五岁，惊恐悲哀，伤于情怀内因。络病当以血药宣润，不必苦辛气燥。炒桃仁、黑芝麻、归须、柏子仁、苏子、冬桑叶。（《叶天士先生方案真本》）

方证解释：本案惊恐悲哀，情怀内伤，发为络病。方用变通旋覆花汤法，以炒桃仁、归须、柏子仁、黑芝麻，柔润通络，另加苏子、冬桑叶疏肝肺之郁。

12. 用于治疗黄疸

王，久客劳伤，气分痹阻，则上焦清空诸窍不利。初病在气，久则入血。身痛目黄，食减形瘦，由病患及乎元虚，攻补未能除病。思人身左升属肝，右降属肺，当两和气血，使升降得宜，若再延挨，必瘀滞日甚，结为痞聚矣。旋覆花汤加桃仁、归须、蒌皮。（《临证指南医案·虚劳》）

方证解释：本案症见身痛目黄，食减形瘦。此非肝胆湿热致黄，而是肝络瘀滞，络瘀发黄。方用旋覆花汤加桃仁、归须辛润通络以宣通血分；另加瓜蒌皮清降肺气以宣畅气分。即所谓"两和气血，使升降得宜"。

陈，久痛必入络。气血不行，发黄，非疸也。旋覆花、新绛、青葱、炒桃仁、当归尾。（《临证指南医案·诸痛》）

方证解释：本案"久痛"是指胁痛。症见发黄。此非湿热黄疸，而是肝络凝滞，络瘀气血不行之发黄。方用旋覆花汤加炒桃仁、当归尾辛润通络。

13. 用于治疗妇人经闭或经漏

石二二，入肝必麻木，诸厥皆厥阴。心痛，便燥，气痹血枯。乃劳怒情志不遂起见。桃仁、当归须、炒延胡、生香附、芫蔚子、南山楂。又，辛润气药病减，血虚气滞，当以调经为要。见病理病为非。桃仁、当归、山楂、芫蔚子、泽兰、柏子仁。(《临证指南医案·调经》)

方证解释：本案症见肢体麻木，心痛，便燥等。病在厥阴，与劳怒情志不遂有关。从"气痹血枯"，"当以调经为要"分析，患者当有闭经。方用变通旋覆花汤法，以桃仁、当归须辛润通络，养血润燥；以炒延胡、生香附、芫蔚子、南山楂活血理气止痛，兼以通经。二诊守法用桃仁、当归、柏子仁辛润通络，山楂、芫蔚子、泽兰活血通经。

施刘真巷，经漏脐下如卵形，已见血损气结。冲脉为病，女子瘕聚带下，少腹形象是也。血伤忌投气燥，温热血药，不取沉滞，血中宣气为主。南查肉、芫蔚子、新绛、青葱管、生香附。(《叶天士先生方案真本》)

方证解释：本案症见经漏，脐下有如卵形瘕聚。此络脉瘀滞，累及冲脉。方用变通旋覆花汤，以青葱管、新绛、南楂肉、芫蔚子、生香附辛香通络，兼宣络中之气。

脘痛，经事淋漓，腹胀，此气阻络痹，辛以润之。旋覆花汤加柏仁、橘红、归须。(《未刻本叶天士医案》)

方证解释：本案症见月经淋漓，脘痛，腹胀。此气阻络痹。方用旋覆花汤加柏仁、橘红、当归须辛润通络。

14. 用于治疗内痈

王四五，痛久，屈伸不得自如，经脉、络脉呆钝，气痹血瘀，郁蒸上热。旬日频频大便，必有血下。复喘促烦躁，不饥不食，并无寒热汗出。全是锢结在里，欲作内痈之象。部位脐左之上，内应乎肝。痛者，壅也。血结必入于络。吐痰口气皆臭，内痈已见一斑矣。炒桃仁、新绛、降香末、野郁金汁、紫菀、冬瓜子、金银花。(《临证指南医案·疮疡》)

方证解释：从"部位脐左之上"分析，此案所说的"痛久，屈伸不得自如"，应是指肚脐左上方疼痛。另见旬日频频大便，必有血下；复喘促烦躁，不饥不食等。据"吐痰口气皆臭"辨为内痈。方用旋覆花汤法，以炒桃仁、新绛辛润通络；以降香末、野郁金汁行气止痛；以紫菀、冬瓜子、金银花解毒消痈排脓。

(二) 合方化裁

1. 合芍药甘草汤清润通络治疗肝火胁痛

古人治胁痛法有五，或犯寒血滞，或血虚络痛，或血着不通，或肝火抑郁，或暴怒气逆，皆可致痛，今是证脉细，弦数不舒，此由肝火抑郁，火郁者络自燥，治法必当清润通络。潮栝蒌、炒香桃仁、归身、新绛、炒白芍、炙甘草。(《叶天士医案存真·卷一》)

方证解释：本案症见胁痛。脉细弦数。此肝火抑郁，火郁络燥。治拟清润通络法，方用变通旋覆花汤，以新绛、归身、炒香桃仁辛润通络；另取小陷胸汤法加潮栝蒌化痰开胸部痹结；合芍药甘草汤法加炒白芍、炙甘草滋肝柔肝止痛。

本方不仅辛润通络，因加入了瓜蒌、白芍，又寓清润通络法。

2. 合通补奇经法通络温润奇经治疗络虚奇经损伤

汪姬，脉小涩。久因恼郁，脘痛引及背胁，病入血络。经年延绵，更兼茹素数载，阳明虚馁，肩臂不举，仓卒难于奏效，是缓调为宜。议通血络润补，勿投燥热劫液。归须、柏子仁、桂枝木、桃仁、生鹿角、片姜黄。(《临证指南医案·诸痛》)

方证解释：恼郁渐积，胃络与肝络瘀滞，故见胃脘痛引背胁。方用旋覆花汤法，去旋覆花、青葱管之辛降，用归须、柏子仁、桃仁润养通络。肩臂不举，与阳明虚馁，累及奇经有关，故加桂枝、生鹿角通补奇经；加片姜黄通络止痛。

另外，叶氏用旋覆花汤辛润通络，合鹿角通补奇经的医案还有上述"用于治疗癥瘕"中介绍的《临证指南医案·癥瘕》张案、朱二六案，"用于治疗腹痛"中介绍的《临证指南医案·诸痛》庞四八案等，可互参。

3. 合旋覆代赭汤镇肝降胃气治疗呕血吐食

李云生，咳甚呕血吐食，肝病犯胃，阳气升逆所致。代赭石、新绛、茯苓、丹皮、旋覆、黑山栀。（《叶天士医案存真·卷二》）

方证解释：本案症见咳甚呕血吐食。此肝气冲逆犯胃，血分络脉损伤。方用旋覆花汤合旋覆代赭汤化裁，以旋覆花、代赭石为旋覆代赭汤法平肝降胃止呕，加茯苓通胃阳；以旋覆花、新绛为旋覆花汤法宣通络脉；以丹皮、黑山栀为丹栀逍遥散法清泄肝胆郁火。

4. 合木防己汤治疗胸痹

见上述"用于治疗胸痹或胸痛"中介绍的《临证指南医案·胸痹》"某，痛久入血络，胸痹引痛"案，此从略。

5. 合金铃子散治疗胸痛胃脘痛

见上述"用于治疗胸痹或胸痛"中介绍的《临证指南医案·胸痹》"某，痛久入血络，胸痹引痛"案，"用于治疗胃脘痛"中介绍的《未刻本叶天士医案》"脉涩胃痛"案，"营枯气阻，胃痛"案，"脉弦，胃痛年久"案等。此从略。

三、讨论与小结

（一）叶氏变通应用旋覆花汤的基本思路与手法

叶桂变通应用旋覆花汤的基本手法是，用旋覆花汤（旋覆花、新绛、青葱管）加桃仁、当归须、柏子仁，组成辛润通络法。如上述《临证指南医案》胁痛门朱案、沈二一案，诸痛门黄案等，均是用这一基本手法处方。

此法中旋覆花，《名医别录》谓其"通血脉"，叶氏谓其"咸降"，可开络脉结滞；新绛可行血祛瘀；青葱管辛香宣浊开痹，叶氏谓其"通下"，可协助旋覆花于降通之中辛散瘀滞。另选质润不燥的桃仁、当归须、柏子仁化瘀通络。用当归须者，叶氏谓："当归为血中气药，辛温上升，用须力薄，其气不升。"用柏子仁者，叶氏认为"柏子仁芳香滑润，养血理燥"，可通过润养血燥以助通络。全方虽辛而润，无刚燥升散之弊，故可治疗络脉凝瘀而络中营阴不足，兼阴血干燥的病证。叶氏在《临证指南医案·诸痛》庞四八案中说："方中惟有葱管通下，余俱辛散横行，则络中无处不到矣。"并认为此方"辛甘润温之补"（《临证指南医案·胁痛》程案），"无取沉降急攻"（《临证指南医案·癥瘕》朱二六案），从而点出了此方的特点。

因旋覆花咸降，如络虚，或络虚累及奇经，奇经温煦升提不足者，多去旋覆花。胁痛甚，加橘红、琥珀化痰活血通络；刺痛加降香末、泽兰行气活血。胸痹引痛，去旋覆花，合金铃子散止痛，加川桂枝通络，木防己逐饮。胃痛甚，加延胡止痛；脉涩胃痛，营阴枯槁者，再加桂圆肉滋养营血。肝逆夹支饮上冲致喘者，加半夏化饮降逆。络中营阴亏损，络虚则痛者，温润之中加桂枝温通。内痈者，加紫菀、冬瓜子、金银花解毒消痈排脓。肝血枯燥，络脉瘀滞而经闭者，加山楂、茺蔚子、泽兰通经，兼腹痛者，加炒延胡、生香附止痛。

络虚累及奇经，奇经亏虚者，用辛润通络基本方去旋覆花之咸降，加生鹿角（或鹿茸，或鹿角霜）温提督脉升阳，通补奇经；或再加桂枝温通奇经。如上述《临证指南医案》诸痛门庞四八案、汪妪案，癥瘕门张案、朱二六案，《叶天士医案存真·卷三》陈案等。

胁痛或胸膈痛烦，属于肝火上逆者，加瓜蒌清热化痰开结，加白芍、甘草滋肝柔肝，叶氏称此法为"清润通络"法。若肝郁化火，"火风变动，气横为痛、为胀者"，加小川连、川楝子泄肝火、止疼痛，叶氏称此为"辛润少佐和阳"法。

需要注意的是，叶氏在辛润通络法中很少用苦寒降泄药，即使偶然使用，也非常谨慎。因苦寒沉降不利于辛味通络，如上述《临证指南医案·吐血》罗十八案，用辛润通络法"痛嗽皆减"，二诊加黑山栀皮，略进苦降，则胁痛加剧。

（二）叶氏对仲景旋覆花汤方证的创新与发展

1. 发明络病学说，创立辛润通络的治法理论

叶桂在变通应用旋覆花汤的实践中发明了络病理论与络病治法。其中最为重要的是创立了辛润通络法。在这一方面，叶氏的主要认识有以下七个方面。

第一，首辨在气、在血：叶氏在辨识疾病病机卫、气、营、血浅深变化的基础上，把疾病由浅入深的病机变化集约为在气、在血两个层次。"在气"者，比较轻浅，"在血"者，相对深重。如《临证指南医案·虚劳》王案指出："初病在气，久则入血。"

第二，次辨在经、在络：叶氏在明确疾病病机在气分、在血分之后，又要进而联系经脉、络脉，辨识病机之在经、在络，确定是经病还是络病。如《临证指南医案·木乘土》芮案指出："初病在气，久必入血，以经络主气，络脉主血也，此脏腑、经络、气血，须分析辨明，投剂自可入彀。"另如《临证指南医案·积聚》王三七案指出："初为气结在经，久则血伤入络。"《临证指南医案·胁痛》汪案指出："大凡经主气，络主血。"

第三，再辨络虚、络实与是否累及奇经：在明确络病之后，叶氏还会进一步分析是络病之实，还是络病之虚。络虚则会累及奇经，并发为奇经之虚。如《临证指南医案·痢》某案指出："痢久阴阳两伤，少腹肛坠，连两腰胯，脊髀酸痛"，此"由脏腑络伤，已及奇经"。另如《临证指南医案·癥瘕》赵案指出："夫曰结曰聚，皆奇经中不司宣畅流通之义。医不知络脉治法，所谓愈究愈穷矣。"

第四，四辨络病与脏腑病：叶氏认为脏腑病与络病不同，在辨识络病中，最为重要的是要分辨是脏腑病还是络病。如《临证指南医案·胁痛》汪案指出："痛在胁肋，游走不一，渐至痰多，手足少力……此非脏腑之病，乃由经脉继及络脉。大凡经主气，络主血……诸家不分经络，但忽寒忽热，宜乎无效。试服新绛一方小效，乃络方耳。议通少阳、阳明之络，通则不痛矣。"另如《临证指南医案·胁痛》程四八案指出："症固属虚，但参、术、归、芪补方，未能治及络病。"

第五，详论络病的基本病机：叶氏认为，络病的病机是络脉瘀滞，闭塞不通。如《叶氏医案存真·卷一》"疟有十二经"案指出："夫治病先分气血，久病频发之恙，必伤及络，络乃聚血之所，久病病必瘀闭，香燥破血，凝滞滋血，皆是证之禁忌也。"

第六，制订络病论治大法与辛润通络的具体治法：在明确络病的病机之后，叶氏阐述了络病的基本治法。如《临证指南医案·胁痛》程四八案指出：络病"宜辛甘润温之补，盖肝为刚脏，必柔以济之"。《临证指南医案·痰饮》施案指出："凡久恙必入络，络主血，药不宜刚。"并且提出了"议以辛润宣畅通剂"（《临证指南医案·吐血》罗十八案），"议通血络润补"（《临证指南医案·诸痛》汪妪案），"辛润通络"、"以去瘀生新为治，无取沉降急攻"（《临证指南医案·癥瘕》朱二六案），"宜辛甘润温之补"（《临证指南医案·胁痛》程四八案）

等具体的治法。

第七，制订出辛润通络的代表方：辛润通络的代表方用旋覆花汤化裁，最经典的治方是，旋覆花汤加当归须、桃仁、柏子仁。此方辛芳温润，不刚燥、不腻滞，是宣通络脉治疗络病的基本方。

2. 拓展辛润通络法，发明一系列络病治法

在辛润通络的基础上，叶氏进而制订出辛温通络、辛香通络、虫蚁搜络、通络兼润补奇经等络病治法。此简要介绍几法如下。

（1）辛温通络：络病兼有络中阳微，络瘀偏寒者，用辛温通络法。多取辛润通络方中的桃仁、当归须、青葱管，加桂枝木、韭白汁。寒甚者，加肉桂、小茴香。如上述"用于治疗胃脘痛"中介绍的《临证指南医案·胃脘痛》盛三六案。另如下案。

某，右胁攻痛作胀，应时而发。是浊阴气聚成瘕，络脉病也，议温通营络。当归三钱、小茴炒焦一钱、上肉桂一钱、青葱管十寸。（《临证指南医案·瘕瘕》）

（2）辛香通络：络病兼有络中气滞，痛且胀者，用辛香通络法。多取辛润通络法中的桃仁、当归、青葱管，加小茴香、香附、降香等。如以下叶案：

周三十，瘕聚结左，肢节寒冷。并在奇经，以辛香治络。鹿角霜、桂枝木、当归、小茴、茯苓、香附、葱白。（《临证指南医案·瘕瘕》）

王二四，左前、后胁板著，食后痛胀，今三年矣。久病在络，气血皆窒。当辛香缓通。桃仁、归须、小茴、川楝子、半夏、生牡蛎、橘红、紫降香、白芥子。水泛丸。（《临证指南医案·胁痛》）

（3）虫蚁逐络法：络病瘀滞深重，发为瘕瘕、久痛等沉疴痼疾者，用虫蚁搜剔络中瘀滞法。多取辛润通络法中的当归、桃仁，加蜣螂虫、䗪虫等虫类药。具体叶案详见"鳖甲煎丸"与"大黄䗪虫丸"一节。此从略。

（4）通络兼润补奇经：络病络虚，则可累及奇经，如《临证指南医案》载："由脏腑络伤，已及奇经。"治疗必须在辛润通络中兼以通补奇经。如《临证指南医案》载："古人每以通络，兼入奇经。"具体用药多以辛润通络法中的当归为基础，加生鹿角，或鹿角霜，或者再加小茴香等。奇经或络中有寒者，加桂枝。如上述"用于治疗腹痛"中介绍的《临证指南医案·诸痛》庞四八案，"合通补奇经法"中介绍的《临证指南医案·诸痛》汪妪案，以及《临证指南医案·瘕瘕》周三十案等。

除此之外，叶氏还有在辛润通络方中加瓜蒌、白芍、甘草，组成"清润通络"法，治疗胁痛或胸膈痛烦，属于肝火上逆者。在辛润通络方中加小川连、川楝子，组成"辛润少佐和阳"法，治疗肝郁化火，火风变动，气横为痛、为胀者。这两法在上述"叶氏变通应用旋覆花汤的基本思路与手法"中已经作了介绍，此不赘述。

（三）吴瑭对叶氏变通旋覆花汤法的继承与发展

吴瑭根据叶桂变通应用旋覆花汤的经验，在《温病条辨》、《吴鞠通医案》中制订出香附旋覆花汤与新绛旋覆花汤两法，此介绍如下。

1. 香附旋覆花汤方证

出自《温病条辨·下焦篇》暑温伏暑第 41 条："伏暑、湿温胁痛，或咳，或不咳，无寒，但潮热，或竟寒热如疟状，不可误认柴胡证，香附旋覆花汤主之；久不解者，间用控涎丹。"此方组成为：生香附三钱、旋覆花三钱（绢包）、苏子霜三钱、广皮二钱、半夏五钱、茯苓块三钱、薏苡仁五钱。水八杯，煮取三杯，分三次温服。腹满者，加厚朴。痛甚者，加

降香末。吴瑭称此方为"苦辛淡合芳香开络法"。

本方是吴瑭根据叶桂用旋覆花汤加半夏，化痰涤饮通络，加香附汁辛香通络的经验，结合自己的临床心得制订的。

香附旋覆花汤关键是香附与旋覆花配伍，吴瑭认为此二药"善通肝络而逐胁下之饮"，另用苏子降肺气而化饮，所谓"建金以平木"，三药配用，理肝气、通肝络而调肝。半夏、陈皮和胃化痰，茯苓、薏苡仁健脾利湿，四药配合，化痰饮利湿浊以调胃脾。全方药分两组，一组调肝，一组调脾胃，从而两调肝脾，用于肝气郁结，肝络瘀滞，脾胃浊湿、水饮聚结胁胸之证，是一首寓意深刻疗效卓著的方剂。

关于本方的理论渊源，临床应用，以及吴瑭用本方治疗杂病的经验等问题，我已在另一书《温病方证与杂病辨治》中篇第二章作了详尽的论述，此不重复。

2. 新绛旋覆花汤方证

出自《吴鞠通医案》，基本方组成为：新绛纱三钱、桃仁二钱、广郁金二钱、旋覆花（包）三钱、归须二钱、苏子霜二钱、半夏三钱、广皮二钱、降香末二钱、香附三钱。主治肝络瘀滞不通的病证，或妇人肝郁血瘀的病证。吴瑭原医案如下。

汝，三十七岁，……肝郁胁痛，乃肝络中有瘀血方痛，古人金用新绛旋覆花汤，横走络者也；后人多用逍遥散，竖走经者也，故多不见效，况久病必治络乎。新绛纱三钱、桃仁二钱、广郁金二钱、旋覆花（包）三钱、归须二钱、苏子霜二钱、姜半夏三钱、香附三钱、广皮炭二钱、降香末二钱。煮三杯，分三次服。（《吴鞠通医案·吐血》）

辛巳三月廿四日，谢，四十四岁，病起肝郁，胁痛，痰中带血，病名肝着。医者不识络病因由与络病治法，非见血投凉，即见血补阴，无怪乎愈治愈穷也。大凡血证之脉，左脉坚搏，治在下焦血分。右脉坚搏，治在上焦气分。兹左手脉浮取弦，沉取洪大而数，重按即芤，前曾痰有气味，现在痰夹瘀滞黑色，唇舌㿠白，其为肝经络瘀夹痰饮咳血无疑。势已愈极，勉与宣络止血，兼之两和肝胃，以逐痰定咳。新绛纱三钱、桃仁三钱、广郁金二钱、旋覆花（包）三钱、半夏三钱、苏子霜一钱、降香末一钱五分、归须一钱五分、广皮炭二钱。煮两茶杯，分四次服。……初四日，病起于胁痛瘀血，误补致壅，久嗽成劳，至骨瘦不能起床，仍有瘀滞不化之形，且痰有臭味，即系肝着成痈……又新绛覆花汤与前补剂间服。新绛纱三钱、桃仁泥三钱、归横须八分、旋覆花（包）二钱、丹皮炭五钱、广皮炭一钱、制半夏一钱五分。煮两杯，分二次服。（《吴鞠通医案·肝痈》）

以上两案三方的药物组成有一定出入：汝案处方共十味药，有香附；谢案一诊方有九味药，少香附；谢案初四日方仅七味药，有丹皮炭，无广郁金、苏子霜、香附、降香末。这就说明，吴瑭虽然将此方称做"新绛旋覆花汤"，但未确定固定的基本方。因此，我们将其中药味最多的汝案方作为基本方，命名为"吴氏新绛旋覆花汤"，以期在临床上推广应用。

吴瑭用这一基本方广泛治疗肝络凝瘀的多种病证，主要有肝着胁痛、肝厥犯胃、肝痈、吐血、单腹胀、积聚、血淋、癥瘕等。此举典型医案略作介绍如下。

（1）治肝着胁痛兼经闭

庚寅六月廿九日，恒妇，十九岁，肝郁兼受燥金，胁痛二三年之久，与血相搏，发时痛不可忍，呕吐不食，行经不能按月，色黑且少，渐至经止不行，少腹痛胀。汤药先宣肝络，兼之和胃，再以丸药缓通阴络。新绛纱三钱、桃仁三钱、川椒炭三钱、旋覆花（包）三钱、归须三钱、苏子霜三钱、姜半夏五钱、青皮二钱、广橘皮三钱、降香末三钱、生姜五钱。煮三杯，分三次服。十四帖。外以化癥回生丹,每日清晨服一钱,开水调服。七月十四日,诸证俱减,照原方再服七帖,分十四日服。每日仍服化癥回生丹一钱。廿八日,痛止胀除,饮食大进,惟经仍未行,六脉弦细,右更短紧,与建中合二陈汤以复其阳。姜半夏四钱、桂枝四钱、生姜三大片、广橘皮三钱、白芍（炒）二钱、大枣（去核）二枚、炙甘草三钱、胶饴一两,去渣后化入。煮二杯,分二次服。每日服化癥回生丹一钱。八月十七日,服前方十数帖,兼服化癥回生丹十数丸,一切俱佳,经亦大行。（《吴鞠通医案·胁痛》）

方证解释:本案胁痛二三年之久,发时痛不可忍,且经止不行,肝络瘀血凝滞较重,故用新绛、桃仁、旋覆花、归须、苏子霜、川椒炭、降香末活血通络,理气温肝。症有呕吐不食,少腹痛胀,为胃气不降、脾湿不运,故用姜半夏、青皮、广橘皮、生姜合降香末、苏子霜等和胃降逆,行湿除胀,并兼服化癥回生丹缓通阴络。胁痛止、腹胀除后,遵叶氏用建中汤理虚之法,改用小建中汤合二陈汤甘温复胃阳,益胃阴,化脾湿。重点治虚损,兼服化癥回生丹调经而收效。

（2）治重证肝厥犯胃

甲申十一月初二日,杨女,四十九岁,初因肝厥犯胃,医者不识病名肝着,与络病治法,无非滋阴补虚,或用凉药,以致十年之久,不能吃饭,饮粥汤止一口,食炒米粉止一酒杯,稍闻声响即痉厥,终夜抽搐,二三日方渐平,六脉弦紧而长,经闭二年,周身疼痛,痰饮咳嗽,终年无已时,骨瘦如柴,奄奄一息。此证内犯阳明,故不食,木克脾土,故饮聚。阳明空虚,故无主,闻声而惊。外犯太阳,故身痛而痉。本脏自病,故厥。经谓治病必求其本,仍肝络论治。新绛纱、旋覆花（包）、降香末、广郁金、归横须、川椒炭、苏子霜、桂枝、半夏、青皮。十四日,服前方七帖,胁痛虽轻,痰饮特甚,咳嗽频仍,夜卧不安,暂停络药,专与和胃蠲饮。半夏八钱、生薏仁五钱、枳实二钱、茯苓六钱、淡干姜三钱、广皮四钱、桂枝三钱。煮三杯,分三次服。二十七日,胃口稍开,能食稀粥半碗,胁仍痛,仍服前活络方,内去川椒炭,加广皮。十二月初四日,胁痛平,咳嗽未除,再服前蠲饮方。十一日,因余有由淮上赴绍兴之行,令其常服和胃方,胁痛发时,暂服新绛旋覆花汤,此时已能吃烂饭半碗矣。乙酉二月二十八日,脉稍和平,虽弦而有胃气,干饭能吃一碗有半,经亦复通,仍间服前二方……（《吴鞠通医案·肝厥》）

方证解释:本案肝着络病十年之久,已发展至不能吃饭,饮粥汤只一口,食炒米粉只一酒杯,稍闻声响即痉厥,终夜抽搐,经闭二年,周身疼痛,痰饮咳嗽,骨瘦如柴,奄奄一息等严重状态。吴氏抓住重点,从通肝络入手,一诊方用新绛旋覆花汤加减。在用新绛纱、旋覆花、降香末、广郁金、归横须疏通肝络之中,加川椒炭温肝;在用苏子霜、半夏、青皮和胃逐痰之中,加桂枝温阳化饮平冲。二诊胁痛已减,痰饮咳嗽转为重点矛盾,故用淡干姜、桂枝、半夏、广皮、枳实、生薏仁、茯苓等温阳和胃蠲饮。继后以新绛旋覆花汤与和胃蠲饮方交替使用而收效。

（3）治肝痈

孙氏,三十三岁,呛咳脓血气臭,午后身热面赤,宛若阴虚,但左胁痛甚,脓血之中,兼有稀痰,乃肝痈夹痰饮所致。先治肝痈,与活肝络。新绛纱、半夏、归须、旋覆花（包）、广皮、郁金、降香末、桃仁、苏子、元胡索、人参（后方加入）、青皮。服六七帖,脓血由渐而少,热退,胁痛大减。于前方加人参,又服四五帖,后以补脾胃逐痰饮收功。（《吴鞠通医案·肝痈》）

方证解释:本案虽曰肝痈,但从临床表现看,似属肺痈。肺络痰瘀凝滞,波及胸胁络脉，肝络亦为之不通。治疗以新绛旋覆花汤通肝肺络中之痰瘀为法，疗效卓著，发人深思。特别是，症见"呛咳脓血气臭，午后身热面赤，宛若阴虚"，但不用清热解毒、排脓散结药，而"脓血由渐而少，热退，胁痛大减"。说明痰饮瘀血阻滞肺肝络脉也可出现"午后身热面赤，宛若阴虚"之证，对此，用新绛旋覆花汤治络可效。

（4）治吐血

乙酉十一月十二日，岳，二十岁，怒伤吐血，两胁俱痛，六脉弦紧，误补难愈，凡怒伤肝郁，必有瘀血，故证现胁痛，一以活络为主，俟瘀血去净，而后可以补虚。新绛纱三钱、桃仁三钱、苏子霜二钱、旋覆花（包）三钱、丹皮炭五钱、广郁金二钱、降香三钱。煮三杯，分三次服。四帖。廿二日，复诊脉之弦紧虽减，而未和缓，胁痛虽大减，而未尽除，与原方去桃仁，加细生地五钱。十二月初五日，六脉弦细紧，《金匮》谓：脉双弦者寒也，弦则为寒，男子失精亡血，小建中汤主之。怒伤吐血愈后，以建中复阳生阴。白芍（焦）六钱、麦冬三钱、大枣（去核）二枚、桂枝三钱、丹皮三钱、生姜三片、炙甘草三钱、胶饴一两（去渣后化入，上火二三沸，搅匀）。煮三杯，分三次服。十八日，诸证痊愈，胃口大开，虚未全复，于原方加麦冬二钱，使分布胃中津液于十二经脏，则虚从饮食中复矣。（《吴鞠通医案·吐血》）

方证解释：本案虽然吐血，但两胁俱痛，六脉弦紧，故辨为怒伤肝郁，肝络瘀血之新绛旋覆花汤证。由于主症为吐血，因此不用半夏、广皮等温燥药，加丹皮炭凉血化瘀。两次用新绛旋覆花汤通肝络后，遵照叶桂用小建中汤治疗虚劳的手法，建中复阳生阴以善后而收显效。

（5）治单腹胀

癸巳四月初四日，毛，四十四岁，病起肝郁，木郁则克土，克阳土则不寐，克阴土则膜胀，自郁则胁痛；肝主疏泄，肝病则不能疏泄，故二便亦不能宣通。肝主血络，亦主血，故治肝者必治络。新绛纱三钱、香附三钱、苏子霜三钱、旋覆花（包）三钱、归须三钱、小茴香三钱、姜半夏八钱、青皮三钱、广郁金三钱、降香末三钱。头煎二杯，二煎一杯，分三次服用。初七日，服肝络药，胀满胁痛不寐少减，惟觉胸痛，按肝脉络胸，亦是肝郁之故，再小便赤浊，气分湿也。旋覆花（新绛纱包）三钱、桂枝三钱、小茴香（炒黑）三钱、川楝子三钱、半夏六钱、晚蚕砂三钱、降香末三钱、归须二钱、两头尖三钱、茯苓皮三钱、橘皮青三钱、白通草二钱。煮三杯，分三次服。初十日，驱浊阴而和阳明，现在得寐，小便少清；但肝郁必克土，阴土郁则胀，阳土郁则食少而无以生阳，故清阳虚而成胸痹，暂与开痹。半夏一两、茯苓皮五钱、厚朴三钱、桂枝尖五钱、广郁金三钱、薤白三钱、生苡仁五钱、小枳实二钱、栝蒌（连皮仁研）三钱。煮三杯，分三次服用……（《吴鞠通医案·单腹胀》）

方证解释：本案病起肝郁，症见胁痛、膜胀、不寐、二便不通等，吴氏从肝络不通考虑，用新绛旋覆花汤化裁。因以胀为主，故加小茴香理气消胀。二诊惟觉胸痛，故加桂枝通胸阳；小便赤浊，兼气分湿郁，故加晚蚕砂、两头尖、茯苓皮、白通草等利湿渗浊。本案值得借鉴的是：患者有不寐，但吴氏不用安神药，而认为肝郁木克阳土则不寐，从通肝络和阳明法而使不寐得以治愈。这是遵从《内经》胃不和，则寐不安的理论立法，颇能开发人之心思。

（6）治积聚

甲子二月十三日，张，二十七岁，脐右有积气，以故右脉沉伏弦细，阳微之极，浊阴太盛克之也。溯其初，原从左胁注痛而起，其为肝着之咳无疑。此证不必治咳，但宣通肝之阴络，久病在络故也。使浊阴得有出路，病可自已，所谓治病必求其本者也。若不识纲领，而妄冀速愈，必致剥削阳气殆尽而亡。旋覆花（新绛纱包）三钱、乌药三钱、川楝子二钱、桂枝尖三钱、青皮一钱、小茴香三钱、降香末三钱、归须三钱、苏子霜三钱、桃仁泥三钱、广皮一钱。煮三杯，分三次服用。十九日，服通络药已见小效，脉气大为回转，但右胁着席则咳甚，胁下有支饮故也。议于前方内去桃仁、川楝子、小茴香，加生香附三钱、半夏六钱、杏仁三钱、肉桂八分。再服四帖。廿三日，先痛后便见血，议通阴络法。降香末三钱、半夏五钱、归横须二钱、小茴香三钱、香附二钱、苏子霜三钱、藏红花一钱、桃仁二钱、广皮炭一钱、广木香一钱、丹皮三钱、两头尖三钱。煮三杯，分三次服。（《吴鞠通医案·积聚》）

方证解释：患者症见脐右有积气，右胁着席则咳甚。右脉沉伏弦细。原有左胁注痛。辨为肝着络病，用新绛旋覆花汤治之。用药在基础方中加乌药、川楝子、青皮、小茴香疏肝理气；加桂枝尖温阳通络，旨在使浊阴有出路而积聚消散。本案咳嗽较重，但吴氏强调"此证不必治咳"，从肝络瘀滞，胁下有支饮考虑，但通阴络、逐痰饮以治本。这是值得借鉴的经验之谈。

（7）治淋浊

珍，十八岁，血淋太多，先与导赤不应，继以脉弦细，询由怒郁而起，转方与活肝络。新绛纱三钱、归须三钱、片姜黄二钱、旋覆花（包）三钱、香附三钱、苏子霜二钱、降香末三钱、郁金二钱、丹皮炭三钱、桃仁泥三钱、红花二钱。煮三杯，分三次服。四帖而安。（《吴鞠通医案·淋浊》）

方证解释：血淋用导赤不应，转方用新绛旋覆花汤活肝络，四帖而安。疗效实在不可思议。从"询由怒郁而起"分析，病机由久郁肝络不通，肝络布胸胁，肝脉绕阴器，络脉不宁则发为血淋。从方中加片姜黄、红花等药分析，患者当有胁痛等症，否则，难以辨为新绛旋覆花汤证。

（8）合化癥回生丹守法守方治妇人癥瘕

乙酉八月三十日，王室女，二十岁，肝郁结成癥瘕，左脉沉伏如无，右脉浮弦，下焦血分闭塞极矣！此干血痨之先声也。急宜调情志，切戒怒恼，时刻能以恕字待人，则病可愈矣。治法以宣络为要。新绛纱三钱、桃仁泥三钱、广郁金三钱、苏子霜三钱、旋覆花（包）三钱、归横须三钱、降香末三钱、公丁香一钱五分。煮三杯，分三次服。九月初四日，服前药四帖，六脉沉伏如故，丝毫不起。病重药轻，于前方加川椒炭三钱、良姜二钱。再用化癥回生丹早晚各服一丸，服至癥瘕化尽为度，三四百丸均未可定，断不可改弦易辙也。十月十七日，癥瘕瘀滞，服宣络温经药二十二剂，化癥回生丹四十余丸，业已见效不浅，脉也生动，经亦畅行。药当减其制，化癥回生丹每早空心只服一丸，效则不必加，切戒生冷、猪肉、介属，可收全功。新绛纱三钱、丹皮五钱、广郁金二钱、香附三钱、旋覆花（包）三钱、归横须二钱、降香末二钱、广皮二钱、苏子霜一钱五分。煮三杯，分三次服。此方常服可痊愈。（《吴鞠通医案·淋浊》）

方证解释：妇人肝郁结成癥瘕，用新绛旋覆花汤通肝络，合化癥回生丹消癥瘕，实为对的之法。本案有两点值得推崇：一是守法守方，坚定不移地通肝络、化瘀血。吴氏甚至强调用化癥回生丹"服至癥瘕化尽为度，三四百丸均未可定，断不可改弦易辙"。对诊断与治方的自信程度由此可见一斑。二是注重情志调节对治疗的影响，认为"切戒怒恼，时刻能以恕字待人，则病可愈矣"。除本案外，在应用香附旋覆花汤或新绛旋覆花汤的许多医案中，吴氏均以调情志优先于用汤药，这是吴氏治疗郁证、肝着的一大特点。

（四）新订叶氏旋覆花汤变通方

1. 旋覆花加当归桃仁柏仁汤

出自《临证指南医案》胁痛门朱案、沈二一案，诸痛门黄案，便血门计案等。组成为：旋覆花、新绛（今用茜草代替）、青葱管、桃仁、当归、柏子仁。叶案方证：久病深入络脉，胁肋久痛不解，或胁肋连脘作痛，或胁下痞结疼痛，或兼燥咳，或兼黄疸，伴有大便燥结、神怯瘦损、嗌干、舌燥者。

2. 旋覆花去旋覆加当归桃仁柏仁鹿角汤

出自《临证指南医案·癥瘕》张案。组成为：青葱管、新绛（今用茜草代替）、当归须、桃仁、柏子仁、生鹿角。叶案方证：久痛在络，营中之气，结聚成瘕，始而夜发，继而昼夜俱痛，阴阳两伤，便难液涸者。此为辛润通络兼温润奇经法。

3. 旋覆花加半夏汤

出自《临证指南医案·喘》汪案，组成为：旋覆花、青葱管、新绛（今用茜草代替）、炒半夏。络瘀甚者，加桃仁、当归。叶案方证：动怒气冲，喘急不得卧息，两足逆冷，或按之左胁冲气便喘，背上一线寒冷，直贯两足者。

4. 旋覆花去旋覆加当归桃仁柏仁延胡汤

出自《未刻本叶天士医案》"脉涩胃痛"案、"营枯气阻胃痛"案。组成为：新绛（今用茜草代替）、青葱、当归、桃仁、柏子仁、延胡。营络亏甚者，加桂圆肉；胃纳不佳者，加麦芽。叶案方证：脉涩胃痛，营阴枯槁，络气不疏者，或营枯气阻，胃痛者。

（五）叶案萃语

1. "初病在气，久则入血。"

出自《临证指南医案·虚劳》王案。叶氏临床辨证的思路之一是辨析疾病在气分还是在血分。这句话强调，疾病初起多在气分，进一步发展，则会深入血分。气分、血分病机有浅深不同。

2. "痛在胁肋，游走不一……此非脏腑之病，乃由经脉继及络脉。大凡经主气，络主血……诸家不分经络，但忽寒忽热，宜乎无效。"

出自《临证指南医案·胁痛》汪案。叶氏辨证，不仅讲究明辨气分、血分，而且把经脉、络脉与气分、血分相联系，进而辨析病机的在经、在络。认为经主气，络主血；经病病在气分，络病则病在血分；经病轻浅，络病深在，经病延久，则可发展为络病；经病与络病治法大异。另外，叶氏认为，经病、络病与脏腑病不同，经病、络病的治法与脏腑病的治法大异。

3. "夫治病先分气血，久发频发之恙，必伤及络，络乃聚血之所，久病血必瘀闭，香燥破血，凝滞滋血，皆是证之禁忌也，切宜凛之。"

出自《叶氏医案存真·卷一》"疟有十二经"案。叶氏强调，临证首要辨析病机之在气在血，在经在络。对于络病的病机，叶氏认为，络为聚血之所，病入络脉，不仅血瘀络脉不畅，而且耗血络燥。络病治疗，虽有血瘀，但不能用香燥破血药；虽有络损，但不能用滋血补血药，而要用辛润通络法疏通络脉。

4. "络虚则痛。有年色脉衰夺，原非香蔻劫散可效，医不明治络之法，则愈治愈穷矣……（炒桃仁、青葱管、桂枝、生鹿角、归尾）此旋覆花汤之变制也。去覆花之咸降，加鹿角之上升。方中惟有葱管通下，余俱辛散横行，则络中无处不到矣。"

出自《临证指南医案·诸痛》庞四八案。这段话意义有三：其一，提出了"络虚则痛"

的理论，为疼痛病的辨治开拓了新的思路。其二，强调络虚胃脘痛或腹痛不得用木香、白蔻仁等辛香理气药治疗，而要遵循络病的治法，辛润通络。其三，精辟地阐发了变通旋覆花汤的方义，为临床应用此方提供了理论依据。

5. "此皆操持太甚，损及营络……证固属虚，但参、术、归、芪补方，未能治及络病……宜辛甘润温之补，盖肝为刚脏，必柔以济之。"

出自《临证指南医案·胁痛》程案。其意义有三：其一，强调络虚与脏腑之虚病机不同，治法当异。参、术、归、芪等药，能够温补脏腑脾胃，但不能入络通补络脉，非络病治法。其二，提出了络虚病的治疗原则，"宜辛甘润温之补"，用炒桃仁、柏子仁、新绛、归尾、橘红、琥珀等组方。其三，提出"肝为刚脏，必柔以济之"的治疗肝络虚损的法则。

6. "辛润通络……无取沉降急攻。"

出自《临证指南医案·癥瘕》朱二六案。叶氏提出了络病的治法之一"辛润通络"法，并且强调，治络病不得用苦寒沉降药，不得用逐瘀破血，急攻瘀滞法，而要辛甘温润通络，辛通润养络脉。

鳖甲煎丸

一、仲景原方证述要

鳖甲煎丸出自《金匮要略·疟病脉证并治》第 2 条，组成为：鳖甲十二分（炙），乌扇三分（烧），黄芩三分，柴胡六分，鼠妇三分（熬），干姜三分，大黄三分，芍药五分，桂枝三分，葶苈一分，石韦三分（去毛），厚朴三分，牡丹五分（去心），瞿麦二分，紫葳三分，半夏一分，人参一分，䗪虫五分（熬），阿胶三分（炙），蜂窠四分（熬），赤硝十二分，蜣螂六分（熬），桃仁二分。上二十三味为末。取锻灶下灰一斗，清酒一斛五斗，浸灰，候酒尽一半，着鳖甲于中，煮令泛烂如胶漆，绞取汁，内诸药，煎为丸，如梧子大，空心服七丸，日三服。仲景原条文谓："病疟，以月一日发，当以十五日愈；设不差，当月尽解；如其不差，当如何？师曰：此结为癥瘕，名曰疟母，急治之，宜鳖甲煎丸。"

本方用柴胡、黄芩、半夏、人参、干姜，为小柴胡汤去草枣，以干姜代生姜法，可和解少阳以治疟；用干姜、桂枝，合柴胡、黄芩、半夏为柴胡桂枝干姜汤法；用桂枝、芍药，合柴胡、黄芩、半夏、人参为柴胡桂枝汤法。此两法均为柴胡剂，也善治疟。用桃仁、大黄、桂枝、赤硝、牡丹皮，为桃仁承气汤去甘草加丹皮法，再加紫葳以活血逐瘀；用䗪虫、蜂窠、蜣螂、鼠妇四味虫类药化瘀通络，合鳖甲软坚散结，合乌扇解毒；用厚朴行气，石韦、瞿麦、葶苈下水；用阿胶、人参、清酒，合桂枝，为炙甘草汤法，可补气养血通阳；锻灶下灰类似百草霜、灶心土，可防攻逐药碍胃伤胃，并止呕、止血；其清酒可推行药力，助攻逐药发挥药效。全方活血化瘀，软坚散结，行气下水，和解少阳，解毒攻邪，兼补气血，是一首治疗疟母癥瘕的专方。

鳖甲煎丸证：癥瘕，或肝脾肿大者。

二、叶氏应用心法

（一）守用原方

1. 用于治疗疟邪入络证

李，初病劳倦晡热，投东垣益气汤，未尝背谬，而得汤反剧，闻谷气秽，间日疟来，渴思凉饮。此必暑邪内伏，致营卫周流与邪触著，为寒热分争矣。故甘温益气，升举脾脏气血，与暑热异歧。胃中热灼，阳土愈燥，上脘不纳，阳结便闭。其初在经在气，其久入络入血。由阳入阴，间日延为三疟。奇脉跷、维，皆被邪伤。《内经》谓阳维为病，苦寒热也。维为一身纲维，故由四末寒凛而起。但仍是脉络为病，故参、芪、术、附，不能固阳以益其虚；归、桂、地、芍，无能养营以却邪矣。昔轩岐有刺疟之旨，深虑邪与气血混成一所，汗、吐、下无能分其邪耳。后汉张仲景，推广圣经蕴奥，谓疟邪经月不解，势必邪结血中，有癥瘕疟母之累瘁，制方鳖甲煎丸。方中大意，取用虫蚁有四：意谓飞者升，走者降，灵动迅速，追拔沉混气血之邪。盖散之不解，邪非在表；攻之不驱，邪非著里。补正却邪，正邪并树无益。故圣人另辟手眼，以搜剔络中混处之邪。治经千百，历有明验，服十二日干支一周。倘未全功，当以升其八脉之气，由至阴返于阳位，无有不告安之理。（《临证指南医案·疟》）

方证解释：本案初见间日疟来寒热，渴思凉饮，闻谷气秽，为暑邪内伏所致，医用甘温误治，使邪由阳入阴，间日延为三疟，四末寒凛而起，上脘不纳，阳结便闭。其初在经在气，其久入络入血，故用鳖甲煎丸活血通络。

某，阴疟两月，或轻或重。左胁按之酸痛，邪伏厥阴血络，恐结疟母。议通络以逐邪，用仲景鳖甲煎丸，每早服三十粒。当寒热日勿用。（《临证指南医案·疟》）

方证解释：本案阴疟两月，或轻或重，左胁按之酸痛。此邪伏厥阴血络，恐结疟母。方用鳖甲煎丸通络以逐邪。

服露姜饮颇逸，第寒热仍来，知邪伏于阴，不得透解；大便不通，又经旬日，议从厥阴搜逐，使肝遂疏通，可望疟止。每天明、午刻、交子，各用鳖甲丸七粒，连进六日，斯三阴三阳皆通，邪无容足之地矣。（《眉寿堂方案选存·疟疾》）

方证解释：本案症见寒热仍作，大便不通。此邪伏于阴，不得透解。方用鳖甲煎丸搜逐肝络伏邪。

高，疟发既多，邪入于络，络属血分，汗下未能逐邪。仲景制鳖甲煎丸一法，搜剔络中留伏之邪，五六日必效。早、午、暮各服七粒。（《临证指南医案·疟》）

方证解释：本案疟病反复发作，邪已深入血分络中，故用汗、下逐邪法不效。叶氏遵仲景鳖甲煎丸法，缓攻搜剔络中伏邪。

某，疟邪经月不解，邪已入络，络聚血，邪攻则血下。究竟寒热烦渴，目黄舌腻，溺赤短少，全是里邪未清。凡腥荤宜禁，蔬食不助场壅。阅医药柴、葛攻表，消导通便，与疟无与。用仲景鳖甲煎丸，早十粒，午十粒，黄昏十粒，开水送。（《临证指南医案·疟》）

方证解释：本案疟病经月不解，症见寒热烦渴，目黄，溺赤短少。舌苔腻。此邪已深入络脉，里邪未清。方用鳖甲煎丸缓攻搜剔络中伏邪。

经月疟邪。仲景谓：结为癥瘕者，气血交病。病已入络，久必成满胀，疟母胶固黏著，义非峻攻可拔，当遵仲景鳖甲煎丸之例，日饵不费，以搜络邪。鳖甲煎丸三百粒，每服十粒。日服二，夜服一。（《叶氏医案存真·卷二》）

方证解释：本案疟邪经月不解，已结为癥瘕，发为疟母，故用鳖甲煎丸搜络邪、逐癥瘕。

2. 用于治疗疟母

王，汗出不解，心下有形，自按则痛，语言气窒不爽，疟来鼻准先寒。邪结在上，当开肺痹，医见疟治疟，焉得中病。桂枝、杏仁、炙草、茯苓、干姜、五味。又，汗少喘缓，肺病宛然。独心下痞结不通，犹自微痛。非关误下结胸，陷胸等法未妥。况舌白渴饮，邪在气分。仿仲景软坚开痞。生牡蛎、黄芩、川桂枝、姜汁、花粉、炒黑蜀漆。又，照前方去花粉，加知母、草果。又，鳖甲煎丸一百八十粒。（《临证指南医案·疟》）

方证解释：本案发热汗出不解，心下有形，自按则痛，语言气窒不爽，疟来鼻准先寒。从语言气窒不爽，疟来鼻准先寒辨为邪结在上焦，方用加减小青龙汤开宣肺痹。二诊已汗少喘缓，独心下痞结不通，犹自微痛，苔白渴饮。此邪在气分，方用桂枝去芍药加蜀漆牡蛎龙骨救逆汤法，软坚开痞。三诊照前方去天花粉，加知母、草果。四诊改用鳖甲煎丸通络逐邪。

左胁下宿积有形。今疟症反复，左胁又结疟母，胸脘痞闷，大便艰难，乃疟症余邪与气血胶结，六腑亦因之不宣，宜攻以通其瘀滞，先进鳖甲煎丸三钱。早上、午时、暮时各用七粒，开水送下。（《眉寿堂方案选存·疟疾》）

方证解释：本案左胁下宿积有形，胸脘痞闷，大便艰难。此疟病余邪与气血胶结。方用鳖甲煎丸攻邪以通瘀滞。

（二）加减变化

1. 用于治疗疟母

吴二四，疟反复，左胁疟母。生鳖甲、生牡蛎、炒桃仁、当归须、炒延胡、柴胡梢、桂枝木、炒楂肉、青皮。（《临证指南医案·疟》）

方证解释：本案久疟反复，形成左胁疟母。拟缓攻通络法，方用生鳖甲、炒桃仁、柴胡梢，为简化鳖甲煎丸法，以活血消癥；另加当归须、生牡蛎、炒延胡、桂枝木、炒楂肉、青皮通络透邪。

久疟针挑，汗出乃止，经脉邪去，络脉留邪，胁下遂结疟母，按之坚，形高突。四年带病，仍然能食便通，其结聚不在肠胃，药下咽入胃入肠不效，盖络脉附于脏腑之外廓耳。生鳖甲（青色刮去衣）四两，穿山甲（炙）二两，五灵脂（烧至烟尽为度）二两，麝香（忌火，另研）五钱，辰砂（忌火，另研水飞）五钱。上药各研，净末分两加入阿魏一钱，同捣丸，饥时服二钱。（《眉寿堂方案选存·疟疾》）

方证解释：本案久疟胁下结为疟母，按之坚，形高突，四年未愈。方用变通鳖甲煎丸通络逐瘀。

顾，左胁有疟母，乃气血交结之故。治宜通络。鳖甲、桃仁、金铃子、牡蛎、丹皮、夏枯草。（《临证指南医案·疟》）

方证解释：本案左胁已有疟母，由气血交结所致。拟通络法，方用鳖甲、桃仁、丹皮，为简化鳖甲煎丸法，以活血通络消癥；另加牡蛎软坚散结，夏枯草破癥散结，金铃子疏肝行气。

2. 用于治疗阴疟后嗽血

蔡三七，水寒外加，惊恐内迫，阴疟三年，继患嗽血，迄今七年，未有愈期。询及血来紫块，仍能知味安谷，参其疟伤惊伤，必是肝络凝瘀，得怒劳必发，勿与酒色伤损。乱投滋阴腻浊之药，恐胃气日减，致病渐剧。桃仁三钱、鳖甲三钱、川桂枝七分、归须一钱、大黄五分、莞蔚子二钱。（《临证指南医案·吐血》）

方证解释：本案阴疟三年，继患嗽血，咯出紫色血块，历时七年未愈，但仍能知味安谷。此由水寒外加，惊恐内迫，疟伤惊伤，致肝络凝瘀。拟逐瘀通络法，用鳖甲煎丸合桃仁承气汤与辛润通络法化裁，其中鳖甲、桃仁、大黄、桂枝为简化鳖甲煎丸以治阴疟瘀血；桃仁、大黄、桂枝为减味桃仁承气汤以攻逐蓄血；当归须、桃仁、桂枝、茺蔚子为辛润通络法以通肝络凝瘀。

3. 用于治疗疟邪入络胁中瘕聚

江，远客，水土各别。胃受食物未和，更遭嗔怒动肝，木犯胃土，疟伤，胁中有形瘕聚，三年宿恙，气血暗消。但久必入血，汤药焉能取效？宜用缓法，以疏通其络。若不追拔，致阳结阴枯，酿成噎膈难治矣。生鳖甲、桃仁、麝香、䗪虫、韭白根粉、归须、郁李仁、冬葵子熬膏。（《临证指南医案·疟》）

方证解释：本案由疟病发为胁中有形瘕聚，三年不愈。叶氏认为此气血暗耗，久病已入血络。方用变通鳖甲煎丸制膏，辛香辛润以疏通络脉。

4. 用于治疗癥瘕

王四一，瘕聚季胁，渐加烦倦减食。入夏土旺气泄，用泄少阳、补太阴方。人参、茯苓、炙草、当归、丹皮、生地、鳖甲、泽兰膏。（《临证指南医案·癥瘕》）

方证解释：本案瘕聚季胁，渐加烦倦减食。方用人参、茯苓、炙草补太阴，用丹皮泄少阳，用当归、生地、鳖甲、泽兰，为变通鳖甲煎丸搜络逐邪。

5. 用于治疗妇人经闭

女科肝病为多，产后必病及八脉，即如少腹聚瘕，瘕气攻心下必呕吐，上泛则咽喉闭塞；经水半年不来，越日必有寒热。凡下焦多属血病，瘕属气聚，癥为血病，病在冲脉、阴维、阳维，混混医药，乌得入于奇脉乎？地鳖虫、川楝肉、鳖甲、桃仁、麝香、延胡索、楂肉、蓬术。（《眉寿堂方案选存·女科》）

方证解释：本案为产后病，症见少腹聚瘕，瘕气攻心下必呕吐，上泛则咽喉闭塞，经水半年不来，越日必有寒热等。叶氏认为此病在奇经冲脉、阴维、阳维。冲脉气逆则呕吐、咽喉闭塞；阳维为病则寒热，阴维为病则心痛。方用鳖甲煎丸化裁，以鳖甲、桃仁、地鳖虫、楂肉、蓬莪术、麝香宣通奇经络脉瘀滞，用延胡索、川楝肉为金铃子散以理气活血行滞。其中地鳖虫、桃仁配伍，为《金匮要略》下瘀血汤法，以逐少腹瘀血。

某氏，疟邪内陷，变成阴疟，久延成劳。务以月经通爽，不致邪劫干血。生鳖甲一两、桃仁三钱、炒丹皮一钱、穿山甲三钱、楂肉一钱半、生香附一钱半。（《临证指南医案·疟》）

方证解释：本案阴疟久延成劳，从"务以月经通爽"分析，当有闭经或月经不畅等，方用鳖甲煎丸化裁，以生鳖甲、桃仁、炒丹皮、穿山甲、楂肉活血通经，以生香附行气调经。

经阻三月，咳嗽失血，交夜蒸蒸发热，脉来左搏而促。是阳气烦蒸，攻逆诸络，血液不得汇集冲脉。深秋经水不来，必加寒热瘦削，成干血痨矣。鳖甲、全归、丹皮、山楂、生地、白芍、茺蔚、麦冬。（《眉寿堂方案选存·女科》）

方证解释：本案经闭三月，咳嗽失血，交夜蒸蒸发热，脉来左搏而促。此热邪烦蒸，攻逆诸络，血瘀经闭。方用鳖甲、当归为化简鳖甲煎丸通络逐邪，用山楂、茺蔚、生地、白芍、丹皮凉血活血，兼清泄少阳；另用麦冬合生地、白芍滋阴养血。

6. 用于治疗痛经

张四三，寒热间日，经来腹痛。小生地、丹皮、知母、花粉、生鳖甲、泽兰。（《临证指南医案·调经》）

方证解释：本案寒热间日发作，经来腹痛。此热与血结。方用变通鳖甲煎丸法，以生地、丹皮、知母、天花粉、生鳖甲、泽兰滋阴凉血，清热搜邪，兼化瘀血。

（三）合法化裁

1. 合越鞠丸治疗郁痹肥气

因嗔怒心胸痞胀三年，左胁下坚凝有形，偶触劳忿，则寒热无汗，此属郁痹气血，延成肥气。治当宣通营卫，流行脉络，佐入攻坚，俾寒热得止，再议。炒柴胡、生香附、半夏曲、丹皮、桃仁、青皮、姜汁炒栀仁、生牡蛎。临服入鳖血五匙。（《叶氏医案存真·卷一》）

方证解释：本案因嗔怒心胸痞胀三年，左胁下坚凝有形，偶触劳忿，则寒热无汗。此属郁痹气血，延成肥气。治拟宣通营卫，流行脉络，佐入攻坚法。方用变通越鞠丸合鳖甲煎丸化裁。

此案程门雪先生曾评云："方用柴疏木郁，附开气郁，夏化痰郁，栀清火郁，丹、桃通血郁，青以消痞，牡以软坚，鳖血生气灵动，引入血络，仍是鳖甲煎法也。䗪虫丸不及此方合度多矣。选药参用越鞠丸治六郁法。姜炒山栀即越桃散之变法，治郁而化火之痛颇灵，亦苦辛开泄也。"（程门雪评注《叶案存真》选载续三）这是程门雪先生对周学海评语的再评注，其见解颇为深刻。栀子又名越桃，越桃散有数方，均以栀子为君药。一方出《活人心统·卷下》，组成为：山栀子一斤（去壳，炒）。为末。每服三钱，冷水调下。主治发黄。程门雪此处所说的越桃散究竟是哪一方，有待考证。

本方可命名为"柴胡鳖甲汤"，以期在临床上推广应用。

2. 合草果知母汤法治疗湿热疟

草果知母汤是吴瑭根据《临证指南医案·疟》吴案制订的，由草果、知母、半夏、厚朴、黄芩、乌梅、天花粉、姜汁组成。主治"背寒，胸中痞结，疟来日晏，邪渐入阴"者。这是叶桂根据吴有性达原饮与仲景乌梅丸变制的治疟方。叶桂也将此方与鳖甲煎丸合法，治疗湿热疟两方证并见者。

某，夏秋湿热疟痢。正虚邪留，混入血络，结成癥瘕疟母。夫湿气、热气，本属无形，医治非法，血脉蕴邪，故寒热间发。仲景立法，务在缓攻，急则变为中满，慎之，兼服鳖甲煎丸。知母、草果、半夏、黄芩、乌梅、生姜。秋露水煎。（《临证指南医案·疟》）

方证解释：本案疟兼下痢，寒热间发，结成癥瘕疟母。此正虚邪留，湿热之邪混入血络。方用知母、草果、半夏、黄芩、乌梅、生姜，为草果知母汤法开泄湿热；用鳖甲煎丸通络逐邪。

某，寒起呕痰，热久不渴，多烦。中焦之邪，仍以太阴脾法。草果、知母、生姜、乌梅、炒半夏、桂枝木。早服鳖甲煎方。（《临证指南医案·疟》）

方证解释：本案寒起呕痰，热久不渴，多烦。此湿热蕴郁太阴，深入络脉。方用草果知母汤法开泄湿热，用鳖甲煎丸通络逐邪。

张，脉数，疟来日迟，舌干渴饮，积劳恺郁，内伤居多，致邪气乘虚，渐劫阴气。热邪坠于阴，热来小溲频数，故汗多不解。议清阴分之热，以救津液。活鳖甲、知母、草果、鲜生地、炒桃仁、花粉。（《临证指南医案·疟》）

方证解释：本案疟来日迟，舌干渴饮，汗多不解，热来小溲频数。脉数。此脾胃内伤，湿热疟邪深入阴分络脉。方用知母、草果，为变通草果知母汤法以开泄湿热；用活鳖甲、鲜生地、炒桃仁、天花粉，为变通鳖甲煎丸以通络搜邪。其中鲜生地、天花粉可凉血清热生津，以清阴分伏热。

邓，寒少热多，胸中痞胀，温邪未解，谬言止截。淡黄芩、炒半夏、姜汁、生白芍、草果、知母、乌梅。又，照前方去半夏、姜汁，加鳖甲。（《临证指南医案·疟》）

方证解释：本案症见寒少热多，胸中痞胀。此湿热蕴结太阴、厥阴。方用草果知母汤法开泄湿热，兼泄厥阴。二诊合入鳖甲煎丸法加鳖甲通络搜邪。

3. 合通补奇经法治疗络瘀督脉阳衰

方，寒甚于背，阳脉衰也。人参、鹿茸、炒当归、炙草、鹿角霜、官桂。鳖甲煎丸。（《临证指南医案·疟》）

方证解释：本案症见寒甚于背。从用方分析，既有邪入血络，络脉瘀滞的鳖甲煎丸证，又有奇经督脉衰弱证。方用人参、鹿茸、炒当归、炙草、鹿角霜、肉桂，为通补奇经法以补奇经督脉，用鳖甲煎丸以通络搜邪。

4. 午服加减复脉汤治疗疟久损伤真阴

伏邪留于少阴、厥阴之间，为三日疟。百日不愈，邪伤真阴，梦遗盗汗。津液日枯，肠燥便难。养阴药虽为有益，但深沉疟邪，何以得追拔扫除？议以仲景鳖甲丸三十粒，早上开水送下，午后进养阴通阳药。复脉汤，去人参、生姜，加牡蛎、鹿角霜。（《眉寿堂方案选存·疟疾》）

方证解释：本案三日疟，百日不愈，且梦遗盗汗，肠燥便难。此伏邪留于少阴、厥阴，邪伤真阴，津液日枯，累及奇经。方用复脉汤去人参、生姜，加牡蛎、鹿角霜滋阴通阳，兼补奇经；用鳖甲煎丸通络逐邪。

（四）变制新法

1. 制生地鳖甲汤滋阴通络搜邪治疗疟邪深入络脉伤阴证

费，疟邪迫伤津液，胃减不饥，肠燥便红，左胁微坚，有似疟母结聚。当宣络热，以肃余邪。生地、知母、丹皮、麻仁、生鳖甲。（《临证指南医案·疟》）

方证解释：本案久疟伤阴，症见胃纳减、不知饥，肠燥便红，左胁微坚而有似疟母结聚。拟宣络热、肃余邪法。仿鳖甲煎丸而变其制，用生鳖甲、生地、知母、丹皮，为生地鳖甲汤以滋阴清热、凉血散血、通络搜邪；另加麻仁滋阴润燥。

疟来呕吐，失血成块且多，乃平素劳伤积瘀，因寒热攻动胃络，瘀浊递泛。血后肢冷汗出，阳明虚也。但疟邪仍来，口渴胸痞。虽是热邪未尽，然苦寒积、朴等药再伐胃气，恐非所宜。鲜生地、生鳖甲、知母、生白芍、牡丹皮、竹叶心。（《眉寿堂方案选存·疟疾》）

方证解释：本案疟邪仍来，口渴胸痞，疟来呕吐，吐血成块且多，吐血后肢冷汗出。此平素劳伤积瘀，疟邪攻动胃络，深入络脉，耗伤阴液。方用鲜生地、生鳖甲、知母、牡丹皮，为生地鳖甲汤法以滋阴清热，凉血通络；另加生白芍、竹叶心滋阴清热。其中生地、白芍、丹皮合用，寓犀角地黄汤（犀角已禁用，今称清热地黄汤）法可凉血散血。

疟热攻络，络血涌逆，胁痛咳嗽。液被疟伤，阳升入巅为头痛。络病在表里，攻之不肯散，议搜血分留邪伏热。鳖甲、丹皮、知母、鲜生地、桃仁、寒水石。（《眉寿堂方案选存·疟疾》）

方证解释：从"疟热攻络，络血涌逆"分析，本案有咳血，兼胁痛咳嗽，头痛等。此疟邪入络，阴液损伤。拟搜血分留邪伏热法。方用鳖甲、丹皮、知母、鲜生地，为生地鳖甲汤以凉血通络，滋阴清热；另加桃仁活血通络，加寒水石清泻邪热。

脉左盛，邪留在血。寒热颇减未已，滋清里热，以俟廓清，不必过治。鲜生地、生鳖甲、知母、天冬、丹皮、花粉。（《眉寿堂方案选存·疟疾》）

方证解释：本案寒热颇减未已，脉左盛。此邪留血分，阴伤络滞。方用鲜生地、生鳖甲、知母、丹皮，为生地鳖甲汤以凉血通络，滋阴清热，另加天冬清热滋阴，天花粉生津止渴。

本方与《临证指南医案·疟》费案，"某氏，疟热伤阴"案基本方可命名为"生地鳖甲汤"，以期在临床上推广应用。

某氏，疟热伤阴，小溲淋痛。生地、鳖甲、丹皮、知母、茯苓、泽泻。（《临证指南医案·疟》）

方证解释：本案疟热入络伤阴，小溲淋痛。方用生地、鳖甲、丹皮、知母，为生地鳖甲汤以滋阴清热，凉血通络；另加茯苓、泽泻利尿通淋。

胃为肝阳之扰，冲气如呃，热时烦躁不眠，纯属里证，法当酸苦泄热，俾阳明凝和。知母、淡黄芩、生鳖甲、卷心竹叶、丹皮、生白芍、乌梅肉。（《眉寿堂方案选存·疟疾》）

方证解释：本案症见冲气如呃，热时烦躁不眠。此邪热深入络脉，肝气冲逆犯胃。方用生鳖甲、知母、丹皮，为生地鳖甲汤法以滋阴凉血通络；另加黄芩、卷心竹叶、生白芍、乌梅肉为变制乌梅丸法酸苦泄热以和阳明。

2. 制附子鳖甲汤温阳通络搜邪治疗疟邪深入络脉伤阳证

昌四二，三疟皆邪入阴络，故汗、下为忌。经年疟罢，癥瘕疟母，仍聚季胁。邪攻血气之结，攻逐瘀聚，升降以通阴阳，乃仲景成法。但诊脉细微，食减神衰，攻法再施，恐扰中满。前与温补通阳颇安，然守中之补，姑缓为宜。人参、当归、淡附子、淡干姜、茯苓、肉桂、鳖甲胶丸。（《临证指南医案·疟》）

方证解释：本案经年疟罢，癥瘕疟母，仍聚季胁，食减神衰，脉细微。本应用鳖甲煎丸攻逐瘀聚以治疟母，但患者中下焦阳虚，不能纯用攻逐法，故方用淡干姜、人参、茯苓为理中丸法以通补胃气，温补中阳；用淡附子、肉桂温补真阳。另合鳖甲煎丸法用当归、鳖甲通络逐瘀。

本方取理中汤、四逆汤、肾气丸、鳖甲煎丸四方合法，制订为温阳通络搜邪法，治疗阳虚血结的疟母，颇有深意，值得深入研究。

本方可命名为"附子鳖甲汤"，以期在临床上推广应用。

3. 合小柴胡汤与麻黄附子细辛汤制青蒿鳖甲汤法治热邪深入阴分证

见"小柴胡汤"与"麻黄附子细辛汤"节，此从略。

三、讨论与小结

（一）叶氏变通应用鳖甲煎丸的基本思路与手法

叶桂根据鳖甲煎丸的组方结构，从搜剔络中伏邪与虫蚁通络立论，首先遵照仲景用法，以此方治疗疟母癥瘕。具体用法或用原方丸剂成药，或用汤剂加减变化。另外，也用变通鳖甲煎丸方治疗非疟病所致的癥瘕以及妇人经闭、痛经等病证。

在合法化裁方面，或合越鞠丸治疗郁痹所致的肥气，或合草果知母汤法治疗湿热疟，或合通补奇经法治疗络瘀督脉阳衰，或合服加减复脉汤治疗久疟损伤真阴证。

在变制新法方面，叶氏制订出生地鳖甲汤法，基本方用生鳖甲、生地、知母、丹皮，滋阴通络搜邪，治疗疟邪深入络脉，损伤阴液的病证。同时，制订出附子鳖甲汤法，基本方用人参、当归、淡附子、淡干姜、茯苓、肉桂、鳖甲，温阳通络搜邪，治疗疟邪深入络脉，损伤阳气的病证。

（二）叶氏对仲景鳖甲煎丸方证的创新与发展

1. 发明虫蚁通络法治疗络病

　　叶桂根据鳖甲煎丸用鳖甲领"四虫"与桃仁承气汤攻逐血络瘀滞，用小柴胡汤、柴胡桂枝汤、柴胡桂枝干姜汤和解疟邪的配伍手法，深入研究疟母的病机，创造性地提出了络病理论以及虫蚁通络的治法。

　　关于络病，叶氏在《临证指南医案·疟》李案中指出："其初在经在气，其久入络入血……后汉张仲景，推广圣经蕴奥，谓疟邪经月不解，势必邪结血中，有癥瘕疟母之累瘵，制方鳖甲煎丸。"在这里，叶氏不仅提出了初病气结在经，久病血伤入络的理论，而且认为仲景所说的癥瘕疟母正是疟邪经久不解，邪结血中所导致的络脉病。另外，《临证指南医案·疟》高案载："邪入于络，络属血分，汗下未能逐邪，仲景制鳖甲煎丸一法，搜剔络中留伏之邪。"《临证指南医案·疟》"某，疟邪经月不解"案载："邪已入络，络聚血，邪攻则血下……用仲景鳖甲煎丸。"进而说明，络病在血分，络为聚血之所，邪入络脉，必与血相结，可导致血脉瘀滞，留邪难去的病机。

　　《眉寿堂方案选存·疟疾》"左胁下宿积有形"案载："左胁又结疟母……乃疟症余邪与气血胶结，六腑亦因之不宣，宜攻以通其瘀滞，先进鳖甲煎丸。"这里，叶氏用"余邪与气血胶结"来形容邪留络中，与血相结，发为络病的特点。从而提示，络病须要分解邪与气血相结的状态，一方面透邪，一方面通络搜逐。

　　叶氏认为，络脉与脏腑不同，如《眉寿堂方案选存·疟疾》"久疟针挑，汗出乃止"案指出："络脉附于脏腑之外廓耳"，《临证指南医案·积聚》王三七案又说："盖经络系于脏腑外廓"。从而说明，络，不在脏腑之内，络病部位与脏腑病部位不同，络病治法与脏腑病治法有异，不能用常规的治疗脏腑的方药治疗络病。

　　关于络病论治，叶氏推举鳖甲煎丸。此方有小柴胡汤、柴胡桂枝汤、柴胡桂枝干姜汤法可以领邪外达；有鳖甲合四味虫类药以及桃仁承气汤可以通络逐瘀、搜剔络中伏邪。两法合用，是治疗邪留络脉，络血瘀滞的对的之方。叶氏由此方提出了"虫蚁通络"的理论，如《临证指南医案·疟》李案载："鳖甲煎丸，方中大意，取用虫蚁有四：意谓飞者升，走者降，灵动迅速，追拔沉混气血之邪。盖散之不解，邪非在表；攻之不驱，邪非著里。补正却邪，正邪并树无益。故圣人另辟手眼，以搜剔络中混处之邪。"叶氏认为，虫类药凡飞者，善于升透疏散；凡走者，善于降泄开破。这类药灵动迅速，能够搜剔络中与瘀血混处之邪。这一认识，还见于《临证指南医案·积聚》王三七案："初为气结在经，久则血伤入络，盖经络系于脏腑外廓，犹堪勉强支撑，但气钝血滞，日渐瘀痹，而延癥瘕……故寒温消克，理气逐血，总之未能讲究络病工夫。考仲景于劳伤血痹诸法，其通络方法，每取虫蚁迅速飞走诸灵，俾飞者升，走者降，血无凝著，气可宣通，与攻积除坚，徒入脏腑者有间。"在这里，叶氏进一步论述了络病的病机特点以及虫蚁通络的意义。在《临证指南医案·幼科要略·痘》中，叶氏还提出了虫类药有无血、有血之别，如他说："凡虫蚁皆攻，无血者走气，有血者走血。飞者升，地行者降。"

　　这些论述，精辟地阐发了虫类药的功效特点：其一，此类药可以深入阴分络脉，向阳分疏通逐邪；其二，此类药，不仅飞者升，走者降，而且还分有血、无血，蜂巢之无血者，善走气分，䗪虫、蛴螬、鼠妇等有血者，善走血分。但均属灵动，可以入络搜剔逐邪。

　　由于虫类药飞者可升，走者可降，因此，叶氏把虫蚁通络法又称为"升降宣络"法，如他在《眉寿堂方案选存·疟疾》"疟久邪入络，络主血"案中指出："仲景鳖甲煎丸专以升降宣瘀治肝。"

　　虫蚁可以搜逐络中结邪，并善于从络中向阳分疏通逐邪，从而分离络脉中邪与血相结的态势，如叶氏在《临证指南医案·头痛》史案中指出："藉虫蚁血中搜逐，以攻通邪结。"在《叶天士先生方案真本》"汪沐阳五十四岁"案中也指出："经年累月，邪正混处其间，草木不能驱逐，具理而论，当以虫蚁向阳分疏通逐邪。"

2. 创生地鳖甲汤法滋阴通络逐邪

叶桂在变通应用鳖甲煎丸中，根据疟邪深入阴分血络，耗伤阴液，闭郁络脉，致络热瘀滞、邪瘀相结的病机，采用灵动入络的鳖甲，合生地、知母、丹皮，组成滋阴清热，凉血散血，通络搜邪的基本方，治疗疟邪留于络脉，耗阴滞络所致的热瘀互结证。叶氏称此法为"宣络热"法，或"搜血分留邪伏热"法。

具体用法，以鳖甲、生地、丹皮、知母四药为基本方。肠燥便结者，加麻仁滋阴润燥；疟邪仍来，口渴胸痞者，加生白芍、竹叶心滋阴清热；疟热攻络，络血涌逆，胁痛咳嗽者，加桃仁逐瘀，寒水石清热；邪留在血，寒热颇减未已者，加天冬、天花粉滋清里热；疟热伤阴，小溲淋痛者，加茯苓、泽泻利尿通淋；胃为肝阳之扰，冲气如呃，热时烦躁不眠者，加黄芩、卷心竹叶、生白芍、乌梅肉酸苦泄热。

此法如加入青蒿，就是吴瑭《温病条辨》根据《临证指南医案·温热》王十八案制订的下焦青蒿鳖甲汤（青蒿、鳖甲、知母、丹皮、细生地。叶案原方中有竹叶，吴瑭去之），如再加桑叶、天花粉，就是吴瑭《温病条辨》根据《临证指南医案·疟》翁案制订的中焦青蒿鳖甲汤（青蒿、鳖甲、知母、丹皮、桑叶、天花粉）。两青蒿鳖甲汤是小柴胡汤与鳖甲煎丸合法变制方，既仿鳖甲煎法用鳖甲入络搜邪，又仿小柴胡汤法用青蒿清透少阳而领邪外出（其中下焦青蒿鳖甲汤还仿照了麻黄附子细辛汤法）。生地鳖甲汤是鳖甲煎丸的变制方，重在滋阴清热、搜络逐邪。两青蒿鳖甲汤与生地鳖甲汤均与鳖甲煎丸有关，而前者又参入了小柴胡汤法，更偏于透邪解热，主治"夜热早凉，热退无汗，热自阴来者"或"脉左弦，暮热早凉，汗解渴饮，少阳疟偏于热重者"。生地鳖甲汤透热作用较弱，主治疟母癥瘕，瘀滞较重，无夜热早凉者。

3. 创附子鳖甲汤法温阳通络搜邪

阴疟寒湿等病阴寒之邪深入络脉，耗伤络中阳气，阴邪与血相胶结，可以导致癥瘕疟母、胁下结聚、瘀血疼痛等病证。对此，叶氏仿鳖甲煎丸法，用鳖甲、当归，配附子、干姜、肉桂温阳通络；合人参、茯苓通补胃阳胃气。这是鳖甲煎丸的变法，如叶氏在《临证指南医案·疟》昌四二案中指出："经年疟罢，癥瘕疟母，仍聚季胁。邪攻血气之结，攻逐瘀聚，升降以通阴阳，乃仲景成法。但诊脉细微，食减神衰，攻法再施，恐扰中满。"叶氏所说的"仲景成法"，就是鳖甲煎丸法。但脉细微，阳气已衰；食减神衰，阳明大虚，不能再用鳖甲煎丸攻逐瘀聚，升降以通阴阳，因此，变制出此方为温阳通络搜邪法。

此法和生地鳖甲汤均通络逐邪，一治邪结络脉，络瘀阴血亏损证；一治邪结络脉，络瘀阳气大虚证。两法成对仗之势，对于治疗络病阴液耗伤或络病阳气衰弱的病证，具有重要的临床意义。

（三）吴瑭对叶氏变通鳖甲煎丸法的继承与发展

吴瑭根据叶桂变通应用鳖甲煎丸的经验，在《温病条辨》制订了3个方证。

1. 鳖甲煎丸方证

吴瑭根据叶氏用鳖甲煎丸治疗疟母的经验，在《温病条辨·下焦篇》第59条，制订出鳖甲煎丸方证："疟久不解，胁下成块，谓之疟母，鳖甲煎丸主之。"吴氏所用鳖甲煎丸组成制法与《金匮要略》原方相同，此不重复介绍。

关于疟母的成因，吴氏自注云："疟邪久扰，正气必虚，清阳失转运之机，浊阴生窃踞之渐，气闭则痰凝血滞，而块势成矣。胁下乃少阳、厥阴所过之地，按少阳、厥阴为枢，疟不离乎肝胆，久扰则脏腑皆困，转枢失职，故结成积块，居于所部之分。"

关于鳖甲煎丸的方义，吴瑭深刻地领会了叶氏用鳖甲煎丸虫蚁通络治疗癥瘕疟母的理论与经验，在鳖甲煎丸方论中，精辟地论述了此方的组方特点："此辛苦通降，咸走络法。鳖甲煎丸者，君鳖甲而以煎成丸也，与他丸法迥异，故曰煎丸。方以鳖甲为君者，以鳖甲守神入里，专入肝经血分，能消癥瘕，领带四虫，深入脏络，飞者升，走者降，飞者兼走络中气分，走者纯走络中血分。助以桃仁、丹皮、紫葳之破满行血，副以葶苈、石韦、瞿麦之行气渗湿，臣以小柴胡、桂枝二汤，总去三阳经未结之邪；大承气急驱入腑已结之渣滓；佐以人参、干姜、阿胶，护养鼓荡气血之正，俾邪无容留之地，而深入脏络之病根拔矣。按小柴胡汤中有甘草，大承气汤中有枳实，仲景之所以去甘草，畏其太缓，凡走络药，不须守法；去枳实，畏其太急而直走肠胃，亦非络药所宜也。"

吴瑭方论揭明了此方的三个特点：其一，根据叶氏用鳖甲煎丸治疗络病的经验，阐发了本方治疗络病的机理；其二，阐明此方含有小柴胡汤与桂枝汤两方，能够和解少阳、太阳，使邪从阳经外达；其三，阐明此方中含大承气汤去枳实，可以驱邪随大便而外出。吴氏的这些认识深刻地阐明了此方的配伍意义，为临床应用本方提供理论依据。

2. 化癥回生丹方证

吴瑭根据叶桂变制应用鳖甲煎丸与回生丹的经验，在《温病条辨·上焦篇·补秋燥胜气论》第7条，制订出化癥回生丹方证："燥气延入下焦，搏于血分而成癥者，无论男妇，化癥回生丹主之。"化癥回生丹组成用法为：人参六两、安南桂二两、两头尖二两、麝香二两、片子姜黄二两、公丁香三两、川椒炭二两、虻虫二两、京三棱二两、蒲黄炭一两、藏红花二两、苏木三两、桃仁三两、苏子霜二两、五灵脂二两、降真香二两、干漆二两、当归尾四两、没药二两、白芍四两、杏仁三两、香附米二两、吴茱萸二两、元胡索二两、水蛭二两、阿魏二两、小茴香炭三两、川芎二两、乳香二两、良姜二两、艾炭二两、益母膏八两、熟地黄四两、龟甲胶一斤、大黄八两（共为细末，以高米醋一斤半，熬浓，晒干为末，再加醋熬，如是三次，晒干，未之）。共为细末，以龟甲、益母、大黄三胶和匀，再加炼蜜为丸，重一钱五分，蜡皮封护。用时温开水和，空心服；瘀甚之证，黄酒下。

吴瑭自注说："化癥回生丹法，系燥淫于内，治以苦温，佐以甘辛，以苦下之也。方从《金匮》鳖甲煎丸与回生丹脱化而出。此方以参、桂、椒、姜通补阳气，白芍、熟地，守补阴液，益母膏通补阴气，而消水气，鳖甲胶通补肝气，而消癥瘕，余俱芳香入络而化浊。且以食血之虫，飞者走络中气分，走者走络中血分，可谓无微不入，无坚不破。又以醋熬大黄三次，约入病所，不伤他脏，久病坚结不散者，非此不可。或者病其药味太多，不知用药之道，少用独用，则力大而急；多用众用，则功分而缓。古人缓化之方皆然，所谓有制之师不畏多，无制之师少亦乱也。此方合醋与蜜共三十六味，得四九之数，金气生成之数也。"吴瑭认为，此证为邪"深入下焦血分，坚结不散之痼疾。若不知络病宜缓通治法，或妄用急攻，必犯瘕散为蛊之戒。"

叶氏所用的回生丹组成制法详载于《临证指南医案·集方》，此不介绍。

3. 专翕大生膏方证

吴瑭参考叶桂相关医案，制订出《温病条辨·下焦篇》第78条专翕大生膏方证："燥久伤及肝肾之阴，上盛下虚，昼凉夜热，或干咳，或不咳，甚则痉厥者，三甲复脉汤主之，定风珠亦主之，专翕大生膏亦主之。"专翕大生膏组成为：人参、茯苓、龟板、乌骨鸡、鳖甲、牡蛎、鲍鱼、海参、白芍、五味子、黄肉、羊腰子、猪脊髓、鸡子黄、阿胶、莲子、芡实、熟地黄、沙苑蒺藜、枸杞子、白蜜。吴瑭自注说："三方由浅入深，定风浓于复脉，皆用汤，从急治。专翕取乾坤之静，多用血肉之品，熬膏为丸，从缓治。盖下焦深远，草木无情，故用有情缓治。再暴虚易复者，则用二汤；久虚难复者，则用专翕。"

除以上三个方证外，还有两类方证也与变通鳖甲煎丸法有关。

第一，根据叶桂变制应用小柴胡汤合鳖甲煎丸的经验，在《温病条辨·中焦篇》第83条，制订出中焦青蒿鳖甲汤方证，并参照麻黄附子细辛汤法而变其制，制订出《温病条辨·下焦篇》第12条下焦青蒿鳖甲汤方证。此两方我们在"小柴胡汤"与"麻黄附子细辛汤"一节已讨论，此不赘述。

第二，根据叶桂变制应用炙甘草汤合鳖甲煎丸的经验，在《温病条辨·中焦篇》制订出二甲复脉汤、三甲复脉汤、大定风珠等滋阴息风方。这三个方证我们在"炙甘草汤"一节已讨论，此从略。

(四) 新订叶氏鳖甲煎丸变通方

1. 生地鳖甲汤

出自《眉寿堂方案选存·疟疾》"脉左盛，邪留在血"案，《临证指南医案·疟》费案，"某氏，疟热伤阴"案。组成为：鳖甲、生地、知母、丹皮。肠燥便秘者，加火麻仁；小溲淋痛者，加茯苓、泽泻；阴津伤甚，口渴者，加天冬、天花粉。叶案方证：疟邪深入阴分血络，耗伤阴液，络热瘀滞，或脉左盛，邪留在血，寒热未已者。或疟邪迫伤津液，胃减不饥，肠燥便红，左胁微坚，有似疟母结聚者。或疟热伤阴，小溲淋痛者。

2. 附子鳖甲汤

出自《临证指南医案·疟》昌四二案。组成为：人参、当归、淡附子、淡干姜、茯苓、肉桂、鳖甲。叶案方证：三疟邪入阴络，经年疟罢，癥瘕疟母，仍聚季胁，诊脉细微，食减神衰，攻法再施，恐扰中满者。

3. 柴胡鳖甲汤

出自《叶氏医案存真·卷一》"因嗔怒心胸痞胀三年"案。组成为：柴胡、生香附、半夏、丹皮、桃仁、青皮、姜汁炒栀子、生牡蛎、鳖甲。叶案方证：因嗔怒心胸痞胀，左胁下坚凝有形，偶触劳忿，则寒热无汗，此属郁痹气血，延成肥气者。

此方由鳖甲煎丸与越鞠丸合方化裁，叶氏认为其可"宣通营卫，流行脉络，佐入攻坚，俾寒热得止"。

(五) 叶案萃语

1. "初在经在气，其久入络入血。"

出自《临证指南医案·疟》李案。这句话阐明了经病与络病的关系。经病较为轻浅，病机在气分；络病较为深重，病机在血分。叶氏类似讲法还有："初为气结在经，久则血伤入络。"

2. "鳖甲煎丸方中大意，取用虫蚁有四：意谓飞者升，走者降，灵动迅速，追拔沉混气血之邪。"

出自《临证指南医案·疟》李案。这句话论述了两类虫类药各自的特点。能飞者，善于升透、升散；仅在地上走者，善于降泄、降散。认为虫类药灵动迅速，能够进入络脉，可追拔、搜剔深伏于络脉，与气血混处胶结的留邪。类似说法还有："其通络方法，每取虫蚁迅速飞走诸灵,俾飞者升,走者降,血无凝著,气可宣通。"

大黄䗪虫丸

一、仲景原方证述要

大黄䗪虫丸出自《金匮要略·血痹虚劳病脉证并治》第 18 条,组成为:大黄十分(蒸),黄芩二两,甘草三两,桃仁一升,杏仁一升,芍药四两,干地黄十两,干漆一两,虻虫一升,水蛭百枚,蛴螬一升,䗪虫半升。右十二味,末之,炼蜜和丸小豆大。酒服五丸,日三服。仲景原条文谓:"五劳虚极羸瘦,腹满不能饮食,食伤、忧伤、饮伤、房室伤、饥伤、劳伤、经络荣卫气伤,内有干血,肌肤甲错,两目黯黑。缓中补虚,大黄䗪虫丸主之。"

本方用䗪虫、虻虫、水蛭、蛴螬四味虫类药活血通络,用干漆、桃仁逐瘀活血,并以此六味药与少量蒸制大黄配伍以攻逐瘀血;另用干地黄、芍药滋养阴血;用杏仁宣达肺气以助血行,用黄芩清热,甘草、白蜜甘缓补中。全方扶正、攻逐并用,故可治疗诸种虚劳所致的内生干血证。

大黄䗪虫丸证:虚劳羸瘦,腹满不能饮食,肌肤甲错,面目黯黑者。

二、叶氏应用心法

1. 用于治疗胃痛

秦,久有胃痛,更加劳力,致络中血瘀,经气逆。其患总在络脉中痹窒耳。医药或攻里,或攻表,置病不理,宜乎无效。形瘦清减,用缓逐其瘀一法。蛴螬虫(炙)一两、䗪虫(炙)一两、五灵脂(炒)一两、桃仁二两、川桂枝尖(生)五钱、蜀漆(炒黑)三钱。用老韭根白捣汁泛丸。每服二钱,滚水下。(《临证指南医案·胃脘痛》)

方证解释:本案久有胃痛,更加劳力,致络中血瘀。拟缓逐其瘀法,用大黄䗪虫丸加减。方用䗪虫、蛴螬虫通络逐瘀搜邪,用五灵脂、桃仁、桂枝尖、蜀漆活血祛瘀。用老韭根白汁辛散以助药力。

2. 用于治疗疟母癥瘕

疟母窃踞少阳,气血凝阻。蛴螬、金铃子、桃仁、三棱、䗪虫、归身、元胡索、蓬术,韭汁丸。(《叶氏医案存真·卷二》)

方证解释:本案为疟母,从"窃踞少阳,气血凝阻"分析,当有胁下癥瘕疼痛等,方用大黄䗪虫丸加减,以䗪虫、蛴螬通络逐瘀搜邪;用桃仁、三棱、莪术、当归身活血逐瘀;用金铃子、元胡索为金铃子散行气活血止痛;用韭汁辛散以助药力。

三、讨论与小结

(一)叶氏变通应用大黄䗪虫丸的基本思路与手法

仲景用大黄䗪虫丸治疗"五劳虚极羸瘦,腹满不能饮食……内有干血,肌肤甲错,两目黯黑"者,叶氏遵其法用此方治疗络中血瘀的胃痛,或疟母盘踞少阳,气血凝阻的癥瘕疼痛。

从叶氏用方看,两案均不用大黄,选用䗪虫、蛴螬二味虫药入络脉以通络逐瘀,搜剔络中结邪;选用桃仁,或加五灵脂、桂枝;或加三棱、莪术、川楝子、元胡活血行气;妙在用韭根白汁泛丸，辛通疏散，以助药力。

（二）叶氏对仲景大黄䗪虫丸方证的创新与发展

叶氏在变通应用仲景鳖甲煎丸中提出了络病的理论与虫蚁通络法。由于大黄䗪虫丸也由活血化瘀药与虫类通络药为主组成，因此，叶氏也将此方列为络病治方之一，以其治疗络病。如《临证指南医案·胃脘痛》秦案叶氏明确指出其病机为"络中血瘀"，"总在络脉中痹窒"，治法拟定为"缓逐其瘀一法"。

由于大黄䗪虫丸中含有䗪虫、虻虫、水蛭、蛴螬四味虫类药，因此，不可否认，叶氏的虫蚁通络法不仅参照了鳖甲煎丸，而且参考了大黄䗪虫丸。准确地说，虫蚁通络法是在变通应用鳖甲煎丸与大黄䗪虫丸两方的临床中制订的。

由此来看，虽然叶桂应用大黄䗪虫丸的医案不多，但却具有重要的学术意义。

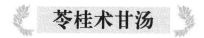

苓桂术甘汤

一、仲景原方证述要

茯苓桂枝白术甘草汤出自《伤寒论》67条，组成为：茯苓四两，桂枝三两（去皮），白术、甘草各二两（炙）。右四味，以水六升，煮取三升，去滓。分温三服。仲景原条文谓："伤寒，若吐、若下后，心下逆满，气上冲胸，起则头眩，脉沉紧，发汗则动经，身为振振摇者，茯苓桂枝白术甘草汤主之。"苓桂术甘汤还见于《金匮要略·痰饮咳嗽病脉证并治》第16条："心下有痰饮，胸胁支满，目眩，苓桂术甘汤主之。"第17条："夫短气有微饮，当从小便去之，苓桂术甘汤主之；肾气丸亦主之。"

苓桂术甘汤以桂枝配甘草温通心阳、镇冲逆、制动悸，以白术配茯苓温运脾阳、除湿利水。两组药合用，温阳利水，寓有"病痰饮者，当以温药和之"之意。其中桂枝配茯苓，具有通阳化气行水之功，是本方的核心药对。

苓桂术甘汤证：心下逆满，气上冲胸，起则头眩，脉沉紧者；或心下有痰饮，胸胁支满，目眩者。

二、叶氏应用心法

（一）加减变化

1. 用于治疗寒湿

莫五十，今年夏四月，寒热不饥，是时令潮渗气蒸，内应脾胃。夫湿属阴晦，必伤阳气，吞酸形寒，乏阳运行。议鼓运转旋脾胃一法。苓姜术桂汤。（《临证指南医案·湿》）

方证解释：本案症见寒热不饥，吞酸形寒等。此初夏四月，时令湿浊与脾胃内湿相引，壅郁脾胃，损伤脾胃阳气。治用苓桂术甘汤去甘草，加生姜法，以桂枝、生姜温通中阳，兼发散寒湿；以白术、茯苓健脾通阳利湿。全方可"鼓运转旋脾胃"，使阳气输转，寒湿分消。

吴瑭根据此案，参考下述《临证指南医案·湿》某十六案、林五二案、严三一案等叶案，制订出《温病条辨·中焦篇》寒湿第50条苓姜术桂汤方证。

某十六，地中湿气，自足先肿。湿属阴邪，阳不易复。畏寒，筋骨犹牵强无力。以《金匮》苓姜术桂汤。（《临证指南医案·湿》）

方证解释：本案症见自足先肿，畏寒，筋骨牵强无力等。此由感受外湿，湿浊内聚，损伤阳气所致。治疗用苓桂术甘汤去甘草加生姜法，以桂枝、生姜温阳散湿，化气行水；以白术、茯苓健脾助运，通阳利湿。《金匮要略》没有苓姜术桂汤，叶氏所说的苓姜术桂汤就是苓桂术甘汤去甘草加生姜法。

胡二十，受湿患疮疡，久疮阳乏气泄，半年淹淹无力，食少，嗳噫难化，此脾胃病。法以运中阳为要。茯苓、桂枝、生于术、炙草、苡仁、生姜。（《临证指南医案·湿》）

方证解释：本案受湿伤阳，外患疮疡，半年不愈，内见淹淹无力，食少，嗳噫难化。此湿伤脾胃中阳，方用苓桂术甘汤加苡仁、生姜，温运中阳，除湿散寒。

林五二，中年清阳日薄，忽然脘中痞闷，乃清阳不自转旋，酒肉湿浊之气得以凝聚矣。过饮溏泻，湿伤脾胃，胃阳微。仲景法，以轻剂宣通其阳。若投破气开降，最伤阳气，有格拒之害。苓桂术甘汤。（《临证指南医案·湿》）

方证解释：本案症见脘中痞闷，溏泄。此为饮食不节，酒肉壅酿湿浊，湿伤脾胃中阳所致的寒湿伤阳证。方用苓桂术甘汤法宣通脾胃清阳。

严三一，胸满不饥，是阳不运行。嗜酒必夹湿凝阻其气，久则三焦皆闭。用半硫丸二便已通，议治上焦之阳。苓桂术甘汤。（《临证指南医案·湿》）

方证解释：本案由嗜酒夹湿凝阻气机，三焦闭郁不通而大小便不通，方用半硫丸温阳化湿，二便得通。但上焦气机未宣，症见胸满不饥。故改用苓桂术甘汤法，通阳逐湿，宣展上焦清阳。

2. 用于治疗咳嗽

李三八，劳伤阳气，内起痰饮，卧着气钝饮阻，其咳为多，痰出稍通势缓，且体常汗泄，非风寒表邪不解，并不热渴，亦非火炎烁金。仲景云：饮家而咳，当治饮，不当治咳。茯苓、桂枝木、苡仁、炙草、姜汁。（《临证指南医案·痰饮》）

方证解释：本案症见咳嗽痰多，痰出稍通势缓，常多汗出。此痰饮咳嗽。方用苓桂术甘汤去壅补的白术，以温化痰饮，另加苡仁祛湿化痰，加姜汁辛通散饮。

本方可命名为"苓桂苡甘生姜汤"，以期在临床上推广应用。

王，秋深天气收肃，背寒喘咳，饮浊上泛。缘体中阳气少振，不耐风露所致，最宜暖护背部。进通阳以治饮。茯苓、桂枝、半夏、姜汁、苡仁、炙草。又，早肾气丸，夜真武丸。（《临证指南医案·痰饮》）

方证解释：本案症见背寒喘咳，病发于秋深天凉之季。此为典型的痰饮病小青龙汤证与苓桂术甘汤证。方用苓、桂、姜汁、甘草，为苓桂术甘汤法以温化痰饮；用半夏、姜汁、桂枝、茯苓、甘草，为变通小青龙汤法以化饮降气；另加苡仁祛湿。二诊用肾气丸、真武丸温阳治本。

某七一，高年久嗽，脉象弦大，寤不成寐，乃阳气微漓，浊饮上泛。仲景云：进温药和之。杏仁三钱、茯苓三钱、川桂枝一钱、生姜一钱、苡仁三钱、炙草四分、大枣二枚。（《临证指南医案·痰饮》）

方证解释：本案高年久嗽，脉象弦大，寤不成寐。脉弦为饮。此阳气虚损，浊饮上泛。方用苓桂术甘汤去白术，加杏仁、苡仁、生姜温化痰饮、宣肺止咳。

某，老人久嗽妨食。议以外饮治脾。苓桂术甘汤。（《临证指南医案·痰饮》）

方证解释：本案症见久嗽，饮食减少。此老年中阳虚弱，痰饮上泛，饮逆则咳嗽，饮聚胃气不和则妨食。方用苓桂术甘汤温阳化饮。

马四十，甘缓颇安，辛泄不受，此阳分气衰。将来饮邪日聚，然卧着咳多，清气失旋。

先用苓桂术甘汤，继进《外台》茯苓饮。（《临证指南医案·痰饮》）

方证解释：本案症见卧着咳多，曾用甘缓药有效，用辛泄药不适。此痰饮内聚，清阳失于旋转。先用苓桂术甘汤通阳温化痰饮，继进《外台》茯苓饮健脾逐饮。

3. 用于治疗哮喘

张二七，呛喘哮，坐不得卧，神迷如呆，气降则清，水寒饮邪，上冲膻中。用逐饮开浊法。姜汁炒南星、姜汁炙白附子、茯苓、桂枝、炙草、石菖蒲。（《临证指南医案·痰饮》）

方证解释：本案症见喘哮，坐不得卧，神迷如呆。此水寒饮邪，冲逆犯肺为喘，上蒙膻中为神迷。治拟逐饮化痰开窍法。方用姜汁炒南星、姜汁炙白附子、石菖蒲化痰开窍；用苓桂术甘汤去白术温化痰饮。

4. 用于治疗胃痛吞酸

高五十，素多郁怒，阳气窒痹，浊饮凝泣。汤饮下咽，吐出酸水，胃脘痛痹，已经三载，渐延噎膈。先与通阳彻饮，俾阳气得宣，庶可向安。半夏、枳实皮、桂枝木、茯苓、淡干姜。又，脉右弦。不饥，纳谷不运，吞酸。浊饮尚阻，阳乃不宣。半夏、良姜、桂枝木、茯苓、延胡、淡干姜。（《临证指南医案·胃脘痛》）

方证解释：本案症见汤饮下咽，吐出酸水，胃脘痛痹等，病三年而不愈。此由素多郁怒，阳气窒痹，浊饮凝结中脘所致。治拟通阳化饮法。方用桂枝、茯苓为简化苓桂术甘汤以通阳化饮；加干姜、半夏、枳实，为变制半夏泻心汤法以温中通阳，化痰开结。二诊守法用苓桂术甘汤去白术、甘草，加干姜、半夏、良姜、延胡，通阳化饮，温中止胃痛。

本案一诊方可命名为"苓桂姜夏枳实汤"，以期在临床上推广应用。

冯，悬饮流入胃中，令人酸痛，涌噫酸水。当辛通其阳以驱饮。桂枝木、半夏、茯苓、炒黑川椒、姜汁。又，照前方加淡附子。（《临证指南医案·痰饮》）

方证解释：本案症见胃痛，胃中涌噫酸水等。此中阳虚弱，痰饮聚结。方用茯苓、桂枝、姜汁，为变通苓桂术甘汤法温阳化饮；另加半夏，合姜汁为小半夏汤法化饮和胃开结；再仿大建中汤法加炒黑川椒通阳驱饮。二诊更加附子温阳散寒，驱逐饮邪。

叶氏用苓桂术甘汤治疗胃痛的医案还有下述"合瓜蒌薤白半夏汤"中介绍的《临证指南医案·胃脘痛》浦案、顾五十一案，"合小建中汤"中介绍的《临证指南医案·胃脘痛》费二九案，"合辛润通络法"中介绍的《临证指南医案·胃脘痛》盛三六案，可互参。

5. 用于治疗哕兼两足骨骱痛

陆二四，饱食则哕，是为胃病。两足骨骱皆痛，阳明胃脉不司束筋骨，攻痛。议转旋阳气法。苓姜术桂汤。（《临证指南医案·腰腿足痛》）

方证解释：本案症见饱食则哕，两足骨骱皆痛等。此中阳不足，饮浊内聚，饮逆胃气不降则哕逆，饮聚阳明胃脉不司束筋骨则足骨骱攻痛。方用苓姜术桂汤温阳化饮。

6. 用于治疗不食不饥

黄，味过甘腻，中气缓，不主运，延绵百天，聚气结饮。东垣云：病久发不焦，毛不落，不食不饥，乃痰饮为患。饮属阴类，故不渴饮。仲景五饮互异，其要言不繁，当以温药和之。通阳方法，固无容疑惑，大意外饮宜治脾，内饮治肾，是规矩准绳矣。议用苓桂术甘汤。（《临证指南医案·痰饮》）

方证解释：本案症见不食不饥，不渴饮等。此过食甘腻，脾不运化，聚气结饮。方用苓桂术甘汤通阳化饮。

7. 用于治疗痞

张二七，酒客谷少中虚，常进疏散表药，外卫之阳亦伤。其痰饮发时，胸中痞塞。自述或饥、遇冷病来，其为阳气受病何疑？不必见痰搜逐，但护中焦脾胃，使阳气健运不息，阴浊痰涎，焉有窃踞之理？生于术、川桂枝、茯苓、淡姜渣、苡仁、泽泻，姜枣汤法丸。（《临证指南医案·痰饮》）

方证解释：本案症见胸中痞塞，饥饿或遇冷时病发。此酒客谷少中虚，痰饮内聚，脾胃之阳不运。方用苓桂术甘汤去甘壅的甘草，加淡姜渣、苡仁、泽泻，温中通阳化饮。

某，食后脘中痞阻，按之漉漉有声，手麻、胁痛、心烦、耳目昏眩，是气不流行，痰饮内聚中焦。用桂苓丸，竹沥、姜汁法丸。又，桂枝、人参、茯苓、半夏、广皮、炙草。（《临证指南医案·痰饮》）

方证解释：本案食后脘中痞阻，按之辘辘有声，手麻胁痛，心烦，耳目昏眩。其"食后脘中痞阻，按之漉漉有声"是典型的苓桂术甘汤证，故用竹沥姜汁制桂苓丸（肉桂、茯苓）温化饮邪。二诊用苓桂术甘汤合茯苓饮、二陈汤为法，通补胃阳，温中化饮。

唐三五，病是劳伤阳气，阳衰不主流行，清浊升降不得自如，是为虚痞之结，《内经》谓劳者温之。此温字，乃温养之称。若吴萸大热开泄，仍是攻克，与劳伤原气相反。苓桂术甘汤。（《种福堂公选医案》）

方证解释：本案为虚痞。由劳伤阳气，阳衰不主流行，清浊升降失司，饮浊聚结所致。方用苓桂术甘汤温化痰饮，旋转清阳。

胀后成痞，清阳失旷，饮邪内阻耳。苓姜术桂汤。（《未刻本叶天士医案》）

方证解释：本案症见先胀后痞。由饮聚清阳损伤所致。方用苓姜术桂汤温阳化饮。

8. 用于治疗胸痹

童五六，背寒，短气，背痛映心，贯胁入腰，食粥噫气、脘痞，泻出黄沫，饮邪伏湿，乃阳伤窃发。此温经通络为要，缓用人参。川桂枝、生白术、炒黑蜀漆、炮黑川乌、厚朴、茯苓。（《临证指南医案·痰饮》）

方证解释：本案症见背寒，短气，背痛映心，贯胁入腰，食粥噫气脘痞，泻出黄沫等。背寒是痰饮之征，短气，背痛映心为胸痹的表现。此饮邪伏湿，结聚伤阳。方用苓桂术甘汤去甘草通阳化饮；另仿《金匮要略》治疗支饮的厚朴大黄汤法，加厚朴以行气祛湿；取治疗胸痹的乌头赤石脂丸法加乌头温经通络、散寒止痛；再加蜀漆化痰逐水。

白二六，脉沉小弦，为阴浊饮邪，禀质阳不充旺，胸中清气不得舒展旷达，偶触入寒冷，或误进寒物饮邪暴冷，凝结胸痞。当平日食物，忌用酒肉腥浊，便清阳流行。常服仲景苓桂术甘汤，百剂。若病来因冷，即服大顺散。（《临证指南医案·痰饮》）

方证解释：本案为胸痞，其脉沉小弦。此痰饮阻遏胸阳，胸中清气不得舒展旷达。叶氏拟用苓桂术甘汤百剂，守法守方，通阳化饮；如触寒遇冷，突然发作者，用大顺散（干姜、肉桂、杏仁、甘草）温阳散寒。

华，阳气微弱，胸痹。苓桂术甘汤。（《临证指南医案·胸痹》）

方证解释：本案脉证过简，从"阳气微弱，胸痹"分析，应有胸闷、短气、胸痛彻背等胸痹见症。方用苓桂术甘汤温通心阳，温化痰饮。

叶氏用苓桂术甘汤化裁治疗胸痹的医案还有下述"合瓜蒌薤白白酒汤"中介绍的《临证指南医案·胸痹》华四六案、谢案，"合瓜蒌薤白半夏汤"中介绍的《临证指南医案·胸痹》浦案，可互参。

9. 用于治疗腹痛

吴五三，当脐微痛，手按则止，此络空冷乘，阳气久虚之质。自述戒酒谷增。不可因痛再以破泄真气。茯苓、生姜（煨）、熟术、肉桂。（《临证指南医案·腹痛》）

方证解释：本案症见当脐微痛，手按则止。此酒湿内聚，损伤阳气，寒湿阻滞腹络。方用苓桂术甘汤去甘加煨生姜通阳化饮，妙在以肉桂代替桂枝，温补真阳，散寒止腹痛。

某四十，腰痛、腹痛，得冷愈甚。桂枝木、茯苓、蕲艾、生香附、青皮、炒小茴。（《临证指南医案·腹痛》）

方证解释：本案为女性，症见腰痛、腹痛，得冷愈甚。此中阳不足，寒湿水饮凝结，肝脉受阻。方用桂枝、茯苓，为苓桂术甘汤法以通阳化饮；用蕲艾温暖下焦，生香附、青皮、炒小茴行气疏肝止痛。

本方可命名为"苓桂艾附青茴汤"，以期在临床上推广应用。

10. 用于治疗泄泻

某，背部牵掣入胁，晨泻。苓桂术甘汤去甘，加鹿角、姜、枣。（《临证指南医案·泄泻》）

方证解释：本案症见晨泻，背部牵掣入胁。此中阳不足，水湿内聚，奇经督脉损伤。方用苓桂术甘汤去甘草加牛姜以通阳化水；用鹿角、生姜、大枣合桂枝，以通补奇经督脉。

本方可命名为"苓桂术鹿姜枣汤"，以期在临床上推广应用。

叶氏用苓桂术甘汤治疗泄泻的医案还有下述"合理中汤"中介绍的《临证指南医案·泄泻》李氏案，可互参。

11. 用于治疗痢疾

吴四九，治痢大法，无过通塞二义。夏秋湿热固多，初痢不痛，已非湿热。色滞者，肠中陈腐也。至今痛而痢，痢后复痛，按之痛减属虚。小雪不愈，阳不来复。久痢治肾，然非滋腻。先用苓姜术桂汤。（《临证指南医案·痢》）

方证解释：本案症见腹痛下痢，痢后复腹痛，按之痛减等。夏秋患病，至小雪不愈。此久痢损伤肾阳，湿热变为寒湿陈腐，阻滞肠中。方用苓姜术桂汤温化寒湿，通补肾阳。

12. 用于治疗疟久伤阳

凡疟久邪结，必成疟母，其邪深客于阴络，道路深远，肌肤无汗，能食不运，便溺通调，病不在腑，从腹下升逆，贯及两胁腰中，推及八脉中病，理固有之，然立方无据，捉摸忆读仲景转旋下焦痹阻例以通阳。苓姜术桂汤。（《三家医案合刻·叶天士医案》）

方证解释：本案疟久邪结，深陷阴络，湿浊内聚，损伤中下之阳而见肌肤无汗，能食不运，自觉气从腹下升逆，贯及两胁腰中。治拟通阳转旋下焦痹阻法。方用苓姜术桂汤温阳化湿，平冲逆之气。

13. 用于治疗痰饮

某，形体似乎壮实，阳气外泄，畏风怯冷，脾阳消乏，不司健运，水谷悍气，蒸变痰饮，隧道日壅，上实下虚。仲景谓，饮邪当以温药和之。苓桂术甘得效，从外饮立方。人参、淡附子、生于术、枳实、茯苓、泽泻、荆沥、姜汁法丸。（《临证指南医案·痰饮》）

方证解释：本案患者形体看似壮实，但畏风怯冷。叶氏辨为痰饮。方用苓桂术甘汤得效。继用真武汤合《外台》茯苓饮化裁，制作丸剂缓治以巩固疗效。

某二一，新凉外束，肺受寒冷。气馁不降，宿饮上干，而病发矣。法当暖护背心，宿病可却。淡生姜粉、半夏、蛤蜊粉、茯苓、桂枝木，苡仁煎汤。（《临证指南医案·痰饮》）

方证解释：本案外感秋凉，肺受寒冷，又内伤痰饮，宿饮上干，其症当有咳喘、恶寒、背冷等。方用茯苓、桂枝术，生姜粉，为苓桂姜甘汤法以温化痰饮，兼散外寒；另加半夏、蛤蜊粉、苡仁以化痰除湿。

姜二四，久患胸右有形，形瘦，畏风怕冷，卧则咳呛痰沫。凡治痰饮，须辨饮食，食少已极，议治中宫之阳。苓桂术甘汤。（《种福堂公选医案》）

方证解释：本案症见胸右有形，形瘦，畏风怕冷，卧则咳呛痰沫。此痰饮内聚，中阳不足，卫气损伤。方用苓桂术甘汤温化痰饮，温阳扶卫。

（二）合方化裁

1. 合小青龙汤治寒饮咳喘

某六一，高年卫阳式微，寒邪外侵，引动饮邪，上逆咳嗽，形寒。仲景云：治饮不治咳。当以温药通和之。杏仁三钱、粗桂枝一钱、淡干姜一钱半、茯苓三钱、苡仁三钱、炙草四分。（《临证指南医案·痰饮》）

方证解释：本案症见上逆咳嗽，形寒。此寒邪外侵，引动饮邪，是典型的小青龙汤证。方用桂枝、茯苓、炙甘草，为苓桂术甘汤法，"温药通和"以化饮；用杏仁、淡干姜、桂枝、甘草，为小青龙汤法，以温肺化饮，兼散外寒；用苡仁，合杏仁，为麻杏苡甘汤法以宣肺除湿。

某三四，舌白，咳逆不渴，非饮象而何？宜温药和之。杏仁、苡仁、半夏、干姜、粗桂枝、茯苓、厚朴、炙草。（《临证指南医案·痰饮》）

方证解释：本案症见咳逆不渴，舌苔白。此为痰饮。方用粗桂枝、茯苓、炙甘草、苡仁，为变通苓桂术甘汤法以温化痰饮；用杏仁、半夏、干姜，合与桂枝，为小青龙汤法以温肺化饮；用厚朴、杏仁，合桂枝，为桂枝加厚朴杏子汤法以宣肺止咳。

某，夏季阳气大升，痰多呛咳，甚至夜不得卧，谷味皆变，大便或溏或秘，诊脉右大而弦。议以悬饮流入胃络，用开阖导饮法。人参、茯苓、桂枝、炙草、煨姜、南枣。又，早诊脉，两手皆弦，右偏大。凡痰气上涌，咳逆愈甚，日来小溲少，下焦微肿。议通太阳以撤饮邪。人参、茯苓、桂枝、炙草、五味子、干姜。又，脉弦略数，不渴不思饮，此饮浊未去，清阳不主运行。前方甘温，主乎开阖，能令胃喜，次法开太阳以撤饮邪，亦主阳通。据自述心下胃口，若物阻呆滞，其浊锢阳微大著，其治咳滋阴，适为阴浊横帜矣。议用大半夏汤法，大半夏汤加炒黑川椒。（《临证指南医案·痰饮》）

方证解释：本案症见痰多呛咳，甚至夜不得卧，谷味皆变，大便或溏或秘。脉右大而弦。此痰饮内聚，中阳胃气损伤，阴浊上泛于肺，下流于肠。方用茯苓、桂枝、炙甘草、煨姜，为苓桂术甘汤法，以温阳化饮；用人参，合茯苓、煨姜、大枣，为变通《外台》茯苓饮法以通补胃阳。二诊症见痰气上涌，咳逆愈甚，日来小溲少，下焦微肿。两手脉皆弦，右偏大。此寒饮聚结，中上清阳大伤，故用茯苓、桂枝、炙甘草，为苓桂术甘汤法以通阳化饮；用五味、干姜，合桂枝，为小青龙汤法以温肺化痰；用人参，合茯苓通补胃阳。三诊症见心下胃口，若物阻呆滞，不渴不思饮。脉弦略数。此饮浊锢结，胃阳衰弱。改用大半夏汤加炒黑川椒以通补胃阳，开阴浊聚结。

2. 合《外台》茯苓饮治胃虚停饮

胡四六，脉沉而微，微则阳气不足，沉乃寒水阴凝。心痛、怔忡，渐及两胁下坠，由阳衰不主运行，痰饮聚气欲阻。致痛之来，其心震之谓，亦如波撼岳阳之义。议用《外台》茯苓饮合桂苓方。人参、茯苓、半夏、枳实、桂枝、姜汁。（《临证指南医案·痰饮》）

方证解释：本案脉沉而微，心痛怔忡，渐及两胁下坠，心震悸。此痰饮聚结阻气，阳衰不主运行。方用桂枝、茯苓、姜汁，为变通苓桂术甘汤温阳化饮；用人参、半夏、枳实，合茯苓，为《外台》茯苓饮法通补胃阳，化痰逐饮。

另外，合《外台》茯苓饮的医案还有上述"合小青龙汤"中介绍的《临证指南医案·痰饮》"某，夏季阳气大升，痰多呛咳"案，"用于治疗痰饮"中介绍的《临证指南医案·痰饮》"某，形体似乎壮实"案，"用于治疗痞"中介绍的《临证指南医案·痰饮》"某，食后脘中痞阻"案，"用于治疗咳嗽"中介绍的《临证指南医案·痰饮》马四十案等，可互参。

3. 合小半夏汤治痰饮呕吐

吴氏，脉弦，背中冷，左偏微痛，食少欲呕，四肢牵强，此饮邪内结。议通阳气。桂枝、茯苓、半夏、姜汁、炙草、大枣。（《临证指南医案·痰饮》）

方证解释：本案症见背中冷，胃脘左偏微痛，食少欲呕，四肢牵强。脉弦。此饮邪内结，阳气不通。方用苓桂术甘汤去白术加姜汁温阳化饮；用半夏，合姜汁，为小半夏汤和胃降逆止呕。

另外，合小半夏汤的医案还有上述"用于治疗咳嗽"中介绍的《临证指南医案·痰饮》王案，"用于治疗胃痛吞酸"中介绍的《临证指南医案·痰饮》冯案等，可互参。

4. 合二陈汤治湿浊

王三二，脉沉为痰饮，是阳气不足，浊阴欲蔽。当以理脾为先，俾中阳默运，即仲景外饮治脾之意。苓桂术甘加半夏、陈皮，水法丸。（《临证指南医案·痰饮》）

方证解释：本案过简，仅脉沉一证。叶氏根据《金匮要略》"脉沉者，有留饮"之论诊断为痰饮。方用苓桂术甘汤合二陈汤化饮运脾。

另外，合二陈汤的医案还有上述"用于治疗痞"中介绍的《临证指南医案·痰饮》"某，食后脘中痞阻"案等，可互参。

5. 合瓜蒌薤白白酒汤治疗胸痹或冲气至脘则痛

华四六，因劳，胸痹，阳伤，清气不运，仲景每以辛滑微通其阳。薤白、瓜蒌皮、茯苓、桂枝、生姜。（《临证指南医案·胸痹》）

方证解释：本案为胸痹。病机为阳伤而清气不运。方用薤白、瓜蒌皮，为瓜蒌薤白白酒汤法以化痰行气开结；用茯苓、桂枝、生姜，为苓桂术甘汤法以温阳通阳。

本方可称命名为"苓桂蒌薤生姜汤"，以期在临床上推广应用。

谢，冲气至脘则痛，散漫高突，气聚如瘕，由乎过劳伤阳。薤白、桂枝、茯苓、甘草。临服冲入白酒一小杯。（《临证指南医案·胸痹》）

方证解释：本案症见冲气至脘则痛，散漫高突，气聚如瘕。此水气聚结，过劳伤阳，阳遏不通，水气冲逆。方用苓桂术甘汤法，以桂枝、茯苓、甘草温阳化水平冲；用瓜蒌薤白白酒汤法，去苦寒降泄的瓜蒌，以薤白之辛滑，白酒之辛热，温通心阳，化痰逐饮开结。

本方可命名为"苓桂薤甘白酒汤"，以期在临床上推广应用。

6. 合瓜蒌薤白半夏汤治疗胃痛彻背或脘中痹痛

浦，中阳困顿，浊阴凝泣，胃痛彻背，午后为甚，即不嗜饮食，亦是阳伤。温通阳气，在所必施。薤白三钱、半夏三钱、茯苓五钱、干姜一钱、桂枝五分。（《临证指南医案·胸痹》）

方证解释：本案症见胃痛彻背，午后为甚，即不嗜饮食。此中阳困顿，浊阴凝泣。方用桂枝、茯苓，为苓桂术甘汤法以温通心阳，化饮利水；用薤白、半夏，为瓜蒌薤白半夏汤去苦寒降泄的瓜蒌，以逐痰散结开痹；另用干姜温通中阳，合桂枝、茯苓散寒通阳开结。

本方可命名为"苓桂夏薤干姜汤"，以期在临床上推广应用。

顾五十一，清阳失职，脘中痹痛，得嗳旷达。当辛以通之。薤白、半夏、桂枝、茯苓、干姜。(《临证指南医案·胃脘痛》)

方证解释：本案症见脘中痹痛，得嗳旷达。此胃阳不足，清阳转旋失职，痰饮内结。方用桂枝、茯苓，为苓桂术甘汤法以温通心阳、化饮行水；用半夏、薤白，为瓜蒌薤白半夏汤去苦寒易伤阳的瓜蒌，化痰开结、行气止痛；另加干姜温中散寒，合半夏、薤白、桂枝辛热开结。

叶四十，脉右弦，舌黄不渴，当心似阻，昔形壮，今渐瘦，咳久不已，卧着则咳，痰出稍安。此清阳少旋，支脉结饮。议通上焦之阳。鲜薤白、瓜蒌皮、半夏、茯苓、川桂枝、姜汁。(《临证指南医案·痰饮》)

方证解释：本案症见当心(指胃脘)似阻，昔形壮，今渐瘦，咳久不已，卧着则咳，痰出稍安。苔黄不渴，脉右弦。此痰饮内结，清阳少旋。方用苓桂术甘汤去白术、甘草，加姜汁通阳化饮；用瓜蒌薤白半夏汤去白酒，苦辛开泄，化痰开结。

杨，头中冷痛，食入不消，筋脉中常似掣痛，此皆阳微不主流行，痰饮日多，气隧日结，致四末时冷。先以微通胸中之阳。干薤白、桂枝、半夏、茯苓、瓜蒌皮、姜汁。又，微通其阳已效，痰饮阻气，用茯苓饮，去广皮加姜汁。(《临证指南医案·痰饮》)

方证解释：本案症见头中冷痛，食入不消，筋脉中常似掣痛，四末时冷等。此阳微不主流行，痰饮内聚，气隧阻结。方用桂枝、茯苓、姜汁，为苓桂术甘汤法以通阳化饮。用瓜蒌、薤白、半夏，为瓜蒌薤白半夏汤法以化痰开结。二诊改用《外台》茯苓饮化裁通补胃阳，行气化饮。

7. 合小建中汤治疗胃痛不纳嗳噫欲呕

费二九，劳力气泄阳伤，胸脘痛发，得食自缓，已非质滞停蓄。然初病气伤，久泄不止，营络亦伤，古谓络虚则痛也。攻痰破气不去病，即伤胃，致纳食不甘，嗳噫欲呕，显见胃伤阳败。当以辛甘温方。人参、桂枝、茯苓、炙草、煨姜、南枣。(《临证指南医案·胃脘痛》)

方证解释：本案症见胸脘痛发，得食自缓，纳食不甘，嗳噫欲呕等。此胃伤阳败，营络亦伤，络虚则痛，胃气不降。方用茯苓、桂枝、炙草，为苓桂术甘汤法，以通阳化饮；用桂枝、炙草、煨姜、南枣、人参，为小建中汤去白芍加人参法，以甘温扶胃建中。白芍酸寒阴柔，不利于通阳，故去之；人参甘温，合茯苓则通补胃阳，故加之。桂枝善通营络，合人参、炙草、煨姜、南枣即为"辛甘温方"，可治"络虚则痛"的胃脘痛。

本案处方可命名为"苓桂参甘姜枣汤"，以期在临床上推广应用。

8. 合辛润通络法治疗络瘀胃痛

盛三六，胃痛喜得暖食，肠中泄气则安。数年痛必入络，治在血中之气。桂枝木、桃仁、韭白汁、归须、茯苓块。又，阳微胃痛。当归、桂枝木、桃仁、炙甘草、煨姜、南枣。(《临证指南医案·胃脘痛》)

方证解释：本案症见胃痛喜得暖食，肠中泄气则安。此久痛入络，阳微饮结而胃痛。方用桂枝、茯苓，为苓桂术甘汤法以通阳化饮；用桃仁、归须、韭白汁为辛润通络法，以润通胃络瘀滞。二诊改用当归建中汤合辛润通络法温中和胃、通络止痛。

本案一诊方可命名为"苓桂桃归汤"，以期在临床上推广应用。

9. 合理中汤与肾着汤法治疗阳虚泄泻腰髀牵强

李氏，脉沉，形寒，腰髀牵强，腹鸣，有形上下攻触，每晨必泻，经水百日一至。仿仲

景意。茯苓、炮淡干姜、生于术、肉桂。(《临证指南医案·泄泻》)

方证解释：本案症见形寒，腰髀牵强，腹鸣，有形上下攻触，每晨必泻，经水百日一至，脉沉。这是典型的中下焦阳虚，寒水之气凝聚证。方用茯苓、肉桂、白术，为苓桂术甘汤法以通阳化水气；用干姜、白术、茯苓，为理中汤法以温中止泻。其腰髀牵强，形寒，经水百日一至，为下焦阳虚寒湿，故合肾着汤法用苓、姜、术温阳散寒湿。

10. 合桂枝附子去桂加白术汤治疗便溏䐜胀

吴四三，食下䐜胀，便溏不爽，肢体不仁，此脾阳困顿，不能默运使然，温通中阳为主。白术三钱、附子一钱、炮姜一钱半、桂枝木一钱、茯苓三钱、荜茇一钱。(《临证指南医案·肿胀》)

方证解释：本案症见食下䐜胀，便溏不爽，肢体不仁。此脾阳困顿，不能默运，水湿内结。方用桂枝、茯苓、白术，为苓桂术甘汤法以通阳化饮；用附子、白术、炮姜、茯苓，为桂枝附子去桂加白术汤与附子理中汤法以温补中下焦真阳。另外加荜茇温中散寒。

本方可命名为"苓桂术附干姜汤"，以期在临床上推广应用。

11. 合枳术丸法治疗虚胀

赵五四，胸腹胀满，久病痰多。生白术二两、茯苓二两、厚朴一两、肉桂五钱，姜汁丸。《本草》云：厚朴与白术能治虚胀，仿洁古枳术之意也。佐茯苓通胃阳，肉桂入血络，则病邪可却矣。(《临证指南医案·肿胀》)

方证解释：本案症见胸腹胀满。从"久病痰多"分析，其病机为脾虚痰饮结聚。方用肉桂、茯苓、生白术、姜汁，为苓桂术甘汤法，以温通中阳，化饮除湿；用生白术、厚朴，为张洁古根据《金匮要略》枳术汤变化制订的枳术丸法，以补脾健运，消满除胀。本案中阳虚损较甚，故用枳术丸而不用寒凉的枳实，改用辛温的厚朴以燥湿除满；中下焦阳虚，故用肉桂易桂枝，以温肾阳，扶脾阳。以姜汁丸者，是仿照枳术丸制法，取久病缓治之意。

12. 合甘姜苓术汤治疗腰髀足膝坠痛麻木

王三五，脉迟缓。饮酒便溏，遗精数年不已，近日腰髀足膝坠痛麻木。此湿凝伤其脾肾之阳，滋填固涩，决不应病。先议用苓姜术桂汤，驱湿暖土，再商后法。(《临证指南医案·腰腿足痛》)

方证解释：本案症见饮酒便溏，遗精数年不已，近日腰髀足膝坠痛麻木。脉迟缓。此湿凝损伤脾肾之阳。阳虚与寒湿并存，故不能用滋填固涩药。方用苓姜术桂汤，驱湿温阳暖土。其苓姜术桂汤中的"姜"究竟是干姜还是生姜，叶氏没有明确说明。但从本案便溏、遗精、腰髀足膝坠痛麻木等症来看，类似《金匮要略》治疗肾着的甘草干姜茯苓白术汤证；另外，从"驱湿暖土"的治则分析，此方之"姜"应该是干姜。本法实质上是苓桂术甘汤与甘草干姜茯苓白术汤的合法，可以温中暖土，驱湿利浊。

本案处方可命名为"苓桂术干汤"，以期在临床上推广应用。

13. 合许学士椒附散法治疗肾气上逆攻背

椒附散出自许叔微《普济本事方》，由花椒、附子组成，"治肾气上攻，项背不能转侧"证。叶氏遵许氏用法，并合入苓桂术甘汤治疗冲气攻背的病证。

孙二四，肾气攻背，项强，溺频且多。督脉不摄，腰重头疼，难以转侧。先与通阳，宗许学士法。川椒（炒出汗）三分、川桂枝一钱、川附子一钱、茯苓一钱半、生白术一钱、生远志一钱。凡冲气攻痛，从背而上者，系督脉主病，治在少阴。从腹而上者，治在厥阴。系冲任主病，或填补阳明，此治病之宗旨也。(《临证指南医案·肩臂背痛》)

　　方证解释：本案症见肾气攻背，项强，溺频且多，腰重头疼，难以转侧。叶氏诊断为肾气攻背，督脉不摄证。方用桂枝、茯苓、生白术，为苓桂术甘汤法，以通阳化饮，平冲逆之气；用炒川椒、川附子，为许学士椒附散，以温补肾阳，通补督脉；另用生远志"定心气，止惊悸"。（《名医别录》）

　　本案处方可命名为"椒附苓桂术远汤"，以期在临床上推广应用。

（三）类方应用

桂苓五味甘草汤

详见下篇"桂苓五味甘草汤"一节，此从略。

三、讨论与小结

（一）叶氏变通应用苓桂术甘汤的基本思路与手法

　　叶桂用苓桂术甘汤的最基本手法是去其中甘壅的甘草，加辛通的生姜，组成"苓姜术桂汤"（或称"苓桂术姜汤"）法，叶氏称此为"鼓运转旋脾胃一法"，用于治疗寒湿水饮伤阳之证。此法以桂枝合生姜温通心阳，平冲降逆，温散水气；以白术合茯苓健脾祛湿，利水通阳。两组药配合，可外散寒湿；上温心阳，镇水气冲逆；中健脾胃，除湿利水通阳。与原苓桂术甘汤相比，宣通清阳、运转脾胃升降的作用大大增强，用于治疗寒湿水气伤阳证，有更好的作用。如《临证指南医案·湿》莫五十案，因既有外湿在肌表的"寒热"，又有寒湿损伤中阳的"吞酸形寒"，用此方以桂枝配生姜，既能发散水湿之气，解肌透散表湿，又能运转脾胃之阳以治脾胃内湿。另如《临证指南医案·湿》某十六案，症有下肢肿胀，畏寒等，桂枝通阳化气，配生姜开太阳膀胱，发散水气，又合苓、术利水，比苓桂术甘汤原方更为合拍。本法还用于痢疾，痛而痢，痢后复痛，胸痹，饱食则哕等病症。

　　叶氏所谓的"苓姜术桂汤"，其中的生姜也可据证更换为干姜，此法一是合理中汤法，去甘草，加干姜，治疗中阳虚弱，水饮下趋肠道的晨泻，如《临证指南医案·泄泻》李氏案。二是合入《金匮要略》治疗肾着的甘草干姜茯苓白术汤法，去甘草，加干姜，治疗湿凝伤其脾肾之阳，症见便溏，遗精数年不已，腰髀足膝坠痛麻木，脉迟缓者（《临证指南医案·腰腿足痛》王三五案）；或治饱食则哕，两足骨骱皆痛者（《临证指南医案·腰腿足痛》陆二四案）。如脾阳困顿，下焦真阳也伤，见食下膜胀，便溏不爽，肢体不仁者，不仅用干姜，而且合桂枝附子去桂加白术汤或附子理中汤法，加入附子，温通脾肾之阳。

　　如水饮痰浊阻滞胸阳或中阳，发为胸痹，或冲气至脘疼痛，或胃痛彻背，或脘中痹痛等，叶氏则用苓桂术甘汤合《金匮要略·胸痹心痛短气病脉证治》瓜蒌薤白白酒汤、瓜蒌薤白半夏汤、枳实薤白桂枝汤法，通阳化饮之中兼以行气化痰开结。饮浊甚者，去瓜蒌之苦寒，甘草、白术之甘壅，仅合薤白，或再加白酒，辛滑通阳以逐饮；中阳困顿，浊阴凝泣者，加薤白、半夏、干姜辛温开降以通阳。

　　如胸脘痛发，嗳噫欲呕，久泄不止，营络亦伤，属于络虚则痛者，则用苓桂术甘汤合小建中汤，去白术、白芍，加人参，组成辛甘温法，甘缓通补营络以治胃痛。如胃痛属于久病入络，络脉瘀滞者，则合入辛润通络法，用桂枝、茯苓合桃仁、韭白汁、归须，通络止痛。

　　如腹痛在脐周，手按则止者，用"苓姜术桂"汤，以肉桂易桂枝温通下焦。如腹痛，得冷愈甚，兼见腰痛者，用苓桂加蕲艾、生香附、青皮、炒小茴温肝行气止痛。

　　如晨泻见背部牵掣入胁者，用苓桂术甘汤去甘草，加鹿角、生姜、大枣通补奇经。

　　如胸腹胀满，属于虚胀者，合入洁古枳术丸法，除满消胀。

如肾气攻背，项强，溺频且多。督脉不摄，腰重头疼，难以转侧者，合许学士椒附散法，加川椒、川附子镇冲逆之气。

（二）叶氏对仲景苓桂术甘汤方证的创新与发展

1. 阐发苓桂术甘汤证"清阳不自旋转"的病机，发明"宣通清阳"、"鼓运转旋脾胃"的治法理论

仲景用苓桂术甘汤治疗痰饮，叶氏对此有重要的发挥，创造性地用其治疗外感寒湿或内伤寒湿证。叶氏认为本方证病机的关键是寒湿凝阻清阳，三焦与脾胃清阳不得旋转；认为本方的主要功效在于宣通清阳，展化气机，令寒湿水饮温化而消。其具体用法如下。

第一，宣通上焦清阳：如上述"用于治疗寒湿"中介绍的《临证指南医案·湿》严三一案。症见"胸满不饥"。叶氏认为此"嗜酒必夹湿凝阻其气"，"是阳不运行"。方用苓桂术甘汤，"议治上焦之阳"，通胸阳以宣化湿浊。

第二，宣通运转中阳：如上述"用于治疗寒湿"中介绍的《临证指南医案·湿》林五二案。症见"脘中痞闷"。叶氏认为此"酒肉湿浊之气得以凝聚"，"乃清阳不自转旋"。方用苓桂术甘汤，"以轻剂宣通其阳"。另如《临证指南医案·湿》胡二十案，症见"食少嗳噎难化"，由"久疟阳乏气泄"所致，治"法以运中阳为要"，方用苓桂术甘汤运转脾阳。

第三，运转下焦肾阳：在上述"用于治疗痢疾"中介绍的《临证指南医案·痢》吴四九案，叶氏指出："小雪不愈，阳不来复"，"久痢治肾，然非滋腻。先用苓姜术桂汤"。此案叶氏用苓姜术桂汤代替温补肾阳法，旨在温通运转下焦肾阳。从而说明，对于寒湿伤及下焦真阳证，不能纯补肾阳法，而要用苓姜术桂汤通补肾阳。

第四，旋转经脉阳气：在上述"用于治疗哕兼两足骨骱痛"中介绍的《临证指南医案·腰腿足痛》陆二四案，"合甘姜苓术汤治疗腰髀足膝坠痛麻木"中所介绍的《临证指南医案·腰腿足痛》王三五案，叶氏认为"两足骨骱皆痛"系"阳明胃脉不司束筋骨"所致，主张用苓姜术桂，"议转旋阳气法"治疗。这里所说的"阳"既指胃阳，也指阳明胃脉之阳。

第五，"鼓运转旋脾胃"：在上述"用于治疗寒湿"中介绍的《临证指南医案·湿》莫五十案，叶氏指出："夫湿属阴晦，必伤阳气，吞酸形寒，乏阳运行。议鼓运转旋脾胃一法。"说明苓桂术甘汤的变制方苓姜术桂汤具有"鼓运转旋脾胃"清阳的重要功效。

由以上用法可以看出，叶氏用苓桂术甘汤重在宣通运转三焦阳气，"鼓运转旋脾胃"，从而达到宣化寒湿的目的。湿浊偏于上焦，胸满不饥者，用苓桂术甘汤宣通上焦清阳；如下焦肾阳不足，见久利者，用苓姜术桂汤温通旋转下焦真阳。阳明胃脉不司束筋骨疼痛者，用苓姜术桂汤旋转经脉阳气。这些手法不仅发挥了仲景苓桂术甘汤的方证理论，而且为临床应用此方提供了新的思路。

2. 发明"肾气攻背"与"肾厥"的概念及其病机治法理论

在上述"合法应用"之"合许学士椒附散法"中我们介绍了叶氏《临证指南医案·肩臂背痛》孙二四案，本案是一个特殊的病，症见"肾气攻背，项强，溺频且多。督脉不摄，腰重头疼，难以转侧"。对此，叶氏拟定了"宗许学士法"，"先与通阳"的治疗方案，处方用：川椒（炒出汗）三分、川桂枝一钱、川附子一钱、茯苓一钱半、生白术一钱、生远志一钱。此方颇具特点，我们曾将其命名为椒附苓桂术远汤，以期在临床上推广应用。

在《临证指南医案·痉厥》叶氏记载了另一则与"孙二四，肾气攻背"案颇为相似的"肾厥"案："某二九，肾厥，由背脊而升。发时手足逆冷，口吐涎沫，喉如刀刺。盖足少阴经脉上循喉咙，挟舌本，阴浊自下上犯，必循经而至。仿许学士椒附意，通阳以泄浊阴耳。

炮附子、淡干姜、川椒、胡芦巴、半夏、茯苓，姜汁泛丸。"

在这则医案中，叶氏确立了肾厥的病名，阐明了肾厥的发病特点、形成病机、治疗原则，以及具体的处方。从古到今，论述肾厥的医家很少，因此，临床上人们对于冲气上逆，由背而升的病证无法可循，无方可施。叶氏此案为临床冲气上逆性疾病的辨治提供了思路，有重要的临床价值。因此，我们把此案处方命名为"叶氏肾厥汤"，以期发扬光大，推广应用。

椒附苓桂术远汤与肾厥汤大同小异：均以川椒、附子为基础，椒附苓桂术远汤症见"肾气攻背，项强，溺频，且督脉不摄，腰重头疼，难以转侧"等，因兼太阳经气不利证，故加桂枝、生白术、茯苓、生远志平冲通阳化饮、疏利太阳经气。肾厥汤症见"发时手足逆冷，口吐涎沫，喉如刀刺"，因兼痰饮上逆证，故加胡芦巴温肾气，淡干姜、半夏、姜汁、茯苓温中化痰、降胃除饮。此两方均是治疗肾气上冲的代表方，应予以充分的重视。

在孙二四案，叶氏进一步指出，冲气上逆之病有两种类型：其一，"凡冲气攻痛，从背而上者，系督脉主病，治在少阴"。其二，凡冲气攻痛，"从腹而上者，治在厥阴。系冲任主病，或填补阳明"。叶氏强调这是"治病之宗旨"。由于临床上以逆气上冲为特征的病证颇多，因此，我们就有关问题再作探讨如下。

第一，关于凡冲气攻痛，"从腹而上者，治在厥阴"，"或填补阳明"的理论：对于"冲气攻背"与"肾厥"的治疗，叶氏拟定了椒附苓桂术远汤与肾厥汤，但是，对于冲气攻痛，"从腹而上"的论治，叶氏仅仅提出了"系冲任主病"，"治在厥阴"，"或填补阳明"的治疗原则，却没有具体的方药。为了深入研究这一问题，我们查找叶案，找到了具有冲气"从腹而上"的两则医案。由于这两则医案用方与乌梅丸有关，因此，我们在"乌梅丸"一节作了介绍。为了使人们对于叶氏论治冲气上逆证的经验有比较全面的了解，在此，我们重复介绍此两则医案如下。

"冲气由脐下而升"——椒附乌梅大半夏汤案："金，寒自背起，冲气由脐下而升，清涎上涌呕吐，遂饥不能食，此疟邪深藏厥阴，邪动必犯阳明。舌白形寒，寒胜，都主胃阳之虚。然徒补钝守无益。人参、半夏、广皮白、姜汁、川椒、乌梅、附子、生干姜。"（《临证指南医案·疟》）

"肝浊逆攻"——椒桂连梅汤案："汪十二，肝浊逆攻，痛至背。淡干姜八分、炒黑川椒三分、炒焦乌梅肉五分、小川连三分、川桂枝木五分、北细辛二分、黄柏五分、川楝子肉一钱、生白芍二钱。"（《临证指南医案·肩臂背痛》）

以上两案均与厥阴有关，是肝与冲脉之气上冲，气冲特点是从前侧腹部而上，治疗均用乌梅丸化裁。

其中椒附乌梅大半夏汤（乌梅、附子、川椒、生干姜、人参、半夏、广皮白、姜汁）所主之病为冲脉病，"冲气由脐下而升"，"从腹而上"，与厥阴、阳明有关，治疗以通补阳明，温通厥阴；制厥阴、通阳明为法，方以乌梅丸、大半夏汤、许学士椒附散合法化裁。冲脉与肝肾、阳明密切相关，冲气从腹而上的冲脉主病要以温摄少阴，调治厥阴，又通补阳明，降冲脉之气为法。本方也体现了叶氏所谓的"治在厥阴"，"或填补阳明"的治疗原则。

另一方椒桂连梅汤（炒焦乌梅肉、生白芍、炒黑川椒、川桂枝木、淡干姜、北细辛、小川连、黄柏、川楝子）所主之病为肝浊攻逆，系厥阴病，治疗用乌梅丸化裁，酸、苦、辛并用，既降泄厥阴之热，又温通开阴浊之聚。本案病机重心在于厥阴之气夹阴浊冲逆，与少阴关系不大，故方中未用附子，仅用川椒合桂枝、细辛、干姜通阳降逆，破阴浊结聚；因证有寒热错杂，肝热冲逆也是病机的一个方面，故用乌梅、白芍，合黄连、黄柏、川楝子，酸苦泄热，亦泄厥阴。

第二，关于叶氏所谓的"仿许学士椒附意"：椒附意是指许叔微的椒附散法，该方载于《普济本事方》，原书谓："治肾气上攻，项背不能转侧，椒附散：大附子（一枚，六钱以上者，炮，去皮脐，末之）。右每末二大钱，好川椒二十粒，用白面填满，水一盏半，生姜七片，同煎至七分，去椒入盐，通口空心服"（《普济本事方·肺肾经病·椒附散》）。方后附有医案一则并注解说："一亲患项筋痛，连及背胛不可转，服诸风药皆不效。予尚忆千金髓有肾气攻背项强一证，予处此方与之，两服顿差。自尔与人皆有验。盖肾气自腰夹脊上至曹谿穴（曹谿穴，即风府穴），然后入泥丸宫。曹谿一穴，非精于搬运者（指道家的一种养生法）不能透，今逆行至此不得通，用椒以引归经则安矣。"许氏特别强调："椒下达"（《普济本事方·肺肾经病·椒附散》）。叶桂遵照许叔微椒附散法，制订了椒附苓桂术远汤、肾厥汤、椒附乌梅大半夏汤、椒桂连梅汤，用于治疗冲气上逆之病证。

叶氏的椒附苓桂术远汤、肾厥汤、椒附乌梅大半夏汤、椒桂连梅汤四法不仅为冲气上逆病的治疗提供了新的方剂，而且为这类怪病难治病的辨证提供了新思路，值得深入研究，进一步总结。

（三）吴瑭对叶氏变通苓桂术甘汤法的继承与发展

吴瑭根据叶桂变通应用苓桂术甘汤的经验，抓住其中最具代表性的去甘草加生姜的手法，制订出了苓姜术桂汤方证。

苓姜术桂汤方证

出自《温病条辨·中焦篇》寒湿第50条："寒湿伤脾胃两阳，寒热，不饥，吞酸，形寒，或脘中痞闷，或酒客湿聚，苓姜术桂汤主之。"此方组成为：茯苓块五钱、生姜三钱、炒白术三钱、桂枝三钱。水五杯，煮取八分二杯，分温再服。吴瑭称此方为"苦辛温法"。

本方证是吴瑭根据《临证指南医案·湿》莫五十案，并参考《临证指南医案·湿》林五二案、严三一案、某十六案等医案制订的。

叶桂将此作为"鼓运转旋脾胃一法"的代表方，用于治疗湿浊困阻中焦的病证。吴瑭根据叶氏的经验，以此方治疗寒湿阻遏脾胃中阳的寒湿证，从而发扬了叶氏变通应用苓桂术甘汤的学说。

（四）新订叶氏苓桂术甘汤变通方

1. 苓桂术干汤

出自《临证指南医案》泄泻门李氏案、腰腿足痛门王三五案。组成为：苓桂术甘汤去甘草，加干姜。此方为苓桂术甘汤与理中汤或甘草干姜茯苓白苓术汤（肾着汤）的合法。叶案方证：脉沉，形寒，腰髀牵强，腹鸣，有形上下攻触，每晨必泻，经水百日一至者；或脉迟缓，饮酒便溏，遗精数年不已，近日腰髀足膝坠痛麻木，湿凝伤脾肾之阳者。

2. 苓桂苡甘生姜汤

出自《临证指南医案·痰饮》李三八案、王案、某六一案。组成为：苓桂术甘汤去白术，加苡仁、生姜。痰多，兼呕者，加半夏；咳甚者，加杏仁。叶案方证：劳伤阳气，内起痰饮，卧着气钝饮阻，多咳，痰出稍通势缓，体常汗泄，并不热渴者；或秋深天气收肃，背寒喘咳，饮浊上泛，缘体中阳气少振，不耐风露者；或高年卫阳式微，寒邪外侵，引动饮邪，上逆咳嗽，形寒者。

3. 苓桂蕤甘白酒汤

出自《临证指南医案·胸痹》谢案。组成为：苓桂术甘汤去白术，加薤白，临服冲入白酒一小杯。叶案方证：冲气至脘则痛，散漫高突，气聚如瘕，由乎过劳伤阳者。

4. 苓桂蒌薤生姜汤

出自《临证指南医案》胸痹门华四六案、痰饮门叶四十案。组成为：苓桂术甘汤去甘草、白术，加薤白、瓜蒌皮、生姜。痰湿痞结甚者，加半夏。叶案方证：胸痹，因劳阳伤，清气不运者；或脉右弦，苔黄不渴，胸脘似阻，昔形壮，今渐瘦，咳久不已，卧着则咳，痰出稍安，清阳少旋，支脉结饮者。

5. 苓桂夏薤干姜汤

出自《临证指南医案》胸痹门浦案，胃脘痛门顾五十一案。组成为：苓桂术甘汤去甘草、白术，加薤白、半夏、干姜。叶案方证：中阳困顿，浊阴凝泣，胃痛彻背，午后为甚，不嗜饮食者；或清阳失职，脘中痹痛，得嗳旷达者。

6. 苓桂参甘姜枣汤

出自《临证指南医案·胃脘痛》费二九案。组成为：苓桂术甘汤去白术，加人参、生姜、大枣。叶案方证：劳力气泄阳伤，胸脘痛发，得食自缓，久泄不止，营络亦伤，纳食不甘，嗳噫欲呕，胃伤阳败者。

7. 苓桂姜夏枳实汤

出自《临证指南医案·胃脘痛》高五十案。组成为：苓桂术甘汤去白术、甘草，加半夏、枳实、干姜。叶案方证：素多郁怒，阳气窒痹，浊饮凝泣，汤饮下咽，吐出酸水，胃脘痛痹者。

8. 苓桂桃归汤

出自《临证指南医案·胃脘痛》盛三六案。组成为：苓桂术甘汤去白术、甘草，加桃仁、当归须。叶案方证：胃痛喜得暖食，肠中泄气则安，数年痛必入络，治在血中之气者。

9. 苓桂艾附青茴汤

出自《临证指南医案·腹痛》某四十案。组成为：苓桂术甘汤去甘草、白术，加蕲艾、香附、青皮、小茴。叶案方证：妇人病，寒饮阻滞肝脉，腰痛，腹痛，得冷愈甚者。

10. 苓桂术鹿姜枣汤

出自《临证指南医案·泄泻》"某，背部牵掣入胁"案。组成为：苓桂术甘汤去甘草，加鹿角、生姜、大枣。叶案方证：中阳不足，水湿内聚，奇经损伤，背部牵掣入胁，晨泻者。

11. 苓桂术附干姜汤

出自《临证指南医案·肿胀》吴四三案。组成为：苓桂术甘汤去甘草，加附子、干姜。叶案方证：食下膜胀，便溏不爽，肢体不仁，脾阳困顿，不能运化者。

12. 椒附苓桂术远汤

出自《临证指南医案·肩臂背痛》孙二四案。组成为：苓桂术甘汤去甘草，加川椒、附子。叶案方证：肾气攻背，项强，溺频且多，督脉不摄，腰重头疼，难以转侧者。

13. 肾厥汤

出自《临证指南医案·痉厥》"某二九，肾厥"案。组成为：炮附子、淡干姜、川椒、胡芦巴、半夏、茯苓、姜汁。叶案方证：肾厥，由背脊而升，发时手足逆冷，口吐涎沫，喉如刀刺者。

(五) 叶案萃语

1. "外饮治脾，内饮治肾。"

出自《临证指南医案·痰饮》程五七案、黄案。叶氏总结《金匮要略》仲景治疗痰饮的经验，抓住"当以温药和之"的治疗原则，进而根据"夫短气有微饮，当从小便去之，苓桂术甘汤主之；肾气丸亦主之"的论述，将痰饮治法分为"外饮治脾，内饮治肾"两法："外饮治脾"，代表方用苓桂术甘汤、《外台》茯苓饮；"内饮治肾"，代表方用肾气丸、真武汤。从而使痰饮的辨治更加简明，更易掌握。

邹滋九在《临证指南医案·痰饮》按语中指出：先生"取仲景之苓桂术甘、《外台》茯苓饮，肾气丸、真武汤，分内饮、外饮治法，而于痰饮之症，无遗蕴矣"。邹氏所论进一步说明，所谓"外饮治脾"，是指用苓桂术甘汤转旋运脾，通阳化饮；所谓"内饮治肾"，是指用真武汤、肾气丸温通肾阳，利水逐饮。

外饮是指中阳不足，脾阳不得运转所致的痰饮；内饮是指真阳衰弱，肾阳不能主水所致的痰饮。外饮与内饮理论的建立，简明扼要地阐发了痰饮病机的浅深层次，具有重要的临床意义。

2. "佐茯苓通胃阳。"

出自《临证指南医案·肿胀》赵五四案。这是叶氏用茯苓的心法。本案主症为"胸腹胀满"，叶氏辨为虚胀，仿枳术丸意，变用白术配厚朴为基础方补虚消胀，并佐茯苓通胃阳，肉桂入血络。关于通阳，叶氏在《温热论》中指出："通阳不在温，而在利小便。"茯苓善利小便，故能通阳。叶氏在胃虚而用人参时，多配用茯苓通阳，如他在《临证指南医案·木乘土》徐氏案中指出："胃虚益气而用人参，非半夏之辛、茯苓之淡，非通剂矣。"

木防己汤

一、仲景原方证述要

木防己汤出自《金匮要略·痰饮咳嗽病脉证并治》第 24 条，组成为：木防己三两，石膏十二枚鸡子大，桂枝二两，人参四两。右四味，以水六升，煮取二升，分温再服。仲景原条文谓："膈间支饮，其人喘满，心下痞坚，面色黧黑，其脉沉紧，得之数十日，医吐下之不愈，木防己汤主之。虚者即愈，实者三日复发，复与不愈者，宜木防己汤去石膏加茯苓芒硝汤主之。"

木防己汤以木防己逐湿驱水饮，以桂枝温阳平冲逆，并重用人参治胃虚心下痞，重用石膏泄热治喘满。本方配伍的关键有两点：一是防己配石膏，可除湿热，逐热饮；二是桂枝配石膏，外能发越经络郁热，内能化饮清泄饮热。

木防己汤证：膈间支饮，其人喘满，心下痞坚，面色黧黑，烦渴，脉沉紧者。

二、叶氏应用心法

(一) 加减变化

1. 用于治疗外感湿热

风温湿热，状如疟疾。神昏妄言烦渴，已非表病。木防己汤主之。木防己、黑栀、土姜皮、石膏、连翘、杏仁。(《眉寿堂方案选存·时疫湿温》)

　　方证解释：本案症见寒热状如疟症，神昏妄言烦渴等。烦渴为气分之热，虽神昏妄言，但舌不绛，则病不在血分心包。此湿热郁结上焦气分。方用木防己汤化裁，用杏仁、土蒌皮宣上焦、开肺气，以求气化湿亦化；用木防己逐经络气分之湿，用黑栀、石膏、连翘清泄气分郁热。从制方用药看，其证可能有湿着经络的身痛或肌肉痛等。

　　湿邪骨骱发红瘰，胸聚浊痰，消浊未已，用木防己汤。木防己、杏仁、生米仁、生石膏、滑石、寒水石，通草五钱煎汤代水。（《眉寿堂方案选存·时疫湿温》）

　　方证解释："骨骱发红瘰"，是指关节周围皮肤发红瘰；"胸聚浊痰"，提示胸闷，口吐浊痰。此为湿热郁结三焦，偏于上焦，郁阻经络。方用木防己汤合桂苓甘露饮化裁，以杏仁开宣上焦，通草渗利下焦，分消三焦湿热；以木防己、生薏苡仁宣通经络湿热；以生石膏、滑石、寒水石清泄三焦湿中郁热。

　　本方可命名为"木防己去参桂加寒水石滑石杏仁苡仁通草汤"，以期在临床上推广应用。

　　脉大，舌白渴饮，胁痛欲呕，湿热阻其经隧，寒热未已，议用木防己汤。木防己、杏仁、知母、姜汁、石膏、厚朴、半夏。（《眉寿堂方案选存·暑》）

　　方证解释：本案外见寒热，内见渴饮，欲呕，胁痛。舌苔白，脉大。此湿热外阻经隧，内郁三焦。方用木防己汤，以木防己宣通经隧湿热；用杏仁开宣上焦以化湿，用厚朴、半夏、姜汁开畅中焦以燥湿；用石膏、知母清泄湿中郁热。

　　2. 用于治疗暑湿

　　某四七，风暑湿浑杂，气不主宣，咳嗽头胀，不饥，右肢若废。法当通阳驱邪。杏仁三钱、苡仁三钱、桂枝五分、生姜七分、厚朴一钱、半夏一钱半、汉防己一钱半、白蒺藜二钱。（《临证指南医案·湿》）

　　方证解释：本案症见咳嗽，头胀，不饥，右肢若废。风暑湿浑杂，郁于气分中上焦则咳嗽，头胀，不饥；痹郁经络则右肢疼痛若废。方用变通木防己汤，以杏仁宣化上焦之湿，厚朴、半夏温燥中焦之湿，苡仁渗利下焦之湿，三组药配合，分消三焦湿热；用桂枝、生姜、汉防己、白蒺藜合杏仁，宣通经络湿痹。

　　吴瑭采辑此案，制订出《温病条辨·中焦篇》第67条杏仁薏苡汤方证。

　　某，脉虚，伤暑，头重脘闷，跗酸。丝瓜叶三钱、大杏仁三钱、六一散三钱、茯苓皮三钱、汉防己一钱半、绵茵陈一钱、细木通一钱、白蔻仁五分。（《临证指南医案·暑》）

　　方证解释：本案感受暑湿之邪，症见头重，脘闷，跗酸。脉虚。此暑湿蕴郁三焦，痹阻经脉。方用汉防己、绵茵陈、细木通、丝瓜叶、茯苓皮、杏仁，为变通木防己汤法，宣利经络中湿热，以治疗跗酸；另加白蔻仁、六一散，合杏仁，分消三焦湿热。

　　3. 用于治疗伏暑疟

　　肥人多痰多湿，暑热夏受，秋深凉来，伏热乃发。汗多不解，非关表寒；烦渴喜饮，均是里病。肺失降而胸痞闷，湿邪盛而战栗多。湿热合邪，同时气分，是太阴、阳明之疟。医不分经络混治，所以旬日之外邪未退舍也。木防己、杏仁、炒半夏、枳实汁、生石膏、炒厚朴、生姜汁。（《眉寿堂方案选存·疟疾》）

　　方证解释：本案为伏暑疟，症见发热，汗多不解，烦渴喜饮，胸痞闷，战栗等。此湿热蕴郁气分，太阴之湿与阳明之热郁结之证。从"医不分经络混治"分析，其症应兼有湿热蕴郁经脉的身痛或关节痛。方用木防己汤化裁，以杏仁宣化上焦之湿，炒半夏、生姜汁、炒厚朴、枳实汁开畅中焦之湿；用生石膏清泄阳明之热；用木防己，合石膏、杏仁宣泄经脉湿热。

本方可命名为"木防己去参桂加杏仁半夏枳实厚朴生姜汤",以期在临床上推广应用。

4. 用于治疗暑风湿外发痒疹

陈,脉左数实。血络有热,暑风湿气外加,遂发疹块,壅肿瘙痒。是属暑痧。杏仁、连翘、滑石、寒水石、银花、晚蚕砂、黄柏、防己。(《临证指南医案·疮疡》)

方证解释:本案症见皮肤疹块,壅肿瘙痒。脉左数实。由暑夹风湿内郁外搏,血络郁热而发。方用防己、杏仁、滑石、晚蚕沙,为变通木防己汤法,清宣经络风湿热邪;加寒水石合滑石,为桂苓甘露饮法,清泄三焦暑湿;另加银花、连翘清热败毒,兼以疏透风热达外;加黄柏清热燥湿。

5. 用于治疗湿热咳喘

某,渴饮咳甚,大便不爽。石膏、花粉、通草、紫菀、木防己、杏仁、苡仁。(《临证指南医案·咳嗽》)

方证解释:本案症见渴饮咳甚,大便不爽。此湿热蕴郁肺胃。方用石膏、杏仁、木防己、通草、苡仁为变通木防己汤宣泄湿热;另加天花粉,合石膏生津止渴,加紫菀,合杏仁宣肺治咳。

湿饮内阻,焉得不咳。杏仁、大半夏、粗桂枝、米仁、块茯苓、木防己。(《未刻本叶天士医案》)

方证解释:本案为湿饮咳嗽,方用杏仁、粗桂枝、木防己、苡仁、茯苓为变通木防己汤以祛湿化饮,宣肺止咳;另加半夏化痰除饮。

蒋,喘为肺病,胀乃肝病。因时痧寒热未解,热邪内陷所致。王先生用苦辛酸法极通,然浮肿腹痛未减,得非经腑之湿热留着欤?木防己、石膏、杏仁、大豆黄卷、通草、苡仁、连翘。(《临证指南医案·幼科要略·痧疹》)

方证解释:本案症见皮肤痧疹,寒热未解,喘胀,浮肿腹痛。此感受时邪湿热,蕴郁三焦经络,内陷不解。方用木防己、石膏、杏仁、大豆黄卷、通草、苡仁为变通木防己汤法,宣泄经络、三焦湿热;另加连翘,合杏仁、石膏清透宣解上焦郁热。

俞天音,脉左大,舌干白苔,肿痛流走四肢,此行痹。喘急不食二十日外矣。羚羊角、木防己、白芍、桂枝、杏仁、姜黄。(《叶氏医案存真·卷二》)

方证解释:本案症见喘急不食二十余日,四肢关节肿痛流走。舌干白苔,脉左大。此为典型的木防己汤证。方用木防己汤去石膏、人参加杏仁宣利湿饮;另仿羚羊角散加白芍、羚羊角柔肝息风,仿舒筋汤加姜黄,合桂枝、防己宣通经络、止行痹疼痛。

6. 用于治疗肺痹

某,经热津消,咳痰痹痛。桂枝、桑枝、木防己、生石膏、杏仁、苡仁、花粉。又,渴饮咳甚,大便不爽,余热壅于气分。紫菀、通草、石膏、花粉、木防己、苡仁、杏仁。(《临证指南医案·肺痹》)

方证解释:本案咳痰与痹痛并见,由湿热郁肺、痹阻经脉所致。方用桂枝、木防己、生石膏、杏仁、苡仁,为变通木防己汤宣利湿热;另加桑枝助桂枝宣通经脉痹阻,加天花粉助石膏清热生津。二诊渴饮咳甚,大便不爽。湿热壅郁气分明显,守法去辛温之桂枝,加通草,合苡仁、杏仁、石膏清宣渗利三焦湿热;加紫菀,合杏仁开宣肺气以止咳,并治大便不爽;用木防己,合石膏、天花粉、通草、苡仁清宣经络中湿热。

7. 用于治疗肿胀

马五一,初起胸痹呕吐,入夏跗腩少腹悉肿,食谷不运,溲短不利。此阳气式微,水谷之湿内蕴，致升降之机失司，当开太阳，姑走湿邪。猪苓三钱、桂枝木八分、茯苓皮三钱、泽泻一钱、防己一钱半、厚朴一钱。四帖。(《临证指南医案·肿胀》)

方证解释：本案胸痹呕吐，入夏跗膁少腹悉肿，食谷不运，溲短不利。此水湿内蕴，升降之机失司。拟开太阳，走湿邪法，以防己、桂枝为木防己汤法宣走经络之湿；以猪苓、茯苓皮、泽泻合桂枝为五苓散法开太阳，通阳利水消肿；另加厚朴化湿除满。

湿注跗踵，针之易泄。米仁、茯苓、木防己、泽泻、桂枝、粉萆薢。(《未刻本叶天士医案》)

方证解释：本案跗踵，为湿聚伤阳证。方用木防己汤去参、膏，加苡仁、茯苓、泽泻、萆薢通阳逐湿。

8. 用于治疗湿痹肠痹

吴，身重不能转移，尻髀板着，必得抚摩少安，大便不通，小溲短少，不饥少饮。此时序湿邪，蒸郁化热，阻于气分，经腑气隧皆阻，病名湿痹。木防己一钱、杏仁二钱、川桂枝一钱、石膏三钱研、桑叶一钱、丹皮一钱。又，舌白，不渴不饥，大便经旬不解，皮肤麻痒，腹中鸣动，皆风湿化热，阻遏气分，诸经脉络皆闭。昔丹溪谓：肠痹宜开肺气以宣通，以气通则湿热自走。仿此论治。杏仁、瓜蒌皮、郁金、枳壳汁、山栀、香豉、紫菀。(《临证指南医案·肠痹》)

方证解释：本案症见身重不能转移，尻髀板着，必得抚摩少安，大便不通，小溲短少，不饥少饮等。此为湿痹之湿热阻于气分经脉脏腑证。方用木防己、杏仁、川桂枝、石膏为变通木防己汤清宣三焦、经络湿热，另加桑叶、丹皮凉肝以息风。二诊症见苔白，不渴不饥，大便经旬不解，皮肤麻痒，腹中鸣动等。据大便辨为肠痹。改用变通栀子豉汤法，以栀子豉汤加杏仁、瓜蒌皮、郁金、枳壳汁、紫菀开肺气以治肠痹。

9. 用于治疗腹膨便溏

薛十三，水谷湿邪内著，脾气不和，腹膨不饥，便溏，四肢酸痹。厚朴、茯苓皮、大腹皮、防己、广皮、泽泻、苡仁、桂枝木。又，肢酸，腹膨便溏。木防己、生白术、苡仁、木瓜、桂枝木、泽泻。(《临证指南医案·泄泻》)

方证解释：本案症见腹膨不饥，便溏，四肢酸痹等。湿邪内阻于脾则便溏，湿邪外阻于四肢则酸痹。方用防己、桂枝木、苡仁，为变通木防己汤法以宣通经络之湿；另加厚朴、广皮、茯苓皮、大腹皮、泽泻，为变通藿香正气散法以祛脾湿，除胀满。二诊仍肢酸，腹膨便溏，方用木防己、桂枝木、苡仁，为变通木防己汤法宣通经络之湿；用生白术、泽泻，合桂枝为五苓散法以除湿止泻；另加木瓜化湿舒经止泻，兼以制木护土。

10. 用于治疗湿热黄疸

王，右胁高突刺痛，身面发黄，不食不便，瘀热久聚，恐结痈疡。大豆黄卷、木防己、金银花、生牡蛎、飞滑石、苡仁。(《临证指南医案·疸》)

方证解释：本案症见身面发黄，不食不便，右胁高突刺痛等，是典型的肝胆湿热郁结证。方用木防己、大豆黄卷、飞滑石、苡仁，为变通木防己汤法宣利湿热；因有肝痈之虑，故加金银花清热解毒，加生牡蛎软坚散结。

叶氏用变通木防己汤治疗黄疸的医案还有下述"合黄芩汤"中介绍的《眉寿堂方案选存·暑》"湿热之邪郁于气分"案，可互参。

11. 用于治疗产后风湿

傅，风胜为肿，湿甚生热，乃经脉为病。但产后百日，精神未复，不可过劫。羚羊角、

木防己、片姜黄、川桂枝、大杏仁、苡仁。(《临证指南医案·产后》)

方证解释：从"风胜为肿，湿甚生热，乃经脉为病"分析，本案当为风湿热关节肿痛。方用变通木防己汤法，以木防己、川桂枝、大杏仁、苡仁，宣利经脉风湿热，另仿舒筋汤加片姜黄活血通络，止关节疼痛；再加羚羊角息风。

12. 用于治疗湿热耳鸣

姚三十，气闭耳鸣。鲜荷叶、杏仁、厚朴、广皮、木通、连翘、苦丁茶、防己。(《临证指南医案·耳》)

方证解释：从用方分析，所谓"气闭"，是指湿热蒙蔽头面清窍。清窍被湿热蒙蔽故见耳鸣。方用变通木防己汤法，以杏仁、鲜荷叶、厚朴、广皮、木通、防己，分消三焦，宣利湿热；用连翘、苦丁茶清热疏风利窍。

13. 用于治疗肩臂腰腿足痛

某，劳倦，肩臂疼。川桂枝木、木防己、五加皮、茯苓、生苡仁、炒白蒺。(《临证指南医案·肩臂背痛》)

方证解释：本案为肩臂痛，方用川桂枝木、木防己、生苡仁、茯苓为加减木防己汤法逐经络之湿；另加五加皮、炒白蒺藜祛肩臂之风。

俞五五，劳倦挟湿，腰疼。川桂枝尖、木防己、生苡仁、茯苓皮、晚蚕砂、草薢。(《临证指南医案·腰腿足痛》)

方证解释：本案为湿痹腰痛，方用川桂枝尖、木防己、生苡仁、茯苓皮、晚蚕沙，为加减木防己汤法宣通经脉之湿；另加草薢逐湿痹。

汪二三，脉涩。腰髀、环跳悉痛，烦劳即发。下焦空虚，脉络不宣，所谓络虚则痛是也。归身、桂枝木、生杜仲、木防己、沙苑、牛膝、草薢、小茴。(《临证指南医案·腰腿足痛》)

方证解释：本案腰髀、环跳悉痛，烦劳即发，脉涩。从腰髀、环跳悉痛诊为络脉空虚，络虚则痛。络虚则奇经空虚，故用沙苑、生杜仲、牛膝、归身、小茴，通补奇经络脉；另用桂枝木、木防己、草薢，为变通木防己汤宣通经络湿痹。

吴，舌白干涸。脘不知饥，两足膝跗筋掣牵痛，虽有宿病，近日痛发，必夹时序温热湿蒸之气，阻其流行之隧。理进宣通，莫以风药。飞滑石、石膏、寒水石、杏仁、防己、苡仁、威灵仙。(《临证指南医案·腰腿足痛》)

方证解释：本案宿病两足膝跗筋掣牵痛，近日痛发，脘不知饥，苔白干涸。此宿病夹时令温热湿蒸之气，阻其经脉流行之隧。方用杏仁、防己、苡仁，为变通木防己汤宣利经络湿热；合飞滑石、石膏、寒水石，为桂苓甘露饮变制的三石汤法以清利三焦湿热；另加威灵仙除痹止痛。其"理进宣通，莫以风药"为叶氏治疗湿热痹的心法，值得重视。

某，呕逆吐涎，冲气攻心。足大踇指硬强而痛。淡吴萸、熟附子、独活、北细辛、当归、汉防己。(《临证指南医案·腰腿足痛》)

方证解释：本案呕逆吐涎，冲气攻心为胃中虚寒，故取吴茱萸汤法用淡吴萸温胃止呕；大踇趾硬强而痛为寒痹疼痛，故用熟附子、独活、北细辛为变通麻黄附子细辛汤温经止痛；病变部位与足厥阴经有关，故取当归四逆汤法加当归养血通脉；硬强为水湿，故仿木防己汤法加汉防己除经络水湿。

14. 用于治疗湿热痿

张，湿中伏热，沉著下焦。用苦胜湿，辛通气分。然必循经入络，渐次达及阳明。绵茵陈三钱、生茅术五分、黄柏一钱半、晚蚕砂一钱、寒水石三钱、茯苓皮三钱。又，色苍脉实，体质强壮，虽年逾四旬，气元充旺。询知平日，善啖酒醴甘肥，此酿成湿火，蕴结下焦。今少腹微肿硬，二便滞涩，自觉少腹气胀上冲，两足沉重，艰于步履，腿股皮中甚热。即《内经》所云：湿热不攘，大筋緛短，小筋弛长，緛短为拘，弛长为痿也。更述曾因熬炼膏药，中有蟅虫、蜈蚣等物，吸受秽浊毒气，未始非与湿热纠蓄，沉伏下焦。前议苦辛寒燥，兹再佐以搜逐络隧。然此病从口而入，必茹素戒饮，一、二年之久，病根可拔，当恪守勿懈为要。绵茵陈三钱、黄柏一钱半、川草薢一钱、茯苓皮三钱、金铃子一钱半、穿山甲三钱、大槟榔汁一钱。又，绵茵陈、草薢、茯苓皮、黄柏、蚕砂、汉防己、龙胆草、山栀、青黛。又，病去七八，常服二妙丸可也。黄柏八两略炒，茅山术米泔浸切片同乌芝麻拌饭上蒸三五次去芝麻焙干三两，二味研末，水法丸。空心服三钱，开水下。(《临证指南医案·痿》)

方证解释：本案一诊未述脉证，从"湿中伏热，沉著下焦"，"必循经入络，渐次达及阳明"分析，当以下肢软弱为主症，方用二妙散合桂苓甘露饮变制的三石汤法清营经络湿热；二诊症见"少腹微肿硬，二便滞涩，自觉少腹气胀上冲，两足沉重，艰于步履，腿股皮中甚热"等，由此诊为湿热痿，方用二妙散合金铃子散加减，苦辛清利湿热，兼清泻肝经湿热；三诊用二妙散、变通木防己汤、龙胆泻肝汤合法化裁，宣通经络，清泄肝经湿热；四诊用二妙散为丸巩固疗效。

吴二十，雨湿泛潮外来，水谷聚湿内起，两因相凑，经脉为痹。始病继以疮痱，渐致痿緛筋弛，气隧不用。湿虽阻气，而热蒸烁及筋骨，久延废弃有诸。大豆黄卷、飞滑石、杏仁、通草、木防己。(《临证指南医案·痿》)

方证解释：本案湿热壅郁成痿，方用变通木防己汤，以木防己、大豆黄卷、飞滑石、杏仁、通草宣利经络湿热。

15. 用于治疗湿热痹

对于湿热痹阻经脉证，叶氏善用变通木防己汤法，清热祛湿，宣通气分经脉。组方必以防己为君，并有一系列具体的变化手法。

(1) 主用石膏配桂枝逐饮热以通经脉

毛氏，风湿相搏，一身肿痛，周行之气血为邪阻蔽。仿仲景木防己汤法。木防己、石膏、杏仁、川桂枝、威灵仙、羌活。(《临证指南医案·痹》)

汪，冬月温暖，真气未得潜藏，邪从内虚而伏。因惊蛰，春阳内动，伏气乃发。初受风寒，已从热化，兼以夜坐不眠，身体中阳气亦为泄越。医者但执风、寒、湿三邪合而为痹，不晓病随时变之理。羌、防、葛根，再泄气阳，必致增剧矣，焉望痛缓。议用仲景木防己汤法。木防己、石膏、桂枝、片姜黄、杏仁、桑枝。(《临证指南医案·痹》)

吴氏，风湿化热，蒸于经络，周身痹痛，舌干咽燥，津液不得升降，营卫不肯宣通，怕延中痿。生石膏、杏仁、川桂枝、苡仁、木防己。(《临证指南医案·痹》)

杜三三，温暖开泄，骤冷外加，风寒湿三气交伤为痹，游走上下为楚。邪入经隧，虽汗不解，贵于宣通。桂枝、杏仁、滑石、石膏、川草薢、汉防己、苡仁、通草。(《临证指南医案·痹》)

石，脉数右大，湿渐化热，灼及经络，气血交阻，而为痹痛。阳邪主动，自为游走，阳动化风，肉腠浮肿。俗谚称为"白虎历节"之谓。川桂枝、木防己、杏仁、生石膏、花粉、郁金。又，照前方去郁金，加寒水石、晚蚕沙、通草。又，脉大已减，右数象未平，痛缓什七，肌肤甲错发痒，脐微满，大便不通。阳明之气未化，热未尽去，阴已先虚，不可过剂。

麻仁、鲜生地、川斛、丹皮、寒水石、钩藤。(《临证指南医案·痹》)

方证解释：从以上五案可以看出，叶氏治疗湿热痹最基本的处方是防己、石膏、桂枝、杏仁四味药，其中毛氏案"风湿相搏，一身肿痛"，兼有风症，故加威灵仙、羌活祛风胜湿；汪案症见"夜坐不眠"，结合"焉望痛缓"一句分析，患者以热为重，且疼痛显著，故加桑枝、片姜黄宣泄经络之热而止痛；吴氏案症有"周身痹痛，舌干咽燥"，湿热蕴蒸，故加苡仁清利湿热；杜二三案"游走上下为楚"，"虽汗不解"，湿热并重，故加滑石、苡仁、通草、川萆薢清利湿热、通痹除湿。石案"脉数右大，湿渐化热"，"阳动化风，肉膝浮肿"，热重伤津，故加天花粉清热生津；二诊更加寒水石、晚蚕沙、通草辛寒清热、兼以利湿。

叶桂的这一手法实质上是以《金匮要略·痰饮咳嗽病脉证并治》第24条木防己汤为基础，并参考第23条治疗溢饮的大青龙汤法而拟定的。

吴瑭采辑毛氏案、汪案、吴氏案、杜二三案，制订出《温病条辨·中焦篇》湿温第68条加减木防己汤方证。

(2) 去桂枝重用石膏清泄阳明而利关节肌肉

某，久痹酿成历节，舌黄痰多，由湿邪阻著经脉。汉防己、嫩滑石、晚蚕沙、寒水石、杏仁、苡仁、茯苓。(《临证指南医案·痹》)

王，身半以上属阳，风湿雨露从上而受，流入经络，与气血交混，遂为痹痛。经月来，外邪已变混，攻散诸法，不能取效，急宜宣通清解，毋使布及流注。防己、姜黄、蚕砂、杏仁、石膏、滑石。(《临证指南医案·痹》)

金，风湿热走痛，二便不通，此痹症也。杏仁、木防己、寒水石、郁金、生石膏、木通。(《临证指南医案·痹》)

吴，舌白干涸。脘不知饥，两足膝跗筋掣牵痛，虽有宿病，近日痛发，必夹时序温热湿蒸之气，阻其流行之隧。理进宣通，莫以风药。飞滑石、石膏、寒水石、杏仁、防己、苡仁、威灵仙。(《临证指南医案·腰腿足痛》)

汪，肿自下起，胀及心胸，遍身肌肤赤瘰，溺无便滑。湿热蓄水，横渍经隧，气机闭塞，呻吟喘急……又，湿邪留饮，发红瘰，胸聚浊痰，消渴未已，用木防己汤。木防己一钱、石膏三钱、杏仁三钱、苡仁二钱、飞滑石一钱半、寒水石一钱半。通草煎汤代水。(《临证指南医案·肿胀》)

方证解释：以上五案均不用桂枝，以防己为君，重用辛寒之石膏，或用寒水石、滑石，或用石膏、滑石，或用石膏、寒水石，或用石膏、寒水石、滑石，即以清泄阳明为主旨；并用杏仁宣展肺气，或再合苡仁利湿。由此所构成的基本方为：防己、石膏、寒水石、滑石、杏仁、苡仁。其症除痹痛表现外，兼见苔黄痰多，或二便不通，或苔白干涸、脘不知饥，或溺无便滑等。据症加减法：或加晚蚕沙祛风除湿；或加姜黄、威灵仙等止痹痛；或加木通、通草等渗利湿热。

汪，日前议味淡轻扬，少佐微辛，正合《经》言肺欲辛之旨，然发表之辛则升，开泄之辛则降。夫肺主一身之气，清空之体义不受浊。前云秽痹上入，肺位最高，受戕最先，因失治而漫延中下。《内经》色诊，谓从上病者治其上，斯源清流洁矣。水芦根、白通草、山茵陈、生苡仁、浙茯苓、桑皮，研入白蔻仁末。卧时服威喜丸二钱。又，湿阻经络为痛，初在虚里穴，渐延肋背附骨，日来背部发现湿疹，微微红色。此湿邪由气及于血分，丸药攻滞，仅走肠中，未能引经宣通，所用气分肺药，咳喘浊痰已缓，今经络久痛，当以三因痹症参看。制蒺藜、通草、木防己、炒焦半夏、生苡仁、浙茯苓、炒熟石膏。(《种福堂公选医案》)

　　方证解释：从所述病史看，本案为秽湿瘴气由上焦蔓延中下，症见咳喘浊痰等。一诊方用芦根、通草、茵陈、生苡仁、茯苓、桑皮、白蔻仁清宣肺郁，分消湿热。二诊咳喘浊痰已缓，而虚里穴部疼痛，渐延肋背附骨，且日来背部发现湿疹，微微红色。此湿热阻痹经络而身痛，湿热由气波及血分则发疹，当从风湿热痹论治。方用加减木防己汤法，以木防己、炒熟石膏、通草、生苡仁、制蒺藜清利湿热，疏风除痹；另加炒焦半夏、茯苓燥湿利湿。

　　（3）去石膏留桂枝配苡仁蚕沙豆卷等通络逐湿

　　朱二三，肢痹痛频发。羚羊角、木防己、川桂枝尖、晚蚕砂、川草薢、白通草、生苡仁、茯苓。（《临证指南医案·痹》）

　　某，冬月温舒，阳气疏豁，风邪由风池、风府流及四末，而为痹症。忽上忽下，以风为阳，阳主动也。诊视鼻明，阳明中虚可见。却邪之剂，在乎宣通经脉。桂枝、羚羊角、杏仁、花粉、防己、桑枝、海桐皮、片姜黄。又，症已渐安，脉络有流通意。仲景云：经热则痹，络热则痿。知风淫于内，治以甘寒，寒可去热，甘味不伤胃也。甜杏仁、连翘、玄参、花粉、绿豆皮、梨汁。（《临证指南医案·痹》）

　　张，骨骱走注行痛，身体重著，不能转舒，此为湿痹。但阳虚之质，忌辛寒苦药。桂枝木、木防己、苡仁、羚羊角、大豆黄卷、杏仁、橘红。（《临证指南医案·痹》）

　　风湿相搏，发热身痛。杏仁、桂枝、木防己、米仁、茯苓、大豆卷。（《未刻本叶天士医案》）

　　湿阻身痛。台术、粗桂枝、薏苡仁、茯苓、晚蚕砂、木防己。（《未刻本叶天士医案》）

　　方证解释：以上五案皆为变通木防己汤法，但有防己、桂枝、杏仁而无石膏。其中前三案增入羚羊角、苡仁，即以防己、桂枝、杏仁、羚羊角、苡仁为基本方。其症无阳明郁热的石膏证，"诊视鼻明，阳明中虚可见"，或为"阳虚之质"，"忌辛寒苦药"，因而不用石膏、寒水石、滑石等。痹症以"骨骱走注行痛，身体重著，不能转舒"，或痹痛"忽上忽下"为特点，属于湿痹兼风，既非热痹，也不是寒湿，故方用既非辛凉，又非辛热的药物组方，贵"在乎宣通经脉"。随症加减：或加晚蚕沙、川草薢、白通草、茯苓通痹利湿；或加天花粉、桑枝、海桐皮、片姜黄通络止痛；或加大豆黄卷、橘红化湿等。后两案以湿阻身痛为主症，治以杏仁、桂枝、防己、苡仁、茯苓为基本方，或加大豆黄卷，或加晚蚕沙利湿通痹。

　　（4）去石膏留桂枝配附子通痹止痛兼逐湿热

　　某，十五年中，痹痛三发。述痛久流及肢节骨骱，屈曲之所皆肿赤，此寒湿变热，为欲解。病在躯壳筋骨，无害命之理，但病深沉下甚，已属阴邪。小腹胀，小溲全无。川独活八分、汉防己八分、川熟附八分、粗桂枝木一钱、茯苓五钱、川草薢一钱、木猪苓一钱。又，生白术三钱、茯苓三钱、川熟附一钱、川独活五分、北细辛一分、汉防己五分、猪苓一钱半、泽泻一钱。又，阳虚湿痹，痹愈，下焦无力。用斡旋其阳。茯苓四两、生白术二两、泡淡生干姜一两、肉桂五钱。以上四味，生研末，滚水泛丸。每早服三钱，开水下。（《临证指南医案·痹》）

　　方证解释：本案十五年中，痹痛三发。述痛久流及肢节骨骱，屈曲之所皆肿赤，小腹胀，小溲全无。此寒湿变热，病已深沉而损伤真阳，寒热错杂，阴证为多。方用汉防己、粗桂枝木、茯苓、川草薢、木猪苓，为变通木防己汤法逐湿疏通经脉；用川独活、川熟附子温肾通阳、散寒除湿。二诊方用汉防己、猪苓、泽泻，为变通木防己汤法以疏通经脉湿邪；用川熟附子、生白术，合茯苓，为真武汤或术附汤法以温阳逐湿；用川独活、北细辛祛风胜湿止痛。三诊"痹愈"，仅下焦无力。改用斡旋其阳法。方用茯苓、生白术、泡淡生干姜、肉桂为变通理中汤、苓桂术姜汤法，为丸以巩固疗效。

（二）合方化裁

1. 合变通藿香正气散治疗湿热

某十四，脘闷，便溏，身痛，脉象模糊。此属湿蕴三焦。厚朴、广皮、藿香梗、茯苓皮、大豆黄卷、木防己、川通草、苡仁。（《临证指南医案·湿》）

方证解释：脘闷，便溏，脉象模糊，为湿浊郁于中焦之证；身痛，为湿郁经络之象。方用藿香梗、厚朴、广皮、茯苓皮，为变通藿香正气散法，开化三焦湿浊；用木防己、大豆黄卷、川通草、苡仁，为变通木防己汤法，宣通经络之湿痹。

吴瑭采辑此案，加"舌白"一症，制订出《温病条辨·中焦篇》湿温第59条二加减正气散方证。

叶氏用木防己汤合藿香正气散的医案还有上述"用于治疗腹膨便溏"中介绍的《临证指南医案·泄泻》薛十三案，可互参。

2. 合黄芩汤治疗伏暑身热目黄自利

湿热之邪郁于气分，身热目黄自利。夏月受之，深秋而发。木防己、杏仁、黄芩、生石膏、枳实、白芍。（《眉寿堂方案选存·暑》）

方证解释：本案为伏暑，症见身热、目黄、自利。此湿热郁于气分。方用木防己、杏仁、生石膏，为变通木防己汤法，开宣清泄气分湿热以治发黄；用黄芩、枳实、白芍，为变通黄芩汤法，清热缓急以治下利。

3. 合桂苓甘露饮治疗肿胀兼湿热疟

汪，肿自下起，胀及心胸，遍身肌肤赤瘰，溺无便滑。湿热蓄水，横渍经隧，气机闭塞，呻吟喘急。湿本阴邪，下焦先受。医用桂、附、芪、术，邪蕴化热，充斥三焦，以致日加凶危也。川通草一钱半、海金沙五钱、黄柏皮一钱半、木猪苓三钱、生赤豆皮一钱半、真北细辛一分。又，前法肿消三四，仍以分消。川白通草、猪苓、海金沙、生赤豆皮、葶苈子、茯苓皮、晚蚕砂。又，间日寒战发热，渴饮，此为疟，乃病上加病。饮水结聚，以下痛胀，不敢用涌吐之法，暂与开肺气壅遏一法。大杏仁、蜜炒麻黄、石膏。又，湿邪留饮，发红瘰，胸聚浊痰，消渴未已，用木防己汤。木防己一钱、石膏三钱、杏仁三钱、苡仁二钱、飞滑石一钱半、寒水石一钱半。通草煎汤代水。（《临证指南医案·肿胀》）

方证解释：本案症见肿自下起，胀及心胸，遍身肌肤赤瘰，溺无便滑，呻吟喘急等，叶氏一、二诊用清利湿热法得效。三诊复感疟邪，间日寒战发热，渴饮，脘腹痛胀，改用麻杏甘石汤去甘草开畅肺气，宣清透热。四诊症见发红瘰，胸聚浊痰，消渴未已等，改用变通木防己汤化裁，以木防己、石膏、杏仁、苡仁、飞滑石、通草清宣湿热，另加寒水石，合石膏、滑石为桂苓甘露饮法清泄三焦湿热。

叶氏用变通木防己汤合桂苓甘露饮的医案还有上述"用于治疗外感湿热"中介绍的《眉寿堂方案选存·时疫湿温》"湿邪骨骱发红瘰"案，"用于治疗暑风湿外发痒疹"中介绍的《临证指南医案·疮疡》陈案，可互参。

4. 合变通麻黄连轺赤小豆汤治疗湿热痹

徐，温疟初愈，骤进浊腻食物，湿聚热蒸，蕴于经络。寒战热炽，骨骱烦疼，舌起灰滞之形，面目痿黄色，显然湿热为痹。仲景谓湿家忌投发汗者，恐阳伤变病。盖湿邪重着，汗之不却，是苦味辛通为要耳。防己、杏仁、滑石、醋炒半夏、连翘、山栀、苡仁、野赤豆皮。（《临证指南医案·湿》）

方证解释：本案温疟初愈，因骤进浊腻食物而发为湿热痹。不仅有"骨骱烦疼"之湿热蕴于经络的关节症，而且有"寒战热炽"、"舌起灰滞之形，面目痿黄色"等湿热蕴结三焦的全身症。方用木防己汤与麻黄连翘赤小豆汤合法，以防己、杏仁、滑石、苡仁，为木防己法宣通经络湿热；用连翘、野赤豆皮、杏仁、山栀，为麻黄连翘赤小豆法清泄郁热；另加半夏合山栀苦辛开泄中焦湿热。本方适宜于三焦湿热与经络湿热俱重的湿热痹证。

吴瑭采辑此案，制订出《温病条辨》中焦篇湿温第65条中焦宣痹汤方证。

5. 合五苓散治疗水肿

倪六七，阳伤湿聚，便溏足肿。粗桂枝、生白术、木防己、茯苓、泽泻。又，脉紧，足肿便溏，阳微湿聚，气不流畅，怕成单胀。照前方加茵陈。又，晨泄肢肿。生白术、桂枝木、淡附子、茯苓、泽泻。(《临证指南医案·泄泻》)

方证解释：本案症见便溏足肿，为湿聚伤阳。方用木防己汤去参、膏，合五苓散去猪苓，通阳逐湿。二诊仍足肿便溏。脉紧。病机同前，故照前方加茵陈以加强利湿。三诊晨泄肢肿，提示一、二诊单纯逐湿未效，据此辨为阳虚水湿不行，改用真武汤合五苓散法温阳逐湿。

叶氏用变通木防己汤合五苓散的医案还有上述"用于治疗肿胀"中介绍的《临证指南医案·肿胀》马五一案，"用于治疗腹膨便溏"中介绍的《临证指南医案·泄泻》薛十三案，可互参。

6. 合二妙散治疗风湿肌肿而痛

李，风湿，肌肿而痛，畏热。炒黄柏、茅术、刺蒺藜、木防己、秦艽、钩藤。(《临证指南医案·痹》)

方证解释：本案症见肌肿而痛，畏热等。此风湿热合邪郁痹肌表经脉证。方用变通木防己汤法，以防己宣利经络湿热，以刺蒺藜、秦艽、钩藤祛风通络；另合二妙散清热燥湿。

叶氏用木防己汤合二妙散的医案还有上述"用于治疗湿热痿"中介绍的《临证指南医案·痿》张案，可互参。

7. 合牡蛎泽泻散治疗水肿

经水不来，先天素弱。因多郁嗔怒，肝木疏泄，水饮旁渍而肿胀，最为难治。米仁、牡蛎、防己、茯苓、泽泻、萆薢。(《眉寿堂方案选存·女科》)

方证解释：本案症见经水不来，肿胀。此多郁嗔怒，肝失疏泄，水郁不行则肿胀，血郁不通则经闭。方用防己、苡仁、萆薢，为变通木防己汤法以宣通经络水湿；用牡蛎、泽泻、茯苓，为变通牡蛎泽泻散法以利水渗湿。

脉沉小，久嗽足浮腹膨，少阴之阳已伤，故水饮欲泛。茯苓、木防己、泽泻、牡蛎、薏苡仁、桂枝。(《未刻本叶天士医案》)

方证解释：本案症见久嗽，足浮，腹膨。脉沉小。此水湿郁结，有欲伤真阳之虑。方用木防己汤去人参、石膏，加苡仁、茯苓逐湿；另用泽泻、牡蛎，为牡蛎泽泻散法散结通阳利水。其中桂枝、茯苓、泽泻合用，含五苓散法可温阳化气行水。

8. 合萆薢分清饮法治疗湿热膏淋

某，膏淋浊腻，湿热居多，然亦有劳伤肾伤，下虚不摄者，今以酒客，腹中气坠，便积。苦辛寒分消治。黄柏、茯苓、萆薢、海金沙、川楝子、青皮、防己、蚕砂。(《临证指南医案·淋浊》)

方证解释：本案症见小便淋浊，腹中气坠，大便不通等。此湿热郁结三焦。拟苦辛寒分消湿热法。方用防己、蚕砂，为变通木防己汤法以逐水利湿泄浊；用萆薢、茯苓，为萆薢分清饮法以清利湿热而治膏淋；加黄柏、海金沙，有二妙散意以清热燥湿利浊；淋浊与肝经有关，故加川楝子、青皮，泻肝行气，通利肝经以助清利膏淋。

9. 合丹栀逍遥散治疗肾囊睾丸肿大

陈，脉沉弦，舌灰边白。腰跨气痛，肾囊睾丸肿大。此湿热为病，乱吃发散消导，湿热下坠为疝。治当分消。草薢、黄柏、山栀、茯苓、丹皮、防己、猪苓、泽泻。（《临证指南医案·疝》）

方证解释：本案症见腰跨气痛，肾囊睾丸肿大。苔灰边白，脉沉弦。此湿热为病，湿热阻滞经脉则腰跨气痛，湿热下注肝脉则为疝。治用防己、草薢，为变通木防己汤法以宣利经络湿热；用山栀、丹皮、茯苓、猪苓、泽泻，为丹栀逍遥散法以泻肝渗湿；另取二妙散法加黄柏清热燥湿。

10. 合辛润通络法治疗胸痹

某，痛久入血络，胸痹引痛。炒桃仁、延胡、川楝子、木防己、川桂枝、青葱管。（《临证指南医案·胸痹》）

方证解释：本案胸痹引痛日久，叶氏从病入血络考虑，拟辛润通络法，方用青葱管、炒桃仁、川桂枝为变通旋覆花汤以辛润通络；合入延胡、川楝子为金铃子散以泻肝止痛；加木防己，合川桂枝，为简化木防己汤法，以驱饮通络。三法并用，宣通络中瘀血水饮而治疗胸痹。

三、讨论与小结

（一）叶氏变通应用木防己汤的基本思路与手法

木防己汤的主药是防己。防己苦、辛，寒。一可祛风湿，治疗风湿热痹；二可利水消肿，治疗湿热、水饮壅郁的水肿；三可止痛，治疗关节肌肉痹痛，或牙痛、头痛及外伤疼痛。此方用其合石膏，可治三焦湿热或经脉湿热之热重者；用其合桂枝，通经脉，利膀胱，可治水肿，湿热痹痛。叶桂抓住本方的配伍特点，常去甘壅守补的人参，加宣化利湿的杏仁、通草、薏苡仁等治疗湿热、暑湿壅郁三焦、经脉的病证。

叶氏变通应用此方的基本思路主要有两个方面：

第一，抓住方中石膏、桂枝、防己相配伍的组方特点，参照《金匮要略》白虎加桂枝汤治疗温疟"身无寒但热，骨节烦痛"的用法，领悟出石膏、桂枝相配伍，善于辛寒宣通关节肌肉热痹之郁，治疗热痹。进而认为，石膏、桂枝与防己合用，则善走经脉，可宣通经络风湿热郁，治疗风湿热痹。以此为基础方，临证酌加杏仁、苡仁、通草、滑石等宣化分消三焦湿热药，主治湿热痹或风湿热痹。具体用法尚有主用石膏配桂枝、防己逐饮热以通经脉；去桂枝重用石膏以清泄阳明；去石膏留桂枝配苡仁、蚕沙、豆卷等通络逐湿；去石膏留桂枝配附子辛热通痹兼逐湿热等法。这些手法，我们在上述"用于治疗湿热痹"中作了详细的总结，此不重复。

第二，抓住本方石膏与防己配伍，不仅能够逐脏腑三焦的湿饮，而且能够走经络清泻经脉湿热的特点，以此两味药为基础，酌加杏仁、滑石、厚朴、苡仁、通草等宣利之药以分消三焦湿浊；或酌加寒水石、知母、栀子、黄芩、连翘等辛寒苦寒药以清泻湿中之热。如此组方，治疗湿温、暑湿、伏暑等外感温病以及湿热蕴郁三焦经络的内伤杂病。在以湿热蕴郁三焦为基本病机的病证中，如果是风湿热三气合邪为病而兼有关节肌肉疼痛者，当首推这一变通之法。关于这一治法的特点，我们将在下文"叶氏对仲景木防己汤方证的创新与发展"之

"创用变通木防己汤治疗温病湿温暑湿伏暑"中作进一步论述。

(二) 叶氏对仲景木防己汤方证的创新与发展

1. 创立湿热痹概念，发明变通木防己汤法治疗湿热痹湿热在经的理论

对于痹证的治疗，前人多遵从《素问·痹论》"风寒湿三气杂至"为痹的理论，主用辛热温燥，祛风散寒胜湿方治痹。叶氏独辟蹊径，打破了前人的传统认识，建立了湿热痹的概念，阐明了湿热痹的病因病机，制订了用《金匮要略》木防己汤变通治疗湿热痹的方案。其论治湿热痹的主要理论如下。

（1）湿热病邪是湿热痹的重要病因

叶桂《临证指南医案》明确指出湿热之邪可以致痹："……湿聚热蒸，蕴于经络，寒战热炽，骨骱烦痛，舌起灰滞之形，面目萎黄色，显然湿热为痹。"（《临证指南医案·湿》徐案）进而，叶氏对医界根据《素问·痹论》之说，推崇"风寒湿三气杂至"为痹而忽视湿热之邪为痹的认识给予了严肃的批评："医者但执风、寒、湿三邪合成为痹，不晓病随时变之理。羌、防、葛根，再泄其阳，必致增剧矣，焉望痛缓。"（《临证指南医案·痹》汪案）

（2）外感湿热阻滞经络与内蕴湿热郁结脏腑是湿热致痹的两条基本路径

湿热之邪致痹的途径，叶氏认为有两条：一为外感湿热之邪，侵入经络；二为脾胃内蕴之湿热，阻滞脏腑内络。如《临证指南医案·痹》沈案指出："从来痹症，每以风寒湿三气杂感主治。召恙之不同，由乎暑暍外加之湿热，水谷内蕴之湿热。外来之邪，着于经络；内受之邪，着于腑络。故辛解汗出，热痛不减。"具体而言，外感湿热之邪，一方面可以直接侵犯经络关节，如叶氏所云"湿热留着，四肢痹痛"；另一方面也可以与嗜食肥甘厚味而形成的脾胃内湿同类相引，由口鼻直入中焦，阻滞胃肠六腑内络，进而布散、流注于外部经络关节，如叶氏所云"水谷湿气下坠，肢末遂成挛痛"，"长夏湿甚气阻，不饥不食，四肢痹痛"。由于关节经脉外感之湿热与脏腑内蕴之湿热互相影响，从而形成了湿热痹缠绵难愈的病机过程。这是叶氏对湿热痹病因发病的创新性认识。

（3）湿热初病在经、久伤入络是湿热痹的关键病机

叶氏认为，湿热痹的病机有湿热在经、在络两个层次："初病湿热在经，久则瘀热入络。"（《临证指南医案·痹》"某，初病湿热在经"案）"初病湿热在经"，是指湿热痹阻气分经脉关节，如《临证指南医案·痹》"某，久痹酿成历节"案载："久痹酿成历节，舌黄痰多，由湿邪阻著经脉。"治疗重"在于宣通经脉"。"久则瘀热入络"，是指湿热深入血分络脉，湿热与络脉瘀滞互结，痹阻关节，如《临证指南医案·痹》宋案载："湿热混处血络之中，搜逐甚难。此由湿痹之症失治，延为痿废沉疴矣。三年病根，非仓卒迅攻，姑进宣通营络，参之奇经为治。"

（4）变通木防己汤是治疗湿热痹湿热在经证的主方

对于湿热痹，叶氏在明辨湿热在经、在络的基础上，别出心裁地用《金匮要略》木防己汤变通治疗湿热在经之证。具体用法我们在上述"用于治疗湿热痹"中已经作了介绍。这里，尚有两个问题值得讨论。

第一，叶氏为什么要用木防己汤治痹？

木防己汤治疗水饮有卓越的疗效，其症以喘满、心下痞坚、面色黧黑、烦渴、脉沉紧为要点。陈修园《金匮方歌括》用"喘满痞坚面色黧"一句话高度概括了木防己汤的症。临床上凡遇此证，不论是什么病，投木防己汤先治水饮往往可获意想不到的疗效。木防己汤能够治疗水饮已是历代医家验证无疑的事实。那么，叶桂为什么会想到用木防己汤加减治疗痹

证？其可能有两点：其一，叶氏每遵《金匮要略》用大、小青龙汤治疗溢饮，具体用法多变通原方，不用麻黄，仅用桂枝合石膏宣泄水饮郁热，所谓"议开太阳，以使饮浊下趋"，"开太阳以导饮逆"。（《临证指南医案·痰饮》沈妪案、某案）木防己汤也含有桂枝与石膏相配伍的药组，与叶氏变通青龙汤法雷同。溢饮的特征为"身体疼痛"。因此，用木防己汤开太阳、逐水饮，就能治疗肢体肿胀疼痛，如《吴鞠通医案·痹》赵案用加减木防己汤合大青龙汤委石膏以重任治疗痰饮兼痹顽证时指出："内而脏腑，外而肌肉，无不痹者。且与开太阳之痹，脉洪大，与大青龙合木防己汤法。"吴瑭的这种用法与叶氏的手法颇能吻合，也是将青龙法与木防己汤作为同一类方使用的。其二，木防己汤主治"膈间支饮"，而痹证患者夹有水饮内停者居多，如上述叶案"毛氏，风湿相搏，一身肿痛"，肿痛即是水饮。因此，用木防己汤逐水饮即可治痹。痹证的表现有关节肿胀、疼痛，关节腔渗出等，中医自古就有痰饮流注经络导致痹痛的认识。由此可见，从发越水气，通络逐饮的角度理解加减木防己汤治疗痹证的机理，不仅能够更加深刻地发掘此方的功效，开阔其临床应用的视野，而且对于阐发痹证的病机也不无裨益。这也正是叶氏引用《金匮要略》木防己汤治疗湿热痹的原因。

第二，加减木防己汤是大青龙汤与木防己汤的合方，寓轻剂大青龙汤法。

《金匮要略·痰饮咳嗽病脉证并治》第23条用大青龙汤治疗溢饮，第24条用木防己汤治疗膈间支饮。由于两方主治病证有一定的关联，因此，叶氏就把木防己与大青龙汤合法，用以治疗痹痛。考察叶氏用变通木防己汤法治疗湿热痹的医案不难看出，他在木防己汤法中最多加用的药就是杏仁。加减木防己汤桂枝、石膏、杏仁并用实际上就是简化了的大青龙汤法，可谓大青龙汤的轻剂、里剂。明确这一问题对于临床应用加减木防己汤具有重要的意义。我常在加减木防己汤中再加麻黄，治疗湿热痹肌肉关节疼痛显著者。麻黄与方中桂枝、杏仁、石膏配伍，目的不在发汗而在发越水气、通痹止痛。具体用法须根据汗出情况调整各药的剂量，如无汗、口不渴者，重用麻黄，减轻石膏剂量；如汗出、口渴者，加大石膏用量，减少麻黄用量。只要掌握了麻黄与石膏的配伍要领，即使湿热痹或热痹重用麻黄也安全可靠，而且疗效显著。

2. 发明清营凉血通络法治疗湿热痹湿热在络的理论

相对湿热痹湿热在经治法，叶氏进一步制订了湿热痹湿热深入血分络脉的治法，主用清营凉血通络法，或参以养血润络，或宣通营络、参以奇经等法治疗湿热痹"久则瘀热入络"之证。

（1）清营凉血通络法

某，初病湿热在经，久则瘀热入络。脓疡日多未已，渐而筋骨疼痛。《金匮》云：经热则痹，络热则痿。数年宿病，勿事速攻。夜服蒺藜丸。午服犀角、玄参、连翘心、野赤豆皮、细生地、丹参、姜黄、桑枝。（《临证指南医案·痹》）

某，脉沉小数，营中留热。骱骨尚有微痛。宜通经络，佐清营热。钩藤、细生地、当归、白蒺藜、丹皮、片姜黄。（《临证指南医案·痹》）

某氏，血虚风痹，骨骱肿痛。羚羊角、细生地、玄参、当归、桂枝、桑枝、白蒺藜。（《临证指南医案·痹》）

方证解释：以上三案均用清营凉血通络法为方，第一案午服方用犀角（现已禁用）、细生地、丹参、玄参、连翘心、野赤豆皮凉血清营，姜黄、桑枝通络止痛，治疗"脓疡日多未已，渐而筋骨疼痛"症。第二案症见脉沉小数、骱骨尚有微痛，辨为"营中留热"，方用细生地、丹皮清营凉血，当归养营，钩藤、白蒺藜、片姜黄通络止痛。第三案症见"骨骱肿痛"，辨为"血虚风痹"，方用细生地、玄参、羚羊角清营凉血息风，当归养血，桂枝、桑枝、白蒺藜通络。后二案营热兼有络虚，故于清营凉血中加当归养营血。因病入络脉，虚实夹杂，故药也清补并用。

（2）清营养血润络法

某，仲景以经热则痹，络热为痿。今痹痛多日，脉中筋急，热入阴分血中，致下焦为甚。所谓上焦属气，下焦属血耳。柏子仁、当归、丹皮、钩藤、川斛、沙苑。（《临证指南医案·痹》）

某，痹痛偏左，入夜尤甚，血中之气不行。归须、桑枝、苡仁、白蒺藜、姜黄、木防己。（《临证指南医案·痹》）

方证解释：此二案病机均在血分，血虚络热而不通，故用当归养血通络。第一案更加柏子仁、川石斛润养络脉，另加丹皮凉营，钩藤、沙苑通络。第二案另加桑枝、苡仁、白蒺藜、姜黄、木防己宣通络中湿热。

（3）宣通营络参以奇经法

宋，病者长夏霉天奔走，内踝重坠发斑，下焦痛起，继而筋掣，及于腰窝、左臂。《经》云：伤于湿者，下先受之。夫下焦奇脉不流行，内踝重著。阴维受邪，久必化热烁血。风动内舍乎肝胆，所谓少阳行身之侧也。诊得右脉缓、左脉实。湿热混处血络之中，搜逐甚难。此由湿痹之症失治，延为痿废沉疴矣。三年病根，非仓卒迅攻，姑进宣通营络，参以奇经为治。考古圣治痿痹，独取阳明。惟通则留邪可拔耳。鹿角霜、生白术、桂枝、茯苓、抚芎、归须、白蒺藜、黄菊花。（《临证指南医案·痹》）

方，左脉弦大，面赤痰多，大便不爽，此劳怒动肝，令阳气不交于阴，阳维、阳跷二脉无血营养，内风烁经，跗蹠痹痛，暮夜为甚者，厥阴旺时也。病在脉络。金斛、晚蚕砂、汉防己、黄柏、半夏、萆薢、大槟榔汁。又，痛右缓，左痛，湿热未尽，液虚风动也。生地、阿胶、龟板、稆豆皮、茯苓、通草。（《临证指南医案·痹》）

方证解释：宋案症见"内踝重坠发斑，下焦痛起，继而筋掣，及于腰窝、左臂"，从病变部位辨为奇经阴维、少阳为病，又遵古训考虑到阳明之虚。湿热混处血络之中，搜逐甚难，湿痹失治，延为痿废沉疴，病变寒热虚实错杂，故方用鹿角霜、归须、桂枝、茯苓、川芎、白蒺藜通络补奇经；用生白术补阳明；用黄菊花清泄少阳。方案症见左脉弦大，面赤痰多，大便不爽，跗蹠痹痛，暮夜为甚等，从经络脏腑辨为"阳维、阳跷二脉无血营养"，且与厥阴有关。但治疗重点从痰湿热流注，"病在脉络"考虑，首选络病治法中的化痰通络法。因厥阴旺时，暮夜为甚，故用金石斛养肝阴、"除痹"（《神农本草经》）；用晚蚕沙、汉防己、黄柏、半夏、萆薢化痰除湿、宣通络脉；因大便不爽，故加大槟榔汁以理气行滞。二诊右痛已缓，左则仍痛，辨为"湿热未尽，液虚风动"，改用生地、阿胶、龟板补奇经、滋真阴、御肝风，用稆豆皮凉肝息风；茯苓、通草渗利湿热，并合生地、阿胶、龟板，成通补奇经之法。

3. 创用变通木防己汤治疗温病湿温暑湿伏暑

关于湿温、暑湿、伏暑等温病的辨治，人们比较熟悉的是吴瑭根据叶案制订的三仁汤、黄芩滑石汤以及《温热经纬》甘露消毒丹等方，而对于叶氏用变通木防己汤治疗湿热类温病的方法几乎无人问津。由于木防己汤组方的关键之一是防己与石膏配伍，不仅善于清泄经络湿热，而且能够治疗风、湿、热合邪，蕴郁三焦证，因此，叶氏以这两味药为基础，或酌加杏仁、厚朴、半夏、苡仁、滑石、通草等药分消三焦之湿；或酌加寒水石、滑石、连翘、黄芩等药清泻湿中之热,从而组成了论治湿热类温病或杂病湿热的新方法。变通木防己汤与三仁汤、甘露消毒丹、黄芩滑石汤不同,后者是用化湿药与黄芩、竹叶或黄连配伍,苦寒泻火、燥湿清热以治湿中之热,前者则是用石膏,或加寒水石、滑石、连翘等甘寒清热泻火以治湿中之热。用石膏、防己、杏仁、苡仁、滑石等药组成的清化湿热法有两个突出的特点:一是病湿热而有石膏证,如口渴、心烦、汗出不解等。二是有风湿热合邪郁阻经络的防己证,如关节肌肉疼痛、肌肤发疹等。由此来看,叶氏用变通木防己汤治疗湿热类温病的方法具有重要临床意义。

(三)吴瑭对叶氏变通木防己汤法的继承与发展

吴瑭根据叶氏治疗湿热痹的医案,在《温病条辨》中制订出加减木防己汤、中焦宣痹汤等方证,彻底打破了前人依据《素问·痹论》"风寒湿三气杂至"为痹,治痹通用辛热温燥祛风胜湿的框框,开辟了清化湿热,宣通经络湿热治痹的新思路。此法用防己、苡仁、通草、桂枝、石膏、滑石等药组方,具有清利湿热、宣通经络、通痹止痛的作用,能够治疗湿热之邪,蕴结中焦,弥漫上下,流注经络、筋肉、关节所形成的湿热痹证。

1. 加减木防己汤方证

出自《温病条辨·中焦篇》湿温第 68 条:"暑湿痹者,加减木防己汤主之。"此方组成为:防己六钱、桂枝三钱、石膏六钱、杏仁四钱、滑石四钱、白通草二钱、薏仁三钱。水八杯,煮取三杯,分温三服。见小效不即退者,加重服,日三夜一。风胜则引,引者加桂枝、桑叶;湿胜则肿,肿者加滑石、草薢、苍术;寒胜则痛,痛者加防己、桂枝、姜黄、海桐皮;面赤口涎自出者,重加石膏、知母;绝无汗者,加羌活、苍术;汗多者,加黄芪、炙甘草;兼痰饮者,加半夏、厚朴、广皮。吴瑭称此方为"辛温辛凉复法"。

本方证是吴瑭根据上述《临证指南医案·痹》毛氏、汪、吴氏、杜二三案制订的。

2. 中焦宣痹汤方证

出自《温病条辨·中焦篇》湿温第 65 条:"湿聚热蒸,蕴于经络,寒战热炽,骨骱烦疼,舌色灰滞,面目痿黄,病名湿痹,宣痹汤主之。"此方组成为:防己五钱、杏仁五钱、滑石五钱、连翘三钱、山栀三钱、薏苡五钱、半夏(醋炒)三钱、晚蚕沙三钱、赤小豆皮三钱。水八杯,煮取三杯,分温三服。痛甚加片子姜黄二钱,海桐皮三钱。吴瑭称此方为"苦辛通法"。其自注说:"舌灰目黄,知其为湿中生热;寒战热炽,知其在经络;骨骱疼痛,知其为痹证。若泛用治湿之药,而不知循经入络,则罔效矣。故以防己急走经络之湿,杏仁开肺气之先,连翘清气分之湿热,赤豆清血分之湿热,滑石利窍而清热中之湿,山栀肃肺而泻湿中之热,薏苡淡渗而主挛痹,半夏辛平而主寒热,蚕沙化浊道中清气,痛甚加片子姜黄、海桐皮者,所以宣络而止痛也。"

本方证是吴瑭根据上述《临证指南医案》痹门某案、王案、金案,腰腿足痛门吴案,肿胀门汪案,湿门徐案制订的。

另外,《吴鞠通医案·痹》遵照叶桂变通应用木防己汤的经验,广用此法治疗湿热痹,其中有不少新的发挥,读之颇能开发人之心思。此不具体介绍。

3. 二加减正气散方证

出自《温病条辨·中焦篇》湿温第 59 条:"湿郁三焦,脘闷,便溏,身痛,舌白,脉象模糊,二加减正气散主之。"此方组成为:藿香梗三钱、广皮二钱、厚朴二钱、茯苓皮三钱、木防己三钱、大豆黄卷二钱、川通草一钱五分、薏苡仁三钱。水八杯,煮三杯,三次服。"吴瑭称此方为"苦辛淡法"。

本方证是吴瑭根据上述"合变通藿香正气散"中介绍的《临证指南医案·湿》"某十四，脘闷，便溏，身痛"案整理制订的。

4. 杏仁薏苡汤方证

出自《温病条辨·中焦篇》湿温第 67 条："风暑寒湿，杂感混淆，气不主宣，咳嗽头胀，不饥舌白，肢体若废，杏仁薏苡汤主之。"此方组成为：杏仁三钱、薏苡三钱、桂枝五钱、生姜七分、厚朴一钱、半夏一钱五分、防己一钱五分、白蒺藜二钱。水五杯，煮三杯，渣再煮一杯，分温三服。吴瑭称此方为"苦辛温法"。

本方证是吴瑭根据上述"用于治疗暑湿"中介绍的《临证指南医案·湿》"某四七，风暑湿浑杂"案制订的。

（四）新订叶氏木防己汤变通方

1. 木防己去参桂加寒水石滑石杏仁苡仁通草汤

出自《眉寿堂方案选存·时疫湿温》"湿邪骨骱发红瘰"案。组成为：防己、石膏、寒水石、滑石、杏仁、苡仁、通草。叶案方证：风湿热合邪，内蕴三焦与经脉肌肤，发热，口渴心烦，胸闷脘痞，外发红疹，或骨骱发红瘰者。

本方是变通刘完素桂苓甘露饮与变通木防己汤的合法，用杏仁、苡仁、通草，宣利三焦之湿，石膏、寒水石、滑石，清泻三焦之热；用防己祛风清热除湿。此方与吴瑭根据叶案整理制订的三石汤组成、功效相似：三石汤主治"暑温漫延三焦，舌滑微黄，邪在气分者"；本方主治湿热病，渴烦、发疹者。除此，本方与吴瑭根据叶案制订的薏苡竹叶散可比较应用：薏苡竹叶散偏于治疗风湿热郁结所致的肌肤白疹；此方则治疗风湿热蕴郁所致的肌肤外发红疹。

另外，本方同类医案还有《临证指南医案·疮疡》陈案。此案方为：杏仁、连翘、滑石、寒水石、银花、晚蚕沙、黄柏、防己。叶案方证：血络有热，暑风湿气外加，遂发疹块，壅肿瘙痒，脉左数实者。

2. 木防己去参桂加杏仁半夏枳实厚朴生姜汤

出自《眉寿堂方案选存·疟疾》"肥人多痰多湿"案。组成为：木防己、杏仁、炒半夏、枳实、生石膏、炒厚朴、生姜汁。叶案方证：肥人多痰多湿，感受湿热暑湿，发热，汗多不解，烦渴喜饮，胸脘痞闷，关节肌肉痛，舌苔白腻者。

此方是变通木防己汤与变通半夏泻心汤的合法。方用石膏、杏仁与半夏、厚朴、生姜配伍，类似吴瑭根据叶案整理制订的杏仁石膏汤。两方均有杏仁、石膏、半夏、枳实、生姜汁，能够开泄湿热。杏仁石膏汤方中有栀子、黄柏，偏于清热，主治"黄疸脉沉，中痞恶心，便结溺赤，病属三焦里证"者；此方有厚朴、防己，偏于治湿，并能祛湿热兼夹的风邪，兼治关节肌肉痛。

（五）叶案萃语

1. "发表之辛则升，开泄之辛则降。"

出自《种福堂公选医案》汪案。意思是，薄荷、荆芥等用于发表疏透外邪的辛药主要作用于肺卫上焦，具有升透发散邪气的作用，并能升发清阳；白蔻仁、陈皮、半夏等用于开泄湿热的辛味药主要作用于中焦，具有辛开湿浊痞结、和降胃气的作用，并能降泄浊气。叶氏在这句话中精辟地阐发了两类辛药各自不同的特点，为湿热邪郁三焦的治疗用药提供了思路。

2. "肺失降而胸痞闷，湿邪盛而战栗多。"

出自《眉寿堂方案选存·疟疾》"肥人多痰多湿"案。意思是，湿热蕴郁上焦，肺气郁闭，上焦清阳不主宣降，则中脘闭塞，甚至下焦不通，可发为脘痞、肠痹等病证。对此，要用杏仁、瓜蒌皮、栀子等药开宣肺气，令肺气旋转，则中下之病可治。湿邪壅盛，上焦痹郁，肺气不宣，卫气被郁，可发为恶风、恶寒，甚至战栗等。对此，要在杏仁、白蔻仁等宣化上焦湿郁药中佐以豆豉、生姜汁等疏透卫郁之药，令卫郁疏通，则恶寒、战栗可解。其"湿邪盛而战栗多"一句提示，湿邪内盛，不仅易损伤脾肾之阳，而且可阻遏卫阳，出现恶寒或者战栗。这句话揭示了湿盛遏阳、伤阳的病机特点，对于湿病的辨治具有重要的意义。

麻杏苡甘汤

一、仲景原方证述要

麻杏苡甘汤（全称为麻黄杏仁薏苡甘草汤）出自《金匮要略·痉湿暍病脉证治》第21条，组成为：麻黄（去节）半两（汤泡），甘草一两（炙），薏苡仁半两，杏仁十个（去皮尖，炒）。上剉麻豆大，每服四钱匕，水盏半，煮八分，去滓，温服。有微汗，避风。仲景原条文谓："病者一身尽疼，发热，日晡所剧者，名风湿。此病伤于汗出当风，或久伤取冷所致也。可与麻黄杏仁薏苡甘草汤。"

本方由麻黄汤去桂枝加苡仁而成。方中只用麻黄而不臣用桂枝，目的不在发汗；麻黄不煎，仅用汤泡，发汗力量进一步减弱；更合以微寒的薏苡仁，进一步制约了麻黄辛温发散的作用。麻、薏相合，重在发散风湿。加用杏仁开宣肺气，一助麻黄宣肺散风，二助薏苡仁宣化湿邪；另用甘草调和诸药。其中杏、薏相合，上可宣肺化湿，下可淡渗利湿，具有分消湿邪的特殊作用。

麻杏苡甘汤的证：风湿周身关节痛，发热身重或肿者。

二、叶氏应用心法

（一）加减变化

1. 用于治疗咳嗽

徐四七，疟属外邪，疟止声音不扬，必是留邪干于肺系，故咳嗽不已，纳食起居如常，中、下无病，但以搜逐上焦，勿令邪结，可望病已。麻黄、杏仁、生甘草、射干、苡仁。（《临证指南医案·咳嗽》）

方证解释：本案症见疟止声音不扬，咳嗽不已。饮食如常，病未及中焦。此风湿热郁闭上焦，肺气不利。方用麻杏苡甘汤，宣利风湿，开达肺气；因声音不扬，故加射干解毒开结利咽。

本方可命名为"麻杏苡甘加射干汤"，以期在临床上推广应用。

2. 用于治疗喘胀

伊，先寒后热，不饥不食，继浮肿喘呛，俯不能仰，仰卧不安。古人以先喘后胀治肺，先胀后喘治脾。今由气分腌郁，以致水道阻塞，大便溏泄，仍不爽利。其肺气不降，二肠交阻，水谷蒸腐之湿，横趋脉络，肿由渐加，岂乱医可效。粗述大略，与高明论证。肺位最高，主气，为手太阴脏。其脏体恶寒恶热，宣辛则通，微苦则降。苦药气味重浊，直入中下，非宣肺方法矣。故手经与足经大异，当世不分手足经混治者。特表及之。麻黄、苡仁、

茯苓、杏仁、甘草。(《临证指南医案·喘》)

方证解释：本案症见先寒后热，不饥不食，继见浮肿喘呛，俯不能仰，仰卧不安，大便溏泄，仍不爽利等。此风湿郁于上焦气分，肺气膹郁，二肠交阻。方用麻杏苡甘汤开宣肺气，发越风湿；另加茯苓通阳利湿，分利二肠。

(二) 合方化裁

1. 合麻杏甘石汤治疗咳嗽喘胀

某，伏邪久咳，胃虚呕食，殆《内经》所谓胃咳之状耶。麻黄、杏仁、甘草、石膏、半夏、苡仁。(《临证指南医案·咳嗽》)

方证解释：本案伏邪热壅于肺而久咳，胃气不降而呕食。方用麻杏苡甘汤合麻杏甘石汤清宣肺热；另加半夏和胃止呕。

本方可命名为"麻杏苡甘加石膏半夏汤"，以期在临床上推广应用。

吴，平昔湿痰阻气为喘，兹因过食停滞，阴脏之阳不运，阳腑之气不通。二便不爽，跗肿腹满，诊脉沉弦。犹是水寒痰滞，阻遏气分，上下皆不通调，当从三焦分治。顷见案头一方，用菟丝子升少阴，吴茱萸泄厥阴，不知作何解释，不敢附和，仍用河间分消定议。大杏仁、莱菔子、猪苓、泽泻、葶苈子、厚朴、桑白皮、广皮、细木通。又，三焦分消，泄肝通腑，二便不爽如昔。诊脉浮小带促，闻声呼息不利，是气分在上结阻，以致中下不通。喘胀要旨，开鬼门以取汗，洁净腑以利水，无非宣通表里，务在治病源头。据脉症参详，急急开上为法。合《金匮》风水反登义矣。麻黄、杏仁、石膏、甘草、苡仁。(《临证指南医案·肿胀》)

方证解释：本案素有湿痰喘，因过食停滞，二便不爽，跗肿腹满。脉沉弦。此水寒痰滞，阻遏气分，上下不通。方用大杏仁、莱菔子、猪苓、泽泻、葶苈子、厚朴、桑白皮、广皮、细木通宣肺祛痰利水，上下分消水湿。二诊二便仍不通爽，闻声呼息不利，脉浮小带促。叶氏修正病机为：病在上焦，气分结阻，致中下焦不通。方用麻杏苡甘汤合麻杏甘石汤急开上焦闭郁。

本方可命名为"麻杏苡甘加石膏汤"，以期在临床上推广应用。

2. 合麻杏甘石汤与射干麻黄汤法治疗秋燥或失音

陆二二，秋凉燥气咳嗽，初病皮毛凛凛。冬月失音，至夏未愈，而纳食颇安。想屡经暴冷暴暖之伤。未必是二气之馁，仿金实无声议治。麻黄、杏仁、生甘草、石膏、射干、苡仁。又，芦根汁、杏仁汁、莱菔汁、鲜竹沥，熬膏。(《临证指南医案·失音》)

方证解释：本案感秋凉燥气，初病皮毛凛凛，继见咳嗽；又冬月失音，至夏未愈，而纳食颇安。此肺热不宣，金实无声。方用麻杏苡甘汤合麻杏甘石汤辛凉透邪，清宣肺热；另合射干麻黄汤法加射干解毒利咽。二诊改用清热宣肺化痰方制膏以善后。

宋三十，先失音，继喉痹，是气分窒塞。微寒而热，水饮呛出，咯痰随出随阻，此仍在上痹。舌黄口渴。议与苦辛寒方。射干、麻黄、杏仁、生甘草、石膏、苡仁。(《临证指南医案·失音》)

方证解释：本案先失音，继喉痹，兼见微寒发热，水饮呛出，咳痰随出随阻，口渴，舌苔黄。此外感热壅气分，热与痰饮互结，痹郁上焦，肺失宣降。方用麻杏苡甘汤合麻杏甘石汤辛寒清气宣肺；另加射干苦泄解毒，利咽开结。

(三) 变制新法

叶桂根据麻杏苡甘汤用杏仁合麻黄开宣上焦肺气，使气化湿亦化以治上焦之湿；用薏苡仁甘淡清渗以渗利下焦之湿的配伍特点，去麻黄，或用苏叶，或用枇杷叶，或用豆豉代替麻黄，以杏仁宣上，薏苡仁渗下，酌加白蔻仁、厚朴等开畅中焦，从而构成了分消三焦湿邪的新法，以其治疗湿热蕴郁三焦的病证。

1. 用于治疗湿热喘咳肿胀

曹，水谷不运，湿聚气阻，先见喘咳，必延蔓肿胀，治在气分。杏仁、厚朴、苡仁、广皮白、苏梗、白通草。（《临证指南医案·咳嗽》）

方证解释：本案先见喘咳，继见肿胀。病机为水谷不运，湿聚气阻，三焦气分郁闭。叶氏妙用麻杏苡甘汤法，以苏梗代麻黄疏宣开透，合杏仁宣畅上焦肺气以化湿；用苡仁淡渗下焦以利湿，另加厚朴、广皮白开畅中焦以燥湿。从而变制出宣上、畅中、渗下以分消三焦湿邪，治疗湿聚气阻所致的喘咳、肿胀。

2. 用于治疗湿热咳嗽

某，寒热，右胁痛，咳嗽。芦根一两、杏仁三钱、冬瓜子三钱、苡仁三钱、枇杷叶三钱、白蔻仁三分。（《临证指南医案·咳嗽》）

方证解释：本案症见寒热、咳嗽、右胁痛等。从方测机，此湿邪郁于三焦，上焦卫气分郁闭不宣。方用麻杏苡甘汤合《千金》苇茎汤化裁。以枇杷叶代替麻黄，合杏仁宣畅肺卫；用白蔻仁芳香宣化中上焦之湿；用苡仁淡渗宣利下焦，使湿从小便而出。因右胁痛，湿热痰浊壅滞肺络为著，故合苇茎汤法，用芦根、冬瓜仁、薏苡仁清肺化痰，通畅肺络。

3. 用于治疗湿热弥漫三焦

朱，初因面肿，邪干阳位，气壅不通，二便皆少，桂、附不应，即与导滞，滞属有质，湿热无形，入肺为喘，乘脾为胀，六腑开合皆废，便不通爽，溺短浑浊，时或点滴。视其舌绛口渴，腑病背胀，脏病腹满，更兼倚倒左右，肿胀随著处为甚，其湿热布散三焦，明眼难以决胜矣。《经》云：从上之下者治其上；又云：从上之下，而甚于下者，必先治其上，而后治其下。此症递乱纷更，全无头绪，皆不辨有形、无形之误。姑以清肃上焦为先。飞滑石一钱半、大杏仁（去皮尖）十粒、生苡仁三钱、白通草一钱、鲜枇杷叶（刷净毛，去筋，手内揉软）三钱、茯苓皮三钱、淡豆豉一钱半、黑山栀壳一钱。急火煎五分服。此手太阴肺经药也。肺气窒塞，当降不降，杏仁微苦则能降；滑石甘凉，渗湿解热；苡仁、通草，淡而渗气分；枇杷叶辛凉，能开肺气；茯苓用皮，谓诸皮皆凉；栀、豉宣其陈腐郁结。凡此气味俱薄，为上焦药，仿徐之才轻可去实之义。（《临证指南医案·肿胀》）

方证解释：本案症见面肿，喘、胀，倚倒左右，肿胀随着处为甚，大便不通爽，溺短浑浊，时或点滴，口渴，舌绛。病机重点在于湿热弥漫上下，三焦气机不利。治疗姑以清肃上焦为先。方用变通麻杏苡甘汤法，以鲜枇杷叶代麻黄，合杏仁开宣上焦肺气；用生苡仁，加飞滑石、白通草、茯苓皮渗利下焦；另合栀子豉汤以淡豆豉、黑山栀壳宣陈腐郁结。

4. 用于治疗暑湿所致的暑瘵

王，暑邪寒热，舌白不渴，吐血，此名暑瘵重症。西瓜翠衣、竹叶心、青荷叶汁、杏仁、飞滑石、苡仁。（《临证指南医案·暑》）

方证解释：本案感受暑湿，邪在上焦肺卫，卫气被郁则寒热；湿重热轻则苔白不渴；暑湿虽在气分，但影响肺络则吐血。叶氏诊断为暑瘵。方用青荷叶汁代替麻黄，合杏仁、苡仁为变制麻杏苡甘汤法，宣利暑湿；合六一散法加滑石清利暑湿；另加西瓜翠衣、竹叶心清心导暑湿外出。全方用杏仁宣上，滑石、苡仁渗下，以分消三焦之湿；用西瓜翠衣、竹叶心、青荷叶汁清暑泄热中兼以利湿。

吴瑭采辑此案，制订出《温病条辨·上焦篇》暑温第32条清络饮加杏仁薏仁滑石汤方证。

5. 用于治疗暑风热咳嗽

王，暑风热气入肺，上热，痰喘嗽。石膏、连翘、竹叶、杏仁、桑皮、苡仁、橘红、生甘草。又，肺气壅遏，身热喘咳，溺少。苇茎合葶苈大枣汤。(《临证指南医案·暑》)

方证解释：本案为暑热夹风夹湿，邪郁气分上焦，肺热壅盛的喘咳。方用杏仁、苡仁、生甘草，为麻杏苡甘汤去麻黄法以宣利暑湿；合麻杏甘石汤法加石膏以清泄肺热；另加连翘、竹叶合杏仁疏宣上焦风热；加桑皮合石膏清泻肺热，加橘红合杏仁、苡仁宣肺化痰祛湿。二诊肺气壅遏，身热喘咳，溺少，改用苇茎汤合葶苈大枣泻肺汤清泻肺热。

三、讨论与小结

(一) 叶氏变通应用麻杏苡甘汤的基本思路与手法

叶桂不用麻杏苡甘汤治疗一身尽疼，发热，日晡所剧的风湿，而是根据此方的组方特点，以其治疗咳嗽、喘胀等上焦肺气郁闭不宣的病证。兼咽喉不利或失音者，加射干；肿胀者，加茯苓。

在合法应用方面，最常用的手法是合入麻杏甘石汤法加石膏，清宣肺热，治疗咳嗽、失音、肿胀等病证，秋燥、失音者，再合射干麻黄汤法加射干；咳而欲呕者，加半夏。

在变制新法方面，以苏梗，或枇杷叶，或豆豉代替麻黄，合杏仁开宣肺气以化湿；用苡仁，或再加滑石、通草甘淡渗利下焦之湿；另加白蔻仁、陈皮、厚朴等芳香温燥中焦之湿。从而组成分消三焦法治疗湿热壅郁上焦，或湿热郁结三焦的病证。如湿热郁于气分上焦，喘咳肿胀者，方用苏梗、杏仁、厚朴、苡仁、广皮白、白通草；如湿热郁肺，上焦不开，咳嗽，寒热者，方用枇杷叶、杏仁、白蔻仁、芦根、冬瓜子、苡仁；如湿热弥漫三焦，症见面肿，喘、胀，倚倒左右，肿胀随着处为甚，大便不通爽，溺短浑浊，时或点滴，舌绛口渴者，方用鲜枇杷叶、杏仁、生苡仁、滑石、白通草、茯苓皮、淡豆豉、黑山栀壳。

更彻底的变制手法是，去麻黄，或去麻黄、甘草，以杏仁开宣肺气以化湿，以薏苡仁甘淡渗利湿热；另加西瓜翠衣、竹叶心、青荷叶汁、飞滑石治疗暑瘵；或者加石膏、连翘、竹叶、桑皮、橘红治疗暑风热咳嗽。

(二) 叶氏对仲景麻杏苡甘汤方证的创新与发展

创立分消三焦湿热法论治湿温湿热

仲景用麻黄杏仁薏苡甘草汤治疗风湿，叶桂由此悟出湿热病可用此方论治，遂变其制而创立出分消三焦湿热的新法。具体方法是，用紫苏叶或枇杷叶代替麻黄，合杏仁开宣上焦肺卫，以求气化湿亦化；用薏苡仁淡渗利湿以渗利下焦；加白蔻仁、厚朴、广陈皮等芳香开畅中焦以燥湿化浊。从而三焦分消，治疗湿邪或湿热之邪壅郁上焦或壅郁上中下三焦所致的种种病证。关于这一治法的用药思路，叶氏在《临证指南医案·肿胀》朱案中指出："此手太阴肺经药也。肺气窒塞，当降不降，杏仁微苦则能降；滑石甘凉，渗湿解热；苡仁、通草，淡而渗气分；枇杷叶辛凉，能开肺气；茯苓用皮，谓诸皮皆凉；栀、豉宣其陈腐郁结。凡此气味俱薄，为上焦药，仿徐之才轻可去实之义。"

关于治湿，叶氏在《温热论》中提出了三法：一是在辛凉轻剂中加疏风药或渗湿药，"或透风于热外，或渗湿于热下"，使风邪、湿邪"不与热相搏"，以治疗风温夹湿之邪郁于上焦卫表之证。二是"分消上下之势"法，药用杏、朴、苓等，宣上、畅中、渗下以治疗湿邪邪留三焦的病证。三是"开泄"法，药用杏、蔻、橘、桔等，轻苦微辛，开宣上焦以治疗湿郁中焦的胃脘痞胀。

《温热论》治湿三法和变制麻杏苡甘汤所形成的开达肺气，宣畅三焦的治法共同构成了叶氏治湿心法，值得深入研究。

（三）吴瑭对叶氏变通麻杏苡甘汤法的继承与发展

吴瑭遵从叶桂变通应用麻杏苡甘汤的手法，结合自己的经验，在《温病条辨》中制订出三仁汤方证与清络饮加杏仁薏仁滑石汤方证，发展了叶氏变通应用麻杏苡甘汤的经验。

1. 三仁汤方证

出自《温病条辨·上焦篇》湿温第43条："头痛恶寒，身重疼痛，舌白不渴，脉弦细而濡，面色淡黄，胸闷不饥，午后身热，状若阴虚，病难速已，名曰湿温。汗之则神昏耳聋，甚则目瞑不欲言，下之则洞泄，润之则病深不解。长夏深秋冬日同法，三仁汤主之。"此方组成为：杏仁五钱、飞滑石六钱、白通草二钱、白蔻仁二钱、竹叶二钱、厚朴二钱、生薏仁六钱、半夏五钱。甘澜水八碗，煮取三碗，每服一碗，日三服。吴瑭自注说："惟以三仁汤轻开上焦肺气，盖肺主一身之气，气化则湿亦化也。"从而指出了此方的立意与特点。

刘渡舟先生撰《湿证论》指出："麻杏薏甘汤组方之妙，在于麻黄一味，仅用半两，不在于多；又经汤泡，义在轻宣上焦，先开肺气，而发微汗，此乃治湿之法也。佐以杏仁、薏仁，利肺气导浊湿，使从小便而出。夫肺不宣，则三焦不利；三焦不利，又可使肺气不宣。所以一开一降，一宣一利，妙在清轻，玲珑透剔。"认为"吴鞠通的三仁汤是从麻杏薏甘汤发展而来"。此方"以杏仁利上焦肺气，肺能通调水道，肺气以利，则水湿之邪逐流而下，无处潜藏；白蔻仁辛香味窜，沁脾化湿，以苏醒呆滞之气机；生苡仁利湿破结，清除湿热，以行下焦之滞塞"。并说："吴氏天才地发展了仲景之学，在医坛上建立了不朽的功勋。"（《刘渡舟医学全集·湿证论》）

2. 清络饮加杏仁薏仁滑石汤方证

出自《温病条辨·上焦篇》暑温第32条："暑温寒热，舌白不渴，吐血者，名曰暑瘵，为难治，清络饮加杏仁薏仁滑石汤主之。"此方组成为：清络饮（鲜荷叶边二钱、鲜银花二钱、西瓜翠衣二钱、鲜扁豆花一枝、丝瓜皮二钱、鲜竹叶心二钱）内加杏仁二钱，滑石末三钱，薏仁三钱。关于清络饮加杏仁薏仁滑石汤，吴瑭自注云：清络饮"只以芳香轻药清肺络中余邪"，"凡暑伤肺经气分之轻证皆可用之"，"加杏仁利气，气为血帅故也；薏仁、滑石，利在里之湿；冀邪退气宁而血可止也"。

本方证是吴瑭根据《临证指南医案·暑》王案制订的。

（四）新订叶氏麻杏苡甘汤变通方

1. 麻杏苡甘加射干汤

出自《临证指南医案·咳嗽》徐四七案，组成为：麻黄、杏仁、薏苡仁、生甘草、射干。叶案方证：风湿热郁闭上焦，邪干肺系，声音不扬，咳嗽不已，纳食起居如常，中下焦无病者。

本方用麻杏苡甘汤开宣肺气，宣利渗湿，疏透风邪，使风透、湿渗、热达而解；另仿射干麻黄汤法加射干解毒利咽，开咽喉痹郁。临证以咳嗽、咽喉不利、声音不扬为辨此方证的要点。

2. 麻杏苡甘加石膏汤

出自《临证指南医案》肿胀门吴案，失音门宋三十案、陆二二案。组成为：麻黄、杏仁、苡仁、生甘草、石膏。失音者，加射干。叶案方证：喘胀，呼息不利，二便不爽，脉浮小促，是气分在上结阻，以致中下不通者；或失音、喉痹，微寒发热，水饮呛出，咳痰随出随阻，苔黄口渴，是上焦气分窒塞者；或秋凉燥气咳嗽，初病皮毛凛凛，继而失音，纳食颇安者。

本方是麻杏苡甘汤与麻杏甘石汤的合法，可用于治疗风湿热合邪，壅闭上焦，麻杏苡甘汤证与麻杏甘石汤证并见者。

3. 麻杏苡甘加石膏半夏汤

出自《临证指南医案·咳嗽》"某，伏邪久咳"案。组成为：麻黄、杏仁、甘草、石膏、半夏、苡仁。叶案方证：伏邪久咳，胃虚呕食，发为胃咳者。

本方用麻杏苡甘汤与麻杏甘石汤合法开宣肺热，用半夏化痰和胃止呕，可治疗风湿热合邪，壅郁上焦，肺气不降，胃气上逆者。

(五) 叶案萃语

1. "喘胀要旨，开鬼门以取汗，洁净腑以利水，无非宣通表里，务在治病源头。"

出自《临证指南医案·肿胀》吴案。其意是，对于喘、胀并见的病证，要以开宣肺气以发汗疏表，通利膀胱以利水治里为原则。麻黄杏仁薏苡甘草汤具有开宣肺气透汗，渗利水湿下行的功效，是治疗喘肿胀的重要方剂。

2. "先喘后胀治肺，先胀后喘治脾。"

出自《临证指南医案·喘》伊案。这句话是古人治疗喘、胀兼见的经验。意思是，对于先见喘，继见胀的患者，应重点治肺；对于先见胀，继见喘的患者，应重点治脾。

3. "杏仁微苦则能降；滑石甘凉，渗湿解热；苡仁、通草，淡而渗气分；枇杷叶辛凉，能开肺气；茯苓用皮，谓诸皮皆凉；栀、豉宣其陈腐郁结。凡此气味俱薄，为上焦药，仿徐之才轻可去实之义。"

出自《临证指南医案·肿胀》朱案。这是叶氏对本案处方（飞滑石、大杏仁、生苡仁、白通草、鲜枇杷叶、茯苓皮、淡豆豉、黑山栀壳）配伍意义的解释，对于研究叶氏用药手法具有重要的意义。

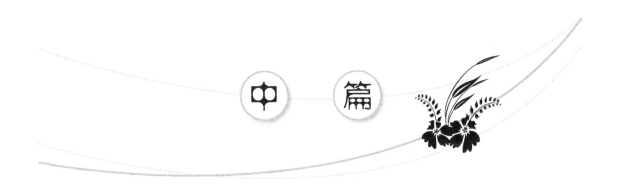

小青龙汤

一、仲景原方证述要

小青龙汤出自《伤寒论》第 40 条，组成为：麻黄（去节）、芍药、细辛、干姜、甘草（炙）、桂枝各三两（去皮），五味子半升，半夏半升（洗）。右八味，以水一斗，先煮麻黄，减二升，去上沫，内诸药，煮取三升，去滓。温服一升。若渴，去半夏，加瓜蒌根三两；若微利，去麻黄，加荛花，如一鸡子，熬令赤色；若噎者，去麻黄，加附子一枚，炮；若小便不利、少腹满者，去麻黄，加茯苓四两；若喘，去麻黄，加杏仁半升，去皮尖。仲景原条文谓："伤寒表不解，心下有水气，干呕，发热而咳，或渴，或利，或噎，或小便不利、少腹满，或喘者，小青龙汤主之。"小青龙汤还见于《伤寒论》第 41 条："伤寒，心下有水气，咳而微喘，发热不渴。服汤已渴者，此寒去欲解也，小青龙汤主之。"《金匮要略·痰饮咳嗽病脉证并治》第 35 条："咳逆倚息不得卧，小青龙汤主之。"第 23 条："病溢饮者，当发其汗，大青龙汤主之，小青龙汤亦主之。"《金匮要略·妇人杂病脉证并治》第 7 条："妇人吐涎沫，医反下之，心下即痞，当先治其吐涎沫，小青龙汤主之；涎沫止，乃治痞，泻心汤主之。"

本方用麻黄、桂枝发散风寒；干姜、细辛、半夏、五味子，合桂枝温化痰饮；芍药收敛肺气，并反佐麻、桂、姜、辛温燥发散之性，甘草调和诸药，兼护胃气。其中五味子，《神农本草经》谓其主"咳逆上气"。此药有直接止咳祛痰的作用，后世解释小青龙汤用五味子重在收敛肺气，这有悖于仲景原意。

小青龙汤证：伤寒表不解，心下有水气，干呕，发热而咳者；或咳逆倚息不得卧者；或咳吐涎沫，心下痞者；或病溢饮者。

二、叶氏应用心法

（一）加减变化

1. 用于治疗哮喘

王，受寒哮喘，痰阻气，不能着枕。川桂枝一钱、茯苓三钱、淡干姜一钱、五味一钱（同姜捣）、杏仁一钱半、炙草四分、白芍一钱、制麻黄五分。（《临证指南医案·哮》）

方证解释：本案哮喘，痰阻，不能着枕。此感寒引发哮喘。方用小青龙汤加减，散寒宣肺、化饮平喘。不呕，故去半夏；非久寒，故去细辛；另仿麻黄汤法加杏仁开宣肺气；仿五苓散法加茯苓，合桂枝以通利太阳膀胱。

卜十九，哮喘，当暴凉而发，诊脉左大右平。此新邪引动宿邪。议逐伏邪饮气。小青龙法。（《临证指南医案·哮》）

方证解释：本案素有哮喘，因暴感寒凉而诱发。方用小青龙汤化裁以散寒化饮，宣肺平喘。

计，不卧呛喘，泛起白沫，都是肾病。议通太阳膀胱。茯苓、川桂枝、淡干姜、五味子、白芍、炙草。（《临证指南医案·痰饮》）

方证解释：本案不卧呛喘，泛起白沫。此为寒饮。方用小青龙汤去麻、辛、夏，加茯苓，通利太阳膀胱而温化饮邪。其苓、桂、甘、姜寓苓桂术甘汤法可平冲化饮。

某，气逆咳呛喘促。小青龙去桂枝、芍、草，加杏仁、人参。（《临证指南医案·喘》）

方证解释：本案症见气逆咳呛喘促。此寒饮喘咳，但肺气郁闭较重而内饮较轻。方用小青龙汤法，去芍药、甘草收敛，加杏仁代替桂枝开宣肺气。另加人参，合半夏通补胃气。从用人参看，其证可能兼有呕吐、心下痞等胃气虚损的大半夏汤证。

潘三八，远客路途风寒外受，热气内蒸，痰饮日聚于脏之外，络脉之中。凡遇风冷，或曝烈日，或劳碌形体，心事不宁，扰动络中宿饮，饮泛气逆，咳嗽，气塞喉底胸膈，不思食物，着枕呛吐稠痰，气降自愈，病名哮喘伏饮。治之得宜，除根不速，到老年岁，仍受其累耳。小青龙汤去细辛。（《临证指南医案·痰饮》）

方证解释：本案症见咳嗽，气塞喉底胸膈，不思食物，着枕呛吐稠痰。叶氏诊为哮喘伏饮，方用小青龙汤去细辛温肺散寒化饮。

下焦阴阳素虚，雪地奔走，寒从口鼻而入，肺受邪则上逆而喘，阳受伤则漐漐汗出。由中邪入，表散无益；宣其肺逆，喘缓可救。桂枝、干姜、杏仁、白芍、五味、茯苓。（《眉寿堂方案选存·寒病》）

方证解释：本案因在雪地奔走，寒从口鼻而入，肺受寒邪而上逆作喘，卫阳受伤而漐漐汗出。方用桂枝、干姜、白芍、五味子为化简小青龙汤法以温肺散寒化饮，因有汗故去麻黄。另加杏仁宣肺平喘；加茯苓合桂枝温化饮邪，兼通太阳。

江通州四十四岁，痰饮哮喘，遇寒劳怒即发。小青龙去麻黄。（《叶天士先生方案真本》）

方证解释：本案痰饮哮喘，遇寒、遇劳、遇怒即发。此寒饮哮喘。方用小青龙去麻黄温肺化饮。

2. 用于治疗咳嗽

赵，支饮，胁痛咳逆。小青龙去麻、辛。（《临证指南医案·痰饮》）

方证解释：本案为支饮，症见胸痛、咳逆，方用小青龙汤去辛温发散的麻黄、细辛，以温肺化饮。

周，向有耳聋鸣响，是水亏木火蒙窍。冬阳不潜，亦属下元之虚。但今咳声，喉下有痰音，胁痛，卧着气冲，乃冲阳升而痰饮泛。脉浮。当此骤冷，恐有外寒引动内饮，议开太阳以肃上。云茯苓、粗桂枝、干姜、五味（同姜打）、白芍、炙草。当午时服。（《临证指南医案·痰饮》）

方证解释：本案症见咳嗽，喉下有痰音，胁痛，卧着气冲。脉浮。此外寒引动内饮。方用桂枝、干姜、五味子、白芍、炙草，为减味小青龙汤法以温化痰饮，发散寒邪；另加茯苓，合桂枝，温化饮邪，兼开太阳。

李，肠红久病，不必攻治。今者气冲喘嗽，脘胁痞阻，是饮浊上僭，最宜究悉。川桂枝七分、茯苓三钱、干姜一钱、五味子（同姜合捣）一钱、杏仁一钱半、白芍一钱、炙草五分、生左牡蛎三钱。（《临证指南医案·痰饮》）

方证解释：本案症见气冲喘嗽，脘胁痞阻等。此饮浊上犯，肺气不降。方用桂枝、干姜、五味子、白芍、炙草，为减味小青龙汤以温化痰饮；加杏仁，宣肺平喘；加茯苓合桂枝，温化饮浊，兼开太阳；另加牡蛎平冲逆之气。

嗽逆不得卧，短气脉涩。杏仁、粗桂枝、半夏、生白芍、茯苓、淡干姜、炙草、五味子。（《未刻本叶天士医案》）

方证解释：本案症见嗽逆不得卧，短气。脉涩。此寒饮上逆。方用小青龙汤去麻黄、细辛，加杏仁、茯苓以温化寒饮。

王公美，脉沉而咳，不能着枕而卧，此老年下元虚，气不摄纳，浊气痰饮，皆为阴象，乘暮夜阴时窍发，发散清润，皆非，当以小青龙法，开太阳经撒饮下趋。小青龙去麻、辛、草。（《叶氏医案存真·卷二》）

方证解释：本案脉沉而咳，不能着枕而卧。此痰饮浊气上逆。方用小青龙去麻、辛、草，开太阳以撒饮邪。

3. 用于治疗痰饮

脉小右弦，呼吸不利，喉中有声，入夜神迷昏倦，少腹微胀，二便不爽，自言筋骨如针刺，身重难以转侧，右环跳筋纵，不能伸屈，此皆暴寒内入，周行上下，阳气痹塞，且频年交冬痰嗽，天暖自安。老年肾真衰乏，少藏纳之司，水液化痰上泛，寒中少阴，则太阳膀胱之气，无以上承而流通，宣化开合失度，枢机悉阻，浊气升，痰饮逆，最忌喘急神昏，若用发散坠降，恐致伤阳劫阴。议进仲景小青龙法，乃太阳表中之里，通营卫，不耗其阳；开痰饮，不泄其气，仍有收肺逆、通膀胱之义。小青龙汤。（《三家医案合刻·叶天士医案》）

方证解释：本案症见呼吸不利，喉中有声，入夜神迷昏倦，少腹微胀，二便不爽，自述筋骨如针刺，身重难以转侧，右环跳筋纵，不能伸屈。脉小右弦。结合病史，辨为寒邪内入，痰饮上逆证。方用小青龙汤开太阳，化痰饮。

脉弦饮也，饮阻则阳郁，是以背痛形凛，宜以温药和之。杏仁、桂枝、白芍、干姜、茯苓、半夏、炙草、北五味。（《未刻本叶天士医案》）

方证解释：本案背痛形凛，脉弦，是典型的寒饮证，方用小青龙汤去辛散的麻黄、细辛，加杏仁、茯苓以温化寒饮，宣肺通阳。

4. 用于治疗浮肿

某，太阳经气不开，小水不利，下肢肿浮渐上，着枕气塞欲坐，浊饮上干，竟有坐卧不安之象。医者但以肺病刻治，于理未合，急用小青龙法，使膀胱之气无阻碍，浊饮痰气自无逆冲之患矣。桂枝、杏仁、干姜、五味、半夏、茯苓。（《临证指南医案·痰饮》）

方证解释：本案症见小便不利，下肢浮肿，逐渐向上蔓延，着枕气塞欲坐，甚至坐卧不安。此太阳经气不开，浊饮上逆。方用桂枝、干姜、五味、半夏，为小青龙汤去麻、辛、芍法，另加杏仁、茯苓，以开太阳经气，兼温化浊饮。

程，今年长夏久热，热胜阳气外泄，水谷运迟，湿自内起，渐渐浮肿，从下及上，至于喘咳不能卧息，都是浊水凝痰，阻遏肺气下降之司，但小溲不利，太阳气亦不通调。此虽阳虚症，若肾气汤中萸、地之酸腻，力难下行矣。茯苓、桂枝木、杏仁、生白芍、干姜、五味、生牡蛎、泽泻。（《临证指南医案·肿胀》）

方证解释：本案症见小溲不利，渐渐浮肿，从下及上，以致喘咳不能卧息。辨为太阳气不通调，浊水凝痰阻遏肺气之证。方用桂枝木、干姜、五味子、生白芍、杏仁、茯苓，为小青龙汤去麻、辛、夏、甘加杏仁茯苓法，以开太阳、利水气；因下肢水肿，故用生牡蛎、泽泻，为简化牡蛎泽泻汤法以逐湿利水。

5. 用于治疗妇人经闭或胎前或产后兼发咳喘

嗽急心腹坚胀，入夜气冲欲坐，下部已冷；久有瘕聚，问月事不来三年。此浊气饮壅塞，以致血脉不通，为络脉之胀。桂枝、淡姜、五味子、茯苓、白术、北细辛。（《眉寿堂方案选存·女科》）

方证解释：本案闭经三年，腹中久有瘕聚，并见嗽急心腹坚胀，入夜气冲欲坐，下部已冷等。此浊饮壅塞，血脉不通。方用桂枝、淡干姜、五味子、北细辛，为小青龙汤去麻、夏、芍、甘法以开太阳、利水气；另加茯苓、白术合桂枝为苓桂术甘汤法以温化浊饮。

脉沉，怀妊八月，久咳背冷，冲逆不得卧。此因抑郁，阳失转旋，浊凝饮结，当治饮不治咳。桂枝、淡姜、白芍、茯苓、五味。（《眉寿堂方案选存·女科》）

方证解释：本案妊娠八个月，而见久咳背冷，冲逆不得卧。脉沉。此情志抑郁，阳失转旋，浊凝饮结。方用桂枝、淡干姜、白芍、五味子、茯苓，为小青龙汤去麻、辛、夏、甘加茯苓法，以开太阳，温化浊饮。

半产后，失血咳逆不得卧。小青龙法。（《眉寿堂方案选存·女科》）

方证解释：此案为半产后，症见出血，咳逆不得卧。先用小青龙汤法开太阳，温化水饮以治咳逆。

陆，背寒，夜卧气冲欲坐，乃下元虚乏，厥浊饮邪，皆令上泛，胎前仅仅支撑，产后变症蜂起。奈何庸庸者流，泄肺冀其嗽缓，宜乎药增病势矣。桂枝、茯苓、炙草、五味、淡干姜。（《临证指南医案·产后》）

方证解释：本案为产后，症见背寒，夜卧气冲欲坐。据背寒辨为饮证，据夜卧气冲欲坐辨为小青龙汤证。方用桂枝、淡干姜、五味子、炙草、茯苓，为小青龙汤去麻、辛、夏、芍加茯苓法，开太阳以温化痰饮。

许，实喘属肺，虚喘属肾。产后下虚最多，痰饮易于上泛，喘嗽食减。有浮肿胀满，不得卧之忧，不可小视。茯苓、生白芍、干姜、五味。（《临证指南医案·产后》）

方证解释：本案为产后，症见喘嗽食减，浮肿胀满，不得卧。方用干姜、五味子、生白芍、茯苓，为简化小青龙汤加茯苓法以化饮利水。

6. 用于治疗湿热赤疹兼喘

向来下部赤疹，湿热下注，本乎质薄肾虚，秋冬微感外邪，肺气失降，气隧为壅。水谷气蒸变湿，气阻横渍。经脉膀胱气痹，小溲不爽，不司分别清浊，湿坠大肠便稀。痹塞自下，壅逆及上，喘息气冲，坐不得卧，俯不喜仰，甚于夜者，湿与水皆阴邪，暮夜阴用事也。夫膀胱为肾腑，宜开则水通浊泄，初因外感，太阳先受，治不得其要领。孟子谓，水搏激过，颡在人身，逆而犯上射肺，则肺痹喘息矣。仲圣凡治外邪致动水寒上逆，必用小青龙汤为主。方与《内经》肿胀开鬼门取汗、洁净腑利水相符。宗是议治。麻黄八分、桂枝一钱（去皮）、白芍一钱、杏仁十五粒（去皮尖）、茯苓三钱、甘草三分（炙）、淡干姜一钱（同五味子一钱搋罨一夜）。上午服。（《叶氏医案存真·卷二》）

方证解释：本案素患下部赤疹，秋冬微感外邪后出现小溲不爽，大便稀，喘息气冲，坐不得卧，俯不喜仰，夜甚等。叶氏从喘息气冲，坐不得卧辨为外邪引动水饮的小青龙汤证。方用麻黄、桂枝、白芍、炙甘草、淡干姜、五味子、杏仁、茯苓，为小青龙汤去细辛加杏仁、茯苓法，发散风寒，温化痰饮，又开太阳，利水气。

7. 用于治疗温病

徐氏，痰饮上吐，喘不得卧，乃温邪阻蔽肺气，气不下降，壅滞不能着右。议用宣通开气分方法。小青龙去细辛、麻黄，加苡仁、白糖炒石膏。(《临证指南医案·痰饮》)

方证解释：本案为温病，症见吐痰涎，喘不得卧，或不能右侧着床。此温邪阻蔽肺气，气不下降。议宣通开泄气分法，仿小青龙加石膏汤化裁，以小青龙去麻黄、细辛，加苡仁、白糖炒石膏开宣肺气，清泄肺热。

沈妪，冬温，阳不潜伏，伏饮上泛。仲景云：脉沉属饮，面色鲜明为饮。饮家咳甚，当治其饮，不当治咳。缘高年下焦根蒂已虚，因温暖气泄，不主收藏，饮邪上扰乘肺，肺气不降，一身之气交阻，熏灼不休，络血上沸。《经》云：不得卧，卧则喘甚痹塞，乃肺气之逆乱也。若以见病图病，昧于色诊候气，必致由咳变幻，腹肿胀满，渐不可挽，明眼医者，勿得忽为泛泛可也。兹就管见，略述大意。议开太阳，以使饮浊下趋，仍无碍于冬温，从仲景小青龙、越婢合法。杏仁、茯苓、苡仁、炒半夏、桂枝木、石膏、白芍、炙草。(《临证指南医案·痰饮》)

方证解释：本案为冬温，症见咳嗽，咯血，喘不得卧，卧则喘甚痹塞，面色鲜明。脉沉。此温邪夹饮壅闭肺气。方用桂枝、炒半夏、白芍、炙草、杏仁、茯苓，为小青龙汤去麻黄、细辛、干姜加杏仁、茯苓法以开太阳，化饮浊；用石膏合桂枝、甘草，为变通越婢汤法以宣泄饮热，辛寒清解温邪；用苡仁合桂枝、杏仁、甘草，为变通麻杏苡甘汤法以宣肺止咳。

另外，叶氏用小青龙汤法治疗温病的医案还有下述"合越婢汤"中的介绍的《临证指南医案·产后》程案，可互参。

(二) 合方化裁

1. 合越婢汤治疗喘肿

某，形盛面亮，脉沉弦，此属痰饮内聚，暮夜属阴，喘不得卧。仲景谓：饮家而咳，当治其饮，不当治咳。今胸满腹胀，小水不利，当开太阳以导饮逆。小青龙去麻、辛合越婢。桂枝、半夏、干姜、五味、杏仁、石膏、茯苓、白芍。(《临证指南医案·痰饮》)

方证解释：本案症见形盛面亮，喘不得卧，胸满腹胀，小便不利。脉沉弦。从喘不得卧，辨为小青龙汤证；从形盛面亮、小便不利辨为越婢汤证。方用桂枝、半夏、干姜、五味子、白芍、杏仁、茯苓，为小青龙汤去麻黄、细辛、甘草加杏仁、茯苓法，以开太阳、化水饮；用石膏合桂枝，为变通越婢汤法，以宣泄水气郁热。

程，脉沉，喘咳浮肿，鼻窍黑，唇舌赤，渴饮则胀急，大便解而不爽，此秋风燥化，上伤肺气，气壅不降。水谷汤饮之湿，痹阻经隧，最多坐不得卧之虑。法宜开通太阳之里，用仲景越婢、小青龙合方。若畏产后久虚，以补温暖，斯客气散漫，三焦皆累，闭塞告危矣。桂枝木、杏仁、生白芍、石膏、茯苓、炙草、干姜、五味。(《临证指南医案·产后》)

方证解释：本案为秋燥，症见喘咳浮肿，坐不得卧，鼻窍黑，渴饮则胀急，大便解而不爽。唇舌赤，脉沉。从喘咳浮肿，坐不得卧辨为小青龙汤证；从鼻窍黑，唇舌赤，渴饮等辨为越婢汤证。方用桂枝木、干姜、五味子、生白芍、炙草、杏仁、茯苓，为小青龙汤去麻黄、细辛、半夏加杏仁、茯苓汤法以开通太阳之里；用石膏合桂枝，为变通越婢汤法以宣泄水饮郁热。

另外，用小青龙汤合越婢汤的医案还有上述"用于治疗温病"中介绍的《临证指南医案·痰饮》沈妪案，可互参。

2. 合麻杏苡甘汤治疗寒邪引动伏饮的咳嗽

某六一，高年卫阳式微，寒邪外侵，引动饮邪，上逆咳嗽，形寒。仲景云：治饮不治咳，当以温药通和之。杏仁三钱、粗桂枝一钱、淡干姜一钱半、茯苓三钱、苡仁三钱、炙草四分。（《临证指南医案·痰饮》）

方证解释：本案外寒引动宿饮，症见上逆咳嗽，形寒等。方用小青龙汤合麻杏苡甘汤化裁，其中粗桂枝、淡干姜、炙草、茯苓，为变通小青龙汤以温化痰饮，散寒外出；用杏仁、苡仁、茯苓、甘草，为变通麻杏苡甘汤以宣肺止咳。

3. 合肾气丸治疗肾不纳气的喘咳

顾，饮邪泛溢，喘嗽，督损头垂，身动喘甚，食则脘中痞闷，卧则喘咳不得息。肺主出气，肾主纳气，二脏失司，出纳失职。议用早进肾气丸三钱，以纳少阴，晚用小青龙法，涤饮以通太阳经腑。此皆圣人内饮治法，与乱投腻补有间矣。小青龙去麻、辛、甘、芍，加茯苓、杏仁、大枣。（《临证指南医案·痰饮》）

方证解释：本案症见喘嗽，督损头垂，身动喘甚，食则脘中痞闷，卧则喘咳不得息。此肾阳虚损，寒饮泛逆。治法早用肾气丸温肾纳气，晚用小青龙汤法开肺逐饮。晚用汤药方以小青龙汤去麻黄、细辛以防耗散肾气，并去甘缓阴敛的芍药、甘草，加杏仁以开肺气，加茯苓以通阳利膀胱，加大枣以安中。

李三八，哮喘久发，小溲频利，此肾虚气不收纳，痰饮从气而上。初病本属外邪，然数年混处，邪附脏腑之外廓，散逐焉得中病？宿哮不发时，用肾气丸三钱。喘哮坐不得卧，议用开太阳之里。小青龙汤去麻、辛。（《种福堂公选医案》）

方证解释：本案症见哮喘久发，小溲频利，喘哮坐不得卧等。从久喘、小便频辨为肾虚不纳的肾气丸证；从喘哮坐不得卧辨为痰饮上逆的小青龙汤证。方用肾气丸补肾纳气，用小青龙汤去麻、辛开太阳而化痰饮。

脉右弦左濡，秋凉宿饮，上泛咳呛，入夜着枕欲寐，气冲胃脘，心悸震动，必欲起坐。仲景论脉篇，弦为饮，背寒为饮，当治饮，不当治咳。饮属阴邪，乘暮夜窃发，《金匮》法中，每以通阳涤饮，与世俗仅以肺药疏降迥异，用小青龙减麻、辛法。桂枝、五味子、干姜、茯苓、白芍、炙草、半夏。丸方：八味去附，加沉香。（《三家医案合刻·叶天士医案》）

方证解释：本案秋凉宿饮，上泛咳呛，入夜着枕欲寐，气冲胃脘，心悸震动，必欲起坐。脉右弦左濡。此肾虚不纳，痰饮上逆。汤药方用小青龙汤减麻黄、细辛加茯苓开太阳而温化痰饮；丸药方用八味丸去附子加沉香以温肾纳气。

4. 合《外台》茯苓饮治疗支饮

曹四七，中年阳气日薄。痰饮皆属阴浊，上干清道，为冲逆咳嗽。仲景治法，外饮治脾，内饮治肾，分晰甚明。昔年曾用桂、苓、泽、术得效，是治支饮治法。数年真气更衰，古人谓饮邪当以温药和之，须忌治嗽肺药。先用小青龙去麻、辛，接服《外台》茯苓饮。（《临证指南医案·痰饮》）

方证解释：本案症见冲逆咳嗽。从病史看，属于痰饮上逆，肺气不降的咳嗽。治拟先后两法：先用小青龙汤去麻、辛开太阳而温化痰饮；继用《外台》茯苓饮健胃逐湿除饮。

5. 合苓桂术甘汤治疗痰饮咳喘

叶氏用小青龙汤合苓桂术甘汤的医案有上述"用于治疗妇人经闭或胎前或产后兼发咳喘"中介绍的《眉寿堂方案选存·女科》"嗽急心腹坚胀"案，"用于治疗哮喘"中介绍的

《临证指南医案·痰饮》计案，上已介绍，此从略。

（三）类方应用

小青龙加石膏汤

小青龙加石膏汤出自《金匮要略·肺痿肺痈咳嗽上气病脉证治》第14条，组成为：小青龙汤加石膏二两。仲景原条文谓："肺胀，咳而上气，烦躁而喘，脉浮者，心下有水，小青龙加石膏汤主之。"

（1）用于治疗哮喘

朱五一，宿哮咳喘，遇劳发。小青龙去麻、辛，加糖炒石膏。（《临证指南医案·哮》）

方证解释：本案宿哮咳喘，遇劳而发。方用小青龙加石膏汤法，以小青龙汤去麻黄、细辛，加糖炒石膏开太阳、化饮邪、泄肺热。

（2）用于治疗久咳吐涎沫

范妪，久咳涎沫，欲呕，长夏反加寒热，不思食。病起嗔怒，气塞上冲，不能着枕，显然肝逆犯胃冲肺，此皆疏泄失司，为郁劳之症，故滋腻甘药下咽欲呕矣。小青龙去麻、辛、甘，加石膏。（《临证指南医案·咳嗽》）

方证解释：本案症见久咳，吐涎沫，欲呕，气塞上冲，不能着枕，长夏反加寒热，不思食。此肝逆犯胃冲肺，肺气不降，痰饮上逆。方用小青龙加石膏汤，以小青龙去麻黄、细辛、甘草，加石膏，清宣肺热，清降肺气，又开太阳，化痰饮。

（3）用于治疗干咳呕逆

伤寒病发汗后表不解，干咳呕逆，夜不得卧，遵古人小青龙法。杏仁、桂枝、干姜、白芍、米仁、石膏、五味、甘草。（《眉寿堂方案选存·寒病》）

方证解释：本案为伤寒病，发汗后表邪不解，兼见干咳呕逆，夜不得卧等。辨为小青龙加石膏汤证。方用小青龙汤去麻黄、细辛、半夏，加杏仁、苡仁、石膏，开太阳，化痰饮，清泄肺热，兼解表邪。

叶氏用小青龙汤加石膏的医案还有上述"用于治疗温病"中介绍的《临证指南医案·痰饮》徐氏案，可互参。

三、讨论与小结

（一）叶氏变通应用小青龙汤的基本思路与手法

叶桂从小青龙汤原方后5个加减法有4法去麻黄中悟出此方功在温化痰饮而非发汗止咳平喘，因此，他变通此方的基本手法是，去麻黄、细辛，而加茯苓。去麻、辛则减少其发汗解表平喘之力，加茯苓，合桂枝则加强其温化痰饮之效。去麻黄的另一原因是，叶氏所治多是后期病人，不仅没有明显的风寒束表证，而且多虚实错杂，痰饮与阳虚并见，故无需或不得再用麻、辛发汗。上列叶案中仅《临证指南医案·哮》王案、《叶氏医案存真·卷二》"向来下部赤疥"案用了麻黄，这两案一为"受寒哮喘"，一为"秋冬微感外邪"，均有明显的表寒证，故不去麻黄。《眉寿堂方案选存·女科》"嗽急心腹坚胀"案用了细辛，此案"入夜气冲欲坐，下部已冷"，阳弱寒凝较重，故未去细辛。

叶氏基本方用桂枝、干姜、五味子、白芍、炙甘草、茯苓。以此治哮喘、咳嗽、痰饮、浮肿、妇人经闭或胎前或产后兼发咳喘、赤疮兼喘等病证。喘咳而肺气不降明显者，加杏仁；胃气虚而喘者，加杏仁、人参；湿痰甚者，加半夏；咳逆而兼肝气冲逆者，加牡蛎；浮肿甚者，仿牡蛎泽泻散法加泽泻、牡蛎；痰饮聚结甚者，去白芍。

在合法化裁方面，最主要的手法是，合苓桂术甘汤法在基本方中加茯苓，这就等于合入了仲景所谓"病痰饮者，当以温药和之"的心法。另外尚有四法：一是合越婢汤法，在基本方中加石膏、杏仁治温邪阻蔽肺气的喘不得卧，或痰饮与热互结壅肺的喘肿；二是合麻杏苡甘汤法在基本方中加苡仁、杏仁，去白芍、五味子治疗寒邪引动伏饮的咳嗽；三是合用肾气丸治疗肾不纳气的喘咳；四是先用小青龙汤，继服《外台》茯苓饮法治疗支饮。

另外，叶氏也用类方小青龙加石膏汤治疗哮喘、久咳吐涎沫、干咳呕逆等病证，具体手法用小青龙汤基本变通方加石膏。

（二）叶氏对仲景小青龙汤方证的创新与发展

1. 创立小青龙汤开太阳之里以通膀胱的理论

叶桂用小青龙汤的主要思路是用其开太阳经气以通膀胱，如他在《临证指南医案·痰饮》张四一案中指出："小青龙意，主乎由上以泄水寒，直从太阳之里以通膀胱，表中里药也。"类似论述还有："议通太阳膀胱"，方用茯苓、川桂枝、淡干姜、五味子、白芍、炙草（《临证指南医案·痰饮》计案）；"恐有外寒引动内饮，议开太阳以肃上"，方用云茯苓、粗桂枝、干姜、五味、白芍、炙草（《临证指南医案·痰饮》周案）。从上述叶案来看，叶氏开太阳多不用麻黄、细辛，但必用桂枝，必加茯苓。因桂枝既可辛温解表，疏利太阳经气，又可温阳化饮，更合茯苓，则寓五苓散与苓桂术甘汤法，尤可通阳化气利水而逐饮。此法的重点不在于用麻黄发太阳之表，而在于用桂枝、干姜合茯苓通太阳之里，这是叶氏用小青龙汤的心法之一，诚如叶氏在《三家医案合刻·叶天士医案》"脉小右弦，呼吸不利"案中指出："议进仲景小青龙法，乃太阳表中之里，通营卫，不耗其阳；开痰饮，不泄其气，仍有收肺逆、通膀胱之义。"

当然，叶桂也有小青龙汤麻黄与桂枝并用者，目的则发太阳之表取汗与通太阳之里驱饮并举，如在《叶氏医案存真·卷二》"向来下部赤疥"案中叶氏指出："秋冬微感外邪，肺气失降，气隧为壅。水谷气蒸变湿……痹塞自下，壅逆及上，喘息气冲，坐不得卧，俯不喜仰，甚于夜……夫膀胱为肾腑，宜开则水通浊泄……仲圣凡治外邪致动水寒上逆，必用小青龙汤为主。方与《内经》肿胀开鬼门取汗、洁净腑利水相符。宗是议治。麻黄八分、桂枝一钱（去皮）、白芍一钱、杏仁十五粒（去皮尖）、茯苓三钱、甘草三分（炙）、淡干姜一钱（同五味子一钱捣窨一夜）。"本方由小青龙汤去辛、夏，加杏、苓而成。叶氏主张"治饮不治咳"，故去辛、夏；治饮必通膀胱之里，故加杏、苓。全方用麻黄、桂枝、杏仁开太阳之经表以取汗而发越水气，用桂枝、茯苓、干姜、五味子通太阳膀胱之里以逐饮下趋。这是叶氏用小青龙汤的另一心法。

2. 阐发小青龙汤"治饮而不治咳"的机理

在应用小青龙汤的医案中，叶氏反复强调，对于痰饮咳喘，不必用止咳平喘药，而要治痰饮之本，如《临证指南医案·痰饮》"某，形盛面亮"案指出："仲景谓：饮家而咳，当治其饮，不当治咳……当开太阳以导饮逆。小青龙去麻、辛合越婢。"在《临证指南医案·痰饮》沈妪案中强调说："仲景云：脉沉属饮，面色鲜明为饮。饮家咳甚，当治其饮，不当治咳……从仲景小青龙、越婢合法。"正因为如此，叶氏不仅对见咳治咳，套用清肺止嗽，或降气止咳治疗痰饮咳嗽的医生提出了批评，而且用小青龙汤也多去麻黄，主用桂枝、干姜、茯苓、五味子、炙甘草温化痰饮。这种手法是叶桂根据仲景《金匮要略·痰饮咳嗽病脉证并治》用小青龙汤治"咳逆，倚息不得卧"后，继用苓桂味甘汤、苓甘五味姜辛汤等方的经验而拟定的，也是叶氏应用小青龙汤的心法之一。

3. 发明小青龙去麻黄细辛汤法治疗虚人小青龙汤证

通过以上叶案不难看出，叶氏用小青龙汤常去其中的麻黄、细辛。这一手法并不是叶氏畏惧麻黄、细辛，而是他更加深刻地领会了仲景的制方思路，并从实践中得出的经验用法。其理由有二：

第一，仲景小青龙汤后根据或然证有五个加减法，其中四法均去麻黄，即若微利，去麻黄，加荛花；若噎者，去麻黄，加附子；若小便不利、少腹满者，去麻黄，加茯苓；若喘，去麻黄，加杏仁。为什么要去麻黄？因微利，噎，小便不利、少腹满，喘四症不仅均以水饮为病机重点，而且均有中下阳气虚损的病机，若再用麻黄发越阳气，必然会更伤脾肾之阳，导致比小青龙汤证更加复杂的病变。《金匮要略·痰饮咳嗽病脉证并治》小青龙汤后所载桂苓五味甘草汤、苓甘五味姜辛汤、桂苓五味甘草去桂加干姜细辛半夏汤、苓甘五味加姜辛夏杏仁汤、苓甘五味加姜辛半杏大黄汤均是小青龙汤去麻黄的加减方，这五方所主之证，也均是使用小青龙汤后出现的变证，或者虚人用麻黄发越阳气所致的误治证。仲景在此篇第39条明确指出："其证应纳麻黄，以其人遂痹，故不内之。若逆而内之者，必厥，所以然者，以其人血虚，麻黄发其阳故也。"在这里，仲景强调血虚之人不得再用麻黄发其阳，强调了麻黄的禁忌。关于细辛，仲景在此篇第38条中指出："咳满即止，而更复渴，冲气复发者，以细辛、干姜为热药也。服之当遂渴，而渴反止者，为支饮也。"

叶氏深刻地领悟出仲景用小青龙汤时取舍麻黄的心得，在临床应用中，发明了据证去麻黄、细辛，或据证加杏仁、茯苓等药，或与肾气丸早晚分服等用法。

后世对于小青龙汤加减法中去麻黄问题有较多的争议，叶氏的医案给去麻黄的加减法提供了临床证据和理论解释，值得重视。

第二，从叶桂所治医案来看，多数患者病情复杂，其中虚实夹杂者居多。对于素有阳气内虚，而见有小青龙汤证的患者，叶氏必遵仲景用法去麻黄、细辛而守护正气。如他在《三家医案合刻·叶天士医案》"脉小右弦，呼吸不利"案中指出："老年肾真衰乏，少藏纳之司，水液化痰上泛……若用发散坠降，恐致伤阳劫阴。议进仲景小青龙法，乃太阳表中之里，通营卫，不耗其阳；开痰饮，不泄其气，仍有收肺逆、通膀胱之义。"另如《临证指南医案·痰饮》顾案叶氏指出："肺主出气，肾主纳气，二脏失司，出纳失职。议用早进肾气丸三钱，以纳少阴，晚用小青龙法，涤饮以通太阳经腑……小青龙去麻、辛、甘、芍，加茯苓、杏仁、大枣。"这些医案均是虚人出现的小青龙汤证，用小青龙法而不用麻、辛再发越其阳，或者还要用肾气丸扶阳固本。

叶氏关于小青龙去麻、辛的这一用法，不仅发展了仲景应用小青龙汤的经验，而且有利于提高临床使用此方的安全性，具有重要的临床意义。

4. 创用小青龙合越婢汤法治疗温病咳喘

医界很少有人用小青龙汤治疗温病，但叶氏别出心裁用小青龙汤合越婢汤化裁治疗温病。如《临证指南医案·痰饮》徐氏案用小青龙汤去细辛、麻黄，加苡仁、白糖炒石膏，治疗温邪阻蔽肺气，气不下降，痰饮上吐，喘不得卧，壅滞不能着右的病证。另用此法治疗冬温，阳不潜伏，伏饮上泛，症见咳嗽，咯血，喘不得卧，卧则喘甚痹塞，面色鲜明，脉沉者。(《临证指南医案·痰饮》沈妪案）或者用此法治疗秋燥，上伤肺气，气壅不降，喘咳浮肿，鼻窍黑，唇舌赤，渴饮则胀急，大便解而不爽，脉沉者。(《临证指南医案·产后》程案）此法的基本方用：杏仁、茯苓、苡仁、炒半夏、桂枝木、石膏、白芍、炙草。本方类似麻杏甘石汤，既可辛凉宣泻肺热，又可清化热饮，不失为治疗温病肺热痰饮壅盛的对的之法，值得在临床上深入研究。

（三）吴瑭对叶氏变通小青龙汤法的继承与发展

吴瑭遵从仲景用法，参考叶桂变通应用小青龙汤的经验，在《温病条辨·下焦篇》寒湿中制订出 3 个方证，将小青龙汤扩展用于治疗寒湿。

1. 小青龙汤方证
2. 小青龙去麻黄细辛汤方证
3. 小青龙去麻黄细辛干姜倍桂枝加麻黄根汤方证

这三个方证均出自《温病条辨·下焦篇》寒湿第 47 条："秋湿内伏，多寒外加，脉紧无汗，恶寒身痛，喘咳稀痰，胸满，舌白滑，恶水不欲饮，甚则倚息不得卧，腹中微胀，小青龙汤主之；脉数有汗，小青龙去麻、辛主之；大汗出者，倍桂枝，减干姜，加麻黄根。"小青龙汤组成为：麻黄（去节）三钱、甘草（炙）三钱、桂枝（去皮）五钱、芍药三钱、五味二钱、干姜三钱、半夏五钱、细辛二钱。水八碗，先煮麻黄减一碗许，去上沫，内诸药，煮取三碗，去滓，温服一碗，得效，缓后服，不知，再服。吴瑭称此方为"辛甘复酸法"。小青龙去麻黄细辛汤组成为：于小青龙汤内去麻黄、细辛。小青龙去麻黄细辛干姜倍桂枝加麻黄根汤组成为：于小青龙去麻黄细辛汤内去干姜，增桂枝量，另加麻黄根。

吴瑭自注说："此条以《经》有'秋伤于湿，冬生咳嗽'之明文，故补三焦饮症数则，略示门径……即如此症，以喘咳痰稀，不欲饮水，胸满腹胀，舌白，定其为伏湿痰饮所致。以脉紧无汗，为遇寒而发，故用仲景先师辛甘酸之小青龙，外发寒而内蠲饮，龙行而火随，故寒可去；龙动而水行，故饮可蠲。以自汗脉数，为遇风而发，不可再行误汗伤阳，使饮无畏忌，故去汤中之麻黄、细辛，发太阳、少阴之表者，倍桂枝以安其表。汗甚则以麻黄根收表疏之汗。"

从以上论述不难看出，吴瑭用小青龙汤去麻、辛的手法正是从叶氏变通应用小青龙汤的医案总结而来。所不同的是，吴瑭强调《内经》"秋伤于湿"理论的正确性，将小青龙汤作为治疗"秋湿内伏"所致咳喘的主方，从而发展了叶氏之法，对于临床具有重要的指导意义。

另外，吴瑭在推举"秋伤于湿"理论的同时，对于喻昌"秋燥"理论进行了批判："喻氏擅改经文，谓湿曰燥者，不明六气运行之道……《经》所言之秋，指中秋以前而言，秋之前半截也；喻氏所指之秋，指秋分以后而言，秋之后半截也。古脱燥论，盖世远年湮，残缺脱简耳。喻氏补论诚是，但不应擅改经文，竟崇己说，而不体之日月运行，寒暑倚伏之理与气也。"虽然在下焦寒湿篇吴瑭对喻氏没有重视"秋伤于湿"的问题进行了批判，但是，在上焦篇秋燥第 58 条又引用了喻昌的清燥救肺汤，对喻氏的秋燥论给予了肯定。综合分析吴瑭的论述和喻昌的秋燥学说，我们清楚地知道，秋令时病既有秋燥病，又有秋湿病，根据秋季气候的变化，两种病均有发生的可能，二者不可偏废。从这一点来看，吴瑭由小青龙汤所提出的秋湿之论，其意义是深远的。

（四）新订叶氏小青龙汤变通方

1. 小青龙去麻辛加茯苓杏仁汤

出自《临证指南医案·痰饮》赵案、顾案，《叶氏医案存真》王公美案，《未刻本叶天士医案》"脉弦饮也"案，《种福堂公选医案》李三八案等。组成为：小青龙汤去麻黄、细辛，加茯苓、杏仁。叶案方证：体虚之人出现小青龙汤证或咳或喘者。

2. 小青龙去麻辛加杏仁石膏茯苓汤

出自《临证指南医案·痰饮》"某，形盛面亮"案，沈妪案，《临证指南医案·产后》程案等。组成为：小青龙汤去麻黄、细辛，加杏仁、石膏、茯苓。叶案方证：小青龙汤证与越婢汤证并见者；或温病肺热痰饮壅盛，咳喘者。

3. 小青龙合肾气丸汤

出自《临证指南医案·痰饮》顾案，《种福堂公选医案》李三八案，《三家医案合刻·叶天士医案》"脉右弦左濡"案。由小青龙汤与肾气丸合法，两方同时用，或早服肾气丸，晚服小青龙汤，或咳喘发作时服小青龙汤，平素咳喘不发作时服肾气丸。叶案方证：肾阳肾气虚损之人喘咳而见小青龙汤证者。

（五）叶案萃语

1. "仲景小青龙法，乃太阳表中之里，通营卫，不耗其阳；开痰饮，不泄其气，仍有收肺逆、通膀胱之义。"

出自《三家医案合刻·叶天士医案》"脉小右弦，呼吸不利"案。在这句话中，叶氏精辟地阐发了小青龙汤的配伍意义。所谓"乃太阳表中之里"，是说本方有桂枝，不仅可以开太阳之表，而且可以温化太阳膀胱，膀胱为太阳之里。另外强调：方中桂枝通营卫而不耗其阳；半夏、桂枝、白芍、炙甘草、五味子配伍，开痰饮而不泄其气。全方不仅开太阳，利水气，化痰饮，而且还有平肺逆、通膀胱的作用。

2. "夫膀胱为肾腑，宜开则水通浊泄。"

出自《叶氏医案存真·卷二》"向来下部赤疬"案。这句话旨在阐明小青龙汤的用法。小青龙汤外能发汗通太阳之表，内能开膀胱，助气化以通太阳之里。膀胱开通，水饮下驱，表气可开，咳喘可治。此案叶氏进一步阐发了小青龙汤的这一作用机理，如其云："仲圣凡治外邪致动水寒上逆，必用小青龙汤为主。方与《内经》肿胀开鬼门取汗、洁净腑利水相符。"

越　婢　汤

一、仲景原方证述要

越婢汤出自《金匮要略·水气病脉证并治》第 23 条，组成为：麻黄六两，石膏半斤，生姜三两，大枣十五枚，甘草二两。右五味，以水六升，先煮麻黄，去上沫，内诸药，煮取三升，分温三服。恶风者，加附子一枚，炮。风水，加术四两。仲景原条文谓："风水恶风，一身悉肿，脉浮不渴，续自汗出，无大热，越婢汤主之。"

越婢汤由大青龙汤去桂枝、杏仁组成，因"续自汗出"，无需再大发其汗，故去助麻黄发汗的桂枝；因无喘，故去杏仁。本方与麻杏甘石汤相比，无杏仁而多生姜、大枣。无杏仁则平喘作用减弱，有姜、枣则强胃逐水作用增强，故麻杏甘石汤偏于治喘，越婢汤则偏于治水。越婢汤方重用麻黄合生姜发越水气，并散外邪，用石膏清里热以止汗，用甘草、大枣补益胃气以助逐水。其中麻黄得石膏，则不发汗而重在发散水气，石膏得麻黄，则不专泻热而重在逐热饮。全方五药配合，善治外邪里热郁闭，水气不行的水肿。本方加白术为越婢加术汤，主治里水小便不利，或者风湿痹痛；加半夏名越婢加半夏汤，主治痰饮咳喘上气的肺胀。

越婢汤证：风水，恶风，一身悉肿，脉浮不渴，续自汗出，发热而无大热者。

二、叶氏应用心法

(一) 加减变化

1. 用于治疗温病

温邪上受，肺气痹塞，周身皮肤大痛，汗大泄，坐不得卧，渴欲饮水，干呕不已。从前温邪皆从热化，议以营卫邪郁例，用仲景越婢汤法。杏仁、桂枝木、茯苓、炒半夏、生石膏。(《眉寿堂方案选存·冬温》)

方证解释：本案病情比较复杂，从"温邪上受，肺气痹塞"看，可能有发热，喘咳等症。热邪内迫则汗大泄，渴欲饮水；热壅肺气不降则坐不得卧，干呕不已；邪郁肌表，营卫不通则周身皮肤大痛。方用变通越婢汤法，外通营卫，内清郁热，兼和降肺胃。因汗大出，故去生姜，并用桂枝代替麻黄；因干呕，故加半夏、茯苓。

2. 用于治疗冬温咳嗽

冬温咳嗽，忽值暴冷，外寒内热，引动宿痰伏饮，夜卧气冲欲坐，喉咽气息有声。宜暖护安居，从痰饮门越婢法。麻黄、甘草、石膏、生姜、大枣。(《叶天士医案存真·卷一》)

方证解释：本案为冬温，症见咳嗽，喉咽气息有声。病机为外寒内热，引动宿痰伏饮。方用越婢汤，疏散外寒，清泄内热，兼以发越水饮。

夏山塘七十五岁，初冬温热气入，引动宿饮，始而状如伤风，稀痰数日，痰浓喉干，少阴中五液变痰，乏津上承，皆下虚易受冷热，致饮上泛。老人频年咳嗽，古人操持脾肾要领，大忌发散泄肺，暂用越婢法。(《叶天士先生方案真本》)

方证解释：本案为冬温咳嗽，起初状如伤风，稀痰数日，痰浓喉干。此初冬温热之气引动宿饮。暂用越婢汤法，外散风邪，内清肺热，兼除水饮。

3. 用于治疗风寒化热咳嗽声音不出

潘二十八岁，咳嗽在先肺病，近日凉风外受，气闭声音不出，视舌边绛赤有黄苔，寒已变为热。越婢法加米仁、茯苓。(《叶天士先生方案真本》)

方证解释：本案先有咳嗽，复感时邪凉风，致肺气郁闭而声音不出，舌边绛赤苔黄。此风寒化热，肺热郁闭。方用越婢汤疏透郁闭，清泄肺热，另加苡仁止咳，茯苓利湿。

4. 用于治疗痰饮喘胀

丁五十一岁，面色亮，脉弦，此属痰饮。饮伏下焦肾络，中年冷暖不和，烦劳伤气，着枕必气逆，饮泛喘促，脘闷咽阻，治之可效，而不除根。越婢法。(《叶天士先生方案真本》)

方证解释：本案饮泛喘促，着枕必气逆，脘闷咽阻，面色亮，脉弦，是典型的痰饮喘证，方用越婢汤法，清肺化饮平喘，权宜治之。

(二) 合方化裁

合小青龙汤治疗秋燥冬温或痰饮热喘

程，脉沉，喘咳浮肿，鼻窍黑，唇舌赤，渴饮则胀急，大便解而不爽，此秋风燥化，上伤肺气，气壅不降。水谷汤饮之湿痹阻经隧，最多坐不得卧之虑。法宜开通太阳之里，用仲景越婢、小青龙合方。若畏产后久虚，以补温暖，斯客气散漫，三焦皆累，闭塞告危矣。桂枝木、杏仁、生白芍、石膏、茯苓、炙草、干姜、五味。(《临证指南医案·产后》)

沈妪，冬温，阳不潜伏，伏饮上泛。仲景云：脉沉属饮，面色鲜明为饮。饮家咳甚，当治其饮，不当治咳。缘高年下焦根蒂已虚，因温暖气泄，不主收藏，饮邪上扰乘肺，肺气不降，一身之气交阻，熏灼不休，络血上沸。《经》云：不得卧，卧则喘甚痹塞，乃肺气之逆乱也。若以见病图病，昧于色诊候气，必致由咳变幻，腹肿胀满，渐不可挽，明眼医者，勿得忽为泛泛可也。兹就管见，略述大意。议开太阳，以使饮浊下趋，仍无碍于冬温，从仲景小青龙、越婢合法。杏仁、茯苓、苡仁、炒半夏、桂枝木、石膏、白芍、炙草。（《临证指南医案·痰饮》）

某，形盛面亮，脉沉弦，此属痰饮内聚，暮夜属阴，喘不得卧。仲景谓：饮家而咳，当治其饮，不当治咳。今胸满腹胀，小水不利，当开太阳以导饮逆。小青龙去麻、辛合越婢。桂枝、半夏、干姜、五味、杏仁、石膏、茯苓、白芍。（《临证指南医案·痰饮》）

方证解释：以上三案已经在小青龙汤中作了详细的解释，此从略。

（三）类方应用

越婢加半夏汤

越婢加半夏汤出自《金匮要略·肺痿肺痈咳嗽上气病脉证治》第13条，组成为：麻黄六两，石膏半斤，生姜三两，大枣十五枚，甘草二两，半夏半升。右六味，以水六升，先煎麻黄，去上沫，纳诸药，煮取三升，分温三服。仲景原文谓："咳而上气，此为肺胀，其人喘，目如脱状，脉浮大者，越婢加半夏汤主之。"

叶桂用此方治疗外感失音咽痛、浮肿喘咳、温病肺热壅盛等病证。

（1）用于治疗春温外寒内热失音咽痛

初春暴冷，暖覆卧床，渐渐失音，久则咽喉皆痛，痰沫上泛。纳食照常，已非虚象。致内为热迫，外为寒郁。越婢加半夏汤。（《眉寿堂方案选存·春温》）

方证解释：本案初春，感寒而内郁化热，热壅上焦，发为失音，久则咽喉皆痛，痰沫上泛。此内为热迫于肺，外为寒郁于表。方用越婢加半夏汤化裁，外散寒郁，内清热迫。

（2）用于治疗浮肿喘咳

方氏，冷暖失和，饮泛气逆，为浮肿喘咳，腹胀，卧则冲呛。议用越婢方。石膏、杏仁、桂枝、炒半夏、茯苓、炙草。（《临证指南医案·痰饮》）

方证解释：本案饮泛气逆，症见浮肿喘咳，腹胀，卧则冲呛等。喘咳与浮肿并见，是典型的越婢汤证，故用越婢加半夏汤法以桂枝代麻黄清宣肺热以治喘，发越水气以治肿。

另外，叶氏用越婢加半夏汤的医案还有上述"用于治疗温病"中介绍的《眉寿堂方案选存·冬温》"温邪上受"案，可互参。

三、讨论与小结

（一）叶氏变通应用越婢汤的基本思路与手法

叶桂以越婢汤与麻杏甘石汤两方所寓之法雷同为着眼点，不用此方治疗风水，而以其治疗温病发热喘咳。主要用法为：或以其原法（麻黄、甘草、石膏、生姜、大枣）治疗温病外寒内热，引动伏饮所致的咳喘、发热；或者用桂枝代替麻黄，去生姜、大枣，加杏仁、茯苓、半夏治疗温病气分热盛，汗大泄，渴欲饮水，干呕不已，而营卫未和，周身皮肤大痛，表里同病者；或者加苡仁、茯苓治疗外感凉风，壅郁化热，肺郁不宣致声音不出、咳嗽者；或者用其治疗痰饮壅热的咳喘。

其次，以此方合小青龙汤去麻黄、细辛法，加杏仁，治疗产后感受秋燥，发为喘咳浮肿，鼻窍黑，唇舌赤，渴饮则胀急，大便解而不爽者；或者治疗高年感受冬温，引动伏饮，咳甚，脉沉者；或者治疗虚人痰饮，热壅肺闭，喘不得卧，胸满腹胀，小水不利，形盛面亮，脉沉弦者。

另外，叶氏也用越婢加半夏汤法，以桂枝代替麻黄，去姜、枣，加杏、苓为基本方，治疗春温内为热迫，外为寒郁所致的失音、咽痛；或者治疗冷暖失和，饮泛气逆所致的浮肿喘咳，腹胀，卧则冲呛等。

（二）叶氏对仲景越婢汤方证的创新与发展

1. 创用变通越婢汤治疗温病

越婢汤虽然主治风水恶风，一身悉肿，但其组成与麻杏甘石汤仅仅是生姜、大枣与杏仁之别。麻杏甘石汤主治汗出而喘，无大热者。此证既可见于伤寒，也可见于温病，因此，后世多引用麻杏甘石汤治疗风温热邪壅肺证。仔细分析仲景越婢汤证，其中也有"续自汗出，无大热"一症，"无大热"，一定是有热，只是强调此证发热不是阳明白虎汤证的发热，言"无大热"，是为了与白虎汤的"大热"作出鉴别。这一点与麻杏甘石汤证"汗出"，"无大热者"完全相同。由此说明，越婢汤也能治疗温病气分发热。叶桂抓住了本方的这一特点，以其治疗温病发热，冬温咳嗽，春温失音咽痛等。分析叶案，温病过程出现越婢汤证主要有两个方面：一是风寒外束，肺胃里热壅盛；一是外邪引动宿痰伏饮，饮郁化热。凡温病只要出现这两种情况，叶氏就用越婢汤法治疗。基本方用麻黄、石膏、甘草、生姜、大枣，或者用基本方加苡仁、茯苓，或者变其制，用桂枝、石膏、杏仁、炒半夏、茯苓。叶氏此法跳出了越婢汤专治风水的圈子，扩展了临床应用此方的视野，为温病外寒里热证或新感引动伏饮证的辨治提供了新思路。

2. 发明越婢合小青龙汤法治疗喘胀

小青龙汤善于温散痰饮，越婢汤专治风水，加半夏又治肺胀，两法合用后，尤其适合于治疗喘咳与浮肿、肿胀并见之证。叶氏根据两方的特点，用小青龙汤去麻、辛，合越婢汤，治疗喘胀。具体方以桂枝、半夏、干姜、五味子、茯苓、杏仁、石膏、白芍、炙甘草为基础，主治症以面色鲜明，或形盛面亮，脉沉弦，喘不得卧，胸满腹胀，小水不利，面目浮肿等为特点。

叶氏此方是一首平稳缓和的治痰饮喘胀方，适用于营卫不和而汗出恶风；痰饮冲动而喘气上逆；饮郁化热而烦渴欲饮；太阳不开，水气不利而浮肿胀满等寒热错杂，表里同病，新邪与宿饮交夹为特征的喘胀之病。

3. 发明越婢汤以桂枝代麻黄的手法

关于小青龙汤去麻黄、细辛的手法，我们在"小青龙汤"一节中作了详细的论述。越婢汤属于麻黄剂，也存在麻黄的取舍问题。对于素体阳气不足，但浮肿喘咳而见越婢汤证，或温病汗大泄，渴欲饮水而见越婢汤证者，叶氏用越婢汤多去麻黄，而代之以桂枝。如《临证指南医案·痰饮》方氏案，《眉寿堂方案选存·冬温》"温邪上受，肺气痹塞"案等。这种用法提高了越婢汤临床应用的灵活性与安全性，具有一定的意义。

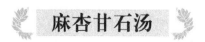

麻杏甘石汤

一、仲景原方证述要

麻黄杏仁甘草石膏汤（麻杏甘石汤）出自《伤寒论》第 63 条，组成为：麻黄四两（去节），杏仁五十个（去皮尖），甘草二两（炙），石膏半斤（碎，绵裹）。右四味，以水七升，煮麻黄，减二升，去上沫，内诸药，煮取二升，去滓。温服一升。仲景原条文谓："发汗后，不可更行桂枝汤，汗出而喘，无大热者，可与麻黄杏仁甘草石膏汤。"此方还见于《伤寒论》第162条："下后，不可更行桂枝汤。若汗出而喘，无大热者，可与麻黄杏子甘草石膏汤。"

本方由麻黄汤去桂枝，合白虎汤去知母、粳米组成。因无恶寒、无汗、身痛，故于麻黄汤去桂枝；因无阳明大热，故于白虎汤去知母。身无大热，说明必有身热，故合白虎汤法加石膏清泄肺热；症见汗出而喘，故用麻黄汤法去桂枝，留麻、杏、草宣肺平喘。本方麻黄得石膏，清热宣肺平喘而不再发汗；石膏得麻黄，辛凉清透肺热而不单纯清泄阳明，由此构成了本方的特点。

麻杏甘石汤证：发热，汗出，喘、咳。

二、叶氏应用心法

(一) 加减变化

1. 用于治疗失音

吴三六，外冷内热，久逼失音，用两解法。麻杏甘膏汤。(《临证指南医案·失音》)

方证解释：寒束于外为外冷，肺胃热壅为内热，由此发为失音。治用麻杏甘石汤法，以麻黄合杏仁宣解外寒，以石膏合杏仁清宣肺热，即所谓两解之法。

2. 用于治疗咳嗽

吴四一，咳嗽，声音渐窒，诊脉右寸独坚，此寒热客气，包裹肺俞，郁则热。先以麻杏甘石汤。又，苇茎汤。(《临证指南医案·咳嗽》)

方证解释：本案咳嗽，声音渐窒，脉右寸独坚。此外感寒邪或热邪，郁遏不解，肺热郁闭。方用麻杏甘石汤辛寒清泄肺热，疏宣表郁。二诊表郁已解，肺热尚存，改用苇茎汤清肺化痰。

某二八，风邪阻于肺卫，咳嗽面浮，当辛散之。麻黄（先煎去沫）五分、杏仁三钱、生甘草三分、生石膏三钱。(《临证指南医案·咳嗽》)

方证解释：本案咳嗽，面带浮肿，由风邪郁闭肺卫所致，方用麻杏甘石汤。面浮类似于风水，为越婢汤证，而麻杏甘石汤与越婢汤仅一味药之别，前者有杏仁，后者有生姜、大枣，因此，麻杏甘石汤也可治面浮。

3. 用于治疗肺痈咳吐脓血

某，邪郁热壅，咳吐脓血，音哑。麻杏甘膏汤加桔梗、苡仁、桃仁、紫菀。(《临证指南医案·吐血》)

方证解释：本案咳吐脓血，音哑，颇似肺痈。此邪郁热壅。方用麻杏甘石汤清泄肺热，另仿治肺痈专方桔梗汤、苇茎汤法，加桔梗、苡仁、桃仁、紫菀散结排脓。

4. 用于治疗喘胀

汪，肿自下起，胀及心胸，遍身肌肤赤瘰，溺无便滑。湿热蓄水，横溃经隧，气机闭塞，呻吟喘急。湿本阴邪，下焦先受。医用桂、附、芪、术，邪蕴化热，充斥三焦，以致日加凶危也。川通草一钱半、海金沙五钱、黄柏皮一钱半、木猪苓三钱、生赤豆皮一钱半、真北细辛一分。又，前法肿消三四，仍以分消。川白通草、猪苓、海金沙、生赤豆皮、葶苈子、茯苓皮、晚蚕砂。又，间日寒战发热，渴饮，此为疟，乃病上加病。饮水结聚，以下痛胀，不敢用涌吐之法，暂与开肺气壅遏一法。大杏仁、蜜炒麻黄、石膏。又，湿邪留饮，发红瘰，胸聚浊痰，消渴未已，用木防己汤。木防己一钱、石膏三钱、杏仁三钱、苡仁二钱、飞滑石一钱半、寒水石一钱半。通草煎汤代水。(《临证指南医案·肿胀》)

方证解释：本案湿热蓄水，肿胀喘急，气壅不利，一、二诊用清利湿热、分消利水法，已经获效。三诊突然出现寒战发热，渴饮，叶氏认为系新感疟邪所致，方用麻杏甘石汤法，宣泄肺热，兼以透邪。四诊仍渴，有浊痰，发红瘰，水饮郁热尤甚，故用《金匮要略》木防己汤合桂苓甘露饮为法继续治疗。

本案三诊也见于《眉寿堂方案选存·疟疾》"间日寒战发热，渴饮，此为疟"案，所述证完全相同，唯方中多生甘草。其发热、渴饮类似白虎汤证，"饮水结聚，而心中痛胀"类似青龙汤证，权衡病机重心，先用麻杏甘石汤开肺气壅遏。麻杏甘石汤含白虎汤法，可治发热渴饮，寓麻黄汤法，可治发冷寒战，又是大青龙汤的化简方，可以治疗水饮。由此来看，叶氏用此方治疟虽是暂用权宜之法，但却寓意深刻。

5. 用于治疗发疹

吴，病在暴冷而发，肌表头面不透，是外蕴为寒，内伏为热。肺病主卫，卫气分两解为是。麻黄、石膏、牛蒡子、枳壳汁、杏仁、射干、桔梗、生甘草。（《临证指南医案·癍痧疹瘰》）

方证解释：从"病在暴冷而发，肌表头面不透"分析，其症当以皮肤发疹为主。从用方看，应兼有咽喉不利，或咽痛，恶风等。病机为暴冷风寒外束，肺热郁伏不解。方用麻杏甘石汤外解风寒，内清肺热，另加射干合麻黄，为射干麻黄汤法以开畅咽喉；再加桔梗利咽开结，加枳壳汁、杏仁开宣肺气，加牛蒡子透疹。

（二）合方化裁

1. 合麻杏苡甘汤宣利风湿治疗失音喉痹咳嗽喘肿

（1）治失音

陆二二，秋凉燥气咳嗽，初病皮毛凛凛。冬月失音，至夏未愈，而纳食颇安。想屡经暴冷暴暖之伤。未必是二气之馁，仿金实无声议治。麻黄、杏仁、生甘草、石膏、射干、苡仁。又，芦根汁、杏仁汁、莱菔汁、鲜竹沥，熬膏。（《临证指南医案·失音》）

方证解释：本案病程长达一年，去秋感凉燥咳嗽、恶风，延至冬天失音，直到翌年夏天未愈。病程虽长，但阴阳气血并未虚损，仍是金实无声的肺热证。方用麻杏甘石汤辛寒透邪，清宣肺热，另加射干解毒利咽，再合麻杏苡甘汤法加苡仁开宣风湿之郁。二诊改用宣肺清热化痰方制膏剂善后。

叶氏用麻杏甘石汤治疗失音的医案还有上述"用于治疗咳嗽"中介绍的《临证指南医案·咳嗽》吴四一案，"用于治疗肺痈咳吐脓血"中介绍的《临证指南医案·吐血》"某，邪郁热壅，咳吐脓血"案，可互参。

（2）治喉痹

宋三十，先失音，继喉痹，是气分窒塞。微寒而热，水饮呛出，咯痰随出随阻，此仍在上痹。舌黄口渴。议与苦辛寒方。射干、麻黄、杏仁、生甘草、石膏、苡仁。（《临证指南医案·失音》）

方证解释：本案由失音转为喉痹，饮水呛出，咳痰随出随阻，发热微恶寒，口渴，舌苔黄。卫表郁闭而肺热壅盛。方用麻杏甘石汤宣透卫表，清泄肺热，另取射干麻黄汤法加射干合麻黄利咽喉、开上痹，并合入麻杏苡甘汤法加苡仁开宣风湿。

本方可命名为"麻杏石甘加射干苡仁汤"，以期在临床上推广应用。

（3）治咳嗽

某，伏邪久咳，胃虚呕食，殆《内经》所谓胃咳之状耶。麻黄、杏仁、甘草、石膏、半

夏、苡仁。(《临证指南医案·咳嗽》)

方证解释：本案久咳，伴有呕吐，叶氏认为咳由伏邪所致，呕食由胃虚引起，辨为胃咳。方用麻杏甘石汤清宣肺热，合麻杏苡甘汤法加苡仁开宣风湿之郁，以治咳嗽。另加半夏和降胃气，以治呕食。

(4) 治喘肿

吴，平昔湿痰阻气为喘，兹因过食停滞，阴脏之阳不运，阳腑之气不通。二便不爽，跗肿腹满，诊脉沉弦。犹是水寒痰滞，阻遏气分，上下皆不通调，当从三焦分治。顷见案头一方，用菟丝子升少阴，吴萸蓂泄厥阴，不知作何解释，不敢附和，仍用河间分消定议。大杏仁、莱菔子、猪苓、泽泻、葶苈子、厚朴、桑白皮、广皮、细木通。又，三焦分消，泄肝通腑，二便不爽如昔。诊脉浮小带促，闻声呼息不利，是气分在上结阻，以致中下不通。喘胀要旨，开鬼门以取汗，洁净腑以利水，无非宣通表里，务在治病源头。据脉症参详，急急开上为法。合《金匮》风水反登义矣。麻黄、杏仁、石膏、甘草、苡仁。(《临证指南医案·肿胀》)

方证解释：本案平昔湿痰阻气为喘，又因过食停滞，出现二便不爽，跗肿腹满，脉沉弦，叶氏从水痰阻遏气分，上下不通考虑，用分消三焦法，宣通上下，利水消痰。二诊未见明显疗效，仍二便不爽，诊脉转为浮小带促，闻声呼息不利，病机偏于气分上焦郁闭，以致中下不通，故仿越婢汤法，用麻杏甘石汤合麻杏苡甘汤开宣肺气，专治上焦，以求肺气宣通而三焦通畅。

2. 合射干麻黄汤法治疗肺痹

曹二二，清邪在上，必用轻清气药，如苦寒治中下，上结更闭。兜铃、牛蒡子、桔梗、生甘草、杏仁、射干、麻黄。(《临证指南医案·肺痹》)

方证解释：本案未述脉证，以方测证，当有咽喉不利或咽痛，喑哑，咳嗽，恶风等。所谓"清邪"，是指风邪或风热之邪。此邪多郁闭肺卫上焦，治疗必须用轻清气分药，开宣肺气，透邪外出。方用麻杏甘石汤去沉重之石膏，清轻宣肺达邪；另合射干麻黄汤法以射干合麻黄开利咽喉；再加桔梗、牛蒡子、马兜铃利咽散结，疏散风热。

叶氏用麻杏甘石汤合射干麻黄汤法的医案还有上述"用于治疗发疹"中介绍的《临证指南医案·瘰疬疹瘰》吴案，"合麻杏苡甘汤"中介绍的《临证指南医案·失音》宋三十案、陆二二案。可互参。

(三) 变制新法

叶桂在应用麻杏甘石汤时，每用薄荷、桑叶代替麻黄，变其制而为辛凉轻散方，用以治疗喘咳身热、肌垒发疹。如下案。

章，凉风外袭，伏热内蒸，秋金主令，内应乎肺。喘咳身热，始而昼热，继而暮热，自气分渐及血分，龈肉紫而肌垒发疹，辛寒清散为是。薄荷、连翘、石膏、淡竹叶、杏仁、桑皮、苡仁。(《临证指南医案·瘰疬疹瘰》)

方证解释：本案喘咳身热，是典型的麻杏甘石汤证，但始而昼热，继而暮热，病机自气分渐及血分，又见龈肉紫而肌肤发疹，营分已伤，故不得用麻黄辛温发散，代之以薄荷、桑叶，加连翘、竹叶、苡仁，组成辛寒清散法，清宣肺热，疏透外邪。

这是叶氏变制麻杏甘石汤法的代表性医案，这类医案不止此一案，我们将在"讨论与小结"中具体介绍，此从略。

三、讨论与小结

（一）叶氏变通应用麻杏甘石汤的基本思路与手法

叶桂根据麻杏甘石汤的配伍特点，用其治疗失音、咳嗽，或者喘肿之人，复感疟邪，间日寒战发热，渴饮者。在加减应用方面，如肺痈咳吐脓血，音哑者，加桔梗、苡仁、桃仁、紫菀；如外感发疹，肌表头面不透者，加牛蒡子、枳壳汁、射干、桔梗。

在合法应用方面，多合麻杏苡甘汤法加苡仁治疗喘胀；加苡仁、半夏治疗伏邪久咳，胃虚呕食；加苡仁、射干治疗失音、喉痹。另外，常合射干麻黄汤法加射干治疗失音、喉痹、咳嗽；或者合射干麻黄汤法去石膏，加射干、桔梗、牛蒡子、马兜铃治疗肺痹。

在变制应用方面，最值得推举的是，用桑叶、薄荷代替麻黄，以桑叶、薄荷、杏仁、石膏、连翘、生甘草组方，变制出辛寒清散剂，治疗风温、秋燥等温邪郁闭上焦卫分气分之间，发为咳喘身热，或咳嗽咯血，或久咳不愈，或咳嗽头胀等病证，从而创新了仲景的麻杏甘石汤方证。

（二）叶氏对仲景麻杏甘石汤方证的创新与发展

1. 创用麻杏甘石加射干苡仁汤治疗失音

仲景用麻杏甘石汤治疗"汗出而喘，无大热者"，并不用此方治疗失音。后世治疗失音、喉痹也不用麻黄剂。叶氏别出心裁，用麻杏甘石汤加射干、苡仁治疗失音或喉痹。这种失音的病机是风寒外束，肺热内闭，或者肺热壅盛，郁闭不得宣解。方用麻杏甘石汤宣泄肺热，加射干利咽，加苡仁祛湿消痈。

吴瑭根据叶氏用麻杏甘石汤治疗失音的经验，制订出《温病条辨·下焦篇》第48条，以麻杏甘石汤治疗热饮喉哑。另外，在《吴鞠通医案》中，吴氏遵从叶氏用法，以麻杏甘石汤治疗失音，此介绍二则如下。

乙丑二月初二，朱，右脉洪数有力，金实无声，麻杏甘石汤证也。奈已为前医发汗，麻黄未便再用，议清音汤加石、杏。半夏六钱、苦桔梗六钱、石膏二钱、杏仁粉五钱、苇根五钱、生甘草二钱。水五杯，煮成二杯，渣再煮一杯，分三次服。初三日，肺脏本热，为外风所搏，实而无声，究系麻杏石甘之法为速。生石膏一两、麻黄（去节）五钱、炙甘草三钱、杏仁泥六钱、半夏五钱。初四日，右脉之洪数有力者已减其半，而音亦渐开，仍用麻杏石甘加半夏一帖。生麻黄（去节、净）三钱、生石膏（研末）一两、杏仁霜七钱、姜半夏七钱、炙甘草三钱。甘澜水八碗，煮成三碗，分三次服。以后病减者减其制。（《吴鞠通医案·卷三·失音》）

珠，四十五岁，酒客失音。与麻杏甘石汤。生石膏四两、麻黄五钱、杏仁四钱、炙甘草三钱。服一帖，无汗，音不出；服二帖，微汗，音出不甚响，仍用前法。蜜炙麻黄三钱、生石膏三钱、炙甘草三钱、杏仁四钱。服五帖，音大出，但脉滑耳，与清音汤。苦桔梗六钱、姜半夏六钱、炙甘草二钱。又，服五帖，音清，脉滑，痰饮不尽，与《外台》茯苓饮法，减辛药。茯苓八钱、沙参三钱、半夏五钱、广皮二钱、甘草一钱五分、麦冬（不去心）五钱、小枳实一钱五分。七帖而安。（《吴鞠通医案·卷三·失音》）

吴瑭医案与叶案如出一辙而更加完整具体，由此说明，麻杏甘石汤的确是治疗失音的有效之法，他们的经验为失音的治疗提供了新的思路，值得进一步发扬。

2. 创用桑叶薄荷代替麻黄变制辛凉疏宣新法以治温病

在叶氏变通应用麻杏甘石汤中有一种创新性手法是，用桑叶或薄荷代替麻黄，加连翘，组成"辛寒清散"法，基本药用桑叶、薄荷、连翘、杏仁、石膏、生甘草，治疗风温、伏暑、秋燥等温病邪郁卫气分证。其典型医案如下：

某，风温上受，吐血。桑叶、薄荷、杏仁、连翘、石膏、生甘草。(《临证指南医案·吐血》)

某，嗽已百日，脉右数大，从夏季伏暑内郁，治在气分。桑叶、生甘草、石膏、苡仁、杏仁、苏梗。(《临证指南医案·咳嗽》)

王二五，气分热炽，头胀痰嗽。连翘、石膏、杏仁、郁金、薄荷、山栀。又，照前方去山栀，加蒌皮、桔梗。(《临证指南医案·咳嗽》)

陈，秋燥，痰嗽气促。桑叶、玉竹、沙参、嘉定花粉、苡仁、甘草、蔗浆。又，用清燥法。桑叶、玉竹、沙参、苡仁、甘草、石膏、杏仁。(《临证指南医案·咳嗽》)

秦六三，体质血虚，风温上受，滋清不应，气分燥也，议清其上。石膏、生甘草、薄荷、桑叶、杏仁、连翘。又，照前方去连翘、薄荷，加陈蒌皮、郁金、栀皮。(《临证指南医案·咳嗽》)

以上五案均不用麻黄，第一案某，风温上受，已见咯血，从用方分析，其症当有咳嗽，或者发热。因咯血，故不得用麻黄，代之以桑叶、薄荷，再加连翘，合桑、薄清透上焦卫分，合石膏、杏仁清泄宣达肺热。第二案某，咳嗽百日未愈，"从夏季伏暑内郁"分析，诊病已在秋季。"脉右数大"，肺热尚在气分。因伏暑内耗阴津，也不得用麻黄发散，故代之以桑叶。伏暑兼湿，故加苏梗、苡仁宣上利下，并宣肺止咳。第三案王，头胀痰嗽，据脉证辨为气分热炽，方用变制麻杏甘石汤法，以薄荷代麻黄，去甘草，取变通栀子豉汤法，加连翘、栀子、郁金，轻苦微辛，清解上焦气分郁热。二诊上焦膈热已减，故去栀子，加蒌皮、桔梗化痰开肺。第四案陈，秋燥，痰嗽气促。燥易伤津，故不用麻黄，一诊先用甘寒辛凉润燥，二诊用变制麻杏甘石汤法，以桑叶代麻黄，合喻昌清燥救肺汤法，加玉竹、沙参润肺燥，滋肺津。第五案秦，"风温上受"，当有发热、咳嗽等症，用滋清法不应，遂诊断为素体血虚，风温热郁气分之肺燥。血虚肺燥，故不用麻黄，而以薄荷、桑叶代之，另加连翘清热疏风。二诊从用方看，表证渐解而胸闷咳嗽，故去连翘、薄荷，合栀子豉汤法，加蒌皮、郁金、栀皮轻苦微辛开宣上焦。

叶氏此法适用于热邪郁遏上焦卫、气分之间，阴津已有损伤之证。此证纯用银翘散、桑菊饮辛凉疏透则过轻而力不胜任，纯用白虎汤寒凉清解则过寒沉重而药过病所，又因阴血津液已伤而不得用麻杏甘石汤之麻黄辛温发散，故发明了这一独特的"辛寒清散"法。叶氏的这一手法不仅为温病的治疗提供了新的方剂，而且创新了仲景的麻杏甘石汤方证，具有重要的学术价值与临床意义。

以上五案中的"某，风温上受"案方与秦六三案一诊方可命名为"桑杏石甘加薄荷连翘汤"，以期在临床上推广应用。

(三)吴瑭对叶氏变通麻杏甘石汤法的继承与发展

吴瑭遵照仲景麻杏甘石汤方证，参考叶氏应用此方的医案，在《温病条辨·下焦篇》第47条寒湿小青龙汤方证后，制订出麻杏甘石汤方证，以之治疗热饮。

麻杏甘石汤方证

出自《温病条辨·下焦篇》寒湿第48条："喘咳息促，吐稀涎，脉洪数，右大于左，喉哑，是为热饮，麻杏甘石汤主之。"此方组成为：麻黄(去节)三钱、杏仁(去皮尖碾细)三钱、石膏(碾)三钱、甘草(炙)二钱。水八杯，先煮麻黄，减二杯，去沫，内诸药，煮取三杯，先服一杯，以喉亮为度。

吴瑭自注云："《金匮》谓病痰饮者，当以温药和之。盖饮属阴邪，非温不化，故饮病当温者，十有八、九，然当清者，亦有一、二。如此证息促，知在上焦，涎稀，知非劳伤之咳，亦非火邪之但咳无痰而喉哑者可比；右大于左，纯然肺病，此乃饮邪隔拒，心火壅遏，肺气不能下达。音出于肺，金实不鸣。故以麻黄中空而达外，杏仁中实而降里，石膏辛淡性寒，质重而气清轻，合麻杏而宣气分之郁热，甘草之甘以缓急，补土以生金也。按此方，即大青龙之去桂枝、姜、枣者也。"

吴瑭称此方为"辛凉甘淡法"，将之与治疗寒饮的小青龙汤相对应，用以治疗热饮。其中脉"右大于左"取材于叶氏《临证指南医案·咳嗽》吴四一案"诊脉右寸独坚"；"喉哑"取材于叶氏治疗失音、音哑案。但吴氏也有发挥，他不仅明确地提出了麻杏甘石汤治疗热饮的脉证，而且详论病机、方义，不仅发扬了叶氏应用麻杏甘石汤的经验，而且发展了仲景此方的方证理论。

（四）新订叶氏麻杏甘石汤变通方

1. 麻杏石甘加射干苡仁汤

出自《临证指南医案·失音》宋三十案、陆二二案。组成为：麻杏甘石汤加射干、苡仁。叶案方证：先失音，继喉痹，微寒而热，水饮呛出，咳痰随出随阻，口渴苔黄，是气分窒塞，仍在上痹者。或秋凉燥气咳嗽，初病皮毛凛凛，冬月失音，至夏未愈，而纳食颇安者。

本方是麻杏甘石汤与麻杏苡甘汤、射干麻黄汤的合法，用麻杏甘石汤辛凉疏宣肺卫兼清泄肺热；用射干解毒利咽开痹，用苡仁利湿排脓。此方可治风热湿饮郁结，肺与咽喉痹郁的失音、喉痹。

2. 桑杏石甘加薄荷连翘汤

出自《临证指南医案》吐血门"某，风温上受"案，咳嗽门秦六三案。组成为：桑叶、薄荷、杏仁、连翘、石膏、生甘草。叶案方证：风温上受，肺卫郁闭，咳嗽，或咳血者。或治风温上受，滋清不应，气分燥，咳嗽者。

此方以桑叶、薄荷代替麻黄辛凉疏透卫表郁闭；用杏仁、石膏、生甘草，合桑、薄清宣肺热，用连翘清轻解毒疏风。此方可用于治疗风热郁闭上焦肺卫，发为类似麻杏甘石汤证者。

白虎汤　白虎加人参汤

一、仲景原方证述要

白虎汤出自《伤寒论》第 176 条，组成为：知母六两，生石膏一斤（碎），甘草二两（炙），粳米六合。右四味，以水一斗，煮米熟汤成，去滓。温服一升，日三服。仲景原条文谓："伤寒脉浮滑，此表有热，里有寒，白虎汤主之。"此方还见于《伤寒论》第 219 条："三阳合病，腹满身重，难以转侧，口不仁，面垢，谵语遗尿。发汗则谵语；下之则额上生汗，手足逆冷；若自汗出者，白虎汤主之。"第 350 条："伤寒脉滑而厥者，里有热，白虎汤主之。"

白虎加人参汤出自《伤寒论》第 26 条，组成为：知母六两，生石膏一斤（碎，绵裹），甘草（炙）二两，粳米六合，人参三两。右五味，以水一斗，煮米熟汤成，去滓。温服一升，日三服。仲景原条文谓："服桂枝汤，大汗出后，大烦渴不解，脉洪大者，白虎加人参汤主之。"此方还见于《伤寒论》第 168 条："伤寒病，若吐若下后，七八日不解，热结在里，表里俱热，时时恶风，大渴，舌上干燥而烦，欲饮水数升者，白虎加人参汤主之。"第169 条："伤寒无大热，口燥渴，心烦，背微恶寒者，白虎加人参汤主之。"第 170 条："伤寒脉浮，发热无汗，其表不解，不可与白虎汤。渴欲饮水，无表证者，白虎加人参汤主之"。第 222 条："若渴欲饮水，口干舌燥者，白虎加人参汤主之。"《金匮要略·痓湿暍病脉证治》第 26 条："太阳中热者，暍是也。汗出恶寒，身热而渴，白虎加人参汤主之。"

白虎汤重用石膏清泻阳明胃热；用知母苦甘寒，一可助石膏清热，二可润燥养阴，二药配合，尤可清热除烦。另用炙甘草、粳米益胃护津，安中养正，并可防石膏、知母寒凉伤胃。

白虎加人参汤比白虎汤多人参。人参生津益气安中，仲景用人参主治渴欲饮水、心下痞、呕吐等，因此，该方的功效是清热除烦，生津止渴，消痞安胃。

白虎汤证：以烦热，自汗出，脉滑数为辨证要点；另外还有"腹满身重，难以转侧，口不仁，面垢，谵语遗尿"之三阳合病证。从仲景原文看，白虎汤各条均无"口渴"；也无"大汗"，仅有"自汗出"；脉仅"浮滑"，而非"洪大"。从而说明，仲景原方证本无"四大"证，仲景不是见到"四大"才用白虎汤，所谓"四大"是后世的认识。

白虎加人参汤证："大汗出后，大烦渴不解，脉洪大"；"表里俱热，时时恶风，大渴，舌上干燥而烦，欲饮水数升"；"口燥渴，心烦，背微恶寒"；"渴欲饮水，口干舌燥"；暍病"汗出恶寒，身热而渴"等。从仲景原文看，白虎加人参汤各条均有口渴，与白虎汤证没有口渴比较可知，石膏不治口渴，而治渴的关键在于人参。白虎加人参汤证的辨证要点是白虎汤证见口渴者，具体为：发热，口燥，心烦，大烦渴不解，渴欲饮水，脉洪大，或背微恶寒者。

二、叶氏应用心法

(一) 加减变化

1. 用于治疗暑温

脉洪大，烦渴，汗出，阳明中暍，的系白虎汤候也。石膏、甘草、麦冬、知母、粳米。（《叶氏医案存真·卷二》）

方证解释：本案是典型的暑温白虎汤证，烦渴、汗出明显，提示伤津较甚，故用白虎汤加麦冬，泄热之中而滋阴生津。

蔡，暑湿热都著气分，乃消食、苦降、滋血乱治。热炽津涸，舌板成痉。究竟邪闭阻窍，势属不稳。人参、生甘草、石膏、知母、粳米。（《临证指南医案·痉厥》）

方证解释：本案虽曰暑湿热郁于气分，但从用方来看，当以暑热为主；另外，虽曰暑热成痉、闭窍，但仍以气分热盛伤津为重心，故用白虎加人参汤清泄暑热，兼益气生津。

2. 用于治疗温热

叶，热伤气分，用甘寒方。白虎汤加竹叶。（《临证指南医案·温热》）

方证解释："热在气分"，提示有发热、口渴、心烦等气分证。方用白虎汤清泄气分邪热，加竹叶，一可辛凉透热外出，二可清心解热除烦。加竹叶是叶氏用白虎汤的心法之一。

3. 用于治疗暑温暑湿为疟

朱，舌黄烦渴，身痛，心腹中热躁，暑热不解为疟。经言：暑脉自虚。皆受从前疲药之累瘁。石膏、知母、生甘草、炒粳米、麦冬、竹叶。（《临证指南医案·疟》）

方证解释：本案症见烦渴，身痛，心腹中热躁。苔黄。此暑热不解，阴津损伤。方用白虎汤清泄暑热，另合竹叶石膏汤法加麦冬、竹叶滋阴生津，透热达邪。

本方可命名为"白虎加麦冬竹叶汤"，以期在临床上推广应用。

费，舌白，渴饮，身痛，呕恶，大便不爽，诊脉濡小，乃暑湿从口鼻入，湿甚生热。四末扰中，疟发脘痞胀痹。当以苦辛寒清上彻邪，不可谓遗泄而病，辄与温补助邪。黄芩、知母、白蔻、郁金、蒌皮、厚朴、杏仁、半夏、姜汁、石膏。又，脉濡，口渴，余热尚炽。人参、知母、石膏、竹叶、甘草、麦冬。又，热缓，不欲食，津液受烁，当和胃生津。人参、五味、知母、橘红、炒白芍、半夏曲。（《临证指南医案·疟》）

方证解释：本案症见渴饮，身痛，呕恶，大便不爽，四末扰中，脘痞胀。舌苔白，脉濡小。此为暑湿成疟，湿热郁阻中上两焦证。方用石膏、知母为白虎汤法清泄暑热；用黄芩、半夏、姜汁、厚朴为半夏泻心汤法苦辛开泄中焦湿热之痞；用杏仁、白蔻、郁金、瓜蒌皮为叶氏杏蒌蔻郁开泄上焦法开达上焦湿郁。二诊出现了口渴，湿郁渐开而热显津伤，白虎加人参汤证显然，故用白虎加人参汤加麦冬生津，加竹叶透热。三诊热缓，不欲食，改用生脉散加减，益气和胃、清热生津而调理。

4. 用于治疗消渴

计四十，能食善饥，渴饮，日加瘦瘦。心境愁郁，内火自燃。乃消证大病。生地、知母、石膏、麦冬、生甘草、生白芍。（《临证指南医案·三消》）

方证解释：本案症见能食善饥，渴饮，日加瘦瘦等，为情志内郁，郁火伤津之消渴。方用白虎汤合玉女煎法，以知母、石膏、生甘草清泄郁火，以生地、麦冬、生白芍滋阴生津。

杨二八，肝风厥阳，上冲眩晕，犯胃为消。石膏、知母、阿胶、细生地、生甘草、生白芍。（《临证指南医案·三消》）

方证解释：本案症见眩晕、消渴等，为内生火热，耗伤阴津，阴虚风阳上亢之证。方用白虎汤合加减复脉汤法，以石膏、知母清热泄火；以生甘草、阿胶、细生地、生白芍咸寒滋阴、和阳息风。

以上两案处方大同小异，可合法命名为"白虎去粳米加生地麦冬白芍阿胶汤"，以期在临床上推广应用。

（二）合方化裁

1. 合玉女煎法治疗暑热伤阴或消渴

朱三二，三伏中，阴气不生，阳气不潜。其头胀身痛，是暑邪初受，暑湿热必先伤气分，故舌白、口渴、身痛，早晨清爽，午夜烦蒸，状如温疟。沐浴扰动血络，宿病得时邪而来。仲景云：先治新病，后理宿病。是亦阴气先伤，阳气独发也。鲜生地、石膏、知母、元参、连翘、竹叶心、荷叶汁。（《临证指南医案·暑》）

方证解释：本案症见口渴，身痛，早晨清爽，午夜烦蒸，状如温疟。舌苔白。因三伏感受暑温，暑伤阴津，又略夹湿邪。方用白虎汤去甘草、粳米，加鲜生地滋阴生津，连翘、竹叶清透暑热；另加荷叶汁芳香清化暑湿。

吴瑭根据此案，制订出《温病条辨·上焦篇》第 10 条玉女煎去牛膝熟地加生地元参方方证。

叶，今脉数，舌绛，渴饮，气分热邪未去，渐次转入血分，斯甘寒清气热中，必佐存阴，为法中之法。生地、石膏、生甘草、知母、白芍、竹叶心。（《临证指南医案·温热》）

方证解释：本案症见渴饮。舌绛，脉数。此气分热邪未去，渐次转入血分，已成气血两燔。方用白虎汤合玉女煎法，以石膏、知母、竹叶心、生甘草，清气泻热；以生地、白芍凉血滋阴。

叶氏用白虎汤合玉女煎的医案还有上述"用于治疗消渴"中介绍的《临证指南医案·三

《消》计四十案，可互参。

2. 合竹叶石膏汤治疗暑温伏暑

唐，积劳伏暑，欲寐时，心中轰然上升，自觉神魂缥缈，此皆阳气上冒，内风鼓动，所以陡然昏厥。石膏、知母、甘草、粳米、生地、麦冬、竹叶心。（《临证指南医案·痉厥》）

方证解释：本案病证比较特殊，"欲寐时，心中轰然上升，自觉神魂缥缈"。叶氏诊断为积劳伏暑，阳气上冒，内风鼓动，徒然昏厥。治疗不用息风止痉，而用白虎汤直接清泄暑热，另取玉女煎、竹叶石膏汤法加生地、麦冬滋阴生津，加竹叶心清心泄热。

本系劳倦气虚之体，当此暴热，热从口鼻受，竟走中道。《经》云：气虚身热，得之伤暑。暑热蒸迫，津液日槁，阳升不寐，喘促舌干，齿前板燥，刻欲昏冒矣。甘寒生津益气，一定之理。人参白虎汤加卷心竹叶、麦门冬。（《眉寿堂方案选存·暑》）

方证解释：从"齿前板燥"一句分析，叶氏对《金匮要略·痉湿暍病脉证治》第 25 条"太阳中暍"有深入的研究。《金匮》此条有证无方，叶氏根据劳倦气虚之体，感受暑热，暑热再伤气津的病机，拟甘寒生津益气法，用白虎加人参汤为基础方清泻暑热，益气生津，另合竹叶石膏汤法加竹叶、麦冬清心滋阴。

叶氏用白虎汤合竹叶石膏汤的医案还有上述"用于治疗暑温暑湿为疟"中介绍的《临证指南医案·疟》朱案，可互参。

3. 合清燥救肺汤治疗伏暑秋燥伤肺的咯血

高二十九岁，向来阴虚热胜之质，夏至阴生，未能保摄安养，暑伏热气内迫，尤令伤阴。秋半气燥，热亦化燥，心中漾动失血，阳不下潜所致。生地、麦冬、清阿胶、桑叶、知母、生石膏、生甘草。（《叶天士先生方案真本》）

方证解释：本案脉证过简，"心中漾动"是指胃中泛泛欲吐，"失血"是指咯血或吐血。此为伏暑因秋燥引发，阴液耗伤，阳不下潜，动络伤血之证。方用白虎汤合清燥救肺汤化裁，以知母、生石膏、生甘草，为白虎汤法清泄伏暑；以麦冬、清阿胶、桑叶，合石膏，为清燥救肺汤法清润肺燥；另仿加减玉女煎、加减复脉汤法加生地，合麦冬、阿胶凉血滋阴。

4. 合加减复脉汤治疗热伤真阴或消渴

用白虎法，渴烦少减，略饥必形神软倦，津液既遭热迫，阳明脉络自怯。当以清燥法，清气热以涵液。人参、麦冬、知母、石膏、生地、阿胶、甘草。（《叶氏医案存真·卷二》）

方证解释：本案前诊用白虎汤，药后渴烦减少，但略饥必形神软倦，提示气津大伤，故用白虎加人参汤法以人参、知母、石膏、甘草清泄气热，益气生津；另合加减复脉汤法以麦冬、生地、阿胶滋阴凉血生津。

叶氏用白虎汤合加减复脉汤的医案还有上述"用于治疗消渴"中介绍的《临证指南医案·三消》杨二八案，可互参。

5. 合青蒿鳖甲汤法治疟

吴，间日寒热，目黄口渴，温邪兼雨湿外薄为疟。滑石、杏仁、白蔻仁、淡黄芩、半夏、郁金。又，脉数，舌红口渴，热邪已入血分。竹叶、石膏、生地、丹皮、知母、青蒿梗。（《临证指南医案·疟》）

方证解释：本案症见间日寒热，目黄口渴。此湿热郁蒸三焦。方用杏仁、郁金、白蔻仁、半夏、滑石分消三焦之湿，用黄芩苦寒泄热。二诊脉数，舌红口渴，湿去热盛，热入血分，方用白虎汤合青蒿鳖甲汤法化裁，以竹叶、石膏、知母，为白虎汤法以清泄气分邪热；以青蒿梗、生地、丹皮，合知母为青蒿鳖甲汤法以凉血透邪，清解血分伏热。

（三）变制新法

白虎汤是治疗暑温的名方，叶桂治暑多用白虎汤。但暑多夹湿，如遇暑温、伏暑夹湿者，叶氏则去白虎汤中的甘草、粳米，另加杏仁开宣上焦以化湿，加厚朴、半夏辛温开畅中焦以燥湿，从而形成了清泄暑热，宣化湿邪的新法。除此，将白虎汤与变通栀子豉汤合法化裁，用石膏、知母合栀子、香豉、杏仁、半夏、郁金，或用石膏、知母合黑栀、姜汁、杏仁、半夏、厚朴，组成清宣开化中上焦暑湿法，用以治疗暑湿。其具体用法如下。

1. 用于治疗暑湿疟

冯，暑伤气分，上焦先受。河间法至精至妙，后医未读其书，焉能治病臻效？邪深则疟来日迟，气结必胸中混蒙如痞。无形之热，渐蒸有形之痰。此消导发散，都是劫津，无能去邪矣。石膏、杏仁、半夏、厚朴、知母、竹叶。（《临证指南医案·疟》）

方证解释：本案为暑湿疟。疟发时间日渐推迟，胸中混蒙如痞。此由暑热内炽，夹湿浊郁结胸脘。方用白虎汤法以石膏、知母、竹叶清泄暑热；另用杏仁、半夏、厚朴苦辛开泄中上焦湿浊。

2. 用于治疗暑湿

杨，秋暑内烁，烦渴，喜得冷饮，脉右小弱者，暑伤气分，脉必芤虚也。此非结胸证，宜辛寒以彻里邪。石膏、知母、厚朴、杏仁、半夏、姜汁。（《临证指南医案·暑》）

方证解释：本案症见烦渴，喜得冷饮，是典型的白虎汤证。从"此非结胸证"分析，其症必有胸脘痞闷等，这是暑夹湿邪，湿阻气机的表现；脉右小弱，也由湿郁所致。方用白虎汤去甘草、粳米之甘补，以清泄暑热，另加杏仁开宣上焦以化湿，厚朴、半夏、姜汁开畅中焦以苦温燥湿。

本案处方与前"冯，暑伤气分"案处方大同小异，可命名为"白虎去甘草粳米加杏仁厚朴半夏汤"，以期在临床上推广应用。

龚六十，暑必挟湿，二者皆伤气分，从鼻吸而受，必先犯肺，乃上焦病，治法以辛凉微苦，气分上焦廓清则愈。惜乎专以陶书六经看病，仍是与风寒先表后里之药，致邪之在上，蔓延结锢，四十余日不解，非初受六经，不须再辨其谬。《经》云：病自上受者治其上。援引《经》义以论治病，非邪僻也，宗河间法。杏仁、瓜蒌皮、半夏、姜汁、白蔻仁、石膏、知母、竹沥，秋露水煎。（《临证指南医案·暑》）

方证解释：本案论病机者多，论脉证者少。从"四十余日不解"以及用方分析，病属暑湿郁结气分，留恋不解之证；从"致邪之在上，蔓延结锢"，"病自上受者治其上"分析，暑湿郁结以中上两焦为重心。方用白虎汤、小陷胸汤、《温热论》杏、蔻、橘、桔"开泄"湿热法合法化裁，以石膏、知母为白虎汤法清泄气分暑热；以瓜蒌皮、半夏、姜汁、竹沥为小陷胸汤法开泄湿热痞结；以杏仁、白蔻仁、蒌皮、半夏为开泄湿热法宣畅中上焦湿浊。

3. 用于治疗伏暑

范，伏暑阻其气分，烦渴，咳呕喘急，二便不爽，宜治上焦。杏仁、石膏、炒半夏、黑栀皮、厚朴、竹茹。又，痰多咳呕，是暑郁在上，医家乱投沉降，所以无效。石膏、杏仁、炒半夏、郁金、香豉、黑山栀。（《临证指南医案·暑》）

方证解释：本案为伏暑郁阻气分。暑湿蕴盛于肺胃则见烦渴，咳呕喘急，二便不爽等。拟清宣肺胃暑湿法，方用石膏为白虎汤法以清泻暑热；用黑栀皮为栀子豉汤法以轻苦宣清上焦郁热；用杏仁开宣肺气以化湿，炒半夏、厚朴、竹茹苦辛温燥中焦之湿。二诊见痰多咳呕，仍在上焦。方用石膏、杏仁宣清肺热，炒半夏和胃止呕；栀子豉汤加郁金轻苦微辛宣泄上焦湿热。

4. 用于治疗湿热痞

渴欲凉饮，秽浊热气内蒸，不知饥，不大便，不安寐。九窍不和，都是胃病。舌白恶心，病在膈上气分，用河间苦辛寒法。石膏、知母、黑栀、姜汁、杏仁、半夏、厚朴。（《眉寿堂方案选存·暑》）

方证解释：本案症见渴欲凉饮，不知饥，不大便，不安寐，恶心。舌苔白。暑热内炽肺胃则渴欲凉饮；暑夹湿秽，阻滞三焦气机则不知饥、不大便、恶心、苔白。方用石膏、知母为减味白虎汤法以清泄肺胃暑热；用黑栀、姜汁为栀子豉汤法以轻苦微辛宣泄上焦；用杏仁、半夏、厚朴宣化中上焦湿热。

5. 用于治疗湿热发黄

张，脉沉，湿热在里，郁蒸发黄，中痞恶心，便结溺赤，三焦病也，苦辛寒主之。杏仁、石膏、半夏、姜汁、山栀、黄柏、枳实汁。（《临证指南医案·疸》）

方证解释：本案由湿热蕴郁气分三焦，症见发黄，中痞恶心，便结溺赤等。方用变制白虎汤合栀子柏皮汤法，以杏仁、石膏清宣上焦湿热；半夏、姜汁、枳实汁苦辛开畅中焦湿热痞结；用山栀、黄柏为栀子柏皮汤法清泄湿热以治发黄。

吴瑭采辑此案，制订出《温病条辨·中焦篇》湿温第72条杏仁石膏汤方证。

（四）类方应用

白虎加苍术汤

白虎加苍术汤出自《类证活人书·卷十八》，组成为：知母六两，甘草（炙）二两，石膏一斤，苍术三两，粳米三两。上剉如麻豆大，每服五钱，水一盏半，煎至八九分，去滓。取六分清汁，温服。主治"湿温多汗"。

叶桂用此方治疗湿疟、暑湿等病证。

张，疮家湿疟，忌用表散，苍术白虎汤加草果。（《临证指南医案·疟》）

方证解释：本案为湿疟，素有疮疡，方用白虎加苍术汤再加草果既清泻阳明之热，又温燥太阴之湿。

吴瑭采辑此案，制订出《温病条辨·中焦篇》湿温第75条苍术白虎汤加草果方方证。

某，中恶暑厥，苍术白虎汤加滑石。（《临证指南医案·暑》）

方证解释：本案为暑湿发厥，方用白虎加苍术汤合六一散，清暑祛湿。

本方可命名为"苍术白虎加滑石汤"，以期在临床上推广应用。

三、讨论与小结

（一）叶氏变通应用白虎汤的基本思路与手法

叶桂用白虎汤、白虎加人参汤的基本手法是，以其治疗暑温、伏暑、温热等温病热在气分证，常用原方原法。兼心热烦躁，或卫分未尽解者，加竹叶清心、透热；气热伤津者，仿竹叶石膏汤法加麦冬、竹叶滋阴、清心、透热。暑热伤津，由气分已入血分者，合变通玉女煎法，用白虎汤去粳米，加生地、元参、竹叶心，或加生地、白芍、竹叶心，凉血清心，滋阴生津。秋燥伤肺咳血者，合清燥救肺汤法用白虎汤去粳米，加生地、阿胶、麦冬、桑叶，清润肺燥，兼以透热。温病气分热盛，真阴大伤者，合复脉汤法，用白虎加人参汤去粳米，加生地、麦冬、阿胶，滋补真阴。暑多夹湿，暑湿壅郁气分者，用白虎汤变制法，去甘草、粳米，加杏仁开宣上焦以化湿，加厚朴、半夏辛温开畅中焦以燥湿。或合变通栀子豉汤法，去甘草、粳米，加栀子、香豉、杏仁、半夏、郁金，或加黑栀、姜汁、杏仁、半夏、厚朴，清宣开化中上焦暑湿。

叶氏用白虎汤的另一主治病是消渴，多去粳米，加生地、麦冬、白芍，或加生地、阿胶、白芍，清泄胃热，兼凉血、滋阴。

（二）叶氏对仲景白虎汤方证的创新与发展

1. 制人参白虎加竹叶麦冬汤为仲景太阳中暍续方

《金匮要略·痉湿暍病脉证治》第25条载："太阳中暍，发热恶寒，身重而疼痛，其脉弦细芤迟。小便已，洒洒然毛耸，手足逆冷；小有劳，身即热，口开前板齿燥。若发其汗，则恶寒甚；加温针，则发热甚；数下，则淋甚。"

这条原文仲景论述了太阳中暍的脉证与治疗禁忌，但却有证无方。吴瑭根据自己的临床体验，借用李杲清暑益气汤治疗《金匮》太阳中暍，如《温病条辨·上焦篇》暑温第23条载："《金匮》谓太阳中暍，发热恶寒，身重而疼痛，其脉弦细芤迟，小便已，洒然毛耸，手足逆冷，小有劳，身即热，口开前板齿燥，若发其汗，则恶寒甚，加温针，则发热甚，数下，则淋甚，可与东垣清暑益气汤。"吴瑭自注说："此段经文，本无方治，东垣特立清暑益气汤，足补仲景之未逮。"

我在《温病方证与杂病辨治》清暑益气汤方证"有关问题的讨论"中，曾对这一问题作了初步的研究：发现桂林古本《伤寒杂病论·卷第五·伤暑病脉证并治第七》载有与现行《金匮要略·痉湿暍病脉证治》第25条完全相同的原文，而在"……数下，则淋甚"一句后续有"白虎加桂枝人参芍药汤主之"，"白虎加桂枝人参芍药汤方：知母六两、石膏一斤碎（绵裹）、甘草二两（炙）、粳米六合、桂枝一两、人参三两、芍药二两。右七味，以水八升，煮米熟，汤成，温服一升，日三服。"（桂林古本《伤寒杂病论》. 南宁：广西人民出版社，1960：42）由此认为，仲景太阳中暍条原本是有证有方的，白虎加桂枝人参芍药汤是其对证之方。

在这次叶案研究中，我发现叶桂也有类似于《金匮要略·痉湿暍病脉证治》第25条证的医案，叶氏谓："本系劳倦气虚之体，当此暴热，热从口鼻受，竟走中道。《经》云：气虚身热，得之伤暑。暑热蒸迫，津液日稿，阳升不寐，喘促舌干，齿前板燥，刻欲昏冒矣。甘寒生津益气，一定之理。人参白虎汤加卷心竹叶、麦门冬。"（《眉寿堂方案选存·暑》）在这首医案中，叶氏对类似于《金匮》太阳中暍的暑温，主张用"甘寒生津益气"法，以人参白虎加竹叶麦冬汤治疗。

叶氏所订的人参白虎加竹叶麦冬汤与桂林古本《伤寒杂病论》白虎加桂枝人参芍药汤组成结构极其相似，从而为研究仲景太阳中暍有证缺方的问题提供了重要的思路。

由此可见，关于《金匮》太阳中暍的治方，有三种选择：一是桂林古本《伤寒杂病论》的白虎加桂枝人参芍药汤；二是叶桂的人参白虎加竹叶麦冬汤，三是吴瑭推举的东垣清暑益气汤。

吴瑭在该条自注中强调："仲景当日，必有不可立方之故，或曾立方而后世脱简，皆未可知，岂东垣能立而仲景反不能立乎？但细按此证，恰可与清暑益气汤，曰可者，仅可而有所未尽之词，尚望遇是证者，临时斟酌尽善。"吴瑭虽然主张用东垣清暑益气汤治疗此证，但却留有余地，期望寻找到更符合仲景本意的对证之方。从吴瑭的自注看，他并不主张用辛凉甘寒方治疗仲景太阳中暍此证："至沈目南《金匮要略注》，谓当用辛凉甘寒，实于此证不合。盖身重疼痛，其脉弦细芤迟，内暑而兼阴湿之变也。岂有阴湿而用甘寒柔以济柔之理？

既曰阴湿，岂辛凉所能胜任！"吴瑭的意见，有待进一步研究。

2. 制白虎去甘草粳米加杏仁半夏厚朴汤为暑湿湿热开创了新的治法

叶氏在《三时伏气外感篇》中指出："夏暑发自阳明，古人以白虎汤为主方。"又说："长夏湿令，暑必兼湿。"叶氏遵古人之法，也用白虎汤治疗暑温，而对于暑邪夹湿所致的暑湿，则在白虎汤的基础上，发明了新的治法。其基本方用石膏、知母清泄暑热，用杏仁、厚朴、半夏、姜汁宣肺畅中以化湿。热盛者，为石膏、知母组加药；热郁上焦者，加竹叶；热郁胸膈者，加栀子。湿甚者，为杏仁、厚朴、半夏组加药；湿郁上焦者，加白蔻仁；湿郁中焦者，加姜汁；胸痞者，加瓜蒌皮。

这一治法见于《临证指南医案·暑》杨案、龚六十案、范案，《临证指南医案·疟》冯案、费案，《临证指南医案·疸》张案，《眉寿堂方案选存·暑》"渴欲凉饮，秽浊热气内蒸"案等。此方可命名为"白虎去甘草粳米加杏仁半夏厚朴汤"，以期在临床上推广应用。

暑为热，暑湿与湿热同类。治疗湿热的代表方有甘露消毒丹、黄芩滑石汤、半夏泻心汤去人参干姜甘草大枣加枳实杏仁方等，这一类方均是用黄芩、黄连等苦寒泻火药与白蔻仁、杏仁、半夏、厚朴等芳香温燥化湿药配伍组方，一面清热，一面化湿。而白虎去甘草粳米加杏仁半夏厚朴汤法的确立，为暑湿、湿热的治疗开辟了新的治法。这就是，清热药组不用芩、连之苦寒药，而用膏、知之辛甘寒药。化湿组两类方用药相同，均用杏仁宣上，半夏、厚朴畅中，或再用苡仁、滑石渗下。

吴瑭发现了叶桂此法的重要性，采辑《临证指南医案·疸》张案，整理出《温病条辨·中焦篇》湿温第72条杏仁石膏汤方证，从而阐扬了叶氏的这一治法理论。

3. 制白虎加生地麦冬汤法为气热伤津的治疗提供了新的治法

白虎汤能够清泄气分火热，固护津液，但却不能滋阴生津。叶氏根据白虎汤的特点，对于临床上常见的既有白虎汤证，又有阴津损伤证，或者气热尚盛，渐入血分，津液大伤的病证，参照玉女煎的组方原则，在白虎汤中加入生地、麦冬，组成白虎加生地麦冬汤法，一方面清泄气热，一方面滋肺胃阴津。如白虎汤证尚在，而下焦肝肾真阴已伤者，则合复脉汤法，加生地、麦冬、白芍、阿胶，组成白虎加生地麦冬阿胶白芍汤法，一方面清泄气分火热，一方面滋补肝肾真阴。在这两法的基础上，气热甚者，加竹叶；血热甚者，加丹皮。如上述《临证指南医案》温热门叶二八案、"某，脉数右大，烦渴舌绛"案，痉厥门唐案，三消门计四十案、杨二八案等，均以清气滋阴并举为法。

此法与前人制订的白虎加苍术汤法相互对仗，形成犄角之势，一治白虎汤证兼湿，一治白虎汤证兼燥伤阴津，均是对白虎汤方证的重要发展。从这一点来看，叶氏此法所具有的学术价值与临床意义是不言而喻的。

（三）吴瑭对叶氏变通白虎汤法的继承与发展

吴瑭在仲景白虎汤、白虎加人参汤方证的基础上，参考叶桂应用此两方的经验，在《温病条辨》中进一步发展了白虎汤、白虎加人参汤的方证理论。

1. 制订白虎汤、白虎加人参汤方证并有四点重要发挥

第一，将其作为温病初起，邪在上焦手太阴肺的开首三法之一。也就是说，他把白虎汤列为辛凉重剂的代表方，与辛凉平剂银翘散、辛凉轻剂桑菊饮共同组成了治疗上焦太阴温病的辛凉三法。如上焦篇第7条："太阴温病，脉浮洪，舌黄，渴甚，大汗，面赤恶热者，辛凉重剂白虎汤主之。"第8条："太阴温病，脉浮大而芤，汗大出，微喘，甚至鼻孔扇者，白虎加人参汤主之；脉若散大者，急用之，倍人参。"吴氏所用白虎汤与仲景原方剂量、用法

略有不同，组成为：生石膏（研）一两、知母五钱、生甘草三钱、白粳米一合。水八杯，煮取三杯，分温三服，病退，减后服，不知，再作服。吴氏所用白虎加人参汤为：于白虎汤内加人参三钱。

第二，扩展了白虎汤的应用范围，不仅用其治疗阳明热证，更为重要的是将其用于治疗太阴肺热证。如上焦篇第7、第8条所述证就是热邪壅肺，甚至肺之"化源欲绝"的表现。从而开辟了用白虎汤、白虎加人参汤治疗肺热的前锋。吴氏在上焦篇第8条自注中说："浮大而芤，几于散矣，阴虚而阳不固也。补阴药有鞭长莫及之虞，惟白虎退邪阳，人参固正阳，使阳能生阴，乃救化源欲绝之妙法也。汗涌，鼻扇，脉散，皆化源欲绝之征兆也。"

第三，将白虎汤、白虎加人参汤作为暑温主方，用于治疗暑温、伏暑肺胃热证。如上焦篇第22条："形似伤寒，但右脉洪大而数，左脉反小于右，口渴甚，面赤，汗大出者，名曰暑温，在手太阴，白虎汤主之；脉芤甚者，白虎加人参汤主之。"上焦篇第26条："手太阴暑温，或已经发汗，或未发汗，而汗出不止，烦渴而喘，脉洪大有力者，白虎汤主之；脉洪大而芤者，白虎加人参汤主之，身重者，湿也，白虎加苍术汤主之；汗多脉散大，喘喝欲脱者，生脉散主之。"上焦篇第40条："太阴伏暑，舌白口渴，有汗，或大汗不止者，银翘散去牛蒡子、元参、芥穗，加杏仁、石膏、黄芩主之。脉洪大，渴甚汗多者，仍用白虎法；脉虚大而芤者，仍用人参白虎法。"

第四，提出白虎汤禁忌四则。如上焦篇第9条："白虎本为达热出表，若其人脉浮弦而细者，不可与也；脉沉者，不可与也；不渴者，不可与也；汗不出者，不可与也；常须识此，勿令误也。"

2. 制订白虎汤加减方四首

（1）苍术白虎汤加草果方方证

出自《温病条辨·中焦篇》第75条："疟家湿疟，忌用发散，苍术白虎汤加草果主之。"此方组成为：白虎汤加苍术、草果。吴瑭称此为"辛凉复苦温法"。

本方是吴瑭根据《临证指南医案·疟》张案整理制订的。吴氏在自注中指出："以白虎辛凉重剂，清阳明之热湿，由肺卫而出；加苍术、草果，温散脾中重滞之寒湿，亦由肺卫而出。阳明阳土，清以石膏、知母之辛凉；太阴阴土，温以苍术、草果之苦温；适合其脏腑之宜，矫其一偏之性而已。"本方可用于白虎加苍术汤证见脾湿内盛，舌苔厚腻如积粉者。

（2）杏仁石膏汤方证

出自《温病条辨·中焦篇》湿温第72条："黄疸脉沉，中痞恶心，便结溺赤，病属三焦里证，杏仁石膏汤主之。"此方已在"栀子豉汤"中作了介绍，此从略。

（3）玉女煎去牛膝熟地加细生地元参方方证

出自《温病条辨·上焦篇》第10条："太阴温病，气血两燔者，玉女煎去牛膝加元参主之。"此方组成为：生石膏一两、知母四钱、元参四钱、细生地六钱、麦冬六钱。水八杯，煮取三杯，分二次服，渣再煮一钟服。吴氏称此方为"辛凉合甘寒法"。

（4）化斑汤方证

出自《温病条辨·上焦篇》第16条："发斑者，化斑汤主之。"此方组成为：石膏一两、知母四钱、生甘草三钱、元参三钱、犀角（已禁用）二钱、白粳米一合。

（四）新订叶氏白虎汤变通方

1. 白虎加麦冬竹叶汤

出自《临证指南医案·疟》朱案。组成为：白虎汤加麦冬、竹叶。叶案方证：苔黄烦渴，心腹中热躁，暑热不解者。

本方是白虎汤与竹叶石膏汤的合法，用白虎汤清泄暑热或阳明之热，用麦冬滋阴生津、竹叶透热外达。此方可用于白虎汤证兼胃津损伤者。

2. 白虎去粳米加生地麦冬白芍阿胶汤

出自《临证指南医案·三消》杨二八案、计四十案。组成为：白虎汤去粳米，加生地、麦冬、白芍、阿胶。叶案方证：肝风厥阳，上冲眩晕，犯胃为消渴者；或能食善饥，渴饮，日加羸瘦，心境愁郁，内火自燃，乃消证大病者。

本方是白虎汤与加减复脉汤的合法，用白虎汤清泄气热，用加减复脉汤法滋阴息风。本方与黄连阿胶汤有相似的功效。所不同的是，黄连阿胶汤有黄连黄芩证；白虎去粳米，加生地麦冬白芍阿胶汤有石膏知母证。黄连阿胶汤以上泻心火，下滋肾阴为法；白虎去粳米，加生地麦冬白芍阿胶汤以上清肺胃郁火，下滋肾阴为法。两方有异曲同工之妙。

3. 白虎去甘草粳米加杏仁厚朴半夏汤

出自《临证指南医案》暑门杨案、疟门冯案。组成为：白虎汤去甘草、粳米，加杏仁、厚朴、半夏。呕者加生姜汁，心烦者加竹叶。叶案方证：秋暑内铄，烦渴，喜得冷饮，脘痞，苔腻，脉右小弱，暑伤气分者。或暑伤气分，上焦先受，邪深疟来日迟，气结必胸中混蒙如痞者。

此方用石膏、知母清泄暑热；用杏仁、厚朴、半夏宣燥湿浊。其辛甘苦寒与辛温苦燥合用，类似半夏泻心汤芩、连与姜、夏合用，善于开泄湿热，可用于治疗外感、内伤湿热壅郁，但不见黄芩黄连证而见白虎汤证者。

4. 苍术白虎加滑石汤

出自《临证指南医案·暑》"某，中恶暑厥"案，组成为：于白虎加苍术汤内，再加滑石。叶案方证：暑湿壅闭气分，中恶暑厥者。

此方是白虎加苍术汤与六一散的合法，可用于治疗暑湿、湿热白虎汤证与苍术证、六一散证并见者。

白虎加桂枝汤

一、仲景原方证述要

白虎加桂枝汤出自《金匮要略·疟病脉证并治》第4条，组成为：知母六两，甘草二两（炙），生石膏一斤，粳米二合，桂枝（去皮）三两。上剉，每五钱，水一盏半，煎至八分，去滓。温服，汗出愈。仲景原条文谓："温疟者，其脉如平，身无寒但热，骨节疼烦，时呕，白虎加桂枝汤主之。"

本方用白虎汤清热除烦，另加桂枝，一方面解肌通经络以治"骨节疼烦"；一方面平冲以治"时呕"。本方的关键是辛甘寒的石膏与辛甘温的桂枝相配伍，这一配伍不仅可以达热外出，治"但热不寒"，而且能够通散关节经络的郁热，治疗"骨节疼烦"，除此还能平热气冲逆，止"时呕"。这一配伍还见于木防己汤与竹皮大丸，前者用以治疗热饮喘满、热痹关节肿痛，后者用于治疗妇人烦乱呕逆。

白虎加桂枝汤证：身无寒但热，骨节疼烦，时呕，其脉如平。

二、叶氏应用心法

(一) 加减变化

1. 用于治疗温疟瘅疟肺疟

(1) 治温疟

脉如平人，但热不寒，烦渴，身疼时呕，此温疟也。仲景有桂枝白虎汤一法，一剂知，二剂已也。桂枝白虎汤。(《眉寿堂方案选存·疟疾》)

方证解释：本案脉证与温疟白虎加桂枝汤证完全相同，故用原方。

吴瑭根据此案，制订出《温病条辨·上焦篇》第 30 条温疟白虎加桂枝汤方证。

热邪入肺为温疟。桂枝白虎汤。(《眉寿堂方案选存·疟疾》)

方证解释：本案虽然简短，但提出了"热邪入肺为温疟"的病机理论，这是对仲景温疟病机的一种发挥。

(2) 治瘅疟

江宝林寺前二十五岁，瘅疟邪在肺，口渴，骨节烦疼，用桂枝白虎汤。(《叶天士先生方案真本》)

方证解释：本案为瘅疟，症见口渴，骨节烦疼，为白虎加桂枝汤证，故用白虎加桂枝汤治疗。

津伤复疟，寒热烦渴。桂枝白虎汤，加花粉。(《眉寿堂方案选存·疟疾》)

方证解释：本案津伤复疟，症见寒热烦渴。病属瘅疟，方用白虎加桂枝汤泻热透邪，加天花粉生津止渴。

(3) 治肺疟

某四三，舌白，渴饮，咳嗽，寒从背起，此属肺疟。桂枝白虎汤加杏仁。(《临证指南医案·疟》)

方证解释：肺疟病名出自《素问·刺疟》："肺疟者，令人心寒，寒甚热，热间善惊，如有所见者，刺手太阴阳明。"本案证与《素问》肺疟有所不同，症见渴饮，咳嗽，寒从背起。苔白。证属热伤阴津，有"阴气孤绝，阳气独发"的病机，故用白虎加桂枝汤泻热透邪，清热生津；因咳嗽，故加杏仁宣肺止咳。

吴瑭根据此案，并参考《临证指南医案·疟》金氏案、张姬案、施案，制订出《温病条辨·上焦篇》第 52 条杏仁汤方证。

本案处方可直接命名为"桂枝白虎加杏仁汤"，以期在临床上推广应用。

暑邪阻于上焦，作之肺疟，咳嗽渴饮，桂枝白虎汤。(《未刻本叶氏医案》)

方证解释：本案症见咳嗽渴饮，叶氏诊断为肺疟，认为由暑邪阻于上焦所致，这是对肺疟病机的独特认识。方用白虎加桂枝汤泻热生津，兼通营卫。

项，阳气最薄，暑入为疟，先由肺病。桂枝白虎汤，气分以通营卫为正治。今中焦痞阻，冷饮不适，热邪宜清，胃阳亦须扶护，用半夏泻心法。半夏、川连、姜汁、茯苓、人参、枳实。(《临证指南医案·疟》)

方证解释：从"先由肺病"分析，本案为暑热上郁的肺疟。方用桂枝白虎汤法清透暑热。二诊转为湿热痞，改用变通半夏泻心汤苦辛开泄湿热痞结。

2. 用于治疗春温温热

冬月温邪内伏，入春寒热咳嗽，身痛渐汗乃解。与温疟同法。桂枝白虎汤。(《眉寿堂方

案选存·春温》）

方证解释：此案为春温，症见寒热咳嗽。从"身痛渐汗乃解"分析，表证渐解，里热尚盛，出现但热不寒，骨节疼烦等类似温疟的脉证，故用白虎加桂枝汤治疗。

丁，口鼻吸入热秽，肺先受邪，气痹不主宣通，其邪热由中及于募原，布散营卫，遂为寒热，既为邪踞，自然痞闷不饥，虽邪轻未为深害，留连不已，热蒸形消，所谓病伤，渐至于损而后已，桂枝白虎汤。又，气分之热稍平，日久胃津消乏，不饥，不欲纳食，大忌香燥破气之药，以景岳玉女煎，多进可效，忌食辛辣、肥腻自安，竹叶石膏汤加鲜枸杞根皮。（《临证指南医案·温热》）

方证解释：本案邪热上受，传中焦，及募原（膜原），影响营卫通和则寒热，热迫胃气不降则痞闷不饥。从"热蒸形消"分析，发热时间较长，阴津已损，故用白虎加桂枝汤清气热，救津液，佐通营卫。二诊气分之热稍平，改用竹叶石膏汤益气生津，泻热透邪。

3. 用于治疗暑温

烦渴耳聋，但热无寒，渐呕，胸腹痞胀。此暑热由口鼻入，三焦受浊，营卫不通，寐不成寐。日期半月，热深入阴，防其痉疾发厥。桂枝白虎汤。（《眉寿堂方案选存·暑》）

方证解释：本案症见但热无寒，烦渴耳聋，渐呕，胸腹痞胀，寐不成寐等，由暑热深入三焦，营卫不通所致。方用白虎加桂枝汤清气热，护津液，通营卫。

暑热侵于上焦，瘅热，头痛，背胀，渴饮。桂枝白虎汤。（《未刻本叶天士医案》）

方证解释：本案为暑温，症见瘅热不寒，渴饮，头痛，背胀。瘅热、渴饮，为白虎汤证；头痛、背胀，为营卫不通的桂枝证，故用白虎加桂枝汤治疗。

4. 用于治疗伏暑

胡，按仲景云：脉如平人，但热无寒，骨节烦疼，微呕而渴者，病名温疟。桂枝白虎汤主之。桂枝白虎汤。盖今年夏秋之热，口鼻吸暑，其初暑邪轻小，不致病发，秋深气凉外束，里热欲出，与卫营二气交行，邪与二气遇触，斯为热起。临解必有微汗，气邪两泄，然邪不尽，则混处气血中矣。故圣人立法，以石膏辛寒，清气分之伏热，佐入桂枝，辛甘之轻扬，引导凉药以通营卫，兼知母专理阳明独胜之热，而手太阴肺亦得秋金肃降之司，甘草、粳米和胃阴以生津，此一举兼备。方下自注云：一剂知，二剂已。知者，谓病已知其对证；已者，中病当愈之称耳。（《临证指南医案·疟》）

方证解释：本案为伏暑，症见发热，临解必有微汗等。方用白虎加桂枝汤，以石膏、知母清气分伏热，用桂枝辛甘轻扬，导引凉药以通营卫。

5. 用于治疗秋暑暑风

潘氏，久咳不已，则三焦受之，是病不独在肺矣。况乎咳甚呕吐涎沫，喉痒咽痛。致咳之由，必冲脉之伤，犯胃扰肺，气蒸熏灼，凄凄燥痒，咳不能忍。近日昼暖夜凉，秋暑风，潮热溏泄，客气加临，营卫不和，经阻有诸。但食姜气味过辛致病，辛则泄肺气，助肝之用，医者知此理否耶？夫诊脉右弦数，微寒热，渴饮。拟从温治上焦气分，以表暑风之邪。用桂枝白虎汤。（《临证指南医案·咳嗽》）

方证解释：本案初见久咳不已，咳甚呕吐涎沫，喉痒咽痛，凄凄燥痒，咳不能忍。叶氏认为，此三焦受病，冲脉已伤，犯胃扰肺，非独在肺；近日又因昼暖夜凉，复感客气寒邪，营卫不和，出现潮热溏泄；诊时仍微寒热，渴饮。脉右弦数。急则治其标，从新感渴饮、脉弦数、寒热，辨为暑风之邪郁表，上焦气分壅热。方用白虎加桂枝汤清泻上焦气分壅热，通营卫，解在表暑风。

6. 用于治疗冬温

寸搏,咳逆,骨痛暮热。温邪入肺,营卫不和,议清气中之热,佐以通营。桂枝白虎汤。(《眉寿堂方案选存·冬温》)

方证解释:本案症见骨痛暮热,咳逆。脉寸搏。此温邪犯肺,肺胃内热,营卫不和。方用白虎加桂枝汤法,以白虎汤清泻气分之热,以桂枝佐通营卫。

7. 用于治疗温热兼湿

脉转数,舌红,面肿消,肤痛,汗减,耳鸣咽呛,肛痔,湿中化热乘窍,仍清气邪,佐通营卫。桂枝白虎汤主之。(《叶氏医案存真·卷二》)

方证解释:本案曾面肿,诊时症见面肿消,汗减,肤痛,耳鸣咽呛,肛痔。舌红,脉转数。从有汗、脉数、舌红辨为白虎汤证,从兼肌肤痛辨为白虎加桂枝汤证,故用白虎加桂枝汤法。因有肛痔,故云"湿中化热乘窍",但用方暂不燥湿清热治痔。

8. 用于治疗小儿温病

稚年阳亢阴虚,温邪深入不解,留伏营卫之中,昼夜气行,遇邪则热,如疟同义。先议清气分,兼通营卫一法。川桂枝、知母、生甘草、生石膏、麦冬、白风米。(《眉寿堂方案选存·春温》)

方证解释:从"温邪深入不解,留伏营卫之中,昼夜气行,遇邪则热,如疟同义"分析,本案主症以寒热如疟为特点,方用白虎加桂枝汤,清气分壅热,兼通营卫;因"稚年阳亢阴虚",故加麦冬滋阴生津,白风米护胃。

心营肺卫,为温邪留伏。气血流行,与邪相遇搏激,遂有寒热如疟之状。今形神羸瘦,久延经月,速则恐其成惊,再延恐致儿劳;多进苦药消克,胃口又虑败倒。急清气热以通营卫,使温邪无容留之地,寒热可冀其止。至于痰嗽,必得胃口充旺,而肺金自全,要非药饵强劫之谓。轻剂桂枝白虎汤。(《眉寿堂方案选存·春温》)

方证解释:本案症见寒热如疟,咳嗽有痰,形神羸瘦,久延经月。此类似于温疟之白虎加桂枝汤证,故用白虎汤清气热,用桂枝通营卫。

(二)合方化裁

1. 合六一散宣利关节治筋骨烦痛

冬温热入,烁及筋骨,非风寒袭筋骨痛宜汗之比。生津清热,温邪自解。桂枝木、知母、杏仁、花粉、滑石、甘草。(《眉寿堂方案选存·冬温》)

方证解释:本案为冬温,从"冬温热入","生津清热,温邪自解"分析,其症应有发热;从"烁及筋骨,非风寒袭筋骨痛宜汗之比"分析,其症应有骨节疼烦。此为白虎加桂枝汤证而兼湿热。方用白虎加桂枝汤去石膏、粳米,加天花粉,清热生津止渴;另用杏仁、六一散(滑石、甘草),开宣上焦、清利下焦,以宣利湿热;其中滑石、杏仁,合桂枝尤可宣通经络湿热而通利关节,治疗关节筋骨疼痛。

2. 合竹叶石膏汤法加麦冬治疗温病热伤阴津

(1) 治温疟

但热无寒,咳嗽渐呕,周身疼楚,此为温疟。伏邪日久,发由肺经,宗仲景桂枝白虎汤,二剂当已。桂枝白虎汤,加麦冬。(《眉寿堂方案选存·疟疾》)

方证解释:根据但热无寒、周身疼楚、呕,辨为温疟;根据咳嗽,辨为伏邪日久,发由肺经。方用白虎加桂枝汤治疗温疟,另加麦冬滋阴生津。

本案处方与下述《眉寿堂方案选存·暑》"潮热烦渴"案、"春季失血"案方可命名为

"桂枝白虎加麦冬汤"，以期在临床上推广应用。

（2）治暑湿瘅疟

春季失血，是冬藏未固，阴虚本病无疑。小愈以来，夏至一阴未能来复，血症再来，原属虚病。今诊得右脉急数倍左，面油亮，汗淋涕浊，舌干白苔，烦渴欲饮，交午、未蒸蒸发热，头胀，周身掣痛，喘促嗽频，夜深热缓，始得少寐，若论虚损，不应有此见证。考《金匮》云：阴气先伤，阳气独胜，令人热胜烦冤，病名瘅疟。要知异气触自口鼻，由肺系循募原，直行中道，布于营卫，循环相遇，邪正相并，则发热矣。津液被劫，日就消烁，火热刑金，咳喘为甚，此与本病虚损划然两途。仲景定例，先理客邪新病，恐补则助邪害正耳。是以右脉之诊为凭，议当辛甘之剂，驱其暑湿之邪，必使热减，议调本病，勿得畏虚养邪贻害，至嘱。桂枝、知母、麦冬、石膏、甘草、粳米。前法大清气分，兼通营卫，石膏佐以桂枝，清肺为多，其余皆滋清胃热，仍有生津之意。诊两手相等小数，交未末热势较昨似轻；右脉不甚急搏，而心热烦闷、作渴之象如昔。验舌干白，舌边过赤，阴虚之体，其热邪乘虚入三焦，皆有诸矣。况冬病风寒，必究六经；夏暑温热，须推三焦，河间创于《宣明论》中，非吾臆说也。凡热清片刻，议进甘露饮子一剂，服至五日再议。滑石、生石膏、寒水石、桂枝、白芍、麦冬、鲜生地、阿胶、人参、炙草、火麻仁。先用清水二盏，空煎至一半，入药煎四五十沸，澄清冷服。（《眉寿堂方案选存·疟疾》）

方证解释：本案春、夏曾两度失血，诊见面油亮，汗淋涕浊，舌干白苔，烦渴欲饮，交午时、未时蒸蒸发热，头胀，周身掣痛，喘促嗽频，夜深热缓，始得少寐。右脉急数倍左。此为"阴气孤绝，阳气独发"的瘅疟，又与暑湿内伏有关。方用白虎加桂枝汤大清气分，兼通营卫，另加麦冬滋肺阴、生津液。二诊遵河间法，用桂苓甘露饮合加减复脉汤法清暑泻热，滋阴生津。

（3）治暑温

潮热烦渴，欲得冷冻饮料。暑燥津液，故发疹唇疮，不足尽其邪。理进清气热，通营卫。桂枝白虎汤加麦冬。（《眉寿堂方案选存·暑》）

方证解释：本案潮热烦渴，欲饮冷冻饮料，唇疮，是典型的暑伤津液证；又见发疹，为邪郁肌表，营卫不通的表现。故用白虎加桂枝汤，清气热，通营卫。

（4）治秋燥

陆，秋暑燥气上受，先干于肺，令人咳热，此为清邪中上。当以辛凉清润，不可表汗以伤津液。青竹叶、连翘、花粉、杏仁、象贝、六一散。又，脉右大，瘅热无寒，暑郁在肺。当清气热，佐以宣通营卫。桂枝白虎汤加麦冬。又，热止，脉右数，咳不已。知母、生甘草、麦冬、沙参、炒川贝、竹叶。（《临证指南医案·咳嗽》）

方证解释：本案症见发热、咳嗽，为秋暑燥气上受，先干于肺。拟辛凉清润法，方用杏仁、竹叶、连翘清宣透热；用象贝母合杏仁宣肺化痰，天花粉清热生津，六一散清利暑湿。二诊症见瘅热无寒。脉右大。卫表之邪渐解，暑热内郁在肺。方用白虎加桂枝汤清气分壅热，佐宣通营卫，另加麦冬滋肺阴、生津液。三诊症见发热止，咳不已。脉右数。肺热渐解，肺津损伤，余热未清，方用知母、竹叶清透余热，炒川贝清肺化痰，生甘草、麦冬、沙参甘寒滋肺润燥，滋阴生津。

3. 合小半夏汤治疗伏暑

丁，脉右数、左小弱，面明。夏秋伏暑，寒露后发，微寒多热，呕逆身痛。盖素有痰火，暑必夹湿。病自肺经而起，致气不宣化。不饥不食，频溺短缩，乃热在气分。当与温疟

同例，忌葛、柴足六经药。桂枝白虎汤加半夏。（《临证指南医案·疟》）

方证解释：本案为伏暑，症见微寒多热，呕逆身痛，不饥不食，频溺短缩，面明。脉右数、左小弱。此暑湿伏郁气分。方用白虎汤清泻暑热，用桂枝宣通营卫透邪；另合小半夏汤法加半夏和胃止呕，燥湿开结。

本案处方可命名为"桂枝白虎加半夏汤"，以期在临床上推广应用。

三、讨论与小结

（一）叶氏变通应用白虎加桂枝汤的基本思路与手法

叶桂把白虎加桂枝汤称为桂枝白虎汤，认为此方所寓之法是：用白虎汤辛寒可大清气分伏热，用桂枝辛温轻扬透散可引导凉药以通营卫。这一配伍，不仅能于大清气热中兼通营卫，而且石膏佐桂枝，善清肺热。以此为基本思路，创用此方治疗伏气温病春温、伏暑以及暑温、冬温、温热等温病热郁气分，不能透达外出，或兼营卫不通者。或者用此方治疗温疟、瘅疟、肺疟等疟病热邪壅郁气分，肺热不得清透者。

基本方用川桂枝、生石膏、知母、生甘草、粳米。瘅疟烦渴甚者，加天花粉；肺疟渴饮，咳嗽，寒从背起，苔白者，加杏仁。

在合方化裁方面，最主要的手法是合入竹叶石膏汤法，在基本方中加麦冬，治疗温疟、瘅疟、暑温、秋燥气热胃津损伤者。另外，或合六一散法，在基本方中加滑石、杏仁治疗冬温兼湿，筋骨疼痛者；或合小半夏汤法，在基本方中加半夏治疗伏暑热在气分，微寒多热，呕逆身痛者。

（二）叶氏对仲景白虎加桂枝汤方证的创新与发展

1. 阐发白虎加桂枝汤大清气分而引导凉药以通营卫的组方意义

仲景用白虎加桂枝汤治疗温疟，即用白虎汤清泄阳明治但热不寒，加桂枝通经脉治骨节疼烦。叶桂发展了此方的应用范围，并精辟地阐发了白虎加桂枝汤的方义：他在《临证指南医案·疟》胡案中指出："以石膏辛寒，清气分之伏热，佐入桂枝，辛甘之轻扬，引导凉药以通营卫，兼知母专理阳明独胜之热，而手太阴肺亦得秋金肃降之司，甘草、粳米和胃阴以生津，此一举兼备。"可见，他认为本方用桂枝的意义在于引导石膏之寒凉以通营卫，桂枝辛温轻扬，石膏辛甘寒，两药配伍，组成辛凉之法，桂枝能够引导石膏外达卫表，宣通营卫；石膏能够引领桂枝深入气分，从气分由里向外，达热外出。由于这种特殊的配伍，因此就能治疗暑热内伏，秋凉外束所致的发热、骨节烦疼、微呕口渴之症，以及温疟、瘅疟、肺疟、春温、温热、暑温、伏暑、冬温、温热兼湿等病邪热深伏难以外解者。

叶氏同类提法还有：白虎加桂枝汤为"清气分，兼通营卫一法"（《眉寿堂方案选存·春温》"稚年阳亢阴虚，温邪深入不解"案）；白虎加桂枝汤"急清气热以通营卫，使温邪无容留之地，寒热可冀其止"（《眉寿堂方案选存·春温》"心营肺卫，为温邪留伏"案）。

"清气热"所针对的证是气分肺热，或肺胃炽热；"通营卫"所针对的证是营卫不通。关于营卫不通的病机，叶氏在《临证指南医案·温热》丁案中作了具体的论述："口鼻吸入热秽，肺先受邪，气痹不主宣通，其邪热由中及于募原，布散营卫，遂为寒热……桂枝白虎汤。"营卫不通的表现除寒热外，还有骨节烦疼、周身疼楚、骨痛暮热、寒从背起、瘄不成痖、皮肤发疹等。

另外，叶氏在《临证指南医案·咳嗽》潘氏案中指出：白虎加桂枝汤，"拟从温治上焦气分，以表暑风之邪。"就是说，此方中的白虎汤可以清泄上焦气分肺热，桂枝可以表散郁于肌表的暑风之邪。所谓"表暑风之邪",与"通营卫"的功效相类似,均是指此方清泄气热之中兼以透热外达的作用。

2. 揭明白虎加桂枝汤清肺热的机理

由于白虎加桂枝汤的基础方是白虎汤,因此,人们多认为白虎加桂枝汤以清泄阳明胃热为基本功效。叶氏的认识有所不同。他首先认为温疟、瘅疟、肺疟等疟病以及温热、暑温、伏暑、秋燥、冬温等温病早期均与邪热壅肺有关,用白虎加桂枝汤目的正在于清透肺热,如他在《眉寿堂方案选存·疟疾》"春季失血"案中指出:"(桂枝、知母、麦冬、石膏、甘草、粳米)前法大清气分,兼通营卫,石膏佐以桂枝,清肺为多,其余皆滋清胃热,仍有生津之意。"

除白虎加桂枝汤外,叶氏用石膏配桂枝清透肺热的用法,还见于变通应用麻杏甘石汤、大青龙汤、小青龙加石膏汤等方。对于这些方剂,叶氏常用桂枝代替麻黄,以桂枝、石膏相配,清宣肺热。叶氏的这一手法扩展了白虎加桂枝汤的应用范围,使之从清泄阳明胃热扩展到清透肺热,从而为白虎加桂枝汤法治疗温病邪热壅肺证提供了理论依据。

3. 阐明温疟系"伏邪日久,发由肺经"的病机理论

《金匮要略》没有论述温疟的病机,后世多以方测证地认为白虎加桂枝汤证的病机是阳明里热炽盛,风寒外郁于太阳。叶桂独辟蹊径,认为温疟系伏气温病,发则与肺有关,如他说:"伏邪日久,发由肺经"(《眉寿堂方案选存·疟疾》"但热无寒,咳嗽渐呕"案),"热邪入肺为温疟"(《眉寿堂方案选存·疟疾》"热邪入肺为温疟"案)。

在《临证指南医案·疟》胡案中,叶氏解释温疟病机说:"盖今年夏秋之热,口鼻吸暑,其初暑邪轻小,不致病发,秋深气凉外束,里热欲出,与卫营二气交行,邪与二气遇触,斯为热起。临解必有微汗,气邪两泄,然邪不尽,则混处气血中矣。"正因为温疟是暑邪内伏,因秋凉外束引发而里热欲出,发由肺经,所以,治方才用白虎加桂枝汤,以石膏佐桂枝,清肺热,通营卫。关于方中知母的意义,叶氏指出:"兼知母专理阳明独胜之热,而手太阴肺亦得秋金肃降之司",从而认为用知母也是为了泻土救金。

叶氏关于温疟由伏邪外发的认识来源于《素问·疟论》:"温疟者,得之冬中于风寒,气藏于骨髓之中,至春则阳气大发,邪气不能自出,因遇大暑,脑髓烁,肌肉消,腠理发泄,或有所用力,邪气与汗皆出。此病藏于肾,其气先从内出自于外也。"

《素问·疟论》仅仅提出了温疟由伏寒化热外发的病机,没有论及治法与方药。仲景提出了温疟的脉证、治方,而没有具体论述温疟的病机。叶氏参照《素问·疟论》的认识,结合仲景用白虎加桂枝汤治疗温疟的经验,阐发了温疟由肺而发的病机理论。

4. 创造性地用白虎加桂枝汤治疗伏气温病春温伏暑

在温疟属于伏气温病,白虎加桂枝汤石膏配伍桂枝可引导伏热外出的立论基础上,叶氏进而推广白虎加桂枝汤的应用范围,以其治疗春温、伏暑等伏气温病。如他在《眉寿堂方案选存·春温》"冬月温邪内伏"案中指出:"冬月温邪内伏,入春寒热咳嗽,身痛渐汗乃解,与温疟同法,桂枝白虎汤。"另如《临证指南医案·咳嗽》潘氏案,为伏暑咳嗽,也用白虎加桂枝汤治疗。

由于叶桂在《三时伏气外感篇》中曾倡导用黄芩汤治疗春温,后世多遵此说而忽视了其用白虎加桂枝汤治疗春温的理论。对于属于伏气温病的伏暑,医界也较少用白虎加桂枝汤治疗。从这一点来看,叶氏用白虎加桂枝汤论治伏气温病的经验具有重要的学术意义。

（三）吴瑭对叶氏变通白虎加桂枝汤法的继承与发展

吴瑭深入研究仲景白虎加桂枝汤方证，参考叶氏应用此方的经验，结合自己的临床体会，在《温病条辨》对白虎加桂枝汤方证作了进一步的阐发。

1. 白虎加桂枝汤方证

出自《温病条辨·上焦篇》第50条："骨节疼烦，时呕，其脉如平，但热不寒，名曰温疟，白虎加桂枝汤主之。"此方组成为：知母六钱、生石膏一两六钱、粳米一合、桂枝木三钱、炙甘草二钱。水八碗，煮取三碗。先服一碗，得汗为度，不知再服，知后仍服一剂，中病即止。吴氏称此方为"辛凉苦甘复辛温法"。其自注说："阴气先伤，阳气独发，故但热不寒，令人消烁肌肉，与伏暑相似，亦温病之类也。""治以白虎加桂枝汤者，以白虎保肺清金，峻泻阳明独胜之热，使不消烁肌肉；单以桂枝一味，领邪外出，作向导之官，得热因热用之妙。"

吴瑭此论深刻地阐发了温疟与伏暑相似，属于温病的认识，并对其病机、方义作了精辟的论述，从而阐扬了叶氏关于温疟为"伏邪日久，发由肺经"的理论。

2. 杏仁汤方证

出自《温病条辨·上焦篇》第52条："舌白，渴饮，咳嗽频仍，寒从背起，伏暑所致，名曰肺疟，杏仁汤主之。"此方组成为：杏仁三钱、黄芩一钱五分、连翘一钱五分、滑石三钱、桑叶一钱五分、茯苓块三钱、白蔻皮八分、梨皮二钱。水三杯，煮取二杯，日再服。

本方是吴瑭根据上述《临证指南医案·疟》"某四三，舌白"案，并参考疟门金氏案、张妪案、施案制订的。吴氏采辑"某四三，舌白"案肺疟的脉证，根据金氏案（金氏，肺疟，脘痞。黄芩、白蔻仁、杏仁、橘红、青蒿梗、白芍），张妪案（张妪，暑风入肺成疟。淡黄芩、杏仁、滑石、橘红、青蒿梗、连翘），施案（施，发热身痛，咳喘，暑湿外因，内阻气分，有似寒栗，皆肺病也。竹叶、连翘、薄荷、杏仁、滑石、郁金汁）处方用药，制订出了杏仁汤方。吴氏杏仁汤方证的建立，为肺疟的治疗提供了新的制方，具有重要的临床意义。

（四）新订叶氏白虎加桂枝汤变通方

1. 桂枝白虎加麦冬汤

出自《眉寿堂方案选存》疟疾门"但热无寒"案、"春季失血"案，暑门"潮热烦渴"案，春温门"稚年阳亢阴虚"案。组成为：白虎加桂枝汤再加麦冬。叶案方证：伏邪日久，发由肺经，但热无寒，咳嗽渐呕，周身疼楚，此为温疟者；或右脉急数倍左，面油亮，汗淋涕浊，舌干白苔，烦渴欲饮，交午、未蒸蒸发热，头胀，周身掣痛，喘促嗽频者；或潮热烦渴，欲得冷冻饮料，暑燥津液，发疹唇疮，宜清气热，通营卫者；或稚年阳亢阴虚，温邪深入不解，留伏营卫之中，昼夜气行，遇邪则热，如疟同义，宜清气分，兼通营卫者。

2. 桂枝白虎加半夏汤

出自《临证指南医案·疟》丁案。组成为：白虎加桂枝汤再加半夏。叶案方证：脉右数、左小弱，面明，夏秋伏暑，寒露后发，微寒多热，呕逆身痛，病自肺经而起，致气不宣化，不饥不食，频溺短缩，乃热在气分者。

3. 桂枝白虎加杏仁汤

出自《临证指南医案·疟》"某四三，舌白"案。组成为：白虎加桂枝汤再加杏仁。叶案方证：舌苔白，渴饮，咳嗽，寒从背起，此属肺疟者。

（五）叶案萃语

1. 白虎加桂枝汤"大清气分，兼通营卫，石膏佐以桂枝，清肺为多。"

出自《眉寿堂方案选存·疟疾》"春季失血"案。在这段话里，叶氏精辟地阐发了白虎加桂枝汤的两方面功用：一是石膏、知母可大清气分以泻热，配桂枝可通营卫以解表透邪；二是石膏配桂枝类似于石膏配麻黄，可清宣肺热。

2. 白虎加桂枝汤"以石膏辛寒，清气分之伏热，佐入桂枝，辛甘之轻扬，引导凉药以通营卫，兼知母专理阳明独胜之热，而手太阴肺亦得秋金肃降之司，甘草、粳米和胃阴以生津，此一举兼备。"

出自《临证指南医案·疟》胡案。在这段话里，叶氏精辟地阐发了白虎加桂枝汤的配伍意义，对于理解仲景白虎加桂枝汤方义和叶氏变通应用此方的手法具有重要的参考价值。

3. "冬病风寒，必究六经；夏暑温热，须推三焦。"

出自《眉寿堂方案选存·疟疾》"春季失血"案。这句话，叶氏针对伤寒辨六经论治方法提出了温病辨三焦论治的方法。关于三焦辨证，虽然吴瑭《温病条辨》作了具体的阐明与应用，但叶氏早有阐发。叶氏则是从刘河间桂苓甘露饮中受到启发而提出辨三焦理论的，如他在此案中说："河间创于《宣明论》中，非吾臆说也。"这句话的类似提法还有"凡伤寒必究六经，伏气须明三焦"。（《临证指南医案·痞》尤案）

竹叶石膏汤

一、仲景原方证述要

竹叶石膏汤出自《伤寒论》第 397 条，组成为：竹叶二把，石膏一斤，半夏半升（洗），麦门冬一升（去心），人参二两，甘草二两（炙），粳米半斤。右七味，以水一斗，煮取六升，去滓，内粳米，煮米熟，汤成，去米。温服一升，日三服。仲景原条文谓："伤寒解后，虚羸少气，气逆欲吐，竹叶石膏汤主之。"

本方由麦门冬汤去大枣，加竹叶、石膏组成：以麦冬、人参、甘草、粳米滋阴益气补虚；以石膏、竹叶清透邪热；以半夏辛温，合人参通补胃气，和胃降逆；合麦冬开结利咽，滋阴和胃；合石膏清降胃气，止气逆呕吐。可治疗麦门冬汤证热甚而烦渴者。本方也可理解为，由白虎加人参汤以竹叶代知母，加麦冬、半夏组成：用竹叶、石膏清泄热邪；用人参、甘草、粳米补益胃气；加麦冬滋胃阴，加半夏和胃止呕，可治疗白虎汤证热势不甚而胃气胃阴两伤欲呕者。

竹叶石膏汤证：虚羸少气，烦热，气逆欲呕者。

二、叶氏应用心法

（一）加减变化
1. 用于治疗暑温

热伤肺气，烦渴便秘，但暑病忌下，尚宜甘寒生津为主。竹叶石膏汤去半夏，加玉竹。（《眉寿堂方案选存·暑》）

方证解释：本案为暑温，症见烦渴、便秘等。烦渴为竹叶石膏汤或白虎汤证；便秘由暑伤津液所致，不得用承气汤攻下。方用竹叶石膏汤加减：不呕故去半夏；热伤肺胃津液，故加玉竹。

2. 用于治疗伏气温病春温

杨，伏邪发热，烦渴，知饥无寐，乃胃津受伤所致。竹叶石膏汤加花粉。(《临证指南医案·温热》)

方证解释：从"伏邪"二字分析，本案为伏气温病春温。症见发热，烦渴，知饥无寐。此伏热外发气分，热伤胃津。方用竹叶石膏汤加天花粉，清解伏热，滋胃生津。

3. 用于治疗温热

丁，口鼻吸入热秽，肺先受邪，气痹不主宣通，其邪热由中及于募原，布散营卫，遂为寒热，既为邪踞，自然痞闷不饥，虽邪轻未为深害，留连不已，热蒸形消，所谓病伤，渐至于损而后已，桂枝白虎汤。又，气分之热稍平，日久胃津消乏，不饥，不欲纳食，大忌香燥破气之药，以景岳玉女煎，多进可效，忌食辛辣、肥腻自安，竹叶石膏汤加鲜枸杞根皮。(《临证指南医案·温热》)

方证解释：本案症见寒热，痞闷，不饥，不欲纳食等，颇似湿热郁阻中上焦证，但叶氏分析病机为：口鼻吸入热秽，肺先受邪，气痹不主宣通，其邪热由中及于募原，布散营卫，遂为寒热；邪踞，自然痞闷不饥；气分之热，日久胃津消乏，则不饥、不欲纳食。方用白虎加桂枝汤清气热，通营卫。二诊气分之热稍平，但胃津消乏，症见不饥、不欲纳食，方用竹叶石膏汤清热养胃生津，加鲜枸杞根皮清虚热。

4. 用于治疗暑湿瘅疟

施，发热身痛，咳喘，暑湿外因，内阻气分，有似寒栗，皆肺病也。竹叶、连翘、薄荷、杏仁、滑石、郁金汁。又，微寒多热，舌心干，渴饮脘不爽，此属瘅疟，治在肺经。杏仁、石膏、竹叶、连翘、半夏、橘红。(《临证指南医案·疟》)

方证解释：本案症见发热身痛，咳喘，似寒栗等。由暑湿外因，内阻气分，肺气不得宣化所致。方用竹叶、连翘、薄荷、杏仁、滑石、郁金汁宣化暑湿，清透湿热。二诊症见微寒多热，舌心干，渴饮脘不爽等。热甚伤津则舌干渴饮，暑湿内阻则脘中不爽。因热多寒微，故诊为瘅疟。方用竹叶石膏汤加减：去人参、甘草、粳米、麦冬之甘壅，加杏仁开宣上焦气分以化湿，加橘红合半夏苦辛温燥中焦之湿；加连翘合竹叶、石膏轻透暑热。

本案二诊方可命名为"竹叶石膏去参麦草米加杏仁连翘橘皮汤"，以期在临床上推广应用。

5. 用于治疗小儿暑湿瘅疟

张，舌赤，烦汗不寐，肢体忽冷，乃稚年瘅疟，暑邪深入所致。杏仁、滑石、竹叶、西瓜翠衣、知母、花粉。又，热甚而厥，幼稚疟症皆然，竹叶石膏汤去人参、半夏，加知母。(《临证指南医案·疟》)

方证解释：本案为稚年瘅疟，症见烦汗不寐，肢体忽冷。舌赤。此暑湿蕴郁气分。方用杏仁、滑石、竹叶、西瓜翠衣、知母、天花粉清暑生津，宣利湿热。二诊症见热甚而厥，湿减热甚，胃津损伤。方用竹叶石膏汤加减：去人参、半夏之温燥，合白虎汤法，加知母清泄阳明。

本案二诊方可命名为"竹叶石膏去参夏加知母汤"，以期在临床上推广应用。

(二) 合方化裁

1. 合白虎汤治疗气热伤津或瘅热或疟

某，右脉未和，热多口渴，若再劫胃汁，怕有脘痞不饥之事。当清热生津，仍佐理痰，俟邪减便可再商。麦冬、人参、石膏、知母、粳米、竹叶、半夏。(《临证指南医案·温热》)

方证解释：本案非初诊，症见热多口渴。右脉未和。此热在气分，已伤胃津，叶氏强调："若再劫胃汁，怕有脘痞不饥之事。"治拟"清热生津，仍佐理痰"之法，方用竹叶石膏汤合白虎汤加减。其中竹叶、石膏、麦冬、人参、半夏、粳米，为竹叶石膏汤去甘草法，清热生津，和胃理痰；加知母，合石膏，为白虎汤法，清泄气分壅热。

热伤胃阴，知饥妨食，头胀牙宣。竹叶石膏汤去参、夏，加知母。（《未刻本叶天士医案》）

方证解释：本案症见知饥不食，头胀牙宣等，由阳明胃热，热伤胃津所致。方用竹叶石膏汤去甘温、辛温的人参、半夏，合白虎汤法加知母，清泄气热，滋胃生津。

叶二八，仲景云：阴气先伤，阳气独发，不寒瘅热，令人消烁肌肉。条例下不注方，但曰以饮食消息之。后贤谓甘寒生津，解烦热是矣。今脉数，舌紫，渴饮，气分热邪未去，渐次转入血分，斯甘寒清气热中，必佐存阴，为法中之法。生地、石膏、生甘草、知母、粳米、白芍、竹叶心。（《临证指南医案·温热》）

方证解释：本案症见渴饮，不寒瘅热。舌紫，脉数。叶氏诊为瘅疟。方用竹叶石膏汤合白虎汤化裁，以竹叶心、石膏、知母、生甘草、粳米，清解气分邪热，因舌紫，"气分热邪未去，渐次转入血分"，故加生地、白芍，为简化犀角地黄汤（犀角现已禁用，今称清热地黄汤）法，凉血散血，兼以滋阴。

本方可命名为"竹叶石膏去参夏加知母生地白芍汤"，以期在临床上推广应用。

胃虚热气上行，故觉气塞，当养胃阴生津，使阳和则邪清。积劳有年之体，甘寒为宜。人参、竹叶、知母、粳米、麦冬、石膏、生甘草。又，鳖甲煎丸，早服七粒，午时七粒，暮时七粒，白滚汤送下。又，生牡蛎、桂枝木、人参、花粉、生白芍、乌梅肉。（《眉寿堂方案选存·疟疾》）

方证解释：本案脉证过简，从"使阳和则邪清"分析，一诊症有发热，阳明胃热尚盛，胃气胃津已伤，故用竹叶石膏汤合白虎汤法，以人参、竹叶、知母、粳米、麦冬、石膏、生甘草，清泄阳明胃热，滋补胃气胃津。二诊热退，改用鳖甲煎丸缓攻疟母癥瘕。三诊继用桂枝汤合乌梅丸为法泄肝安胃以治疟。

2. 合栀子豉汤治疗暑热上郁的咳血烦渴

口鼻吸入，上焦先受。因阴虚内热体质，咳嗽震动络中，逆致血上而头胀。烦渴寒热，究是客邪，先以清暑方法。杏仁、竹叶心、黑栀皮、连翘心、石膏、荷叶汁。（《眉寿堂方案选存·疟疾》）

方证解释：本案症见咳嗽震动，血逆咯血，头胀，烦渴，寒热。此素体阴虚内热而暑从上受。方用竹叶心、石膏，为简化竹叶石膏汤法清泻暑热；用杏仁、黑栀皮、连翘心，为变通栀子豉汤清宣上焦郁热；另用荷叶汁清暑化湿。

3. 合清燥救肺汤治疗春温

温邪有升无降，经肺气机交递，营卫失其常度为寒热；胃津日耗，渴饮不饥；阳气独行，头痛面赤，是皆冬春骤暖，天地失藏，人身应之，患此者最多。考古人温病忌表散，误投即谓邪热逆传心包，最怕神昏谵语。治法以辛甘凉泄肺胃，盖伤寒入足经，温邪入手经也。土润则肺降，不致膹郁，胃热下移，知饥渴解矣。嫩青竹叶、白糖炒石膏、杏仁、甘蔗汁、经霜桑叶、麦门冬、生甘草。（《眉寿堂方案选存·春温》）

方证解释：本案症见寒热，渴饮不饥，头痛面赤等。此温邪壅郁肺胃，肺胃津液损伤。方用竹叶石膏汤合清燥救肺汤化裁：其中竹叶、石膏、麦冬、生甘草为竹叶石膏汤，杏仁、桑叶、石膏、麦冬、甘草为清燥救肺汤，两方合用，清肺胃之热，润肺胃之燥，所谓"土润则肺降，不致膹郁，胃热下移，知饥渴解矣"。

（三）变制新法

对于春温、温热、暑温、伏暑、瘅疟等温病，热郁气分，津液大伤者，叶氏用竹叶石膏汤而变其制：去方中甘温辛温的参、夏，以知母易石膏，用竹叶、知母清泄气分、透达邪热；另加天花粉、石斛、梨汁，合麦冬滋阴生津，或加生地、玄参，合麦冬凉血滋阴生津，或者再加白芍、乌梅，合麦冬酸甘化阴。具体用法有以下三种。

1. 变制辛凉甘寒法清热生津治疗春温温热暑热瘅热

某，春温身热，六日不解，邪陷劫津，舌绛，骨节痛。以甘寒息邪。竹叶心、知母、花粉、滑石、生甘草、梨皮。（《临证指南医案·温热》）

方证解释：本案为伏气温病春温，症见身热，六日不解，骨节痛。舌绛。叶氏据舌绛辨为邪陷劫津，拟甘寒清热法，方用竹叶石膏汤加减：去人参、麦冬、粳米、半夏之甘壅温燥，以苦寒滋润的知母代替辛寒的石膏，加天花粉、梨皮清热生津，加滑石合生甘草为六一散法，导热外出。

王，温邪发热，津伤，口糜气秽。卷心竹叶、嘉定花粉、知母、麦冬、金石斛、连翘。（《临证指南医案·温热》）

方证解释：本案症见发热，口糜，气秽，由气分温热伤津所致，方用变制竹叶石膏汤法，以竹叶、知母清气透热；以麦冬、天花粉、石斛滋阴生津；以连翘疏散清解热邪。

气热劫津烦渴，安寐则减，此虚象也。况咳嗽百日，肺气大伤，此益气生津，谅不可少，勿以拘宿垢未下，致因循也。人参、卷心竹叶、木瓜、麦冬、大麦仁。（《眉寿堂方案选存·暑》）

方证解释：本案咳嗽百日，肺气大伤，又感受时令温热，气分热劫津液，症见烦渴，不能安寐。方用变制竹叶石膏汤法，以人参、麦冬、大麦仁益气生津，以竹叶甘寒清热，以木瓜合参、麦，为变通生脉散法以酸甘敛阴。

程，阴气先伤，阳气独发，有瘅热无寒之虑。鲜生地、知母、麦冬、竹叶心、滑石。（《临证指南医案·疟》）

方证解释：本案症见但热不寒，叶氏认为有瘅热之虑。从方用滑石看，此与感受暑热有关。方用变制竹叶石膏汤法，以知母、竹叶心辛凉苦润清泄气热；以鲜生地、麦冬甘寒滋阴；以滑石清暑。

2. 变制辛凉甘寒咸寒法清热凉血滋阴治疗伏暑冬温瘅疟

孙，阴气先伤，阳气独发，犹是伏暑内动，当与《金匮》瘅疟同例。竹叶、麦冬、生地、玄参、知母、梨汁、蔗浆。（《临证指南医案·疟》）

方证解释：本案为伏暑瘅疟，既然与瘅疟同例，症当有但热无寒。从方用生地、玄参分析，病机已及血分，应有血热阴伤的表现。方用变制竹叶石膏汤法，去甘温辛温的人参、半夏、粳米、甘草，用苦寒滋润的知母代替石膏，合竹叶清泄透达气分邪热，另加生地、玄参、梨汁、蔗浆，合麦冬甘寒咸寒并用凉血滋阴生津。

吴瑭根据此案，制订出《温病条辨·上焦篇》第12条五汁饮方证。

本案处方可命名为"增液加竹叶知母梨汁蔗浆汤"，以期在临床上推广应用。

脉左动是阴虚。温邪深入，但大苦直降，恐化燥劫津阴。议以甘咸寒之属。鲜生地、竹叶心、生甘草、元参心、麦门冬。（《眉寿堂方案选存·冬温》）

方证解释：本案温邪深入，损伤阴津，方用变制竹叶石膏汤法，以竹叶甘寒清热，以鲜生地、元参心、麦门冬、生甘草甘寒咸寒并用凉血滋阴生津。

3. 变制辛凉酸甘法清热化阴治疗伏暑

夏令热伏，入秋而发，即仲景谓阴气先伤，阳乃独发之谓。脉右搏数，胃汁受损。暂忌厚味，进甘寒养胃，内热自罢。卷心竹叶、知母、大麦仁、麦冬、白芍、乌梅肉。(《眉寿堂方案选存·暑》)

方证解释：本案为伏暑，从"即仲景谓阴气先伤，阳乃独发之谓"分析，其病为瘅疟，其症为但热不寒，并有阴津大伤的表现。方用变制竹叶石膏汤法，以竹叶、知母清透气热，以大麦仁、麦冬甘寒滋胃生津，以白芍、乌梅酸甘泄热滋阴。

三、讨论与小结

(一) 叶氏变通应用竹叶石膏汤的基本思路与手法

叶氏应用竹叶石膏汤的最基本手法是：用竹叶合石膏清泄透达气热，用麦冬甘寒滋阴生津。不呕者，去半夏；胃气不虚者，去人参；津伤甚者，加玉竹；烦渴甚者，加天花粉；热及血分，阴津损伤而血热者，加生地、玄参；上焦郁热者，加连翘；脘痞不饥者，仍用人参、半夏；暑温夹湿者，加杏仁、滑石宣利暑湿。

在合法化裁方面：第一，合白虎汤法：叶氏应用竹叶石膏汤最常用的手法是在方中加入苦寒质润，既善于清泄阳明气热，又能滋阴润燥的知母，这就等于合入了白虎汤，或白虎加人参汤，加知母不仅加强了石膏清泄气热的作用，而且加强了麦冬滋阴生津的功效。如上述《眉寿堂方案选存·疟疾》"胃虚热气上行"案，《临证指南医案》疟门张案，温热门叶二八案、"某，右脉未和"案，《未刻本叶天士医案》"热伤胃阴，知饥妨食"案等，均加入了知母。第二，合栀子豉汤法：对于暑热、温热邪郁上焦，表现为咳嗽、头胀、烦渴、寒热等症者，叶氏用变通竹叶石膏汤与变通栀子豉汤合法化裁，以竹叶、石膏、杏仁、黑栀皮、连翘心、荷叶汁为方，轻苦微辛，清宣疏透郁热。如上述《眉寿堂方案选存·疟疾》"口鼻吸入，上焦先受"案。第三，合清燥救肺汤法：对于温邪有升无降，经肺气机交逆，营卫失其常度，胃津日耗，表现为寒热、渴饮不饥、头痛面赤等症者，叶氏从胃热肺燥立论，以竹叶石膏汤合喻昌清燥救肺汤为法，用嫩青竹叶、白糖炒石膏、杏仁、甘蔗汁、经霜桑叶、麦门冬、生甘草为方，以求"土润则肺降，不致腆郁，胃热下移，知饥渴解"之效。如《眉寿堂方案选存·春温》"温邪有升无降"案。

在变制新法应用方面：叶氏每去竹叶石膏汤中甘温的人参、辛温的半夏，加天花粉、石斛、梨汁等甘寒生津药，或加生地、玄参等咸寒凉血滋阴生津药；用长于清滋的知母代替石膏，从而组成了竹叶石膏汤的变制法，如上述《临证指南医案》温热门王案、"某，春温身热"案，疟门孙案、程案，《眉寿堂方案选存·暑》"夏令热伏，入秋而发"案等。此法的基本处方是，用竹叶合知母清泄透达气热；用麦冬、天花粉、石斛、生地、玄参、梨汁、蔗浆，酌选两味或四味滋阴生津；另外，或加连翘清疏上焦，或加滑石清利暑热，或加白芍、乌梅酸甘化阴。

(二) 叶氏对仲景竹叶石膏汤方证的创新与发展

1. 发明甘寒清气热佐存阴法以变通竹叶石膏汤为仲景瘅疟续方

《金匮要略·疟病脉证并治》第3条载："师曰：阴气孤绝，阳气独发，则热而少气烦冤，手足热而欲呕，名曰瘅疟。若但热不寒者，邪气内藏于心，外舍分肉之间，令人消铄脱肉。"

本条是仲景根据《素问·疟论》关于瘅疟的论述所制订的。《素问·疟论》原文谓："……其但热而不寒者，阴气先绝，阳气独发，则少气烦冤；手足热而欲呕，名曰瘅疟。""瘅疟者，肺素有热，气盛于身，厥逆上冲，中气实而不外泄，因有所用力，腠理开，风寒舍于皮肤之内、分肉之间而发，发则阳气盛，阳气盛而不衰，则病矣。其气不及于阴，故但热而不寒。气内藏于心，而外舍于分肉之间，令人消烁脱肉，故命曰瘅疟。"

由于《金匮》此条有证无方，因此，后世对于瘅疟的治疗就无经方可以借鉴。喻昌《医门法律·疟证门》疟证论将《金匮要略·疟病脉证并治》第3条与第1条（师曰：疟脉自弦，弦数者多热，弦迟者多寒，弦小紧者下之瘥，弦迟者可温之，弦紧者可发汗、针灸也，浮大者可吐之，弦数者风发也，以饮食消息止之。）结合起来分析认为：仲景之重引《内经》原文，而"另有妙意"。"仲景之法，亦从《内经》而得，《内经》谓疟脉缓、大、虚，便宜用药，不宜用针。又谓虚者不宜用针，以甘药调之。昌知意中在用甘寒也。"从而提出用甘寒法治疗瘅疟的方案。但是，喻昌并没有制订出治疗瘅疟的具体方剂。

叶氏遵照喻昌之论，在《临证指南医案·疟》唐案中指出："仲景谓瘅疟者，单热不寒，本条云，阴气孤绝，阳气独发，热灼烦冤，令人消烁肌肉，亦不设方，但云以饮食消息之，嘉言主以甘寒生津可愈，重后天胃气耳。"在《临证指南医案·疟》叶二八案中又说："仲景云：阴气先伤，阳气独发，不寒瘅热，令人消烁肌肉。条例下不注方，但曰以饮食消息之。后贤谓甘寒生津，解烦热是矣。"叶氏所说的"后贤"正是指喻昌。

在上述《临证指南医案·疟》论治瘅疟的三则医案中，叶氏独出心裁地根据瘅疟的临床特征与病机，拟定出用竹叶石膏汤化裁治疗瘅疟的具体方法。其最基本的手法是，用竹叶石膏汤去人参、半夏，加知母，辛甘寒清泄气热，滋阴生津（《临证指南医案·疟》张案）；如"脉数，舌紫，渴饮，气分热邪未去，渐次转入血分"者，更加生地、白芍，"甘寒清气热中，必佐存阴，为法中之法"（《临证指南医案·疟》叶二八案）。如血热阴津损伤明显者，去人参、半夏、粳米、甘草，用知母易石膏，加生地、玄参、梨汁、蔗浆，甘寒咸寒并用，滋阴生津，兼以凉血（《临证指南医案·疟》孙案、程案）。

如瘅疟由于暑热夹湿，内阻气分，肺热内郁，有似寒栗者，用竹叶石膏汤去人参、甘草、粳米、麦冬，加连翘、杏仁、橘红，清暑泄热，宣化暑湿（《临证指南医案·疟》施案）；如暑邪深入，舌赤，烦汗不寐，肢体忽冷者，先用变通竹叶石膏汤法，以杏仁、滑石、竹叶、西瓜翠衣、知母、天花粉，清暑泄热、宣利暑湿，继用竹叶石膏汤去参、夏加知母清透暑热（《临证指南医案·疟》张案）。

叶氏此法，为《金匮要略》瘅疟补充了具体的治法方剂，从而发展了仲景疟病学说，为后世研究瘅疟的论治开拓了思路。

2. 创用竹叶石膏汤治疗伏气温病春温

叶桂《三时伏气外感篇》提出："春温一证，由冬令收藏未固，昔人以冬寒内伏，藏于少阴，入春发于少阳，以春木内应肝胆也。寒邪深伏，已经化热。昔贤以黄芩汤为主方，苦寒直清里热，热伏于阴，苦味坚阴乃正治也。"自此以后，人们咸遵叶氏之说，用黄芩汤加减治疗春温。现行温病学教科书均将黄芩汤列为春温初起的主方。在研究叶氏变通应用竹叶石膏汤的医案中我们发现，叶氏还有用竹叶石膏汤治疗春温的经验。春温为伏气温病，阴液内伤，伏热由里外发，治疗须一面滋阴扶正，一面清透伏热。竹叶石膏汤有麦冬、人参养阴生津以扶正；有竹叶、石膏辛凉甘寒清透伏热以泄热，两法配伍，颇能切合春温的病机。叶氏用此方的基本手法是：气热甚者，合白虎汤法加知母清泄气热、滋阴生津；津伤甚，烦渴者，加天花粉；肺热胃燥明显者，合清燥救肺汤法，减人参、半夏、粳米，加杏仁、甘蔗汁、经霜桑叶。叶氏此法为春温的辨治开拓了新的思路，填补了春温初起治法之不足，具有重要的学术意义。

3. 拓展用竹叶石膏汤治疗暑温伏暑

《金匮要略·痉湿暍病脉证治》用白虎加人参汤治疗中暍。叶桂《三时伏气外感篇》强调说："夏暑发自阳明，古人以白虎汤为主方。"自此以后，人们多遵从此说，主用白虎汤治疗暑温。其实，叶氏并不固守此说，也用变通竹叶石膏汤治疗暑温伏暑。他根据竹叶石膏汤既能清泄宣透气热，又能益气生津的特点，将此方用于治疗暑温伏暑气分肺胃燥热尚盛，胃气胃津大伤的病证。具体手法是，津伤甚者，去半夏、人参，加玉竹；气热盛者，合白虎汤法，加知母。从而为暑温伏暑的辨治开拓了新的思路。

（三）吴瑭对叶氏变通竹叶石膏汤的继承与发展

1. 创制五汁饮为仲景瘅疟再次续方

吴瑭根据叶氏变通应用竹叶石膏汤的经验，在《温病条辨》立温疟一病，其中列4条：第1条（上焦篇第50条）论温疟白虎加桂枝汤证；第2条（上焦篇第51条）论瘅疟五汁饮证；第3条（上焦篇第52条）论肺疟杏仁汤证；第4条（上焦篇第53条）论心疟加减银翘散与安宫牛黄丸证。其中论五汁饮方证云："但热不寒，或微寒多热，舌干口渴，此乃阴气先伤，阳气独发，名曰瘅疟，五汁饮主之。"又自注云："仲景于瘅疟条下，谓以饮食消息之，并未出方。调如是重病而不用药，特出饮食二字，重胃气可知。阳明于脏象为阳土，于气运为燥金，病系阴伤阳独，法当救阴何疑。重胃气，法当救胃阴何疑。制阳土燥金之偏胜，配孤阳之独亢，非甘寒柔润而何！此喻氏甘寒之论，其超卓无比伦也。叶氏宗之，后世学者，咸当宗之矣。"五汁饮还见于《温病条辨·上焦篇》风温温热第12条："太阴温病，口渴甚，雪梨浆沃之；吐白沫黏滞不快者，五汁饮沃之。"

五汁饮组成为：梨汁、荸荠汁、鲜芦根汁、麦冬汁、藕汁（或用蔗浆）。临时斟酌多少，和匀凉服，不甚喜凉者，重汤炖温服。吴氏在此方后论加减法云："此甘寒救胃阴之方也。欲清表热，则加竹叶、连翘；欲泻阳明独胜之热，而保肺之化源，则加知母；欲救阴血，则加生地、元参；欲宣肺气，则加杏仁；欲行三焦开邪出路，则加滑石。"这些加减手法，几乎均来源于叶氏化裁应用竹叶石膏汤的经验。

五汁饮方证是吴瑭根据《临证指南医案·疟》孙案、程案、唐案的论述或处方而制订的。其中孙案、程案上文已经介绍，唐案为：

"唐，未病形容先瘦，既病暮热早凉。犹然行动安舒，未必真正重病伤寒也。但八九日，病来小愈，骤食粉团腥面。当宗食谷发热，损谷则愈。仲景未尝立方。此腹痛洞泻，食滞阻其肠胃，大腑不司变化。究其病根，论幼科体具纯阳，瘦损于病前，亦阳亢为消烁。仲景谓，瘅疟者，单热不寒。本条云：阴气孤绝，阳气独发。热灼烦冤，令人消烁肌肉，亦不设方。但云：以饮食消息之，嘉言言：主以甘寒生津可愈，重后天胃气耳。洞泻既频，津液更伤，苦寒多铒，热仍不已，暮夜昏谵，自言胸中格拒，腹中不和，此皆病轻药重，致阴阳二气之残瘆。法当停药与谷，谅进甘酸，解其烦渴，方有斟酌。又，鼻煤、唇裂舌腐，频与芩、连，热不肯已，此病本轻，药重于攻击，致流行之气结闭不行，郁遏不通，其热愈甚。上则不嗜饮，不纳食，小溲颇利，便必管痛。三焦皆闭，神昏瘛疭有诸。连翘心三钱、鲜石菖蒲一钱半、川贝母三钱、杏仁二十粒、射干二分、淡竹叶一钱半。又，自停服药，日有向愈之机。胃困则痞闷不欲食，今虽未加餐，已知甘美，皆醒之渐也。童真无下虚之理，溲溺欲出，尿管必痛，良由肺津、胃汁，因苦辛燥热烈气味，劫夺枯槁，肠中无以运行。庸医睹此，必以分利。所谓泉源既竭，当滋其化源，九窍不和，都属胃病。麦门冬二钱、甜杏仁四钱、甜水梨皮三钱、蔗浆一木杓。"(《临证指南医案·疟》)

吴瑭参考孙案处方与唐案最后一诊处方制订了五汁饮方，根据程案、唐案叶氏的论述制订了《温病条辨·温疟》第51条瘅疟的证以及条文后的自注。

五汁饮并非照搬叶案处方，而是在叶案基础上的创制方。五汁饮的建立，再次为仲景《金匮要略》瘅疟续方，从而为瘅疟的辨治提供了新的思路。另外，本方的制订，也为温病肺胃津伤证的治疗提供了新的制剂，具有重要的临床意义。

2. 制订减味竹叶石膏汤方证

吴瑭根据叶氏变通应用竹叶石膏汤的经验，制订出《温病条辨·中焦篇》风温温热第2条减味竹叶石膏汤方证："阳明温病，脉浮而促者，减味竹叶石膏汤主之。"此方组成为：竹叶五钱、石膏八钱、麦冬六钱、甘草三钱。水八杯，煮取三杯，一时服一杯，约三时令尽。吴氏称此方为"辛凉合甘寒法"，自注强调此乃"辛凉透表重剂"。

本方是吴瑭参考叶氏变通应用竹叶石膏汤去人参、半夏的手法，结合自己的心得而制订的。

（四）新订叶氏竹叶石膏汤变通方

1. 竹叶石膏去参夏加知母汤

出自《临证指南医案·疟》张案、《未刻本叶天士医案》"热伤胃阴"案。组成为：竹叶、石膏、知母、麦冬、粳米、甘草。叶案方证：瘅疟，舌赤，烦汗不寐，肢体忽冷，热甚而厥，由暑邪深入所致者；或热伤胃阴，知饥妨食，头胀牙宣者。

2. 竹叶石膏去参夏加知母生地白芍汤

出自《临证指南医案·温热》叶二八案，组成为：竹叶心、石膏、知母、生甘草、粳米、生地、白芍。叶案方证：瘅疟，脉数，舌紫，渴饮，气分热邪未去，渐次转入血分者。

3. 增液加竹叶知母梨汁蔗浆汤

出自《临证指南医案·疟》孙案，组成为：竹叶、麦冬、生地、知母、玄参、梨汁、蔗浆。叶案方证：瘅疟，阴气先伤，阳气独发，犹是伏暑内动，当与《金匮》瘅疟同例者。

4. 竹叶石膏去参麦草米加杏仁连翘橘皮汤

出自《临证指南医案·疟》施案，组成为：杏仁、石膏、竹叶、连翘、半夏、橘皮。叶案方证：瘅疟，微寒多热，舌心干，渴饮，脘不爽，咳喘，暑湿外因，内阻气分，治在肺经者。本方用竹叶、连翘辛凉清透，石膏辛寒清泄以治热；用杏仁宣肺化湿，半夏、橘皮苦温燥湿以治湿。全方湿热分解，可治疗暑湿、湿热壅郁上、中焦的类瘅疟证。

理中汤　附子理中汤

一、仲景原方证述要

理中汤出自《伤寒论》第386条，组成为：人参、干姜、甘草（炙）、白术各三两，右四味，捣筛，蜜和为丸，如鸡子黄许大。以沸汤数合，和一丸，研碎，温服之，日三四、夜二服；腹中未热，益至三四丸。然不及汤，汤法：以四物依两数切，用水八升，煮取三升，去滓，温服一升，日三服。若脐上筑者，肾气动也，去术加桂四两；吐多者，去术，加生姜三两；下多者，还用术；悸者，加茯苓二两；渴欲得水者，加术，足前成四两半；腹中痛者，加人参，足前成四两半；寒者，加干姜，足前成四两半；腹满者，去术，加附子一枚。服汤后，如食顷，饮热粥一升许，微自温，勿发揭衣被。仲景原条文谓："霍乱，头痛，发热，身疼痛，热多欲饮水者，五苓散主之；寒多不用水者，理中丸主之。"此方还见于《伤寒论》第 396 条："大病差后，喜唾，久不了了，胸上有寒，当以丸药温之，宜理中丸。"《金匮要略·胸痹心痛短气病脉证治》第 5 条："胸痹心中痞，留气结在胸，胸满，胁下逆抢心，枳实薤白桂枝汤主之，人参汤亦主之"（人参汤即理中汤）。

后世遵《伤寒论》理中汤方后加减中"腹满者，去术，加附子一枚"的用法，在理中汤中直接加附子，制订出了附子理中汤。此方的配伍意义没有超出仲景的理中汤去白术加附子法，因此，本文将附子理中汤与理中汤一起讨论。

理中汤由甘草干姜汤加人参、白术组成。干姜、甘草温中散寒，人参补胃气，白术除水湿。全方具有温中祛寒，益胃健脾除湿的功效。加附子，则助干姜温阳散寒，既能温通脾胃中阳，又能温补下焦肾阳。其中甘草干姜汤又可温补肺阳，散肺中寒气；加附子则上、中、下三焦虚阳可温，寒气可散。

理中汤的证：霍乱下利呕吐，头痛，发热，身疼痛，寒多不用水者；大病差后，喜唾，久不了了，胸上有寒者；胸痹心中痞，胸满，胁下逆抢心者。附子理中汤的证：理中汤证见阳虚寒甚的附子证者。

二、叶氏应用心法

（一）加减变化

1. 用于治疗寒湿

王六二，病人述病中厚味无忌，肠胃滞虽下，而留湿未解，湿重浊，令气下坠于肛，肛坠痛不已。胃不喜食，阳明失阖。舌上有白腐形色。议劫肠胃之湿。生茅术、人参、厚朴、广皮、炮姜炭、生炒黑附子。（《临证指南医案·湿》）

方证解释：本案症见胃不喜食，肛坠痛不已。舌苔白腐。此寒湿内郁，损伤脾阳，阳明失阖。方用附子理中汤去甘壅的甘草，合平胃散法，以苍术易白术，加厚朴、广皮通补中阳，温燥寒湿，开畅气机。

吴瑭采辑此案，制订出《温病条辨·下焦篇》湿温第 57 条术附汤方证与《温病条辨·中焦篇》寒湿第 49 条附子理中汤去甘草加厚朴广皮汤方证。

2. 用于治疗阳明阳虚营卫失和所致的寒热自汗

容色消夺，脉形渐细，不知饥，不欲纳，扪之不热，而自云热，并不渴饮，间有寒栗之状，此营卫不振，当治中焦。人参、炮干姜、益智仁、茯苓、木瓜、生白芍。（《眉寿堂方案选存·女科》）

方证解释：本案症见不知饥，不欲纳，容色消夺，自觉肌肤发热，但扪之不热，不渴饮，间有寒栗之状。脉形渐细。此胃阳虚弱，营卫不振。方用人参、炮干姜、茯苓，为理中汤去甘草白术加茯苓法以通补胃阳；另加益智仁燥湿醒脾，加木瓜、生白芍酸甘化阴柔肝，以防木气犯土。

洪妪，脉虚涩弱，面乏淖泽，鼻冷肢冷，肌腠麻木，时如寒凛微热欲溺，大便有不化之形，谷食不纳，此阳气大衰。理进温补，用附子理中汤。（《临证指南医案·脾胃》）

方证解释：本案症见谷食不纳，大便完谷不化，面乏淖泽，鼻冷肢冷，肌腠麻木，时如寒凛微热欲溺。脉虚涩弱。此中阳大虚，营卫失和。方用附子理中汤温补中阳。

某三二，脉濡自汗，口淡无味，胃阳惫矣。人参、淡附子、淡干姜、茯苓、南枣。（《临证指南医案·脾胃》）

方证解释：本案症见口淡无味，自汗。脉濡。此胃阳衰弱，营卫失和。方用附子理中汤去甘壅的甘草、白术，加茯苓以通补胃阳；另仿桂枝汤法加南枣安中和胃。

脾胃为营卫之源，中阳虚弱，可致营卫失和，表现为以上三案所见的"自觉肌肤发热，间有寒栗之状"，或"肌腠麻木，时如寒凛微热"，或"自汗"等，治疗只须通补中阳，中阳复则营卫调和。

3. 用于治疗泄泻

吴，阳虚恶寒，恶心，吞酸，泄泻，乃年力已衰，更饮酒中虚。治法必以脾胃扶阳。人参、茯苓、附子、白术、干姜、胡芦巴。（《临证指南医案·泄泻》）

方证解释：本案症见泄泻，恶心，吞酸，恶寒。此酒湿损伤中阳，年高肾阳亦衰。方用附子理中汤法，以茯苓易甘草，变守补为通补。另加胡芦巴温摄肾阳。

某，泻五十日，腹鸣渴饮，溲溺不利，畏寒形倦，寐醒汗出。用温中平木法。人参、胡芦巴、炮姜、茯苓、诃子皮、附子、粟壳。（《临证指南医案·泄泻》）

方证解释：本案泄泻五十日不愈，兼见腹鸣渴饮，溲溺不利，畏寒形倦，寐醒汗出。此为脾肾阳虚之泄泻。方用人参、炮姜、附子、茯苓，为附子理中汤去术、草加茯苓法，通补中下之阳；另用胡芦巴固肾温阳，用诃子皮、粟壳收涩止泻。

舌白，下利两月，脾阳伤矣，有年当此，恐延及肾致脱。理中汤加桂心、茯苓。（《未刻本叶天士医案》）

方证解释：本案下利两月，舌苔白。此寒湿伤阳。方用理中汤加桂心温补中下焦之阳；加茯苓通阳利湿。

4. 用于治疗痢疾

陆二六，腹满自痢，脉来濡小，病在太阴，况小便清长，非腑病湿热之比，法当温之。生于术、附子、茯苓、厚朴、干姜。（《临证指南医案·痢》）

方证解释：本案症见自痢，腹满，小便清长。脉濡小。此太阴阳虚寒湿之痢。方用附子理中汤去甘壅的甘草、人参以温补太阴之阳，另加厚朴、茯苓通阳祛湿，理气行滞。

吴瑭根据此案，制订出《温病条辨·中焦篇》湿温第94条加减附子理中汤方证。

5. 用于治疗呕吐

某氏，脉微肢冷，呕吐清水，食不下化，带下脊髀酸奡。阳气素虚，产后奇脉不固。急扶其阳，用附子理中汤。附子、人参、生白术、炮姜、炙草。又，暖胃阳以劫水湿，带下自缓。照前方加胡芦巴。又，脉象稍和，已得理中之效，议用养营法。养营去远志、黄芪、五味。即作丸方。（《临证指南医案·呕吐》）

方证解释：本案为产后，症见呕吐清水，食不下化，脉微肢冷，带下脊髀酸软等。"脉微肢冷"，提示脾肾阳虚；"带下脊髀酸奡"，提示奇脉不固。方用附子理中汤法，以附子、人参、生白术、炮姜、炙草扶中阳、理阳明。二诊已经见效，带下自缓，故守法加胡芦巴以温补肾阳，兼固奇经。三诊脉象稍和，已得理中之效，改用养营汤法善后。

姚六二，腑阳不通降，浊壅为反胃。累遭病反，老年难以恢复，自能潜心安养，望其悠久而已，药不能愈是病矣。人参、附子、干姜、公丁香，姜汁和丸。（《临证指南医案·噎膈反胃》）

方证解释：本案为老年久病反胃，症必"朝食暮吐"。此中阳大虚，胃气不得通降，阴浊壅逆为吐。方用附子理中汤去甘壅守补的甘草、白术以通补中阳，另加公丁香、姜汁降气止呕。

6. 用于治疗吐蛔

席，脉右歇，舌白渴饮，脘中痞热，多呕逆稠痰，曾吐蛔虫。此伏暑湿，皆伤气分，邪自里发，神欲昏冒，湿邪不运，自利黏痰。议进泻心法。半夏泻心汤……又，食入欲呕，心中温温液液，痰沫味咸，脊背上下引痛。肾虚水液上泛为涎，督脉不司约束，议用真武撤其水寒之逆。二服后接服。人参、半夏、茯苓、桂枝、煨姜、南枣。又，别后寒热三次，较之前发减半，但身动言语，气冲，涌痰吐逆，四肢常冷，寒热，汗出时四肢反热。此阳衰胃虚，阴浊上乘，以致清气无以转舒。议以胃中虚，客气上逆为噫气呕吐者，可与旋覆代赭汤，仍佐通阳以制饮逆，加白芍、附子。又，镇逆方虽小效，究是强制之法。凡痰饮都是浊阴所化，阳气不振，势必再炽。仲景谓，饮邪当以温药和之。前方劫胃水以苏阳，亦是此意。议用理中汤，减甘草之守，仍加姜、附以通阳，并入草果以醒脾，二服后接用。人参、干姜、半夏、生白术、附子、生白芍。（《临证指南医案·吐蛔》）

方证解释：本案病情复杂，叶氏先后七诊，用多方变化治疗。第五诊用真武汤，第六诊用旋覆代赭汤加白芍、附子，第七诊用附子理中汤去甘守的甘草，主用姜附温阳通阳，另加草果辛香燥湿醒脾。二服后继用附子理中汤去甘草加半夏、白芍调治。

7. 用于治疗腹胀

徐三九，攻痞变成单胀，脾阳伤极，难治之症。生白术、熟附子、茯苓、厚朴、生干姜。（《临证指南医案·肿胀》）

方证解释：本案始为痞证，前医误用攻痞法，脾阳更伤而成单腹胀。从"难治之症"以及方用枳术汤分析，其腹胀不是单纯的腹胀满，而是水饮内聚为胀。治疗用附子理中汤去甘草、人参加茯苓以通补脾肾之阳；另用厚朴，合生白术，为变通《金匮》枳术汤法以除水饮，消胀满。

8. 用于治疗便血

俞，阳虚，肠红洞泻，议劫胃水。理中换生茅术、生厚朴、附子炭、炮姜。（《临证指南医案·便血》）

方证解释：本案肠红指便血，洞泻指腹泻。此中阳虚损，寒湿内聚，脾不摄血。方用附子理中汤去甘补壅滞的人参、甘草、白术，加苍术、生厚朴以通补中阳，温燥寒湿，摄血止泻。

顾盘门，向饥时垢血通爽，饱时便出不爽，此太阴失运矣。首方理湿热，继用固肠滑，皆不效，议辛甘运阳。理中汤去参，加桂元肉。（《叶天士先生方案真本》）

方证解释：本案症见饥时大便下垢血通爽，饱时大便不爽。曾用治湿热方与收涩止泻方均未见效。此中阳虚损，太阴失运。方用理中汤去人参温补脾阳，另加桂圆肉滋补阴血。

9. 用于治疗上下溢血

龚无锡六十三岁，老年嗜蟹介，咸寒伤血，上下皆溢，当理其中。理中汤。（《叶天士先生方案真本》）

方证解释：本案症见上下溢血。下溢是指大便出血，上溢是指吐血或咯血。此与嗜食蟹介，咸寒伤血有关。证属中阳损伤，脾不摄血。方用理中汤温补中阳，扶脾摄血。

10. 用于治疗痔血

陈黎里四十四岁，形色脉象，确是阳虚。酒食聚湿，湿注肠痔下血，湿为阴浊，先伤脾阳，阳微气衰。麻木起于夜半，亥子，乃一日气血交代，良由阳微少续，有中年中痱之疾。人参、生于术、炮姜、炙草、炒黑附子。(《叶天士先生方案真本》)

方证解释：本案肠痔下血，肢体麻木起于夜半。此酒食聚湿，湿注大肠而痔血；寒湿伤阳，中阳衰微，阳跷不足而肢体麻木。方用附子理中汤温补中阳，温散寒湿。

张四五，阳伤痿弱，有湿麻痹，痔血。生白术、附子、干姜、茯苓。(《临证指南医案·湿》)

方证解释：本案症见痔疮出血，肢体麻痹、痿弱。此寒湿伤阳。阳虚湿阻经脉则痿弱麻痹，阳虚湿浊下注则痔疮出血。方用变通附子理中汤法，温阳除湿。

吴瑭采辑此案，制订出《温病条辨·下焦篇》寒湿第45条术附姜苓汤方证。

11. 用于治疗妇人崩漏

程，暴冷阳微后崩。附子理中汤。(《临证指南医案·崩漏》)

方证解释：本案血崩，由暴冷伤阳，中阳衰微，不能摄血所致。方用附子理中汤温阳摄血治崩。

长斋有年，脾胃久虚。疟由四末，必犯中焦；血海隶乎阳明，苦味辛散，皆伤胃系。虽天癸久绝，病邪、药味扰动血络，是为暴崩欲脱。阅医童便、阿胶，味咸滑润，大便溏泻，岂宜润下？即熟地、五味，补敛阴液，咽汤停脘，顷欲吐尽。滋腻酸浊之物，下焦未得其益，脘中先已受其戕。议以仲景理中汤，血脱有益气之治。坤土阳和旋转，希图中流砥柱，倘得知味纳谷，是为转机。重证之尤，勿得忽视！人参、炒焦于术、炮姜炭、茯苓、炙黑甘草。(《眉寿堂方案选存·女科》)

方证解释：本案老年绝经后出现暴崩欲脱。曾反复误治，大便溏泄，咽汤停脘，顷欲吐尽。叶氏抓住脾胃久虚，中阳中气虚衰不能摄血这一病机要点，用理中汤加茯苓通补胃阳胃气以固中摄血。

经漏腹胀，脏阴为病，浊攻脾胃为呕逆。人参、淡附子、茯苓、蒸术、淡干姜。(《眉寿堂方案选存·女科》)

方证解释：本案为经漏，兼见腹胀，呕逆。脾胃中阳虚弱，不能摄血则经漏；阴浊壅塞则腹胀、呕逆。方用附子理中汤去甘草加茯苓通补中阳胃气以摄血固经。

12. 用于治疗吐泻胎动不安

某，交节上吐下泻，况胎动不安，脉虚唇白。急用理中法。附子、人参、于术、茯苓、白芍。(《临证指南医案·胎前》)

方证解释：本案症见上吐下泻，胎动不安，唇白。脉虚。此中阳大伤。急用附子理中汤去甘草加茯苓通补胃气胃阳，另加白芍滋养阴血，缓急柔肝。

13. 用于治疗半产后呕吐青绿水

朱，脉小，半产一日，舌白，频频呕吐青绿水汁涎沫，左肢浮肿，神迷如寐。此胃阳大虚，肝风内泛，欲脱之象。急急护阳安胃，冀得呕缓，再商治病。人参、淡附子、炒焦粳米、煨老姜。又，虽得小效，必三阴三阳一周，扶过七日，庶有愈理。人参、淡附子、熟于术、炮姜、茯苓、南枣。(《临证指南医案·产后》)

方证解释：本案半产一日，频频呕吐青绿水汁涎沫，左肢浮肿，神迷如寐。苔白，脉小。此胃阳大虚，累及真阳，肝风冲逆，有欲脱之象。急用附子理中汤合附子粳米汤化裁：去甘壅助呕的甘草、大枣、白术与辛燥易耗散胃气的半夏，用人参、淡附子、炒焦粳米、煨老姜通补胃气胃阳。二诊已得小效，守法用附子理中汤，以大枣易甘草，加茯苓，通补胃气胃阳，温中止呕，兼温补真阳。

（二）合方化裁

1. 合平胃散仿平胃地榆汤法治疗便血或痔血

脉沉而迟，向有寒疝癥泄，继而肠血不已，渐渐跗臁麻木无力，此因膏粱酒醴，酿湿内著。中年肾阳日衰，肝风肆横，阳明胃络空乏，无以束筋，流利机关，日加委顿，乃阳虚也。仿古劫胃水法。生茅术、人参、厚朴、生炮附子、陈皮。（《叶氏医案存真·卷一》）

方证解释：本案向有寒疝癥泄，继而肠血不已，渐至跗臁麻木无力。脉沉而迟。此寒湿伤阳，中下阳虚。方用附子理中汤去甘草、白术温补中阳真阳；另合平胃散法，加苍术、厚朴、陈皮以温燥寒湿。

程十七，脉沉，粪后下血。少年淳朴得此，乃食物不和，肠络空隙所渗。与升降法。茅术、厚朴、广皮、炮姜、炙草、升麻、柴胡、地榆。又，脉缓濡弱，阳气不足，过饮湿胜，大便溏滑，似乎不禁，便后血红紫，兼有成块而下。论理是少阴肾脏失司固摄，而阳明胃脉，但开无合矣。从来治腑以通为补，与脏补法迥异。先拟暖胃阳一法。生茅术、人参、茯苓、新会皮、厚朴、炮附子、炮姜炭、地榆炭。（《临证指南医案·便血》）

方证解释：本案症见粪后下血。脉沉。此食物不和，损伤肠络。方用炮姜、炙草、苍术，为变通理中汤法以温中燥湿；厚朴、广皮，合苍术为平胃散法温燥寒湿；升麻、柴胡、地榆，合理中、平胃散法为《卫生宝鉴》平胃地榆汤法治结阴便血。

某，凡有痔疾，最多下血，今因嗔怒，先腹满，随泻血，向来粪前，近日便后。是风木郁于土中，气滞为膨，气走为泻。议理中阳，泄木佐之。人参、附子、炮姜、茅术、厚朴、地榆、升麻（醋炒）、柴胡（醋炒）。（《临证指南医案·便血》）

方证解释：本案素有痔疮出血，因嗔怒而发为腹满、泻血。此中阳虚损，寒湿下注，土虚木郁。方用人参、附子、炮姜、苍术，为附子理中汤去甘草法以温补中下焦之阳；另加苍术、厚朴为平胃散法以燥湿除满；再合《卫生宝鉴》平胃地榆汤法加地榆、升麻、柴胡温阳摄血、止血升阳。其中柴胡可疏肝泄木，共成"议理中阳，泄木佐之"之法。

2. 合真武汤温阳逐湿治疗寒湿泄泻或寒湿疟

（1）治寒湿泄泻

顾，脾肾瘕泄，腹膨肢肿。久病大虚，议通补中、下之阳。人参、川熟附、茯苓、泽泻、炒黄干姜。（《临证指南医案·泄泻》）

方证解释：本案为脾肾泄，兼见腹膨、肢肿等。此久病脾肾之阳大虚。方用附子理中汤去守补的甘草、白术，加茯苓通补脾肾之阳，兼通补胃气；用泽泻，合茯苓、附子，为真武汤法，以温阳逐湿。

周四十，脉象窒塞，能食少运，便溏，当温通脾阳。生白术一钱半、茯苓三钱、益智仁一钱、淡附子一钱、干姜一钱、荜茇一钱。又，温通脾阳颇适，脉象仍然窒塞。照前方再服二剂。如九方，当以脾肾同治着想。（《临证指南医案·脾胃》）

方证解释：本案症见便溏，能食少运。脉象窒塞。此脾肾阳虚，水湿内聚。方用生白术、茯苓、淡附子、干姜，为附子理中汤去甘草法，通补脾肾之阳，另加益智仁、荜茇燥湿散寒，助脾运化。其中白术、附子、茯苓并用，为真武汤法，可温真阳、逐水湿。

胃主纳，脾主运。能食不化，泄泻，治在太阴脾脏，此脏为柔脏，阳动则能运，凡阴药取味皆静，归、地之属，反助病矣。淡附子、淡干姜、生益智、生砂仁、人参、茯苓。（《叶

氏医案存真·卷一》）

方证解释：本案症见泄泻，能食不化。此脾肾阳虚之泄。方用淡附子、淡干姜、人参、茯苓，为附子理中汤去甘草加茯苓法，通补脾肾之阳；另加生益智、生砂仁辛香醒脾燥湿。其中茯苓、附子配伍为真武汤法以温阳逐湿。

（2）治寒湿疟

脉微弱而细，鼻准独明，昼日形冷汗泄，不饥少纳，脘腹常痞，泄气自舒，此阳气失护卫，而寒栗汗出，阳失鼓运，而脾胃气钝。前进养营，亦主中宫，想因血药柔软，阳不骤苏，初进甚投，接用则力疲矣。询其不喜饮汤，舌颇明润，非邪结客热之比，议用理中汤法，专以脾胃阳气是理，不独治病，兼可转运日前之药。昔贤以疟称谓脾寒，重培生阳，使中州默运，实治法之要旨。人参、生芍、熟术、附子、茯苓、干姜。（《叶氏医案存真·卷一》）

方证解释：本案鼻准独明，昼日形冷汗泄，不饥少纳，脘腹常痞，泄气自舒，不喜饮汤。舌颇明润，脉微弱而细。此疟邪寒湿损伤中下真阳，脾胃气钝，卫阳失护。方用人参、干姜、熟白术、附子，为附子理中汤法以温补中阳；用茯苓、生白芍合附子、白术，为真武汤法以温阳逐湿。

3. 合吴茱萸汤温胃泄肝治疗呕吐

金四三，脉细小而弦，风木乘土，当春势张。食入不变，呕吐，得小便通少缓。治以通阳。炮附子、人参、半夏、吴萸、淡姜、茯苓。又，脉右弦涩，阳微阴凝，食入则吐，胃痛胀甚，半月前用药得效后，反大便欲解不通，腑阳不利，浊乃上攻。先用玉壶丹七分，四服。（《临证指南医案·呕吐》）

方证解释：本案症见食入不化，呕吐，得小便通少缓。脉细小而弦。此中阳虚损，风木乘土。方用炮附子、人参、淡干姜、茯苓，为附子理中汤去白术甘草加茯苓法以通补中阳；用半夏合人参、茯苓为大半夏汤法以通补胃气；用吴茱萸酸温泄肝，合人参、淡干姜，为变通吴茱萸汤以温胃止呕。二诊症见大便欲解不通，改用玉壶丹温阳通便。

4. 合变通大半夏汤通补阳明治疗胃痛或脘中不爽

朱，痛固虚寒，吐痰泄气稍缓。当通阳明，勿杂多歧。人参、半夏、姜汁、淡附子、茯苓、淡干姜。（《临证指南医案·胃脘痛》）

方证解释：本案胃痛，吐痰泄气稍缓。此中阳虚损，寒饮凝结。方用淡附子、茯苓、淡干姜、人参，为附子理中汤法以温中祛寒，用半夏、姜汁、茯苓、人参，为变通大半夏汤以通补阳明。

汪，脉沉，中脘不爽，肢冷。人参七分、淡干姜一钱、炒半夏一钱半、川熟附七分、茯苓三钱、草果仁八分。（《临证指南医案·痞》）

方证解释：本案症见中脘不爽，肢冷。脉沉。此胃阳大虚，湿浊不运。方用人参、淡干姜、川熟附、茯苓，为附子理中汤去甘草白术加茯苓汤法以通补胃阳；用半夏，合人参、茯苓为变通大半夏汤法以通补胃气；另加草果仁辛香温燥太阴脾湿。

5. 合枳术汤逐水饮治疗产后浮肿便溏

某四五，产后未满百日，胸胁骨节收引，四肢肌肉麻木，浮肿腹胀，早轻夜重，食减，畏寒，便溏，脉得右迟左弦。先与理中，健阳驱浊。人参、炮姜、淡附子、焦白术、枳实、茯苓。（《临证指南医案·产后》）

方证解释：本案产后未满百日，胸胁骨节收引，四肢肌肉麻木，浮肿腹胀，早轻夜重，食减，畏寒，便溏。脉右迟左弦。此脾肾阳虚，阴浊水饮聚结。方用人参、炮姜、淡附子、焦白术、茯苓，为附子理中汤去甘草加茯苓法，通补中下之阳以逐阴浊，另加枳实，合白术，为《金匮要略》枳术汤，以消除水饮。

6. 合脾肾双补丸通补奇经治疗腹胀时泄

陈六二，老人脾肾阳衰，午后暮夜，阴气用事，食纳不适，肠鸣膜胀，时泄。治法初宜刚剂，俾阴浊不僭，阳乃复辟。人参一钱半、淡附子一钱、淡干姜八分、茯苓三钱、炒菟丝三钱、胡芦巴一钱。此治阳明之阳也，若参入白术、甘草，则兼走太阴矣。（《临证指南医案·肿胀》）

方证解释：本案症见肠鸣膜胀，时泄，食纳不适。此老人脾肾阳衰，阴浊聚结为胀。方用附子理中汤去甘草、白术加茯苓法以通补中下之阳，另取缪仲淳脾肾双补丸法加炒菟丝、胡芦巴以补肾阳、固奇经。

三、讨论与小结

（一）叶氏变通应用理中汤与附子理中汤的基本思路与手法

叶桂用理中汤、附子理中汤的基本思路是，以其温阳逐湿治疗中阳或中下之阳虚损、寒湿壅遏的病证。仅中阳虚者，用理中汤法，中阳大虚或下焦真阳也虚者，用附子理中汤法。因中阳虚则湿浊壅滞，故不用甘壅守补的白术、甘草，而代之以通阳利湿的茯苓，以此为基本方温阳逐湿。湿甚者，合平胃散法，以苍术代白术，加厚朴、陈皮燥湿。由此构成基本变通方，治疗寒湿、阳明阳虚而营卫失和的寒热、泄泻、痢疾、呕吐、吐蛔、腹胀、便血、痔血、上下溢血、妇人崩漏、妊娠呕吐等病证。

脾虚为主，必须守补者，仍用白术；便血多者，不用渗利的茯苓；中阳虚兼阴伤，或有木乘土者，加白芍；寒湿壅盛者，加草果；痞结变胀者，合变通枳术汤法，用白术，加厚朴；泄泻甚者，或加胡芦巴，或再加诃子皮、粟壳；呕吐反胃者，加公丁香。

在合法化裁方面，最常用的是合平胃散与平胃地榆汤法治疗便血或痔血，其次是合真武汤法温阳逐湿治疗寒湿泄泻或寒湿疟，另外，或合吴茱萸汤温胃泄肝治疗呕吐，或合变通大半夏汤通补阳明治疗胃痛或脘中不爽，或合枳术汤逐水饮治疗产后浮肿便溏，或合脾肾双补丸通补奇经治疗腹胀时泄等。

（二）叶氏对仲景理中汤、附子理中汤方证的创新与发展

1. 阐发理中汤"劫胃水法"的理论

叶桂在变通应用理中汤与附子理中汤中提出了"劫胃水法"的理论。如以下两案：

张官宰衔三十一岁，酒客多湿，肠胃中如淖泥，阳气陷，血下注，昔王损庵以刚药劫胃水湿。理中汤加木瓜。（《叶天士先生方案真本》）

产后，宗王损庵劫胃水法，用理中汤。人参、焦术、炒姜、炙草。劫胃水已应，议升阴中之阳，互入摄固。人参、炒当归、五味子、茯神、麋茸。（《眉寿堂方案选存·女科》）

除此两案，在上述"用于治疗便血"中介绍的《临证指南医案·便血》俞案，"用于治疗寒湿"中介绍的《临证指南医案·湿》王二六案，"用于治疗呕吐"中介绍的《临证指南医案·呕吐》某氏案，"用于治疗吐蛔"中介绍的《临证指南医案·吐蛔》席案，"合平胃散仿平胃地榆汤治疗肠血"中介绍的《叶氏医案存真·卷一》"脉沉而迟"案中，叶氏分别点明了案中处方为"议劫胃水"、"议劫肠胃之湿"、"暖胃阳以劫水湿"、"劫胃水以苏阳"、"仿古劫胃水法"。此法可统称为"劫胃水法"。

此分析这七则医案，对"劫胃水法"的有关问题略作讨论如下。

关于"劫胃水法"的方药组成：此法以理中汤为基础，如《叶天士先生方案真本》"张官宰街三十一岁"案用理中汤加木瓜；《眉寿堂方案选存·女科》"产后"案用理中汤原方。或者用附子理中汤化裁，如《临证指南医案·湿》王六二案用附子理中汤去甘草，以苍术易白术，加厚朴、广皮；《临证指南医案·呕吐》某氏案用附子理中汤原方；《叶氏医案存真·卷一》"脉沉而迟"案用附子理中汤去草、姜，以苍术易白术，加厚朴、陈皮；《临证指南医案·便血》俞案用附子理中汤去参、草，以苍术易白术，加生厚朴。总之，"劫胃水法"的基本方：可据证用理中汤或附子理中汤，其最常用的手法是在理中汤或附子理中汤中合入平胃散。由于此法的基本功效在于温阳逐湿，因此，多不用甘守碍湿的白术、甘草、人参，而用苍术代替白术，更加厚朴、陈皮温燥寒湿。

关于"劫胃水法"的适应证：主症是便血，如酒湿伤阳，阳气下陷的"血下注"，"向有寒疝癥泄，继而肠血不已"；中阳虚损，"肠红洞泻"；妇人产后出血。其次是寒湿重浊下注，"肛坠痛不已"；产后胃阳大虚，奇脉不固，"带下脊髀酸奭"等。

关于"劫胃水法"治疗便血的机理：从叶氏"仿古劫胃水法"、"议劫胃水"、"议劫肠胃之湿"、"暖胃阳以劫水湿"、"昔王损庵以刚药劫胃水湿"、"劫胃水以苏阳"等句分析，此法所针对的证以中阳或中之阳亏虚，寒湿久羁，致湿郁阳虚，湿浊下流，阳气下陷，固摄失职为基本病机；或者寒湿内聚在先，寒湿伤阳，中阳、真阳虚损，寒湿与阳虚下陷互为因果为基本病机。中阳下陷，不能摄血，故便血、肠红，产后出血；阳虚湿聚，奇经不固，故带下脊髀酸软，或肛坠痛不已。对此，必须用理中汤、附子理中汤温通中阳，驱逐阴浊，或再合平胃散法，温燥寒湿、祛逐水浊。从叶氏《临证指南医案·吐蛔》席案"仲景谓，饮邪当以温药和之。前方劫胃水以苏阳，亦是此意。议用理中汤，减甘草之守，仍加姜、附以通阳，并入草果以醒脾"分析，"劫胃水法"与仲景治痰饮用苓桂术甘汤"当以温药和之"的治法相类似，其关键是用辛热药干姜、附子温阳通阳，用苍术、厚朴、陈皮燥湿醒脾。脾胃中阳得以温通，水湿浊邪得祛，阳气温煦、固摄功能恢复，则下血自止，带下自缓，肛坠自除。

关于"劫胃水法"的来源：从叶案"昔王损庵以刚药劫胃水湿"、"宗王损庵劫胃水法"来看，这一治法似出自王损庵。王损庵即王肯堂，字宇泰，号损庵，自号西念居士。明代金坛人。编著《证治准绳》44卷。但是，在上述"合平胃散仿平胃地榆汤法治疗肠血"中介绍的《临证指南医案·便血》程十七案、"某，凡有痔疾，最多下血"案中，叶氏所用处方又与罗谦甫（罗天益，字谦甫，元代真定人）《卫生宝鉴》平胃地榆汤有关，其根据源于以下三案：

某，阳虚体质，食入不化，饮酒厚味即泻，而肠血未止。盖阳微健运失职，酒食气蒸湿聚。脾阳清阳日陷矣。当从谦甫先生法。人参二钱半、干姜二钱半煨、附子三钱、茅术五钱、升麻三钱、白术二钱半、厚朴二钱半、茯神二钱半、广皮二钱半、炙草二钱半、归身一钱半、白芍一钱半、葛根二钱半、益智一钱半、地榆三钱半、神曲一钱半。右药各制，姜、枣汤丸。（《临证指南医案·便血》）

沈五五，酒湿污血，皆脾肾柔腻主病，当与刚药，黑地黄丸（黑地黄丸：苍术、熟地、五味、干姜）。凡脾肾为柔脏，可受刚药，心肝为刚脏，可受柔药，不可不知，谦甫治此症，立法以平胃散作主，加桂附榆姜归芍，重加炒地榆以收下湿，用之神效，即此意也。（《临证指南医案·便血》）

肠血腹胀便溏，当脐微痛，脾胃阳气已弱，能食气不运，湿郁肠胃，血注不已。考古人如罗谦甫、王损庵辈，用劫胃水法可效。真茅术、紫厚朴、升麻炭、炙甘草、附子炭、炮姜炭、炒当归、炒白芍、煨葛根、新会皮。以黄土法丸。（《叶氏医案存真·卷一》）

其中"某，阳虚体质……而肠血未止"案所用处方是罗天益平胃地榆汤原方。此方出自《卫生宝鉴》卷十六"结阴便血治验"，是治"真定总管史侯男十哥"案方，方名为"平胃地榆汤"，组成用法为：苍术一钱，升麻一钱，黑附子（炮）一钱，地榆七分，陈皮、厚朴、白术、干姜、白茯苓、葛根各半钱，甘草（炙）、益智仁、人参、当归、曲（炒）、白芍药各三分。右十六味，作一服，水二盏，生姜三片，枣子二个，煎至一盏，去滓温服。叶案处方与平胃地榆汤除茯神与白茯苓之别外，其余药完全相同，所不同的是，罗天益用的是汤剂，叶氏用的是丸剂。

在《临证指南医案·便血》"沈五五，酒湿污血"案中，叶氏对罗天益此方作了简明扼要的解释："谦甫治此症，立法以平胃散作主，加桂附榆姜归芍，重加炒地榆以收下湿，用之神效。"

在《叶氏医案存真·卷一》）"肠血腹胀便溏……血注不已"案中叶氏指出："考古人如罗谦甫、王损庵辈，用劫胃水法可效。"用方也从平胃地榆汤变化而出。

从以上分析可见，叶氏此法与方来源于罗天益与王肯堂，但是，查阅罗天益《卫生宝鉴》，尚未见到"劫胃水法"的提法，此说是否出自王肯堂《证治准绳》，或者出自其他医书，或者出自叶氏本人，有待考证。

2. 阐发温阳摄血法以理中汤与附子理中汤广治出血

仲景用理中汤治疗"霍乱，头痛，发热，身疼痛……寒多不用水者"、"大病差后，喜唾，久不了了，胸上有寒"者。叶桂根据本方的配伍特点，将其推广用于治疗血证。理中汤的基本功效是用甘草干姜汤温补肺脾胃阳而散寒凝，配以人参、白术补中益气而健脾助运。加附子，姜附并用，则温阳散寒作用更强，不仅温补中阳，也能温补真阳。脾主统血，中焦虚寒，脾胃阳虚，也可致统血失职，使血不归经而出现便血、吐血、妇人崩漏等失血证。从上列叶案可以看出，叶氏用理中汤、附子理中汤治疗的血证有上下溢血、便血、痔疮出血、老年血崩、经漏等。从而说明，理中汤、附子理中汤在温阳摄血治疗出血方面具有不可忽视的功效。

临床上，人们对于脾不统血所致的出血多采用归脾汤进行治疗，这是毋庸置疑的。归脾汤与补中益气汤、当归补血汤同法，所治的出血是由于脾气大虚或脾气下陷，气不摄血而造成的，其证必须具备脾气虚的黄芪证。理中汤、附子理中汤所治的出血是由于脾胃阳虚，阳虚不能摄血而导致的，其证必须具备中阳或中下之阳虚损的干姜证或干姜附子证。

黄土汤可以治疗阳虚统血无力的出血便血，但此方中有苦寒药黄芩，有阴柔药阿胶、生地，缺上可温肺阳、中可补中阳、下可助附子温补真阳的要药干姜。因此，理中汤、附子理中汤，特别是合入了平胃散的"劫胃水法"则纯阳无阴，纯刚无柔，专主三焦阳虚，摄血无力，寒湿内盛，脾阳不运双重原因所致的出血。

叶桂大大发挥了脾胃阳虚，无力摄血，寒湿内盛，脾阳不运所致出血的理论，为临床出血证的治疗提供了重要的思路。

3. 阐发用理中汤与附子理中汤温阳逐湿治疗痔疮出血

关于痔疮出血，医家多从湿热下注考虑，用寒凉药地榆、槐花之类凉血止血。即使徐大椿这样的大家，在评注《临证指南医案·便血》"某，凡有痔疾，最多下血……人参、附子、炮姜、茅术、厚朴、地榆、升麻醋炒、柴胡醋炒"案中评云："全然不懂此道者，既知痔血，岂宜用此等药。"在评"程十七，脉沉，粪后下血……生茅术、人参、茯苓、新会皮、厚朴、炮附子、炮姜炭、地榆炭"案中说："此乃痔血。不特此老不知，天下名医无一知者，我见以百计，可为一噱。"从而说明，用寒凉药统治痔疮出血的认识是根深蒂固的。叶氏则不同，对于辨证属于中下焦阳虚，寒湿下注的痔血，辄用附子理中汤或附子理中汤合平胃散组成的"劫胃水法"论治，从而开辟了姜附术苓类温热药治疗痔血的思路。

吴瑭继承叶氏的经验，在《温病条辨·下焦篇》寒湿第45条术附姜苓汤方证自注中指出："痔疮有寒湿、热湿之分，下血亦有寒湿、热湿之分，本论不及备载，但载寒湿痔疮下血者，以世医但知有热湿痔疮下血，悉以槐花、地榆从事，并不知有寒湿之因，畏姜、附如虎，故因下焦寒湿而类及之，方则两补脾肾之阳也。"从而发扬了叶氏用附子理中汤变通方治疗寒湿伤阳所致痔血的经验。

（三）吴瑭对叶氏变通理中汤与附子理中汤法的继承与发展

吴瑭根据叶桂变通应用理中汤与附子理中汤的经验，发明温阳逐湿法，不仅用理中汤治疗寒湿伤阳的霍乱，而且制订出附子理中汤变通方四首，用以治疗寒湿伤阳的病证。

1. 理中汤方证

出自《温病条辨·中焦篇》寒湿第51条："湿伤脾胃两阳，既吐且利，寒热身痛，或不寒热，但腹中痛，名曰霍乱。寒多，不欲饮水者，理中汤主之。热多，欲饮水者，五苓散主之。吐利汗出，发热恶寒，四肢拘急，手足厥冷，四逆汤主之。吐利止而身痛不休者，宜桂枝汤小和之。"吴氏所用理中汤方与仲景原方相同，此不介绍。

吴瑭按云："胃阳不伤不吐，脾阳不伤不泻，邪正不争不痛，营卫不乖不寒热。以不饮水之故，知其为寒多，主以理中汤，温中散寒。人参、甘草，胃之守药；白术、甘草，脾之守药；干姜能通能守，上下两泄者，故脾胃两守之，且守中有通，通中有守，以守药作通用，以通药作守用。"在这里，吴瑭从"通"、"守"角度阐发了理中汤的方义，为此方治疗寒湿伤阳证提供了理论依据。

2. 术附姜苓汤方证

出自《温病条辨·下焦篇》寒湿第45条："湿久伤阳，痿弱不振，肢体麻痹，痔疮下血，术附姜苓汤主之。"此方组成为：生白术五钱、附子三钱、干姜三钱、茯苓五钱。水五杯，煮取二杯，日再服。吴瑭称此方为"辛温苦淡法"。

本方是吴瑭根据《临证指南医案·湿》张案制订的。此方由附子理中汤去人参、甘草，加茯苓组成。因为寒湿尚盛，故不用参、草甘守，加茯苓合白术渗湿运脾，附子、干姜温阳逐湿，其中白术、附子、茯苓三药配伍，用于寒湿伤阳所引起的痿弱、麻痹等证有特殊的疗效。

3. 加减附子理中汤（术附姜苓加厚朴汤）方证

出自《温病条辨·中焦篇》第94条："自利腹满，小便清长，脉濡而小，病在太阴，法当温脏，勿事通腑，加减附子理中汤主之。"此方组成为：白术三钱、附子二钱、干姜二钱、茯苓三钱、厚朴二钱。水五杯，煮取二杯，分二次温服。吴瑭称此方为"苦辛温法"。

此方是吴瑭根据上述《临证指南医案·痢》陆二六案制订的。本方即附子理中汤去人参、甘草之甘守，加厚朴、茯苓利湿除满。也即术附姜苓汤加厚朴，可称为术附姜苓加厚朴汤。其中附子、干姜、白术、茯苓配伍，既善于治腹泻，又善于止痹痛，从而构成了本方的特点。本方的证以腹满、下利为特点，也可治疗肢体关节肌肉痹痛为主的病证。

4. 术附汤与附子理中去甘草加厚朴广皮汤方证

术附汤出自《温病条辨·下焦篇》湿温第 57 条：“浊湿久留，下注于肛，气闭肛门坠痛，胃不喜食，舌苔腐白，术附汤主之。”此方组成为：生茅术五钱、人参二钱、厚朴三钱、生附子三钱、炮姜三钱、广皮三钱。水五杯，煮成两杯，先服一杯；约三时，再服一杯，以肛痛愈为度。吴瑭称此方为“苦辛温法”。

附子理中去甘草加厚朴广皮汤出自《温病条辨·中焦篇》寒湿第 49 条：“阳明寒湿，舌白腐，肛坠痛，便不爽，不喜食，附子理中去甘草加广皮厚朴汤主之。”此方组成为：生茅术三钱、人参一钱五分、炮干姜一钱五分、厚朴二钱、广皮一钱五分、生附子一钱五分（炮黑）。水五杯，煮取八分二杯，分二次服。

术附汤与附子理中汤去甘草加厚朴广皮汤是吴瑭根据《临证指南医案·湿》王六二案制订的。

吴瑭在《温病条辨·中焦篇》第 49 条后自注云：“九窍不和，皆属胃病。胃受寒湿所伤，故肛门坠痛而便不爽；阳明失阖，故不喜食。理中之人参补阳明之正，苍术补太阴而渗湿，姜、附运坤阳以劫寒，盖脾阳转而后湿行，湿行而后胃阳复。去甘草，畏其满也。加厚朴、广皮，取其行气。合而言之，辛甘为阳，辛苦能通之义也。”在下焦篇第 57 条自注中又说：“此浊湿久留肠胃，致肾阳亦困，而肛门坠痛也。肛门之脉曰尻，肾虚则痛，气结亦痛。但气结之痛有二：寒湿、热湿也。热湿气实之坠痛，如滞下门中用黄连、槟榔之证是也。此则气虚而为寒湿所闭，故用参、附峻补肾中元阳之气，姜、术补脾中健运之气，朴、橘行浊湿之滞气，俾虚者充，闭者通，浊者行，而坠痛自止，胃开进食矣。”在这里，吴瑭精辟地阐发了本方证的病机及其方义，对于临床应用此方具有重要的指导意义。

术附汤与附子理中去甘草加厚朴广皮汤是附子理中汤与平胃散的合法，两法合用，在附子理中汤原有功效中增加了苦辛温燥寒湿、理气醒脾畅中的重要作用，能够治疗寒湿困阻中下焦，阻碍气机，损伤脾肾元阳之证。本方的创立，为温病寒湿的治疗提供了新的方法，具有重要的临床意义。

术附姜苓汤、术附汤、附子理中去甘草加厚朴广皮汤、加减附子理中汤（术附姜苓加厚朴汤）均以白术、附子、干姜、茯苓为基本药组，具有温阳逐湿的作用，主治寒湿伤阳所致的病证。其中术附汤与附子理中去甘草加厚朴广皮汤主治舌苔腐白，肛门坠痛，胃不喜食者；术附姜苓汤主治肢体痿弱、麻痹，痔血便血者；加减附子理中汤（术附姜苓加厚朴汤）主治下利、腹满者，这又是其同中之异，临证可据方证选用之。

（四）叶案萃语

1. “从来治腑以通为补，与脏补法迥异。”

出自《临证指南医案·便血》程十七案。意思是，腑病与脏病不同，治法有异。便血属于腑病，病位在胃肠，而非脏病，因此，要用通补之法，不能用守补之剂。

2. “脾肾为柔脏，可受刚药；心肝为刚脏，可受柔药，不可不知。”

出自《临证指南医案·便血》沈五五案。意思是，五脏有刚柔之别：脾肾为柔脏，湿浊为阴柔腻滞之因，多犯脾肾，损伤脾肾之阳，对此，可用附子、干姜、苍术等刚剂刚药治疗；心肝为刚脏，郁火热邪为阳燥之因，多犯心肝，发为心肝主病，对此，可用生地、白芍等柔剂柔药治疗。

3. “脾乃柔脏，非刚不能苏阳。”

出自《临证指南医案·便血》程四六案。意思是，脾为柔脏，脾阳虚弱，湿浊痞结者，要用刚燥药通阳燥湿法治疗。同类说法有："太阴脾脏，此脏为柔脏，阳动则能运，凡阴药取味皆静，归、地之属，反助病矣。"（《叶氏医案存真·卷一》）

四逆汤　四逆加人参汤
通脉四逆汤　通脉四逆加猪胆汁汤

一、仲景原方证述要

四逆汤出自《伤寒论》第 323 条，组成为：甘草二两（炙），干姜一两半，附子一枚（生用，去皮，破八片）。右三味，以水三升，煮取一升二合，去滓。分温再服。强人可大附子一枚、干姜三两。仲景原条文谓："少阴病，脉沉者，急温之，宜四逆汤。"四逆汤还见于《伤寒论》第 225 条："脉浮而迟，表热里寒，下利清谷者，四逆汤主之。"第 324 条："少阴病，饮食入口则吐，心中温温欲吐，复不能吐。始得之，手足寒，脉弦迟者，此胸中实，不可下也，当吐之。若膈上有寒饮，干呕者，不可吐也，当温之，宜四逆汤。"第 354 条："大汗，若大下，利而厥冷者，四逆汤主之。"第 372 条："下利，腹胀满，身体疼痛者，先温其里，乃攻其表，温里宜四逆汤，攻表宜桂枝汤。"第 377 条："呕而脉弱，小便复利，身有微热，见厥者，难治，四逆汤主之。"第 388 条："吐利汗出，发热恶寒，四肢拘急，手足厥冷者，四逆汤主之。"第 389 条："既吐且利，小便复利，而大汗出，下利清谷，内寒外热，脉微欲绝者，四逆汤主之。"

四逆加人参汤出自《伤寒论》第 385 条，组成为：甘草（炙）二两，附子一枚（生，去皮，破八片），干姜一两半，人参一两。右四味，以水三升，煮取一升二合，去滓。分温再服。仲景原条文谓："恶寒，脉微，而复利，利止，亡血也，四逆加人参汤主之。"

通脉四逆汤出自《伤寒论》第 317 条，组成为：甘草二两（炙），附子大者一枚（生，去皮，破八片），干姜三两（强人可四两）。右三味，以水三升，煮取一升二合，去滓。分温再服。其脉即出者愈。面色赤者，加葱九茎；腹中痛者，去葱，加芍药二两；呕者，加生姜二两；咽痛者，去芍药，加桔梗一两；利止脉不出者，去桔梗，加人参二两。病皆与方相应者，乃服之。仲景原条文谓："少阴病，下利清谷，里寒外热，手足厥逆，脉微欲绝，身反不恶寒，其人面赤色，或腹痛，或干呕，或咽痛，或利止脉不出者，通脉四逆汤主之。"通脉四逆汤还见于《伤寒论》第 370 条："下利清谷，里寒外热，汗出而厥者，通脉四逆汤主之。"

通脉四逆加猪胆汁汤出自《伤寒论》第 390 条，组成为：甘草二两（炙），干姜三两（强人可四两），附子大者一枚（生，去皮，破八片），猪胆汁半合。右四味，以水三升，煮取一升二合，去滓，内猪胆汁。分温再服，其脉即来。无猪胆，以羊胆代之。仲景原条文谓："吐已下断，汗出而厥，四肢拘急不解，脉微欲绝者，通脉四逆加猪胆汁汤主之。"

四逆汤是甘草干姜汤加附子而成，也是甘草干姜汤与干姜附子汤的合方。干姜偏于治中治上，附子偏于治下，两药配伍，则彻上彻下，温通三焦。炙甘草甘温，既能加强姜、附的温阳作用，又能降低附子的毒性，缓和姜附的燥烈。三药配合，组成为辛甘大热，温阳逐阴，回阳救逆之剂，用以治疗阳微而阴寒内盛之证。如津伤太甚者，加人参益气生津，名四逆加人参汤。如真阳大衰，阴寒内盛，格阳于外者，倍干姜、附子，回阳救逆，名通脉四逆汤。如吐下已止，而厥逆不减者，以通脉四逆汤加猪胆汁，引阳入阴，名通脉四逆加猪胆汁汤。

四逆汤证：少阴病，脉沉者；下利清谷不止者；膈上有寒饮，干呕者；大下利而厥冷者；下利，腹胀满者；呕而脉弱，小便复利，身有微热见厥者；吐利汗出，发热恶寒，四肢拘急，手足厥冷者；既吐且利，小便复利而大汗出，下利清谷，内寒外热，脉微欲绝者。四逆加人参汤证：恶寒，脉微，利止，亡血者。通脉四逆汤证：少阴病，下利清谷，里寒外热，手足厥逆，脉微欲绝，身反不恶寒，其人面赤色者；或下利清谷，里寒外热，汗出而厥者。通脉四逆加猪胆汁汤证：汗出而厥，四肢拘急不解，脉微欲绝者。

二、叶氏应用心法

(一) 加减变化

1. 用于治疗少阴阳微欲脱

太阳开，小水自利，阳明伤，则失其阖，浊上逆，四肢冷汗，气喘，胸腹胀闷，都是阳微欲脱，脉绝厥逆，勉与通脉四逆汤，回阳驱阴以挽之。淡干姜、泡附子、人参、猪胆汁。服药后，脉微继者生，暴出者死。(《叶氏医案存真·卷一》)

方证解释：本案症见四肢冷汗，气喘，胸腹胀闷，小便自利。脉绝厥逆。此典型的阳微欲脱证。方用通脉四逆加猪胆汁汤去甘草，加人参回阳救逆，益气固脱。

2. 用于治疗下利肢厥

脉沉微，下利，呕逆，身痛，四肢厥冷，少阴中寒。应四逆汤，急救其里。生炮附子、干姜、炙甘草。(《叶氏医案存真·卷二》)

方证解释：本案症见下利，呕逆，身痛，四肢厥冷。脉沉微。是典型的四逆汤证，故用四逆汤原方回阳救逆。

王，右脉已伏，左小紧。四肢冰冷，干呕烦渴。厥阴浊泛，胃阳欲绝，此属痛厥。姑以辛热泄浊通阳。泡淡吴萸、制附子、川楝子、延胡索、淡干姜、茯苓。又，脉微为无阳。下利冷汗，呕逆不食，肢厥不肯回阳。一团浊阴阻蔽，却有闭脱之危。议四逆之属，护阳驱浊。人参、淡附子、枳实、茯苓、生淡干姜。又，肢厥，恶心，吞酸，胸满，大便不通有六日。川连、淡干姜、人参、枳实、陈皮、半夏、茯苓。(《临证指南医案·痉厥》)

方证解释：本案症见四肢冰冷，干呕烦渴。右脉已伏，左小紧。从"此属痛厥"以及处方用药分析，其症当有胃脘痛或腹痛。治拟辛热泄浊通阳法，方用四逆汤、吴茱萸汤、金铃子散合方化裁。其中制附子、淡干姜，为四逆汤去甘草，辛热通阳、逐阴泄浊；泡淡吴萸、茯苓，为变通吴茱萸汤，温胃散寒止呕；川楝子、延胡索，为金铃子散，理气止痛。二诊症见脉微，下利冷汗，呕逆不食，肢厥。其中脉微，下利冷汗，肢厥为四逆汤证，呕逆不食为胃脘痞证。方用淡附子、生淡干姜、人参，为四逆加人参汤去甘草法，回阳救逆泄浊；用枳实、茯苓，合人参、干姜，为变通大半夏汤法，通补胃阳，开胃脘痞结。三诊症见肢厥，恶心，吞酸，胸满，大便不通六日等，出现了胃脘痞结不通的半夏泻心汤证，故用半夏泻心汤去甘草、黄芩，加枳实、陈皮、茯苓苦辛开泄痞结，兼以通补胃阳。

3. 用于治疗寒浊凝聚的疝瘕痛

脉沉而微，沉为里寒，微为无阳，舌白似粉，泻起口渴，身体卧著其痛甚，历交夏，阴气在内，其病日加，寅辰少阳升动少缓，少腹至阴部位，浊阴凝聚，是为疝瘕。若读书明理之医，凡阴邪盘踞，必以阳药通之，归、地列于四物汤，护持血液，虽佐热剂，反与阴邪树帜，当以纯刚药，直走浊阴凝结之处，调摄非片言可尽也。川附子、黑川乌、吴茱萸、干姜、猪胆汁。再诊，阴寒盘踞少腹，非纯阳刚剂，直入坚冰之地，阴凝不解，此如亚夫之师，从天而降也。医易肾气汤，阴多阳少，立见病加，反至不食，药不对症。仿通脉四逆汤法。附子、干姜、猪胆汁。(《三家医案合刻·叶天士医案》)

方证解释：本案症见泻起口渴，身体卧着其痛甚，少腹至阴部位，浊阴凝聚而痛，状似疝瘕。脉沉而微，舌苔白似粉。脉沉为里寒，脉微为无阳。此阳衰阴寒凝聚之证。方用川附子、干姜、猪胆汁，为通脉四逆加猪胆汁汤法温通真阳，另取治疗寒疝的大乌头煎法加黑川乌破阴寒凝结；取当归四逆加吴茱萸生姜汤法加吴茱萸，散寒止痛。从"阴寒盘踞少腹"，"阴凝不解"分析，二诊时仍有少腹冷痛等症，故守用通脉四逆加猪胆汁汤通阳逐阴。

4. 用于治疗腹胀

瘅胀腹皮反热，下体怯冷，是阴盛格阳之象，饮必沸汤才适，稍温则腹中不适矣，大小便不利，正属阳气不得通行之义，阴邪弥满之势，症非轻小，其勿忽视。泡淡川附子五钱、泡淡生干姜一钱五分、公猪胆汁一个冲入调服。(《未刻本叶天士医案》)

方证解释：本案症见瘅腹胀，腹皮反热，下体怯冷，饮必沸汤，稍温则腹中不适，大小便不利。此为阴盛格阳，阳气不得通行，阴邪弥漫之证。方用通脉四逆加猪胆汁汤法，以泡淡川附子、泡淡生干姜、公猪胆汁回阳救逆、通阳逐阴。

5. 用于治疗呕吐反胃

高七一，老年逆气右升，脘阻妨食，涎沫上涌，此属反胃。夫阳气结闭，为无形之伤，前药小效，未几反复，以老人生阳不至耳。人参、生淡干姜、炒黑附子、猪胆汁。(《种福堂公选医案》)

方证解释：本案为反胃，症见脘阻妨食，涎沫上涌。此由胃阳大虚，阴浊聚结，肝之逆气夹阴浊上升所致。方用通脉四逆加猪胆汁汤，去甘草，加人参温阳逐阴，并通补胃阳以降阴浊。

6. 用于治疗中风欲脱

杨，中后不复，交至节四日，寒战汗泄，遂神昏不醒，是阴阳失于交恋，真气欲绝，有暴脱之虑。拟进回阳摄阴法。人参、干姜、淡附子、五味、猪胆汁。又，人参三钱、附子三钱。又，人参、附子、五味、龙骨、牡蛎。(《临证指南医案·中风》)

方证解释：本案中风尚未恢复，症见寒战汗泄，遂神昏不醒。此阴阳失于交恋，真气欲绝，有暴脱之虑。拟回阳摄阴法。方用人参、干姜、淡附子、猪胆汁，为四逆加人参汤合通脉四逆加猪胆汁汤法，回阳救逆；用五味子合人参，为生脉散法，益气固脱。二诊用参附汤回阳固脱。三诊用参附龙牡汤救逆固脱。

(二) 合方化裁

1. 合芍药甘草汤法治疗寒湿腹痛

黄江西六十三岁，病是劳倦内伤，客途舟中往来，复受时令暑湿。病已过月，不饥不大便，脉微小属阴。暑湿皆属阴浊，气分为浊阴蔽塞，仲景谓阴结湿结，肠胃无阳气运行，强通大便，浊反逆致。此入夜阴用事而痛甚矣。淡干姜、生炒黑附子、炙黑甘草、生大白芍。(《叶天士先生方案真本》)

方证解释：本案症见不饥不大便，腹痛，入夜痛甚。脉微小。由于劳倦内伤之体，夏暑之季感受暑湿，湿郁日久，转为寒湿伤阳之证，阳微阴浊凝聚，腑气不通则不饥、不大便，阴寒湿浊阻结则腹痛。方用四逆汤以干姜、附子通阳逐阴，另合芍药甘草汤法用生白芍、炙甘草缓挛急、止腹痛。

本方可命名为"四逆合芍药甘草汤",以期在临床上推广应用。

2. 合大乌头煎与导气汤治疗寒疝痛

谢,形神劳烦,阳伤,腑气不通,疝瘕阴浊,从厥阴乘犯阳明,胃为阴浊蒙闭,肠中气窒日甚。年前邪势颇缓,宣络可效,今闭锢全是浊阴,若非辛雄刚剂,何以直突重围? 胀满日增,人力难施矣。生炮川乌头、生淡川附子、淡干姜、淡吴萸、川楝子、小茴香、猪胆汁。(《临证指南医案·肿胀》)

方证解释:本案症见胀满日增,疝瘕痛,形神劳烦。从"腑气不通","肠中气窒日甚"分析,可能兼有大便闭塞不通。此中阳真阳虚损,寒气凝结,又厥阴乘犯阳明,胃为阴浊蒙闭,肠中气窒日甚。治疗拟辛雄刚剂,通阳逐阴。方用生淡川附子、淡干姜、猪胆汁,为通脉四逆加猪胆汁汤法温通真阳,另取大乌头煎法加生炮川乌头散寒止痛,取导气汤法加淡吴萸、川楝子、小茴香止疝痛、除胀满。

此方可命名为"四逆合乌头导气汤",以期在临床上推广应用。

3. 合变通理中汤法通阳逐湿治疗腹胀

汪介臣,鼻冷涕泪,腹胀仍空,形色衰夺,脉微而涩,阳气已惫,浊阴日聚,为胀满不食,危期至速。勉议通阳方法。人参、茯苓、淡附子、淡干姜。(《叶氏医案存真·卷二》)

方证解释:本案病情危重,症见腹胀满不食,鼻冷涕泪,形色衰夺。脉微而涩。叶氏诊断为阳气已惫,浊阴日聚之危证。方用四逆加人参汤去甘草回阳救逆;因腹胀满不食,故合理中汤法以茯苓代替白术,合人参、干姜通补中阳,除湿散满。

4. 合变通附子汤法治疗旦食不能暮食而周身掣痛

陆,脉沉微,阳气大伤,阴浊僭踞。旦食不能暮食,周身掣痛,背胀,病状著难愈之症。人参、附子、干姜、茯苓、泽泻。(《临证指南医案·噎膈反胃》)

方证解释:本案症见旦食不能暮食,周身掣痛,背胀。脉沉微。此阳气大伤,水湿阴浊聚结。方用附子、干姜、人参,为四逆加人参汤去甘草法温补阳气,通阳逐阴;另用茯苓、泽泻,合附子、人参,为变通附子汤法温阳逐湿以治周身掣痛。

5. 合大建中汤与大乌头煎或乌头赤石脂丸法治疗胃痛

张四八,阳微浊凝,胃下疼。炒黑川椒(去目)一钱、炮黑川乌三钱、炮黑川附子三钱、炮淡干姜一钱半。(《临证指南医案·胃脘痛》)

方证解释:本案症见胃下疼,叶氏诊断为阳微浊凝。方用炮黑川附子、炮淡干姜,为四逆汤去甘草法,温补真阳,通阳逐阴;用炒黑川椒,合干姜,为变通大建中汤法,温中散寒;用炮黑川乌,为大乌头煎法,散寒止痛。仲景《金匮要略·胸痹心痛短气病脉证治》治疗"心痛彻背,背痛彻心"的乌头赤石脂丸以乌头、附子、干姜、蜀椒并用,散寒破阴止痛,叶氏此方似含有乌头赤石脂丸法,有待研究。

本方可命名为"四逆合乌头大建中汤",以期在临床上推广应用。

6. 合丁香柿蒂汤治疗阳微呃逆

王,脉微弱,面亮戴阳,呃逆胁痛,自利。先曾寒热下利,加以劳烦伤阳,高年岂宜反复,乃欲脱之象,三焦俱有见症。议从中治。人参、附子、丁香皮、柿蒂、茯苓、生干姜。(《临证指南医案·呃》)

方证解释:本案症见呃逆,胁痛,自利,面亮。脉微弱。此真阳中阳衰微欲脱,胃气上逆,为戴阳证。方用茯苓、附子、生干姜、人参,为茯苓四逆汤去甘草法,回阳救逆。其中人参、茯苓相配,为变通大半夏汤法,可通补胃阳。另加丁香皮、柿蒂,为《济生方》柿蒂汤，合人参、生干姜为《症因脉治》丁香柿蒂汤，以降气止呃。

陈，食伤脾胃复病，呕吐，发呃，下利，诊两脉微涩，是阳气欲尽，浊阴冲逆。阅方虽有姜、附之理阳，反杂入芪、归呆钝牵掣。后方代赭重坠，又混表药，总属不解。今事危至急，舍理阳驱阴无别法。人参、茯苓、丁香、柿蒂、炮附子、干姜、吴萸。（《临证指南医案·呃》）

方证解释：本案症见呕吐，发呃，下利。两脉微涩。此阳气欲尽，浊阴冲逆。方用茯苓、炮附子、干姜、人参，为茯苓四逆汤去甘草法，回阳救逆；另取柿蒂汤、丁香柿蒂汤法，加丁香、柿蒂，降气止呃逆；取吴茱萸汤法，加吴萸通补胃阳以止呕。

黄，脉小舌白，气逆呃忒，畏寒微战。胃阳虚，肝木上犯。议用镇肝安胃理阳。人参、代赭石、丁香皮、茯苓、炒半夏、淡干姜。又，舌白苔厚，胃阳未醒，厥逆，浊阴上干为呃，仍用通法。人参、淡附子、丁香皮、淡干姜、茯苓。又，照方加姜汁、柿蒂。又，人参、炒川椒、附子、茯苓、淡干姜、炒粳米。（《临证指南医案·呃》）

方证解释：本案初诊症见气逆呃忒，畏寒微战。脉小，舌苔白。叶氏从胃阳虚弱，肝木上犯立论，用镇肝安胃理阳法，以旋覆代赭汤加减处方。二诊仍呃逆，舌苔白厚，改用茯苓四逆汤加减，以人参、淡附子、淡干姜、茯苓，通补真阳胃阳，另加丁香皮降气止呃逆。三诊合入丁香柿蒂汤，加姜汁、柿蒂以降胃气、止呃逆。四诊守法合大建中汤、附子粳米汤法继续调治。

三、讨论与小结

（一）叶氏变通应用四逆汤的基本思路与手法

叶桂用四逆汤的思路有二：一是遵仲景原法用其治疗少阴阳微欲脱，或中风阳微欲脱，或下利肢厥之证。这一用法多用四逆加人参汤合通脉四逆加猪胆汁汤。二是用此方治疗真阳、中阳大虚，阴寒、浊阴凝聚所致的疝瘕痛、腹胀、呕吐反胃等病证，这一用法多用通脉四逆加猪胆汁汤法，去甘壅的甘草，或加川乌，或再加吴茱萸，温阳之中辛雄通阳以破阴浊凝聚。因猪胆汁苦寒，也能伤阳，故阳虚寒凝甚者，去猪胆汁。

在合法化裁方面，或合大乌头煎与导气汤法加川乌头、吴茱萸、小茴香、川楝子治疗寒疝痛，或合变通理中汤法加人参、茯苓通阳逐湿兼通补胃气治疗腹胀，或合变通附子汤法加人参、茯苓、泽泻治疗旦食不能暮食而周身掣痛，或合芍药甘草汤法加芍药治疗寒湿腹痛，或合大建中汤与大乌头煎法加炒黑川椒、炮黑川乌治疗胃痛，或合丁香柿蒂汤加丁香皮、柿蒂治疗阳微呃逆。其中有几案，可能合入了茯苓四逆汤法，尚待研究。

（二）叶氏对仲景四逆汤方证的创新与发展

1. 创用四逆汤合乌头煎组成辛雄纯刚剂治疗阳微阴浊凝聚证

附子大辛大热，回阳救逆，逐阴通阳，仲景用附子为君组成四逆汤及其类方，治疗阳衰寒厥证。乌头辛热刚雄，能散沉寒痼冷而止疼痛，仲景《金匮要略》有大乌头煎、赤丸、乌头赤石脂丸等以乌头为主组成的方剂，治疗腹冷痛、心胸剧痛证。附子剂四逆汤及其类方与乌头剂大乌头煎及其类方均属辛雄猛烈有毒之剂，后世医家多望而生畏。叶桂独具胆识，用通脉四逆汤去甘缓解毒之甘草，加乌头，甚至再加蜀椒、吴萸，组成纯刚辛雄之剂，治疗腹痛、疝瘕、心下痛等阴浊凝聚所致的痛证，如上述《三家医案合刻·叶天士医案》"脉沉而微"案、《临证指南医案》肿胀门谢案、胃脘痛门张四八案等。

在《三家医案合刻·叶天士医案》"脉沉而微"案中叶氏指出："凡阴邪盘踞，必以阳药通之"，"当以纯刚药，直走浊阴凝结之处"，方以川附子、黑川乌、吴茱萸、干姜四药并用，破阴浊凝结，再诊时进一步强调说："阴寒盘踞少腹，非纯阳刚剂，直入坚冰之地，阴凝不解，此如亚夫之师，从天而降也。"体现了他用辛雄刚剂的决心与胆识。在《临证指南医案·肿胀》谢案中，叶氏指出："今闭锢全是浊阴，若非辛雄刚剂，何以直突重围？"方以生炮川乌头、生淡川附子、淡干姜、淡吴萸四药并用，通阳逐阴。在《临证指南医案·胃脘痛》张四八案中，叶氏以炒黑川椒（去目）一钱、炮黑川乌三钱、炮黑川附子三钱、炮淡干姜一钱半组方，重剂出击，治疗阳微浊凝的心下疼。此方大有仲景乌头赤石脂丸之意，可谓辛雄猛烈之剂。

学术界认为叶桂身处江南，是温病学家，用药以轻淡清灵为长，甚至有人批评叶氏"用药轻淡如儿戏"，这纯粹是一种偏见。只要研究一下叶氏应用四逆去甘草加乌头治疗阴浊凝结证的这些医案，就不难看出其用方的另一个特点。可以说，叶氏树立了附子、干姜合乌头、川椒、吴茱萸为一炉，重剂温阳通阳、开破阴浊凝聚的典范，其用药之大胆，手法之精纯，不仅令人称颂，而且值得深入研究。

2. 创制四逆合芍药甘草汤治疗寒湿腹痛

四逆汤辛甘大热，长于通阳逐阴，芍药甘草汤酸甘化阴，长于缓急止痛，叶氏别出心裁地在四逆汤中加入生白芍，组成四逆汤与芍药甘草汤合法之方，治疗寒湿阴浊损伤真阳，闭塞阻结胃肠所致的腹痛、大便不通证，如上述《叶天士先生方案真本》"黄江西六十三岁"案。此证如不用附子、干姜，则难以温通中下焦之阳而破阴浊凝聚，如不用芍药、甘草，则不能缓胃肠挛急而止腹痛，只有两法并用，才能使阳通阴浊消散而胃肠缓和，大便通、腹痛止。

由于四逆合芍药甘草汤与芍药甘草附子汤为同类方，因此，此方不仅能够治疗叶氏所述的气分为浊阴蔽塞，阴结湿结，肠胃无阳气运行所致的不饥不大便、腹痛之症，而且能够治疗足挛急疼痛，或四肢挛急疼痛，兼见汗出、肢冷、畏寒等四逆证者。

另外，四逆合芍药甘草汤有芍药、甘草滋阴养血，附子、干姜温补真阳，两组药合用后，就具备了阴中求阳的特殊作用，可用于治疗肾阳虚弱，火不归元所致的剧烈头痛、牙痛等头面部龙雷之火冲击证。

由此可见，叶氏发明的四逆合芍药甘草汤法寓意深刻，值得深入研究。

（三）吴瑭对叶氏变通四逆汤法的继承与发展

吴瑭根据叶氏应用四逆汤及其类方的经验，在《温病条辨》引用四逆汤法治疗寒湿。此介绍其主要用法与方证如下。

1. 四逆汤方证

出自《温病条辨·中焦篇》寒湿第51条："湿伤脾胃两阳，既吐且利，寒热身痛，或不寒热，但腹中痛，名曰霍乱。寒多，不欲饮水者，理中汤主之。热多，欲饮水者，五苓散主之。吐利汗出，发热恶寒，四肢拘急，手足厥冷，四逆汤主之。吐利止而身痛不休者，宜桂枝汤小和之。"《温病条辨》所载四逆汤组成为：炙甘草二两、干姜一两半、生附子一枚（去皮）。加入人参一两。水五茶碗，煮取二碗，分二次服。

吴瑭自注说："吐利则脾胃之阳虚，汗出则太阳之阳亦虚；发热者，浮阳在外也；恶寒者，实寒在中也；四肢拘急，是不荣四末；手足厥冷，中土湿而厥阴肝木来乘病者，四逆汤善救逆故名四逆汤。"

吴瑭所用四逆汤实际上是四逆加人参汤，他在方后加按云："原方无人参，此独加人参者，前条寒多不饮水，较厥逆尚轻，仲景已用人参；此条诸阳欲脱，中虚更急，不用人参，何以固内。"吴氏进一步解释此方说："人参甘草守中阳，干姜附子通中阳，人参附子护外阳，干姜甘草护中阳，中外之阳复回，则群阴退避，而厥回矣。"

在这里，吴瑭阐述了寒湿损伤脾肾之阳，出现吐利汗出，发热恶寒，四肢拘急，手足厥冷等症的病机，精辟地解释了四逆汤的配伍意义以及用其治疗寒湿伤阳的机理，为临床应用此方治疗寒湿病提供了理论依据。

2. 茵陈四逆汤方证

出自《温病条辨·中焦篇》寒湿第 47 条："足太阴寒湿，舌灰滑，中焦滞痞，草果茵陈汤主之；面目俱黄，四肢常厥者，茵陈四逆汤主之。"此方组成为：附子三钱（炮）、干姜五钱、炙甘草二钱、茵陈六钱。水五杯，煮取二杯。温服一杯，厥回止后服；仍厥，再服；尽剂，厥不回，再作服。

（四）新订叶氏四逆汤变通方

1. 四逆合芍药甘草汤

出自《叶天士先生方案真本》"黄江西六十三岁"案。组成为：淡干姜、生炒黑附子、炙黑甘草、生大白芍。叶案方证：劳倦内伤，复受时令暑湿，过月不愈，不饥不大便，腹痛，入夜阴用事而痛甚，脉微小，暑湿皆属阴浊，气分为浊阴蔽塞，肠胃无阳气运行，强通大便，浊反逆致者。

2. 四逆合乌头导气汤

出自《临证指南医案·肿胀》谢案。组成为：生炮川乌头、生淡川附子、淡干姜、淡吴萸、川楝子、小茴香、猪胆汁。叶案方证：形神劳烦，阳伤，腑气不通，疝瘕阴浊，从厥阴乘犯阳明，胃为阴浊蒙闭，肠中气窒日甚，胀满日增，腹痛日剧者。

3. 四逆乌头大建中汤

出自《临证指南医案·胃脘痛》张四八案。组成为：炒黑川椒（去目）一钱、炮黑川乌三钱、炮黑川附子三钱、炮淡干姜一钱半。叶案方证：阳微浊凝，胃脘痛者。

（五）叶案萃语

1. "凡阴邪盘踞，必以阳药通之，归、地列于四物汤，护持血液，虽佐热剂，反与阴邪树帜，当以纯刚药，直走浊阴凝结之处。"

出自《三家医案合刻·叶天士医案》"脉沉而微，沉为里寒，微为无阳"案。在这里，叶氏强调的是，对于阳衰阴霾盘踞的病证，用附子温阳时，不得配用熟地、当归等阴柔药，不能用肾气丸法，而要纯用辛热刚雄的附子、干姜，直达阴浊盘踞之处，温通衰阳，开破阴凝。

2. "闭锢全是浊阴，若非辛雄刚剂，何以直突重围。"

出自《临证指南医案·肿胀》谢案。叶氏强调，凡是阴浊凝结的腹胀腹痛，必须用附子、乌头、干姜辛雄刚燥之药，单刀直入，破阴通阳。这句话体现了叶氏用附子的胆识。

白通汤　白通加猪胆汁汤

一、仲景原方证述要

白通汤出自《伤寒论》第 314 条，组成为：葱白四茎，干姜一两，附子一枚（生，去皮，破八片）。右三味，以水三升，煮取一升，去滓。分温再服。仲景原条文谓："少阴病，下利，白通汤主之。"

白通加猪胆汁汤出自《伤寒论》第315条，组成为：葱白四茎，干姜一两，附子一枚（生，去皮，破八片），人尿五合，猪胆汁一合。右五味，以水三升，煮取一升，去滓，内胆汁、人尿，和令相得。分温再服。若无胆，亦可用。仲景原条文谓："少阴病，下利，脉微者，与白通汤。利不止，厥逆无脉，干呕烦者，白通汤加猪胆汁汤主之。服汤，脉暴出者死，微续者生。"

白通汤以四逆汤去甘壅守缓的甘草，用干姜、附子辛热温补真阳、通阳逐阴，另加葱白辛温升散、通阳散寒。本方的特点是在破阴回阳之中，寓有通阳之法。白通加猪胆汁汤在白通汤中加入咸降的人尿、苦寒的猪胆汁，一方面反佐姜附辛热温燥，另一方面用其引阳入阴，使上越之虚阳回复下焦。

白通汤证：少阴病，下利，脉微。白通加猪胆汁汤证：少阴病，下利不止，厥逆无脉，干呕烦者。

二、叶氏应用心法

（一）加减变化

1. 用于治疗下利厥逆

脉微，下利厥逆，烦躁面赤，戴阳显然，少阴症，格阳于上也。用白通去猪胆汁，以胆汁亦损真阳也。泡生附子、干姜、葱白。煎好冲入人尿一杯。（《叶天士医案存真·卷二》）

方证解释：本案症见下利厥逆，烦躁面赤，是典型的白通加猪胆汁汤证，故用此方化裁。去猪胆汁者，叶氏认为"胆汁亦损真阳也"。这是叶氏用此方的心法。

2. 用于治疗呕吐

金，参药不受，皆浊阴在上，阻塞气机，几无法矣。勉与白通汤加人尿猪胆汁，急进以通阳泄浊。附子、生淡姜、葱白五寸、人尿、猪胆汁。（《临证指南医案·呕吐》）

方证解释：从"参药不受"分析，本案为呕吐，用甘补益胃的人参则呕吐更甚。叶氏从真阳虚衰，阴浊上泛考虑，拟通阳泄浊法，用白通加猪胆汁汤化裁，以附子、生淡干姜、葱白、人尿、猪胆汁温补真阳，逐阴泄浊。

五日前胀满已在脘间，兼中下寒冷不暖，议参、附、川乌，驱阴寒之气凝结，非补虚方也。十九日阴雨天冷，正阳气不生之象，况日久冒气已疲，腥浊入胃即吐，确是阳微见症。王先生主通阳极妙，若得阳气通调，何患水湿不去。人参、熟川附子、大茴香、生淡干姜、茯苓、川楝子、川椒、和入童便杯许。（《三家医案合刻·叶天士医案》）

方证解释：本案五日前脘间胀满，脘腹中下寒冷不暖，前医王先生曾用参、附、川乌，驱阴寒凝结予以治疗。随后阴雨天冷，腥浊入胃即吐，叶氏诊断为真阳衰微之证，方用人参、熟川附子、生淡干姜、童便，为白通加猪胆汁汤合四逆加人参汤法，温阳通阳，另用茯苓，合干姜、人参，为变通理中汤法，通补胃阳，温中止呕；用川椒，合干姜、人参，为大建中汤法，辛甘理阳散寒；用大茴香、川楝子，为治疝法以理气止腹痛。从方用大茴香、川楝子来看，其证中应该有类似于疝瘕痛的下腹、少腹疼痛。

本案"况日久冒气已疲"中的"冒气"，可能是"胃气"之误，有待考证。

3. 用于治疗脘腹胀痛

苏，老年阳气日微，浊阴自下上干，由少腹痛胀及于胃脘，渐妨饮食，痞散成鼓矣。法当通阳以驱浊阴，倘昧此旨，徒以豆蔻、沉香破泄，耗其真气，斯胀满立至。熟附子、生干

姜。水煎，滤茶盏内七分，调入生猪胆汁一枚，以极苦为度。(《叶天士先生方案真本》)

方证解释：本案症见少腹痛胀及于胃脘，渐妨饮食等，此属痞散成臌，由阳衰阴浊聚结所致，治当温真阳，驱浊阴，禁用辛香理气消胀，以防再耗真阳。方用白通加猪胆汁汤化裁，以熟附子、生干姜、生猪胆汁温阳逐阴、散寒止痛。

4. 用于治疗臌胀或重症胀满

汪，脉右涩，左弱。面黄瘦，露筋，乃积劳忧思伤阳，浊阴起于少腹，渐至盘踞中宫，甚则妨食呕吐，皆单鼓胀之象大著。调治最难，欲驱阴浊，急急通阳。干姜、附子、猪苓、泽泻、椒目。又，通太阳之里，驱其浊阴，已得胀减呕缓。知身中真阳，向为群药大伤，议以护阳，兼以泄浊法。人参、块茯苓、生干姜、淡附子、泽泻。又，阴浊盘踞中土，清阳蒙闭，腹满膜胀，气逆腹痛，皆阳气不得宣通，浊阴不能下走，拟进白通法。生干姜、生炮附子，冲猪胆汁。(《临证指南医案·肿胀》)

方证解释：本案症见臌胀，面黄瘦，露筋，呕吐。脉右涩，左弱。此为单臌胀，由积劳忧思伤阳，浊阴起于少腹所致，治拟温阳通阳，驱逐阴浊法，一诊用四逆汤去甘草之壅以温通里阳，另取五苓散、已椒苈黄丸法，加猪苓、泽泻、椒目利水逐阴，通太阳膀胱。二诊已得胀减呕缓之效，继续用四逆加人参汤去甘草加茯苓、泽泻守法论治。三诊见腹满膜胀，气逆腹痛等，阳气不得宣通，浊阴不能下走，改用白通加猪胆汁汤法，破阴通阳。

由夏季目黄神倦，渐至中焦胀满，延至霜降，上吐瘀血，下便污浊，按脉弱细不调，视色神采不振，兼以呼吸带喘。素有寒疾气逆，其宿饮之蓄，已非一日。当夏三月，脾胃主令，天气热，地气升，人身气泄，加以饥饱劳役，而遂减食胀满，是皆病于中绵延上下矣。夫六腑以通为用，不但腑不用其间，经脉络脉中，气血皆令不行，气壅血瘀，胀势愈加。古人以胀病以宣通为法，而有阴阳之殊，后之攻劫宣通，如神佑、舟车、禹功等方，值此久病淹淹，何敢轻试，议以专通三焦之阳气，驱其锢蔽之浊阴，温补兼进，若不阳气渐苏，难以拟投。引用仲景白通汤。去须葱白四枚、干姜(切片，盐水泡二十余次，去辣味)三钱、猪胆汁十匙、淡附子(去皮脐，再用包火煨)一钱。再诊，脉神如昨，胸满胀更急，不思纳食，鼻尖冷甚，热汗出，自吐瘀便垢，至今神衰吸短。古人谓上下交征，当理其中，但阳微浊僭，格拒不通，理中守剂，不能理烦治剧，此护阳通阳，仍参苦寒，俾浊阴泄得一分，其阳复得一分，安谷之理在焉，不及缕述。前方去葱白，加人参三钱。(《三家医案合刻·叶天士医案》)

方证解释：本案病情复杂而深重，夏季目黄神倦，渐至中焦胀满，延至霜降，上吐瘀血，下便污浊，诊脉弱细不调，视色神采不振，兼呼吸带喘。此中下真阳虚衰，阴浊锢蔽为胀，必须专通三焦之阳气，驱其锢蔽之浊阴，温补兼进，令阳气渐苏，方为正治。一诊用白通加猪胆汁汤。再诊时，脉神仍如昨，胸满胀更急，不思纳食，鼻尖冷甚，热汗出，自吐瘀便垢，至今神衰吸短。不仅阳衰，气也欲脱不固，故守用前方，去辛散易耗气之葱白，合四逆加人参汤法加人参，兼补元气。

5. 用于治疗少阴阳衰阴聚大病重证

背痛，得按摩愈痛。吐涎沫，短气，腹满，小腹坚，小便不通，大便自利，下体麻木，不得移动，不食不寐，烦则汗出。病机多端，无缕治成法，思冷浊窃踞，阳微不行，为痞塞之象。二气既乖，岂可忽略。引仲景少阴例，急进通阳为要。议用白通加人尿、猪胆汁汤。去须葱白、生淡干姜、生炮附子。右药用水一盏，煎至四分，滤清，加人尿一小杯，猪胆汁一枚，频频调和，勿令其沉于药底。再诊，浊阴蔽塞，舍通阳再无别法。服白通加人尿、猪胆汁汤，脉不微续，仍三五参差，尚非稳保。议用四逆通脉方。人参、淡干姜、人尿、炮附子、猪胆汁。三诊，症象稍减，但少腹浊阴尚踞，胃气不苏，犹虑反复。人参、生淡干姜、炮附子、茯苓、泽泻。四诊，误用攻表伤阳，致阴邪浊气结闭于下，少腹坚痛，二便阻涩，浊上干逆则呕，非温热佐以咸苦寒，何以直达下焦。炮附子、淡干姜、人尿、猪胆汁、葱白头。（《三家医案合刻·叶天士医案》）

方证解释：本案症见背痛，得按摩愈痛，吐涎沫，短气，腹满，小腹坚，小便不通，大便自利，下体麻木，不得移动，不食不寐，烦则汗出等。病情复杂，病机多端，叶氏从"冷浊窃踞，阳微不行，为痞塞"考虑，用白通加猪胆汁汤通阳逐阴。二诊时，脉仍不微续，脉律三五参差不整，叶氏强调："浊阴蔽塞，舍通阳再无别法"，继用前方合通脉四逆加猪胆汁汤与四逆加人参汤法论治。三诊症象稍减，但少腹浊阴尚踞而坚满，胃气不苏而不食。守用四逆加人参汤法温阳逐阴，加茯苓、泽泻利湿通阳。四诊前患者曾转请他医治疗，其医误用攻表法，更伤阳气，致阴邪浊气结闭于下，少腹坚痛，二便阻涩，浊上干逆而呕等，叶氏抓住阳衰阴结的根本，继续用白通加猪胆汁汤温通真阳，破阴浊聚结。

6. 用于治疗腹痛大便闭结

沈三十四岁，六腑阳气不行，浊凝便艰，浊结则痛。半硫丸，热药中最滑，入肠泄浊阴沉滞，胃阳当未醒复，薄味相宜。炒生川附、生淡干姜，葱白汁泛丸。（《叶天士先生方案真本》）

方证解释：本案症见便秘腹痛。用半硫丸未效。此真阳虚弱，阴浊聚结，腑气不通。方用白通汤法，以炒生川附子、生淡干姜，葱白汁为丸，温通真阳，逐阴寒凝结。

7. 用于治疗尿闭

陈六七，昨用五苓通膀胱见效，治从气分，继而乱治，溲溺不通，粪溏，急当通阳。生干姜、爆黑川附子，调入猪胆汁。（《临证指南医案·便闭》）

方证解释：本案初见小便不利，曾用五苓散见效。随后被误治，出现溲溺不通，粪溏等。此真阳之火虚衰，阴浊之邪聚结而小便不通。方用白通加猪胆汁汤法，去葱白、人尿，以生干姜、黑川附子、猪胆汁通阳逐阴，破阴浊凝聚。本方也是通脉四逆加猪胆汁汤去甘草法，用药精简，可法可师。

钱四十岁，情志郁结，是内因生胀，自投攻泻，胀加溺闭，已属痼疾难治，议通下焦之阳。生附子（去皮脐，切小块，炒极黑色）三钱，水一盏，煎至四分，入童便一小杯，猪胆汁一个。（《叶天士先生方案真本》）

方证解释：本案原为腹胀，因自投攻泻，误用寒凉致腹胀加重，尿闭不通。此真阳大虚，阴寒凝聚，水气不行。方用白通加猪胆汁汤，去葱白、干姜，以生附子一味单刀直入，通阳破阴，以童便、猪胆汁降泄阴浊。

8. 用于治疗宿疝阴囊足跗胀大

方七七，高年宿疝不愈，入夏阴囊足跗胀大，乃阴脏之真渐竭，腑中阳气不行，一派浊阴迷漫。述二便皆不通，明知老弱久虚，然呆补必助浊壅塞，议通阳一法。白通汤去葱白。（《种福堂公选医案》）

方证解释：本案为高年浮肿、宿疝，症见阴囊胀大，足跗肿胀，二便不通等。此真阳渐竭，浊阴弥漫壅塞。方用白通汤去葱白，温通真阳，逐阴浊聚结。

9. 用于治疗痰饮喘逆

陈，脉虚微，春阳地升，浊阴上干。喘不得卧，治在少阴。人参、淡熟附子、猪胆汁。又，照前方加淡干姜一钱半。又，脉弦，暮夜浊阴冲逆，通阳得效。议真武法，以撤其饮。

人参、淡附子、生白芍、茯苓、姜汁。又，真武泄浊，脘通思食，能寐，昨宵已有渴欲饮水之状。考《金匮》云：渴者饮邪欲去也。当健补中阳，以资纳谷。人参、生于术、淡附子、茯苓、泽泻。又，早服肾气丸四五钱，晚用大半夏汤。人参、半夏、茯苓、姜汁。（《临证指南医案·痰饮》）

方证解释：本案喘不得卧，脉虚微。从脉辨为真阳大虚，寒饮上逆之喘。方用白通加猪胆汁汤法通阳逐饮；二诊守法加干姜温阳化饮；三诊脉弦，饮浊变为主要矛盾，改用真武汤以撤饮邪；四诊脘通思食，有渴欲饮水之状，为饮邪欲去之征兆，方用附子理中汤去干姜、甘草加茯苓、泽泻以温阳逐饮，扶胃治本；五诊用肾气丸与大半夏汤早晚交替，一面补肾纳气，治喘之本，一面通补胃阳，化饮治标。

10. 用于治疗产后昏冒

某，脉无神，神倦欲昏，汗出，乃阳气走泄，泻利系阴气不守，产后见症，是属重虚，深恐节间暴脱，而寒热、胸痞、腹痛，岂遑论及标末。人参、制附子、人尿、猪胆汁。（《临证指南医案·产后》）

方证解释：本案为产后，症见神倦欲昏，汗出，泻利。脉无神。叶氏抓住阳虚欲脱这一根本，用白通加猪胆汁汤去干姜，加人参，温阳益气固脱。

11. 用于治疗产后欲脱

浊气上逆，恶心不食，冷汗烦躁，最防暴脱，不可但执恶露滞满，而专泄气攻血。人参、淡干姜、淡附子、泽泻、冲入童便。（《叶氏医案存真·卷一》）

浊气上逆，恶心不食，冷汗烦躁，最防暴脱，不可但执恶露滞满，而专泄气攻血。人参、干姜、泽兰、附子、童便。（《眉寿堂方案选存·女科》）

方证解释：以上两案可能是同一个医案，其中仅一味药之差，究竟是泽泻还是泽兰，有待考证。此案症见恶心不食，冷汗烦躁，恶露滞满等。叶氏认为产后恶露滞满已非紧急之证，而冷汗烦躁提示有阳微欲脱的危险，因此，治疗先用人参、淡干姜、淡附子、童便，为白通加猪胆汁汤合四逆加人参汤法，回阳救逆；另加泽兰，活血行瘀，兼治恶露滞满。若是泽泻，则意在通阳泄浊。

（二）合方化裁

1. 合变通理中汤治疗肿胀

本质最虚，多忧积郁。春深入夏，阳气发泄，脾弱失运，纳谷渐减，土中阳渐，湿生气钝，肝木来克，肿胀日著。血败化水凝结，小便日加短涩；湿坠注肠，大便鹜溏。阳气不交于下，膝下寒冷不温。脉涩经闭，显然血盅。浊气上干，必有喘急，夜坐不卧，见症险笃已极，勿得小视。以通阳脐理虚，冀阴浊不致闭锢。人参、淡干姜、茯苓、淡附子、猪胆汁、泽泻。（《眉寿堂方案选存》）

方证解释：本案症见肿胀日著，纳谷渐减，小便日加短涩，大便鹜溏，膝下寒冷不温，喘急，夜坐不能平卧，经闭。脉涩。此险笃已极之证，由阳气虚衰，阴浊水湿闭锢所致。方用白通加猪胆汁汤，去辛散之葱白，温通真阳，逐阴浊凝聚；另合理中汤法，加人参、茯苓、泽泻，通补胃阳，益气生津，利水消肿。

2. 合大建中汤与许叔微椒附散治疗腹痛大便窒痹

方四四，形质颓然，脉迟小涩，不食不寐，腹痛，大便窒痹。平昔嗜酒，少谷中虚，湿结阳伤，寒湿浊阴鸠聚为痛。炒黑生附子、炒黑川椒、生淡干姜、葱白，调入猪胆汁一枚。（《临证指南医案·湿》）

方证解释：本案症见不食不寐，腹痛，大便窒痹。脉迟小涩。据平素嗜酒少谷，辨为湿饮停聚，胃阳大伤，寒湿浊阴鸠聚为痛为闭之证。方用白通加猪胆汁汤合大建中汤法，以炒黑川椒、干姜、附子、葱白并用，大辛大热，温阳破阴以止痛开闭；以猪胆汁苦泄阴浊。其中花椒、附子合用，为许叔微椒附汤法，可治疗阳虚冲气上逆证。

吴瑭采辑此案，制订出《温病条辨·中焦篇》寒湿第48条椒附白通汤方证。

3. 合导气汤法治疗寒疝

吴六十，味酸，食不化，涌吐。述少腹厥气上冲，下有宿疝。以肝浊攻胃。《经》云：食出完谷，是无阳也。生炮黑附子、生淡干姜、猪胆汁、吴萸、川楝子。（《临证指南医案·疝》）

方证解释：本案上见涌吐，味酸，吐出未消化食物，下见宿疝。此胃阳大虚，肝气冲逆攻胃而呕吐，肝气积聚于下而宿疝。方用白通加猪胆汁汤去葱白、人尿温通胃阳以治疗呕吐，合入导气汤法用吴茱萸、川楝子温肝理气以治疗宿疝。

三、讨论与小结

（一）叶氏变通应用白通汤与白通加猪胆汁汤的基本思路与手法

叶桂用白通汤、白通加猪胆汁汤的基本手法主要有两个方面：

第一，从此方不用甘草甘缓，而用葱白辛散通阳中悟出白通汤与四逆汤有别，其功重在通阳。以此为基本思路，用此两方治疗真阳虚衰，阴浊凝聚、弥漫为病机的病证。具体手法是，以姜、附辛热温阳通阳，或单独用附子通阳破阴，配葱白辛散而通上达下。因葱白辛温，有发汗解表作用，故阳衰甚者减葱白。一般的阳虚阴浊聚结证用白通汤化裁，当阴浊聚结、痞、胀明显，或阴浊上逆，呕、呃甚者，多用白通加猪胆汁汤法加猪胆汁极苦以降泄阴浊。以此构成"通阳泄浊"之法，治疗下利厥逆、脘腹胀痛、臌胀、重症胀满、腹痛、呕吐、大便闭结、尿闭、肿胀、哮喘、宿疝阴囊足跗胀大、产后昏冒等病证。呕吐甚者，加人尿咸降，合猪胆汁降泄阴浊上逆；气津大伤者，加人参；湿聚者，加茯苓、泽泻；臌胀因水气聚者，加猪苓、泽泻、椒目利水通阳。在合法化裁方面，或合变通理中汤法加人参、茯苓、泽泻治疗肿胀，或合大建中汤与许叔微椒附散法加川椒治疗腹痛大便窒痹，或合导气汤法加吴茱萸、川楝子治疗寒疝。

第二，变制新法，用生地、阿胶、龟板代替干姜、附子以咸寒滋补真阴，合人尿、猪胆汁引阳入阴，变制出小定风珠法，咸寒滋阴、潜阳息风，治疗两方面病证：一是肝肾真阴亏竭，内风旋动之证。如温病深陷下焦，劫伤真阴，厥阳内风上冒，神迷如寐，瘛疭者；或肝风，真阴枯槁，风木大震，发为痉厥者。二是治疗真阴亏竭动血的出血。如烦劳阴亏阳升，咳呛，震动络血上沸者；或真阴虚损，肝热动络，尿血者。

（二）叶氏对仲景白通汤与白通加猪胆汁汤方证的创新与发展

1. 阐发"通阳泄浊法"深意，为真阳大虚阴浊凝聚的胀满痞塞病开辟了新的治法

在应用白通汤、白通加猪胆汁汤的医案中，叶氏反复提出了此方"通阳"、"泄浊"的功用，如他说："勉与白通汤加人尿猪胆汁，急进以通阳泄浊"；"欲驱阴浊，急急通阳"；"急进通阳为要，议用白通加人尿猪胆汁汤"；"浊阴蔽塞，舍通阳再无别法"；"以通阳腑理虚，冀阴浊不致闭锢"；"急当通阳，生干姜、爆黑川附子，调入猪胆汁"；"议通下焦之阳。生附子三钱，水一盏，煎至四分，入童便一小杯，猪胆汁一个"；"议通阳一法，白通汤去葱白"；"暮夜浊阴冲逆，通阳得效"等等。

仲景用白通汤、白通加猪胆汁汤治疗少阴真阳衰竭，阴盛格阳的戴阳证，治疗范围比较狭窄。叶桂根据本方的配伍结构，认为此方既不同于理中汤有人参、白术甘守，又不同于四逆汤有甘草甘缓，而是纯用干姜、附子大辛大热，走而不守。此二药不仅善于温补真阳，而且善于通阳。妙在加入葱白，辛散温通，通上达下，其通阳之力更强。更为巧妙的是，在方中加入极苦寒凉的猪胆汁，与大辛大热合法，尤可辛开苦降，辛以开结，苦以降浊，苦辛开泄阴浊痞结。更加人尿味咸而降，既可降泄阴浊从下而出，又可引阳入阴。基于这一认识，他用此方治疗真阳衰弱，阴浊凝聚或阴浊弥漫为基本病机的诸多病证，如腹胀、腹痛、呕吐、大小便闭结、肿胀、哮喘、宿疝等。具体用法，多以干姜、附子并用辛热通阳，或者单用附子，甚至用生附子通阳破阴，或者守法加用葱白通阳散寒。由于葱白毕竟是辛温发汗药，因此，在阳衰明显，不得发散时，即减去葱白，只用姜、附通阳。在阴浊聚结，为痞、为胀，特别是阴浊上逆为呕、为呃的情况下，多在姜、附通阳的基础上，加入猪胆汁，以其极苦以降泄阴浊，使阴浊从下而祛。从而构成了"通阳泄浊"的基本手法。

为了更好地理解叶氏的"通阳泄浊法"，此分析几则叶案：如《叶天士先生方案真本》苏案，症由少腹痛胀及于胃脘，渐妨饮食，有成臌胀之虑，叶氏认为，用豆蔻、沉香破泄，耗其真气，则胀满立至。"当通阳以驱浊阴"，方用熟附子、生干姜、生猪胆汁。如《临证指南医案·肿胀》汪案，症为单腹胀，已见面黄瘦，露筋。三诊更见腹满膜胀，气逆腹痛。叶氏认为此积劳忧思伤阳，"皆阳气不得宣通，浊阴不能下走"，方用生干姜、生炮附子、冲猪胆汁。如《三家医案合刻·叶天士医案》"由夏季目黄神倦，渐至中焦胀满"案，病情危重复杂，但以胀满为主。叶氏分析说："古人以胀病以宣通为法，而有阴阳之殊，后之攻劫宣通，如神佑、舟车、禹功等方，值此久病淹淹，何敢轻试，议以专通三焦之阳气，驱其锢蔽之浊阴……引用仲景白通汤。"方用去须葱白四枚、干姜三钱、猪胆汁十匙、淡附子一钱。叶氏认为："此护阳通阳，仍参苦寒，俾浊阴泄得一分，其阳复得一分，安谷之理在焉。"如《三家医案合刻·叶天士医案》"背痛"案，症见吐涎沫，短气，腹满，小腹坚，小便不通，大便自利，下体麻木，不得移动，不食不寐，烦则汗出。病机多端。叶氏辨为阳微不行，冷浊窃踞，为痞塞之象。认为须"急进通阳为要"。方用去须葱白、生淡干姜、生炮附子，人尿一小杯，猪胆汁一枚。如《临证指南医案·便闭》陈六七案，症为溲溺不通，粪溏。叶氏认为"急当通阳"。方用生干姜、爆黑川附子，调入猪胆汁。如《叶天士先生方案真本》钱四十岁案，内因生胀，自投攻泻，胀加溺闭，叶氏认为"议通下焦之阳"。方用生附子三钱，入童便一小杯，猪胆汁一个。

分析这些医案可以看出，通阳泄浊法主要用于腹胀满，胃腹胀痛，大便、小便闭塞等壅塞性病证。这类病证不是气滞所致的实证，不得用白蔻、沉香等辛香行气消胀，不得纯用神佑、舟车、禹功等方逐水泻满。它们是由中下之阳虚衰，阴浊之气聚结所致。阳虚则无力旋转通运，无力驱除阴霾，阴浊之气就会内生而聚结。阴霾聚结，又阻碍阳气通行运转，更会耗伤阳气。对于这种病机形成的痛、胀、闭塞，只有用白通汤、白通加猪胆汁汤于温阳补阳之中辛热开破，通阳逐阴，如配入猪胆汁极苦，则苦辛开泄，辛开苦降，才是最为对的的治法。

由此可见，叶氏把一首局限于回阳救逆的方剂巧妙地赋予了温阳通阳、破阴泄浊的新功效，从而使白通汤、白通加猪胆汁汤的临床应用有了前所未有的发展。

2. 创小定风珠法咸寒滋阴息风治动风痉厥或动血出血

（1）论治真阴大虚动风痉厥

叶氏根据白通加猪胆汁汤以附子、干姜辛热温补少阴真阳，以葱白通阳，以人尿、猪胆汁咸寒引阳入阴，治疗少阴真阳衰竭，虚阳欲脱的制方原理，改姜、附为生地、阿胶、龟板咸寒滋补真阴，合人尿、猪胆汁引阳入阴从而组成了小定风珠类咸寒滋阴、潜阳息风方，用于治疗下焦真阴枯竭，虚阳上越，虚风内动证。其典型叶案有以下两则：

第一："舌缩，语音不出，呼吸似喘，二便不通，神迷如寐，此少阴肾液先亏，温邪深陷阴中。瘛疭已见，厥阳内风上冒，本质素怯，邪伏殊甚，实为辣手。议护下焦之阴，清解温热之深藏，以冀万一。阿胶、鲜生地、元参、鲜石菖蒲、川黄连、童子小便。"（《叶氏医案存真·卷二》）

金寿山先生在《叶案初探》中指出：程门雪院长谓："叶氏此方实从白通加人尿猪胆汁汤化出，彼则寒伤少阴，故用附子、干姜温经，葱白通阳，人尿、猪胆汁反佐为引；此为热伏少阴，故用阿胶、元参育阴，鲜生地、川连清温，鲜石菖蒲通窍达邪，童子小便为引。一寒一热，两两相对。仲景之秘，唯叶氏能通变之。"

金寿山先生在《叶案初探》中进而引《叶氏医案存真》"脉微，下利厥逆"案作了分析。此案为：

"脉微，下利厥逆，烦躁面赤，戴阳显然，少阴症，格阳于上也。用白通去猪胆汁，以胆汁亦损真阳也。泡生附子、干姜、葱白，煎好冲人尿一杯。"（《叶氏医案存真·卷二》）

金寿山先生说："两相对照，益见本案是以阿胶、元参、生地当白通汤中之附子，以川连当干姜，以菖蒲当葱白，以童子小便引入阴分当人尿。护阴清温之法从通阳温经之方脱胎而出，可谓推陈出新。"

我在研究叶氏变通应用黄连阿胶汤的医案中发现，上"舌缩"案处方不仅与白通加猪胆汁汤有关，而且与黄连阿胶汤密切相关。黄连阿胶汤用阿胶、白芍咸寒滋补真阴，用黄连、黄芩苦寒降泄心火，用鸡子黄交通心肾，治疗少阴病，心中烦，不得卧者。"舌缩"案方用阿胶、黄连配伍，咸寒滋阴，苦寒泻火，已经具备仲景原方下补真阴、上泻心火之法，因热邪伤阴，邪陷阴中，故用鲜生地、元参代替白芍滋阴凉血；因症见神迷如寐，而不是"不得眠"，故不用鸡子黄交通心肾，而另用鲜石菖蒲开窍醒神；厥阳内风上冒，瘛疭已见，故用童便咸寒引阳入阴。本方实际上是白通加猪胆汁汤与黄连阿胶汤的变通方。

第二："顾，平昔肠红，阴络久伤，左胁下宿瘕。肝家风气易结，形瘦面青。阴虚阳气易冒，血络不得凝静。诸阳一并遂为厥，冲气自下犯胃为呃，症似蓄血为狂。奈脉细劲，咽喉皆痛，真阴枯槁之象。水液无有，风木大震。此刚剂强镇，不能息其厥冒耳。生鸡子黄一枚、真阿胶二钱、淡菜泡洗五钱、龟板五钱，冲入热童便一杯。"（《临证指南医案·痉厥》）

此方也是从白通加猪胆汁汤变化而出。白通加猪胆汁汤证有"利不止，厥逆无脉，干呕，烦者"；本案证有"厥冒"、"呃"、"证似蓄血为狂"等。彼为寒伤少阴真阳，虚阳上越，故用附子、干姜温补真阳，葱白通阳散寒，人尿、猪胆汁反佐而引阳入阴；此为热久真阴大伤，虚风震动，故用阿胶、龟板滋补真阴，鸡子黄息风，淡菜、童便咸降潜引真阳入阴。思路从仲景白通加猪胆汁汤出而制方有一阳一阴、一热一寒之别。

吴瑭采辑此案，制订出《温病条辨·下焦篇》风温温热第15条小定风珠方证。

（2）论治真阴亏竭动血出血

叶氏不仅用白通加猪胆汁汤变通出咸寒滋阴，潜阳息风法治疗真阴涸竭，虚风内动证，而且用此法治疗真阴亏竭，阳升动络的出血。如以下两案：

陈，日来寒暄不匀，烦劳阳升，咳呛，震动络血上沸。诊脉左数，五心热，知饥纳谷。

议育阴和阳方法。生地、清阿胶、天冬、麦冬、茯神、川斛、炒牛膝、青铅、童便。(《临证指南医案·吐血》)

邵六八,望七男子,下元必虚,操持萦思,阳坠入阴,精腐即化紫黑之色,宿者出窍,新复瘀结,溺出不痛,非久积宿腐。据述常饮火酒,酒毒辛热,必先入肝,肾虚宜温补,肝宜清凉。阅方用归脾汤,且非严氏法,杂凑成方,焉能治此大症。细生地、清阿胶、黑稆豆皮、赤芍、丹皮、童便一杯冲入。(《种福堂公选医案》)

陈案为真阴亏虚,阳升动络的咯血;邵案为真阴虚损,肝热动络的尿血。治方均仿白通加猪胆汁汤,以生地、阿胶代替干姜、附子咸寒滋补真阴,用童便引阳入阴为法。所不同的是,陈案为肺络伤而咯血,故用天冬、麦冬、川斛滋肺清上,用牛膝引血下行,青铅镇重潜阳;邵案为肝热损伤阴络而尿血,故用赤芍、丹皮凉肝,兼凉血化瘀,用黑稆豆皮平肝息风、引热下行。

3. 对猪胆汁的应用提出了新的见解

关于白通加猪胆汁汤中猪胆汁的应用,学术界普遍认为是取其从治之法,反佐姜附,使无格拒之患。也有学者认为猪胆汁有滋补阴液的作用,可以引阳补阴。

叶桂在上述《叶氏医案存真·卷二》"脉微,下利厥逆,烦躁面赤,戴阳显然"案中指出:"少阴症,格阳于上也。用白通去猪胆汁,以胆汁亦损真阳也。"从而说明,猪胆汁苦寒属阴,当真阳大虚时,用之也会损伤真阳。在《叶天士先生方案真本》苏案中,叶氏指出:"调入生猪胆汁一枚,以极苦为度。"为什么要用极苦的猪胆汁,因证有"由少腹痛胀及于胃脘,渐妨饮食,痞散成鼓"等,在姜、附温阳破阴之中,用猪胆汁极苦,苦辛相合,尤有辛开苦降,苦辛开泄痞结的作用。

在《三家医案合刻·叶天士医案》"由夏季目黄神倦,渐至中焦胀满"案,叶氏方用去须葱白四枚、干姜三钱、淡附子一钱温阳通阳之中,竟用猪胆汁十匙,极苦以降泄阴浊。叶氏解释说:"阳微浊僭,格拒不通,理中守剂,不能理烦治拒,此护阳通阳,仍参苦寒,俾浊阴泄得一分,其阳复得一分,安谷之理在焉。"意思是说,对于真阳衰微,阴浊上逆,上吐瘀血,下便污浊的重症,不能用理中汤之类守补,而要用姜附辛开温阳通阳,并参以极苦降泄之猪胆汁,与姜附苦辛降泄,开痞结以降泄阴浊,只有这样,才有可能使阴浊泄而阳气复,胃气和而安谷欲食。

在《临证指南医案·肿胀》汪案中,叶氏指出:"阴浊盘踞中土,清阳蒙闭,腹满䐜胀,气逆腹痛,皆阳气不得宣通,浊阴不能下走,拟进白通法。生干姜、生炮附子、冲猪胆汁。"因阳气不得宣通,故用姜附辛热通阳,因浊阴不能下走,故用猪胆汁苦降阴浊。在阳虚阴浊凝聚的情况下,仅用姜附只能温阳通阳,虽可治本,但阴浊聚结,为胀为痛为呕,必须同时治标,用苦药降泄阴浊。

可见,叶氏别开生面地提出了用姜、附辛开通阳,合猪胆汁极苦降泄阴浊,苦辛配伍,以治疗真阳衰弱,阴浊聚结或上逆所引起的痞胀、呕逆等病证的机理,从而为猪胆汁的应用开拓了新的思路。

(三)吴瑭对叶氏变通白通加猪胆汁汤法的继承与发展

吴瑭根据叶桂变通或变制应用白通汤与白通加猪胆汁汤的经验,在《温病条辨》中制订出了小定风珠、椒附白通汤两个方证。介绍如下。

1. 椒附白通汤方证

出自《温病条辨·中焦篇》寒湿第 48 条:"足太阴寒湿,舌白滑,甚则灰,脉迟,不食，不寐，大便窒塞，浊阴凝聚，阳伤腹痛，痛甚则肢逆，椒附白通汤主之。"此方组成为：生附子（炒黑）三钱、川椒（炒黑）二钱、淡干姜二钱、葱白三茎、猪胆汁半烧酒杯（去渣后调入）。吴瑭称此方为"苦辛热法"。

此方是吴瑭根据《临证指南医案·湿》方四四案整理制订的。

本方配伍有两点值得重视，一是附子配花椒。这是叶氏根据许学士椒附散的立意制订的配伍手法。花椒，《神农本草经》谓："主邪气咳逆，温中，逐骨节皮肤死肌，寒湿痹痛，下气。"《本草纲目》谓：花椒"散寒除湿，解郁结，消宿食，通三焦，温脾胃，补右肾命门，杀蛔虫，止泄泻。"附子、干姜与花椒配伍具有散寒除湿止痛的特殊作用。《外台秘要》主治心痛引背的蜀椒丸（蜀椒、附子、半夏）就是附子与蜀椒配伍的。二是附子、干姜配葱白。伤寒学界只强调葱白的通阳作用，忽视了其辛温发汗解表散寒的作用，这一配伍具有与麻黄附子细辛汤相类似的功效，在温阳除湿的基础上可以发散寒湿。基于以上两种配伍，本方在附子、干姜温阳之中，配花椒散寒除内湿，配葱白辛温发散表湿，从而具有了温补真阳，散寒除湿，通彻表里内外的特殊作用。

吴瑭方论指出："此苦辛热法复方也。苦与辛合，能降能通，非热不足以胜重寒而回阳。附子益太阳之标阳，补命门之真火，助少阳之火热。盖人之命火，与太阳之阳少阳之阳旺，行水自速。三焦通利，湿不得停，焉能聚而为痛，故用附子以为君，火旺则土强。干姜温中逐湿痹，太阴经之本药，川椒燥湿除胀消食，治心腹冷痛，故以二物为臣。葱白由内而达外，中空通阳最速，亦主腹痛，故以为之使。浊阴凝聚不散，有格阳之势，故反佐以猪胆汁……此用仲景白通汤，与许学士椒附汤，合而裁制者也。"

2. 小定风珠方证

出自《温病条辨·下焦篇》第 15 条。我们已经在"黄连阿胶汤"一节作了介绍，此从略。

（四）叶案萃语

1. "非温热佐以咸苦寒，何以直达下焦。"

出自《三家医案合刻·叶天士医案》"背痛，得按摩愈痛"案。这是对白通加猪胆汁汤方义的精辟概括。意思是，用附子、干姜辛热温通真阳，佐猪胆汁、人尿苦咸寒沉降导引，则可使阴浊直达下焦而降泄。

2. "古人谓上下交征，当理其中，但阳微浊僭，格拒不通，理中守剂，不能理烦治剧，此护阳通阳，仍参苦寒，俾浊阴泄得一分，其阳复得一分，安谷之理在焉，不及缕述。"

出自《三家医案合刻·叶天士医案》"由夏季目黄神倦，渐至中焦胀满"案。在这段话里，叶氏一方面强调理中汤与白通加猪胆汁汤有守补与通补之别，另一方面论述了白通加猪胆汁汤的配伍意义。此方用姜附通阳护阳之中，参以猪胆汁苦咸寒降泄阴浊。如此配伍，阴浊降泄一分，则真阳复得一分；真阳复得一分，则浊阴降泄一分。此法虽不同理中汤守补中焦，但已寓温中通阳安胃之法于其中，可治疗中焦胀满之证。

3. "欲驱阴浊，急急通阳"，"阳气不得宣通，浊阴不能下走"。

出自《临证指南医案·肿胀》汪案。这句话简明扼要地揭示了阳虚与阴浊凝聚的病机关系，阐发了通阳泄浊法治疗阳衰浊聚证的原理，具有重要的临床意义。

真 武 汤

一、仲景原方证述要

真武汤出自《伤寒论》第 316 条，组成为：茯苓三两，芍药三两，白术二两，生姜（切）三两，附子一枚（炮，去皮，破八片）。右五味，以水八升，煮取三升，去滓。温服七合，日三服。若咳者，加五味子半升，细辛一两，干姜一两；若小便利者，去茯苓；若下利者，去芍药，加干姜二两；若呕者，去附子，加生姜，足前为半斤。仲景原条文谓："少阴病，二三日不已，至四五日，腹痛，小便不利，四肢沉重疼痛，自下利者，此为有水气，其人或咳，或小便利，或下利，或呕者，真武汤主之。"真武汤还见于《伤寒论》第 82 条："太阳病发汗，汗出不解，其人仍发热，心下悸，头眩，身𤸷动，振振欲擗地者，真武汤主之。"

本方以附子温阳驱寒；茯苓、白术利水逐湿；生姜辛温，合附子通阳散寒，配苓、术发散水气；芍药止腹痛，配茯苓利小便，又兼制附子之刚燥。全方重在温阳散寒制水，主治阳虚寒水泛逆证。

真武汤证：心下悸，头眩，身𤸷动，振振欲擗地者；或腹痛，小便不利，四肢沉重疼痛，自下利者。

二、叶氏应用心法

（一）加减变化

1. 用于治疗呕吐

潘十八，食后吐出水液，及不化米粒，二便自通，并不渴饮，五年不愈。宜理胃阳，用仲景法。熟附子、半夏、姜汁、白粳米。又，泄浊阴，劫水饮，以安胃阳，服四日，腹胀吐水已减，知阳腑之阳，非通不阖。再宗仲景法。真武汤加人参。（《临证指南医案·呕吐》）

方证解释：本案食后呕吐，呕吐物为水液与不消化米粒。叶氏从"并不渴饮"辨为胃阳大虚、水饮上逆的附子粳米汤证。方用变通附子粳米汤法以熟附子、半夏、姜汁、白粳米通胃阳，泄浊阴，劫水饮。二诊腹胀吐水已减。呕吐减，故不再用附子粳米汤。改用真武汤加人参通补胃阳，降泄水浊。

秦五十一岁，脉沉微，少腹冲气，两胁胀痛呕逆。真武汤。（《叶天士先生方案真本》）

方证解释：本案症见呕吐，自觉少腹气冲，两胁胀痛。脉沉微。从脉沉微而呕吐、少腹气冲辨为胃阳大虚，水饮冲逆的真武汤证，方用真武汤法。

2. 用于治疗脘不知饥

脉渐阴浊上僭，与真武法，减术换参。真武法两日，脘中有知饥感，与阳渐结痞无疑。阴浊得泄，即当温养太阴，使脾阳鼓动健运，冀其纳谷安然，用治中法。人参、益智仁、淡干姜、茯苓、广皮白、木瓜。（《眉寿堂方案选存》）

方证解释：本案有商榷之处，如"脉渐阴浊上僭"一句。从全案分析，症有胃脘痞满，不饥不食等，病机为中下阳虚，阴浊痞塞。方用真武汤去甘壅之白术，加人参合附子、茯苓通补胃阳，逐阴泄浊。二诊阳渐温通，脘中有知饥感，故改用温阳通补太阴法，以理中汤去白术甘草加茯苓、广皮白、益智仁温中燥湿，通阳利水，另加木瓜化湿之中兼以柔肝。

3. 用于治疗泄泻

某，脾肾虚寒多泻。由秋冬不愈，春木已动，势必克土。腹满，小便不利，乃肿病之根。若不益火生土，日吃疲药，焉能却病。人参、白术、附子、生益智、菟丝子、茯苓。（《临证指南医案·肿胀》）

方证解释：本案泄泻近三季，伴有腹满，小便不利等，叶氏辨为脾肾虚寒之泄泻，拟益火生土法，用真武汤去白芍、生姜温补真阳，加人参通补阳明，另仿缪仲淳脾肾双补丸法加炒菟丝、生益智仁温补脾肾，固摄止泻。

邹妪，湿伤泄泻，小便全少，腹满欲胀，舌白不饥。病在足太阴脾，宜温中佐以分利。生茅术、厚朴、草果、广皮、茯苓、猪苓、泽泻、炒砂仁。又，早服真武丸，姜汤送二钱五分。一两。夜服针砂丸，开水送一钱五分。六钱。又，人参、附子、枳实、茯苓、干姜、生白芍。（《临证指南医案·泄泻》）

方证解释：本案症见泄泻，小便少，腹满欲胀，不饥。苔白。此寒湿泄泻。一诊方用平胃散去甘草加草果、炒砂仁温燥寒湿，兼以除满，合四苓散去白术法分利水湿，利小便以实大便。二诊见寒湿伤阳，故早用姜汤送真武丸扶阳逐湿，夜用针砂丸"暖其水脏以泄浊"（《临证指南医案·肿胀》黄三八案）。三诊继用真武汤法，以附子、茯苓、生白芍，温阳逐湿；合理中汤法以人参、干姜、茯苓通补胃阳，另用枳实行气消痞除满。

脉歇，阳伤阴干，便泄腹膨，宜节食物。真武汤。（《未刻本叶天士医案》）

方证解释：本案便泄腹膨，脉间歇不齐。叶氏从阳伤阴浊干逆立论，用真武汤温真阳，逐阴浊。

4. 用于治疗痢疾

某氏，休息痢，经二年，明是下焦阴阳皆虚，不能收摄。经期不来，小腹抚摩有形上行，似乎瘕痕，其实气结，若不急进温补，恐滋扰肿胀之累也。人参、附子、茯苓、炙草、五味、白芍。（《临证指南医案·痢》）

方证解释：本案休息痢二年不愈，又经闭不来，小腹有形上行，状如瘕痕而实为气痞。此真阳大虚，真阴也伤，胃气虚损。方用真武汤去白术、生姜温补真阳，仿生脉散法加人参、五味子，合白芍益气滋阴，兼收敛止痢，另加甘草合白芍为芍药甘草汤法缓急治痢。

吴瑭根据此案，制订出《温病条辨·下焦篇》第73条参芍汤方证。

5. 用于治疗腹痛便血

朱，入暮腹痛鸣响，睾丸久已偏坠，春正下血经月，颜色鲜明，此痛决非伤瘀积聚，乃营损寒乘，木来侮土，致十四载之缠绵。调营培土，以甘泄木，散郁宜辛。节口戒欲，百天可效。人参、炒当归、炒白芍、肉桂、炮姜、茯苓、炙草、南枣。又，细推病情，不但营气不振，而清阳亦伤。洞泄不已，而辛润宜减，甘温宜加。从桂枝加桂汤立法。人参、桂枝、茯苓、生白芍、炙草、肉桂、煨姜、南枣。又，仍议理营。人参、于术、茯苓、炮姜、桂心、白芍，真武丸二钱。（《临证指南医案·便血》）

方证解释：本案症见入暮腹痛鸣响，便血一月之久，面色鲜明。叶氏从营损寒乘，木来侮土立论，拟调营培土，以甘泄木，以辛散郁法，方用变通参归桂枝汤法加减，以肉桂代桂枝，以炮姜代生姜。二诊见洞泄不已，不但营气不振，而且清阳亦伤，改用变通桂枝加桂汤法，减当归，加桂枝，二桂并用，偏重温阳。三诊汤方用桂枝汤合理中汤化裁，丸方用真武丸，汤丸并用，温阳理营。

6. 用于治疗腹胀

某，食下膜胀，舌黄，当治脾阳。生白术一钱半、广皮一钱、茯苓三钱、厚朴一钱、木瓜五分、淡附子七分。（《临证指南医案·肿胀》）

方证解释：本案症见食下膜胀。舌苔黄。此中下阳虚，湿浊聚结。方用真武汤去辛散的生姜、阴敛的白芍以温通中阳；合平胃散法加广皮、厚朴理气化湿消胀；另加木瓜代替白芍，一可制肝以防肝气横逆犯脾；二可制约附子刚烈之性，三可化湿醒脾以助运化。

李，积劳伤阳，腹膨乃爽，脉弦无胃气，形衰废食，理中宫阳气之转旋，望其进食。延久无能却病矣。人参、淡附子、谷芽、茯苓、益智、广皮。（《叶天士先生方案真本》）

方证解释：本案症见腹膨按之柔软，形衰废食。脉弦无胃气。此积劳伤阳，中阳虚弱，中焦气机不能转旋。方用变通真武汤法，去白术、白芍、生姜，以附子、茯苓温阳逐湿；因脉无胃气，故加人参合茯苓通补胃气。另加益智仁、广皮、谷芽燥湿升清助运。

7. 用于治疗浮肿

杨，脉沉小弦，中年以后，阳气不足，痰饮水寒，皆令逆趋，致运纳失和，渐有胀满浮肿。法以辛温宣通，以本病属脾胃耳。人参一钱、茯苓三钱、白芍一钱半、淡附子一钱、姜汁三分调。（《临证指南医案·肿胀》）

方证解释：本案症见胀满浮肿。脉沉小弦。此阳气不足，痰饮水湿损伤脾胃。方用真武汤去白术加人参，温阳利水，通补胃气。

某三七，肿胀由足入腹，诊脉细软，不能运谷，当治少阴太阴。生白术、厚朴、茯苓、淡附子、淡干姜、荜茇。（《临证指南医案·肿胀》）

方证解释："肿胀由足入腹"是指先有下肢足部浮肿，进而出现腹胀；"不能运谷"指纳差不能进食；脉细软，为阳虚虚寒之脉。此少阴太阴阳虚证。方用真武汤合理中汤化裁，以生白术、茯苓、淡附子为简化真武汤温阳逐湿利水；以淡干姜合附子、白术为简化附子理中汤温中助运；厚朴合生白术为变通枳术汤以消痞除满；另加荜茇温中散寒消胀。

湿积，温中不应，据述腿浮行动气逆，少阴之阳式微，阴湿亦为僭逆矣，即脾阳亦顿命门真火燠之。真武汤。（《未刻本叶天士医案》）

方证解释：本案症见下肢浮肿，行动气逆似喘。此少阴真阳衰微，湿浊内聚上逆。方用真武汤温阳逐湿利水。案中"顿"当是"赖"字之误。

8. 用于治疗哮喘

马三二，宿哮痰喘频发。真武丸。（《临证指南医案·哮》）

方证解释：本案宿哮痰喘频发，用真武汤为丸，温肾阳、逐痰饮以治其本。

吴，气不归元，喘急跗肿，冷汗，足寒面赤，中焦痞结。先议通阳。熟附子、茯苓、生姜汁、生白芍。（《临证指南医案·喘》）

方证解释：本案症见喘急，跗肿，冷汗，足寒面赤等。此肾阳虚衰，肾不纳气，水饮上泛，中焦痞结。方用真武汤去甘守的白术，温补肾阳，纳气归元，兼通阳逐阴利水。

戴徽州三十九岁，仲景论痰饮分二要，外饮治脾，内饮治肾。又云凡饮邪必以温药和之。阅方是温养肾藏，不为背谬。考痰饮有形。原其始也，阳气微弱，浊阴固聚，自下逆行，喘不着枕。附子走而通阳，极为合理，然其余一派滋柔护阴，束缚附子之剽疾矣。真武汤。（《叶天士先生方案真本》）

方证解释：本案症见喘不着枕。由肾阳虚损，痰饮上逆所致。方用真武汤通阳逐饮。

哮喘遇劳即发，发则大便溏泄，责在少阴阳虚。真武丸。（《未刻本叶天士医案》）

方证解释：本案哮喘遇劳即发，发则大便溏泄。此少阴阳虚，肾不纳气则喘，火不暖土则泄。方用真武丸温阳逐饮。

9. 用于治疗咳嗽

戴，十二月间，诊得阳微，浊饮上干为咳，不能卧，曾用小青龙汤，减去麻黄、细辛，服后已得着枕而卧。想更医接用不明治饮方法。交惊蛰阳气发泄，病势再炽。顷诊脉来濡弱无神，痰饮咳逆未已。谅非前法可效，宗仲景真武汤法，以熟附配生姜，通阳逐饮立法。真武汤去白术，加人参。（《临证指南医案·痰饮》）

方证解释：本案咳嗽，诊脉濡弱无神，是典型的阳虚痰饮上逆证，故用真武汤化裁温阳逐饮。因咳嗽气逆，白术甘壅守补，故去之；因脉软弱无神，胃阳大虚，故加人参合生姜通补胃阳胃气。

董，脉弦右濡，阳微恶寒，饮浊上干，咳吐涎沫，且食减胃衰，寒疝窃踞，阴浊见症，岂止一端。喻嘉言谓，浊阴上加于天，非离照当空，氛雾焉得退避。反以地黄、五味阴药附和其阴，阴霾冲逆肆虐，饮邪滔天莫制。议以仲景熟附配生姜法，扫群阴以驱饮邪，维阳气以立基本，况尊年尤宜急护真阳为主。人参、茯苓、熟附子、生姜汁、南枣。（《临证指南医案·痰饮》）

方证解释：本案症见咳吐涎沫，恶寒，食减，寒疝。脉弦右濡。此阳微饮浊上干。方用真武汤去甘守酸敛的甘草、白芍以温阳逐饮，加人参合生姜汁、茯苓通补胃阳，另用南枣合生姜汁调和营卫以治恶寒。

阳伤饮逆，咳嗽腹膨。真武汤。（《未刻本叶天士医案》）

方证解释：本案症见咳嗽、腹膨胀，由阳虚饮浊上逆所致，方用真武汤温阳逐饮。

阳微饮逆，咳嗽呕恶。真武汤。（《未刻本叶天士医案》）

方证解释：本案咳嗽、呕恶，为阳虚阴浊冲逆，方用真武汤温阳逐饮降逆。

高年二气交衰，水泛嗽逆，腹膨腿浮。真武汤。（《未刻本叶天士医案》）

方证解释：本案咳嗽、腹膨胀、腿浮肿，为阳虚水泛之证，故用真武汤温阳利水。

10. 用于治疗痰饮

徐，清阳未展，浊阴欲踞，久延必结痰饮。议用真武丸二钱五分，人参一钱煎汤送。胃阳得震，浊当退避矣。十服。（《临证指南医案·痰饮》）

方证解释：本案为痰饮，方用真武丸通阳逐饮，加人参合茯苓通补胃阳。

陈，痛久气乱，阳微，水谷不运，蕴酿聚湿。胃中之阳日薄，痰饮水湿，必倾囊上涌，而新进水谷之气，与宿邪再聚复出，致永无痊期。仲景云：饮邪当以温药和之。又云：不渴者，此为饮邪未去故也。则知理阳通阳，诚有合于圣训，断断然矣。真武汤。（《临证指南医案·痰饮》）

方证解释：本案症见呕吐，倾囊上涌。所谓"痛久气乱"，应是指胃痛日久，气机逆乱。此胃阳大虚，痰饮水湿聚结上逆。方用真武汤温阳逐饮。

王，秋深天气收肃，背寒喘咳，饮浊上泛。缘体中阳气少振，不耐风露所致，最宜暖护背部，进通阳以治饮。茯苓、桂枝、半夏、姜汁、苡仁、炙草。又，早肾气丸，夜真武丸。（《临证指南医案·痰饮》）

方证解释：本案症见背寒，喘咳，是典型的痰饮证，初诊用苓桂术甘汤去白术合小半夏汤加苡仁以通阳治饮；二诊用肾气丸、真武丸早晚交替以通补肾阳，温化痰饮。

冯，阳虚则形寒汗出，痰饮瘀聚，都是阴浊成形，乘阳气衰微，致上干窃踞。古人法则，必通其阳以扫阴氛，但宿病无急攻方，况平素忧郁，气滞血涩，久耗之体，不敢纯刚，防劫液耳。人参、熟附子、淡干姜、炒川椒、川桂枝、乌梅肉、生白芍。另真武丸三两。
（《临证指南医案·痰饮》）

方证解释：本案症见形寒汗出，胃脘痞满，呕吐等，病机为胃阳虚弱，痰饮痞聚，厥阴乘犯阳明。方用变通乌梅丸辛热通补阳明，酸辛疏泄厥阴，另用真武丸温阳逐饮。

11. 用于治疗动悸

孙五八，肉瞤筋惕，心悸汗出，头痛愈，畏风怕冷。阳虚失护，用真武汤。（《临证指南医案·汗》）

方证解释：本案症见肉瞤筋惕，心悸汗出，畏风怕冷。此阳虚水饮冲逆。方用真武汤温阳化饮利水。

12. 用于治疗寒湿

暑湿乃夏秋时令之病，其邪先着气分，氤氲蒙昧，有形无质，医投攻夺，乃有形治法，气伤阳损，至今肢冷溏泄，何一非阳微肿胀之征。此宜温补下中，莫治眼前。人参、白术、木瓜、淡附子、益智仁、炒广皮、厚朴。（《叶氏医案存真·卷一》）

方证解释：本案症见肢冷溏泄。此由暑湿寒化转为寒湿，寒湿损伤中阳真阳所致。方用真武汤合附子理中汤化裁：以淡附子、白术、木瓜为变通真武汤法温阳逐湿；以人参、广皮、厚朴配白术、附子为附子理中汤合平胃散法温中燥湿；另加益智仁辛香燥湿，兼温肾阳。

13. 用于治疗阴疟

某，疟后，脾肾阳虚，便溏畏寒，肢体疲倦，当防肿胀。附子、白术、茯苓、泽泻、苡仁、生姜、大枣。（《临证指南医案·疟》）

方证解释：本案疟后见便溏畏寒，肢体疲倦等。此脾肾阳虚，湿饮留聚。方用真武汤合四苓汤化裁：以附子、白术、茯苓、生姜为真武汤去白芍法温阳逐湿；以泽泻、苡仁合茯苓、白术为变通四苓汤法渗利湿浊；另用大枣合生姜调和营卫以治畏寒。

脉微阳伤，三疟形浮。真武汤。（《未刻本叶天士医案》）

方证解释：本案疟病发为浮肿，脉微。据脉微辨为真阳大虚，水湿不行的真武汤证，方用真武汤温阳逐湿。

东垣谓，疟痢皆令脾伤，以为寒为热之邪，由四末蒸犯中焦也。盖头形象天，清阳不旷，故面目诸窍不和，形寒汗泄，将来浮肿腹大，已然在目矣。人参、茯苓、熟附子、淡干姜、厚朴、泽泻。（《叶氏医案存真·卷一》）

方证解释：本案症见形寒汗泄，面目诸窍不和，已有浮肿、腹胀大的征兆。此疟伤太阴脾阳证。方用真武汤合附子理中汤化裁：以熟附子、茯苓、泽泻为变通真武汤温阳逐湿，以人参、淡干姜、厚朴为变通理中汤温通太阴。

吕二四，阴疟一年方。羸瘦妨食，食入不运，不饮汤水，四肢无力，诊脉微弱不鼓。屡进六君益气无效，当温里通阳，从火生土意。人参、熟附子、生益智、茯神、白芍、生姜。（《临证指南医案·疟》）

方证解释：本案阴疟一年，症见羸瘦妨食，不饮汤水，四肢无力。脉微弱不鼓。此一派阳虚阴浊聚结之象，方用真武汤去白术加人参补火生土，通补中阳；另加生益智辛香温阳燥湿。

（二）合方化裁

1. 合冷香饮子治疗寒湿阴疟、霍乱、腹胀、足肿

（1）治阴疟

某，脉沉，舌白，呃忒，时时烦躁，向系阳虚痰饮，疟发三次即止，此邪窒不能宣越，并非邪去病解。今已变病，阴泣痰浊阻塞于中，致上下气机不相维续，症势险笃。舍通阳一法，无方可拟，必得中阳流连，疟症复作，庶有愈机。淡附子一钱半、生草果仁二钱半、生白芍三钱、茯苓三钱、生厚朴一钱、姜汁五分。一剂。此冷香、真武合剂。（《临证指南医案·疟》）

方证解释：本案疟发三次即内伏而止，症见呃忒，时时烦躁。舌苔白，脉沉。此中阳大虚，湿饮停聚。方用真武汤与冷香饮子合法化裁：以淡附子、生白芍、茯苓、姜汁为化简真武汤法温阳逐湿；以生草果仁、生厚朴合附子、姜汁为冷香饮子法温燥寒湿。

寒起四末，舌白脘闷，温其脾阳。草果仁、制附子、生姜、白茯苓、乌梅肉、广皮。（《未刻本叶天士医案》）

方证解释：本案症见寒起四末，脘闷。苔白。此疟伤太阴，寒湿内聚，脾阳损伤。方用真武汤合冷香饮子化裁，其制附子、生姜、白茯苓为化简真武汤以通阳逐湿；草果仁、广皮合附子为冷香饮子去甘草法以温燥寒湿；另加乌梅肉酸制厥阴，合草果又治太阴湿疟。

（2）治霍乱胀泻

邹三九，深秋霍乱转筋，必有暴冷伤及脾胃。病机一十九条，河间皆谓热，亦属偏见。愈泻愈胀，岂是实症。夫酒客之湿，皆脾胃阳微不运，致湿邪凝聚，气壅成胀。见胀满辄投攻下，不究致病之因，故曰难调之症。生白术、草果、熟附子、厚朴、广皮、茯苓。（《临证指南医案·肿胀》）

方证解释：本案症见泄泻，腹胀。寒湿损伤中阳，清阳不升则腹泻；脾胃阳微不运，湿邪凝聚，气壅成胀。方用真武汤合冷香饮子化裁。其熟附子、生白术、茯苓为化简真武汤以温阳逐湿；草果、广皮合附子、白术为冷香饮子去甘草生姜法以温燥寒湿；另加厚朴合广皮为平胃散法以燥湿醒脾。

（3）治单腹胀

杨五十，饮酒聚湿，太阴脾阳受伤。单单腹胀，是浊阴之气锢结不宣通，二便不爽。治以健阳运湿。生茅术、草果、附子、广皮、厚朴、茯苓、荜茇、猪苓。（《临证指南医案·肿胀》）

方证解释：本案症见单腹胀，二便不爽。此酒湿内聚，重伤脾阳。方用真武汤加减温阳逐湿。因湿甚，故去白芍之阴敛；因非水饮，故去生姜之辛散；为加强祛湿，故取平胃散法以苍术代替白术，加广皮、厚朴燥湿理气，取冷香饮子法加草果温燥寒湿，仿四苓散法加猪苓合茯苓淡渗利湿；另加荜茇温中散寒除胀。

（4）治腹软膨

倪二十，腹奘膨，便不爽，脐阳不行。生益智、茯苓、生谷芽、广皮、砂仁壳、厚朴。又，六腑不通爽，凡浊味食物宜忌。鸡肫皮、麦芽、山楂、砂仁、陈香橼。又，脉沉小缓，早食难化，晚食夜胀，大便不爽。此脐阳久伤，不司流行，必以温药疏通，忌食闭气黏萆。生白术、附子、厚朴、草果、茯苓、广皮白、槟榔汁。（《临证指南医案·肿胀》）

方证解释：本案症见腹软膨，大便不爽等，一、二诊纯用祛湿理气、开畅中焦法通胃腑之阳，三诊症见早食难化，晚食夜胀，大便不爽。脉沉小缓。从脉沉小缓辨为中下阳虚，水湿不运证。方用真武汤去芍、姜温阳逐湿，另合平胃散法加厚朴、广皮，合冷香饮子法加草果温燥脾湿；因大便不爽，故加槟榔汁以行气导滞。

（5）治肿胀

陈五十，积劳，脾阳伤，食下胀，足肿。生白术、茯苓、熟附子、草果仁、厚朴、广皮。（《临证指南医案·肿胀》）

方证解释：本案症见食下胀，足肿。由积劳损伤脾阳所致。方用真武汤去芍、姜，以术、附、苓温阳逐湿，另合平胃散法加厚朴、广皮，合冷香饮子法加草果仁燥湿助运。

本案处方可命名为"真武去芍药生姜加厚朴草果陈皮汤"，以期在临床上推广应用。

2. 合理中汤治疗寒凝中焦的中满、腹鸣、气逆、湿疟

（1）治中满

寒湿损伤脾阳，遂成中满之症，乃淡泊不堪所致。附子、干姜、茯苓、白芍、胡芦巴。（《叶氏医案存真·卷二》）

方证解释：本案症见脘腹胀满，由寒湿损伤脾阳所致。方用真武汤合理中汤化裁，以附子、茯苓、白芍为真武汤法补火生土以除寒湿，以干姜合附子为附子理中汤法以温通脾阳；另加胡芦巴温肾阳、散寒湿。

本案处方可命名为"真武去白术生姜加干姜胡芦巴汤"，以期在临床上推广应用。

（2）治腹鸣濯濯如有水状

腹中如有水状，行则腹鸣濯濯，《经》言，肺移寒于肾，水气客于大肠，如囊裹浆，按之不坚，属火衰阳虚，不得转输于膀胱，谓之涌水。人参、附子、茯苓、干姜、炙草。（《叶氏医案存真·卷一》）

方证解释：本案比较特殊，症见腹中如有水状，活动则腹鸣濯濯。此为《素问·气厥论》中的涌水，由肺移寒于肾，水气客于大肠，火衰阳虚，不得转输于膀胱所致。方用真武汤合理中汤化裁，以附子、茯苓，为减味真武汤法以温阳利水；以人参、干姜、炙草，合茯苓为变通理中汤法以温中通阳。

（3）治肿胀

秦，老年肿胀，四肢俱冷，皆阳气衰惫，浊阴僭踞。盖脾阳主运，肾阳司纳，今食入愈胀，二便不爽，中下之阳消乏，岂可小视此病。炮黑附子、淡干姜、生白术、生厚朴、茯苓、泽泻。（《种福堂公选医案》）

方证解释：本案症见肿胀，四肢俱冷，食入愈胀，二便不爽。此中下之阳消乏，阳气衰惫，浊阴聚结。方用炮黑附子、生白术、茯苓、泽泻，为加减真武汤法以温阳逐湿；用淡干姜合附子、白术、茯苓，为变通附子理中汤法以温中健脾利湿；用生厚朴合白术，为变通枳术汤法以运脾逐湿消胀。

（4）治气冲逆不得安卧

吴，浊饮自夜上干填塞，故阳不旋降，冲逆不得安卧。用仲景真武法。人参、淡熟附子、生淡干姜、茯苓块、猪苓、泽泻。（《临证指南医案·喘》）

方证解释：从"浊饮自夜上干填塞"、"冲逆不得安卧"分析，其证或为喘，或为自觉气冲。病机为阳虚饮浊冲逆。方用真武汤去壅敛的甘草、白芍以通阳逐饮；合理中汤法以干姜易生姜，加人参以通补胃阳，温中化饮；另用猪苓、泽泻合茯苓为四苓汤法以渗利水湿。

（5）治寒湿疟

疟发六七十候，寒热邪聚，必交会于中宫。脾胃阳气消乏，致痞胀不能纳食运化，三年不愈，正气未复。诊脉沉微，阳伤必浊阴盘踞，但以泄气宽胀，中州愈困愈剧，必温通，浊走阳回，是久病治法。生淡干姜、生益智、厚朴、茯苓、人参、泡淡附子。（《叶氏医案存

真·卷一》）

方证解释：本案疟发六七十候，寒热，痞胀不能纳食，三年不愈。脉沉微。此脾胃阳虚，湿浊聚结。方用真武汤合理中汤化裁，以泡淡附子、茯苓为简化真武汤通阳逐湿；以生淡干姜、人参合附子为简化附子理中汤通补胃阳，另加生益智、厚朴燥湿醒脾。

3. 合大建中汤治疗腹胀食少

肾阳虚则乏纳气之权，浊阴凝痞少腹，渐觉有形为胀，脾阳虚则健运失司，食少易滞，受病既属内伤，固以理脏真为最要，益火暖土，使中下之阳得安，迄今图治，至冬至一阳来复，必获全效。川椒、附子、白芍、茯苓、甘草。（《叶氏医案存真·卷二》）

方证解释：本案症见少腹胀大，自觉有形，食少易滞。此脾肾阳虚，阴浊凝痞。方用真武汤去白术、生姜益火暖土，温阳逐湿；另仿大建中汤法加川椒、甘草温中散寒，辛甘养营。

4. 合己椒苈黄丸治疗胀满

永隆号，屡通大便，胀势不减，是阳气愈伤，阴浊益壅矣，进通阳法，真武汤去白芍，加泽泻、椒目。（《叶氏医案存真·卷二》）

方证解释：本案腹胀，曾屡通大便，而胀势不减，此阳虚阴浊聚结。方用真武汤去酸敛的白芍以补火生土，通阳破阴浊凝聚；另仿己椒苈黄丸法加椒目，仿牡蛎泽泻散法加泽泻以祛湿利水。

5. 合厚朴温中汤治疗泻痢后跗肿腹满

某，躬耕南亩，曝于烈日，渍于水土，暑湿内蒸为泻痢，邪去正伤，临晚跗肿腹满，乃脾阳已困，诸气不司运行，浊阴渐尔窃据。《内经》病机，诸湿肿满，皆属于脾。生白术、草蔻、茯苓、厚朴、附子、泽泻。（《临证指南医案·肿胀》）

方证解释：本案始为暑湿痢，邪去正伤，出现跗肿腹满。此脾阳损伤，水湿停聚。方用真武汤去芍姜加草蔻、厚朴、泽泻温阳逐湿利水。其中厚朴、草蔻、茯苓，为东垣厚朴温中汤法可行气燥湿除满；生白术、厚朴并用，为变通枳术汤法可健脾助运、消胀逐湿。

6. 合肾气丸法治疗浮肿

顾四三，脉微而迟，色衰萎黄。蟹为介属，咸寒沉降，凡阳气不足者，食之损阳，其致病之由，自试二次矣。久利久泄，古云无不伤肾。今浮肿渐起自下，是水失火而败。若非暖下，徒见泄泻有红，为脾胃湿热，必致中满败坏。生茅术、熟地炭、熟附子、淡干姜、茯苓、车前。（《临证指南医案·肿胀》）

方证解释：本案素有久利，今浮肿渐从下肢而起，色衰萎黄，脉微而迟。叶氏据脉色辨为真火脾阳衰败之证，一改前医之误，用真武汤合理中汤与肾气丸化裁处方。其中生茅术、熟附子、茯苓为变通真武汤法可温阳除湿利水；淡干姜合术、附为附子理中汤法可温中暖土止泻。此案浮肿，叶氏认为"是水失火而败"，故合入简化济生肾气丸法，用熟地炭、车前子合茯苓、附子以阴中求阳、水中生火。

7. 合牡蛎泽泻散治疗浮肿呕泻

韩三一，冷酒水湿伤中，上呕食，下泄脂液，阳气伤极，再加浮肿作胀则危。人参、茯苓、熟附子、生于术、生白芍、生姜。又，酒湿类聚，例以分利。诊脉微，阳气已败，湿壅生热，至胃痛脓。清热则阳亡即死，术、苓运中祛湿，佐附迅走气分，亦治湿一法。茯苓、熟附子、生白术、左牡蛎、泽泻、车前子。（《临证指南医案·湿》）

方证解释：本案症见上呕食，下泄脂液，浮肿作胀。由冷酒水湿损伤中阳所致，方用真武汤加人参温阳逐湿、通补胃阳。二诊脉微，阳气已败。方用真武汤合牡蛎泽泻散为法，其茯苓、熟附子、生白术为真武汤去姜芍法以温阳逐湿；左牡蛎、泽泻、车前子为化简牡蛎泽泻散以渗利水湿。

8. 合通补奇经法治疗虚里跳跃如梭

吕氏，季胁之傍，是虚里穴，今跳跃如梭，乃阳明络空也，况冲脉即血海，亦属阳明所管。经行后而病忽变，前案申说已著，兹不复赘。大凡络虚，通补最宜。身前冲气欲胀，冲脉所主病，《内经》所谓男子内结七疝，女子带下瘕聚。今也痛无形象，谅无结聚，只以冷汗跗寒，食入恶心，鼻准明，环口色青。肝胃相对，一胜必一负。今日议理阳明之阳，佐以宣通奇脉。仲景于动气一篇，都从阳微起见，仿以为法。人参、茯苓、淡熟附子、生薪艾、桂枝木、炒黑大茴、紫石英、生杜仲。（《临证指南医案·木乘土》）

方证解释：本案症见虚里穴部位跳跃如梭，下腹痛无形象，冷汗跗寒，食入恶心，鼻准明，环口色青。此阳明络脉空虚，阳气不足，累及奇经。治拟理阳明之阳，佐以宣通奇脉法。方用人参、茯苓、淡熟附子为变通真武汤法以温补肾阳，通补阳明；用生薪艾、桂枝木、炒黑大茴、紫石英、生杜仲为通补奇经法以温补奇经、散寒镇冲。

9. 合通补奇经法治疗寒湿足跗浮肿

某三八，舌白身痛，足跗浮肿，从太溪穴水流如注。此湿邪伏于足少阴，当用温蒸阳气为主。鹿茸、淡附子、草果、菟丝子、茯苓。（《临证指南医案·湿》）

方证解释：本案寒湿伏郁少阴，损伤真阳，累及奇经，发为苔白身痛，足跗浮肿，从太溪穴水流如注等。方用淡附子、茯苓为减味真武汤以温阳逐湿；用草果合茯苓、附子，为冷香饮子法以温燥寒湿；用菟丝子、鹿茸合茯苓，为通补奇经法以温升奇经督脉。

吴瑭采辑此案，制订出《温病条辨·下焦篇》寒湿第43条鹿附汤方证。

10. 合安肾丸治疗寒湿伤阳中年未育

庞四四，湿久脾阳消乏，中年未育子，肾真亦惫。安肾丸法。鹿茸、胡芦巴、附子、韭子、赤石脂、补骨脂、真茅术、茯苓、菟丝子、大茴香。（《临证指南医案·湿》）

方证解释：本案中年未育子，由寒湿损伤脾肾之阳，累及奇经所致。方用三因安肾丸合真武汤化裁，以附子、茯苓、真苍术为真武汤法温阳逐湿；以鹿茸、胡芦巴、韭子、赤石脂、补骨脂、菟丝子、大茴香为安肾丸法温补脾肾，通补奇经。

吴瑭采辑此案，制订出《温病条辨·下焦篇》寒湿第44条安肾汤方证。

三、讨论与小结

（一）叶氏变通应用真武汤的基本思路与手法

叶桂根据真武汤以白术、茯苓逐湿，以附子温阳通阳的配伍特点，悟出此方重在温阳逐湿，遂以这三味药为基本方，组成温阳逐湿法，治疗寒湿伤阳，或阳虚湿盛的病证。如叶氏在《临证指南医案·湿》韩三一案中指出："术、苓运中祛湿，佐附迅走气分，亦治湿一法。"

叶氏用此方多不用白芍，理由有二：一是芍药阴柔，会束缚附子刚猛剽悍之性。如他在《叶天士先生方案真本》戴案评前医处方说："附子走而通阳，极为合理，然其余一派滋柔护阴，束缚附子之剽疾矣。"二是湿为阴邪，芍药为阴药，湿盛者，用芍药则以阴附阴，不利于祛湿。如他在《临证指南医案·痰饮》董案评前医处方云："反以地黄、五味阴药附和其阴，阴霾冲逆肆虐，饮邪滔天莫制。"

湿盛遏阳者，用生姜。生姜辛温，可助附子通阳。如叶氏说："议以仲景熟附配生姜法，扫群阴以驱饮邪，维阳气以立基本。"（《临证指南医案·痰饮》董案）寒湿伤阳，中阳虚甚者，仿理中汤法以干姜易生姜，组成术附姜苓汤法，干姜、附子并用以温阳通阳，再配术、苓逐湿。

以此构成基本变通方，治疗呕吐、脘不知饥、泄泻、腹痛便血、腹胀、浮肿、哮喘、咳嗽、痰饮、心动悸、温病寒湿、阴疟、霍乱等病证。

呕吐而胃气虚者，加人参，合姜、苓通补胃气；泄泻而脾肾虚寒者，仿缪仲淳脾肾双补丸法加人参、益智仁、菟丝子补脾肾以止泻；痢疾日久，阴阳皆虚者，加芍药、甘草、五味子、人参温阳益阴、缓急止腹痛；湿甚腹胀者，仿平胃散法加厚朴、陈皮、木瓜祛湿；浮肿者，或用真武汤原方加人参温阳利水扶脾，或用基本变通方加厚朴开畅气机；哮喘者，或用原方，或用基本变通方，或去白术加芍药温阳逐饮；咳嗽者，去白术，加人参，温阳逐饮，兼通补胃气；痰饮者，用真武汤为丸，治疗痰饮之本，或加人参煎汤送服以通补胃气，或与肾气丸交替使用以摄纳肾气；寒湿伤阳者，基本变通方加厚朴、广皮、木瓜、益智仁逐湿；阴疟者，或加泽泻、苡仁、生姜、大枣利湿兼调和营卫，或加干姜、厚朴、泽泻温阳利湿。

在合法化裁方面，或合冷香饮子加草果、陈皮等治疗寒湿阴疟、霍乱、腹胀、足肿，或合理中汤法加干姜、人参等治疗寒凝中焦的中满、腹鸣、气逆、湿疟，或合大建中汤法加川椒治疗腹胀食少，或合己椒苈黄丸法加椒目、泽泻治疗胀满，或合厚朴温中汤法加草蔻、厚朴、泽泻等治疗泻痢后跗肿腹满，或合济生肾气丸法加熟地、车前治疗浮肿，或合牡蛎泽泻散法加牡蛎、泽泻治疗浮肿呕泻，或合镇固奇经法加人参、艾叶、桂枝、大茴香、紫石英、杜仲等治疗虚里跳跃如梭，或合通补奇经法加鹿茸、菟丝子、草果治疗寒湿足跗浮肿，或合安肾丸法加鹿茸、胡芦巴、韭子、赤石脂、补骨脂、真茅术、菟丝子、大茴香治疗寒湿伤阳中年未育等。

（二）叶氏对仲景真武汤方证的创新与发展

1. 创温阳逐湿法论治寒湿

寒湿既可见于外感温病，也可见于内伤杂病，比湿热更为多见，是一种病机复杂多变的难治的病证。吴瑭在《温病条辨·下焦篇》第 42 条自注中说：寒湿之病，"其间错综变化，不可枚举。其在上焦也，如伤寒；其在下焦也，如内伤；其在中焦也，或如外感，或如内伤。至人之受病也，亦有外感，亦有内伤，使学者心摇目眩，无从捉摸。其变证也，则有湿痹、水气、咳嗽、痰饮、黄汗、黄疸、肿胀、疟疾、痢疾、淋证、带证、便血、疝气、痔疮、痈脓等证，较之风火燥寒四门之中，倍而又倍，苟非条分缕析，体贴入微，未有不张冠李戴者。"寒湿如此复杂难治，而古今论治寒湿者甚少。叶氏在变通应用真武汤中创造性地建立了论治寒湿伤阳的新法，主要有两点。

（1）以术附苓为法温阳逐湿

在上述《临证指南医案·湿》韩三一案中，叶氏精辟地指出："术、苓运中祛湿，佐附迅走气分，亦治湿一法。"这句话说明，叶氏用真武汤的手法之一是简化其方，取术、附、苓三药为基本法，温中健脾祛湿，通阳走散气分。在此基础上，湿重者，加泽泻，如《叶天士先生方案真本》"王陆家浜三十六岁"案，以生白术、炒黑生附子、茯苓、泽泻四药为方，治湿聚伤阳（叶氏原案见"桂枝附子去桂加白术汤"一节）；或者合简化牡蛎泽泻散，加牡蛎、泽泻、车前子分利湿浊，如《临证指南医案·湿》韩三一案。阳伤重者，合理中汤法加干姜，以干姜、附子并用，通阳开湿浊郁结，如《临证指南医案·湿》张四五案，"阳伤痿弱，有湿麻痹，痔血"，方用"生白术、附子、干姜、茯苓"。吴瑭采辑此案，制订出《温病条辨·下焦篇》寒湿第45条术附姜苓汤方证："湿久伤阳，痿弱不振，肢体麻痹，痔疮下血，术附姜苓汤主之。"吴氏此方组成为：生白术五钱、附子三钱、干姜三钱、茯苓五钱。水五杯，煮取二杯，日再服。

著名伤寒学家胡希恕先生在临床中体验到：以术、附、苓三药配伍，治疗寒湿肢体痹痛有卓越的疗效。胡希恕的经验提示，叶氏简化真武汤，委术附苓以重任治疗寒湿的经验是十分可贵的，值得深入研究。

（2）以真武冷香合法通阳燥湿治寒湿伤阳

冷香饮子出自宋·杨倓编撰的《杨氏家藏方·卷三》，组成为：草果仁二两，炙甘草一两，陈橘皮（去白）半两，附子（炮，去皮、脐）一分。为粗末，每服五钱，水煎，去滓，不拘时冷服。治伏暑烦躁，引饮无度；及中暑内夹生冷饮食，腹痛泻利。张璐《张氏医通·卷十六》将此方作为四逆汤的类方（四逆汤去干姜，加草果仁、橘红、生姜），治中暑内夹生冷饮食，腹痛泻利。薛生白《湿热病篇》第46条谓："肠痛下利，胸痞烦躁口渴，脉数大，按之豁然空者，宜冷香饮子。"薛氏自注说："此不特湿邪伤脾，抑且寒邪伤肾。烦躁而渴，极似阳邪为病。惟数大之脉按之豁然而空，知其躁渴等证，为虚阳外越，而非热邪内扰，故以此方冷服，俾下咽之后，冷气既消，热性乃发，庶药气与病气，无扞格之虞也。"《湿热病篇》所载方各药剂量与杨氏方有别：用炮附子一钱、陈皮一钱、草果一钱、炙甘草一钱五分、生姜五片。水一钟，煎滚即滤，井水顿冷服。

叶桂将冷香饮子与真武汤合方化裁，治疗疟疾、霍乱等病出现的寒湿伤阳或阳虚寒湿证。如《临证指南医案》疟门"某，脉沉，舌白，呃忒"案，叶氏明确指出："此冷香、真武合剂。"另如《临证指南医案》肿胀门邹三九案、杨五十案，《未刻本叶天士医案》"寒起四末，舌白脘闷"案等，均用真武汤、冷香饮子合法处方。

叶氏的手法是，寒湿甚者，去两方中的白芍、甘草。基本方用附子、生姜、茯苓、白术、草果、陈皮。如此配伍，纯辛温燥，辛香燥湿与温阳通阳的作用均大大增强，用于治疗寒湿壅盛、真阳损伤的病证颇为对的。

真武汤原方重在温阳制水，而无燥湿之用；冷香饮子原方重在温阳散寒燥湿，而无逐水之效。两方合用后，温阳散寒功效不变，而水、湿并治，从而构成了温阳、通阳、燥湿、逐水的新方。由于水与湿同为阴寒之邪，往往相兼为患，水湿互结，既能阻滞气机，又能损伤脾肾之阳，因此，冷香、真武合剂的确立，为水湿伤阳证的治疗提供了对应的治方，具有重要的临床价值。

2. 阐发真武去阴守药白芍纯刚通阳破阴的理论

（1）去白芍用术附姜苓通阳逐阴

真武汤的核心配伍是用附子、生姜配白术、茯苓。叶氏紧紧地抓住此方的这一配伍特点，去原方阴柔酸敛的白芍，甚至不用甘守的白术，并常以干姜易生姜，组成纯辛温热刚燥之剂，以通阳温阳，破阴霾聚结。如上述《临证指南医案·痰饮》董案，症见"阳微恶寒，饮浊上干，咳吐涎沫，且食减胃衰"，叶氏引喻昌之论指出："浊阴上加于天，非离照当空，氛雾焉得退避。"并对前医用地黄、五味子等药给予了严厉的批评："反以地黄、五味阴药附和其阴，阴霾冲逆肆虐，饮邪滔天莫制。"力主用仲景真武汤法，以附子配生姜，"扫群阴以驱饮邪，维阳气以立基本"。又如，《叶天士先生方案真本》"戴徽州三十九岁"案，阳微痰饮上逆，症见"喘不着枕"，前医虽用了附子，但方中配伍了阴柔护阴药，叶氏精辟地指出：用"附子走而通阳，极为合理，然其余一派滋柔护阴，束缚附子之剽疾矣"。可见，对于真正的阳虚水饮停聚证，或者阳微阴霾内聚证，叶氏极力主张通阳逐阴，反对在真武汤中配伍阴柔药。这一点，大大发挥了仲景原方证理论，为真武汤的变通应用开拓了新的思路。

（2）合理中汤法干姜附子并用重剂温阳逐阴

理中汤的主药是干姜，其配白术善于温中逐湿，配人参善于通补胃阳胃气。叶氏抓住理中汤的这一配伍特点，将之与真武汤合法化裁，去甘守之甘草、阴敛的白芍，以附子、干姜并用温通中阳真阳，合苓、术以温阳逐湿制水；或者再加人参，以参、苓、姜、附通补胃气胃阳。从而构成了重剂温通脾胃肾阳，逐阴霾、除水湿的新法。叶氏广用此法治疗胀满、浮肿、腹痛便血、便溏腹泻、阴疝等病证。如《种福堂公选医案》秦案，"老年肿胀，四肢俱冷……食入愈胀，二便不爽"。叶氏认为，此"皆阳气衰惫，浊阴僭踞"，"盖脾阳主运，肾阳司纳，今中下之阳消乏，岂可小视此病"。方用"炮黑附子、淡干姜、生白术、生厚朴、茯苓、泽泻"。此方是真武汤与理中汤的合法，其中炮黑附子、生白术、茯苓、泽泻，为真武汤去芍、姜加泽泻法，以温肾阳、利水湿；淡干姜、生厚朴、附子、白术，为附子理中汤去参、草加厚朴法，以温脾阳、祛湿浊。两法合用，既温脾胃中阳与下焦肾阳，又逐阴浊，驱水湿，颇能切合病机。另如上述《临证指南医案·肿胀》某三七案、顾四三案，《叶氏医案存真》"寒湿损伤脾阳，遂成中满之症"案，"腹中如有水状，行则腹鸣濯濯"案，"东垣谓，疟痢皆令脾伤"案等，均是真武汤与理中汤合法处方，均是辛热纯刚之剂。研究这些医案，就可以领悟到叶氏应用姜附剂的胆识。

3. 阐发附子配生姜通阳逐饮的治法理论

在真武汤应用中，叶氏对附子的作用提出了新的见解，他认为附子不仅温阳，而且善于通阳，如《叶天士先生方案真本》"戴徽州三十九岁"案指出："饮邪必以温药和之……附子走而通阳，极为合理。"

真武汤附子配生姜，则有通阳逐饮之效，如《临证指南医案·痰饮》戴案指出："诊脉来濡弱无神，痰饮咳逆未已……宗仲景真武汤法，以熟附配生姜，通阳逐饮立法。"又如《临证指南医案·痰饮》董案，叶氏指出："阴霾冲逆肆虐，饮邪滔天莫制。议以仲景熟附配生姜法，扫群阴以驱饮邪，维阳气以立基本。"再如，《临证指南医案·吐蛔》席案，叶氏指出："议用理中汤，减甘草之守，仍加姜、附以通阳，并入草果以醒脾。"

由于叶氏阐明了真武汤附子配生姜"通阳逐饮"的治法理论，因此，他推广用真武汤法治疗痰饮、咳、喘等病证。从叶案分析，真武汤所主咳喘证的病机是"阳微饮逆"，主要表现是宿喘或久咳，或者咳、喘兼有腹膨胀，或纳食减少，呕恶，或下肢浮肿，或便溏，脉濡弱无神，或濡弦等。组方主用附子配生姜，通阳逐饮，多再配茯苓通胃阳、利水湿。胀满甚者，去甘壅之白术；胃阳虚者，加人参合姜、附、苓通补胃阳胃气。

仲景真武汤原方主治证没有咳、喘，叶氏阐发此新义，扩展了此方的用法，为痰饮、咳、喘病的治疗开拓了新的思路。

从临床实际考察，寒饮所致的咳喘早期用小青龙汤、射干麻黄汤有很好的疗效，用之得当，很快就能平其喘咳，但是，久喘用之则往往无效。对此，必须改用真武汤温阳逐饮，治疗根本，方能稳定病情，控制咳喘。先师刘渡舟先生曾告诉我们，喘咳治疗有三部曲：早期用小青龙汤、射干麻黄汤等麻黄剂治肺，中期用苓桂术甘汤治胃，晚期用真武汤治肾。由此来看，叶氏用真武汤治疗咳喘的经验有重要的临床意义，值得深入研究。

（三）吴瑭对叶氏变通真武汤法的继承与发展

吴瑭根据叶氏变通应用真武汤的医案，在《温病条辨》中制订出 4 个方证。介绍如下。

1. 参芍汤方证

出自《温病条辨·下焦篇》第73条："休息痢经年不愈，下焦阴阳皆虚，不能收摄，少腹气结，有似癥瘕，参芍汤主之。"此方组成为：人参、白芍、附子、茯苓、炙甘草、五味子。吴瑭称此方为"辛甘为阳酸甘化阴复法"。

本方证是吴瑭根据《临证指南医案·痢》"某氏，休息痢"案整理制订的。

2. 鹿附汤方证

出自《温病条辨·下焦篇》寒湿第43条："湿久不治，伏足少阴，舌白身痛，足跗浮肿，鹿附汤主。"此方组成为：鹿茸五钱、附子三钱、草果一钱、菟丝子三钱、茯苓五钱。水五杯，煮去二杯，日再服，渣再煮一杯服。吴氏称此方为"苦辛咸法"。

鹿附汤方用鹿茸温补奇经督脉，菟丝子助鹿茸温补督脉；附子补肾阳、通经散寒；草果辛香温燥太阴寒湿；茯苓淡渗利水逐湿。其中附子与茯苓配伍，有逐湿止身痛的特殊作用。全方不仅温补肾阳，而且通补督脉；不仅温阳散寒，而且燥湿利水。是治疗寒湿久留不解，肾阳督脉虚衰的重要方剂。

吴瑭自注说："湿伏少阴，故以鹿茸补督脉之阳。督脉根于少阴，所谓八脉丽于肝肾也；督脉总督诸阳，此阳气一升，则诸阳听令。附子补肾中真阳，通行十二经，佐之以菟丝，凭空行气而升发少阴，则身痛可休。独以一味草果，温太阴独胜之寒以醒脾阳，则地气上蒸天气之白苔可除；……以茯苓淡渗，佐附子开膀胱，小便得利，而跗肿可愈矣。"

本方证是吴瑭根据上述《临证指南医案·湿》某三八案整理制订的。

3. 安肾汤方证

安肾汤出自《温病条辨·下焦篇》寒湿第44条："湿久，脾阳消乏，肾阳亦惫者，安肾汤主之。"此方组成为：鹿茸三钱、胡芦巴三钱、补骨脂三钱、韭子一钱、大茴香二钱、附子二钱、苍术二钱、茯苓三钱、菟丝子三钱。水八杯，煮取三杯，分三次服。大便溏者，加赤石脂。久病恶汤剂者，可用二十分作丸。吴氏称此方为"辛甘温法"。

安肾汤以鹿茸领胡芦巴、补骨脂、韭子、菟丝子温润通补奇经督脉，附子、大茴香温阳散寒，苍术、茯苓燥湿利水以通脾阳。全方以温补肾督之阳为主，燥湿通脾阳为辅。吴瑭将这种重补肾阳，以求脾阳得复，寒湿得散的治法称为"釜底增薪法"，如其自注说："凡肾阳惫者，必补督脉，故以鹿茸为君，附子、韭子等补肾中真阳，但以苓、术二味，渗湿而补脾阳。釜底增薪法也。"

本方证是吴瑭根据《临证指南医案·湿》庞四四案整理制订的。

本方可用于治疗奇经督脉不足，寒湿稽留中下焦所致的男子阳痿，精少不育；女子带下、宫冷不孕、月经不调，以及杂病便溏、腰痛、下肢痿软等病证。

4. 术附姜苓汤方证

出自《温病条辨·下焦篇》寒湿第45条。此方证在"理中汤"一节已经介绍，此从略。

（四）新订叶氏真武汤变通方

1. 真武去芍药生姜加厚朴草果陈皮汤

出自《临证指南医案·肿胀》陈五十案、邹三九案、倪二十案。组成为：生白术、附子、厚朴、草果、茯苓、陈皮。大便不爽者，加槟榔。叶案方证：积劳，脾阳损伤，食下胀满，足肿者；或酒客之湿，腹泻胀满，愈泻愈胀，是脾胃阳微不运，致湿邪凝聚，气壅成胀者。或脉沉小缓，腹软而膨，早食难化，晚食夜胀，大便不爽，此腑阳久伤，不司流行，必以温药疏通者。

此方是变通真武汤与冷香饮子的合法，主治寒湿伤阳证。湿盛者，用苍术易白术，即又合入了平胃散法。

2. 真武去白术生姜加干姜胡芦巴汤

出自《叶氏医案存真·卷二》"寒湿损伤脾阳"案。组成为：附子、干姜、茯苓、白芍、胡芦巴。叶案方证：寒湿损伤脾阳，遂成中满者。

此方是真武汤与理中汤的合法，主治寒湿伤阳，脾肾之阳俱伤，阳伤甚而湿不盛者。胃气虚者，加人参，合茯苓以通补胃气。

（五）叶案萃语

1. "阳腑之阳，非通不阖。"

出自《临证指南医案·呕吐》潘十八案。阳腑指胃腑。对于胃阳虚而见呕吐、腹胀等病者，叶氏主张用变通真武汤或附子粳米汤通补胃阳。胃阳复则胃气通降，主开阖功能才能恢复正常。

2. "仲景熟附配生姜法，扫群阴以驱饮邪，维阳气以立基本"；"以熟附配生姜，通阳逐饮立法"。

分别出自《临证指南医案·痰饮》董案、戴案。在这里，叶氏对真武汤中附子配伍生姜的意义作了精辟的阐发。附子辛热扶阳通阳，生姜辛温温散水饮，两药相配，善于治疗真阳虚衰，阴浊阴霾内聚，冲逆肆虐所致的痰饮咳喘、胀满等病证。

3. "理中宫阳气之转旋，望其进食。"

出自《叶天士先生方案真本》李案。中阳虚弱，可出现废食、不思食，胀满等，对此要用附子温通中阳，人参、茯苓通补胃气，中焦阳气复而转旋，则胃气通降，自然进食。这句话揭示了中阳虚而不食的病机与治疗原则。

 # 桂枝附子汤　桂枝附子去桂加白术汤

一、仲景原方证述要

桂枝附子汤与桂枝附子去桂加白术汤出自《伤寒论》第174条。桂枝附子汤组成为：桂枝四两（去皮），附子三枚（炮，去皮，破），生姜三两（切），大枣十二枚（擘），甘草二两（炙）。右五味，以水六升，煮取二升，去滓。分温三服。去桂加白术汤组成为：附子三枚（炮，去皮，破），白术四两，生姜三两（切），甘草二两（炙），大枣十二枚（擘）。右五味，以水六升，煮取二升，去滓。分温三服。初一服，其人身如痹，半日许复服之；三服都尽，其人如冒状，勿怪。此以附子、术，并走皮内，逐水气未得除，故使之耳。法当加桂四两，此本一方二法，以大便鞕，小便自利，去桂也；以大便不鞕，小便不利，当加桂。附子三枚恐多也，虚弱家及产妇，宜减服之。仲景原条文谓："伤寒八九日，风湿相搏，身体疼烦，不能自转侧，不呕，不渴，脉浮虚而涩者，桂枝附子汤主之。若其人大便鞕，小便自利者，去桂加白术汤主之。"

桂枝附子汤是桂枝汤去芍药加附子三枚，并增桂枝量为四两而成。以桂、附合用，温阳散寒除湿，偏于温通经络之湿而止痛。去桂加白术汤以术、附合用，温阳逐湿，而偏于祛除皮内肌肉之湿而除痹。

桂枝附子汤证：风湿相搏，身体疼烦，不能自转侧，脉浮虚而涩者。桂枝附子去桂加白术汤证：桂枝附子汤证大便鞕，小便自利者。

二、叶氏应用心法

（一）桂枝附子汤

1. 加减变化

（1）用于治疗身重疼痛

身重，汗出，疼痛，脉浮缓，此风湿相搏于太阳之表。阳虚邪客，当通营卫以固表，拟桂枝附子汤。制川附、桂枝、甘草、生姜、大枣。（《叶氏医案存真·卷二》）

方证解释：本案身重、疼痛，但汗出，脉浮缓，是典型的桂枝附子汤证，故用此方通营卫以固表止汗，祛风湿以止身重疼痛。

（2）用于治疗经络拘束

王二五，冷湿损阳，经络拘束，形寒。酒客少谷，劳力所致。桂枝、淡干姜、熟附子、生白术。（《临证指南医案·湿》）

方证解释：所谓"经络拘束"，是指身痛，兼见形寒。由酒客少谷，化冷湿伤阳，加之劳力损伤阳气所致。方用简化桂枝附子汤，以桂、附温阳通络，另仿去桂加白术汤与理中汤法，加干姜、白术温阳逐湿。

吴瑭采辑此案，制订出《温病条辨·上焦篇》湿温寒湿第49条桂枝姜附汤方证。

（3）用于治疗胃脘痛

张，阳微不司外卫，脉络牵掣不和，胃痛，夏秋不发，阴内阳外也。当冬寒骤加，宜急护其阳，用桂枝附子汤。桂枝、附子、炙草、煨姜、南枣。（《临证指南医案·胃脘痛》）

方证解释：本案症见胃痛，冬寒加重。因冬寒加重，夏秋不发，故从"阳微不司外卫，脉络牵掣不和"论述病机，方用桂枝附子汤温阳通络，散寒止痛。

某，味淡短气，脘中微痛。人参、淡附子、桂枝、炒远志、煨姜。（《临证指南医案·胃脘痛》）

方证解释：本案症见脘中微痛，口中味淡，短气。此中阳不足，寒气凝结。方用桂枝附子汤去草、枣加人参，通补胃阳胃气，甘辛养营止痛；加炒远志，提示有惊悸、不眠等心神不宁的表现。

（4）用于治疗湿疟

吴四一，三疟愈后反复，寒多有汗。劳则阳泄致疟，议护阳却邪。川桂枝、熟附子、生于术、炙草、生姜、南枣肉。（《临证指南医案·疟》）

方证解释：本案三疟愈后反复，症见寒多有汗等。此劳伤真阳，营卫不和。方用桂枝附子汤化裁，以川桂枝、熟附子、炙草、生姜、南枣温阳通阳，调和营卫，兼祛疟邪；疟多兼湿，故合入桂枝附子去桂加白术汤法加白术逐湿。

2. 合方化裁

（1）合达原饮治疗寒湿疟

吴六一，背寒，舌白粉胎，知饥食无味。此为无阳，温中、下以托邪。生白术、厚朴、桂枝、附子、草果仁、茯苓。又，照方去茯苓，加人参、炙草、生姜。（《临证指南医案·疟》）

方证解释：本案症见背寒，知饥食无味。舌苔白如粉。寒湿伤阳则背寒，湿浊内聚则苔白如粉。方用桂枝附子汤去姜、草、枣，以桂枝、附子温阳散寒祛邪，仿去桂加白术汤法加白术；仿真武汤法加茯苓，以苓、术、附温阳逐湿；因苔白如积粉为吴有性达原饮证，故取达原饮法加草果，合厚朴辛香燥湿。

（2）合五苓散治疗浮肿

倪六七，阳伤湿聚，便溏足肿。粗桂枝、生白术、木防己、茯苓、泽泻。又，脉紧，足肿便溏。阳微湿聚，气不流畅，怕成单胀。照前方加茵陈。又，晨泄肢肿。生白术、桂枝木、淡附子、茯苓、泽泻。（《临证指南医案·泄泻》）

方证解释：本案症见便溏足肿，为寒湿伤阳证。一诊方用变通木防己汤合五苓散通阳祛湿利水；二诊仍足肿便溏。脉紧。叶氏已经认识到"阳微湿聚"，但却没有用附子温阳，而守方加茵陈利湿；三诊由便溏转为晨泄，由足肿转为肢肿，阳微之症更加突出，故改用桂枝附子汤去姜、草、枣合五苓散温阳逐湿利水。

（3）合真武汤治疗䐜胀便溏

吴四三，食下䐜胀，便溏不爽，肢木不仁，此脾阳困顿，不能默运使然，温通中阳为主。白术三钱、附子一钱、炮姜一钱半、桂枝木一钱、茯苓三钱、荜茇一钱。（《临证指南医案·肿胀》）

方证解释：本案症见食下䐜胀，便溏不爽，肢木不仁。此脾阳虚损，水湿不运，湿困脾阳。方用简化真武汤法，以附、术、苓温阳逐湿；因便溏不爽，故仿理中汤法改生姜为炮姜温中止泻；因肢木不仁，故用桂枝附子汤法，加桂枝温通经脉；另加荜茇温中散寒除满。

（4）合升补奇经法治疗少阴三疟

某三八，少阴三疟已久，当升阳温经。鹿茸、熟附子、人参、桂枝、当归、炒黑蜀漆。（《临证指南医案·疟》）

方证解释：本案未述脉证，从治法处方来看，寒湿不仅损伤脾肾之阳，而且累及奇经督脉。方用鹿茸升提督脉之阳，合人参、桂枝、当归，为升补奇经法以通补奇经；用熟附子、桂枝，为桂枝附子汤法以温阳通经；另用炒黑蜀漆祛除疟邪。

吴瑭根据此案，制订出《温病条辨·下焦篇》寒湿第61条扶阳汤方证。

（二）桂枝附子去桂加白术汤

1. 加减变化

（1）用于治疗肢麻

脉小肢麻，属阳微失护，痰饮内阻，日久有类中之患。术附汤。（《未刻本叶天士医案》）

方证解释：本案症见肢麻。脉小。此由真阳微弱，痰饮内阻经络所致。方用术附汤温阳逐湿。此术附汤应是桂枝附子去桂加白术汤的化简方。

（2）用于治疗自痢周身痹痛

李五十，自痢五六年，即周身痛痹。盖肠胃病，致经络筋骨藩篱疏撒，阳失卫。药难效灵，书此代煎。冬于术、苁蓉、熟附子。河水煎。（《临证指南医案·痢》）

方证解释：本案自痢五六年，周身痛痹。痢为肠胃病，肠胃久病，湿伤真阳，则致经络筋骨藩篱疏撒，阳失卫外而周身痛痹。方用去桂加白术汤法，以术、附温阳逐湿，加肉苁蓉温摄肾阳。

（3）用于治疗风湿痹痛

某，左脉如刃，右脉缓涩。阴亏本质，暑热为疟。水谷湿气下坠，肢末遂成挛痹，今已便泻，减食畏冷，阳明气衰极矣。当缓调，勿使成疾。生白术、狗脊、独活、茯苓、木防己、仙灵脾、防风、威灵仙。又，湿痹，脉络不通，用苦温渗湿小效，但汗出形寒泄泻，阳气大伤，难以湿甚生热例治。通阳宣行，以通脉络。生气周流，亦却病之义也。生于术、附子、狗脊、苡仁、茯苓、草薢。（《临证指南医案·痹》）

方证解释：本案症见四肢挛痹，腹泻，减食畏冷。左脉如刀，右脉缓涩。此暑湿内伏，损伤脾阳。一诊方用仙灵脾补肾阳；用生白术、茯苓健脾逐湿；用狗脊、独活、木防己、防风、威灵仙祛风胜湿通痹。获小效。二诊症见汗出，形寒，泄泻。此阳气大伤，改用术附汤法以生白术、附子、茯苓温阳逐湿；另用狗脊、苡仁、草薢强筋祛湿除痹。

（4）用于治疗自汗汗泄

阳微，湿阻，汗泄。术附汤。（《未刻本叶天士医案》）

方证解释：本案症见汗泄。从"阳微，湿阻"分析，此由真阳虚弱，湿浊内阻所致。方用术附汤温阳逐湿。

（5）用于治疗腹胀便溏

周五五，久嗽四年，后失血，乃久积劳伤。酒肉不忌，湿郁脾阳为胀，问小溲仅通，大便仍溏，浊阴乘阳，午后夜分尤剧。生于术、熟附子。（《临证指南医案·肿胀》）

方证解释：本案症见腹胀，便溏，午后夜分腹胀尤剧，曾久嗽、咳血四年。此酒肉酿湿，湿伤脾肾之阳。方用化简去桂加白术汤法，以生白术、附子温阳逐湿。本方颇精，是叶氏所谓术附汤的基本用药。

2. 合方化裁

（1）合玉屏风散治疗自汗

某二一，脉细自汗，下体怯冷，卫阳式微使然。黄芪三钱、熟附子七分、熟于术一钱半、炙草五分、煨姜一钱、南枣三钱。（《临证指南医案·汗》）

方证解释：本案症见自汗，下体怯冷。脉细。此真阳大伤，脾胃气虚。肾阳虚则下体冷，卫阳微则自汗出。方用熟附子、熟白术、炙草、煨姜、南枣，为桂枝附子去桂加白术汤法以温肾阳、固卫阳；用黄芪合白术为玉屏风散法以固表止汗。

另外，合玉屏风散的医案还有下述"合参附汤与芪附汤治疗汗淋"中介绍的《临证指南医案》汗门朱三六案、中风门周案。可互参。

（2）合参附汤与芪附汤治疗汗淋

朱三六，脉微汗淋，右胁高突而耎，色痿足冷，不食易饥，食入即饱，此阳气大伤，卫不拥护，法当封固。人参、黄芪、制川附子、熟于术。（《临证指南医案·汗》）

方证解释：本案症见汗淋，面色萎黄足冷。脉微。兼见不食易饥，食入即饱，右胁高突而软。此真阳大伤，脾胃气虚，湿浊内聚，卫表不固。方用制川附子、熟白术，为术附汤法以温补真阳，健脾逐湿；用黄芪、人参合附子为参附汤与芪附汤法温阳益气固脱。其中黄芪、白术并用，为玉屏风散法可固表止汗。

周，大寒土旺节候。中年劳倦，阳气不藏，内风动越，令人麻痹。肉瞤心悸，汗泄烦躁，乃里虚欲暴中之象。议用封固护阳为主，无暇论及痰饮他歧。人参、黄芪、附子、熟术。（《临证指南医案·中风》）

方证解释：本案症见麻痹，肉瞤心悸，汗泄烦躁。此劳倦损伤中气肾阳，阳气大虚，湿浊内聚，内风动越。烦躁为里虚有暴中之象。方用附子、熟白术为术附汤法温补真阳，兼逐内湿；用人参、黄芪合附子，为参附汤、芪附汤法以温阳益气固脱。其中黄芪与白术配伍，为玉屏风散法可固表止汗。

（3）合真武汤法治疗寒湿伤阳

王陆家浜三十六岁，纯阳气分药见效，则知病患酒肉冷物乱食，湿内聚伤阳。若不慎口必危。生白术、炒黑生附子、茯苓、泽泻。（《叶天士先生方案真本》）

方证解释：本案未述脉证，从"知病患酒肉冷物乱食，湿内聚伤阳"分析，其证当有便溏、腹胀、浮肿等寒湿伤阳的表现。方用桂枝附子去桂加白术汤法，以术、附温阳逐湿；合真武汤法，加茯苓、泽泻渗利湿浊。

（4）合附子理中汤法治疗寒湿麻痹

张四五，阳伤痿弱，有湿麻痹，痔血。生白术、附子、干姜、茯苓。（《临证指南医案·湿》）

方证解释：本案为寒湿，湿阻经脉而麻痹；寒湿伤阳则痿弱；寒湿下注，阳虚失统则痔血。方用去桂加白术汤合变通附子理中汤法温阳逐湿。

吴瑭根据此案，制订出《温病条辨·下焦篇》寒湿第45条术附姜苓汤方证。

（5）合牡蛎泽泻散治疗腹痛辘辘水声

杨三十三岁，阳气为烦劳久伤，腹痛漉漉水声，重按痛缓，非水积聚。盖阳乏少运，必阴浊凝滞，理阳为宜，大忌逐水攻滞。生白术、熟附子、泽泻、左牡蛎。水泛丸。（《叶天士先生方案真本》）

方证解释：本案症见腹痛，腹中辘辘有水声，重按腹痛可缓。此阳虚阳乏少运，水湿阴浊凝滞。方用生白术、熟附子，为化简桂枝附子去桂加白术汤以温阳逐湿；另加泽泻、牡蛎，为简化牡蛎泽泻散以驱逐水湿。

（6）合导气汤法治疗腹痛

郑，脉沉微，腹痛欲大便，阴浊内凝，乃阳气积衰。通阳必以辛热。生白术、吴萸、良姜、川熟附、茯苓、小茴。（《临证指南医案·湿》）

方证解释：本案腹痛欲大便，脉沉微。此阳虚寒湿下注，阴浊凝聚之证。方用生白术、川熟附、茯苓，为术附汤法以温阳逐湿；用吴茱萸、小茴香，为治疗寒疝的导气汤法以温经止痛；另加高良姜温中散寒。

三、讨论与小结

（一）叶氏变通应用桂枝附子汤与桂枝附子去桂加白术汤的基本思路与手法

仲景制桂枝附子汤、去桂加白术汤主治风湿相搏的肢体疼痛，叶氏变通其方，推广应用于寒湿伤阳的多种病证。

关于桂枝附子汤：重点用桂枝配附子为法，温经通络；或仿附子理中汤法加干姜，姜、附、桂并用以加强温阳；或仿去桂加白术汤法，加白术，仿真武汤法加茯苓，桂、附、术、苓合用以温阳逐湿。由于这种配伍的基本功效是温阳散寒、逐湿通络，因此叶氏不仅用其治疗风湿相搏的身重疼痛、经络拘束，而且也扩展用于治疗胃脘痛、腹胀、便溏、浮肿、湿疟等病证。

关于去桂加白术汤：重点用白术配附子为法温阳逐湿；或者仿附子理中汤法加干姜助附子温阳；或者仿真武汤法加茯苓助白术逐湿；或合牡蛎泽泻散法加牡蛎、泽泻逐水。由于这种配伍的基本功效为温阳逐湿，因此既用其治疗阳微湿痹肌肉经络所致的肢麻，痿弱，麻痹，周身痹痛，也用其治疗腹痛辘辘有水声，腹胀，便溏等寒湿伤阳证。叶氏用此方多不用生姜、甘草、大枣，甚至仅仅用白术、附子两味药为方，单刀直入，温经逐湿，或温阳逐湿。

（二）叶氏对仲景桂枝附子汤与桂枝附子去桂加白术汤方证的创新与发展

发明术附汤治疗寒湿

仲景桂枝附子去桂加白术汤用白术与附子配伍，以附子、白术，并走皮内，逐水气未得除。叶桂由此得到启发，用术、附作为最基本的配伍，组成温阳逐湿法，治疗寒湿伤阳，肢体麻木，或腹泻、自痢、痔血等病证。如《未刻本叶天士医案》"脉小肢麻"案，"阳微湿阻"案，《临证指南医案·肿胀》周五五案，均仅用此两味药为方，温阳逐湿。《临证指南医案·痢》李五十案，自痢五六年，周身痛痹，用术附加肉苁蓉温摄肾阳；《临证指南医案·湿》张五四案，麻痹、痔血，用术附加茯苓渗湿、干姜温中；《叶天士先生方案真本》"王陆家浜三十六岁"案用术附加茯苓、泽泻渗利湿浊；"杨三十三岁，腹痛漉漉水声"案用术附加牡蛎、泽泻利湿逐水等。

其中用白术附子加茯苓是最常用的手法，此法以术、附、苓三药配伍，是真武汤的基本药组，具有良好的温阳逐湿的作用，用于治疗痿痹、麻木、肢体痹痛、浮肿等病证有卓越的疗效。

寒湿是一种十分常见的疾病，既可见于温病，也可见于内伤杂病。由于明清医家多重视湿热而忽视寒湿，因此，人们多不知道寒湿的辨治方法。叶桂独识寒湿，变通应用桂枝附子汤与桂枝附子去桂加白术汤治疗寒湿，吴瑭总结叶氏经验，在《温病条辨》专列寒湿一病，分论上焦寒湿、中焦寒湿、下焦寒湿各证，从而发扬了叶氏辨治寒湿的理法与经验。

（三）吴瑭对叶氏变通桂枝附子汤法的继承与发展

吴瑭遵从叶桂变通应用桂枝附子汤与去桂加白术汤的经验，在《温病条辨》中制订出桂枝姜附汤、术附姜苓汤、扶阳汤等方证，使叶氏论治寒湿的经验上升到方证的层次。此介绍如下。

1. 桂枝姜附汤方证

出自《温病条辨·上焦篇》湿温寒湿第49条："寒湿伤阳，形寒脉缓，舌淡，或白滑不渴，经络拘束，桂枝姜附汤主之。"此方组成为：桂枝六钱、干姜三钱、白术（生）三钱、熟附子二钱。水五杯，煮取二杯，渣再煮一杯服。吴氏称此方为"苦辛热法"。

本方证是吴瑭根据《临证指南医案·湿》王二五案整理制订的。

此方由桂枝附子汤去姜、草、枣加干姜、白术组成。方中既用桂枝配附子温经通络，又用白术配附子温阳逐湿、干姜配白术温中助运，更用干姜、附子纯刚辛热以温阳散寒、逐水湿阴浊，药味虽少，却具有桂枝附子汤、桂枝附子去桂加白术汤、附子理中汤三方之法，主治寒湿伤阳，阳微湿阻所致的形寒、经络拘束、疼痛等症。吴瑭自注说："形寒脉缓，舌白不渴，而经络拘束，全系寒证，故以姜、附温中，白术燥湿，桂枝通行表阳也。"

吴瑭此方证不仅总结了叶氏应用桂枝附子汤与去桂加白术汤的经验，而且也为寒湿病的治疗提供了有效的方剂。

2. 术附姜苓汤方证

出自《温病条辨·下焦篇》寒湿第45条。此方证已在"理中汤　附子理中汤"一节作了介绍，此从略。

3. 扶阳汤方证

出自《温病条辨·下焦篇》寒湿第61条："少阴三疟，久而不愈，形寒嗜卧，舌淡脉微，发时不渴，气血两虚，扶阳汤主之。"此方组成为：鹿茸（生锉末，先用黄酒煎得）五钱、熟附子三钱、人参二钱、粗桂枝三钱、当归二钱、蜀漆（炒黑）三钱。水八杯，加入鹿茸酒，煎成三小杯，日三服。

此方证是吴瑭根据《临证指南医案·疟》"某三八，少阴三疟已久"案制订的。

吴瑭自注说："形寒嗜卧，少阴本证，舌淡脉微不渴，阳微之象。故以鹿茸为君，峻补督脉，一者八脉丽于肝肾，少阴虚，则八脉亦虚；一者督脉总督诸阳，为卫气之根本，人参、附子、桂枝，随鹿茸而峻补太阳，以实卫气；当归随鹿茸以补血中之气，通阴中之阳；单以蜀漆一味，急提难出之疟邪，随诸阳药努力奋争，由卫而出。阴脏阴证，故汤以扶阳为名。"

附 子 汤

一、仲景原方证述要

附子汤出自《伤寒论》第 304 条，组成为：附子二枚（炮，去皮，破八片），茯苓三两，人参二两，白术四两，芍药三两。右五味，以水八升，煮取三升，去滓。温服一升，日三服。仲景原条文谓："少阴病，得之一二日，口中和，其背恶寒者，当灸之，附子汤主之。"附子汤还见于《伤寒论》第 305 条："少阴病，身体痛，手足寒，骨节痛，脉沉者，附子汤主之。"

本方用附子、白术并走皮内以逐水气，加茯苓则利水通阳，三药配合，可温阳散寒、逐湿除痹；另用人参补胃气，芍药益阴缓挛急以止痛。

附子汤证：阳虚寒饮，背恶寒，身体痛，手足寒，骨节痛，脉沉者。

二、叶氏应用心法

（一）加减变化

1. 用于治疗痰饮咳嗽吐涎

贺四十八岁，肾水脂液，变化痰饮。每遇寒冷劳动身心，喘嗽吐涎即至。相沿既久，肾愈怯，里气散漫不收，此皆下元无根也。人参、茯苓、于术、白芍、熟附子、五味子。《金匮》附子汤加五味子以收里气，使下元归根，盖肾为纳气总司也。（《叶天士先生方案真本》）

方证解释：本案每遇寒冷或劳动身心，则喘嗽吐涎。此肾阳大虚，痰饮内聚，下元无根，真气散漫不收。方用附子汤法，以熟附子、白术、茯苓温阳逐饮，用人参，合茯苓通补阳明；用白芍缓急益阴；另仿小青龙汤、都气丸法，加五味子祛痰止咳，收敛肺气，纳元气归根。

本方可命名为"附子加五味子汤"，以期在临床上推广应用。

2. 用于治疗阳虚饮逆的心悸如坠

王三四，脉沉，背寒，心悸如坠，形盛气衰，渐有痰饮内聚。当温通补，阳方复辟，斯饮浊自解。人参、淡附子、干姜、茯苓、生于术、生白芍。（《临证指南医案·痰饮》）

方证解释：本案脉沉、背寒，是典型的附子汤证；心悸如坠，是水饮上逆的表现。方用附子汤温肾阳，镇水饮；另加干姜合人参、白术、茯苓，为变通理中汤法以温中散寒、通阳化饮。

本方可命名为"附子加干姜汤"，以期在临床上推广应用。

（二）合方化裁

1. 合理中汤法治疗寒伤太阴吐利腹痛

暴冷从口鼻入，直犯太阴，上呕下利腹痛，为中寒阴症，脉细涩欲绝，急急温暖中下之阳。人参、淡干姜、生芍、焦术、淡附子、茯苓。因脘中痞闷，去术之缓中，再加桂枝以理阳。人参、桂枝、干姜、附子、茯苓、白芍。又，人参、白芍、附子、茯苓、甘草。（《眉寿堂方案选存·寒病》）

方证解释：本案症见上呕下利腹痛。脉细涩欲绝。此暴冷直犯太阴，中下之阳大伤。方用附子汤与理中汤合法，以人参、生白芍、焦白术、淡附子、茯苓为附子汤补中扶阳散寒；以淡干姜合人参、白术、附子为附子理中汤法温中止呕、温阳止利。二诊因脘中痞闷，故去甘守的白术，温阳补中散寒；另仿小建中汤法，加桂枝甘辛通阳。三诊继用附子汤去白术加甘草以温阳和阴。

2. 合《外台》茯苓饮治疗痰饮

某，形体似乎壮实，阳气外泄，畏风怯冷，脾阳消乏，不司健运，水谷悍气，蒸变痰饮，隧道日壅，上实下虚。仲景谓，饮邪当以温药和之。苓桂术甘得效，从外饮立方。人参、淡附子、生于术、枳实、茯苓、泽泻，荆沥、姜汁法丸。（《临证指南医案·痰饮》）

方证解释：本案症见畏风怯冷。从"水谷悍气，蒸变痰饮，隧道日壅"分析，其症应有痰饮苓桂术甘汤证。一诊用苓桂术甘法，得效。二诊用人参、淡附子、生于术、茯苓，为附子汤法温阳逐饮；用枳实，合人参、茯苓、白术，为《外台》茯苓饮法以祛痰饮；另加泽泻，合白术、茯苓为四苓散法以利水祛湿。

三、讨论与小结

（一）叶氏变通应用附子汤的基本思路与手法

叶桂从仲景附子汤证"其背恶寒"感悟到，此方证与《金匮要略·痰饮咳嗽病脉证并治》第8条，留饮"其人背寒冷如手大"之证有相同的病机，其立意重在温化痰饮，主治阳虚痰饮聚结的病证。

基本方用原方，以附子，合白术、茯苓温阳化饮；以人参，合白术、茯苓补胃健脾逐湿；以白芍合附子，阴中求阳，兼以收敛制肝。以此为基本方，治疗痰饮咳嗽吐涎，阳虚饮逆的心悸如坠，吐利腹痛等病证。具体用法：肾阳虚痰饮上逆，喘嗽吐涎者，仿桂苓五味甘草汤法加五味子收纳肾气，使下元归根；阳虚饮逆，背寒，心悸如坠者，加干姜通补中上之阳。

在合法化裁方面，或合理中汤法加干姜治疗寒伤太阴吐利腹痛，或合《外台》茯苓饮法加枳实、泽泻治疗痰饮畏风怯冷等。

（二）叶氏对仲景附子汤方证的创新与发展

1. 阐发用附子汤治疗痰饮

《伤寒论》第304条附子汤证的主症是"其背恶寒"，《金匮要略·痰饮咳嗽病脉证并治》载："夫心下有留饮，其人背寒冷如手大。"《伤寒论》第305条强调："脉沉者，附子汤主之。"《金匮要略·痰饮咳嗽病脉证并治》载："脉沉者，有留饮。"由此可见，附子汤主治留饮，附子汤的证以痰饮内聚，胃阳、胃气与肾阳虚损为基本病机。叶氏深刻地理解了仲景的立方本意，阐发了用附子汤治疗痰饮的理论。如《临证指南医案·痰饮》王三四案，症见脉沉，背寒，心悸如坠，是典型的痰饮内聚的附子汤证。叶氏强调，当用温通补方，阳方复辟，斯饮浊自解。因心悸如坠，饮逆颇重，故用附子汤加干姜，以姜、附并用，合苓、术温阳逐饮。另如《叶天士先生方案真本》"贺四十八岁"案，症为每遇寒冷、劳动身心，则喘嗽吐涎。其病机为肾阳虚弱，痰饮上逆，而且下元无根，散漫不收。方用附子汤温阳化饮，加五味子摄纳肾气，使下元归根。再如《临证指南医案·痰饮》"某，形体似乎壮实"案，症见畏风怯冷，病机为肾阳虚损、痰饮内聚。治疗先用苓桂术甘汤温化痰饮，继用附子汤合茯苓饮温阳逐饮。

由此可见，叶桂用附子汤的主要目的是温阳化饮。《金匮要略·痰饮咳嗽病脉证并治》载："饮水流行，归于四肢，当汗出而不汗出，身体疼痛，谓之溢饮。"还说："胸中有留饮，其人短气而渴，四肢历节痛。"又说："膈上病痰，满喘咳吐，发则寒热，背痛腰疼。"在这三段经文中，仲景论述了痰饮病可发为身体疼痛、四肢历节痛、背痛腰疼的机理。由此分析，《伤寒论》第305条所说的"身体痛，手足寒，骨节痛"并非风寒湿痹，而是痰饮。附子汤用于此证的本意并不是散寒除湿通痹，而是温阳逐饮。

如果根据叶案的用法，从痰饮内留为着眼点，分析《伤寒论》第304、305条附子汤方证，可能更符合仲景的本意。

2. 发明附子汤与真武汤合方化裁的治法

附子汤与真武汤仅仅一味药之别，前者有人参无生姜，后者则有生姜而无人参。另外，附子汤用附子二枚、白术四两、茯苓三两；真武汤用附子一枚、白术二两、茯苓三两。很显然，附子汤重用附子、白术，且参、附并用，偏于温阳益气而补虚，主治症为阳虚背恶寒，或阳虚寒甚手足寒，身体、骨节痛。真武汤附子、白术量轻，且生姜、附子并用，以苓、术、姜、附为法，偏于通阳散水逐湿，主治症为阳虚阳郁，水气泛逆，心下悸、头眩、身瞤动，振振欲擗地者，或腹痛，小便不利，四肢沉重疼痛，自下利等。

叶氏用法比较灵活，仿照附子汤法在真武汤中加人参，从而参、附并用以通补胃阳胃气。如《临证指南医案·呕吐》潘十八案，认为"阳腑之阳，非通不阖"，用真武汤加人参通补胃腑之阳。另外，常仿照附子理中汤法，在真武汤中加干姜，从而干姜、附子并用，以温补中下之阳。

在叶案中，真武汤、附子汤、附子理中汤三方经常合法并用，或根据阳虚、寒凝、水湿三者的孰轻孰重，或根据病变脏腑偏于中焦脾胃，还是偏于下焦肾膀，或根据六经之重在太阴，还是重在少阴，抑或是太阴少阴并重等等，灵活化裁。从而变化出诸多治法，在此三方的变通应用方面开拓了新的思路。

（三）新订叶氏附子汤变通方

1. 附子加五味子汤

出自《叶天士先生方案真本》"贺四十八岁"案。组成为：人参、茯苓、白术、白芍、熟附子、五味子。叶案方证：肾水脂液，变化痰饮，每遇寒冷或劳动身心，喘嗽吐涎即至，肾怯里气散漫不收，下元无根者。

2. 附子加干姜汤

出自《临证指南医案·痰饮》王三四案，《眉寿堂方案选存·寒病》"暴冷从口鼻入，直犯太阴"案。组成为：人参、附子、干姜、茯苓、生白术、生白芍。叶案方证：脉沉，背寒，心悸如坠，形盛气衰，渐有痰饮内聚者；或暴冷从口鼻入里，直犯太阴，上呕下利腹痛，为中寒阴症，脉细涩欲绝，须急急温暖中下之阳者。

肾 气 丸

一、仲景原方证述要

肾气丸出自《金匮要略·血痹虚劳病脉证并治》第15条，组成为：干地黄八两，薯蓣四两，山茱萸四两，泽泻三两，茯苓三两，牡丹皮三两，桂枝、附子（炮）各一两。右八味，末之。炼蜜和丸梧子大，酒下十五丸，加至二十五丸，日再服。仲景原条文谓："虚劳腰痛，少腹拘急，小便不利者，八味肾气丸主之。"此方证还见于《金匮要略·痰饮咳嗽病脉证并治》第17条："夫短气有微饮，当从小便去之，苓桂术甘汤主之；肾气丸亦主之。"《金匮要略·消渴小便不利淋病脉证并治》第3条："男子消渴，小便反多，以饮一斗，小便一斗，肾气丸主之。"《金匮要略·妇人杂病脉证并治》第19条："问曰：妇人病饮食如故，烦热不得卧，而反倚息者，何也？师曰：此名转胞，不得溺也，以胞系了戾，故致此病，但利小便则愈，宜肾气丸主之。"

肾气丸方中有三组药：一是重用生地黄滋肾阴，补精血，以山萸肉、山药助生地滋补肝肾。二是用生地八分之一量的附子、桂枝温补肾命，于阴中求阳。三是用茯苓、泽泻利水渗湿；用丹皮凉血散血。其中桂枝、茯苓、泽泻、丹皮配伍，有桂枝茯苓丸意可温阳化气，活血行水，治疗下焦水瘀相结的小便不利；附子、茯苓、泽泻配伍，寓真武汤法，可温阳利水，治疗水湿上泛的肿胀、眩晕等。生地与附子以八比一量配伍，寓引火归元之法，可治疗阳虚虚火上浮的喘咳等证。丹皮与生地配伍，可凉血化瘀，治疗瘀血血痹。

肾气丸证：肾虚腰痛，痰饮，消渴，脚气，转胞，少腹拘急，或少腹不仁，小便不利，或小便反多等。

二、叶氏应用心法

（一）加减变化

1. 用于治疗咳嗽

某，脉沉弦，饮泛呛咳，乃下虚无以制上。议早服肾气丸，摄纳下焦散失，以治水泛之饮。午服《外台》茯苓饮，转旋中焦，使食不致酿痰，茯苓饮去术。（《临证指南医案·痰饮》）

方证解释：本案饮泛呛咳，脉沉弦。此肾阳虚损，痰饮上逆。治疗早用肾气丸摄纳下焦散失之阳以治水泛之饮；午服《外台》茯苓饮去甘守的白术以转旋中焦以使饮食不致酿痰。

某六二，冬季咳嗽吐痰，渐至卧则气冲，喘急起坐，今三载矣。经以肺肾为俯仰之脏，是肺主出气，肾主纳气。老年患此，按脉右弦左沉，为肾气不收主治，不必因痔患而畏辛热。肾气丸去牛膝、肉桂，加沉香，蜜丸。（《临证指南医案·咳嗽》）

方证解释：本案为老年，冬季咳嗽吐痰，渐至卧则气冲，喘急起坐，历时三载不愈。脉右弦左沉。此肾阳虚，肾气纳气而咳喘。方用肾气丸法温肾纳气以平喘咳。从"去牛膝、肉桂，加沉香"分析，叶氏所说的肾气丸是指济生肾气丸。

张三十，冬季喘嗽，似属外因，表散沓进，反致失音，不得着枕卧眠。今戊亥时浊阴上干，而喘急气逆为甚。仍议引导纳气归肾。六味加附子、车前、补骨脂、胡桃、沉香。（《临证指南医案·咳嗽》）

方证解释：本案冬季喘嗽，不得着枕卧眠，入夜戌亥时（7—11点）喘急气逆为甚，用表散药反致失音。叶氏诊为肾阳虚肾不纳气的喘咳。拟引导纳气归肾法，方用济生肾气丸去牛膝、肉桂，加补骨脂、胡桃、沉香温肾纳气。

唐四十七岁，肾虚不纳，久嗽。附子七味丸三钱。（《叶天士先生方案真本》）

方证解释：本案肾不纳气而久嗽，方用七味都气丸加附子，即肾气丸去肉桂，加五味子以温肾纳气。

2. 用于治疗半产后咳逆不得卧

半产后，咳逆不得卧，腹膨。肾气丸一两。（《眉寿堂方案选存·女科》）

方证解释：本案半产后，咳逆不得卧，腹膨。此肾阳大伤，摄纳失职，气逆而喘，饮浊聚结而胀。方用肾气丸温补肾阳，摄纳肾气，化饮利水。

3. 用于治疗喘

张三十，幼年哮喘已愈。上年夏令，劳倦内伤致病，误认外感乱治，其气泄越。哮喘音哑，劳倦不复，遂致损怯。夫外感之喘治肺，内伤之喘治肾，以肾主纳气耳。加减八味丸，每服二钱五分，盐汤下，六服。（《临证指南医案·喘》）

方证解释：本案幼年曾患哮喘，上年哮喘复作，音哑。此劳倦内伤致喘，方用加减八味丸温肾纳气平喘。

刘五十岁，春夏地气上升，人身中阳气发泄，不论男女，中年后下元先馁。人应天地气交，此喘嗽气冲，入夜欲坐难眠，皆肾衰不足摄纳真气。脉小弱，非外客邪，治其本病。肾气去桂、牛膝，加沉香、五味。（《叶天士先生方案真本》）

方证解释：本案喘嗽气冲，入夜欲坐难眠。脉小弱。此肾阳衰弱，不能摄纳真气。方用济生肾气去肉桂、牛膝，加沉香、五味子温肾纳气。

周二十三岁，形羸瘦，色枯瘁，身略动必喘息气急，此皆下焦精血已枯，肾气不收，散漫沸腾。凡肝由左升，肺由右降，肾精交夺，升多降少。右背胸胁高突，不得着卧。当此地位，乏前哲成法可以却病。早上饮人乳，接服附子七味丸。（《叶天士先生方案真本》）

方证解释：本案身略动必喘息气急，右背胸胁高突，不得着卧。形羸瘦，色枯瘁。此下焦精血已枯，肾阳虚衰，肾气不收，散漫沸腾，上逆为喘。方用附子七味丸法，以肾气丸去辛散易伤肝阴的肉桂，加五味子以温肾纳气；另用人乳滋养精血。

4. 用于治疗痰饮

顾来安县四十六岁，此病起痰饮咳嗽，或外寒劳倦即发，发必胸脘气胀，吐出稀涎浊沫病退，痰浓气降乃已。此饮邪皆浊饮久聚两年，渐渐腹中痞闷妨食，肛门尻骨，坐则无恙，行动站立，刻刻气坠若大便欲下之象。肾虚不收摄显然。或于在前见痰嗽以肺治，苟非辛解，即以寒降，以致酿成痼疾。肾气丸加胡桃肉、角沉香。（《叶天士先生方案真本》）

方证解释：本案痰饮久聚两年，症见咳嗽，遇外寒、劳倦即发，发必胸脘气胀，吐出稀涎浊沫则病退。渐渐腹中痞闷妨食，肛门尻骨，坐则无恙，行动站立，刻刻气坠若大便欲下之状。此肾阳肾气虚弱，不能纳气收摄。方用肾气丸加胡桃肉、沉香温肾纳气，收摄肾气。

5. 用于治疗眩晕

李七三，高年颇得纳谷安寝，春夏以来，头晕，跗肿，不能健步。此上实下虚，肾气衰，不主摄纳，肝风动，清窍渐蒙。大凡肾宜温，肝宜凉，温纳佐凉，乃复方之剂。附都气加车前、淡天冬、建莲丸。（《临证指南医案·眩晕》）

方证解释：本案高年头晕，跗肿，不能健步。此肾气衰弱，不主摄纳，水气冲逆，肝风内动。方用肾气丸去肉桂，加五味子、莲子温纳肾气；仿济生肾气丸法加车前子利水泄浊；另加天冬凉肝滋肝。即所谓"肾宜温，肝宜凉，温纳佐凉，乃复方之剂"矣。

6. 用于治疗寐则汗泄

两尺空大，寐则汗泄，食下少运。八味丸。（《未刻本叶天士医案》）

方证解释：本案寐则汗泄，食下少运。脉两尺空大。尺脉空大提示肾阳虚损，失于摄纳。肾虚不摄则汗泄，水湿内聚则食下少运。方用八味丸温补肾阳，固摄汗液。

7. 用于治疗消渴

俞申衙前五十岁，男子中年，下元先亏，肾脏阴中之阳不司涵煦，阴不承载于上，遂渴饮溲频，溺有硝卤之形，《内经》有遗热、遗寒之分。上、中之消主气热，下消以摄肾蒸阳，以运津液。八味汤。（《叶天士先生方案真本》）

方证解释：本案症见渴饮溲频，溺有硝卤之形。此肾脏阴中之阳不司涵煦，阴不承载于上而消渴。方用肾气丸摄肾蒸阳，以运津液。

8. 用于治疗呕吐便溏

格不能食，幸大便溏泄，且治少阴。《金匮》肾气丸。（《未刻本叶天士医案》）

方证解释："格不能食"，提示中焦阻塞，胃气不降而有呕吐；"幸大便溏"，说明下焦尚未阻塞。此肾阳衰败，摄纳不能，水浊上逆。方用肾气丸温肾摄纳，降利湿浊。

9. 用于治疗腹胀瘕泄

马三六，暮食不化，黎明瘕泄，乃内伤单胀之症，脾肾之阳积弱，据理当用肾气丸。（《临证指南医案·肿胀》）

方证解释：本案症见暮食不化，黎明瘕泄。从"乃内伤单胀"分析，其症当有腹胀。此肾阳虚弱，摄纳不能，气散不归纳于下焦。方用肾气丸温补肾阳，摄纳肾气。

李五十六岁，少腹满胀，必在夜卧而甚；晨起肠泄浊气，白昼仍可办事。延及几年，气冲胃脘，高突而冷，舌根亦胀痛，自胸及于舌。医用吴萸、川楝，苦辛温佐苦寒降泄不安，则知有年下元已虚，气散漫不为下归摄矣。八味丸三钱。（《叶天士先生方案真本》）

方证解释：本案症见少腹满胀，夜卧为甚，晨起肠泄浊气；自觉气冲胃脘，高突而冷，舌根胀痛，痛自胸及于舌。此肾阳虚弱，摄纳不能，水气不利则腹满胀，晨起肠泄浊气；龙雷之火上冲则自觉气冲胃脘，高突而冷，舌根胀痛，自胸及于舌。方用八味丸温肾纳气，引火归元。

10. 用于治疗心悸气冲

金七十，寤则心悸，步履如临险阻，子后冲气上逆，此皆高年下焦空虚，肾气不纳所致。八味丸三钱，先服四日。淡苁蓉一两、河车胶一具、紫石英二两、小茴五钱、杞子三两、胡桃肉二两、牛膝一两半、五味一两、茯苓二两、沙苑一两半、补骨脂一两、桑椹子二两，红枣肉丸。（《临证指南医案·虚劳》）

方证解释：本案症见寤则心悸，步履如临险阻，子时后冲气上逆。此高年下焦空虚，肾气不纳，奇经气散不摄。先用八味丸四日温肾纳气；继用奇经治法以通补奇经，兼镇冲逆。

11. 用于治疗经阻腹痛

陆十六，经阻半年，腹形渐大，痛不拒按，溲短便通。据形色脉象，不是用通经丸者。下气还攻于络，有形若瘕癥。炒枯肾气丸。（《临证指南医案·癥瘕》）

方证解释：本案经阻半年，腹形渐大，痛不拒按，溲短便通。据形色脉象，辨为肾阳虚弱，水气内阻而经闭不通。因非瘀血阻滞，故不能用通经丸类活血通经方。方用炒枯肾气丸温肾阳，摄肾气，利水气，不活血通经而求经脉自通。

12. 用于治疗产后腹大满痛或腹痛不随利减

胎前水溢浮肿，喘满不得卧，开太阳获效。既产浮肿自然渐退。女科不明产后下虚，多以破气宽胀，百日来腹大且满，按之则痛，此皆气散弥漫，为难治之症。议用炒枯肾气丸，兼调琥珀末以调其血。(《眉寿堂方案选存·女科》)

方证解释：本案产后百日，腹大且满，按之则痛。此非气滞之胀，而是产伤肾气，阳虚血不行而胀痛。方用炒枯肾气丸以温补肾气，兼调琥珀末以活血止痛。

频产脉络已空，胎前已见带下，痛甚不随利减，奇经气撒不摄。仲景建中之议，取意在脾营，为上中法，而药力原不及下焦也。肾气汤乃收摄阴中之阳，产后营虚，不耐桂、附之猛烈。当年先哲，每炒炭煎服，亦如刘河间浊药轻投，盖汤、散、饮子，不同法程耳。熟地四钱、山药二钱、丹皮钱半、附子一钱、车前一钱、黄肉二钱、茯苓三钱、泽泻钱半、肉桂一钱、牛膝一钱，各炒炭，急火煎服。(《眉寿堂方案选存·女科》)

方证解释：本案为产后，从"痛甚不随利减"分析，其症有腹痛下利，利下而腹痛不减。有频产史。此产伤肾气，奇经气撒不摄。方用济生肾气丸补肾阳，摄纳奇经之气。此方用法特别，各药炒炭，急火煎服，以取"浊药轻投"之意，也可防桂附温燥猛烈之性。

(二) 合方化裁

1. 合桂苓味甘汤先服治疗咳喘

程六十，肾虚不纳气，五液变痰上泛，冬藏失职，此病为甚。不可以肺咳消痰，常用八味丸，收纳阴中之阳，暂时撤饮，用仲景桂苓味甘汤。(《临证指南医案·痰饮》)

方证解释：从"肾虚不纳气，五液变痰上泛"，"不可以肺咳消痰"分析，此案症以咳喘，咳吐痰涎为主。此肾阳虚衰，痰饮冲逆。先用桂苓味甘汤温化痰饮以治标，继用八味丸温肾纳气以治本。

2. 合《外台》茯苓饮晚服治疗喘咳痞胀

张四一，痰饮喘咳，肌肉麻痹，痞胀不堪纳谷，冬寒日甚，春暖日减，全是阳气已衰，阴浊逆干犯上。肺药治嗽，无非辛泄滋润，盖辛散则耗阳，滋清阴浊，浊阻在阳分，气不肃，为夜不得卧，小青龙意，主乎由上以泄水寒，直从太阳之里以通膀胱，表中里药也。仲景谓，饮邪当以温药和之，驱阴邪以复阳，一定成法。早肾气去黄换白芍，炒楂炭水法丸。晚《外台》茯苓饮，姜、枣汤法丸。(《临证指南医案·痰饮》)

方证解释：本案痰饮喘咳，肌肉麻痹，痞胀不堪纳谷。此肾阳衰弱，痰饮上犯，非小青龙汤证。方用肾气丸去山黄肉换白芍早服以温肾纳气；用《外台》茯苓饮晚服以撤水饮。其肾气丸去山黄肉加白芍，是仿真武汤法用附子、茯苓、白芍以温阳利水。

另外，叶氏用肾气丸与茯苓饮交替使用的医案还有上述"用于治疗咳嗽"中介绍的《临证指南医案·痰饮》"某，脉沉弦"案。可互参。

3. 合五苓散昼服治疗嗽血腹胀跗肿

姚四八，据说情怀不适，因嗔怒，痰嗽有血。视中年形瘁肉消，渐渐腹胀跗肿，下午渐甚，阳气日夯。早服肾气丸三钱，昼服五苓散。(《临证指南医案·肿胀》)

方证解释：本案症见痰嗽有血，渐渐腹胀、跗肿，下午渐甚。形瘁肉消。此肾阳虚衰，失于摄纳，水气不行。方用肾气丸早服以温补肾阳，摄纳肾气；用五苓散昼服以利水通阳。

4. 合真武丸夜服治疗背寒喘咳

王，秋深天气收肃，背寒喘咳，饮浊上泛。缘体中阳气少振，不耐风露所致，最宜暖护

背部，进通阳以治饮。茯苓、桂枝、半夏、姜汁、苡仁、炙草。又，早肾气丸，夜真武丸。（《临证指南医案·痰饮》）

方证解释：本案症见背寒喘咳，饮浊上泛。一诊辨为中阳少振，不耐风露，痰饮上犯。方用变通苓桂术甘汤以苡仁代替白术，合小半夏加茯苓汤通阳化饮。二诊改用肾气丸早服以温肾纳气，真武汤为丸夜服以温肾阳，镇水饮之逆。

5. 合麻黄附子细辛汤与泽泻汤晚服治疗汗泄下肢肿

阴疟四月，汗泄，下肢肿。早服八味丸。淡附子、细辛、生白术、泽泻。（《眉寿堂方案选存·疟疾》）

方证解释：本案阴疟四月，症见汗泄，下肢肿。此肾阳虚损，摄汗无力，水气不行。方用八味丸早服以温肾摄汗；另用淡附子、细辛为简化麻黄附子细辛汤，合入泽泻汤午服或晚服以温阳利水。

6. 合小青龙汤晚服治疗喘咳不得息

顾，饮邪泛溢，喘嗽，督损头垂，身动喘甚，食则脘中痞闷，卧则喘咳不得息。肺主出气，肾主纳气，二脏失司，出纳失职。议用早进肾气丸三钱，以纳少阴，晚用小青龙法，涤饮以通太阳经腑。此皆圣人内饮治法，与乱投腻补有间矣。小青龙去麻、辛、甘、芍，加茯苓、杏仁、大枣。（《临证指南医案·痰饮》）

方证解释：本案症见饮邪泛溢，喘嗽，督损头垂，身动喘甚，食则脘中痞闷，卧则喘咳不得息。此肾阳虚，水饮上逆，肾不纳气。方用肾气丸早服以温肾阳、纳气归元；用小青龙去麻、辛、甘、芍，加茯苓、杏仁、大枣晚用以涤饮邪、通太阳经腑。

7. 合大半夏汤晚服治疗喘不得卧

陈，脉虚微，春阳地升，浊阴上干。喘不得卧，治在少阴。人参、淡熟附子、猪胆汁。又，照前方加淡干姜一钱半。又，脉弦，暮夜浊阴冲逆，通阳得效。议真武法，以撤其饮。人参、淡附子、生白芍、茯苓、姜汁。又，真武泄浊，脘通思食，能寐，昨宵已有渴欲饮水之状。考《金匮》云：渴者，饮邪欲去也。当健补中阳，以资纳谷。人参、生于术、淡附子、茯苓、泽泻。又，早服肾气丸，四、五钱，晚用大半夏汤。人参、半夏、茯苓、姜汁。（《临证指南医案·痰饮》）

方证解释：本案喘不得卧，脘痞不思食，不寐，不渴。脉虚微。此肾阳虚损，痰饮上逆。初诊用四逆汤法破阴通阳，继用真武汤温阳化饮，再用肾气丸早服以温肾阳、纳肾气，用变通大半夏汤晚服以通补阳明。

8. 合异功散晚服治疗谷减形瘦步履顿加喘息

时二十，脉细属脏阴之损，平素畏寒怯冷，少年阳气未得充长；夏令暴泻，是时令湿热，未必遽然虚损若此。今谷减形瘦，步履顿加喘息，劳怯显然，当理脾肾。早服加减八味丸，晚异功散。（《临证指南医案·虚劳》）

方证解释：本案平素畏寒怯冷，夏季曾患湿热暴泻，诊时谷减形瘦，步履顿加喘息。脉细。此肾阳虚弱，脾虚少运。方用加减八味丸早服以温补肾阳，用异功散晚服以益气补脾。

9. 合参苓白术散午服治疗久痢

李，痢将两月，目微黄，舌白口干，唇燥赤，腹满，按之软，竟日小便不通。病者自述肛门窒塞，努挣不已，仅得进出黏积点滴，若有稀粪，自必倾肠而多。思夏秋间暑湿内着为痢，轩岐称曰滞下，谓滞着气血，不独食滞一因。凡六腑属阳，以通为用；五脏皆阴，藏蓄为体。先泻后痢，脾传肾则逆，即土克水意，然必究其何以传克之由，盖伏邪垢滞从中不清，因而下注矣。迁延日久，正气因虚。仲景论列三阴，至太阴篇中，始挈出"腹满"字样。脾为柔脏，惟刚药可以宣阳驱浊。但今二肠窒痹，气不流行，理中等法，决难通腑。考《内经》二虚一实者治其实，开其一面也。然必温其阳，佐以导气逐滞。欲图扭转机关，舍此更无他法。制附子、生厚朴、木香、制大黄、炒黑大茴。又，懈弛半月，脾肾复惫。脾败不主健运，纳食皆变痰沫；肾真失司纳气，水液上泛阻咽。皆痢伤浊壅，变胀末传。脉见弦劲，是无胃气。小愈变病，最属不宜。入冬为藏阳之令，今阳渐溃散，而阴液枯槁，渴不多饮，饮不解渴。治阳必用刚药，其阴更涸矣。转展无可借箸，勉与脾肾分调，脾阳动则冀运，肾阳静可望藏。王道固难速功，揆之体用，不可险药。早服炒焦肾气丸，午服参苓白术散加益智仁。（《临证指南医案·痢》）

方证解释：本案痢将两月，病者自述肛门窒塞，努挣不已，仅得进出黏积点滴，若有稀粪，自必倾肠而多。目微黄，口干，唇燥赤，腹满，按之软，小便不通。舌苔白。此暑湿滞下寒化转为寒湿伤阳证。方用大黄附子汤化裁温肾阳，导气逐滞。半月后二诊，症见渴不多饮，饮不解渴，脉弦劲。此脾气肾阳两虚，湿聚不运。改用炒焦肾气丸早服以温肾摄纳；用参苓白术散加益智仁午服以健脾除湿。

10. 合半夏秫米汤晚服治疗不寐

顾四四，须鬓已苍，面色光亮，操心烦劳，阳上升动，痰饮亦得上溢。《灵枢》云：阳气下交入阴，阳跷脉满，令人得寐。今气越外泄，阳不入阴，勉饮酒醴，欲其神昏假寐，非调病之法程。凡中年以后，男子下元先损。早上宜用八味丸，晚时用半夏秫米汤。（《临证指南医案·不寐》）

方证解释：本案症见不寐，面色光亮，须鬓已苍。此操心烦劳，下元虚损，阳跷空虚，阳不入阴，痰饮上溢。方用八味丸早服以温肾纳气治本，用半夏秫米汤晚服以逐饮安神治疗不寐。

11. 合济生肾气丸先服治疗产后肿胀

某，产后肿胀不愈，显系下虚，肝肾气不收摄，形寒痞闷，食少痰多，脉细肉消，治从阴分，非分、和、攻、消者。济生肾气丸，沉香汁冲，开水送。接服金匮肾气丸。（《临证指南医案·产后》）

方证解释：本案产后肿胀不愈，形寒痞闷，食少痰多，消瘦。脉细。此肾阳虚损，水湿停聚。先用济生肾气丸加沉香汁温肾阳，利水湿；继用《金匮》肾气丸温肾阳，纳肾气。

（三）类方应用

1. 济生肾气丸

（1）用于治疗浮肿胀满

朱四六，脉微弱，形无华色，据说病起产后。食减吐泻，是下焦不复，中焦又伤，渐加浮肿胀满，倏甚忽平，皆下焦厥逆上冲也。下虚于产后，刚剂难以专任，是病之不易取效者在此。淡苁蓉、炒黑杞子、当归、小茴、茯苓、沙苑。又，济生肾气丸一两二钱。（《临证指南医案·产后》）

方证解释：本案食减吐泻，渐加浮肿胀满，形无华色，脉微弱。据脉色辨为肾阳虚损，水湿内聚；因病起于产后，八脉也已损伤。一诊方用淡苁蓉、炒黑杞子、当归、小茴、茯苓、沙苑通补奇经。二诊改用济生肾气丸温补肾阳，化气行水。

（2）用于治疗虚劳

杨，发堕于少壮之年，能食不化，噫气，小溲淋浊，便粪渐细。少年脾肾损伤，宜暖下

焦以醒中阳。济生丸三钱，开水送下。(《临证指南医案·虚劳》)

方证解释：本案症见脱发，能食不化，噫气，小溲淋浊，便粪渐细等。此脾肾阳虚，水湿不行而上逆。方用济生肾气丸暖下焦以醒中阳。

(3) 用于治疗经停有瘕浮肿

某氏，治痢古法，不越通涩。经停有瘕，腹浮肿，八脉之病，医惑于见痢，认为脾胃症。议用济生肾气丸。(《临证指南医案·痢》)

方证解释：本案为痢疾，他医从脾胃论治。叶氏根据月经闭，腹有瘕，浮肿等辨为肾阳虚损，累及奇经，水气不行，经脉不利。方用济生肾气丸温补肾阳，通补奇经，利水行湿。

(4) 合附子理中汤午后服治疗瘅胀肿满

脉细，形神疲倦，显是命门真火式微，为之瘅胀肿满，王宇泰谓益火之源以消阴翳，正此候也。济生肾气丸。午后用运理中阳法。人参、茯苓、附子、于术、干姜、益智。(《未刻本叶天士医案》)

方证解释：本案症见瘅胀肿满，形神疲倦。脉细。此命门真火式微，水湿内聚而胀满。方用济生肾气丸早服以温补肾阳，利水行湿；用附子理中汤加茯苓、益智仁午后服以运理中阳，逐湿除满。

另外，在上述"加减变化"中介绍的部分医案，虽曰肾气丸，实际用的是济生肾气丸，我们在方证解释中已经作了说明，可互参。

2. 薛氏八味丸

(1) 用于治疗咳嗽

王五十，气急嗽逆，足冷。当用摄纳，水中藏火法。薛氏加减八味丸三钱，淡盐汤送下。(《临证指南医案·咳嗽》)

方证解释：本案症见气急嗽逆，足冷。此肾阳虚损，肾不纳气。方用薛氏加减八味丸温肾摄纳。

沈三十二岁，壮年望色夺肉瘦，脉左细右空，此男子精损，真气不主收纳。自述少腹筑筑动气而痛，病形脉症，已在下焦，治肺嗽大谬，杂治日延劳怯。薛氏八味丸三钱。(《叶天士先生方案真本》)

方证解释：本案从"治肺嗽大谬"看，当有咳嗽。诊见色夺肉瘦，自述少腹筑筑动气而痛。脉左细右空。此男子精损阳虚，真气不主收纳而咳嗽，阳虚水气不利而少腹筑筑动气且痛。方用薛氏八味丸温补肾阳，摄纳利水。

(2) 用于治疗喘

潘二九，劳力喘甚，肩背恶寒，饮泛上逆，皆系下元虚损，莫以喘用泻肺等药。薛氏八味丸。(《临证指南医案·痰饮》)

方证解释：本案劳力喘甚，肩背恶寒。从肩背恶寒辨为肾阳虚损，饮泛上逆。方用薛氏八味丸温肾纳气平喘。

(3) 用于治疗呛呕

李无锡三十三岁，呛呕，下焦寒冷。薛氏八味丸。(《叶天士先生方案真本》)

方证解释：本案症见呛呕。此下焦寒冷，阳虚不能摄纳，龙火上逆。方用薛氏八味丸温补肾阳、纳气引火归元。

(4) 用于治疗右肢跗足无力如痿而带下

李氏，右肢跗足无力如痿，交子夜痰多呛嗽，带下且频。是冲脉虚寒，浮火上升，非治嗽清热。夫冲为血海，隶于阳明。女科八脉，奇经最要。《内经》论之，女子五七年岁，阳明日衰。今天癸将绝年岁，脉络少气。非见病治病肤浅之见，愚意通阳摄阴以实奇脉，不必缕治。薛氏加减八味丸二两，匀七服，盐汤送下。(《临证指南医案·痿》)

方证解释：本案右肢趺足无力如痿，交子夜痰多呛嗽，带下且频。此肾阳虚损，累及奇经，冲脉虚寒，浮火上升而痰嗽，奇经虚损而趺足无力、带下且频。拟"通阳摄阴以实奇脉"法，方用薛氏加减八味丸温肾阳、补奇经。

(5)用于治疗妇人月经不调

汪氏，女科首列调经，今经不调和，耳鸣心漾，汗出，畏恐神疲，两足皆冷兼浮肿。冬至节交，病甚于前，都因肝肾内怯，阳不交阴所至。薛氏加减八味丸，淡盐汤送三钱。(《临证指南医案·虚劳》)

方证解释：本案月经不调，兼见耳鸣心漾，汗出，畏恐神疲，两足皆冷兼浮肿。从两足冷、汗出、畏恐等辨为肾阳虚。方用薛氏加减八味丸补肾阳，摄神固汗。

范，病胀起于产后，下焦先伤，浊阴犯中，不可以胀满为实症。夫腑阳不通，肾气散漫，吸气不入，息音如喘，此身动便喘，非外客之邪干肺。春半温气外侵，面肿颈项结核，曾以夏枯、菊叶辛解得效，乃一时暴邪治法。至于本病之腹满、洞泄、趺肿，未经调理，且胀势侵晨至午颇减，日暮黄昏胀形渐甚，中焦阳微，已见一斑。愚见胀满在中，而病根在下，仲景于产后失调，都从下虚起见，阅女科汤药一方，殊属不解。思平居咽干、喉痹、牙宣，肝肾真阴下亏，不敢刚药宣通。仿薛氏肾气法，减泄肝如牛膝、肉桂之辛，不致劫阴，仍可通阳为法。六味去萸，加芍药、附子、牡蛎，炒炭煎。又，小满节，古云痛随利减，今便利仍痛，非是实症。肝失调畅，当理用以益水母。不取芍药之和阴，加当归、小茴香拌炒焦黑，以通肝脏脉络之阳。又辛散益肾也，照前方去芍，加茴香拌炒、当归。(《临证指南医案·产后》)

方证解释：本案产后出现胀满，吸气不入，息音如喘，洞泄，趺肿，并见咽干、喉痹、牙宣。此胀满在中，而病根在下，不仅肝肾真阴下亏，而且肾阳也虚。方用肾气丸法，以六味地黄丸去山萸肉，加芍药滋肝肾阴液，加附子温肾通阳，加牡蛎摄阴镇潜，以助纳气。二诊大便通利而下腹痛，故去芍药之和阴，加当归、小茴香以通肝络止腹痛，又辛散益肾。

(6)合归脾汤晚服治疗背寒肢冷烦惊

王三十，阳虚背寒肢冷，阴虚火升烦惊，宿病偏伤不复，总在虚损一门。镇摄之补宜商。早用薛氏八味丸，晚归脾，去芪、木香。(《临证指南医案·虚劳》)

方证解释：本案症见背寒肢冷，烦惊。阳虚则背寒肢冷，阳虚龙雷虚火上升则烦惊。早用薛氏八味丸补肾阳，摄纳虚火；晚用归脾汤去温燥的黄芪、木香以通补阳明。

三、讨论与小结

(一)叶氏变通应用肾气丸的基本思路与手法

从上列叶案来看，叶氏用肾气丸的基本思路是根据此方所具有的两大特殊功效而变通应用的：

其一，肾气丸于滋肾阴中补肾阳，并收纳阴中之阳。真武汤、四逆汤等附子剂，纯刚不柔，纯阳无阴，其性走而不守，温阳之中重在通阳，主要用于真阳虚衰，阴浊凝滞的病证。肾气丸于阴中求阳，重在收摄纳藏，主要用于肾阳虚弱，收摄不能所致的虚阳或真气不能收藏、上冲所致的病证，如咳、喘、自觉气冲等。基于此功效，叶氏用其治疗肾不纳气的咳、喘,具体用法多加沉香以助纳气归肾,或再加补骨脂、胡桃摄纳肾气。除用肾气丸外,也多用附子都气丸。处方每去辛散的肉桂,而用五味子、附子温肾之中收摄肾气。肾阳虚弱,虚阳夹水气上冲可致眩晕、心悸,身动便喘,咽干、喉痹、牙宣等,对此,也用附子都气丸加减,温肾收摄,导虚阳归肾。

其二,肾气丸滋肾阴、温肾阳之中兼能利水气,通血脉。肾阴肾阳亏虚,主水功能受到影响,水气不行,可致肿胀、腹满、小便不利等,或者导致痰饮内聚上泛的病证。据此,叶氏多用济生肾气丸法一面补肾温阳,一面利水行血。其最具特色的手法是合方应用。如先用苓桂术甘汤温化痰饮,再用肾气丸温肾纳气;或者早服肾气丸温肾摄纳,晚服《外台》茯苓饮驱逐水饮;或者早服肾气丸温肾,昼服五苓散利水消肿;或者早服肾气丸温肾纳气,晚服小青龙汤涤饮而通太阳经腑;或者早服肾气丸补肾摄纳,夜服真武丸温阳镇水;或者早服肾气丸温肾摄纳,晚服麻黄附子细辛汤合泽泻汤利水退肿。由于水饮不仅与肾有关,而且与脾关系密切,因此,叶氏又有一面治肾,一面治脾的方法,如早服肾气丸温肾,晚服变通大半夏汤通补阳明;或者早服肾气丸补肾,晚服异功散健脾;或者早服肾气丸补肾,午服参苓白术散健脾除湿等。

关于用此方主治病证的范围,叶氏既遵仲景,以之治疗虚劳、痰饮、消渴、妇人病等,又拓展用以治疗呕吐、格不能食、便溏瘕泄、腹胀、心悸、经阻腹痛等病证。从而发展了仲景此方的临床应用。

(二)叶氏对仲景肾气丸方证的创新与发展

1. 阐发肾阳虚不能摄纳的病机与肾气丸收摄肾脏阴中之阳的理论

叶桂认为,肾气丸的作用之一是收摄下焦肾脏阴中之阳,如《叶天士先生方案真本》俞案指出:"下元先亏,肾脏阴中之阳不司涵煦,阴不承载于上,遂渴饮溲频,溺有硝卤之形。"在这里,叶氏强调"阴中之阳不司涵煦"。涵,指收摄涵养;煦,指温煦。阴中之阳虚弱,不能收摄涵养则散漫不收。如肾阳虚不能摄纳真气,则可发为咳嗽、哮喘,气息不足以接续等;肾阳虚真阳不能纳潜,则可上越发为虚火冲逆的眩晕、头痛、牙龈肿胀、鼻衄等;肾阳虚失去固摄功能,则可发为汗出、遗尿、遗精、带下、月经过多等;肾阳虚不能温煦,则可发为肢冷、下腹痛、少腹不仁、少腹拘急、小便不利。对此均要用收摄肾脏阴中之阳的肾气丸治疗。例如,叶氏在《眉寿堂方案选存·女科》"频产脉络已空"案中指出:"频产脉络已空,胎前已见带下,痛甚不随利减,奇经气撒不摄。仲景建中之议,取意在脾营,为上中法,而药力原不及下焦也。肾气汤乃收摄阴中之阳。"又如《临证指南医案·痰饮》程六十案指出:"肾虚不纳气,五液变痰上泛……常用八味丸,收纳阴中之阳。"

叶氏"收摄肾脏阴中之阳"法的理论具体有以下几方面:

第一,肾阳虚弱,不能收摄真气,可致肾不纳气的咳、喘。如《叶天士先生方案真本》"刘五十岁"案载:"此喘嗽气冲,入夜欲坐难眠,皆肾衰不足摄纳真气。"对于肾不纳气的治疗,须用肾气丸纳气归肾,如《临证指南医案·咳嗽》张三十案指出:"喘急气逆为甚,仍议引导纳气归肾。"

第二,肾阳虚弱,虚阳散漫不能归摄而上冲,可致舌根胀痛。如《叶天士先生方案真本》"李五十六岁"案,症见少腹满胀,必在夜卧而甚,晨起肠泄浊气,又气冲胃脘,高突而冷,舌根胀痛,自胸及于舌等。此证颇似实火上犯,实际是肾阳虚而龙雷之火上冲。因此,叶氏强调:"医用吴萸、川楝,苦辛温佐苦寒降泄不安,则知有年下元已虚,气散漫不为下归摄矣,八味丸三钱。"

第三，肾阳虚弱，失于收摄，虚阳上冲，可致心悸气逆。如《临证指南医案·虚劳》金七十案，症见寐则心悸，步履如临险阻，子时后冲气上逆等，叶氏认为"此皆高年下焦空虚，肾气不纳所致"，用八味丸治疗。

第四，肾阳虚弱，累及奇经，奇经气散不摄，可致妇人带下、腹痛等。如《眉寿堂方案选存·女科》"频产脉络已空"案，症见带下，腹痛下利，痛甚不随利减。叶氏认为此"奇经气撒不摄"，方用肾气丸收摄奇经之气。

第五，肾阳亏虚，下元损伤，肾不收摄，气越外泄，阳不入阴，可致失眠不寐。如《临证指南医案·不寐》顾四四案，叶氏用肾气丸温肾收摄，合半夏秫米汤治不寐。

第六，肾阳虚弱，收纳失职，可致水液上泛。如《临证指南医案·痢》李案，"肾真失司纳气，水液上泛阻咽"，早服炒焦肾气丸以温肾纳气，午服参苓白术散加益智仁健脾利水。

第七，肾阳虚损，摄纳不能，可致阴浊上犯。如《临证指南医案·痰饮》张四一案，症见痰饮喘咳，肌肉麻痹，痞胀不堪纳谷，冬寒日甚，春暖日减。叶氏认为此"全是阳气已衰，阴浊逆干犯上"。早用肾气丸法温肾收纳，晚用《外台》茯苓饮除阴浊痰饮。

在以上用法中，叶氏深刻地阐发了肾阳虚失于收摄的病机以及肾气丸收摄肾脏阴中之阳理论，从而发展了仲景肾气丸的方证理论，为临床应用此方开拓了新的思路。

2. 推崇济生肾气丸与薛氏八味丸等后世发展的肾气丸类方

叶桂十分推崇后世发展的加减肾气丸，最常用的有以下三法。

（1）济生肾气丸

从以上叶案可以看出，叶氏最常用的肾气丸类方是济生肾气丸。此方出自宋代严用和《严氏济生方》，由《金匮要略》肾气丸加车前子、牛膝组成。其中调整了温阳药与滋阴药的用量比例，改桂枝为官桂，改生地为熟地。济生肾气丸组成为：附子（炮）二个、白茯苓、泽泻、山茱萸（取肉）、山药（炒）、车前子（酒蒸）、丹皮（去木）各一两，官桂（不见火）、川牛膝（去芦，酒浸）、熟地黄各半两。上为细末，炼蜜为丸，如梧桐子大。每服七十丸，空心米饮送下。亦可水煎服，用量按原方比例酌减。此方既保留了肾气丸原方"阴中求阳"的治法，又增加了其温阳利水的功效。叶案所说的济生肾气丸、济生丸、加减肾气丸均是指此方。叶桂为什么推崇此方，这可能与王子接《绛雪园古方选注》对济生肾气丸的解释有关。王子接云："肾气丸者，纳气归肾也。脏者，藏精气而不泄，以填塞浊阴为补；腑者，如府库之出入，以通利清阳为补。复以肉桂从少阴纳气归肝，复以附子从太阳纳气归肾。《济生》再复以牛膝导引入肝，车前导引入肾，分头导引，丝丝不乱。独取名肾气者，虽曰乙癸同源，意尤重于肾也。"叶桂遵从王子接的论说，主用此方纳气归肾，治疗肾气不能归元的种种疾病。

（2）薛氏加减八味丸

叶案中所说的"薛氏加减八味丸"或"薛氏八味丸"是指明初薛己根据《金匮要略》肾气丸制订的加减肾气丸。需要说明的是，薛氏肾气丸有四方：

其一，载于《内科摘要·卷上》，名加减八味丸，组成为：六味丸加肉桂一两。治肾水不足，虚火一炎，发热作渴，口舌生疮，或牙龈溃烂，咽喉作痛；或形体憔悴，寝汗发热，五脏齐损。

其二，载于《女科撮要·卷下》，名加减济生肾气丸，组成为：白茯苓三两，附子半两，川牛膝、桂、泽泻、车前子、山茱萸、山药、牡丹皮各一两，熟地黄四两（掐碎，酒拌杵膏）。上为末，和地黄膏，加炼蜜丸桐子大。每服七八十丸，空心米饮下。治脾肾虚，腰重足肿，湿饮留积，小便不利；或肚腹肿胀，四肢浮肿，气喘痰甚；或已成水症。其效如神。此方与济生肾气丸药味相同，只是方中各药剂量与济生肾气丸不同。

其三，载于《外科发挥·卷五》，名加减八味丸，组成为：山药一两，桂心半两，山茱萸一两，泽泻、白茯苓各半两，五味子二两半，牡丹皮一两，熟地黄八两。治疮疡痊后及将痊，口干渴，甚则舌或生黄，或未患先渴。此皆肾水枯竭，不能上润，以致心火上炎，水火不能既济，故烦躁作渴，小便频数，或白浊阴痿，饮食不多，肌肤渐消，或腿肿脚先瘦。服此以生肾水，降心火，诸症顿止。及治口舌生疮不绝。

其四，载于《外科心法·卷七》，名加减八味丸，组成为：大地黄二两，山药、山茱萸各一两，厚桂、白牡丹皮、泽泻、白茯苓各八钱，真北五味子一两半。

张介宾《景岳全书·古方八阵·补阵》载薛氏加减《金匮》肾气丸，为《女科撮要·卷下》所载加减济生肾气丸，组成与济生肾气丸相同。叶桂《临证指南医案·产后》范案云："仿薛氏肾气法，减泄肝如牛膝、肉桂之辛，不致劫阴，仍可通阳为法。六味去黄，加芍药、附子、牡蛎，炒炭煎。"此案虽说仿薛氏肾气丸法，但却减牛膝，实际上用的是济生肾气丸。

叶案中所用的薛氏八味丸究竟是薛己的哪首加减肾气丸，尚难考证。从叶氏《临证指南医案·产后》范案，"仿薛氏肾气法"，而所用处方却是济生肾气丸分析，他所说的薛氏八味丸也可能是薛己《妇科撮要·卷下》所载的"加减济生肾气丸"，有待考证。另外，从叶氏喜欢用都气丸加附子为附子都气丸的经验来看，他很可能用的是薛己的肾气丸去附子加五味子所组成的加减八味丸，也尚待考证。

（3）附都气丸

华岫云《临证指南医案·集方》中载有附都气丸，即都气丸加附子，也即肾气丸去肉桂，加五味子。这是叶氏自制的一首肾气丸加减方。叶氏认为肉桂之辛，易伤肝阴，因此，对于肝肾阴虚，肾阳也虚，肾不摄纳的病证，则多不用肉桂，而用肾气丸去肉桂加五味子法以收摄肾气。如《临证指南医案·产后》范案载："仿薛氏肾气法，减泄肝如牛膝、肉桂之辛，不致劫阴，仍可通阳为法。"

（三）叶案萃语

1. "外感之喘治肺，内伤之喘治肾。"

出自《临证指南医案·喘》张三十案。这句话强调，肾主纳气，内伤久喘，多与肾不纳气有关。肾气丸能温补阴中之阳以摄纳肾气，是治疗内伤久喘的重要方剂。

2. "凡六腑属阳，以通为用；五脏皆阴，藏蓄为体。"

出自《临证指南医案·痢》李案。意思是，六腑属阳，生理功能以通降为顺。胃腑、大肠腑等腑病实者，要用通泻之法；胃腑、大肠腑等腑病虚者，要用通补之法，不能用守补之剂。五脏属阴，生理功能以藏精气为正常。脏病实者，要泻其邪实；脏病虚者，要守补其气血阴阳之虚。

3. "脾为柔脏，惟刚药可以宣阳驱浊。"

出自《临证指南医案·痢》李案。叶氏认为，脾为柔脏，肝为刚脏。脏腑刚柔不同则治法大异。此句话强调，脾为柔脏，脾阳不足，湿浊不能运化而发为滞下、腹满等病者，要用刚燥善走之药，温脾阳，燥脾湿，以宣通脾阳，使之运转。因脾阳伸展转旋，则湿浊自然宣化。

4. "脾阳动则冀运，肾阳静可望藏。"

出自《临证指南医案·痢》李案。脾与肾虽同属于五脏，但其功能特点完全不同：脾主运化，脾阳升发运动才能运化饮食以及水湿之邪。脾病脾阳虚水湿停滞者，须用刚燥善走的药物，通阳燥湿，则可望恢复其运化功能。肾主封藏，肾阳必须静藏于肾，才能温暖下焦，维持藏精、主水的功能。如肾阳大虚，虚阳转变为龙雷之火上越，则发为虚火冲逆之病。肾阳虚者，须用肾气丸于滋阴中温补摄纳肾阳，才可望恢复其封藏功能。

5."当归、小茴香拌炒焦黑，以通肝脏脉络之阳。又辛散益肾也。"

出自《临证指南医案·产后》范案。这句话阐发了当归、小茴香的特殊功效，论述了在肾气丸中加入此两味药的目的与意义，对于理解叶氏用药手法有重要的参考价值。

附子泻心汤

一、仲景原方证述要

附子泻心汤出自《伤寒论》第155条，组成为：大黄二两，黄连一两，黄芩一两，附子一枚（炮，去皮，破，别煮取汁）。右四味，切三味，以麻沸汤二升渍之，须臾，绞去滓，内附子汁。分温再服。仲景原条文谓："心下痞，而复恶寒汗出者，附子泻心汤主之。"

本方用泻心汤（大黄、黄连、黄芩）苦寒泻热以解心下痞，用附子辛热扶阳以治恶寒、汗出。妙在"三黄"用沸水渍而不煎，取其轻气薄味；附子别煎取汁，取其浓重气味。大苦大寒之气味俱薄者，与大辛大热之气味俱浓者，混合服用，各司其用，治疗寒热虚实错杂的心下痞。

附子泻心汤证：心下痞，而复恶寒汗出者。

二、叶氏应用心法

（一）加减变化

1. 用于治疗关格

卢，阴阳逆乱，已成关格。议用附子泻心汤。为上热下寒主治。（《临证指南医案·噎膈反胃》）

方证解释：本案为噎膈反胃的重症，谓之关格，以呕吐，纳食不下为特点。所谓"上热下寒"，是指肝热冲逆于上，胃阳与肾阳大衰，阴浊寒气凝聚于中下。方用附子泻心汤法，苦寒泄肝热利膈，辛热温胃阳通痞。

2. 用于治疗噎膈反胃

通下下通，脘中仍结，上下格拒者，乃上热下寒。古人用麻沸汤煮凉药以解上，浓煎温补以治下，使阳气不脱，郁热自罢，今仿之。黄芩、小川连、枳实。右三味入滚水中煮五十沸即滤。人参、淡附子、干姜。上三味煎浓汁一杯和入前药服。（《叶氏医案存真·卷一》）

方证解释：本案曾用通下之法，大便虽通而脘中仍结。从"上下格拒"分析，其症必有剧烈呕吐，饮食难下等，病机为胃阳或真阳大衰，阴寒聚结，而肝中郁火，又冲逆犯胃，出现上热下寒，寒热格拒，虚实夹杂之势。方用附子泻心汤法，辛热温阳破结，苦寒利膈消痞。辛开用附子，为加强辛开之力，更加干姜，为加强扶胃通补胃气胃阳的作用，再加人参。苦泄用黄芩、黄连，为加强开痞，更加枳实。煎服法仿仲景，但芩、连、枳实不用沸水渍，而用滚水煮五十沸。可谓师法而不拘泥其法。

此方可命名为"附子泻心去大黄加枳实干姜人参汤"，以期在临床上推广应用。

（二）合方化裁

1. 合大半夏汤与半夏泻心汤法治疗呕吐脘痛如刺

吴，寒热邪气扰中，胃阳大伤。酸浊上涌吐出，脘痛如刺，无非阳衰，阴浊上僭，致胃气不得下行。高年下元衰惫，必得釜底暖蒸，中宫得以流通。拟用仲景附子泻心汤，通阳之中，原可泄热开导，煎药按法用之。人参一钱半、熟附子一钱半、淡干姜一钱，三味另煎汁。川连六分（炒）、半夏一钱半、枳实一钱、茯苓三钱。后四味，用水一盏，滚水一杯，煎三十沸，和入前三味药汁服。（《临证指南医案·呕吐》）

方证解释：本案症见酸浊上涌吐出，脘痛如刺等。此寒热邪气扰中而胃阳大伤。胃阳衰则阴浊上僭，胃气不得下行而呕吐；胃阳衰弱，中宫不得流通而脘痛如刺；阴浊寒邪与郁火热气错杂聚于胃脘而痞结不通。治疗须一面温通中下焦阳气，一面苦辛开泄中脘痞结。遵附子泻心汤法为基础处方。其中熟附子合黄连为附子泻心汤法温阳消痞；川连、枳实合半夏、淡干姜，为变通半夏泻心汤法，苦辛开泄痞结；半夏合人参、茯苓，为变通大半夏汤法，通补胃阳胃气。三方并用，补胃气、通胃阳、开痞结、止呕吐。煎服方法仿仲景而有所变化，温补药参、附、姜三味浓煎，开痞药连、夏、枳、苓四味滚水急煎三十沸，两组药汁混合分服。

此方可命名为"附子泻心去大黄黄芩加枳实干姜半夏人参茯苓汤"，以期在临床上推广应用。

2. 合生姜泻心汤法治疗阳结

江，脉弦迟，汤水不下膈，呕吐涎沫，此阳结，饮邪阻气。议以辛热通阳，反佐苦寒利膈，用泻心法。人参、附子、干姜，先煎一杯，入姜汁四分。川连、黄芩、半夏、枳实。滚水煎，和入前药服。（《临证指南医案·呕吐》）

方证解释：本案症见呕吐涎沫，汤水不下膈。脉弦迟。叶氏所谓的"阳结"，是指胃阳大衰，阴浊痰饮阻结。阳衰饮结，胃气不得下行而呕吐涎沫，汤水不下膈。此证纯用辛热温阳可以治阳衰之本，但却不能开结。必须用附子泻心汤法，辛热与苦寒并用，苦辛开泄痞结。即叶氏所谓"以辛热通阳，反佐苦寒利膈"。方中附子与黄芩、黄连并用，为附子泻心汤法，温阳开痞；川连、黄芩与半夏、姜汁、干姜、枳实合用，为变通生姜泻心汤法，苦辛开泄痞结；人参、半夏并用为变通大半夏汤法，通补胃阳胃气。煎服方法仿仲景而变化之。

此方可命名为"附子泻心去大黄加枳实干姜姜汁半夏人参汤"，以期在临床上推广应用。

3. 合干姜黄芩黄连人参汤苦辛开泄治疗呕吐或下痢

王，胃虚少谷，肝来乘克，呕吐不能受纳，盖脏厥象也。人参、川连、附子、黄芩、干姜、枳实。（《临证指南医案·呕吐》）

方证解释：本案症见少谷，呕吐。胃阳虚则少谷；肝气横逆犯胃，胃气不降则呕吐不能受纳。方用附子泻心汤法化裁。其中附子合川连、黄芩，为附子泻心汤法温阳消痞；干姜、人参合川连、黄芩、枳实，为变通干姜芩连人参汤法苦辛开泄痞结；人参合半夏，为大半夏汤法，可通补胃阳胃气。另外，方中芩、连苦寒泻肝，以治肝逆；参、附、姜辛热温补，以治胃阳衰弱，大苦大寒与大辛大热合用，泄肝安胃，又是法中之法。

蔡，神气索然，腹中动气，舌红嗌干，寒热日迟，平素积劳致虚，邪伏厥阴，脉促细坚，温清难用。勉议复脉汤，存阴勿润，希图援救。复脉汤。又，两投复脉，色脉略转。所言平素积虚，不但症邪内陷，阳结于上则胸痞，阴走于下则频利，非徒开泄攻邪也。救逆汤去姜。又，奔豚动气，皆是阳虚浊泛，当和营理阳。人参、茯苓、归身、炙草、桂心、牡蛎、煨姜、大枣。又，冲气填塞，邪陷下痢，势非轻小，用泻心法。人参、淡干姜、熟附子、川连、黄芩、枳实。又，人参、淡干姜、生地、炒桃仁。(《临证指南医案·痢》)

方证解释：本案两投复脉汤，继用桂枝去芍药加蜀漆牡蛎龙骨救逆汤、参归桂枝汤，五诊时症见下痢。根据病史与"冲气填塞"分析，其症应伴有胸脘痞满，或呕吐等。胃阳衰则下痢呕逆，肝热冲逆则胸脘痞。治须辛热温通胃阳，苦寒泄热开痞。方用附子泻心汤法，以人参、淡干姜、熟附子，通补胃阳，辛热开结，以川连、黄芩、枳实，苦寒泄热、平肝开痞。其中干姜、黄芩、黄连、人参、枳实配伍，为干姜黄芩黄连人参汤法可苦辛开泄，治疗呕逆、下痢。

三、讨论与小结

(一)叶氏变通应用附子泻心汤的基本思路与手法

叶桂用附子泻心汤的基本手法是，去苦寒泻下的大黄，用黄连、黄芩配附子为基本方，或合入半夏泻心汤法加半夏、干姜、枳实、人参苦辛开泄痞结；或再合入大半夏汤法加茯苓配人参、半夏通补胃气。如无明显的呕吐、哕逆等半夏证，而腹泻、下痢显著者，则合入干姜黄芩黄连人参汤法加干姜、人参、枳实，苦辛开泄，兼以温中。以此为法，治疗呕吐、噎膈反胃、关格、阳结汤水不下、痢疾等病证。

(二)叶氏对仲景附子泻心汤方证的创新与发展

1. 创立附子泻心汤合半夏泻心汤与大半夏汤大苦大辛开泄痞结的治法

仲景用附子泻心汤治疗大黄黄连泻心汤的心下痞证与恶寒汗出的附子证并见者。叶桂根据此方大辛大热之附子与大苦大寒之黄连配伍的特点，结合变通半夏泻心汤黄芩、黄连配半夏、干姜，再加枳实治疗脘痞、呕、利的经验，参考用大半夏汤通补胃阳的心得，巧妙地将附子泻心汤法、半夏泻心汤法、大半夏汤法三法合法化裁，组成了辛热扶阳破阴，苦寒消痞泄热之法，用于治疗胃阳或真阳大虚，又火热郁结为痞的呕吐、脘痛如刺、噎膈、反胃、关格等大病重症。

叶氏变通方的基本用药是：人参、干姜、附子，三药浓煎，取气味俱厚者；黄连、黄芩、枳实，三药滚水急煎十沸至五十沸，取气味俱薄者，两组药煎出液混合分服。

胃阳虚而呕吐甚者，加半夏，或再遵其"胃虚益气而用人参，非半夏之辛、茯苓之淡，非通剂"(《临证指南医案·木乘土》徐氏案)的认识，加茯苓通胃阳，降阴浊。

本方与仲景原方相比，辛热附子组增加了干姜、人参、半夏，大大加强了辛热温阳破阴、扶胃开结的作用；苦寒黄连组，不用大黄，而加入枳实，以泄热消痞。两组药合用，苦辛开泄，尤善于治上热下寒、寒热错杂的脘中痞塞、呕吐、不食、反胃、噎膈、关格等病证。

程门雪先生对《叶氏医案存真》"通下下通，脘中仍结"案评注说："此方极妙，服法尤佳，推而广之，凡一切上下不通，内外不通，寒热虚实燥湿并病一身，而非一处，且未交混者，均可用此法之意为治，举一反三，金针暗度，嘉惠后学不浅。此方非但治上热下寒，更是治上实下虚，观案文及用药自明。上方之芩连，对下方之姜附，一寒一热也；上方之枳实，对下方之人参，一实一虚也。虚实为主，寒热为附，何以知之，经云：'君二臣四，偶之制也。'此方枳、参对治虚实，为君二；姜附芩连对治寒热，为臣四，故名之耳……"〔程门雪评注《叶案存真》选(续八)〕

程门雪先生的评注精辟地阐发了此案处方的深意，对于理解叶氏此方的配伍具有重要的意义。

2. 阐发附子泻心汤用黄芩黄连的新意

叶氏变通附子泻心汤主治病症为胃阳大虚，呕吐、反胃、关格等，胃阳虚衰，阴浊上逆，为什么还要用黄芩、黄连？叶氏所谓附子泻心汤治疗"上热下寒"的上热从何而来？对此，分析上述《临证指南医案·呕吐》王案、《临证指南医案·痢》蔡案，以及叶氏应用半夏泻心汤的医案可知，此证的热多为肝胆郁热，厥阴肝热横逆犯胃则可致痞、呕、饮食难下等。病机复杂的另一个方面是，胃阳虚衰，阴浊内聚，甚至真阳大虚。胃阳虚更可致呕吐、反胃。从而形成寒热错杂、上寒下热、虚实夹杂之证。对此，只有用辛热之附子、干姜与甘温的人参通补胃阳或真阳，用黄连、黄芩、枳实，苦寒利膈消痞，才能与病机吻合。叶氏在这些医案中精辟地阐发了这类病证的病机以及变通附子泻心汤用姜附配芩连的意义，特别是厥阴肝热冲逆病机的阐明，为我们理解此类方配用芩连的意义开拓了新的思路。

（三）新订叶氏附子泻心汤变通方

1. 附子泻心去大黄加枳实干姜人参汤

出自《叶氏医案存真》"通下下通，脘中仍结"案，组成用法为：黄芩、小川连、枳实，上三味，入滚水中煮五十沸即滤；人参、淡附子、干姜，上三味，煎浓汁一杯，和入前药服。叶案方证：呕吐，脘中痞结，上下格拒，乃上热下寒者。

2. 附子泻心去大黄加枳实干姜姜汁半夏人参汤

出自《临证指南医案·呕吐》江案。组成用法为：人参、附子、干姜，先煎一杯，入姜汁四分；川连、黄芩、半夏、枳实，滚水煎，和入前药服。叶案方证：脉弦迟，汤水不下膈，呕吐涎沫，此阳结，饮邪阻气者。

3. 附子泻心去大黄黄芩加枳实干姜半夏人参茯苓汤

出自《临证指南医案·呕吐》吴案。组成用法为：人参一钱半、熟附子一钱半、淡干姜一钱，三味另煎汁；川连六分（炒）、半夏一钱半、枳实一钱、茯苓三钱，后四味，用水一盏，滚水一杯，煎三十沸，和入前三味药汁服。叶案方证：胃阳大伤，酸浊上涌吐出，脘痛如刺，无非阳衰，阴浊上僭，致胃气不得下行者。

（四）叶案萃语

1. "仲景附子泻心汤，通阳之中，原可泄热开导。"

出自《临证指南医案·呕吐》吴案。这句话阐发了变通附子泻心汤用参、附、姜通补胃阳，用黄连、枳实泄热开痞的特殊功效。

2. "（附子泻心汤）辛热通阳，反佐苦寒利膈。"

出自《临证指南医案·呕吐》江案。这句话从另一角度阐发了变通附子泻心汤用参、附、姜辛热补胃通阳，反佐芩、连、枳实苦寒利膈开痞的特殊功效。

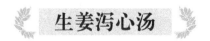

生姜泻心汤

一、仲景原方证述要

生姜泻心汤出自《伤寒论》第157条，组成为：生姜四两（切），甘草三两（炙），人参三两，干姜一两，黄芩三两，半夏半升（洗），黄连一两，大枣十二枚（擘）。右八味，以水一斗，煮取六升，去滓，再煎取三升。温服一升，日三服。仲景原条文谓："伤寒，汗出解之后，胃中不和，心下痞鞕，干噫食臭，胁下有水气，腹中雷鸣下利者，生姜泻心汤主之。"

生姜泻心汤由半夏泻心汤减干姜量为一两，加生姜四两组成。生姜辛散，和胃散水，故能治疗半夏泻心汤证水饮较重，心下痞鞕，干噫食臭，腹中雷鸣下利者。本方重用生姜四两，合人参三两、半夏半升、炙甘草三两、大枣十二枚为法。这一组药与旋覆代赭汤用生姜五两、人参二两、半夏半升、炙甘草三两、大枣十二枚的配伍手法极其相似。旋覆代赭汤证有"心下痞鞕，噫气不除"；生姜泻心汤证有"心下痞鞕，干噫食臭"。两方证也几乎相同。所不同的是生姜泻心汤含半夏泻心汤法，以干姜、半夏与黄芩、黄连并用，辛开苦降，可治疗下利，"腹中雷鸣"，旋覆代赭汤则不治疗下利。

由此可知，生姜泻心汤可治旋覆代赭汤证与半夏泻心汤证并见且水湿较重，水湿与热错杂者。

生姜泻心汤证：心下痞鞕，干噫食臭，腹中雷鸣下利。

二、叶氏应用心法

(一) 加减变化

1. 用于治疗温病湿温内陷重症

某，误下热陷于里，而成结胸，所以身不大热，但短气胸满烦躁，此邪热内燔，扰乱神明，内闭之象。棘手重恙，仿仲景泻心法，备参未议，再候明眼定裁。川连、黄芩、半夏、干姜、生姜、枳实。(《临证指南医案·温热》)

方证解释：本案为温热急重症，"身不大热"，提示有发热，兼见短气，胸满，烦躁等。因胸满，加之曾误下热陷入里，故诊为结胸。但邪热内燔，扰乱神明，已经有内闭神志异常之象。因邪陷，故不能再用清泻或开窍法。权衡病机，因身不大热、胸满，故从湿热痞结考虑，方用生姜泻心汤化裁，以生姜、干姜、半夏、黄连、黄芩，苦辛开泄湿热痞结，另加枳实开结消痞。

2. 用于治疗湿温重症下利神昏

陆，湿热内蕴，中焦痞结，阳气素虚体质。湿注自利不爽，神识昏乱，将变柔痉。炒半夏、人参、枳实、川连、干姜、黄芩、姜汁。(《临证指南医案·痢》)

方证解释：本案下见湿注自利不爽，上见内闭神识昏乱。此中阳虚而湿热内陷。方用生姜泻心汤化裁，以生姜汁、干姜、半夏、川连、黄芩苦辛开泄湿热痞结，以人参，合半夏、姜汁、干姜通补中阳；另加枳实行气开痞。

吴瑭采辑此案，制订出《温病条辨·中焦篇》湿温第90条泻心汤(半夏泻心汤去草枣加枳实姜汁方)方证。

3. 用于治疗暑湿发热神昏

叶十七，热气上闭，耳聋身热，神识不清，当清心营肺卫。竹叶心、飞滑石、连翘、川贝、石菖蒲根、生绿豆皮。又，暑湿热内蒸，吐蛔，口渴耳聋。川连水炒四分、半夏一钱半、枳实一钱、广皮白三钱、菖蒲一钱半、杏仁三钱。又，身热，三候不解，胸痞，入暮谵语，耳聋吐蛔。此热结厥阴，证势最险。川连、黄芩、干姜、枳实、半夏、姜汁、茯苓、菖蒲。(《临证指南医案·吐蛔》)

方证解释：本案症见耳聋，身热，神识不清。此湿热痹郁上焦，波及心营。方用竹叶心、飞滑石、连翘、川贝、石菖蒲根、生绿豆皮宣利湿热，清心开闭。二诊出现吐蛔，口渴耳聋。从暑湿热内蒸考虑，用变通半夏泻心汤法，以黄连、半夏、枳实，苦辛开泄湿热，加杏仁开上焦，广皮白畅中焦，菖蒲芳香开窍。三诊症见身热，三候不解，胸痞，入暮谵语，耳聋吐蛔。从吐蛔辨为湿热郁结厥阴，方用生姜泻心汤化裁，以川连、黄芩、干姜、半夏、姜汁，苦辛开泄湿热痞结；另加枳实消痞开结，加茯苓通胃阳，加菖蒲芳香开窍。

4. 用于治疗暑湿休息痢

沈，暑必夹湿，伤在气分，古称滞下。此滞字非停滞饮食，言暑湿内侵，腑中流行阻过，而为滞矣。消导、升举、温补，暑湿邪无出路。胸痞不饥不食，黏液未已，而肛门沉坠里结。三焦皆受邪蒸，上下浑如两截。延至为休息痢，缠绵展转，岂旦晚骤愈之病。淡干姜、生姜、小川连、淡黄芩、人参、枳实。（《临证指南医案·痢》）

方证解释：本案为休息痢，症见胸痞、不饥不食，泻痢时黏液未已，而肛门沉坠。此暑湿内蕴为痞为痢。方用生姜泻心汤法，以生姜、干姜、川连、黄芩苦辛开泄湿热，以人参，合生姜通补胃阳，另加枳实行气消痞。

本方可命名为"生姜泻心去草枣加枳实汤"，以期在临床上推广应用。

5. 用于治疗疟热劫伤胃汁不饥不饱不食不便

杨，高年患疟，热劫胃汁，遂不饥不饱，不食不便，渴不嗜饮，味变酸浊。药能变胃方苏。人参、川连、枳实、牡蛎、淡干姜、生姜。（《临证指南医案·疟》）

方证解释：本案症见不饥不饱，不食不便，渴不嗜饮，味变酸浊等。此湿热疟邪痞阻中焦，脾胃升降失司。其中"热劫胃汁"，实际是指湿热损伤胃气胃津；胃虚肝热乘胃，故"味变酸浊"；热甚则"渴"，湿郁则"不嗜饮"。方用干姜、生姜、川连、人参，为减味生姜泻心汤，苦辛开泄湿热痞结，另加枳实行气开痞。因肝气犯胃而味变酸浊，故加牡蛎合黄连平肝泻肝。其中干姜、生姜可通补胃阳，人参可益胃气生津液，苦辛开泄湿热之中兼能通补阳明。

吴瑭采辑此案，于证中补入"疟伤胃阳，气逆不降"，制订出《温病条辨·中焦篇》湿温第 77 条加减人参泻心汤方证。

6. 用于治疗呕吐

孙十四，食物随入即吐，并不渴饮。当年以苦辛得效，三载不发，今心下常痛如辣，大便六、七日始通。议通膈上，用生姜泻心汤。生姜汁四分（调）、川连六分（炒）、黄芩二钱（泡十次）、熟半夏三钱（炒）、枳实一钱、人参五分（同煎）。又，间或不吐食物，腹中腰膂似乎气坠。自长夏起，心痛头重，至今未减。思夏热必兼湿，在里水谷之湿，与外来之热相洽，结聚饮邪矣。当缓攻之，议用控涎丹五分，间日一用。（《临证指南医案·呕吐》）

方证解释：本案食物随入即吐，但并不渴饮，提示并非水逆五苓散证。曾用苦辛得效，三载未发。今心下常痛如辣，大便六七日始通，结合食入即吐，辨为生姜泻心汤证。方用生姜泻心汤去干姜、甘草、大枣，加枳实，以生姜汁代生姜，辛开苦降，开膈脘痞结。二诊已间或不吐食物，但腹中腰膂似乎气坠。根据自长夏起，心痛头重至今未减，辨为湿热互结，聚为水饮。拟缓攻法，用控涎丹间日服用以泻水饮。

7. 用于治疗胃痛

王四三，劳伤胃痛，明是阳伤，错认箭风，钓药敷贴，更服丸药，心下坚实，按之痛，舌白烦渴，二便涩少，喘急不得进食。从痞结论治。生姜汁、生淡干姜、泡淡黄芩、枳实、姜汁炒川连、半夏。（《临证指南医案·痞》）

方证解释：本案胃痛，心下坚实，按之痛，烦渴，二便涩少，喘急不得进食。苔白。此痰热痞结胃脘。方用生姜泻心汤化裁，以生姜汁、干姜、半夏、黄芩、姜汁炒川连苦辛开泄痞结，另加枳实行气开痞。

本方可命名为"生姜泻心去参草枣加枳实汤"，以期在临床上推广应用。

陈，宿病冲气胃痛，今饱食动怒痛发，呕吐。是肝木侵犯胃土，浊气上踞。胀痛不休，逆乱不已。变为先寒后热，烦躁、面赤、汗泄，此为厥象。厥阴肝脏之现证，显然在目。夫痛则不通，通字须究气血阴阳，便是看诊要旨矣。议用泻心法。干姜、川连、人参、枳实、半夏、姜汁。（《临证指南医案·胃脘痛》）

方证解释：本案素有胃痛，因饱食动怒胃痛发作，呕吐，胀痛不休，逆乱不已，继后变为先寒后热，烦躁、面赤、汗泄等。此厥阴肝气冲逆犯胃，胃气不能通降而痛呕，厥阴肝火内郁而寒热、烦躁、面赤、汗泄。方用生姜泻心汤化裁，以干姜、姜汁、半夏辛温开结、通降胃气，人参扶胃补虚；以川连苦寒泻肝；另加枳实消痞，并助姜夏开结。两组药苦辛开泄，泻肝和胃而开泄胃脘痞结。

（二）合方化裁

1. 合小陷胸加枳实汤治疗脾瘅

李，不饥，口涌甜水。疟邪未清，肝胃不和。川连、干姜、枳实、瓜蒌仁、半夏、广皮白、姜汁。又，口涌甜水，脾瘅。川连、黄芩、厚朴、半夏、生干姜、广皮。煎送脾约丸。（《临证指南医案·疟》）

方证解释：本案症见口涌甜水，胃不知饥。此疟邪未清，肝胃不和，湿热蕴结中焦。方用姜汁、干姜、半夏、川连，为减味生姜泻心汤以开泄湿热，和胃止呕；用半夏、瓜蒌仁、川连，枳实，为小陷胸加枳实汤以开胃脘痞结；另加广皮白和胃祛湿。二诊仍口涌甜水，从脾瘅论治，方用半夏泻心汤法以川连、黄芩、半夏、生干姜，苦辛开泄湿热痞结；另合平胃散法，加广皮、厚朴燥湿。

2. 合小半夏加茯苓汤治疗伏暑成疟

孙，阳虚之体，伏暑成疟，凉药只宜少用。身麻属气虚。用生姜泻心法。半夏、生姜汁、茯苓、炙甘草、南枣肉。（《临证指南医案·疟》）

方证解释：本案伏暑成疟，症见身麻。因素体阳虚，暑湿寒化，故"凉药只宜少用"。方用生姜泻心汤去苦寒降泄的黄芩、黄连；辛热甘补的干姜、人参。以炙甘草、南枣肉合茯苓通补胃气；以生姜汁、半夏辛开痞结。其中茯苓可通阳利湿，合姜汁、半夏为小半夏加茯苓汤可和胃止呕；甘草、大枣可调和营卫。以方测证，本案可能兼有呕吐、发热等。

三、讨论与小结

（一）叶氏变通应用生姜泻心汤的基本思路与手法

生姜泻心汤是半夏泻心汤的加减方，也是苦辛配合，苦寒可泄热，辛温可燥湿；苦寒可降泄肝热，辛温可开通胃痞。因此，叶氏将此方作为苦辛开泄法的代表方，基本用法与半夏泻心汤相同。所不同的是，生姜泻心汤以生姜、干姜并用，不仅辛热通胃痞、化湿浊作用较强，而且可以温通中阳，能够治疗胃阳脾阳素虚，湿热邪陷闭结的病证。叶氏用此方多去甘守温补的甘草、大枣，或再去人参，加枳实以辛开结痞。基本方用：川连、黄芩、半夏、干姜、生姜、枳实。呕吐甚者，用生姜汁代生姜，胃虚者，复加入人参。在杂病，主要用于治疗呕吐、胃痛、脘痞等病证。在温病，主要用于治疗湿温暑湿蕴结，胃虚邪陷的重症。通常用基本方，湿热疟兼肝热犯胃者，加牡蛎平肝；湿热闭窍神志异常者，加石菖蒲芳香透络开窍；胃虚湿热内陷者，加人参通补胃阳；湿热疟发为脾瘅者，合小陷胸汤法加瓜蒌、广皮白苦辛开泄湿热。

（二）叶氏对仲景生姜泻心汤方证的创新与发展

发明用生姜泻心汤治疗温病湿温暑湿

叶氏用生姜泻心汤最具特点的手法是，用其治疗湿温、暑湿、伏暑、湿热疟、湿热痢等外感温病湿热蕴结证。如用川连、黄芩、半夏、干姜、生姜、枳实为基本方治疗误下湿热内陷，湿热内燔，扰乱神明，发为身不大热，而短气、胸满、烦躁的棘手重症；用基本方加人参治疗阳气素虚之人，湿热内蕴，中焦痞结，发为自利不爽，神识昏乱，将变柔痉的重危症；用基本方加石菖蒲治疗暑湿内蒸，发热、胸痞，入暮谵语，耳聋等热结厥阴，证势最险之证；用基本方加人参治疗暑湿蕴郁，三焦皆受邪蒸，上下浑如两截，延至为休息痢，胸痞不饥不食，黏液未已，肛门沉坠里结者；用基本方加牡蛎、人参治疗高年患疟，热劫胃汁，遂不饥不饱，不食不便，渴不嗜饮，味变酸浊者等。

叶氏抓住了此方生姜、干姜、半夏并用，辛散开结，发散水湿尤强，干姜、生姜、人参、半夏并用，善于通补胃阳胃气的两个特点，不仅用其苦辛开泄的基本功效治疗温病湿热，而且用其治疗湿热蕴结，中阳胃气大伤，湿热内陷，闭结胸心，心窍神气受到影响的神昏痉厥重症。这些经验是对生姜泻心汤临床应用的重大创新，尤其值得重视。

（三）吴瑭对叶氏变通生姜泻心汤法的继承与发展

吴瑭根据叶桂变通应用生姜泻心汤的经验，在《温病条辨》中制订出两个加减泻心汤方证。

1. 加减人参泻心汤方证

出自《温病条辨·中焦篇》湿温第77条："疟伤胃阳，气逆不降，热劫胃液，不饥不饱，不食不便，渴不欲饮，味变酸浊，加减人参泻心汤主之。"此方组成为：人参二钱、黄连一钱五分、枳实一钱、干姜一钱五分、生姜二钱、牡蛎二钱。水五杯，煮取二杯，分二次服。吴瑭称此为"苦辛温复咸寒法"。

本方证是吴瑭根据《临证指南医案·疟》杨案整理制订的。

2. 泻心汤（半夏泻心去草枣加枳实姜汁）方证

出自《温病条辨·中焦篇》湿温第90条："滞下湿热内蕴，中焦痞结，神识昏乱，泻心汤主之。"此条有证无方，吴氏仅写到"泻心汤（方法并见前）"，但是，究竟见前哪一个方？吴氏没有确切地说明。今查找叶案，找到了吴瑭订立此条所依据的叶氏医案。为了弥补吴瑭的疏漏，此根据叶案处方，将本方命名为"半夏泻心汤去草枣加枳实姜汁方"，并确定其组成为：半夏、人参、枳实、川连、干姜、黄芩、姜汁。

本方证是吴瑭根据《临证指南医案·痢》陆案整理制订的。

（四）新订叶氏生姜泻心汤变通方

1. 生姜泻心去参草枣加枳实汤

出自《临证指南医案》痞门王四三案，温热门"某，误下热陷于里"案。组成为：生姜汁、干姜、川连、黄芩、半夏、枳实。叶案方证：劳伤胃痛，心下坚实，按之痛，舌苔白，烦渴，二便涩少，喘急不得进食者；或误下热陷于里，而成结胸，身不大热，短气胸满烦躁，此邪热内燔，扰乱神明，有内闭之象者。

2. 生姜泻心去草枣加枳实汤

出自《临证指南医案·痢》沈案、陆案。组成为：生姜汁、干姜、川连、黄芩、半夏、人参、枳实。叶案方证：暑湿痢，暑湿内侵，腑中流行阻遏，而为滞下，胸痞不饥不食，黏液未已，而肛门沉坠里结，三焦皆受邪蒸，上下浑如两截，延至为休息痢，缠绵展转，不能骤愈者；或湿热内蕴，中焦痞结，阳气素虚体质，湿注自利不爽，神识昏乱，将变柔痉者。

（五）叶案萃语

1. "夫痛则不通，通字须究气血阴阳，便是看诊要旨矣。"

出自《临证指南医案·胃脘痛》陈案。在这里，叶氏提出了关于胃痛、呕吐等病须辨识脏腑气血阴阳的理论。意思是，对于"不通则痛"的胃痛，在应用"通法"治疗时，须进一步辨别病变在气分还是在血分？是脏腑之阴的病变还是脏腑之阳的病变？本案病变在气分而不在血分；肝热亢逆，故见先寒后热、烦躁、面赤、汗泄、气冲等；胃气胃阳虚损，不得通降，故见胃痛、呕吐、胀痛不休等。治疗用生姜泻心汤法，以黄连降泄肝热，以人参、半夏、姜汁、干姜、枳实通补胃气胃阳，即所谓"须究气血阴阳"以通之。这句话更加重要的意义是，叶氏提出了一种别具一格的辨治体系，这就是，在辨析脏腑病机时，不仅要辨别疾病所在的脏腑部位，如在肝，还是在胃？而且还要进深一层辨识病变脏腑的气血阴阳的状态，深入细致地了解是脏腑之气的问题，还是脏腑之血的问题，是脏腑之阴的问题，还是脏腑之阳的问题，如此案就要辨明是胃阳胃气之虚，还是胃阴胃津之虚？在明确脏腑气血阴阳状态的基础上再立法处方用药。叶氏的这一辨治方法可称为"辨脏腑气血阴阳论治体系"，以期在临床上推广应用。

2. "古称滞下，此滞字非停滞饮食，言暑湿内侵，腑中流行阻遏，而为滞矣。"

出自《临证指南医案·痢》沈案。在这句话里，叶氏强调，滞下并非饮食停滞，而是暑湿内侵，腑中流行阻遏。因此，治疗不得用消导、升举、温补之法，而要用苦辛开泄法清暑祛湿。

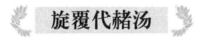

旋覆代赭汤

一、仲景原方证述要

旋覆代赭汤出自《伤寒论》第161条，组成为：旋覆花三两，人参二两，生姜五两，代赭石一两，甘草三两（炙），半夏半升（洗），大枣十二枚（擘）。右七味，以水一斗，煮取六升，去滓，再煎取三升。温服一升，日三服。仲景原条文谓："伤寒发汗，若吐若下，解后，心下痞鞕，噫气不除者，旋覆代赭石汤主之。"

本方用旋覆花"主结气胁下满"（《本经》），"消坚软痞，治噫气"（《汤液本草》）。代赭石平肝潜阳、降肺胃逆气，半夏、生姜下气逐饮、止呕，人参、甘草、大枣补胃气、和中。方中人参用二两，代赭石仅用一两，说明本方主症以胃虚为要点。

旋覆代赭汤证：胃虚饮气上逆，呕吐哕逆、噫气不除。

二、叶氏应用心法

（一）加减变化

1. 用于治疗噫嗳

王二二，初用辛通见效，多服不应。想雨湿泛潮，都是浊阴上加，致胃阳更困。仿仲景胃中虚，客气上逆，噫气不除例。人参、旋覆花、代赭石、半夏、茯苓、干姜。（《临证指南医案·噫嗳》）

方证解释：本案噫气不除，曾用辛通药未效。此湿浊困阻，损伤胃阳，胃气上逆。方用旋覆代赭汤法，以干姜代替生姜温补胃阳；去甘壅的草、枣，加茯苓合人参、半夏通补胃气。

本方可命名为"旋覆代赭去姜草枣加茯苓干姜汤"，以期推广应用。

某，味淡，呕恶嗳气，胃虚浊逆。白旋覆花、钉头代赭、炒黄半夏、姜汁、人参、茯苓。（《临证指南医案·噫嗳》）

方证解释：本案症见味淡，呕恶嗳气。此为胃虚浊逆的旋覆代赭汤证。方用旋覆代赭汤去甘壅的草、枣，加茯苓，合人参通补胃气，以生姜汁代生姜，合半夏降胃逆、除呕噫。

2. 用于治疗呃逆

黄，脉小舌白，气逆呃忒，畏寒微战。胃阳虚，肝木上犯。议用镇肝安胃理阳。人参、代赭石、丁香皮、茯苓、炒半夏、淡干姜。又，舌白苔厚，胃阳未醒，厥逆，浊阴上干为呃，仍用通法。人参、淡附子、丁香皮、淡干姜、茯苓。又，照方加姜汁、柿蒂。又，人参、炒川椒、附子、茯苓、淡干姜、炒粳米。（《临证指南医案·呃》）

方证解释：本案症见气逆呃忒，畏寒微战。舌苔白，脉小。此胃阳虚损，肝气上逆。方用旋覆代赭汤去旋覆花、甘草、大枣，加茯苓，通补阳明，镇肝气之逆；以干姜易生姜通理胃阳；另取丁香柿蒂汤法加丁香皮降气止呃。二诊仍呃，舌白苔厚。胃阳未醒，浊阴上干，仍用通法。方取一诊方中人参、淡干姜、茯苓、丁香皮，通补胃阳胃气，兼降气止呃；另加淡附子，合干姜以辛热重剂温通中阳。三诊守法加姜汁、柿蒂降胃气、止呃逆。四诊取大建中汤法再加炒川椒，取附子粳米汤法加粳米温中阳，破阴结。

3. 用于治疗呕吐

王五十八岁，气恼而起，肝木犯胃，胃气逆翻呕食，其涎沫即津液蒸变。仿仲景胃虚则客气上逆。旋覆代赭汤。（《叶天士先生方案真本》）

方证解释：本案胃气逆翻呕食，呕物有涎沫。此肝气犯胃，胃虚而客气上逆。方用旋覆代赭汤镇肝逆、补胃气、止呕吐。

呕恶，拒纳，口苦。旋覆花代赭汤。（《未刻本叶天士医案》）

方证解释：本案症见呕恶，拒纳，口苦。此胃虚肝气冲逆。方用旋覆代赭汤平肝逆、降胃气、止呕吐。

沈，食过逾时，漾漾涌涎欲吐，诊脉濡涩，以胃虚肝乘。宗仲景旋覆代赭法。旋覆花、代赭石、人参、半夏、茯苓、广皮。（《临证指南医案·呕吐》）

方证解释：本案食过逾时，漾漾涌涎欲吐，脉濡涩。此胃虚肝乘，客气上逆。方用旋覆代赭汤去草、枣之甘壅，加茯苓、橘皮通补阳明，镇肝降逆。其中半夏、橘皮、茯苓配伍，为二陈汤法，可化痰除饮。

陡然呕吐，继作头旋，身若溶溶，如坐水中，是下焦空虚，入春气泄，厥阳直冒，不克交入阴中，乃虚候也，第病已一月，犹然脘闷不饥，食不甘味，阳明胃气受肝戕贼，困顿不能升降致此，且两和之。旋覆花、代赭石、人参、白茯苓、广橘白、半夏。（《未刻本叶天士医案》）

方证解释：本案陡然呕吐，继作头旋，身若溶溶，如坐水中。病已一月，犹然脘闷不饥，食不甘味。此胃阳虚弱，肝气冲逆，胃受肝伐，困顿不能升降。方用旋覆代赭汤去姜、草、枣加茯苓、广橘白通补阳明，镇肝止呕。

以上两案方可命名为"旋覆代赭去草枣加茯苓陈皮汤"，以期推广应用。

脉虚软，晨起恶心，胃阳薄也。旋覆代赭汤。（《未刻本叶天士医案》）

方证解释：本案晨起恶心，脉虚软。此为胃虚肝逆的旋覆代赭汤证，故用此方。

虚风内煽，上扰阳明，呕哕涎沫，口耳牵引，肝胃同治。旋覆、代赭、人参、半夏、茯苓、干姜。(《未刻本叶天士医案》)

方证解释：本案呕哕涎沫，口耳牵引。此胃虚肝逆，肝风冲动。方用旋覆代赭汤去草枣加茯苓，以干姜代生姜，通补胃阳，镇肝止呕。

问生产频多，经水失期，此冲脉厥气直攻心下，引胁环及少腹，呕吐黑水，黑为胃底之水，便出稀黑，乃肠中之水，经年累月，病伤胃败，何暇见病治病？务在安眠、进食为议，仿仲景胃虚上逆例。人参、炒半夏、代赭石、茯苓块、降香、苏木。(《叶氏医案存真·卷一》)

方证解释：本案症见呕吐黑水，便出稀黑，不寐，食减，经水失期，冲气直攻心下，引胁环及少腹疼痛。此胃虚不降，肝气夹冲脉之气上逆。方用旋覆代赭汤去姜、草、枣、旋覆花，加茯苓，通补胃阳，镇肝降逆；另加降香、苏木行气活血，治胁环少腹疼痛。

着右卧称甚气闷，阳明气未全降，宜补土降逆。人参、白旋覆花、生白芍、茯苓、代赭石、南枣肉。(《眉寿堂方案选存·冬温》)

方证解释：从"阳明气未全降"分析，本案非初诊，初诊当有呕吐，用镇肝降胃的旋覆代赭汤后呕吐止，而着右卧则气闷甚，故诊为阳明气未全降，继续用补胃降逆镇肝法，以旋覆代赭汤去甘草、生姜、半夏，补胃气、镇肝逆；另加茯苓，合人参通补胃阳，加生白芍，合代赭石柔肝平肝。

先理肝胃之逆。旋覆花、人参、茯苓、代赭石、半夏、姜汁。(《未刻本叶天士医案》)

方证解释：从"先理肝胃之逆"以及用药分析，本案为呕吐。方用旋覆代赭汤去草、枣加茯苓通补胃阳，镇肝止呕。

4. 用于治疗噎膈反胃

食下拒纳，左脉弦数，此属噎格。旋覆花、半夏、姜汁、代赭石、茯苓、川连。(《未刻本叶天士医案》)

方证解释：本案食下拒纳，必有呕吐，左脉弦数。叶氏诊为噎膈（噎格），方用旋覆代赭汤去参、草、枣加茯苓镇肝逆，通胃阳，止呕吐；另加黄连，合半夏为半夏泻心汤法苦辛开泄痞结。

本方可命名为"旋覆代赭去参草枣加茯苓黄连汤"，以期推广应用。

噎格脉弦，胃气空也，乏力用参，如之何图功？半夏、煨姜、旋覆花、茯苓、南枣、代赭石。(《未刻本叶天士医案》)

方证解释：本案为噎膈（噎格），其症必有呕吐、食下格拒。脉弦。方用旋覆代赭汤去参、草、枣加茯苓，镇肝逆，通胃阳，止呕吐。

5. 用于治疗胃痛

施六二，胃痛，浊痰上逆。代赭石、炒半夏、淡吴萸、淡干姜、茯苓、广皮、荜茇、生益智仁。(《临证指南医案·胃脘痛》)

方证解释：本案为胃痛，从"浊痰上逆"分析，兼有呕吐痰涎。方用代赭石、炒半夏、淡干姜、茯苓、广皮，为变通旋覆代赭汤以镇肝温胃、降逆止呕；用淡吴萸、荜茇、生益智仁为变通吴茱萸汤以温胃止痛。

华南京三十二岁，通中焦气血，痛缓，呕食，是胃虚气逆。旋覆代赭汤。(《叶天士先生方案真本》)

方证解释："痛缓"，提示初诊有胃痛，用通中焦气血法，胃痛缓解，但呕食。此胃虚肝逆。方用旋覆代赭汤镇肝和胃。

6. 用于治疗吐血

某二八，努力伤络，失血面黄。口中味甜，脘中烦闷冲气，病在肝胃。勿以失血，治以滋腻。旋覆花、代赭石、半夏、淡干姜、块茯苓、南枣肉。（《临证指南医案·吐血》）

方证解释：本案症见吐血，面黄，口中味甜，脘中烦闷冲气。此胃阳虚弱，肝气冲逆犯胃。方用旋覆代赭汤去参、草、枣加茯苓，以干姜换生姜，通补胃阳，温中摄血，镇肝降逆。其中干姜、茯苓配伍，寓变通理中汤法，可温补脾胃之阳以止血。

7. 用于治疗胃咳

嗽逆、呕逆不得卧，《经》谓嗽而呕者属胃咳也，此由嗽伤阳明之气，厥阴肝邪顺乘使然。凡女科杂症，偏于肝者居半，即如是病，经一阻则递剧矣，非泛泛咳嗽之比。人参、旋覆花、白芍、茯苓、代赭石、南枣。（《未刻本叶天士医案》）

方证解释：本案咳嗽与呕逆并见，月经闭阻不通，叶氏诊为胃咳。此嗽伤阳明之气，厥阴肝逆乘犯胃土。方用旋覆代赭汤去姜、草、半夏，加茯苓合人参通补阳明；加白芍合代赭石滋肝平肝。

8. 用于治疗胃反

咳呛，拒纳，此肝阳上逆，肺胃不降，病属胃反，治之非易。旋覆花、人参、半夏、代赭、干姜（川连三分泡汤浸炒）。（《未刻本叶天士医案》）

方证解释：本案症见咳呛，"拒纳"，提示有呕吐。此属胃反大病重症，由胃气胃阳大虚，肝气冲逆，横克胃土，上犯肺金，胃气不和，肺气不降所致。方用旋覆代赭汤去草、枣，以干姜代替生姜，通补胃阳，镇肝降逆。其中干姜用黄连泡汤浸炒，寓有半夏泻心汤或干姜芩连人参汤法可苦辛开泄痞结。

9. 用于治疗暑伤脾胃不纳不饥

阳虚体丰，夏热耗气，胃弱不纳不饥，此九窍不和，都胃病矣。法当镇逆理虚，略佐苦降，以胃为阳土，气下为顺耳。人参、淡干姜、川连、代赭石、茯苓、生白芍。（《眉寿堂方案选存·暑》）

方证解释：本案暑热耗气，致胃弱而不纳不饥。治拟镇逆理虚，略佐苦降法。方用人参、代赭石、淡干姜、茯苓，为变通旋覆代赭汤法以镇肝降逆，通补阳明；另加川连、生白芍，酸苦泄热以治暑热伏邪。其中黄连、干姜、人参配伍，寓黄连汤法可苦辛开泄胃脘痞结。

10. 用于治疗产后感疟食减气壅

产后两三日，恶露即止，下白甚多，明系湿阻，体虚感邪，更疟半月，食减气壅，延久必致虚脱，且拟补虚镇坠以治气逆，气降进食，庶有生机。代赭石（煅）、旋覆花、制半夏、人参、茯苓、新会皮、炒白芍。又，服煎汤逆气已降，饮食渐进，有向愈之机，然产后肝肾之虚，若不填纳，恐冲气复逆。大熟地（砂仁炒松）、人参、枸杞子（炒）、炒白芍、茯苓、生杜仲。又，进填纳，神气虽振，寒热未已，白带仍下，湿郁所致，宜用开湿破瘀引邪，以冀疟止。青蒿、生鳖甲、茯苓、当归、炒桃仁、新会皮、生香附。（《叶氏医案存真·卷二》）

方证解释：本案产后体虚感受外邪，又患疟半月，症见食减气壅，寒热不已，恶露即止，白带甚多。一诊方用旋覆代赭汤去姜、草、枣加茯苓、新会皮通补胃气，镇肝降逆；另加炒白芍柔肝制肝。肝胃同治，以求气降纳谷。二诊逆气已降，饮食渐进，改用治产后虚损法，方用砂仁炒熟地、人参、炒枸杞子、炒白芍、茯苓、生杜仲，填补肝肾，摄纳元气，通补阳明。三诊神气虽振，寒热未已，白带仍下。疟邪尚伏，湿郁尚重，改用治疟法，方用青蒿、生鳖甲滋阴搜邪透热；用当归、桃仁、生香附助鳖甲活血通络；用新会皮、茯苓辛淡燥湿利湿。

（二）合方化裁

1. 合变通大半夏汤治疗疟邪伤胃的呕吐

金七五，强截疟疾，里邪痞结，心下水饮，皆呕吐无余，病在胃口之上。老年阳衰，防其呃厥。舍泻心之外无专方。人参、枳实、干姜、半夏、川连、黄芩。又，舌白，气冲心痛，嗳噫味酸，呕吐涎沫，皆胃虚肝乘。仿仲景胃中虚，客气上逆。可与旋覆花代赭石汤。旋覆花、代赭石、人参、半夏、茯苓、姜汁、粳米。又，诸恙向安，寝食颇逸。平昔肝木易动，左脉较右脉弦长，味变酸，木侮土。秋前宜慎。人参、半夏、茯苓、广皮、生谷芽、生白芍。（《临证指南医案·吐蛔》）

方证解释：本案为疟疾，因误治里邪痞结，心下水饮结聚而呕吐无余，方用半夏泻心汤去草、枣加枳实，苦辛开泄痞结。二诊症见气冲胃痛，嗳噫味酸，呕吐涎沫，舌苔白，为胃虚肝乘，客气上逆，方用旋覆代赭汤去草、枣加茯苓、粳米，通补胃阳，镇肝降逆。其中半夏、人参、茯苓、姜汁配伍，为变通大半夏汤法可通补胃气。三诊诸恙向安，寝食颇逸。口味变酸，左脉较右脉弦长。从肝木易动，木侮土考虑，方用变通大半夏汤法，以人参、半夏、茯苓、广皮、生谷芽通补阳明，加生白芍滋肝柔肝。

2. 合半夏泻心汤治疗呃逆呕恶

正气已虚，热邪陷伏，故间疟延至三日，其象为厥，舌涸、胸痹、秽呕，恐成翻胃。呃逆之症，先以旋覆代赭，镇其上逆之气，以泻心散其胸中之热。人参、川连、白芍、旋覆、代赭、牡蛎。（《叶氏医案存真·卷三》）

方证解释：本案疟邪内伏，症见舌涸，胸痹，秽呕，呃逆。此肝热犯胃，胃气上逆。方用人参、旋覆花、代赭石，为化简旋覆代赭汤以镇肝降逆；用川连，白芍，为变通半夏泻心汤法以酸苦泄肝，开邪热痞结；另加牡蛎，合白芍平肝滋肝。

脉弦，呕恶，肝胃同治。旋覆花、半夏、川连、代赭石、茯苓、干姜。（《未刻本叶天士医案》）

方证解释：本案症见呕恶。脉弦。此肝胃同病，肝气冲逆犯胃。方用旋覆花、代赭石、半夏、干姜、茯苓，为加减旋覆代赭汤以镇肝降逆，温中止呕；用川连、半夏、干姜、茯苓，为变通半夏泻心汤法以泄肝和胃，苦辛开泄痞结。

另外，叶氏用旋覆代赭汤合半夏泻心汤的医案还有上述"用于治疗暑伤脾胃不纳不饥"中介绍的《眉寿堂方案选存·暑》"阳虚体丰，夏热耗气"案，可互参。

3. 合吴茱萸汤治疗厥逆欲呕

徐四六，气冲偏左，厥逆欲呕，呕尽方适。伏饮在于肝络，辛以通之。吴萸（泡淡）八分、半夏三钱、茯苓块三钱、淡干姜一钱、代赭石三钱、旋覆花二钱。（《临证指南医案·呕吐》）

方证解释：本案气冲偏左，厥逆欲呕，呕尽方适。据左胁下冲气上逆辨为伏饮在于肝络。方用代赭石、旋覆花、半夏、干姜、茯苓为变通旋覆代赭汤以镇肝逆、化痰饮、降胃气；用泡淡吴萸、干姜、半夏，为变通吴茱萸汤以温胃止呕，温疏木郁。

食下拒纳，此属反胃。旋覆花、半夏、吴萸、代赭石、茯苓、川连。（《未刻本叶天士医案》）

方证解释：本案食下拒纳，诊为反胃。方用旋覆花、代赭石、半夏、茯苓，为变通旋覆代赭汤法以镇肝、通胃、止呕；用吴萸，合半夏、茯苓，为变通吴茱萸汤以温胃止呕；另加黄连，合半夏有半夏泻心汤意以苦辛开泄痞结，合吴茱萸寓左金丸法以泄肝安胃。

另外，叶氏用旋覆代赭汤合吴茱萸汤的医案还有上述"用于治疗胃痛"中介绍的《临证指南医案·胃脘痛》施六二案，可互参。

4. 合旋覆花汤辛润通络治疗呕血

李云生，咳甚呕血吐食，肝病犯胃。阳气升逆所致。代赭石、新绛、茯苓、丹皮、旋覆、黑山栀。（《叶氏医案存真·卷二》）

方证解释：本案咳甚呕血，吐食，由肝逆犯胃，阳气升逆扰络所致。方用代赭石、旋覆花、茯苓，为变通旋覆代赭汤以镇肝降逆止呕；用新绛、旋覆花，为变通旋覆花汤以辛润通络；用丹皮、黑山栀，为丹栀逍遥散法以清肝泄热，凉血散血。

5. 合四君子汤治疗便溏不实

沈二九，吹笛震动元海病，治宜填实下焦，但呛食吐出，又便溏不实，中无砥柱，阴药下未受益，中再受伤矣。仿补益中宫，仍佐镇逆一法。人参、焦术、炒焦半夏、茯苓、旋覆花、代赭石。（《临证指南医案·呕吐》）

方证解释：本案呛食吐出，又便溏不实。呕吐为胃虚肝逆所致，便溏为脾虚不运而成。方用人参、焦白术、茯苓，为四君子汤法以补脾运湿止泻；用旋覆花、代赭石、茯苓、人参，为变通旋覆代赭汤以补胃镇肝止呕。

6. 合乌梅丸治疗呕吐吐蛔

李，身不壮热，二便颇通，已非风寒停滞之病。因惊动肝，厥气下泛，蛔虫上攻触痛，呕吐清涎。仲景云：蛔虫厥都从惊恐得之。人参安蛔法。又，古人云：上升吐蛔，下降狐惑，皆胃虚少谷，肝脏厥气上干耳。既知胃中虚，客气上冲逆犯，斯镇逆安胃方，是遵古治法。人参、代赭石、乌梅肉、川椒、川楝子、茯苓。又，人参、茯苓、炒当归、炒白芍、桂心、炙草、煨姜、南枣。又，忽然痛再发，诊脉微细。恰值立夏之交，正气不相接续，有复厥之虑。人参、桂枝木、川楝子、炒川椒、生白芍、乌梅肉、川连、细辛。（《临证指南医案·吐蛔》）

方证解释：本案症见蛔虫上攻，脘腹触痛，呕吐清涎。叶氏遵仲景蛔厥与胃虚客气上逆之论，用人参、代赭石、茯苓，为化简旋覆代赭汤以镇肝降逆，通补阳明；用乌梅肉、川椒、人参、川楝子，为加减乌梅丸法以治蛔厥。二诊用参归建中汤去饴糖加茯苓甘温补中。三诊忽然胃腹疼痛再发，诊脉微细。改用加减乌梅丸治疗蛔厥。

某，脉歇止，汗出呃逆，大便溏。此劳倦积伤，胃中虚冷，阴浊上干。人参、茯苓、生淡干姜、炒川椒、炒乌梅肉、钉头代赭石。（《临证指南医案·呃》）

方证解释：本案症见汗出呃逆，大便溏。脉歇止。此劳倦积伤，胃中虚冷，阴浊上干。方用人参、代赭石、干姜、茯苓，为变通旋覆代赭汤法以镇肝降逆，通补阳明；用炒乌梅肉、炒川椒、干姜、人参，为减味乌梅丸以制肝安胃。

五十岁天癸当绝，而反多于昔，冲、任之脉不固，已属下焦主病。脉不束骨，痛无定所，与三气客痹迥异。群药未尝及下，胃伤肝垂呕吐。问病患口味苦，气塞必哕，心如悬旌，当以胃虚客气攻逆，议用旋覆代赭汤。人参、炒黑川椒、乌梅肉、茯苓、钉头代赭、生白芍。（《眉寿堂方案选存·女科》）

方证解释：本案全身痛无定所，呕吐，口味苦，气塞必哕，心如悬旌。虽有冲任不固之症，但治胃为先。方用代赭石、人参、茯苓，为变通旋覆代赭汤以镇肝降逆，通补阳明；用炒黑川椒、乌梅肉、生白芍、人参，为变通乌梅丸以制肝安胃。

7. 合四逆汤破阴通阳治疗食入反出

汪三十，壮年饮酒聚湿，脾阳受伤已久。积劳饥饱，亦令伤阳，逆食入反出，噫气不爽。格拒在乎中焦，总以温通镇逆为例。白旋覆花、钉头代赭、茯苓、半夏、淡附子、淡干姜。（《临证指南医案·噫嗳》）

方证解释：本案症见食入反出，噫气不爽。此胃阳大伤，发为格拒。方用白旋覆花、钉头代赭、半夏、茯苓、淡干姜，为加减旋覆代赭汤以镇旋逆、通胃阳；另加淡附子，合干姜为四逆汤法以通补中阳，破阴浊结聚；合半夏为附子粳米汤法以通补胃阳。

8. 合甘麦大枣汤治疗咳而呕逆

咳而呕逆，脉虚弦，宜益肝胃。人参、旋覆花、怀小麦、茯苓、代赭石、大南枣。（《未刻本叶天士医案》）

方证解释：本案咳而呕逆。脉虚弦。此胃虚肝逆之胃咳。方用旋覆代赭汤去姜、草、夏，加茯苓，通补胃气，镇肝降逆；另加小麦，合大枣为甘麦大枣汤法以甘缓制肝益胃。

三、讨论与小结

（一）仲景旋覆代赭汤的本意

旋覆代赭汤由三组药组成：一是甘温补胃的人参、炙甘草、大枣；二是辛温开结止呕的半夏、生姜；三是下气散结、镇肝平逆的旋覆花、代赭石。就配伍意义而言，小柴胡汤、半夏泻心汤、生姜泻心汤、甘草泻心汤中均有甘温之参、草、枣与辛温之姜、夏，所不同的是第三组药：小柴胡汤用柴、芩，三泻心汤用芩、连，而旋覆代赭汤用旋、赭。由此可见，旋覆代赭汤与小柴胡汤、三泻心汤均能两调肝胃，治胸脘痞闷、呕吐呃逆。由于旋覆代赭汤中生姜量独重，用五两，因此，本方与生姜泻心汤更适合比较。生姜泻心汤证中有"心下痞鞭，干噫食臭"，本方证有"心下痞鞭，噫气不除"。但生姜泻心汤证有"腹中雷鸣，下利"，本方证中却无下利。因此，生姜泻心汤用苦寒之芩、连，辛热之干姜，治疗烦热、下利；本方不用芩、连、干姜，不治烦热、下利，而用旋覆花下气散结、代赭石镇肝降逆，主治肝气上逆，胃不下行之证。由此分析则不难看出，旋覆代赭汤所主之证是阳明胃气大虚，痰浊内结而"心下痞鞭"；肝气冲逆犯胃，肝气夹胃气上逆而"噫气不除"。此证既无郁热，也无下利。从组方用量看，人参二两，代赭石仅一两，生姜五两。提示其病机重心在于胃虚与痰浊结痞，而肝气冲逆是在胃虚饮聚的基础上发生的。

（二）叶氏变通应用旋覆代赭汤的基本思路与手法

叶桂根据旋覆代赭汤用一组药补胃虚，一组药开结消痰降胃，一组药镇肝下气散结的配伍特点，紧紧抓住"胃中虚"、"客气上逆"与"肝逆犯胃"三方面病机，扩大其使用范围，用以治疗噫嗳、呃逆、呕吐、噎膈反胃、胃痛、吐血、胃咳、产后感疟食减气壅、暑伤脾胃不纳不饥等病证。

在加减应用方面，有两个手法颇具特点：

第一，去草、枣加茯苓：根据其胃虚不用守补而用通补的理论以及"胃虚而用人参，非半夏之辛，茯苓之淡，非通剂矣"的经验，在用此方以人参补胃气时，每去甘草、大枣，加茯苓，或再加陈皮，组成通补之法。由于旋覆代赭汤证多有胃气上逆的呕、呃、噫等，因此，也遵"呕不喜甘"，呕者不用甘草的原则去甘草。经这一加减，方中人参、半夏、茯苓、生姜（或用姜汁），正是叶氏自订的变通大半夏汤法，犹可通补阳明，治疗胃虚的呕、痞。也就是说，这一加减则构成了旋覆代赭汤与大半夏汤的合法，用于治疗胃虚呕、噎，更为合拍。

第二，去生姜加干姜：仲景原方用生姜合半夏辛开痞结、去痰饮、止呕逆。但是，对于胃阳大伤，痰浊聚结者，生姜则力不胜任。遇此，叶氏每以干姜易生姜，辛热通阳开结，又温补胃阳。加干姜，合人参则寓理中汤法，善于温中扶阳。中阳复则土暖，不仅痰饮阴浊自可消散，而且肝气也不易横逆犯胃。此法不仅能够通补胃气，而且能够通补胃阳，可用于治疗胃气胃阳两虚，肝气冲逆犯胃的呕、噎、呃、痞。

在合法应用方面，叶氏主要有七种手法：

第一，合半夏泻心汤法开泄痞结：半夏泻心汤与旋覆代赭汤最主要的区别是前者含有苦泄药黄芩、黄连，后者无苦寒药而有镇肝下气药旋覆花、代赭石。因此，在肝气冲逆，同时兼有肝胆郁火冲击犯胃，或者疟热、暑热内郁时，无芩、连则不能苦泄其热。遇此，叶氏每"合泻心法，以开热邪壅结"。具体手法是在旋覆代赭汤中加入黄连，以黄连配姜（多用干姜）、夏，苦辛开泄热结。如肝热或邪热甚者，再加白芍，滋肝柔肝之中以连芍配用酸苦泄热。肝逆甚，或疟邪结滞者，再加牡蛎，合连、芍平肝泻肝而消痞散结。

第二，合吴茱萸汤温胃止呕：吴茱萸汤含吴茱萸、人参、生姜、大枣，如在旋覆代赭汤中加入一味吴茱萸，就等于合入了此方。吴茱萸汤主"食谷欲呕"，如遇旋覆代赭汤证，而呕吐剧烈，甚至反胃，属于寒饮聚结者，叶氏则合吴茱萸汤法加入吴茱萸。加吴茱萸不仅可以温中下气止呕，而且还可以酸温化肝。

第三，合四逆汤温阳破阴治中阳大伤的食入反出：叶氏用旋覆代赭汤常用干姜代生姜通补中阳，如胃阳大虚，阴寒痰饮凝聚中焦，"食入反出，噎气不爽"者，叶氏则于旋覆代赭汤中去参、草、枣之甘守，生姜之辛散，合四逆汤法再加附子，以干姜、附子并用，辛热温阳，开破阴结。其中附子与半夏同用，又有附子粳米汤意，可以温散腹中寒气，治呕吐、腹中雷鸣切痛。

第四，合乌梅丸泄厥阴安阳明治呕利吐蛔：乌梅丸泻肝安胃，主治蛔厥、久利。对于旋覆代赭汤证兼见蛔厥、吐蛔或下利、口苦等乌梅丸证者，叶氏则合乌梅丸法，加乌梅、川椒、干姜，酸辛化肝以泄厥阴。吐蛔者再加川楝子苦泄治蛔。

除此，还有合旋覆花汤辛润通络治疗络瘀呕血，合四君子汤补脾健运治疗脾虚泄泻，合甘麦大枣汤甘缓制肝益胃治疗咳呕等法，此不赘述。

在治病范围方面，有几种手法值得借鉴：

第一，用治胃痛：仲景并不用旋覆代赭汤治胃痛，但胃阳虚甚则中焦寒生，寒与痰浊阻结不通，则可脘痛与呕呃并作，发为呕痛之症。遇此，叶氏则用旋覆代赭汤去草、枣加吴茱萸、干姜、广皮、荜茇、生益智仁、茯苓等通补胃阳、温中止痛。

第二，用治下利：旋覆代赭汤并不治下利便溏，尤适合于呕噎大便反干硬者。但是叶氏有用此方治疗呕噎与下利并见之证。如脾气弱者，合四君子汤法加焦白术、茯苓，健脾止泻；如厥阴便溏者，合乌梅丸法加干姜、炒川椒、炒乌梅肉，配人参、茯苓，调和肝胃。

第三，用治吐血：代赭石有止血功能，《神农本草经》谓：主"女子赤沃漏下"。因此，叶氏用旋覆代赭汤治疗吐血。具体用法，或去参、草、生姜，加干姜、茯苓治吐血，脘中烦闷冲气；或合《金匮》旋覆花汤法，用代赭石、旋覆花、新绛、茯苓、丹皮、黑山栀治疗咳甚呕血吐食。

第四，用治胃咳：根据《素问·咳论》"胃咳之状，咳而呕"的理论，叶氏对于胃咳"嗽而呕者"，用旋覆代赭汤治疗。认为"此由嗽伤阳明之气，厥阴肝邪顺乘使然"。方用旋覆花、代赭石、人参、茯苓、南枣、白芍，或用旋覆花、代赭石、人参、茯苓、怀小麦、大南枣（《未刻本叶天士医案》"咳而呕逆"案）。

（三）叶氏对仲景旋覆代赭汤方证的创新与发展

阐明了旋覆代赭汤镇肝安胃的理论

关于旋覆代赭汤证"心下痞鞕，噫气不除"的机理，注家比较一致的认识是，中气大虚，痰饮结聚，痰饮壅遏而心下痞硬，胃气上逆而噫气不除。关于旋覆代赭汤中的旋覆花，《神农本草经》谓其主结气，胁下满，惊悸。去五脏间寒热，补中，下气；《名医别录》谓其味咸，性主沉降，消胸上痰结，心胁痰水。关于代赭石，《名医别录》谓其主难产，胞衣不出，堕胎；养气血，除五脏血脉中热，血痹，瘀血。这两味药，仲景用前者消痰降逆散结，用后者重坠下气平冲。

叶桂对旋覆代赭汤证的病机有独特的认识，认为其病机的关键是两个方面：一是胃气虚而痰饮内聚；二是肝气冲逆犯胃。肝气冲逆则引起胃气夹痰饮上逆，故噫气不除。对于旋覆代赭汤中的旋覆花、代赭石，叶氏则认为其主要作用是镇肝平肝气冲逆，本方用之意在制木。认为人参合茯苓则通补胃阳；生姜、半夏降胃气，化痰饮。这样，此方就具备了"镇肝安胃"的功效，寓"镇肝安胃"之法：即以旋覆花、代赭石镇肝；以人参、茯苓、半夏、生姜安胃。如《临证指南医案·呃》黄案指出："胃阳虚，肝木上犯。议用镇肝安胃理阳。"另如《临证指南医案·吐蛔》金七五案指出："气冲心痛，嗳噫味酸，呕吐涎沫，皆胃虚肝乘。仿仲景胃中虚，客气上逆，可与旋覆花代赭石汤。"再如《临证指南医案·呕吐》沈案指出："漾漾涌涎欲吐，诊脉濡涩，以胃虚肝乘，宗仲景旋覆代赭法。"

由于叶桂把旋覆代赭汤的功用阐发为安胃以治疗胃虚痰饮，镇肝以治疗肝气冲逆，因此，就以此方化裁，广泛治疗肝气冲逆犯胃，土虚木乘所致的种种病变。如偏重于胃虚，不仅胃气虚，而且胃阳也虚者，则合理中汤法，以干姜代替生姜，通补胃气之中兼通补胃阳，叶氏称其为"安胃理阳"；如胃阳大虚，则加入附子，姜、附并用，辛热重剂通补胃阳。如偏重于肝逆，属于肝热者，合半夏泻心汤法加黄连泻肝；属于肝阴不足者，加白芍，或合乌梅丸法加乌梅滋肝敛肝。

（四）新订叶氏旋覆代赭汤变通方

1. 旋覆代赭去姜草枣加茯苓干姜汤

出自《临证指南医案·噫嗳》王二二案，《未刻本叶天士医案》"虚风内煽"案。组成为：旋覆花、代赭石、人参、半夏、茯苓、干姜。叶案方证：雨湿泛潮，浊阴上加，致胃阳更困，客气上逆，噫气不除者。

此方一味药之变，生姜变干姜；一味药之加减，加茯苓去草、枣，就等于合入了两方，一是用人参、茯苓、半夏，为变通大半夏汤，可以通补胃气；一是用人参、干姜、茯苓，为变通理中汤法，可以通补胃阳。在通补胃气胃阳的基础上，再用旋覆花、代赭石镇肝下气平冲。从而两调肝胃，安胃镇肝。

2. 旋覆代赭去草枣加茯苓陈皮汤

出自《临证指南医案·呕吐》沈案，《未刻本叶天士医案》"陡然呕吐，继作头旋"案等。组成为：旋覆花、代赭石、人参、半夏、生姜、茯苓、陈皮。叶案方证：食过逾时，漾漾涌涎欲吐，诊脉濡涩，为胃虚肝乘者；或陡然呕吐，继作头旋，身若溶溶，如坐水中，犹然脘闷不饥，食不甘味，阳明胃气受肝戕贼，困顿不能升降者。

此两案处方均没有生姜，我们仍用生姜。此方用旋覆代赭汤去甘壅的草、枣，加善于通胃阳的茯苓，并合二陈汤法加广陈皮。全方既含变通大半夏汤法可通补胃气，又含二陈汤法可祛湿化痰止呕，更合小半夏汤可降胃止呕散结，三法合用而安胃；另用旋覆花、代赭石平肝制肝气冲逆。

3. 旋覆代赭去参草枣加茯苓黄连汤

出自《未刻本叶天士医案》"食下拒纳"案。组成为：旋覆花、代赭石、半夏、生姜、茯苓、黄连。叶案方证：噎膈，呕吐，食下拒纳，脘痞者。

此方加入一味黄连，性味苦寒的黄连与生姜、半夏配伍，就等于合入了变通半夏泻心汤法，可苦辛开泄脘中痞结。另外，黄连与旋覆花、代赭石配伍，镇肝之中兼能泻肝。此方可用于治疗旋覆代赭汤证兼有半夏泻心汤证者。

吴茱萸汤

一、仲景原方证述要

吴茱萸汤出自《伤寒论》第243条，组成为：吴茱萸一升（洗），人参三两，生姜六两（切），大枣十二枚（擘）。右四味，以水七升，煮取二升，去滓。温服七合，日三服。仲景原条文谓："食谷欲呕，属阳明也，吴茱萸汤主之。得汤反剧者，属上焦也。"吴茱萸汤还见于《伤寒论》第309条："少阴病，吐利，手足逆冷，烦躁欲死者，吴茱萸汤主之。"第378条，"干呕吐涎沫，头痛者，吴茱萸汤主之。"《金匮要略·呕吐哕下利病脉证治》第8条："呕而胸满者，茱萸汤主之。"

本方用吴茱萸温中祛寒降逆，佐生姜逐寒饮、止呕逆；用人参、大枣补胃虚。全方温中降逆止呕，故可治疗食谷欲呕。《神农本草经》谓：吴茱萸"主温中下气，止痛"。本方君吴茱萸，故可止头痛。

吴茱萸汤证：胃虚寒饮冲逆的食谷欲呕，或吐利，手足逆冷，烦躁欲死者，或干呕吐涎沫，头痛者。

二、叶氏应用心法

(一)加减变化

1. 用于治疗哕逆

厥阴犯胃，则阳明空虚。仲景云：入谷则哕，与吴茱萸汤。泄肝救胃，即史书围韩救赵同旨。吴茱萸、淡干姜、炒白芍、云茯苓、人参。（《叶氏医案存真·卷一》）

方证解释：本案入谷则哕，据脉证辨为厥阴犯胃，阳明空虚。拟泄肝救胃法。方用吴茱萸汤加减。胃阳虚，故以干姜易生姜；须通补阳明，故去大枣，加茯苓；厥阴犯胃，故加炒白芍柔肝抑肝。全方用吴茱萸温胃止哕；用人参、干姜、茯苓通补阳明；用炒白芍滋肝泻肝。

某三二，舌白恶心，液沫泛溢，病在肝胃，当通阳泄浊。吴萸七分、干姜一钱、姜汁三分、茯苓三钱、南枣一枚。（《临证指南医案·木乘土》）

方证解释：本案症见恶心，液沫从胃中逆上泛溢。苔白。此胃阳虚弱，肝气冲逆。拟通补胃阳泄浊法。方用吴茱萸汤加减：胃阳虚而湿浊壅逆，故去甘壅守补的人参，改用干姜温阳通阳；须通阳泄浊，故加茯苓。全方用吴茱萸、姜汁温胃止哕；用干姜、茯苓通补胃阳；用大枣和中。其中吴茱萸可温肝止肝逆。

本案处方可命名为"吴茱萸去参枣加干姜茯苓汤"，以期在临床上推广应用。

四十二岁，右脉涩，左脉微，饮食不能健运，嗳呕，间或溏泄，此中宫阳气欲寂，当用辛温以补之。人参、干姜、茯神、淡吴萸、胡芦巴。(《叶氏医案存真·卷三》)

方证解释：本案症见嗳呕，间或溏泄。右脉涩，左脉微。此中阳虚而饮食不能健运。方用吴茱萸汤加减：中阳虚，故以干姜易生姜；须通补，故去大枣，加茯神合人参通补阳明；间或便溏，故加胡芦巴合干姜、吴茱萸温脾止泻。

2. 用于治疗呕吐

钱嘉善三十六岁，情志不和，病起于内，由痛吞酸呕吐，卧着气冲，必是下起。议泄木安土。吴萸(泡)、人参、茯苓、川楝肉、干姜、半夏(炒)。(《叶天士先生方案真本》)

方证解释：本案症见胃痛、吞酸、呕吐、卧着气冲等。病机为情志不和，肝气犯胃。治拟泄木安土法。方用吴茱萸汤加减。以吴萸、人参、干姜、茯苓，为吴茱萸汤以干姜易生姜、去大枣加茯苓法通补阳明；另加半夏助吴茱萸降胃气、止呕吐，加川楝肉苦寒泄肝、行气止痛。

某，积劳伤阳，先已脘痛引背，昨频吐微眩，脉弱汗出。胃中已虚，肝木来乘，防有呃忒吐蛔，仿仲景食入则呕者，吴茱萸汤主之。吴萸、半夏、茯苓、姜汁、粳米。(《临证指南医案·呕吐》)

方证解释：本案先有脘痛引背，昨频吐微眩，汗出，脉弱。此积劳伤阳，胃虚而肝木乘土。方用吴茱萸汤加减。因呕甚，故去参、枣之甘壅，加粳米以养胃，去生姜用生姜汁以止呕；另加半夏、茯苓合生姜汁为小半夏加茯苓汤以化饮降胃止呕。

蒋三二，脉沉，食入呕吐，忌冷滞食物。吴萸、半夏、姜汁、茯苓、公丁香柄、广皮白。(《临证指南医案·呕吐》)

方证解释：本案食入呕吐，脉沉。从"忌冷滞食物"、"脉沉"分析，属于胃寒呕吐。方用吴茱萸汤加减：去参、枣，合小半夏加茯苓汤温胃止呕；另加广皮白，合半夏、茯苓化湿和胃，加公丁香降气止呕。

3. 用于治疗胃脘痛

王四三，胃脘痛，高突而坚，呕清涎血沫，滴水不能下咽，四肢冷，肌肤麻木，捶背脊病势略缓，此属肝厥犯胃。开口吴萸、金铃子、炒延胡、生香附、高良姜、南山楂。(《临证指南医案·木乘土》)

方证解释：本案胃脘痛，心下高突而坚，呕清涎血沫，滴水不能下咽，四肢冷，肌肤麻木，捶背脊病势略缓。此属肝厥犯胃。方用吴萸、高良姜，为变通吴茱萸汤以温通胃阳；因胃痛甚，故合金铃子散并加生香附理气止痛；另加山楂合吴茱萸酸辛柔肝和肝。其中香附、山楂、延胡并用，寓越鞠丸法，可治气血瘀滞的胃痛。

小产后，肌肉似乎丰溢，是阳气发泄，即外有余，内不足，病样甚多，何堪缕治。在女科莫重于调经，气血逆乱，扰动肝脾，心胸痛发而呕，述遇怒着冷痛甚，胃阳已衰，厥浊易逆，先理胃阳，用《金匮》法。人参、吴茱萸、茯苓、半夏、良姜。(《叶氏医案存真·卷二》)

方证解释：本案为小产后，症见心胸痛发而呕，遇怒着冷痛甚。此胃阳大伤，肝气夹浊饮上逆。拟理胃阳法，方用吴茱萸汤合大半夏汤化裁。其中人参、吴茱萸、良姜、茯苓，为变通吴茱萸汤以温胃阳、止胃痛、平呕逆；半夏、人参、茯苓，为变通大半夏汤以通补阳明、化饮止呕。

余三四，胃疼发，前后心冷，呕吐。淡吴萸、炒半夏、荜茇、淡干姜、草果仁、厚朴、广皮、桂枝木。（《临证指南医案·胃脘痛》）

方证解释：本案胃疼发作，前后心冷，呕吐。从用方看，为胃阳虚弱，寒湿饮浊聚结证。方仿吴茱萸汤，用淡吴萸合淡干姜温胃阳、止胃痛；加炒半夏止呕，荜茇散寒，草果仁、厚朴、广皮温燥寒湿，桂枝通营络。

4. 用于治疗脘痞

张五二，胃寒涌涎，中痞。泡淡吴萸、干姜、茯苓、半夏、橘红、川楝子。（《临证指南医案·痞》）

方证解释：本案症见胃脘痞，气逆涌涎。此胃阳虚而寒饮聚结为痞，肝气犯胃上逆为涌涎。方用吴茱萸汤去生姜，加干姜，去参、枣加茯苓以通补胃阳；另仿二陈汤法用半夏、橘红合茯苓化痰饮，和胃降逆；再加川楝子苦寒泻肝。

顾五十，阳明脉衰，形寒，痞，饥不食，心痛，洞泄兼呕。人参、吴萸、茯苓、半夏、生姜、炒黄粳米。（《临证指南医案·木乘土》）

方证解释：本案症见脘痞，饥不欲食，呕恶，洞泄，形寒。"心痛"，当指胃痛。此胃阳胃气大虚而痰饮内聚。方用人参、吴萸、生姜，为吴茱萸汤法以温胃止痛止呕；用半夏、茯苓合人参、炒黄粳米为变通大半夏汤法以通补阳明，除痰饮、止呕吐。

本案处方可命名为"吴茱萸去大枣加半夏茯苓汤"，以期在临床上推广应用。

5. 用于治疗腹痛

江，晨起腹痛，食谷微满，是清浊之阻。按脉右虚左弦，不思饮食，脾胃困顿，都属虚象。古人培土必先制木，仿以为法。人参、淡吴萸、淡干姜、炒白芍、茯苓。（《临证指南医案·木乘土》）

方证解释：本案症见晨起腹痛，食谷微满，不思饮食。脉右虚左弦。此脾胃阳气虚弱，木横乘土。方用吴茱萸汤加减，以吴茱萸温中止呕，并止腹痛；以淡干姜易生姜，去大枣加茯苓，合人参通补脾胃之阳；另加炒白芍合吴茱萸酸辛制肝。

本案处方可命名为"吴茱萸去姜枣加干姜茯苓白芍汤"，以期在临床上推广应用。

葛，嗔怒强食，肝木犯土。腹痛，突如有形，缓则泯然无迹，气下鸣响，木火余威，乃瘕疝之属。攻伐消导，必变腹满，以虚中挟滞，最难速功。近日痛泻，恐延秋痢。丁香、厚朴、茯苓、炒白芍、广皮、煨益智仁。又，下午倦甚，暮夜痛发。阳微，阴浊乃踞，用温通阳明法。人参、吴萸、半夏、姜汁、茯苓、炒白芍。又，照前方去白芍，加川楝、牡蛎。（《临证指南医案·积聚》）

方证解释：本案症见腹痛，突如有形，缓则泯然无迹，气下鸣响，近日又发痛泻等。一诊先治痛泻，方用痛泻要方去防风、白术，加丁香、厚朴、茯苓、煨益智仁柔肝止痛，除湿止泻。二诊下午倦甚，暮夜则腹痛发作。辨为脾胃阳微，阴浊内踞证。方用人参、吴萸、姜汁、茯苓，为吴茱萸汤去大枣加茯苓法以通补阳明、温中止痛；用半夏、姜汁、茯苓，为小半夏加茯苓汤以驱饮浊；另加炒白芍合吴茱萸酸辛制肝。三诊守用二诊方去白芍，加川楝子、牡蛎泻肝平肝。

6. 用于治疗肿胀呕恶

某五一，食谷不运，肿胀呕恶，大便不爽，脉弦色黄。此胃阳式微，升降失司使然，法当温通阳气。吴萸八分、半夏三钱、荜茇一钱、淡干姜一钱、生姜汁五分、广皮白一钱半。（《临证指南医案·肿胀》）

方证解释：本案症见食谷不运，肿胀呕恶，大便不爽，面色黄。脉弦。此胃阳式微，升降失司。方用吴萸、生姜汁，为减味吴茱萸汤以温胃止呕；加淡干姜温补中阳；加半夏、广皮白合姜汁为小半夏汤与二陈汤法以降胃化饮；另加荜茇温中散寒。

7. 用于治疗泄泻

吴氏，寒凝胃阳，腹痛泄泻。草果、厚朴、茅术、广皮、吴萸、炒楂肉。（《临证指南医案·泄泻》）

方证解释：本案症见腹痛泄泻，从"寒凝胃阳"及用药分析，属于寒湿泄泻。方仿吴茱萸汤法，用吴茱萸温中止泻；用厚朴、苍术、橘皮、草果，为平胃散法以温燥寒湿；另加炒山楂，合吴茱萸酸温制肝。

张姬，腹鸣䐜胀，清晨瘕泄，先以息肝风，安脾胃方。人参、茯苓、木瓜、炒乌梅、炒菟丝子。又，泄肝醒胃方。吴萸、生白芍、炒乌梅、人参、茯苓。（《临证指南医案·泄泻》）

方证解释：本案腹鸣䐜胀，清晨瘕泄。一诊方用人参、茯苓安脾胃，用木瓜、炒乌梅制厥阴，加炒菟丝子补脾肾。二诊拟泄肝醒胃法，方用吴萸、人参、茯苓为吴茱萸汤法温中止泻；另用生白芍、炒乌梅柔肝制厥阴。其中人参、茯苓与乌梅、木瓜或白芍配伍，寓乌梅丸法，可通补阳明，酸泄厥阴，而泄肝安胃。

8. 用于治疗痢疾

卢，痢症湿热，皆是夏令伏邪，但以攻消，大伤胃气，不能去病。今微呕，不饥不寐，大便欲解不通，是九窍六腑不和，总是胃病。人参一钱、吴萸炒川连四分、泡淡生干姜五分、茯苓三钱、川楝子肉一钱、生白芍一钱半。（《临证指南医案·痢》）

方证解释：本案原为湿热痢，因误治而大伤胃阳，肝气冲逆。症见微呕，不饥不寐，大便欲解不通等。方用人参、吴萸、干姜、茯苓为加减吴茱萸汤以通补胃阳、和胃止呕，另用川楝子、生白芍泻肝柔肝。其中用黄连炒吴茱萸，寓左金丸法可泻肝和胃。

9. 用于治疗痰厥头痛

痰厥头痛。半夏、吴萸、干姜、茯苓。（《未刻本叶天士医案》）

方证解释：本案为痰厥头痛。方用吴茱萸汤去参、枣加茯苓，以干姜易生姜通补阳明；用半夏、干姜、茯苓温化痰饮。其中吴茱萸可制厥阴，止头痛。

10. 用于治疗痛厥

汪，胃阳伤残，浊气上攻，将为痛厥。当治阳明之阳。吴茱萸、姜汁、半夏、茯苓、粳米。又，照前方去吴萸，加广皮。（《临证指南医案·痉厥》）

方证解释：本案为痛厥。"厥"为四肢厥逆，"痛"为胃痛。从"浊气上攻"看，此痛或指头痛。叶氏从"胃阳伤残"论病机，方用吴茱萸汤去参、枣加茯苓、粳米通补阳明，散寒止痛；用半夏、姜汁、茯苓为小半夏加茯苓汤逐痰饮、平冲逆。

11. 用于治疗寒疝

项，寒胜疝坠，亦属厥阴。盖阳明衰，厥邪来乘。须胃阳复辟，凝寒自罢。人参一钱半、炮乌头一钱、淡干姜一钱、吴萸泡淡一钱、茯苓三钱。（《临证指南医案·痉厥》）

方证解释：本案为寒疝坠痛。叶氏诊为阳明阳衰，寒滞肝脉，肝寒乘土证。方用吴萸、人参、淡干姜、茯苓，为变通吴茱萸汤以通补阳明；另合大乌头煎法加炮乌头散寒止疝痛。

12. 用于治疗小儿慢脾风呕吐

虞，面色痿黄，脉形弦迟。汤水食物，入咽吐出，神气恹恹，欲如昏寐，胃阳大乏，风木来乘，渐延厥逆，俗称慢脾险症。幼稚弱质，病延半月有余，岂可以疲药玩忽？宗仲景食谷欲呕者，吴茱萸汤主之。人参、吴萸、茯苓、半夏、姜汁。又，昨用泄木救胃土法，安受不见呕吐。然中焦阳气大虚，浊气上僭，则为昏厥，津液不升，唇舌干燥，岂可苦寒再伐生气？今如寐神倦，阳陷于阴何疑？仲景通阳理虚，后贤钱氏、薛氏皆宗其义。人参、炒半夏、茯苓、广皮、煨姜、南枣。（《临证指南医案·幼科要略·吐泻》）

方证解释：本案症见汤水食物，入咽吐出，神气恹恹，欲如昏寐，面色痿黄。脉形弦迟。叶氏从胃阳大乏，风木来乘，渐延厥逆立论。方用吴茱萸汤去大枣之甘壅，合小半夏加茯苓汤法加半夏、茯苓通补胃阳，降逆止呕。二诊呕吐已止，但昏厥如寐神倦，唇舌干燥，叶氏从中焦阳气大虚，浊气上僭，津液不升论病机，继用上方加减以通阳理虚。因不呕吐，故去吴茱萸加广皮和胃降浊；因中气大虚，故留用大枣。其中人参、半夏、茯苓，寓变通大半夏汤以通补胃气。

本案一诊方可命名为"吴茱萸去大枣加半夏茯苓汤"，以期推广应用。

（二）合方化裁

1. 合大半夏汤治疗胃痛

董氏，产后三年，经水不转。胃痛，得食必呕，汗出形寒，腰左动气闪烁，大便七八日始通。脉细弦、右涩，舌白稍渴，脘中响动，下行痛缓。病属厥阴顺乘阳明，胃土久伤，肝木愈横。法当辛酸两和厥阴体用，仍参通补阳明之阳，俾浊少上僭，痛有缓期。人参（同煎）一钱、开口吴萸（滚水泡洗十次）一钱、生白芍三钱、良姜七分、熟半夏（醋炒焦）二钱、云茯苓（切块）三钱。（《临证指南医案·胃脘痛》）

方证解释：本案症见胃痛，得食必呕，脘中响动，下行痛缓，大便七八日始通，稍渴，汗出形寒，腰左动气闪烁。苔白，脉细弦、右涩。此胃阳久伤，肝气犯胃。方用人参、吴萸、良姜，为吴茱萸汤去姜、枣加高良姜法以温胃止呕；用半夏、茯苓，合人参，为变通大半夏汤以通补胃阳；另加生白芍合吴茱萸酸辛和肝制肝。

2. 合附子粳米汤治疗食入则吐或呕噫吞酸

金四三，脉细小而弦，风木乘土，当春势张。食入不变，呕吐，得小便通少缓，治以通阳。炮附子、人参、半夏、吴萸、淡姜、茯苓。又，脉右弦涩，阳微阴凝，食入则吐，胃痛胀甚。半月前用药得效后，反大便欲解不通，腑阳不利，浊乃上攻。先用玉壶丹七分，四服。（《临证指南医案·呕吐》）

方证解释：本案症见食入不变，呕吐，得小便通少缓。脉细小而弦。从"治以通阳"及方用姜、附分析，此为胃阳大虚，肝气冲逆之证。方用吴萸、淡干姜、人参、茯苓，为吴茱萸汤去枣加茯苓、干姜易生姜法以通补胃阳、止呕吐；用炮附子、半夏，为附子粳米汤法以温胃阳、逐阴浊。其中半夏、茯苓、人参，为变通大半夏汤法以通补阳明。此方得效，半月后复诊，又见食入则吐，胃痛胀甚，反大便欲解不通。脉右弦涩。仍属阳微阴凝。但腑阳不利，大便不通，浊乃上攻为急，故先用玉壶丹通腑阳以泻阴浊。

顾，脉濡弱，左胁下久有聚气，纳食酿积于胃脘之中，两三日呕噫吞酸，积物上涌吐出。此皆怫怒动肝，肝木犯胃，胃中阳伤，不能传及小肠，遂变化失司，每七、八日始一更衣，为胃气不主下行故也。法当温胃阳，制肝逆。宿病纠缠，恐多反复。淡附子、淡干姜、姜汁、生白芍、淡吴萸、白粳米。（《临证指南医案·呕吐》）

方证解释：本案纳食积于胃中，两三日呕噎吞酸，积物上涌吐出。每七八日始一大便。左胁下久有聚气。脉濡弱。叶氏诊为胃阳大伤，肝木犯胃证。方用淡吴萸、姜汁，为减味吴茱萸汤以温胃止呕；用淡附子、淡干姜、白粳米，为变通附子粳米汤法以温阳散寒、破阴驱浊；另用生白芍合吴茱萸酸温制肝。

3. 合四逆汤法治疗食下拒纳完谷少运

食下拒纳，完谷少运。吴茱萸、淡川附、干姜、茯苓。（《未刻本叶天士医案》）

方证解释："食下拒纳"指呕吐，食入即吐；"完谷少运"指吐出物完谷未化。此胃阳大衰，必须重剂温通胃阳。方用吴茱萸汤去生姜加干姜以温中，去人参、大枣加茯苓以通胃阳；另合四逆汤法加淡附子，合干姜，以温通真阳，逐阴寒结聚。

4. 合理中汤法治疗噎膈反胃

顾四十，脉濡缓无力，中年胸胁时痛。继以早食晚吐，此属反胃，乃胃中无阳，浊阴腐壅。议仿仲景阳明辛热宣通例。吴萸、半夏、荜茇、淡干姜、茯苓。又，辛热开浊，吐减，行走劳力，即吐痰水食物，阳气伤也。用吴萸理中汤。（《临证指南医案·噎膈反胃》）

方证解释：本案开始胸胁时痛，继见早食晚吐。濡缓无力。此为反胃，胃阳大伤，浊阴壅聚。方用吴茱萸汤去参、枣、姜，加半夏止呕，加淡干姜、茯苓通补胃阳，加荜茇散寒。二诊吐减，症见行走劳力，即吐痰水食物。改用吴萸理中汤继续调治。

5. 合附子理中汤与丁香柿蒂汤治呕吐呃逆下利

陈，食伤脾胃复病，呕吐，发呃，下利，诊两脉微涩，是阳气欲尽，浊阴冲逆。阅方虽有姜、附之理阳，反杂入芪、归杲钝牵制。后方代赭重坠，又混表药，总属不解。今事危至急，舍理阳驱阴无别法。人参、茯苓、丁香、柿蒂、炮附子、干姜、吴萸。（《临证指南医案·呃》）

方证解释：本案素有脾胃病，因伤食复发，症见呕吐，呃逆，下利。两脉微涩。此胃阳大虚，浊阴冲逆。拟理中阳、驱阴浊法。方用吴萸、人参、干姜、茯苓，为变通吴茱萸汤以通补胃阳、和胃止呕；用炮附子，合干姜、人参、茯苓，为附子理中汤法以温中通阳逐阴；用丁香、柿蒂、人参，为丁香柿蒂汤法以补胃气、止呃逆。

6. 合冷香饮子法治疗寒湿伤阳的呕吐瘕痛

王二四，早上水饮米粥，至晚吐出不化，知浊阴酉、戌升逆，瘕形痛而渐大。丸药吐出不化，胃阳乏极矣。两进平肝理气不效，法当辛热开浊。吴萸、熟附子、良姜、川楝子、茯苓、草果。（《临证指南医案·呕吐》）

方证解释：本案早上水饮米粥，至晚吐出不化，瘕形痛而渐大。此胃阳乏极，肝气冲逆。拟辛热开浊法。方用吴茱萸汤去参、枣、姜，加茯苓以温通胃阳而止呕；另合冷香饮子法用熟附子、良姜、草果温阳散寒、燥湿开结；再加川楝子泻肝止瘕痛。

7. 合大乌头煎治疗胃痛大便忽闭忽溏

吴三七，食仓痛发，呕水涎沫，六年久病入络。述大便忽闭忽溏，患处漉漉有声。议通胃阳，兼制木侮。淡吴萸、良姜、半夏、延胡、炮川乌、茯苓、蒲黄。（《临证指南医案·胃脘痛》）

方证解释：本案胃痛发作，呕水涎沫，大便忽闭忽溏，胃腹中辘辘有声。此案历六年未愈，叶氏虽从久病入络考虑，但据当前脉证，辨为胃阳大虚，肝木乘土证，先拟通胃阳，兼制木侮法。方用淡吴萸、良姜、茯苓，为变通吴茱萸汤以温通胃阳；仿大乌头煎法加炮川乌头散寒止痛，另加半夏止呕，延胡、蒲黄通络止痛。

另外，合大乌头煎的医案还有上述"用于治疗寒疝"中介绍的《临证指南医案·痉厥》项案，可互参。

8. 合四逆汤左金丸治疗䐜胀吐涎沫

张氏，用镇肝逆、理胃虚方法。脉形小弱，吐涎沫甚多，仍不纳谷，周身寒凛，四肢微冷，皆胃中无阳，浊上僭踞，而为䐜胀，所谓食不得入，是无火也。人参、吴萸、干姜、附子、川连、茯苓。（《临证指南医案·肿胀》）

方证解释：本案用镇肝逆、理胃虚法后，仍䐜胀，吐涎沫甚多，不纳谷，周身寒凛，四肢微冷。脉形小弱。此中阳真阳虚衰，阴浊内聚。方用吴茱萸汤去生姜加干姜，去大枣加茯苓法通补胃阳；用附子合干姜为四逆汤法以温通真阳；另用川连合吴茱萸，为左金丸法以酸苦泻肝。

9. 合桂枝附子去桂加白术汤法治疗腹痛

郑，脉沉微，腹痛欲大便，阴浊内凝，乃阳气积衰。通阳必以辛热。生白术、吴萸、良姜、川熟附、茯苓、小茴。（《临证指南医案·胃脘痛》）

方证解释：本案症见腹痛欲大便。脉沉微。此阳衰湿浊内凝之证。治拟辛热通阳法，方用吴茱萸汤去生姜加良姜，去参、枣加茯苓以通补中阳；用生白术、川熟附、茯苓，为桂枝附子去桂加白术汤法以温阳逐湿，另加小茴香行气散寒止痛。

10. 合半夏泻心汤治纳谷欲吐肠枯不便

频频劳怒，肝气攻触胃脘，胃阳日衰，纳食欲吐，胃不主降，肠枯不便。仿仲景食谷则秽，用吴茱萸汤。人参、黄连、茯苓、干姜、吴茱萸。（《叶氏医案存真·卷三》）

方证解释：本案症见纳食欲吐，肠枯不便。此胃阳日衰，肝气犯胃，升降失司。方用吴茱萸汤加减。胃阳大虚，故去生姜，加干姜；须通补阳明，故去大枣，加茯苓；因频频劳怒，肝气犯胃，故合半夏泻心汤法加黄连，合干姜，苦辛开泄痞结，并泻肝安中。

11. 合旋覆代赭汤治呕吐或胃痛

徐四六，气冲偏左，厥逆欲呕，呕尽方适。伏饮在于肝络，辛以通之。吴萸泡淡八分、半夏三钱、茯苓块三钱、淡干姜一钱、代赭石三钱、旋覆花二钱。（《临证指南医案·呕吐》）

方证解释：本案症见气冲偏左，厥逆欲呕，呕尽方适。此胃阳大虚，痰饮内伏，木横乘胃，肝气夹痰饮冲逆。方用吴萸、淡干姜，为变通吴茱萸汤通胃阳、止呕吐；用代赭石、旋覆花、半夏，为旋覆代赭石汤以镇肝逆，降胃气；用半夏、茯苓合干姜为变通小半夏加茯苓汤以温化痰饮。其中旋覆花合半夏、茯苓寓变通旋覆花汤法，可辛通肝络伏饮，故叶氏谓："伏饮在于肝络，辛以通之。"

施六二，胃痛，浊痰上逆。代赭石、炒半夏、淡吴萸、淡干姜、茯苓、广皮、荜茇、生益智仁。（《临证指南医案·胃脘痛》）

方证解释：本案为胃痛，由胃阳大虚，寒饮内聚所致。其"痰浊上逆"，提示症兼呕吐、哕逆等。方用淡吴萸、淡干姜、茯苓，为变通吴茱萸汤以温胃通阳止痛；代赭石、炒半夏，为减味旋覆代赭石汤以镇肝逆、降胃气；广皮合半夏、茯苓，为二陈汤法以化痰和胃；另用荜茇温中散寒止痛，生益智仁辛香燥湿化浊。

12. 合乌梅丸治疗脘痛腹鸣或结痞攻走不定

某四一，肝逆犯胃，脘痛腹鸣，气撑至咽。川楝子、桂枝木、淡干姜、川椒、生白芍、吴萸、乌梅、茯苓。（《临证指南医案·木乘土》）

方证解释：本案症见脘痛腹鸣，气撑至咽。此肝逆犯胃，厥阴阳明同病。方用吴萸、淡干姜、茯苓，为变通吴茱萸汤温通阳明；用桂枝木、川椒、生白芍、乌梅、干姜，为变通乌梅丸酸辛制厥阴；另加川楝子苦寒泻肝止痛。

蔡氏，三日疟，一年有余。劳则欲发内热。素有结痞，今长大攻走不定，气逆欲呕酸，经闭四载。当厥阴阳明同治。半夏、川连、干姜、吴萸、茯苓、桂枝、白芍、川椒、乌梅。（《临证指南医案·呃》）

方证解释：本案曾患三日疟，一年有余。劳则欲发内热。素有结痞，今长大攻走不定，气逆欲呕酸。又经闭四载。叶氏从"气逆欲呕酸"着眼，辨为厥阴气逆，冲犯阳明之证。拟厥阴阳明同治法。方用吴萸、干姜、茯苓，为变通吴茱萸汤以通补胃阳，治气逆欲呕；用川连、干姜、桂枝、白芍、川椒、乌梅，为变通乌梅丸以制厥阴、和阳明；用半夏合黄连，为减味半夏泻心汤法以苦辛开泄痞结。

13. 合桂枝汤治疗产后厥气上冲食入呕胀

张二八，产后下虚，厥气上冲犯胃，食入呕胀。脉络日空，营卫两怯，寒热汗泄，淹淹为蓐劳之病，最难调治。淡吴萸七分、桂枝五分、茯苓三钱、炮姜八分、炒木瓜一钱、南枣。（《临证指南医案·产后》）

方证解释：本案为产后，症见食入呕胀，寒热汗泄。厥阴气冲犯胃则呕胀，为吴茱萸汤证；营卫受损则寒热汗出，为桂枝汤证。方用淡吴萸、炮姜、茯苓，为变通吴茱萸汤以温通胃阳，止呕消胀；用桂枝、南枣，为桂枝汤法以调和营卫；用炒木瓜酸味制厥阴。

14. 合藿香正气散法治疗冷湿伤胃冲气呕吐

某，冷湿伤胃，肝木上侮，冲气欲呕，腹痛。淡吴萸、厚朴、草蔻、藿香梗、木瓜、茯苓。（《临证指南医案·呕吐》）

方证解释：本案症见冲气欲呕，腹痛。从"冷湿伤胃"及处方用药分析，必有苔腻、脉沉缓等寒湿症。方用吴茱萸汤去参、枣、姜，温中治欲呕；合藿香正气散法加藿香梗、厚朴、茯苓、草蔻，分消中下，芳化利湿；另加木瓜酸味制肝。

15. 合二陈汤治疗食已漾漾欲吐

某，脉弦虚，食已漾漾欲吐，咽阻，中痞有痰。人参、吴萸、茯苓、半夏、广皮、姜汁。（《临证指南医案·呕吐》）

方证解释：本案食已漾漾欲吐，咽阻。脉弦虚。此胃虚中痞有痰。方用人参、吴萸、姜汁、茯苓，为吴茱萸汤去大枣加茯苓法通补阳明、温中止呕；用陈皮、半夏、姜汁、茯苓，为二陈汤法以化痰开结。

三、讨论与小结

（一）叶氏变通应用吴茱萸汤的基本思路与手法

叶桂应用吴茱萸汤的基本手法是，去甘壅之大枣，加通阳之茯苓。经此一加一减，方中人参合茯苓可通补胃气，吴茱萸合生姜可辛热通阳，温中止呕，温化痰饮。以这四味药为基础，治疗胃气虚弱，阴浊聚结冲逆所致的呕吐、哕逆、噎膈反胃、胃脘痛、脘痞、不食胀满、腹痛、腹泻、痢疾、头痛等病证。

在加减应用方面，如中阳虚弱，脾胃寒甚者，合理中汤法以干姜易生姜，或干姜、生姜并用以通补胃阳，温中散寒。如呕吐甚者，加半夏，以半夏合生姜，或合干姜、人参、茯苓，既含变通大半夏汤法，又含小半夏加茯苓汤法，还含半夏干姜散法，可以通补阳明而化饮止呕。如胃气、胃阳虚损，肝气冲逆明显者，加白芍柔肝，合吴茱萸酸辛泄厥阴；如兼肝热乘胃者，再加川楝子苦寒泻肝。胃痛甚者，合金铃子散，加香附、高良姜行气止痛；胃痛或兼胀满者，加荜茇、草果、厚朴、陈皮温中燥湿止痛。寒湿泄泻者，合平胃散法加草果、厚朴、苍术、广皮等燥湿止泻。

在合法应用方面，如胃气虚而呕甚者，合变通大半夏汤法加半夏，合茯苓、人参通补胃气。如胃阳大虚，甚至真阳也虚者，合附子粳米汤法，加附子；或合四逆汤法干姜、附子并用以辛热温阳通阳。如胃阳虚甚，寒浊凝结，见胃痛、寒疝等，合大乌头煎法加乌头，合干姜、吴茱萸散寒止痛。如寒湿伤阳，合冷香饮子法加附子、草果等温阳燥湿。腹胀属于寒湿者，合术附汤法加附子、白术温阳除湿。呕吐甚属于寒热痞结者，合半夏泻心汤法加黄连、半夏苦辛开泄痞结。如呕吐噫气属于旋覆代赭汤证者，合此法加旋覆花、代赭石、半夏镇逆平冲。呃逆明显者，合丁香柿蒂汤法加丁香、柿蒂等降气止呃。厥阴气逆乘胃明显者，合乌梅丸法加乌梅、白芍、桂枝、川椒等开泄厥阴。湿重或痰湿甚者，或合藿香正气散法加藿香、厚朴、茯苓等辛香化湿，或合二陈汤法加半夏、陈皮、茯苓化痰除湿。

（二）叶氏对仲景吴茱萸汤方证的创新与发展

阐明吴茱萸汤泄木安土的治法理论

王子接《绛雪园古方选注》载："吴茱萸汤，厥阴阳明药矣。厥阴为两阴交尽，而一阳生气实寓其中，故仲景治厥阴以护生气为重。生气一亏，则浊阴上干阳明，吐涎沫、食谷欲呕、烦躁欲死，少阴之阳并露矣。故以吴茱萸直入厥阴，招其垂绝之阳，与人参震坤合德，以保生气，仍用姜、枣调其营卫，则参、茱因之以承宣中下二焦，不治心肺，而涎沫得摄，呕止烦宁。"叶桂遵从王子接之说，认为吴茱萸汤为厥阴阳明同治法。如他在《临证指南医案·呃》蔡氏中指出："气逆欲呕酸，经闭四载，当厥阴阳明同治。"在《叶氏医案存真·卷一》"厥阴犯胃，则阳明空虚"案中指出："入谷则哕，与吴茱萸汤，泄肝救胃。"在《叶天士先生方案真本》"钱嘉善三十六岁"案中指出："痛吞酸呕吐，卧着气冲，必是下起，议泄木安土"，用吴茱萸汤。所谓"泄肝救胃"、"泄木安土"，是对厥阴阳明同治的具体说明。

叶氏认为，吴茱萸可以泄厥阴，如他在《临证指南医案·肿胀》吴案中指出："用菟丝子升少阴，吴茱萸泄厥阴。"这是叶桂对吴茱萸功用的独特认识。黄珏《本草便读》认为，吴茱萸"其性下气最速，极能宣散郁结，故治肝气瘀滞，寒浊下踞，以致腹痛疝瘕等疾"。权威性《中华本草》对吴茱萸的功能确定为："散寒止痛，疏肝下气，温中燥湿。"可见，叶桂认为吴茱萸"泄肝"是有根据的。

由于吴茱萸能够以其辛、苦，热而苦辛开泄，辛热疏散，能够疏泄厥阴肝郁，温通肝经寒浊凝滞，又能温中，因此，叶氏认为吴茱萸汤能够"泄肝安胃"，"泄木安土"。从吴茱萸汤全方结构来看，所谓泄木安土，是指用吴茱萸泄肝疏散厥阴之郁，用人参、茯苓（代替大枣）、生姜通补胃气以和降胃气。以此为着眼点，叶桂广泛地用此方治疗肝胃不和的种种病变，从而发展了仲景吴茱萸汤的方证理论，为临床应用此方开辟了新的思路。

（三）新订叶氏吴茱萸汤变通方

1. 吴茱萸去大枣加半夏茯苓汤

出自《临证指南医案》木乘土顾五十案，幼科要略中吐泻门虞案等。组成为：人参、吴茱萸、茯苓、半夏、生姜。呕甚者用生姜汁代生姜，胃阴也伤者，加粳米。叶案方证：阳明脉衰，形寒，脘痞，饥不食，心痛，洞泄兼呕者；或小儿面色萎黄，脉形弦迟，汤水食物，入咽吐出，神气惔惔，欲如昏寐，胃阳大乏，风木来乘，渐延厥逆，俗称慢脾险症者。

此方去吴茱萸汤中甘壅守补的大枣，加通胃阳的茯苓、降胃气的半夏。方中人参、半夏、茯苓配伍，为叶氏变通大半夏汤法，善于通补胃阳；半夏、生姜、茯苓配伍，为小半夏加茯苓汤，长于化饮降胃止呕。另外，吴茱萸疏泄厥阴；人参、半夏、生姜、茯苓安胃通补阳明。全方泄木安土，是一首结构严密的经方变通方。

2. 吴茱萸去姜枣加干姜茯苓白芍汤

出自《临证指南医案·木乘土》江案。组成为：人参、淡吴萸、淡干姜、炒白芍、茯苓。叶案方证：晨起腹痛，食谷微满，是清浊之阻，按脉右虚左弦，不思饮食，脾胃困顿，皆属虚象者。

本方去吴茱萸汤甘守的大枣，加茯苓，合人参通补胃气；去辛散的生姜，加干姜温通中阳。从而组成吴茱萸汤与变通理中汤的合法，以通补胃气中阳。另加炒白芍滋肝柔肝，合吴茱萸酸辛两和厥阴体用。全方制木培土，故可治疗胃气中阳虚寒，肝气乘逆的腹痛，食谷微满，不思饮食等症。

3. 吴茱萸去参枣加干姜茯苓汤

出自《临证指南医案·木乘土》"某三二，舌白恶心"案。组成为：吴萸七分、干姜一钱、姜汁三分、茯苓三钱、南枣一枚。叶案方证：苔白恶心，液沫泛溢，病在肝胃，当通阳泄浊者。

本方去吴茱萸汤中甘温守补的人参、大枣，加辛热温中阳的干姜，淡渗通胃阳的茯苓。这一简单的加减，实际上就等于合入了理中汤法，既能通补胃气，又能通补中阳，而且，吴茱萸疏泄厥阴，南枣、干姜、茯苓通补阳明，厥阴阳明同治，故可治疗中阳大虚，寒湿内生，肝气乘逆的苔白恶心，液沫泛溢之症。

(四) 叶案萃语

1. "泄厥阴以舒其用，和阳明以利其腑。"

出自《临证指南医案·木乘土》王五五案。这是针对情怀忧劳，气郁结聚，肝木侮胃所致的哕逆呕吐，左胁内结瘕聚而拟定的治法。所谓"泄厥阴以舒其用"，是指用黄连、川楝子、吴茱萸疏泄肝木，发挥其疏泄的功用；所谓"和阳明以利其腑"，是指用半夏、姜汁、吴茱萸辛热宣通，和降胃气，使胃气通降下行。

2. "辛酸两和厥阴体用，仍参通补阳明之阳。"

出自《临证指南医案·胃脘痛》董氏案。此案胃痛得食必呕，汗出形寒。脉细弦右涩。病属厥阴顺乘阳明，胃土久伤，肝木愈横。叶氏用吴茱萸之辛，合生白芍之酸，辛酸合用，酸可滋肝体，辛可疏肝用，即所谓"辛酸两和厥阴体用"；另用人参、半夏、茯苓通补阳明，即所谓"仍参通补阳明之阳"。

四　逆　散

一、仲景原方证述要

四逆散出自《伤寒论》第 318 条，组成为：甘草（炙），枳实（破，水渍，炙干），柴胡，芍药。右四味，各十分，捣筛。白饮和服方寸匕，日三服。咳者，加五味子、干姜各五分，并主下利；悸者，加桂枝五分；小便不利者，加茯苓五分；腹中痛者，加附子一枚，炮令坼；泄利下重者，先以水五升，煮薤白三升，煮取三升，去滓，以散三方寸匕，内汤中，煮取一升半。分温再服。仲景原条文谓："少阴病，四逆，其人或咳，或悸，或小便不利，或腹中痛，或泄利下重者，四逆散主之。"

此方用柴胡疏散郁结以通阳，用枳实利气开结，导水湿下行，此两药一升一降，升发清阳之郁，降泄水湿气滞之结；另用芍药除血痹，合甘草为芍药甘草汤以解挛急，止腹痛。全方两调肝脾，疏泄郁结，故能治疗四逆以及诸或然证。

四逆散证：四逆，胸胁苦满，或腹痛，大便溏泄者。

二、叶氏应用心法

（一）加减变化

1. 用于治疗伏暑自利

伏暑深秋乃发，是属里证，虽经遗泄，系阴虚夹邪。忌用温散，再伤阴液。今自利口渴腹满，可与四逆散方法。黄芩、枳实、六一散、生芍、广皮白。（《眉寿堂方案选存·暑》）

方证解释：本案症见自利，口渴，腹满。从"伏暑深秋乃发，是属里证"以及"系阴虚夹邪"分析，其症可能伴有发热。从方测证，属于暑湿内伏，阴液耗伤。方用四逆散加减：因伏暑已伤阴液，不得再用辛散，故去柴胡，代之以黄芩，苦寒燥湿泻热；因暑中兼湿，不得用甘守，故去甘草，代之以广皮白，燥湿行滞；另加六一散清利暑湿。其中黄芩、生白芍配伍，寓黄芩汤法，可治疗伏气温病以及"太阳与少阳合病，自下利者"。

此方可命名为"四逆散去柴胡加芩滑陈皮汤"，以期在临床上推广应用。

2. 用于治疗大便必先腹痛

李隆吉，客寒入于肠络，欲大便必先腹痛，便解痛已，旬日无溺，气下泄，此属肠痹。公丁香柄、柴胡、木香、白芍、乌药、川楝子。化入更衣丸五粒。（《叶氏医案存真·卷三》）

方证解释：本案症见欲大便必先腹痛，便解痛已，旬日无溺，气下泄等。此寒客肠络，肝脾失调。方用四逆散去枳实、甘草，用柴胡、白芍以疏肝气，通脾络，缓急止痛；另加丁香、木香、乌药、川楝子行气止腹痛。另合更衣丸（朱砂、芦荟）通腑。

（二）合方化裁

1. 合小柴胡汤治疟病湿热郁结三焦

唐氏，紫菀、杏仁、通草、郁金、黑山栀。又，三焦不通，脘痹腹胀，二便皆秘。前方用开手太阴肺，苦辛润降，小溲得利，兼进小温中丸，泄肝平胃，胀势十减有五，但间日寒热复来，必是内郁之气，阳不条达，多寒战栗。议用四逆散和解，其小温中丸仍用。生白芍、枳实、柴胡、黄芩、半夏、杏仁、竹茹、生姜。（《临证指南医案·肿胀》）

方证解释：从前后二诊分析，本案为疟病，症见脘痹腹胀，二便皆秘，发热等。一诊用变通栀子豉汤苦辛润降，开手太阴肺气，宣化湿热而小溲得利；兼进小温中丸（白术、茯苓、陈皮、半夏、甘草、神曲、香附、苦参、黄连、针砂），泄肝和胃，祛湿行滞而腹胀减轻。二诊寒热间日复来，多寒战栗。叶氏从"内郁之气，阳不条达"立论，汤药用四逆散和解，并继续用小温中丸。汤剂方中生白芍、枳实、柴胡，为四逆散去甘草法以散郁结，畅达阳气之郁；用黄芩、半夏、生姜，合柴胡，为小柴胡汤去参、草、枣法以和解少阳，疏解寒热；另加杏仁开宣上焦肺气以宣化三焦湿热；又仿温胆汤法加竹茹清泄痰热。

此方可命名为"四逆散合小柴胡去参草枣加杏仁竹茹汤"，以期在临床上推广应用。

2. 合温胆汤治胆热犯胃口酸苦脘闷

舌微黄，口微酸苦，脘中微闷，议用温胆法，合四逆散。竹茹、生白芍、炒半夏、川连、淡芩、枳实汁、桔梗。（《叶氏医案存真·卷二》）

方证解释：本案症见脘中微闷，口微酸苦，舌微黄等。此胆热犯胃，胃痞不降。方用竹茹、炒半夏、枳实汁、川连、淡芩，为减味芩连温胆汤法以清胆和胃；用生白芍，合枳实汁，为减味四逆散法以除郁结，条达阳郁。另加桔梗合枳实，一升一降以调畅气机。

3. 合逍遥散治气攻胁胀

华二三，据说气攻胁胀，春起秋愈，此内应肝木。饱食不和，肝传胃矣。焦白术、半夏、柴胡、枳实、生香附、广皮，干荷叶汤泛丸。（《临证指南医案·木乘土》）

方证解释：从"气攻胁胀，春起秋愈"分析，此案是第二年春季复发来诊。"饱食不和"，指进食多则脘胁胀甚。此肝气乘胃。方用枳实、柴胡，为减味四逆散以调和肝胃，舒达郁结；用焦白术、柴胡，为减味逍遥散以疏肝健脾；用生香附、广皮，合柴胡、枳实，有柴胡疏肝散意，疏肝行气以治胁胀；另加半夏，合柴胡，寓小柴胡汤法以和调胆胃。

三、讨论与小结

（一）叶氏变通应用四逆散的基本思路与手法

叶桂用四逆散的基本思路有二：第一，从方中含芍药甘草汤与枳实芍药散悟出此方可治腹中痛；从黄芩汤、芍药汤均以芍药甘草汤为基础悟出此方可治下利。加之仲景原主治就有"或腹中痛，或泄利下重者"。因此，叶氏用四逆散化裁治疗伏暑自利，或大便必先腹痛。

第二，将四逆散作为柴胡剂以其和解少阳，具体用法，或合小柴胡汤化裁治疗疟病湿热郁结三焦少阳证，或合逍遥散化裁治疗气攻胁胀，或合温胆汤化裁治疗胆热犯胃口酸苦，脘中微闷等。

（二）叶氏对仲景四逆散方证的创新与发展

1. 阐发四逆散开泄胃肠湿热郁结以治伏暑下利腹痛的理论

关于四逆散方证，历代注家存有很多争议，争议的焦点有二：一是此方证究竟属于少阴病，还是少阳病，或者是厥阴病？二是此方的功用究竟是什么？

叶桂根本不讨论这些问题，而是深入研究此方与证的本意，在临床上实践应用。从四逆散证来看，其中有"或小便不利，或腹中痛，或泄利下重者"；从方的组成看，其中含芍药甘草汤（芍药、甘草）与《金匮》治疗"产后腹痛，烦满不得卧"的枳实芍药散（枳实、芍药）。此两方均治腹中痛。后世在芍药甘草汤中加芩、连、归、桂、槟榔、木香，制订出芍药汤，治疗下痢、腹痛。从后世发展应用更可以看出，仲景用四逆散治疗腹痛、泄利下重是可以确信的。叶氏深刻地认识到此方的这一功用，在其中加入主治"肠澼下利"、又善清泻少阳郁热的黄芩，再合六一散、陈皮，治疗伏暑深秋发作的自利、口渴、腹满。叶氏的这一用法，验证了仲景用此方治疗腹中痛、泄利下重的用法，深刻地阐发了四逆散开泄腹中滞气与湿热壅结以治腹痛下利的机理，为此方治疗腹痛下利提供了依据。

我们在临床中体验到，凡精神紧张或精神压力过大致胃肠不调，发为腹痛、下利、腹中急迫者，用四逆散有可靠的疗效。由此看来，叶氏阐发此方治疗伏暑下利的经验是具有重要的临床意义的。

2. 阐发四逆散为和解剂以疏利少阳阳郁的理论

著名伤寒学家胡希恕极力主张四逆散证为少阳病证，认为四逆散是大柴胡汤去黄芩、大黄、半夏、生姜、大枣，加甘草而成，四逆散中的柴胡、枳实、芍药三药并见于大柴胡汤。因此，凡形似大柴胡汤证，而不呕，且无可下证者，大都宜四逆散。认为本方证多有"心下急，郁郁微烦"等大柴胡汤证，所不同的是，四逆散证没有呕吐，故去半夏、生姜；病在少阳，无阳明腑实，少阳不可下，故去大黄；其余证皆与大柴胡汤证相仿。胡希恕先生是经方实践家，所论均从临床实际出发。这一点，有似于叶桂。

叶桂在《临证指南医案·肿胀》唐氏案中指出"议用四逆散和解"，明确将此方归属于和解少阳剂。认为此案"必是内郁之气，阳不条达"。治疗阳郁气机闭塞，非四逆散莫属。但此案寒热复来，小柴胡汤证仍在，故叶氏实事求是地在四逆散中加入黄芩、半夏、生姜，即合入小柴胡汤，以加强和解功用。

用四逆散合小柴胡汤去参、草、枣的方法，颇具新意。此方使小柴胡汤有了枳实除心下坚，有了芍药治腹满痛，从而增加了小柴胡汤开破降泄的功用。另外，此方减去大柴胡汤攻里的大黄，减弱了大柴胡汤通腑实的作用。可见，小柴胡汤合四逆散法，是一首介于小柴胡汤与大柴胡汤中间的一个新的治方，可以治疗类似于大柴胡汤证而没有大黄证的病证。这类病证在临床上非常多见，从这点考虑，叶桂此法是一首具有重要临床价值的小柴胡汤新类方。

（三）新订叶氏四逆散变通方

1. 四逆散去柴胡加芩滑陈皮汤

出自《眉寿堂方案选存·暑》"伏暑深秋乃发"案。组成为：四逆散去柴胡，加黄芩、滑石、陈皮。叶案方证：伏暑湿热入里，自利，口渴，腹满者。

2. 四逆散合小柴胡去参草枣加杏仁竹茹汤

出自《临证指南医案·肿胀》唐氏案。组成为：四逆散去甘草，加黄芩、半夏、生姜。兼湿郁者，加杏仁、竹茹。叶案方证：三焦不通，脘痹腹胀，二便皆秘，间日寒热复来，必是内郁之气，阳不条达，多寒战栗者。另外，此方可用于治疗小柴胡汤证与四逆散证并见者，或治大柴胡汤证而无大黄证者。

黄 芩 汤

一、仲景原方证述要

黄芩汤出自《伤寒论》第 172 条，组成为：黄芩三两，芍药二两，甘草二两（炙），大枣十二枚（擘）。右四味，以水一斗，煮取三升，去滓。温服一升，日再夜一服。仲景原条文谓："太阳与少阳合病，自下利者，与黄芩汤；若呕者，黄芩加半夏生姜汤主之。"

本方用黄芩清热燥湿治利，《神农本草经》谓其主"肠澼泄痢"；用芍药、甘草缓急止痛治腹挛急痛；用大枣甘缓益胃和中。

黄芩汤证：发热，下利，腹痛者。

二、叶氏应用心法

（一）加减变化

1. 用于治疗伏气春温

先寒后热，是属伏邪，体质阴弱，未宜发表。伏邪者，乘虚伏于里也，当从里越之，春温篇中有黄芩汤可用。黄芩汤。（《未刻本叶天士医案》）

方证解释：本案症见先寒后热，颇似邪郁少阳之证，叶氏据此，并参合体质，辨为春温。因素体阴弱，故虽见先寒后热，而不能用发表之法。小柴胡汤和解疏透，也非所宜。对此，须用黄芩汤一面坚阴滋阴，一面清泄少阳。若少阳热清，少阴阴复，则少阳枢机旋转，津液输布，邪热从里发越而外解。

汪天植，脉数如浮，五指无力，发热自利，神识烦倦，咳呛痰声如嘶，渴喜热饮，此非足三阳实热之症。乃体属阴虚，冬月失藏，久伏寒邪，已经蕴遏化热，春令阳升，伏邪随气发泄，而病未及一旬，即现虚靡不振之象。因津液先暗耗于未病时也，今宗春温下利治。淡黄芩、杏仁、枳壳、白芍、郁金汁、橘红。(《叶氏医案存真·卷二》)

方证解释：本案症见发热自利，神识烦倦，咳呛痰声如嘶，渴喜热饮。脉数如浮。叶氏从伏寒化温论病机，拟黄芩汤法，方用黄芩苦寒泄热，白芍酸甘滋阴，两药合用又止肠澼下利而缓急止腹痛；另用杏仁、枳壳、郁金汁、橘红开宣肺气，舒畅气机。

温邪内伏，潮热自利。暮甚于昼者，稚年阴气浅也。仲景于暮春瘟病，内应肝胆例，黄芩汤为主。黄芩、杏仁、淡竹叶、白芍、甘草、木通。(《眉寿堂方案选存·春温》)

方证解释：本案为春温，症见潮热，自利。方用黄芩汤加减，以黄芩苦寒泄热，兼以止利；用白芍、甘草滋阴生津，兼以缓急止腹痛；另用杏仁宣肺达邪，木通、淡竹叶导热下行。

2. 用于治疗痢疾

倪六十，面垢，舌白，心下脘中凄凄痛室，至圊复便不爽，此水谷之湿，内蒸为热，气道阻闭，上热下冷。若外受客邪，即过募原，必有寒热矣。淡黄芩、川连、淡竹叶、槟榔汁、白芍、厚朴、广皮白。(《临证指南医案·痢》)

方证解释：本案面垢，苔白，为湿热郁蒸之象；心下脘中凄凄痛室，至圊复便不爽，为湿热郁结，脾胃气机阻滞之证。方用黄芩汤加减，以黄芩配黄连清热燥湿治痢；用白芍止腹痛；加厚朴、广皮白、槟榔汁燥湿行气，淡竹叶清热。

吴瑭根据此案，制订出《温病条辨·中焦篇》湿温第89条加减芩芍汤方证。

王，痢疾古称滞下，乃是湿热气薄肠胃，阻闭气分，故利仍不爽，河间、丹溪金用清热导气者为此。黄芩、川连、草决明、炒黑楂肉、生白芍、石莲、丹皮、广木香汁。(《临证指南医案·痢》)

方证解释：本案为湿热痢疾，症见下痢不爽。此湿热蕴结肠胃，阻闭气分。方用黄芩汤加减，以黄芩配川连清热燥湿治痢；以生白芍止腹痛；另加炒黑楂肉、丹皮凉血活血，广木香汁行气，草决明润肠行滞，石莲子收敛止痢。

3. 用于治疗血痢

少腹痛，下痢带血。黄芩、炙草、炒银花、炒丹皮。(《叶氏医案存真·卷二》)

方证解释：本案症见下痢带血，少腹痛。从用药分析，属于热毒痢。虽有腹痛，但下痢带血，热毒壅结血分较重，故不用白芍酸敛，而用炒丹皮凉血散血。另外，去大枣之甘补，加炒银花清热解毒，以助黄芩解毒治痢。

包，先厥，下利脓血，腹痛恶心，乃寒热互结。淡黄芩、川连、丹皮、生芍、炮姜、炒银花。(《临证指南医案·痢》)

方证解释：本案症见下利脓血，腹痛恶心，肢厥。此寒热互结，肠热下痢。方用黄芩汤加减，以黄芩合黄连清热治痢，生白芍缓急止腹痛。另加丹皮凉血散血，加炒银花清热解毒，合治血痢。又仿半夏泻心汤法，加炮姜，合芩、连，寒热并用，苦辛开泄痞结。

4. 用于治疗自利腹痛

某，潮热，自利腹痛。黄芩、生白芍、枳实、桔梗、槟榔汁、木香汁。(《临证指南医

案·痢》）

方证解释：本案症见潮热，自利，腹痛。此协热下利。方用黄芩汤加减，以黄芩、生白芍清热止利、缓挛急；加槟榔汁、木香汁行气止腹痛；加桔梗、枳实一升一降，调畅气机。

（二）合方化裁

1. 合猪苓汤法治疗湿温身热泄泻

李，温湿热蒸伤脾胃，身热泄泻。黄芩、生白芍、滑石、猪苓。（《种福堂公选医案》）

方证解释：本案为外感湿温，症见身热，泄泻。湿热外蒸则发热，湿热内迫则泄泻。方用黄芩汤法，以黄芩清热，滑石、猪苓渗湿，生白芍缓急止腹痛。

2. 合栀子豉汤治疗暑温

王，身热自汗，腹痛，大小便不利，脉虚，右大左小。暑热内闭，拟和表里法。薄荷、枳实、黄芩、生白芍、竹叶心、黑山栀、通草、甘草。（《临证指南医案·暑》）

方证解释：本案虽为暑温，但"身热自汗，腹痛，大小便不利"，有典型的黄芩汤证，故用黄芩汤加减。其大便不利，是指大便黏腻不爽；小便不利是小便短赤涩滞。这是暑热夹湿，内阻下焦，大、小肠气机不畅的表现，与腹痛、发热、自利病机相同，均由暑湿内闭所致。方用黄芩、白芍、甘草滋阴清热、缓急止腹痛；仿四逆散法加枳实通导大肠；另加通草、竹叶通利小肠；又合栀子豉汤法，加黑山栀、薄荷，苦辛清透暑热。

3. 合变通藿香正气散治疗腹痛泄泻

陈，脉缓大，腹痛泄泻，小溲不利。此水谷内因之湿，郁蒸肠胃，致清浊不分，若不清理分消，延为积聚黏腻滞下。议用芩芍汤。淡黄芩、生白芍、广皮、厚朴、藿香、茯苓、猪苓、泽泻。（《临证指南医案·泄泻》）

方证解释：本案症见腹痛泄泻，小溲不利。脉缓大。湿热内蕴，郁蒸肠胃，致清浊不分。方用黄芩汤加减，以淡黄芩、生白芍泻热止利，缓急止腹痛；另合藿香正气散法加藿香、广皮、厚朴，辟秽化湿，理气和中；合四苓散法，加茯苓、猪苓、泽泻，分利浊湿。

吴瑭采辑此案，以苍术易藿香，加木香，拟定出《温病条辨·中焦篇》湿温第87条四苓合芩芍汤方证。

4. 合乌梅丸法治疗心热自利或妊娠温病脘痞潮热

温邪深入，咽阻，心中热闷，自利，三焦咸病，恐热极欲厥。淡黄芩、川连、杏仁、生白芍、乌梅、淡竹叶。（《眉寿堂方案选存·春温》）

方证解释：本案为温病深入气分，症见咽阻，心中热闷，自利。此热郁上中下三焦，阴液已伤。方用淡黄芩、生白芍为黄芩汤法以清热滋阴治利；用川连、乌梅，为变通乌梅丸法以酸苦泄热，也泄厥阴以防痉厥；另加杏仁、竹叶宣上导下以宣导热邪。本案"咽阻，心中热闷，自利"，为典型的乌梅丸证，故合入了乌梅丸法酸苦泻厥阴。

热深日多，至于动血。血属阴象，主乎养胎。邪热乘袭，胎元难固，因此变症有诸，况呕家最能伤胎。今脘痞潮热为病证，徒攻病，置胎气于不理，非也。川连、条芩、知母、乌梅、生芍、枳实汁。（《眉寿堂方案选存·暑》）

方证解释：本案妊娠感受温热，症见呕吐，脘痞，潮热。方用黄芩、生白芍，为黄芩汤法以泄热滋阴；用川连、乌梅，为乌梅丸法以酸苦泄热；另加知母清泻阳明之热，加枳实汁开胃脘痞结。本案呕吐、脘痞、潮热，是厥阴乘犯阳明的乌梅丸证，故合入了乌梅丸法；因妊娠感受温热，阴血已伤，故仿伏气温病治法主用黄芩汤。

（三）变制新法

某，脉缓，身痛，汗出热解，继而复热，此水谷之气不运，湿复阻气，郁而成病。仍议宣通气分，热自湿中而来，徒进清热不应。黄芩、滑石、茯苓皮、大腹皮、白蔻仁、通草、猪苓。（《临证指南医案·湿》）

方证解释：本案"脉缓，身痛"，颇似伤寒，但"汗出热解，继而复热"，又非伤寒，而是湿热郁结气分之证。方用黄芩汤而变其制：去甘缓甘补的白芍、甘草、大枣，用黄芩苦寒泄热；加白蔻仁、滑石、通草、茯苓皮、猪苓，芳化、淡渗祛湿；加大腹皮开畅气机。从而变制出"宣通气分"湿热的新法。

吴瑭采辑此案，在证中增入"舌淡黄而滑，渴不多饮，或竟不渴"等，制订出《温病条辨·中焦篇》湿温第63条黄芩滑石汤方证。

三、讨论与小结

（一）叶氏变通应用黄芩汤的基本思路与手法

仲景原方用黄芩苦寒清泄少阳，除肠澼下利；芍药、炙甘草，缓急止腹痛；大枣调和营卫。其中黄芩配芍药，善除肠中热积郁滞，止利，止腹痛。虽是太阳与少阳合病，但不用太阳经药，而直接清泄少阳、清理肠道，以求少阳枢机利而太阳之热自解。

叶氏抓住黄芩汤的配伍特点，认为黄芩苦寒，泻少阳伏热而坚阴；白芍酸寒，滋肝肾真阴，合黄芩酸苦泄热，合甘草酸甘化阴。据此，将此方转用于伏寒化温，内伤真阴，外发少阳的春温，以及阴伤脉虚的暑温、阴伤身热泄泻的湿温等温病，或者下痢带血、腹痛泄泻等杂病。叶氏用黄芩汤必减去大枣，暑湿、湿热之湿盛者，再减甘草。兼湿阻小便不利者，加通草、滑石、猪苓等渗湿利小便；兼大肠湿滞，大便不爽者，加枳实导滞通腑；暑温夹湿内闭气分，发热自汗不解者，上合栀子豉汤法，加黑山栀、薄荷透解暑热，下加通草、竹叶心渗利暑湿；痰湿郁闭，神识烦倦，咳呛痰声如嘶，渴喜热饮者，加杏仁、枳壳、郁金汁、橘红，开畅肺气，疏利气机；热毒痢疾带血者，加炒银花、丹皮凉血解毒；湿热阻滞中焦，脾胃升降失司，腹痛泄泻，小溲不利者，合藿香正气散法，加广皮、厚朴、藿香、茯苓、猪苓、泽泻化湿辟秽。

（二）叶氏对仲景黄芩汤方证的创新与发展

1. 创用黄芩汤论治伏气温病春温

仲景用黄芩汤治疗"太阳与少阳合病，自下利者"，叶氏创新仲景用法，将之作为春温主方，倡导用其治疗伏气温病春温。

除上述论治春温三案外，在《三时伏气外感篇》中，叶氏明确地指出："春温一证，由冬令收藏未固，昔人以冬寒内伏，藏于少阴，入春发于少阳，以春木内应肝胆也。寒邪深伏，已经化热。昔贤以黄芩汤为主方，苦寒直清里热，热伏于阴，苦味坚阴乃正治也。"从"昔贤"二字可知，叶氏用黄芩汤论治春温是借鉴了前人的经验。其"昔贤"可能是指张璐，张璐《伤寒缵论·温热篇》首先认为仲景所谓"太阳病，发热而渴，不恶寒者，为温病"之论，是"提挈温病自内而发之大纲"。进而认为《伤寒论》第167条黄芩汤证"为温病之合病无疑"。并强调说："黄芩汤乃温病之主方，即桂枝汤以黄芩易桂枝而去生姜也。盖桂枝主在表风寒，黄芩主在里风热，不易之定法也。"并说："按温病始发，即当用黄芩汤去热为主。"（《伤寒缵论·卷下·温热》）张璐的见解可谓别开生面，他不仅认为温病是伏气自内而发的一种病，伤寒是寒邪由表而入的一种病，并认为"太阳与少阳合病"一条是道道地地的伏气温病，温病始发，即要用黄芩汤去里热。张氏此论，对叶氏影响颇大。他遵张璐之说，力主用黄芩汤治疗春温。在叶氏的倡导下，后世温病学家论治春温均推黄芩汤为前锋，如柳宝怡《温热逢源》论春温治法云："愚意不若用黄芩汤加豆豉、元参，为至当不易之法。"从而发明了黄芩汤加豆豉元参方，以治春温初起之证。由此可见，在用黄芩汤论治春温方面，叶氏发挥了承前启后的重要作用。

2. 变制黄芩滑石汤，为论治湿温创立新法

叶桂在用黄芩汤论治伏气温病春温的基础上，进而变制此方，以之治疗新感温病湿温。其变制手法为：取方中君药黄芩苦寒泄热，以芳香化湿药白蔻仁、六一散主药滑石、猪苓汤主药猪苓等代替芍、甘、枣祛湿，从而组成了清化分消气分湿热的新方，治疗湿温壅郁气分，"汗出热解，继而复热"之证（见《临证指南医案·湿》"某，脉缓，身痛"案）。此方大有深意：以白蔻仁芳香化上焦之湿，以大腹皮开畅中焦气机，以滑石、通草、猪苓、茯苓皮淡渗下焦之湿，三法合用以治湿；另以黄芩苦寒清热燥湿，合滑石清泄湿中之热，两药合用以治热。此方的特点是，湿、热并治，上、下分消，而清热之力大于化湿之力，可用于气分湿温热重于湿者。吴瑭独具慧眼，将此方命名为黄芩滑石汤，收载于《温病条辨·中焦篇》，从而为湿温病的辨治提供了新的方证。此方与《温病条辨·上焦篇》湿温第一方三仁汤上下呼应：一治湿温之偏于上焦湿重于热者，一治湿温之偏于中焦热重于湿者。此两方的创立，为临床湿温病的辨治开辟了新的思路，具有重要的意义。

3. 发展了仲景黄芩汤的脉证

仲景黄芩汤原方证只有"太阳与少阳合病，自下利"几个字，由于脉证过简，人们在临床上似有无所适从之感。从以上叶氏所治春温三案来看，黄芩汤证或有"先寒后热"，或有"脉数如浮"、"发热"，或有"潮热"，这正是邪郁太阳、少阳两经的典型脉证。三案中有两案见"自利"，自利或与发热并见，或与潮热并见，体现了黄芩汤自利的突出特点。这是少阳之热内迫入肠的表现。另外，结合叶氏治疗"下痢带血"、"腹痛泄泻"两案来看，黄芩汤证应有腹痛，其方中有芍药也可以反证。综合叶案分析，黄芩汤证主要有三个方面：第一是太阳少阳两经合病的表现：如"先寒后热"，"脉数如浮发热"，"潮热"等。由于是两经合病，因此，其发热就不会像单纯的太阳经病"发热恶寒"，单纯的少阳经病"寒热往来"那么典型，而是既似有太阳经热的不典型表现，又似有少阳经热的不典型的表现，如叶氏所描述的"先寒后热"，"脉数如浮发热"，"潮热"等。二是自利，其特点必与发热或潮热并见。三是腹痛，其痛多在少腹。由此分析可见，叶氏发展了黄芩汤的原始脉证，弥补了仲景原方证过简之不足。

（三）吴瑭对叶氏变通黄芩汤法的继承与发展

吴瑭根据叶氏变通应用黄芩汤的医案，在《温病条辨》中制订出3个加减黄芩汤方证，从而发扬了叶氏的经验。

1. 四苓合芩芍汤方证

出自《温病条辨·中焦篇》湿温第87条："自利不爽，欲作滞下，腹中拘急，小便短者，四苓合芩芍汤主之。"此方组成为：苍术二钱、猪苓二钱、茯苓二钱、泽泻二钱、白芍二钱、黄芩二钱、广皮一钱五分、厚朴二钱、木香一钱。水五杯，煮取二杯，分二次温服，久痢不在用之。吴瑭称此方为"苦辛寒法"。其自注说："以四苓散分阑门，通膀胱，开支河，使邪不直注大肠；合芩芍法宣气分，清积滞，预夺其滞下之路也。此乃初起之方，久痢阴伤，不可分利，故方后云：久利不在用之。"

本此方证是吴瑭根据《临证指南医案·泄泻》陈案整理制订的。

2. 加减芩芍汤方证

出自《温病条辨·中焦篇》湿温第 89 条："滞下已成，腹胀痛，加减芩芍汤主之。"此方组成为：白芍三钱、黄芩二钱、黄连一钱五分、厚朴二钱、木香（煨）一钱、广皮二钱。水八杯，煮取三杯，分三次温服。忌油腻生冷。"肛坠者，加槟榔二钱。腹痛甚欲便，便后痛减，再痛再便者，白滞加附子一钱五分，酒炒大黄三钱；红滞加肉桂一钱五分，酒炒大黄三钱，通爽后即止，不可频下。如积未净，当减其制，红积加归尾一钱五分，红花一钱，桃仁二钱。舌浊脉实有食积者，加楂肉一钱五分，神曲二钱，枳壳一钱五分。湿重者，目黄舌白不渴，加茵陈三钱，白通草一钱，滑石一钱。"吴称此方为"苦辛寒法"。其自注说："此滞下初成之实证，一以疏利肠间湿热为主。"

本方证是吴瑭根据《临证指南医案·痢》倪六＋案整理制订的。

3. 黄芩滑石汤方证

出自《温病条辨·中焦篇》湿温第 63 条："脉缓身痛，舌淡黄而滑，渴不多饮，或竟不渴，汗出热解，继而复热，内不能运水谷之湿，外复感时令之湿，发表攻里，两不可施，误认伤寒，必转坏证，徒清热则湿不退，徒祛湿则热愈炽，黄芩滑石汤主之。"此方组成为：黄芩三钱、滑石三钱、茯苓皮三钱、大腹皮二钱、白蔻仁一钱、通草一钱、猪苓三钱。水六杯，煮取二杯，渣再煮一杯，分温三服。吴瑭称此方为"苦辛寒法"。

本方证是吴瑭根据《临证指南医案·湿》"某，脉缓，身痛"案整理制订的。

瓜蒌薤白白酒汤　瓜蒌薤白半夏汤　枳实薤白桂枝汤

一、仲景原方证述要

栝蒌薤白白酒汤（瓜蒌薤白白酒汤）出自《金匮要略·胸痹心痛短气病脉证治》第 3 条，组成为：栝蒌实一枚（捣），薤白半斤，白酒七升。右三味，同煮，取二升，分温再服。仲景原条文谓："胸痹之病，喘息咳唾，胸背痛，短气，寸口脉沉而迟，关上小紧数，栝蒌薤白白酒汤主之。"

栝蒌薤白半夏汤（瓜蒌薤白半夏汤）出自《金匮要略·胸痹心痛短气病脉证治》第 4 条，组成为：栝蒌实一枚（捣），薤白三两，半夏半升，白酒一斗。右四味，同煮，取四升，温服一升，日三服。仲景原条文谓："胸痹不得卧，心痛彻背者，栝蒌薤白半夏汤主之。"

枳实薤白桂枝汤出自《金匮要略·胸痹心痛短气病脉证治》第 5 条，组成为：枳实四枚，厚朴四两，薤白半斤，桂枝一两，栝蒌一枚（捣）。右五味，以水五升，先煮枳实、厚朴，取二升，去滓，内诸药，煮数沸，分温三服。仲景原条文谓："胸痹心中痞，留气结在胸，胸满，胁下逆抢心，枳实薤白桂枝汤主之；人参汤亦主之。"

瓜蒌薤白白酒汤以全瓜蒌开胸消痰下水，用薤白辛温滑利，行气散结，两药相合，善于开胸中痰气痹结。再加白酒辛温透散，以助药力。瓜蒌薤白半夏汤于瓜蒌薤白白酒汤内减薤白量，加半夏半升以下气降逆，消痰开结；又增白酒量以辛散通阳。枳实薤白桂枝汤是在瓜蒌薤白白酒汤内去白酒，加枳实消心中痞气，加厚朴除胸满，加桂枝治胁下逆抢心。后两方是瓜蒌薤白白酒汤的加减方，三方均是仲景治疗胸痹的专方。

瓜蒌薤白白酒汤证：胸痹痰气互结，喘息咳唾，胸背痛，短气者。瓜蒌薤白半夏汤证：

胸痹痰结较甚，胸痹不得卧，心痛彻背者。枳实薤白桂枝汤证：胸痹，心中痞气，气结在胸，胸满胁下逆抢心者。

二、叶氏应用心法

（一）瓜蒌薤白白酒汤

1. 用于治疗胸痹

华四六，因劳，胸痹，阳伤，清气不运，仲景每以辛滑微通其阳。薤白、瓜蒌皮、茯苓、桂枝、生姜。（《临证指南医案·胸痹》）

方证解释：本案胸痹，因劳伤阳所致。方用瓜蒌薤白白酒汤去白酒，加桂枝、茯苓、生姜温通心阳，化饮开结。其中茯苓、桂枝、生姜，为苓桂术甘汤去白术加生姜法，可通阳化饮。

此方可命名为"瓜蒌薤白白酒去酒加苓桂生姜汤"，以期在临床上推广应用。

汪五十七岁，胸痹是上焦清阳不为舒展，仲景以轻剂通阳。桂枝瓜蒌薤白汤。（《叶天士先生方案真本》）

方证解释：本案为胸痹，叶氏未述脉证。方用瓜蒌薤白白酒汤加桂枝，温通胸阳，开畅痹结。

王五七，气逆自左升，胸脘阻痹，仅饮米汤，形质不得下咽，此属胸痹。宗仲景法。瓜蒌薤白汤。又，脉沉如伏，痞胀格拒，在脘膈上部，病人述气壅，自左觉热。凡木郁达之，火郁发之，患在上宜吐之。巴豆霜一分（制）、川贝母三分、桔梗二分。为细末服，吐后，服凉水即止之。（《临证指南医案·胸痹》）

方证解释：本案为胸痹，症见气逆自左升逆，胸脘阻痹，仅饮米汤，食物不得下咽等。一诊宗仲景法，用瓜蒌薤白汤化裁。二诊见脉沉如伏，痞胀格拒，在脘膈上部，病人述气壅，自左觉热。改用《伤寒论》治寒实结胸的白散涌泻胸中痰饮以开痹结。

2. 用于治疗胃痛

谢，冲气至脘则痛，散漫高突，气聚如瘕，由乎过劳伤阳。薤白、桂枝、茯苓、甘草，临服冲入白酒一小杯。（《临证指南医案·胸痹》）

方证解释：本案冲气至脘则痛，散漫高突，气聚如瘕。此过劳伤阳，痰饮聚结。方用瓜蒌薤白白酒汤去苦寒降泄的瓜蒌，以薤白、白酒行气通阳；另用苓桂术甘汤去守补的白术，以茯苓桂枝甘草通阳化饮，制冲逆之气。

此方可命名为"瓜蒌薤白白酒去瓜蒌加苓桂甘草汤"，以期在临床上推广应用。

3. 用于治疗胃肠结痹

刘淮安二十六岁，有物有形之滞，从胃入肠，当心胸之下，皆阳气游行之所，因初起停食，几年疑惑，其实阳不旋转，而致结痹。薤白白酒汤。（《叶天士先生方案真本》）

方证解释：从"有物有形之滞，从胃入肠"分析，其症当有胃肠痞结不通的表现，如不食，大便闭等。此痰湿内聚，清阳不得旋转。方用瓜蒌薤白白酒汤化裁，行气化痰，开胃肠结痹。

（二）瓜蒌薤白半夏汤

1. 用于治疗胸痹

（1）去瓜蒌加桂枝生姜或茯苓桂枝生姜通阳化饮

王，胸前附骨板痛，甚至呼吸不通，必捶背稍缓。病来迅速，莫晓其因。议从仲景胸痹

症，乃清阳失展，主以辛滑。薤白、川桂枝尖、半夏、生姜，加白酒一杯同煎。（《临证指南医案·胸痹》）

方证解释：本案突然胸前附骨板痛，甚至呼吸不通，必捶背稍缓。此痰饮痹结于胸，清阳失于舒展。仿仲景胸痹治法。方用薤白、白酒、半夏，为瓜蒌薤白半夏汤去瓜蒌法以通阳化饮开结；另加桂枝、生姜温通心阳。

孙二十二岁，胸中乃清阳游行之所，少年气弱操持经营，皆扰动神机，病名胸痹，仲景轻剂通上焦之阳。薤白、桂枝、半夏、生姜、茯苓、白酒。（《叶天士先生方案真本》）

方证解释：本案诊为胸痹，但未述脉证。方用瓜蒌薤白半夏汤去苦寒降泄的瓜蒌，以薤白、半夏、白酒辛滑行气开结、化痰通痹；另加茯苓、桂枝、生姜，为苓桂术甘汤去白术法以温通胸阳，化痰除饮。

以上两案方可命名为"瓜蒌薤白半夏去瓜蒌加苓桂生姜汤"，以期在临床上推广应用。

浦，中阳困顿，浊阴凝泣，胃痛彻背，午后为甚，即不嗜饮食，亦是阳伤。温通阳气，在所必施。薤白三钱、半夏三钱、茯苓五钱、干姜一钱、桂枝五分。（《临证指南医案·胸痹》）

方证解释：本案究竟是胃痛还是胸痹心痛尚难分辨，从疼痛彻背看，诊为胸痹比较合适。痛发午后为甚，兼不嗜饮食。此中阳胸阳困顿，浊阴凝泣。方用瓜蒌薤白半夏汤去苦寒的瓜蒌，以薤白、半夏辛滑行气散结、化痰开痹；另用苓桂术姜汤法，去守补的白术，以干姜易生姜温通胸脘清阳，开破阴浊凝结。

此方可命名为"瓜蒌薤白半夏去白酒瓜蒌加苓桂干姜汤"，以期在临床上推广应用。

徐六一，胸痹因怒而致，痰气凝结。土瓜蒌、半夏、薤白、桂枝、茯苓、生姜。（《临证指南医案·胸痹》）

方证解释：本案诊为胸痹，病因与怒有关，病机为痰气凝结。方用瓜蒌薤白半夏汤去白酒化痰行气开结，另用苓、桂、生姜通阳化饮。

（2）去瓜蒌合茯苓杏仁甘草汤行气宣利饮浊

某二十，脉弦，色鲜明，吞酸胸痹，大便不爽，此痰饮凝泣，清阳失旷，气机不利。法当温通阳气为主。薤白、杏仁、茯苓、半夏、厚朴、姜汁。（《临证指南医案·胸痹》）

方证解释：本案诊为胸痹，兼见吞酸，大便不爽，面色鲜明。脉弦。此痰饮凝泣，清阳失旷，气机不利。方用瓜蒌薤白半夏汤去瓜蒌、白酒，以薤白、半夏辛滑化痰行气通阳；另用杏仁、茯苓、姜汁，为茯苓杏仁甘草汤去甘草加姜汁法以宣利水气；再加厚朴，助薤白、半夏行气宽胸。

胸痹。薤白、白茯苓、生姜汁、半夏、杏仁。（《未刻本叶天士医案》）

方证解释：本案为胸痹，方用薤白、半夏，为瓜蒌薤白半夏汤去瓜蒌白酒法以行气化痰开痹；用茯苓、杏仁、生姜汁，为茯苓杏仁甘草汤去甘草加姜汁法以宣利水饮。

劳伤阳气，胸背痹痛。瓜蒌薤白白酒汤加半夏、杏仁、茯苓。（《未刻本叶天士医案》）

方证解释：本案胸背痹痛，颇似胸痹。方用瓜蒌薤白半夏汤行气化痰、通阳散结。另外合仲景治胸痹的茯苓杏仁甘草汤法加杏仁、茯苓宣利水饮。

2. 用于治疗胃脘痛

姚，胃痛久而屡发，必有凝痰聚瘀。老年气衰，病发日重，乃邪正势不两立也。今纳物呕吐甚多，味带酸苦。脉得左大右小。盖肝木必侮胃土，胃阳虚，完谷而出。且呃逆沃以热汤不减，其胃气掀腾如沸，不嗜汤饮，饮浊弥留脘底。用药之理，远柔用刚，嘉言谓能变胃而不受胃变。开得上关，再商治法。紫金丹含化一丸，日三次。又，议以辛润苦滑，通胸中之阳，开涤浊涎结聚。古人谓通则不痛。胸中部位最高，治在气分。鲜薤白（去白衣）三钱、瓜蒌实三钱（炒焦）、熟半夏三钱、茯苓三钱、川桂枝一钱、生姜汁四分（调入）。古有薤露之歌，谓薤最滑，露不能留。其气辛则通，其体滑则降，仲景用以主胸痹不舒之痛。瓜蒌苦润豁痰，陷胸汤以之开结。半夏自阳以和阴，茯苓淡渗，桂枝辛甘轻扬，载之不急下走，以攻病所。姜汁生用，能通胸中痰沫，兼以通神明，去秽恶也。（《临证指南医案·胃脘痛》）

方证解释：本案老年胃痛久而屡发，纳物呕吐甚多，味带酸苦，不嗜汤饮。脉左大右小。此凝痰聚瘀，痹结胸脘。一诊用紫金丹（牛黄、冰片、狗宝、鸦片、广木香）开上关。二诊用瓜蒌薤白半夏汤去白酒合苓桂术姜去白术法以化痰通阳，开胸脘痞结。此案叶氏对处方用药的意义，作了精辟的阐发，颇有新意，值得重视。

此方可命名为"瓜蒌薤白半夏去白酒加苓桂生姜汤"，以期在临床中推广应用。

顾五十，清阳失职，脘中痹痛，得嗳旷达。当辛以通之。薤白、半夏、桂枝、茯苓、干姜。（《临证指南医案·胃脘痛》）

方证解释：本案脘中痹痛，得嗳气则舒。此痰饮聚结，清阳失于旋转。方用瓜蒌薤白半夏汤去瓜蒌、白酒，以薤白、半夏行气化痰、辛通痞结；用桂枝、茯苓、干姜，为苓桂术姜汤去白术，以干姜易生姜法温通胸脘清阳。

陈，壮盛年岁，形消色夺，诊脉右小促，左小弦劲。病起上年秋季，脘中卒痛，有形梗突，病后陡遇惊触，渐次食减不适，食入不运，停留上脘，腹形胀满，甚则胁肋皆胀，四肢不暖，暮夜渐温，大便旬日始通，便后必带血出，清早未食，自按脐上气海，有瘕形甚小，按之微痛，身动饮水，寂然无踪，天气稍冷，爪甲色紫。细推病属肝脾，气血不通，则为郁遏，久则阳微痹结，上下不行，有若否卦之义。阅医药或消或补，总不见效者，未知通阳之奥耳。薤白、桂枝、瓜蒌仁、生姜、半夏、茯苓。又，薤白汁、桂枝木、瓜蒌实、川楝子皮、半夏、茯苓、归须、桃仁、延胡、姜汁。二汁法丸。（《临证指南医案·肿胀》）

方证解释：本案症见脘中卒痛，有形梗突，病后陡遇惊触，渐次食减不适，食入不运，停留上脘，腹形胀满，甚则胁肋皆胀，四肢不暖，大便旬日始通，便后必带血出，按脐上有甚小瘕形，按之微痛。天气稍冷，爪甲色紫。形消色夺。脉右小促，左小弦劲。此肝脾失调，痰浊凝结，气血郁遏，阳微痹结。方用瓜蒌薤白半夏汤去白酒，合苓桂生姜法以行气化痰、通阳开结。二诊守法合金铃子散与辛润通络法制丸继续调治。

陈四十八岁，遇烦劳，必脘中气室噎痛。望五年岁，不宜有此。桂枝瓜蒌薤白汤。（《叶天士先生方案真本》）

方证解释：本案脘中气室噎痛，遇烦劳必作。痰饮聚结胸脘，清阳失于旋转。方用瓜蒌薤白加桂枝法行气化痰、通阳开结。

3. 用于治疗脐上聚气便秘

席二三，脉右濡，脐上过寸有聚气横束，几年来食难用饱，每三、四日一更衣。夫九窍失和，都属胃病。上脘部位为气分，清阳失司。仿仲景微通阳气为法。薤白、瓜蒌汁、半夏、姜汁、川桂枝、鲜菖蒲。（《临证指南医案·脾胃》）

方证解释：本案脐上过寸处有聚气横束。"食难用饱"是指不能饱食，饱食则聚气不适。大便三四日一次。脉右濡。此痰气聚结，胃气不降。方用薤白、瓜蒌汁、半夏，为减味瓜蒌薤白半夏汤以降气化痰；另加桂枝、姜汁温通清阳；因谓"九窍失和，都属胃病"，故加鲜菖蒲宣下窍。

4. 用于治疗食入恶心欲胀腹鸣大便不爽

王四十二岁，舌白不饥不渴，气急痰多，食入恶心欲胀，腹鸣，大便不爽，此寒热恶心，为阳伤气痹。茯苓、半夏、桂枝、生姜、鲜薤白、炙草。(《叶天士先生方案真本》)

方证解释：本案不饥不渴，气急痰多，食入恶心欲胀，腹鸣，大便不爽，苔白。此痰湿郁结，清阳少旋，脾胃升降失司。方用鲜薤白、半夏，为减味瓜蒌薤白半夏汤以行气化痰；另合变通苓桂术甘汤法以茯苓、桂枝、生姜、炙草通阳化饮。

5. 用于治疗痰饮头中冷痛

杨，头中冷痛，食入不消，筋脉中常似掣痛，此皆阳微不主流行，痰饮日多，气隧日结，致四末时冷。先以微通胸中之阳。干薤白、桂枝、半夏、茯苓、瓜蒌皮、姜汁。又，微通其阳已效，痰饮阻气，用茯苓饮去广皮，加姜汁。(《临证指南医案·痰饮》)

方证解释：本案症见头中冷痛，筋脉中常似掣痛，食入不消，四末时冷等。此痰饮聚结，阳微不主流行。先以微通胸中之阳为法。方用薤白、瓜蒌皮、半夏，为减味瓜蒌薤白半夏汤以行气化痰；用桂枝、茯苓、姜汁，为苓桂术姜汤去白术法以温通胸阳、温化水饮。二诊已效。改用《外台》茯苓饮加减治疗痰饮。

6. 用于治疗支饮咳久不已

叶四十，脉右弦，舌黄不渴，当心似阻，昔形壮，今渐瘦，咳久不已，卧着则咳，痰出稍安。此清阳少旋，支脉结饮。议通上焦之阳。鲜薤白、瓜蒌皮、半夏、茯苓、川桂枝、姜汁。(《临证指南医案·痰饮》)

方证解释：本案症见咳久不已，卧着则咳，痰出稍安。苔黄不渴，脉右弦。昔形壮，今渐瘦。遵仲景"素盛今瘦"，诊为痰饮；遵"咳逆倚息，短气不得卧"辨为支饮。拟通上焦之阳法。方用鲜薤白、瓜蒌皮、半夏，为减味瓜蒌薤白半夏汤以行气化痰；另用桂枝、茯苓、姜汁，为苓桂术姜汤去白术法以温化痰饮。

(三) 枳实薤白桂枝汤

某六五，脉弦，胸脘痹痛欲呕，便结，此清阳失旷，气机不降，久延怕成噎膈。薤白三钱、杏仁三钱、半夏三钱、姜汁七分、厚朴一钱、枳实五分。(《临证指南医案·胸痹》)

方证解释：本案胸脘痹痛欲呕，便结，脉弦。此痰饮聚结，清阳失旷，气机不降。方用枳实薤白桂枝汤去瓜蒌、桂枝，以薤白、厚朴、枳实开胸脘痞结，加杏仁合枳实、厚朴开宣肺气，下气开肠中痹结；用半夏合薤白，为减味瓜蒌薤白半夏汤法以行气化痰；因欲呕，故加姜汁合半夏，为小半夏汤以降胃止呕。

三、讨论与小结

(一) 叶氏变通应用瓜蒌薤白白酒汤与瓜蒌薤白半夏汤的基本思路与手法

叶桂用瓜蒌薤白白酒汤与瓜蒌薤白半夏汤的基本思路主要有两个方面：第一，遵仲景用其治疗胸痹。叶氏认为薤白辛滑，善于通胸中之阳，白酒辛温，也可通阳，由此悟出此类方重在通胸阳以治胸痹。以此为着眼点，主用薤白，合入变通苓桂术甘汤法(桂枝、茯苓、生姜)，以薤白、桂枝、茯苓、生姜，或再加半夏，组成辛滑辛甘轻剂通胸阳之法，治疗胸阳不足，痰浊阻蔽胸中的胸痹。痰结甚者，复加入瓜蒌，且多用瓜蒌皮；胸阳不通甚者，复加入白酒。因病位在胸，故用轻剂以求其上，所谓"微通其阳"，或"轻剂通阳"。

第二，发挥仲景用法，以其治疗胃脘痛。基本方用薤白、瓜蒌、半夏、茯苓、桂枝、生姜(或生姜汁)。痰湿不甚者，去瓜蒌、半夏；阳郁不通甚者，加白酒；中阳虚者，去瓜蒌，或以干姜易生姜。此类胃痛由"凝痰聚瘀"，阻蔽胸脘所致，多久痛难愈。此方通阳开结，化痰通络，故可治疗痰瘀凝结、阳弱遏郁不通的胃痛。

（二）叶氏对仲景瓜蒌薤白白酒汤方证的创新与发展

1. 创立桂枝瓜蒌薤白汤"辛滑微通上焦清阳"的治法理论

叶桂在《叶天士先生方案真本》"汪五十七岁"案中指出："胸痹是上焦清阳不为舒展，仲景以轻剂通阳。桂枝瓜蒌薤白汤。"在《临证指南医案·胸痹》"华四六"案中指出："胸痹，阳伤，清气不运，仲景每以辛滑微通其阳。薤白、瓜蒌皮、茯苓、桂枝、生姜。"在《叶天士先生方案真本》"孙二十二岁"案中进一步指出："胸中乃清阳游行之所，少年气弱操持经营，皆扰动神机，病名胸痹，仲景轻剂通上焦之阳。薤白、桂枝、半夏、生姜、茯苓、白酒。"通过这些医案可以看出，叶氏认为"胸中乃清阳游行之所"，"胸痹是上焦清阳不为舒展"所致。从而阐发了胸痹的病机。基于这一认识，叶氏创立了"轻剂通阳"、"辛滑微通其阳"、"轻剂通上焦之阳"的治法理论。此法基本方用薤白、瓜蒌、茯苓、桂枝、生姜。痰结甚者，加半夏；阳郁甚者，加白酒。此法是参考瓜蒌薤白半夏汤与枳实薤白桂枝汤的组方特点，结合苓桂术甘汤法而制订的新的胸痹治法。其中薤白、瓜蒌，为瓜蒌薤白去白酒法以辛滑通阳开结；茯苓、桂枝、生姜，为变通苓桂术甘汤法以温通胸阳，温化痰饮。此法与瓜蒌薤白白酒汤比较，不仅增加了温补心阳的作用，而且通胸阳、祛痰饮的作用大大增强，尤其适合于胸痹瓜蒌薤白白酒汤证心阳已虚者。

从临床实际来看，胸痹多与心阳先虚，痰气凝结，气机不行有关，因此，叶氏桂枝瓜蒌薤白汤法与辛滑轻剂微通胸阳理论的提出，具有重要的现实意义。

2. 创用瓜蒌薤白汤法去苦寒沉降的瓜蒌加苓桂生姜通阳化饮治疗胸痹

叶桂在应用瓜蒌薤白白酒汤或瓜蒌薤白半夏汤时，最常用的手法是在原方中加入桂枝、茯苓、生姜汁（或生姜），或者去苦寒降泄的瓜蒌，加桂枝、茯苓、生姜汁（或生姜）。这一手法寓意深刻。叶氏变通应用苓桂术甘汤的手法之一，是去甘壅守补的白术，代之以生姜，组成苓桂姜甘汤，或者去甘壅的甘草，加入辛散的生姜，组成苓桂术姜汤，以加强通阳辛散水饮的作用。叶氏认为，茯苓可淡渗通阳，桂枝辛甘温阳，生姜汁能通胸中痰沫而散水气，三药配合，善于通补心阳，温散痰饮。由此来看，在瓜蒌薤白白酒汤或瓜蒌薤白半夏汤中加入苓、桂、生姜汁，就使此两方具有了通补心阳，化气行水的功用，用于治疗痰气闭结心胸，心阳痹阻的胸痹，更为合拍。如果再去寒凉润降的瓜蒌，用薤白、半夏合苓、桂、姜汁，此两方就变成了纯辛纯温之剂，在行气开结，温通心阳，温化痰饮方面，其力更专，其效更宏。

叶氏这一手法的形成也与桂枝生姜枳实汤有关，此方是仲景治疗胸痹的专方之一，由桂枝、生姜、枳实三药组成，治"心中痞，诸逆心悬痛"者。枳实下气消痞，但偏于中焦、下焦，叶桂在胸痹中不用枳实，而代之以茯苓，用茯苓合桂枝、生姜温通心阳，温化水饮。经这样变通，并与瓜蒌薤白白酒汤、瓜蒌薤白半夏汤合方化裁，组成瓜蒌薤白白酒汤加苓桂姜汁法、瓜蒌薤白白酒汤去瓜蒌加苓桂姜汁法、瓜蒌薤白半夏汤加苓桂姜汁法、瓜蒌薤白半夏汤去瓜蒌加苓桂姜汁法等手法，从而发展了仲景论治胸痹的理论，开拓了临床辨治胸痹的思路。

3. 创用瓜蒌薤白白酒汤或瓜蒌薤白半夏汤治疗胃脘痛

仲景用瓜蒌薤白白酒汤、瓜蒌薤白半夏汤治疗胸痹，叶氏扩展其应用范围，用这两方治疗胃脘痛，肠痹便秘，食入恶心欲胀、腹鸣大便不爽等胃肠病，特别是用于治疗胃脘痛的手法，颇能给人以启发。如《临证指南医案·胃脘痛》姚案中，叶桂指出："胃痛久而屡发，必有凝痰聚瘀……议以辛润苦滑，通胸中之阳，开涤浊涎结聚。古人谓通则不痛。胸中部位最高，治在气分。"方用鲜薤白（去白衣）三钱、瓜蒌实三钱（炒焦）、熟半夏三钱、茯苓三钱、川桂枝一钱、生姜汁四分（调入）。叶氏解释此方说："古有薤露之歌，谓薤最滑，露不能留。其气辛则通，其体滑则降，仲景用以主胸痹不舒之痛。瓜蒌苦润豁痰，陷胸汤以之开结。半夏自阳以和阴，茯苓淡渗，桂枝辛甘轻扬，载之不急下走，以攻病所。姜汁生用，能通胸中痰沫，兼以通神明，去秽恶也。"在此方中，叶氏将偏于寒凉苦润的全瓜蒌炒焦，以减弱其苦降之性；薤白用鲜者，以增加其辛滑作用；生姜取汁，能通胸中痰沫，去秽恶。全方行气开结，通阳化痰，从胸部着眼，治疗脘部疼痛，可谓妙不可言。其中关于桂枝辛甘轻扬，载夏、蒌化痰开结于胸脘而不令其急于走下焦的认识，以及关于生姜汁通胸中痰沫，兼以通神明的论述颇有新意，值得深入研究。

在治疗胃痛方面，叶桂还有去寒凉润降的瓜蒌，用薤白、白酒，合苓桂术甘汤去白术治疗"冲气至脘则痛，散漫高突，气聚如瘕"的手法。苓桂术甘汤证有"心下逆满，气上冲胸"等，此方去白术之甘壅，合薤白白酒汤，行气通阳、化饮开结、下气制冲，用于治疗气冲则脘痛者，颇为合拍。

叶氏用瓜蒌薤白半夏汤治疗胃脘痛时更有去瓜蒌、白酒，加苓桂干姜法。此法不用生姜而改用干姜，即合入了理中汤法，全方以薤白、半夏行气消痰开结，以苓、桂通阳撒饮，以干姜、茯苓温中通阳，用于治疗中阳虚弱、痰气凝结的胃脘痛，或"清阳失职，脘中痹痛，得嗳旷达"的胃病，颇为对的。

这些经验，均是叶氏对仲景瓜蒌薤白白酒汤、瓜蒌薤白半夏汤的发展用法，具有重要的临床价值。

（三）新订叶氏瓜蒌薤白白酒汤变通方

1. 瓜蒌薤白白酒去酒加苓桂生姜汤

出自《临证指南医案·胸痹》华四六案。组成为：瓜蒌、薤白、桂枝、茯苓、生姜。叶案方证：因劳阳伤，发为胸痹，清气不运，胸痛、短气、心悸，舌胖水滑者。

2. 瓜蒌薤白白酒去瓜蒌加苓桂甘草汤

出自《临证指南医案·胸痹》谢案。组成为：薤白、桂枝、茯苓、甘草，临服冲入白酒一小杯。叶案方证：冲气至脘则痛，散漫高突，气聚如瘕，由乎过劳伤阳者。

3. 瓜蒌薤白半夏去白酒加苓桂生姜汤

出自《临证指南医案》胃脘痛门姚案、胸痹门徐六一案。组成为：瓜蒌、薤白、白酒、半夏、桂枝、茯苓、生姜。呕吐者，用生姜汁。叶案方证：胃痛久而屡发，必有凝痰聚瘀，老年气衰，病发日重，纳物呕吐甚多，味带酸苦，脉左大右小者。或胸痹因怒而致，痰气凝结，胸痛，短气者。

4. 瓜蒌薤白半夏去瓜蒌加苓桂生姜汤

出自《临证指南医案·胸痹》王案，《叶天士先生方案真本》"孙二十二岁"案。组成为：薤白、白酒、半夏、桂枝、茯苓、生姜。叶案方证：胸前附骨板痛，甚至呼吸不通，必捶背稍缓，病来迅速，莫晓其因，乃清阳失展者；或气弱操持，扰动神机，发为胸痹，宜轻剂通上焦之阳者。

5. 瓜蒌薤白半夏去白酒瓜蒌加苓桂干姜汤

出自《临证指南医案·胸痹》浦案。组成为：薤白三钱、半夏三钱、茯苓五钱、干姜一钱、桂枝五分。叶案方证：中阳困顿，浊阴凝泣，胃痛彻背，午后为甚者。

（四）叶案萃语

1."胃痛久而屡发，必有凝痰聚瘀。"

出自《临证指南医案·胃脘痛》姚案。在此，叶氏阐发了胃痛的病机，认为胃痛日久，且频繁发作者，多与痰饮凝聚，瘀血聚结有关，而且，痰饮与瘀血互结，阻滞胃脘，更可发展为久治难愈的胃脘痛。由此提示，对于这类胃痛，须用行气化痰，活血化瘀，通阳开结法治疗。

2."古有薤露之歌，谓薤最滑，露不能留。其气辛则通，其体滑则降，仲景用以主胸痹不舒之痛。瓜蒌苦润豁痰，陷胸汤以之开结。半夏自阳以和阴，茯苓淡渗，桂枝辛甘轻扬，载之不急下走，以攻病所。姜汁生用，能通胸中痰沫，兼以通神明，去秽恶也。"

出自《临证指南医案·胃脘痛》姚案。在这段话里，叶氏分别论述了薤白、瓜蒌、半夏、桂枝、姜汁五味药的功用以及自己的临床用药心得。特别是关于薤白、生姜的认识独具一格，对于理解叶氏的用药手法颇有裨益。

 # 桂枝去芍药加蜀漆牡蛎龙骨救逆汤

一、仲景原方证述要

桂枝去芍药加蜀漆牡蛎龙骨救逆汤（下简称桂枝救逆汤）出自《伤寒论》第112条，组成为：桂枝三两（去皮），甘草二两（炙），生姜三两（切），大枣十二枚（擘），牡蛎五两（熬），蜀漆三两（洗去腥），龙骨四两。右七味，以水一斗二升，先煮蜀漆，减二升，内诸药，煮取三升，去滓。温服一升。仲景原条文谓："伤寒脉浮，医以火迫劫之，亡阳必惊狂，卧起不安者，桂枝去芍药加蜀漆牡蛎龙骨救逆汤主之。"

本方用桂枝汤去阴敛的芍药，以桂枝甘草汤温心阳、定心悸；以姜枣合桂甘调和营卫；另加龙骨、牡蛎宁心神、敛心气、镇摄潜阳；加蜀漆逐痰水以定惊狂。仲景用此方治疗桂枝证误用火攻强迫发汗，损伤津液、心阳，致心阳浮越，神不守舍之证。

桂枝去芍药加蜀漆牡蛎龙骨救逆汤证：惊狂，卧起不安者。

二、叶氏应用心法

（一）加减变化

1.用于治疗疟久伤阳

阳虚阴亦伤损，疟转间日，虚邪渐入阴分最多，延入三日阴疟。从前频厥，专治厥阴肝藏而效，自遗泄至今，阴不自复。鄙见早服《金匮》肾气丸四五钱，淡盐汤送，午前进镇阳提邪方法，两路收拾阴阳，仍有泄邪功能，使托邪养正，两无妨碍。人参、生龙骨、生牡蛎、炒黑蜀漆、川桂枝、淡熟附子、炙草、南枣、生姜。此仲景救逆汤法也，龙属阳入肝，蛎属阴入肾。收涩重镇，脏真自固，然二者顽钝呆滞，藉桂枝以入表，附子以入里，蜀漆飞入经络，引其固涩之性，趋走护阳，使人参、甘草以补中阳，姜、枣以和营卫也。（《叶氏医案存真·卷一》）

方证解释：本案三日阴疟，初发频厥，继自遗精。此阳虚阴损。治拟早服肾气丸，午进镇阳提邪法。午服汤方用桂枝救逆汤原方加人参、淡熟附子温补心肾之阳，益气镇逆固摄，兼调和营卫。此案叶氏详解方中各药配伍意义，颇有助于理解仲景原方的制方原理。

此方可命名为"桂枝去芍药加蜀漆牡蛎龙骨救逆加参附汤",以期推广应用。

张茜泾三十七岁,三疟已十三个月,汗多不解,骨节痛极,气短嗳噫,四肢麻木,凡气伤日久,必固其阳。人参、炒蜀漆、生左牡蛎、桂枝、淡熟川附子、五花生龙骨、老生姜、南枣肉。(《叶天士先生方案真本》)

方证解释:本案疟已十三个月,症见汗多不解,骨节痛极,气短嗳噫,四肢麻木。此疟久伤阳。方用桂枝救逆汤去甘草,加人参、淡熟川附子温阳益气,固摄气津,兼调和营卫。

吴,体丰色白,阳气本虚。夏秋伏暑,夹痰饮为疟。寒热夜作,邪已入阴。冷汗频出,阳气益伤。今诊得脉小无力,舌白。虚象已著,恐延厥脱之虑,拟进救逆汤法。人参、龙骨、牡蛎、炙草、桂枝木、炒蜀漆、煨姜、南枣。又,闺产,阳气偏泄。今年久热伤元。初疟发散,不能去病,便是再劫胃阳,致入厥阴,昏冒大汗。思肝肾同属下焦,厥阳夹内风冒厥,吐涎沫胶痰。阳明胃中,久寒热戕扰。空虚若谷,风自内生。阅医药不分经辨证,但以称虚道实,宜乎鲜有厥效。议用仲景安胃泄肝一法。人参、川椒、乌梅、附子、干姜、桂枝、川连、生牡蛎、生白芍。又,诸症略减,寒热未止。尚宜实阳明,泄厥阴为法。人参、炒半夏、淡干姜、桂枝木、茯苓、生牡蛎。又,天暴冷,阳伤泄泻,脉得左手似数而坚,口微渴,舌仍白。阴液既亏,饮水自救,非热炽也。议通塞两用,冀其寒热再缓。人参、淡附子、桂枝木、茯苓、生牡蛎、炒黑蜀漆。(《临证指南医案·疟》)

方证解释:本案一诊见寒热夜作,冷汗频出。脉小无力,舌苔白。因阳虚之象显著,恐有厥脱之虑,故用桂枝救逆汤原方加人参温心阳,益心气,固摄防脱。二诊症见昏冒大汗,吐涎沫胶痰等,病机系胃阳受劫,邪入厥阴,厥阳夹内风冒厥、犯胃。治疗用乌梅丸加减安胃泄肝。三诊诸症略减,寒热未止。此阳明虚损,肝气尚逆,疟邪未解。方用实阳明、泄厥阴法,以人参、炒半夏、茯苓、淡干姜为变通大半夏汤通补阳明,用生牡蛎平肝镇逆,用桂枝木解肌表寒热。四诊天暴冷,阳伤泄泻,口微渴,苔仍白,脉左似数而坚。再用桂枝救逆汤去姜、枣、草、龙骨加茯苓、人参、淡附子通补阳明,温阳固摄。

曹,寒从背起,汗泄甚,面无淖泽,舌色仍白,邪未尽,正先怯,心虚痉震,恐亡阳厥脱。议用仲景救逆法加参。又,舌绛口渴,汗泄,疟来日晏。寒热过多,身中阴气大伤,刚补勿进,议以何人饮。人参、何首乌。(《临证指南医案·疟》)

方证解释:本案疟发寒从背起,汗泄甚,面无淖泽,心震悸,发痉,舌苔白。叶氏抓住心震悸、汗泄等症,认为有亡心阳致厥脱之虑。方用桂枝救逆法加人参急救心阳心气而镇摄固脱。二诊出现舌绛口渴,汗泄,疟来日晏,寒热过多等,又是阴气大伤之证,故改用何人饮以人参、何首乌截疟而救气阴。

陈,前方复疟昏迷,此皆阳气上冒。救逆汤去姜,加芍。又,镇逆厥止,议养心脾营阴,乃病后治法。人参、炙草、杞子、桂圆、炒白芍、枣仁、茯神、远志。(《临证指南医案·疟》)

方证解释:本案疟发神识昏迷,厥逆,此心阳亡失,虚阳上冒。方用桂枝救逆汤去生姜之辛散,加白芍,温摄心阳之中兼以救阴。此方得效,二诊厥止,改用归脾汤化裁补养心脾营阴。

阳气发泄,寒热脉大。蜀漆、龙骨、人参、桂木、牡蛎、生芍。(《眉寿堂方案选存·疟疾》)

方证解释:本案疟发寒热,脉大。此疟邪损伤阳气阴液。方用桂枝救逆汤去姜、枣、草加人参、白芍,温阳益气滋阴,兼镇逆固摄,辛甘透邪。

2. 用于治疗疟邪内陷的下痢

蔡，神气索然，腹中动气，舌红嗌干，寒热日迟，平素积劳致虚，邪伏厥阴，脉促细坚，温清难用。勉议复脉汤，存阴勿涸，希图援救。复脉汤。又，两投复脉，色脉略转。所言平素积虚，不但疟邪内陷，阳结于上则胸痞，阴走于下则频利，非徒开泄攻邪也。救逆汤去姜。又，奔脉动气，皆是阳虚浊泛，当和营理阳。人参、茯苓、归身、炙草、桂心、牡蛎、煨姜、大枣。又，冲气填塞，邪陷下痢，势非轻小，用泻心法。人参、淡干姜、熟附子、川连、黄芩、枳实。又，人参、淡干姜、生地、炒桃仁。（《临证指南医案·痢》）

方证解释：本案疟邪伤阴，症见神气索然，腹中动气，嗌干，寒热日迟。舌红，脉促细坚。因病情复杂，阴阳俱伤，温清难用，故勉用加减复脉汤存阴。用两次加减复脉汤后，色脉略为好转，但因平素积虚，不但疟邪内陷，阳结于上而胸痞，阴走于下而频利，阳气损伤明显，故改用桂枝救逆汤去辛散的生姜，以温阳固摄。四诊见奔脉动气，为阳虚浊泛，故用桂枝救逆汤去蜀漆、龙骨，用桂心代替桂枝，加人参、茯苓、当归，和营理阳。五诊见冲气填塞，邪陷下痢为重，故改用变通半夏泻心汤合附子泻心汤法，苦辛开泄，治疗下痢。六诊可能见下痢出血，故用简化理中汤以人参、淡干姜温补中阳；合理阴煎法，改用生地、炒桃仁滋阴和血。

3. 用于治疗暑疟中痞呕吐涎沫

暑热未退，胃气已虚，蚘逆中痞，呕吐涎沫，是厥阴犯胃，胃气有欲倒之象，进安胃法。进安胃法呕逆稍缓，夜寐神识不安，辰前寒战畏冷，是寒热反复，阴阳并伤，有散失之势，拟救逆法，镇摄阴阳，得安其位，然后病机可减。龙骨、桂枝木、人参、牡蛎、生白芍、蜀漆。（《眉寿堂方案选存·疟疾》）

方证解释：本案为暑疟，暑热未退，胃气已虚而中痞，呕吐涎沫，吐蚘。一诊辨为厥阴犯胃，胃气大虚，用安胃法。二诊见呕逆稍缓，夜寐神识不安，辰时前寒战畏冷，诊为寒热反复，阴阳并伤，并有阴阳散失之势。方用桂枝救逆汤去姜、草、枣加人参、生白芍益胃气，补摄阴阳。

4. 用于治疗虚脱

艾，自半月前，寒热两日，色脉愈弱，食减寝少，神不自持，皆虚脱之象。议固之、涩之，不及理病。人参、生龙骨、牡蛎、桂枝、炙草、南枣肉。又，脉神稍安，议足三阴补方。人参、砂仁末炒熟地、炒黑杞子、茯神、五味、牛膝炭。（《临证指南医案·脱》）

方证解释：本案自半月前，寒热两日，色脉愈弱，食减寝少，神不自持。此虚脱之证。方用桂枝救逆汤去生姜、蜀漆，加人参以温心阳，固心气，摄心神。二诊见脉神稍安，改用补足三阴方以治本。

诊脉百至，数促而芤。劳损数年不复，寒热，大汗泄越，将及半载，卧枕嗽甚，起坐少缓，谷食大减，大便不实，由下焦损伤，冲脉之气震动，诸脉皆逆。医投清热理肺，降气消痰，益令胃气戕害。昔越人有下损过脾不治之训，此寒热汗出，二气不交所致。秋半之气，不应天气，肃降乖离，已见一斑。生阳不发，入冬可虑，急固散越之阳，望其寒热汗出，稍缓再商。救逆汤去白术，加人参。（《三家医案合刻·叶天士医案》）

方证解释：本案劳损数年不复，症见寒热，大汗泄越，卧枕嗽甚，谷食大减，大便不实。脉数促而芤。从汗大泄、脉促而芤，诊为阴阳大虚欲脱之证。方用桂枝救逆汤加人参温阳补气，固摄防脱。其"救逆汤去白术"有误，可能是"救逆汤去白芍"。桂枝救逆汤虽然既无白术，也无白芍，但因其全名为"桂枝去芍药加蜀漆牡蛎龙骨救逆汤"，因此叶氏为强调去芍药之法，偶尔也说救逆汤去芍药。

5. 用于治疗热入血室的脱证

时令温邪内迫，经水不应期至，淋淋不断，二便不通，唇舌俱白，不喜冷冻饮料，神呆恍惚，言属危脱之象。拟用仲景救逆法，以扼其危。人参、龙骨、制附子、炙草、桂枝、牡蛎、蜀漆、南枣肉。（《三家医案合刻·叶天士医案》）

方证解释：本案温邪内迫，经水不应期至，淋淋不断，二便不通，唇舌俱白，不喜冷冻饮料，神呆恍惚。此热入血室，阳气外脱。方用桂枝救逆汤去生姜之辛散，加人参、制附子温阳益气，镇摄固脱。

6. 用于治疗产后郁冒

产后血去阴伤，肝肾先亏，致奇经诸络不至内固，阴既不守，阳泄为汗，多惊多恐，神气欲撤。此摄阴固液，而有形岂易速旺？古人必曰封固、曰镇纳，皆为此而设。人参、桂枝、龙骨、炙草、附子、煨姜、牡蛎、蜀漆。（《眉寿堂方案选存·女科》）

方证解释：本案产后血去阴伤及阳，症见汗出，多惊多恐。此阳气受损，神气欲散。方用桂枝救逆汤去姜、枣加人参、附子益气温阳，摄阴固液。

7. 用于治疗产后寒邪内陷神昏

方，此血痹之症，产蓐百脉皆动，春寒凛冽，客气乘隙袭人经络，始而热胜，继则寒多。邪渐陷于阴络，致夜分偏剧汗多，神昏谵语，由邪逼神明，岂是小病，正如仲景劫汗、亡阳、惊谵同例。议救逆汤减芍药方治。（《叶氏医案存真·卷三》）

方证解释：本案产后寒邪乘虚陷入阴络，症见发热恶寒，汗多，神昏谵语。从多汗、谵语辨为心阳亡失证，方用桂枝救逆汤化裁补心阳，镇摄固脱。桂枝救逆汤本无芍药，言"救逆汤减芍药方治"，是强调用本方守法不用芍药。

（二）合方化裁

1. 合参附汤治疗亡阳

周，脉革无根，左尺如无，大汗后，寒痉，头巅痛，躁渴不寐，此属亡阳。平昔饮酒少谷，回阳辛甘，未得必达，有干呕格拒之状，真危如朝露矣。勉议仲景救逆汤，收摄溃散之阳，冀有小安，再议治病。救逆汤加参、附。（《临证指南医案·脱》）

方证解释：本案大汗后，寒痉，头巅痛，躁渴不寐，干呕格拒。脉革无根，左尺如无。此属亡阳。急则治标，方用桂枝救逆汤加参、附温阳益气，镇逆固脱，收摄溃散之阳。

2. 合桂枝加附子汤治疗卫阳大虚

朱氏，久损不复，真气失藏。交大寒节，初之气，厥阴风木主候，肝风乘虚上扰，气升则呕吐，气降则大便，寒则脊内更甚，热则神烦不宁，是中下之真气杳然，恐交春前后，有厥脱变幻。拟进镇逆法。人参、生牡蛎、龙骨、附子、桂枝木、生白芍、炙草。（《临证指南医案·脱》）

方证解释：本案症见呕吐，大便溏泄，背部脊内寒甚，神烦不宁等。此久损不复，真气失藏。拟镇逆法，方用桂枝救逆汤化裁，以桂枝木、炙草、生牡蛎、龙骨、人参温心阳，益心气，固摄心神；因脊内寒甚，提示肾阳与卫阳大虚，故合入桂枝木、生白芍、炙草、附子，为桂枝加附子汤以温补肾阳与卫阳。

3. 合桂枝加龙骨牡蛎汤治疗精摇下泄

某，脉虚色白，陡然大瘦，平昔形神皆劳，冬至初阳动，精摇下泄，加以夜坐不静养，暴寒再折其阳，身不发热，时时惊惕烦躁。从仲景亡阳肉瞤例，用救逆汤法，必得神气凝

静，不致昏痉瘛疭之变。救逆汤去芍。(《临证指南医案·遗精》)

方证解释：本案脉虚色白，陡然大瘦，平昔形神皆劳，冬至初阳动，精摇下泄，时时惊惕烦躁。遵仲景亡阳肉𥆧治法，用桂枝救逆汤加减。救逆汤本无白芍，言"救逆汤去芍"，意在强调阳虚欲脱者，不能用阴寒的白芍。另外，用"救逆汤去芍"，也可能合入了《金匮要略·血痹虚劳病脉证并治》治疗男子失精的桂枝加龙骨牡蛎汤，以此治疗遗精，只是因阳虚有欲脱之兆，故减去了白芍。

4. 合黄芪建中汤法治疗遗精

阴疟三年不愈，下虚遗泄。蜀漆、牡蛎、炙黄芪、桂枝、龙骨、炙甘草。(《眉寿堂方案选存·疟疾》)

方证解释：本案久疟三年不愈，下虚不固，出现遗精。方用桂枝、炙甘草、龙骨、牡蛎、蜀漆，为桂枝救逆汤去姜、枣以温心阳、固摄宁神涩精；加炙黄芪，合桂枝、甘草，为黄芪建中汤法以补虚建中。

5. 合甘麦大枣汤治疗新产郁冒

吴，新产阴气下泄，阳气上冒。日晡至戌亥，阳明胃衰，厥阴肝横。肝血无藏，气冲扰膈，致心下格拒，气干膻中，神乱昏谵。若恶露冲心则死矣，焉有天明再醒之理？回生丹酸苦直达下焦血分，用过不应，谅非瘀痹，想初由汗淋发热。凡外感风邪，邪滞汗解，此热昏乱，即仲景之新产郁冒也，倘失治，必四肢牵掣，如惊似风痫则危，议从亡阳汗出谵语例。用救逆法。生龙骨三钱、生牡蛎三钱、桂枝五分、怀小麦百粒、炙甘草三分、南枣二钱。又，气从涌泉、小腹中，直冲胸臆，而心下痛，巅晕神迷。此肝肾内怯，无以收纳自固。每假寐必魂魄飞越，惊恐畏惧，非止一端。救逆法镇阳颇应，但少补虚宁神，益之固之耳。人参二钱、龙齿三钱(捣)、枣仁三钱、茯神三钱、炒黑杞子二钱、黑壳建莲肉五钱、紫石英一两(捣碎，用水三盏，煎减半，用以煎药)。又，两法皆效，下元虚损无疑。八脉无气把握，带下淋漓不止。梦魂跌仆，正经旨下虚则梦坠也。议镇固奇脉方。人参二钱、龙齿三钱、枣仁三钱、茯神三钱、桑螵蛸(炙)二钱、炒黑远志五分。用紫石英煎汤。煎药。又，昨午忧悲嗔怒，大便后，陡然头晕，继以呕逆。胸痞止，心洞嘈杂，仍不能食。子夜寒战鼓栗，寅刻津津微热。神昏妄见，巅痛乳胀，腹鸣，短气呵欠，似乎叹息之声，此乃下元根蒂未坚，偶触心机，诸阳神飞旋动舞，仲景论先厥后热，知饥不能食，干呕，列于厥阴篇中。盖危病初效，未沾水谷精华，则胃土大虚，中无砥柱，俾厥阴风木之威横冲震荡，一如释典混沌劫于地水，火风卒来莫御矣。当此医药，全以护阳固阴。但血舍耗涸，刚猛及滋腻，总在难施之例。无暇理病，存体为要。人参五钱、熟附子一钱、川桂枝木一钱、炮姜炭一钱、炙黑甘草五分、茯苓三钱。(《临证指南医案·产后》)

方证解释：本案新产阴气下泄，阳气上冒，致气冲扰膈，心下格拒，神乱昏谵。一诊仿仲景治亡阳汗出谵语法，用桂枝、炙甘草、南枣、生龙骨、生牡蛎，为减味桂枝救逆汤以温心阳，镇摄心神；用怀小麦、炙甘草、南枣，为甘麦大枣汤以甘缓益心气，缓肝急。二诊见用镇逆法颇应，其症转见气从涌泉上小腹，直冲胸臆，而心下痛，巅晕神迷，每假寐必魂魄飞越，惊恐畏惧。此肝肾内怯，无以收纳自固。方用益胃气、补肝肾、镇逆气、宁心神法。也获效。三诊见带下淋漓不止，梦魂跌仆。下虚八脉不固，方用镇固奇脉法。四诊因忧悲嗔怒，大便后，陡然头晕，继以呕逆。胸痞止，心洞嘈杂，仍不能食。子夜寒战鼓栗，寅刻津津微热。神昏妄见，巅痛乳胀，腹鸣，短气呵欠。此乃下元根蒂未坚，偶触心机，诸阳神飞旋动舞。方用桂枝救逆汤去枣、姜、龙、牡、蜀漆，加人参、附子、炮姜炭、茯苓，温补少阴真阳，大补元气，救逆固脱，兼通补阳明。

6. 合当归生姜羊肉汤治产后郁冒

产后汗大出，目瞑神昏，此为郁冒欲脱，大危之象。勉拟镇固补虚一法。生龙骨、桂枝、人参、生牡蛎、炙草、归身。生羊肉煎汤。（《眉寿堂方案选存·女科》）

方证解释：本案产后汗大出，目瞑神昏。此为郁冒欲脱之证。方用桂枝救逆汤去姜枣，加人参益气温阳，镇摄固脱；另合当归生姜羊肉汤法用当归、羊肉温补奇经精血。

7. 合乌梅丸法治疗暑病脘不知饥

形色脉证俱虚，寒热结耗胃津，脘中不知饥饿，二便皆觉不爽，徒进清热，消克中宫，更是坐困，考古暑病凡旬日不解，必当酸泄娇阳，以苏胃汁，元虚之体，恐滋变病。桂枝木、生牡蛎、炒乌梅、生白芍、炒蜀漆、大枣。又，去大枣，加龙骨。（《眉寿堂方案选存·疟疾》）

方证解释：本案症见脘中不知饥饿，二便皆觉不爽。形色脉证俱虚。从"寒热结耗胃津"与"徒进清热，消克中宫"分析，其症当有发热恶寒；从用方分析，症中应有神识异常。此暑热疟病，耗伤胃气胃津，厥阴冲犯阳明。方用桂枝木、大枣、生牡蛎、炒蜀漆，为桂枝救逆汤法以补心阳，镇逆固摄；另加炒乌梅、生白芍，合桂枝为乌梅丸法以酸泄厥阴。二诊去大枣，加龙骨镇肝宁神。

（三）变制新法

凌，脉大不敛，神迷呓语，阴阳不相交合，为欲脱之象。救阴无速功，急急镇固阴阳，冀其苏息。人参、茯神、阿胶、怀小麦、龙骨、牡蛎。又，阴液枯槁，阳气独升，心热惊惕，倏热汗泄。议用复脉汤，甘以缓热，充养五液。复脉去姜、桂加牡蛎。又，胃弱微呕，暂与养阳明胃津方。人参、炒麦冬、炒白粳米、茯神、鲜莲子肉、川斛。又，人参（秋石水拌烘）、熟地炭、天冬、麦冬、茯神、鲜生地。又，秋燥上薄，嗽甚微呕。宜调本，兼以清燥。人参（秋石水拌烘）、麦冬、玉竹、生甘草、南枣、白粳米。又，安胃丸二钱。秋石拌人参汤送。（《临证指南医案·脱》）

方证解释：本案脉大不敛，神迷呓语。此气津欲脱之证。方用变通桂枝救逆汤法，用人参、阿胶、怀小麦代替桂枝、甘草，生姜，不补心阳而补心气心阴；用龙骨、牡蛎加茯神宁心安神，固摄气阴。二诊心热惊惕，倏热汗泄，阴液大伤，改用复脉汤去姜、桂加牡蛎滋补心肾阴血。三、四、五诊用益胃汤法调治，六诊用安胃丸补胃制肝。

三、讨论与小结

（一）叶氏变通应用桂枝救逆汤的基本思路与手法

叶桂用桂枝救逆汤的基本思路是在此方中加人参，治疗阳虚气津欲脱，兼有营卫不和的病证。或者合参附汤法，加人参、附子，治疗疟邪内陷伤阳、温邪损伤阳气、产后阳气损伤等原因导致阳气大虚，汗出不固，神不守舍，或兼营卫不调，寒热不解的病证。如阴液也伤者，则不去白芍，用桂枝汤原方加龙、牡、参、附补阴阳气血，镇摄固脱，调和营卫。

除此，对于疟邪损伤阳气，心阳浮越上冒，神志昏迷，或者阳气发泄，寒热脉大者，去辛散的生姜，复加入白芍，温阳之中兼滋阴敛阳。对于暑热未退，胃气已虚，中痞呕吐涎沫，进安胃法呕逆稍缓，而夜寐神识不安，辰前寒战畏冷，属于寒热反复，阴阳并伤者，也加白芍，并加人参补益气阴，镇摄阴阳。

在合法应用方面还有合《金匮要略》桂枝加龙骨牡蛎汤法治疗遗精，合黄芪建中汤法治疗下虚遗泄，合甘麦大枣汤治疗新产郁冒，合当归生姜羊肉汤治产后汗大出目瞑神昏欲脱，合乌梅丸法治疗暑热伤阴等，均法中有法，值得研究。

另外，叶氏变制新法，制订出滋补真阴，镇逆固脱方，治疗真阴欲竭，气阴欲脱证，从而创新了仲景的用法。

（二）叶氏对仲景桂枝救逆汤方证的创新与发展

1. 发明桂枝救逆汤加参附法治疗阳气欲脱证

仲景用桂枝救逆汤治疗桂枝证误用火法损伤心阳所致的惊狂、卧起不安。叶桂发挥其意，以此方加人参，或再加附子，治疗津液阳气衰弱虚脱证。在《叶氏医案存真·卷一》"阳虚阴亦伤损，疟转间日"案中，叶氏对此法作了精辟的说明，如其云："此仲景救逆汤法也，龙属阳入肝，蛎属阴入肾。收涩重镇，脏真自固，然二者顽钝呆滞，藉桂枝以入表，附子以入里，蜀漆飞入经络，引其固涩之性，趋走护阳，使人参、甘草以补中阳，姜、枣以和营卫也。"从叶氏所论可知，本法用龙骨、牡蛎收涩重镇，镇潜固涩肝肾阴真阳；用桂枝、附子辛温走而不守，温通表里之阳；桂附与龙牡配合，龙牡固摄收敛而不呆滞，桂附温通扶阳而不走散。又用人参、甘草甘温补中益气生津，生姜、大枣调和营卫。扶正固脱救逆之中兼可透达外邪，是一首颇具特点的方剂。

基于这一认识，叶桂用此法治疗疟久不解，汗多，或冷汗频出，属阳气大虚，既不能固摄汗液，又不能鼓邪外出者；或久病虚弱，神不自持，有虚脱之象者；或时令温邪内迫，经水不应期至，淋淋不断，唇舌俱白，神呆恍惚，属危脱者；或产后血去阴伤，阳泄为汗，多惊多恐，神气欲撤者；或产后寒邪内陷，寒热汗多，神昏谵语者；或大汗后，寒痉，头巅痛，躁渴不寐，属于亡阳者；或久损不复，真气失藏，肝风乘虚上扰，气升则呕吐，气降则大便，寒则脊内更甚，热则神烦不宁，是中下之真气杳然者。

这些病证的特点是在阳气大虚，不能固摄，汗泄不收的基础上，兼有心神不宁证，或营卫不和的寒热证，从而构成了此法对应证的特点。

叶氏此法不仅与桂枝救逆汤原法不同，而且也与四逆汤法有异，是一首兼此两法之长的新法，值得深入研究。

2. 创立滋阴镇摄固脱的新救逆汤法治疗真阴欲脱证

叶桂在《临证指南医案·脱》凌案中，变制仲景桂枝救逆汤为新的救逆汤法，去桂枝、生姜辛温温阳通阳，改用阿胶、小麦甘咸寒滋补肝肾真阴；加人参益气生津固脱，加茯神安神宁心；再用原方龙骨、牡蛎以镇潜浮阳，固摄肝肾阴液。治疗真阴欲竭，脉大不敛，神迷呓语，阴阳不相交合，为欲脱者。叶氏认为，此证救阴无速功，须急急镇固阴阳，冀其苏息。此方与桂枝救逆汤补阳有阴阳对峙之妙。

（三）吴瑭对叶氏变通桂枝救逆汤法的继承与发展

吴瑭根据《临证指南医案·脱》凌案，仿《伤寒论》原文，参以个人心得，在《温病条辨》制订出救逆汤，以之治疗温病阴脱之证。

救逆汤方证

出自《温病条辨·下焦篇》第2条："温病误表，津液被劫，心中震震，舌强神昏，宜复脉法复其津液，舌上津回则生；汗自出，中无所主者，救逆汤主之。"此方组成为：加减复脉汤去麻仁，加生龙骨四钱、生牡蛎八钱，煎如复脉法。脉虚大欲散者，加人参二钱。

救逆汤立意与加减复脉汤、三甲复脉汤有所不同，重在救逆固脱。吴氏称其为"镇摄法"，其意即在于此。本方以加减复脉汤去麻仁之滑降，加龙、牡镇逆摄阳；或再加人参益气生津固脱。主治加减复脉汤证见有心中震震，舌强神昏，汗自出，中无所主，舌干乏津者。

《伤寒论》桂枝救逆汤证因表证误用火攻，徒伤津液，致心阳大虚，水饮上逆，出现惊狂，卧起不安，故方用桂枝汤去芍药之阴寒，以桂、甘温通心阳，加龙、牡摄阳固脱。《温病条辨》救逆汤证因表证误用发汗，津液大伤，阴不敛阳，出现心中震震，舌强神昏，汗自出，中无所主，故用加减复脉汤去麻仁滋补真阴，加龙、牡敛阴镇逆摄阳。叶桂、吴瑭变通经方之妙，由此可见一斑。

（四）新订叶氏桂枝救逆汤变通方

桂枝去芍药加蜀漆牡蛎龙骨救逆加参附汤

出自《叶氏医案存真·卷一》"阳虚阴亦伤损，疟转间日"案，《叶天士先生方案真本》"张茜泾三十七岁"案，《三家医案合刻·叶天士医案》"时令温邪内迫，经水不应期至"案，《临证指南医案·脱》周案等。组成为：桂枝救逆汤加人参、附子。主治桂枝救逆汤证见阳气大虚者。

（五）叶案萃语

1. "龙属阳入肝，蛎属阴入肾。收涩重镇，脏真自固，然二者顽钝呆滞，藉桂枝以入表，附子以入里，蜀漆飞入经络，引其固涩之性，趋走护阳，使人参、甘草以补中阳，姜、枣以和营卫也。"

出自《叶氏医案存真·卷一》"阳虚阴亦伤损，疟转间日"案。在这段话里，叶氏对此案处方（人参、生龙骨、生牡蛎、炒黑蜀漆、川桂枝、淡熟附子、炙草、南枣、生姜）用药思路作了精辟的解释。其中"龙属阳入肝，蛎属阴入肾，收涩重镇，脏真自固"，是叶氏临证用龙骨、牡蛎的心法，值得研究。

2. "阅医药不分经辨证，但以称虚道实，宜乎鲜有厥效。"

出自《临证指南医案·疟》吴案。在这句话中，叶氏强调临证要重视辨六经脉证，如只辨虚实寒热，不辨六经，则难以把握病机，故处方难以有效。

小建中汤

一、仲景原方证述要

小建中汤出自《伤寒论》第100条，组成为：桂枝三两（去皮），甘草二两（炙），大枣十二枚（擘），芍药六两，生姜三两（切），胶饴一升。右六味，以水七升，煮取三升，去滓，内饴，更上微火消解。温服一升，日三服。呕家不可用建中汤，以甜故也。仲景原条文谓："伤寒，阳脉涩，阴脉弦，法当腹中急痛，先与小建中汤；不差者，小柴胡汤主之。"此方证还见于《伤寒论》第102条："伤寒二三日，心中悸而烦者，小建中汤主之。"《金匮要略·血痹虚劳病脉证并治》第13条："虚劳里急，悸，衄，腹中痛，梦失精，四肢酸疼，手足烦热，咽干口燥，小建中汤主之。"《金匮要略·妇人杂病脉证并治》第18条："妇人腹中痛，小建中汤主之。"

小建中汤由桂枝汤倍芍药，加饴糖一升组成。关于芍药，《神农本草经》谓："味苦，平。主邪气腹痛，除血痹，破坚积……利小便。"关于饴糖，《名医别录》谓：主补虚乏，止渴，生血。桂枝汤外可调和营卫，内可调和阴阳、调理脾胃。桂枝汤增加芍药为六两，合炙甘草，缓急止腹痛功能增强，更合桂姜温通，故可治疗腹中急痛，或虚劳里急，腹中痛，或妇人腹中痛。桂枝汤另加饴糖一升，增强了全方的甘温之性，饴糖合桂枝、生姜、炙甘草，甘温益气，辛甘化阳，兼以平冲，故可治心中悸而烦者，或虚劳，悸，梦失精，四肢酸疼等。全方甘温辛，温补阳气之中，又甘酸辛寒，可益阴调营，故能治疗虚劳，衄，手足烦热，咽干口燥等。这是一首平和的辛甘理阳，又酸甘理阴，阴阳并补的方剂。

小建中汤证：阴阳气血诸虚而不宜于大补的虚性腹中痛，心悸，烦，衄血，梦失精，四肢酸疼，手足烦热，咽干口燥等。

二、叶氏应用心法

（一）加减变化

1. 用于治疗风温

某，色白肌柔，气分不足。风温上受而咳，病固轻浅，无如羌、防辛温，膏、知沉寒，药重已过病所。阳伤背寒，胃伤减谷，病恙仍若，身体先愈，问谁之过欤？小建中汤。又，苦辛泄肺损胃，进建中得安。宗《内经》辛走气，以甘缓其急。然风温客气，皆从火化，是清养胃阴，使津液得以上供，斯燥痒咳呛自缓，土旺生金，虚则补母，古有然矣。《金匮》麦门冬汤。（《临证指南医案·咳嗽》）

方证解释：本案为风温，温邪上受而咳嗽。他医误用羌、防辛温，膏、知沉寒，致阳伤而背寒，胃损而谷减；又素体色白肌柔，气分不足。为救误先用小建中汤补胃气，扶卫阳，兼调和营卫以解外邪。二诊已经获效，症见咽喉燥痒咳呛。此表解阳复胃气得充而阴津尚未回复，故改用变通麦门冬汤滋养胃阴。

风温轻恙，误汗表疏，形寒自汗。先进建中法以和营卫，继当以参苓补剂，则表里平和可安。昨进建中法，因表气不固，形寒汗泄，主乎护阳理营。今继进《金匮》麦冬汤，以苏津液，得胃阴稍振，然后商进峻补，庶为合宜，不致偏胜之弊。炒麦冬、生甘草、甜梨浆、北沙参、生白芍、甘蔗汁。（《眉寿堂方案选存·春温》）

方证解释：本案风温误用辛温发汗，致卫阳损伤，形寒、自汗。先用小建中汤补脾胃阴阳，兼调和营卫。继用变通麦门冬汤法滋养胃阴。

以上两案均是风温误治案，均先用小建中汤调和营卫而扶胃阳，继用变通麦门冬汤滋养胃阴。颇能给人以启发。

2. 用于治疗暑热伤气食减

吴三十二岁，述暑伏减食，即热伤气之征。中秋节令，知饥未得加食。大凡损怯之精血枯寂，必资安谷生精，勿徒味浓药滋滞。小建中汤。（《叶天士先生方案真本》）

方证解释：本案伏暑损伤胃气，症见食减，知饥未得加食。此胃气受损，非胃阴不足。方用小建中汤调补胃气，以求胃气复而胃降食增。

3. 用于治疗病后或劳伤寒热

病后营卫不谐，不时寒热。小建中汤。（《未刻本叶天士医案》）

方证解释：本案症见不时寒热，由病后营卫不和所致。因在病后，脾胃气血阴阳损伤而营卫不和，故不用桂枝汤而用小建中汤。本案提示，小建中汤也有调和营卫的作用。

此劳伤营卫，寒热时作，心悸胸痛，怕其失血。小建中汤加芍加牡蛎。（《未刻本叶天士医案》）

方证解释：本案症见寒热时作，心悸，胸痛。此劳伤营卫，营卫不和则寒热时作，中虚气逆则心悸，营气不荣则胸痛。方用小建中汤增加芍药量以调和营卫、滋养营血；另加牡蛎平肝以降冲逆之气。

4. 用于治疗经阻寒热

寒热经阻，形瘦脉涩，此属耗血，最不易治。小建中汤。（《未刻本叶天士医案》）

方证解释：本案症见寒热，经阻不通，形瘦。脉涩。营卫损伤则寒热；脾胃损伤则形瘦脉涩；阳明不足，冲任失养则经阻不通。方用小建中汤调和营卫，补益中气。阳明得充，则经血自通。

叶氏用小建中汤治疗闭经的医案还有下述"用于治疗咳嗽"中介绍的《未刻本叶天士医案》"因外疡烦劳"案，《种福堂公选医案》"脉细咳逆"案，可互参。

5. 用于治疗咳嗽

（1）治咳嗽寒热

劳伤营卫，咳嗽，寒热，心悸。小建中汤。（《未刻本叶天士医案》）

形寒，心悸，咳嗽。小建中汤。（《未刻本叶天士医案》）

久嗽，恶风寒热。小建中汤。（《未刻本叶天士医案》）

劳伤营卫，咳嗽寒热，日久有劳损之患。小建中汤。（《未刻本叶天士医案》）

何王家巷二十七岁，色夺脉促，寒露霜降嗽甚。风冷形肌凛凛，卫阳空疏气泄，群医不识，是为瞀医。小建中汤。（《叶天士先生方案真本》）

痢止咳频，脉虚形寒，多悸。进甘缓法，小建中去姜，加玉竹。（《种福堂公选医案》）

方证解释：以上六案，均有咳嗽，寒热，或形寒，心悸等症。劳伤营卫则寒热，卫气空疏则形寒；脾胃内伤，肺金失养则咳嗽，心阳不足则心悸。均用小建中汤调和营卫，补益中气，平补阴阳。

（2）治咳嗽食减

马，虚损脉弦，久嗽食减。小建中去姜。（《临证指南医案·咳嗽》）

久嗽伤营，形瘦，食减。小建中汤。（《未刻本叶天士医案》）

此劳伤为嗽，脉来弦大，食减则剧。小建中汤去姜易茯神。（《未刻本叶天士医案》）

方证解释：以上三案，均见久嗽，食减。脾胃内伤则食减，土不生金则久嗽。均用小建中汤化裁甘缓扶中，补土生金。

（3）治咳嗽盗汗

脉数咳嗽，盗汗形寒。营卫交虚矣。小建中汤。（《未刻本叶天士医案》）

因外疡复烦劳，致营卫交损，寒热、咳嗽、盗汗，经阻两月，渐延干血痨疾。小建中汤。（《未刻本叶天士医案》）

某二四，脉弦右大，久嗽背寒，盗汗。小建中去姜，加茯神。（《临证指南医案·咳嗽》）

方证解释：以上三案，均见久嗽，形寒，寒热，盗汗。营卫损伤则形寒，营卫不和则寒热；阴液内损则盗汗；脾胃内损，土不生金则咳嗽。总属阴阳两伤。方用小建中汤调和营卫，平补阴阳，补土生金。

（4）治咳嗽食减便溏经闭

脉细咳逆，不得侧眠，肌消色夺，经水已闭，食减便溏，久病损及三阴，渐至胃气欲败，药饵难挽。拟进建中法，冀得胃旺纳谷，庶几带疾延年。建中汤去姜。（《种福堂公选医案》）

方证解释：本案症见咳逆，不得侧眠，食减便溏，肌消色夺，经水已闭。脉细。此久病损及太阴、少阴、厥阴，渐至胃气欲败。病至如此，药饵难挽，大补脾肝肾无益，方用小建中汤去生姜之辛散，以甘缓调补脾胃气血阴阳，冀得胃旺纳谷，以求延年。

（5）治虚劳或劳伤咳嗽

钱娄门十七岁，少年面色青黄，脉小无神，自幼频有呕吐，是后天饮食寒暄，致中气不足，咳嗽非外感，不宜散泄，小建中汤法主之。（《叶天士先生方案真本》）

方证解释：本案咳嗽，脉小无神。虽少年而面色青黄，自幼频有呕吐。此中气不足，土不生金。方用小建中汤补土生金。

沈三十三岁，初春时候尚冷，水涸开湖，挑脚劳力，居于寒湿冷处，是脱力内伤气弱，嗽加寒热，大忌发散清肺。小建中汤。（《叶天士先生方案真本》）

方证解释：本案症见咳嗽，寒热。与劳力损伤脾胃有关，脾胃内伤则咳嗽，营卫不和则寒热。方用小建中汤补益中气，调和营卫。

吴三十五岁，据述咽中气冲，即起咳嗽。经年调治，渐致食减力乏，此皆不分外因，徒受治痰治嗽之累。凡久恙当问寝食，参视形色脉象。越人谓下损及胃是已。建中法。（《叶天士先生方案真本》）

方证解释：本案咽中气冲，即起咳嗽，经年调治，渐致食减力乏。此内伤脾胃，土不生金。方用小建中汤补脾胃、平冲逆。

6. 用于治疗咯血吐血

陆，脉细形瘦，血后久咳不已，复加喘促，缘内损不肯充复。所投药饵，肺药理嗽居多。当此天令收肃，根蒂力怯，无以摄纳，阴乏恋阳，多升少降，静坐勉可支撑，身动勃勃气泛，所纳食物仅得其悍气，未能充养精神矣。是本身精气暗损为病，非草木攻涤可却，山林寂静，兼用元功，经年按法，使阴阳渐交，而生生自振，徒求诸医药，恐未必有当。建中汤去姜，加茯苓。（《临证指南医案·吐血》）

方证解释：本案症见咳血，咳血后久咳不已，复加喘促，形瘦。脉细。此内损不复，叶氏建议以静养为主，方用建中汤去生姜加茯苓，甘缓通补脾胃气血阴阳。

徐三十九岁，劳形阳伤失血。小建中汤去姜。（《叶天士先生方案真本》）

王二八，脉软，形劳失血。小建中加玉竹。（《临证指南医案·吐血》）

秦三十九岁，劳心力办事，气怯神耗致病。医咳嗽失血，多以清凉为药。视其形色脉象，凡劳伤治嗽药不惟无效，必胃口日疲。小建中汤。（《叶天士先生方案真本》）

脉涩，失血咳嗽，妨食盗汗，渐延劳怯之途。勿忽视之，须静养为妙。小建中汤。（《未刻本叶天士医案》）

方证解释：以上四案均为虚劳咳血或咯血，伴有咳嗽，盗汗，脉软等。方用小建中汤补土生金，或去生姜以防辛散伤络；或加玉竹以润肺滋阴。

7. 用于治疗胸腹动气攻冲

杨三十八岁，病未复元，勉强劳力伤气，胸腹动气攻冲，或现横梗，皆清阳微弱，不司转旋。小建中汤。（《叶天士先生方案真本》）

方证解释：本案症见胸腹动气攻冲，或现横梗。因病未复元，勉强劳力伤气，脾胃清阳微弱，不司转旋所致。方用小建中汤补中气，制动悸，平冲逆。

8. 用于治疗虚劳背寒谷减

某，阳伤背寒，胃伤谷减。小建中汤。（《临证指南医案·虚劳》）

方证解释：本案与前述《临证指南医案·咳嗽》"某，色白肌柔"案可能是同一则医案。

症见背寒、食量减少。阳伤则背寒，胃伤则谷减。方用小建中汤补卫阳，建脾胃。

（二）变制新法

1. 人参建中汤

（1）用于治疗虚劳发热

朱二七，既暮身热，汗出早凉，仍任劳办事。食减半，色脉形肉不足，病属内损劳怯。人参小建中汤。（《临证指南医案·虚劳》）

方证解释：本案症见夜暮身热，汗出早凉，食减，色脉形肉不足。此为虚劳营卫不和的内伤发热。方用小建中汤加人参甘温除热。

杨花步，背寒属卫阳微，汗泄热缓。人参建中汤去姜。（《叶天士先生方案真本》）

方证解释：本案症见背寒，发热，汗泄热缓。此虚损营卫不和，属内伤发热。方用人参建中汤甘温除热。因汗泄，故去辛散发汗的生姜。

（2）用于治疗咳血吐血

吴二十三岁，夏病入秋嗽血，外寒内热，乃虚症阴阳交伤。色萎黄，脉大濡。可与人参建中汤。（《叶天士先生方案真本》）

方证解释：本案夏病入秋嗽血，面色萎黄，脉大濡。从脉色辨为阴阳交伤的虚损证。方用人参建中汤甘温补虚。

杜二八，积劳思虑，内损失血。久病秋季再发，乃夏暑气泄，劳则气愈泄不收，络空动沸，此与阴虚有别。色脉胃减，凉降非法。人参建中汤。（《临证指南医案·吐血》）

方证解释：从"久病秋季再发"分析，此失血可能是咳血；"胃减"指食减；此虚劳脾胃内损。方用人参建中汤。

徐二六，胃减，痰血频发，上年误服玄参、山栀致便溏泻，此受苦滑寒凉之累。人参建中汤。（《种福堂公选医案》）

方证解释："胃减"，指食减；"痰血频发"，提示有咳血。此脾胃内伤，土不生金。方用人参建中汤补土生金。

（3）用于治疗哮喘

姜，劳烦哮喘，是为气虚。盖肺主气，为出气之脏，气出太过，但泄不收，则散越多喘，是喘症之属虚，故益肺气药皆甘，补土母以生子。若上气散越已久，耳目诸窍之阻，皆清阳不司转旋之机，不必缕治。人参建中汤去姜。（《临证指南医案·喘》）

方证解释：本案症见哮喘，耳目诸窍不灵。此脾胃气伤，清阳不司转旋之机，又土不生金。方用人参建中汤补土生金。因气出太过，但泄不收，故去辛散的生姜。

（4）用于治疗胃弱少纳或食减便溏欲呕腹痛

杨二八，内损，阴及阳分，即为劳怯。胃弱少纳，当以建中汤加人参。（《临证指南医案·虚劳》）

方证解释：本案胃弱少纳，从"内损，阴及阳分"分析，其病机为脾胃阴阳俱虚。方用小建中汤加人参，甘温补脾胃而扶阳益阴。

华，此劳怯损伤不复之病，已经食减便溏，欲呕腹痛。二气交伤，然后天为急。舍仲景建中法，都是盲医矣。建中汤去糖加人参。（《临证指南医案·虚劳》）

方证解释：本案症见食减便溏，欲呕腹痛。此脾胃内伤，劳怯不复。方用人参小建中汤甘温补土。因便溏，故去甘润的饴糖。

（5）用于治疗食少呛逆不得着枕卧眠

叶十七岁，冲气自下而起，丹溪谓上升从肝而出。木侮胃，食少呛逆，不得著枕卧眠。夏热时风迎胸痛，艾灸稍安。久羔阳微，须用甘温。前法皆以疏通不效，本虚无疑。《金匮》见肝之病，必先理脾胃，防患于克制耳。人参建中汤。（《叶天士先生方案真本》）

方证解释：本案冲气自下而起，食少呛逆，不得着枕卧眠，胸痛。前医曾用疏通法不效。叶氏从"久羔阳微，须用甘温"立论，用人参建中汤甘温补益脾胃。

（6）用于治疗产后咳嗽

金三八，经后即背寒不热，逾月不愈，嗽痰有血，自秋令产蓐，屡屡若伤风咳嗽，正月至谷减。思产后不复是下虚，形寒减食，先调脾胃，即和营卫法。人参建中汤。（《临证指南医案·产后》）

方证解释：本案产后屡屡若伤风咳嗽，随之谷减，嗽痰有血。经后背寒，但不发热，逾月不愈。从形寒、食减等辨为脾胃内伤，营卫不和。方用人参建中汤补益脾胃，调和营卫。

2. 参芪建中汤

（1）用于治疗畏风面冷

某，畏风面冷，卫外阳微，参芪建中去姜，加茯神。（《临证指南医案·虚劳》）

方证解释：本案症见畏风面冷。卫阳虚则畏风，阳明弱则面冷。方用参芪建中汤补卫气，扶脾胃。去姜，可能有汗出；加茯神，合人参可通补阳明。

（2）用于治疗咳血

席，半月前恰春分，阳气正升，因情志之动，厥阳上燔致咳，震动络中，遂令失血。虽得血止，诊右脉长大透寸部，食物不欲纳，寐中呻吟呓语，由至阴损及阳明，精气神不相交合矣。议敛摄神气法。人参、茯神、五味、枣仁、炙草、龙骨、金箔。又，服一剂，自觉直入少腹，腹中微痛，逾时自安。此方敛手少阴之散失，以和四脏，不为重坠至于直下者，阳明胃虚也。脉缓大长，肌肤甲错，气衰血亏如绘，姑建其中。参芪建中汤去姜。又，照前方去糖加茯神。又，诊脾胃脉，独大为病。饮食少进，不喜饮水，痰多嗽频，皆土衰不生金气。《金匮》谓男子脉大为劳，极虚者亦为劳。夫脉大为气分泄越，思虑郁结，心脾营损于上中，而阳分萎顿；极虚亦为劳，为精血下夺，肝肾阴不自立，若脉细欲寐，皆少阴见症。今寝食不安，上中为急，况厥阴风木主令，春三月，木火司权，脾胃受戕，一定至理。建中理阳之余，继进四君子汤，大固气分，多多益善。（《临证指南医案·吐血》）

方证解释：本案一诊症见咳血，食物不欲纳，寐中呻吟呓语。右脉长大透寸部。方用生脉散去麦冬，加炙草、枣仁、龙骨、金箔敛摄神气。服药后自觉药液直入少腹，腹中微痛，逾时自安，肌肤甲错，脉缓大长。此阳明胃虚，不能受纳龙骨、金箔等重坠药。遵气衰血亏，姑建其中法，方用参芪建中汤去生姜补益脾胃。三诊照前方去饴糖加茯神通补阳明。四诊症见饮食少进，不喜饮水，痰多嗽频。脾胃脉独大。从"土衰不生金气"立论，守方用建中汤补土生金。

3. 参归建中汤

（1）用于治疗咳血或吐血

范湖州二十五岁，形色黄瘦，脘痛呛血，问纳食减平日之七，自初春至霜降不得醒复。此内损七情，淹淹劳怯。若不扶其脾胃，但以嗽呛为治，殆不可为矣。参归建中汤。（《叶天士先生方案真本》）

方证解释：从"但以嗽呛为治"分析，本案当为咳血。兼脘痛，食减，形色黄瘦。此七情内损脾胃，土不生金。方用参归建中汤补脾胃，养营络。

顾，劳伤形气寒，脉小失血，乱药伤胃食减，必用人参益胃，凉药治嗽必死。人参、炙草、南枣、饴糖、当归、白芍、桂枝。(《叶天士先生方案真本》)

方证解释：从"凉药治嗽必死"分析，此失血是指咳血。兼形寒，食减。脉小。此脾胃内伤，土不生金。方用参归建中汤去辛散的生姜以补土生金。

许五十岁，劳倦伤阳失血，庸医以凉药再伤气分之阳，指麻身痛，法当甘温。人参当归建中汤去姜。(《叶天士先生方案真本》)

方证解释：本案失血是咳血还是吐血，尚不得而知。前医用凉药后出现肢麻身痛，叶氏断为劳倦伤阳失血，方用参归建中汤甘温益气补血、扶阳建中。因出血不可用辛散，故去生姜。

某，脉芤，汗出，失血背痛，此为络虚。人参、炒归身、炒白芍、炙草、枣仁、茯神。(《临证指南医案·吐血》)

方证解释：本案失血或为咳血，或为吐血，兼见汗出，背痛，脉芤。据脉证辨为络虚。方用小建中汤去桂、姜之辛，饴糖之守，加人参、炒当归、茯神通补阳明，甘补营络；另加酸枣仁宁心安神。

(2) 用于治疗心悸脘痛

烦劳伤营，心悸脘痛。人参、当归、桂心、煨姜、茯神、白芍、炙草、南枣。(《未刻本叶天士医案》)

方证解释：本案症见心悸，脘痛。此烦劳损伤脾胃，营血不足则心悸，胃络不荣则脘痛。方用参归建中汤去甘守的饴糖，加茯神，以桂心易桂枝，通补阳明，养营补络。

(3) 用于治疗虚劳

张二十九岁，劳伤阳气，当壮盛年岁，自能保养安逸，气旺可愈。人参当归建中汤。(《叶天士先生方案真本》)

方证解释：本案未述脉证，从"劳伤阳气"、"气旺可愈"分析，应是虚劳，脾胃气血俱伤。方用参归建中汤平补脾胃气血阴阳。

倪枫桥二十三岁，劳伤营卫，不任烦冗，元气不足，兼后天生真不旺，古人必以甘温气味，从中调之。建中法加人参、桂心、当归。(《叶天士先生方案真本》)

方证解释：本案为虚劳，肾与脾胃均已不足，先拟补后天脾胃法，方用参归建中汤。

4. 人参归芪建中汤

疬劳寒热食减。参归芪建中汤，去糖加茯苓。(《眉寿堂方案选存·外科》)

方证解释：食减为脾胃损伤，寒热为营卫不和，方用参归芪建中汤法，去饴糖之守补，加茯苓合人参以通补阳明。

浴后寒热，卫阳损也，用建中汤。人参、归身、桂枝木、蜜姜、黄芪、炙草、白芍、大枣。(《眉寿堂方案选存·疟疾》)

方证解释：本案浴后寒热，由卫阳损伤所致。方用参归芪建中汤甘辛补卫阳，甘温养气血。

(三) 类方应用

1. 内补当归建中汤

当归建中汤出自《金匮要略·妇人产后病脉证治》附方二：《千金》内补当归建中汤："治妇人产后虚羸不足，腹中刺痛不止，吸吸少气，或苦少腹中急摩痛引腰背，不能食饮；产后一月，日得四、五剂为善，令人强壮，宜。"此方组成为：小建中汤加当归四两。

（1）用于治疗外感头痛恶风

江五六，劳倦过月，气弱加外感，头痛恶风，营卫二气皆怯，嗽则闪烁筋掣而痛。大凡先治表后治里，世间未有先投黄连清里，后用桂枝和表，此非医药。当归建中汤。（《临证指南医案·风》）

方证解释：本案劳倦气弱而外感风寒，症见头痛恶风，咳嗽。其"嗽则闪烁筋掣而痛"，或指胸痛，或指头痛。卫气郁则恶风，营络伤则胸痛或头痛。方用当归建中汤甘温补中，调和营卫，扶正解表。

（2）用于治疗疟疾寒热潮迟或形寒神倦

脉空搏，面赤舌白，消渴汗出，昼夜不已，两足逆冷，寒热潮迟。此积劳阳虚，外邪易陷，本虚标实，复进柴葛加消导，谓之劫津，仍宜和营主治。归建中去糖。（《眉寿堂方案选存·疟疾》）

方证解释：从"寒热潮迟"分析，本案可能是疟疾，症见面赤苔白，消渴汗出，昼夜不已，两足逆冷。脉空搏。此积劳阳虚，外邪陷入，营卫不和。方用当归建中汤去甘守的饴糖，建中扶阳，调和营卫。

脉弦迟，形寒神倦，得之忧思惊恐，卫外阳气暴折，阴寒不正之气得以乘袭，将有疟疾，病机宜静摄护阳，庶外邪不至深入为害。当归建中汤去姜，加牡蛎。（《眉寿堂方案选存·疟疾》）

方证解释：本案症见形寒神倦。脉弦迟。从"阴寒不正之气得以乘袭，将有疟疾"分析，其症可能有潮热。但忧思惊恐，卫外阳气已伤，故用当归建中汤甘温养阳益阴，调和营卫。因阳气已伤，故去生姜辛散；因有疟疾先兆，恐肝气犯胃，故加牡蛎平肝。

（3）用于治疗咳血吐血

某，向有背痛，尚在劳力，气逆咳血，乃劳伤病也。归建中去姜，加茯苓。（《临证指南医案·吐血》）

方证解释：本案气逆咳血，向有背痛。此劳伤脾胃，土不生金。方用当归建中去生姜，加茯苓，通补阳明，补土生金。

陈二八，失血，前后心痛。归建中去姜。（《临证指南医案·吐血》）

方证解释：本案失血，或为咳血，或为吐血；前后心痛，是指胃脘痛牵及对应背部痛。此虚损出血，不荣则痛。方用当归建中汤温养气血。因出血，故去生姜之辛散。

（4）用于治疗脘腹痛

宣三五，痛而纳食稍安，病在脾络，因饥饿而得。当养中焦之营，甘以缓之，是其治法。归建中汤。（《临证指南医案·脾胃》）

方证解释：从"病在脾络"分析，本案为腹痛；从"痛而纳食稍安"分析，可能胃脘也痛。"因饥饿而得"，脾胃内损必然。方用当归建中汤甘缓养中焦营络，兼补益脾胃。

（5）用于治疗腹痛嗳气

袁四五，当脐腹痛，发于冬季，春深渐愈。病发嗳气，过饥劳动亦发。宜温通营分主治。当归、炙草、肉桂、茯苓、炮姜、南枣。（《临证指南医案·腹痛》）

方证解释：本案从去冬当脐腹痛，今春深渐愈。但病发嗳气，过饥劳动亦发腹痛。此劳伤脾胃。方用当归建中汤去白芍、饴糖，用炮姜易生姜，肉桂易桂枝，加茯苓，温通脾络营分。

（6）用于治疗经迟腹痛

孙二九，奇脉下损，经迟腹痛。先用当归建中汤，续商八脉治法。归建中汤。又，久嗽，遇劳寒热，归芪建中去姜。(《临证指南医案·调经》)

方证解释：本案经迟腹痛。此奇脉下损。拟先用当归建中汤温通营络，续用通补奇经法。二诊未见腹痛，而久嗽，遇劳寒热。方用归芪建去生姜补益脾胃，调和营卫。

(7) 用于治疗闭经

王，面色㿠白，脉来细促。久嗽不已，减食、腹痛、便溏，经闭半载。此三焦脏真皆损，干血劳怯之病，极难调治。俗医见嗽见热，多投清肺寒凉，生气断尽，何以挽回？归建中汤去姜。(《临证指南医案·调经》)

方证解释：本案经闭半载，久嗽不已，减食，腹痛，便溏，面色㿠白，脉来细促。此为虚劳经闭。方用当归建中汤去生姜，补脾胃，通营络。

某，脉弱无力，发热汗出，久咳形冷，减食过半。显然内损成劳，大忌寒凉清热治嗽。姑与建中法，冀得加谷经行，犹可调摄。桂枝五分、生白芍一钱半、炙草五分、枣肉三钱、饴糖二钱、归身一钱半。(《临证指南医案·调经》)

方证解释：从"冀得加谷经行"分析，本案为经闭不行。兼见发热汗出，久咳形冷，减食过半。脉弱无力。此内损成劳。方用当归建中汤去生姜补益脾胃，温通营络，兼调和营卫。

(8) 用于治疗虚劳

孙二十六岁，劳损未复，少年形瘦减食。归建中汤。(《叶天士先生方案真本》)

方证解释：本案少年劳损，形瘦食减，方用当归建中汤甘温补益脾胃。

某三十，脉奕，不嗜食，腰酸无力，咳烦劳，营虚所致。当归、生白芍、桂枝木、茯苓、炙草、饴糖、煨姜、南枣。(《临证指南医案·虚劳》)

方证解释：本案脉软，不嗜食，腰酸无力，咳嗽。此烦劳损伤营卫。方用当归建中汤加茯苓通补脾胃，养营益卫。

2. 黄芪建中汤

黄芪建中汤出自《金匮要略·血痹虚劳病脉证并治》第14条："虚劳里急，诸不足，黄芪建中汤主之。"此方组成为：小建中汤加黄芪一两半。

(1) 用于治疗咳嗽

吴关上，气泄，用阳药固气。庸医治嗽滋阴，引入劳病一途。黄芪建中加人参。(《叶天士先生方案真本》)

方证解释：从"庸医治嗽滋阴"分析，本案为咳嗽；从"气泄，用阳药固气"分析，其症有自汗。遵仲景法辨为虚劳，方用黄芪建中汤加人参甘温益气，补土生金。

(2) 用于治疗寒热久咳月经过期不至

色脉无神，虚烦久咳，寒热不止。因悲哀惊恐，病势反加，胃气渐减，大便不实，月事过期不至，恐有下损及中之虑，拟建中法。人参、白芍、桂枝、茯神、黄芪、炙草、牡蛎、南枣。(《眉寿堂方案选存·女科》)

方证解释：本案色脉无神，虚烦久咳，寒热不止，大便不实，月事过期不至。脾胃内伤则大便不实，土不生金则久咳，营卫不和则寒热不止，阳明虚损，冲任不足则月经过期不至。方用黄芪建中汤甘温补脾胃，另加人参，助黄芪补中，加牡蛎，合白芍平肝。

叶桂用黄芪建中汤的医案较多，下一节"黄芪建中汤"中有专门介绍，此仅介绍两案如上。

三、讨论与小结

（一）叶氏变通应用小建中汤的基本思路与手法

叶桂用小建中汤的基本思路是以其甘温理阳气，缓急止痛，并调和营卫的基本功效，治疗劳伤脾胃，中气中阳虚弱，营阴不足，且兼营卫不和的病证。

在加减应用方面，如脾胃内伤，复感风温，咳嗽食减，或感受风温误用寒凉药损伤脾胃者，用小建中汤甘温补中，调和营卫，解肌透表。如暑伤元气，食减，脾胃不和者，也用小建中汤甘温补中。如劳伤脾胃，营卫受损，表现为类似于表证的恶寒发热者，用小建中汤甘温补中，兼调和营卫。脾胃内伤，土不生金，或咳，或喘者，叶氏极力反对用寒凉清肺治嗽，主张用小建中汤补土生金。脾胃内伤，咳血、吐血者，用小建中汤去生姜之辛散，加茯苓，或玉竹等补土生金，甘温摄血。

由于小建中汤非峻补剂，补气补血力量不大，属于调补之剂，因此，对于有明显的阳明胃气虚弱的患者，叶氏自制人参建中汤，在小建中汤中加人参，通补胃气。此方可治疗虚劳发热，虚劳咳血吐血，劳烦哮喘，胃弱少纳或食减便溏、欲呕腹痛，食少呃逆不得着枕卧眠，产后咳嗽等。不仅胃气虚，而且脾胃气虚，并见表虚者，仿黄芪建中汤法，于小建中汤加人参、黄芪，制订出参芪建中汤，治疗脾胃气虚的虚劳咳嗽，咳血，表虚畏风面冷，脾胃气虚月经过期不至等。

如兼血虚，或脾络损伤者，用当归建中汤。所治病证如胃脘痛，腹痛，妇人经迟腹痛，闭经，以及营卫二气受伤的外感头痛，疟疾寒热潮迟或形寒神倦，咳血吐血等。如胃气虚者，叶氏自制参归建中汤，治疗咳血、吐血，心悸脘痛等。或制订人参归芪建中汤，治疗小建中汤证脾胃内伤，寒热食减而气血大虚者。

（二）叶氏对仲景小建中汤方证的创新与发展

1. 创用小建中汤治疗外感温病过用辛散寒凉所致的阳伤胃损证

小建中汤在补虚之中兼有调和营卫的作用，叶氏根据此方的这一特点，用其治疗风温误用辛、寒，阳伤背寒，胃伤谷减，或形寒汗泄而表不解的病证。如《临证指南医案·咳嗽》"某，色白肌柔，气分不足，风温上受而咳"案，《眉寿堂方案选存·春温》"风温轻恙，误汗表疏，形寒自汗"案，均是风温误用辛温发汗，或过用寒凉清解所致的伤阳损胃证，叶氏均先用小建中汤扶助胃气胃阳而调和营卫以救误，继用益胃汤法救胃阴以善后。现今临床上不少医生只要看到外感发热，辄用辛凉或寒凉药清热解毒，致寒凉遏闭，伤阳损胃而表邪依然不解，发热依然不退的案例比比皆是。对于这样的病例，用小建中汤一方面扶建中气，一方面扶助卫阳，一方面调和营卫而解肌透表，着实是一种对证之法。由此来看，深入研究叶氏此法，具有重要的现实意义。

2. 阐发内伤营卫为寒为热的病机以及小建中汤治疗内伤寒热的机理

内伤劳损，也可引起如同外感一样的恶寒发热。叶氏精辟地阐发了内伤恶寒发热的机理，如他在《临证指南医案·肿胀》陈三八案中指出："劳倦致损，初病即在脾胃，东垣云，胃为卫之本，脾乃营之源，脏腑受病，营卫二气，昼夜循环失度为寒为热，原非疟邪半表半里之症，斯时若有明眼，必投建中而愈。"在这里，叶氏认为脾胃为营卫二气的本源，脾胃损伤，可影响营卫二气的循环出入，使之失调而恶寒发热。叶氏也有"劳伤营卫，咳嗽寒热"的提法，说明劳损也可以直接损伤营卫，令其失调而发为恶寒发热。对于这种类似表证或少阳半表半里证的恶寒发热，必须用小建中汤化裁治疗。从叶案来看，如寒热而自汗明显，表虚甚者，则选用黄芪建中汤兼益气固表。内伤寒热与经闭并见，阴阳气血损伤而经阻，累及营卫则寒热，叶氏仍用小建中汤治疗。内伤寒热在现今临床上并不少见，这类病人因操持劳累，或生活不规则等原因，暗伤阴阳气血，遂见疲惫不堪，饮食减少，无食欲，周身不适，自觉恶风发热，总有一种类似于感冒的感觉。对于这种病，用峻补药往往无效，甚至会越治越疲惫。而用小建中汤，往往可以取得意想不到的疗效。由此说明，叶桂此法具有重要的临床意义。

3. 创用小建中汤甘温除热治疗内伤发热

桂枝汤可以治疗内伤发热，如《伤寒论》第54条载："病人脏无他病，时发热自汗出而不愈者，此卫气不和也。先其时发汗则愈，宜桂枝汤。"叶氏不仅用桂枝汤治疗内伤发热，而且也用小建中汤治疗虚劳内伤发热。如《临证指南医案·虚劳》朱二七案，"既暮身热，汗出早凉，仍任劳办事，食减半，色脉形肉不足，病属内损劳怯"，用人参小建中汤。另如《叶天士先生方案真本》"杨花步"案，背寒，汗泄热缓，卫阳不足，用小建中汤去生姜；《临证指南医案·虚劳》严二八案，久嗽晡热，气虚明显，用黄芪建中汤。由于李杲用补中益气汤、当归补血汤甘温除大热的理论对后世影响较大，因此，人们淡忘了用桂枝汤、小建中汤治疗内伤发热的方法。叶桂以小建中汤调理阴阳，调和营卫治疗内伤发热的经验，不仅阐扬了仲景的方证理论，而且为内伤发热的临床辨治提供了新的思路。

补中益气汤与小建中汤均能治疗内伤发热，前者重在补气升阳，主要用于脾胃元气大虚，虚火上浮所致的发热；后者调理阴阳，调和营卫，可用于治疗阴阳内损，营卫不和的发热。两法各有偏重，临证当分别而用之。

4. 发明小建中汤补土生金治疗咳嗽

叶氏用小建中汤治疗咳嗽的医案较多，这种咳嗽有明显的特点：一是久咳不愈；二是多兼食减、心悸等脾胃内伤证；三是兼有恶寒，或恶寒发热等营卫失和证；四是兼有背寒、盗汗等阴阳损伤证；女性患者还可见经闭；大部分病人有用寒凉清肺治嗽，损伤脾胃的病史。这种咳嗽的机理是，脾胃损伤，土不生金；或者阴阳受损，营卫损伤，累及肺金，肺气肺阳不足。对此，叶氏强调"大忌清寒理肺"，方用小建中汤甘温调理脾胃，补土生金。如表虚明显，肺卫不固，汗出恶风者，或肺气虚甚，短气少气者，则用黄芪建中汤兼益肺气，固护肺卫。

现今临床上一见咳嗽，辄用清肺治嗽者很多，由此导致脾胃损伤，发为难治性久咳的病例比比皆是。另外，当今知道用小建中汤治疗咳嗽的医生也越来越少。从这点来看，叶桂用小建中汤法补土生金治咳的经验具有重要的现实意义。

5. 阐发小建中汤甘药理阳气的理论

叶氏在《临证指南医案·咳嗽》费十一案中指出："尝考圣训，仲景云凡元气已伤，而病不愈者，当与甘药，则知理阳气，当推建中，顾阴液，须投复脉，乃邪少虚多之治法。"在这里，叶氏把小建中汤与加减复脉汤并列为甘药，前者是理阳气的代表方，后者是顾阴液的代表方。所谓理阳气，是指调理脾胃阳气。小建中汤中饴糖、大枣，甘温可补益中气；桂枝、炙甘草、生姜，辛甘可温通中阳；芍药、炙甘草，酸甘可益阴气、通脾络、止腹痛。虽气血通调，阴阳并补，但以甘温为主，以温养为法，以建立中阳、温补中气为主。因此，叶氏将其推举为"理阳气"的代表方。在《临证指南医案·肿胀》陈三八案中指出："劳倦致损，初病即在脾胃……必投建中而愈，《经》言劳者温之，损者益之，建中甘温，令脾胃清阳自立，中原砥定，无事更迁。"在这里，叶氏提出了"建中甘温"，可"令脾胃清阳自立"

的论说，从而对"理阳气"法作了具体的说明。此法的阐明，为小建中汤治疗脾胃虚损证奠定了理论基础，具有重要的学术价值。

（三）吴瑭对叶氏变通小建中汤法的继承与发展

吴瑭不仅重视温病恢复期胃津损伤的辨治，而且重视温病恢复期中阳中气损伤证的治疗，前者立益胃汤、五汁饮等甘寒滋阴法滋养胃阴，后者则用小建中汤补益中气中阳。他根据叶桂用小建中汤的经验，在《温病条辨》中制订出两个方证，以之治疗温病后期阳气损伤证。

1. 小建中汤方证

出自《温病条辨·下焦篇》第 34 条："温病愈后，面色萎黄，舌淡，不欲饮水，脉迟而弦，不食者，小建中汤主之。"此方组成为：白芍（酒炒）六钱、桂枝四钱、甘草（炙）三钱、生姜四钱、大枣（去核）二枚、胶饴五钱。水八杯，煮取三杯，去渣，入胶饴，上火烊化，分温三服。吴瑭称此方为"甘温法"。其自注云："此亦阳虚之质也，故以小建中，小小建其中焦之阳气，中阳复则能食，能食则诸阳皆可复也。"

吴瑭在《温病条辨·下焦篇》第 35 条载："温病愈后，或一月，至一年，面微赤，脉数，暮热，常思饮不欲食者，五汁饮主之，牛乳饮亦主之。病后肌肤枯燥，小便溺管痛，或微燥咳，或不思食，皆胃阴虚也，与益胃、五汁辈。"吴氏自注说："此由中焦胃用之阴不降，胃体之阳独亢，故以甘润法救胃用，配胃体，则自然欲食，断不可与俗套开胃健食之辛燥药，致令燥咳成痨也。"在《温病条辨·中焦篇》第 12 条益胃汤方证（"阳明温病，下后汗出，当复其阴，益胃汤主之。"）后自注说："此阴指胃阴而言，盖十二经皆禀气于胃，胃阴复而气降得食，则十二经之阴皆可复矣。"

可见，吴瑭在《温病条辨·下焦篇》第 34 条论小建中汤方证，用小建中汤治疗温病后期中阳未复的不欲饮、不食；紧接着在下焦篇第 35 条论五汁饮、益胃汤方证，用五汁饮、益胃汤治疗温病后期胃阴未复的常思饮不欲食或不思食者。这就说明吴瑭将小建中汤与益胃汤放在同等重要的地位，对比性地用于治疗温病后期的脾胃不和证：胃阳未复不食者，用小建中汤；胃阴未复不食者，用益胃汤。这些手法，很好地继承了叶氏的胃阴、胃阳学说，发挥了叶氏应用小建中汤的经验，具有重要的临床意义。

2. 半夏桂枝汤方证

出自《温病条辨·下焦篇》第 32 条，此方已在上篇"桂枝汤"一节做了详细介绍，此不重复。吴瑭在该方中桂枝后加注说："虽云桂枝汤，却用小建中汤法。桂枝少于白芍者，表里异治也。"从而说明，吴瑭此方的本意是用小建中汤合半夏秫米汤。吴氏强调说，此两方合用，"调其营卫，和其中阳，自能食也"。

（四）新订叶氏小建中汤变通方

叶桂常用的小建中汤加味方有人参建中汤、参芪建中汤、参归建中汤、人参归芪建中汤，这 4 个方证上已介绍，此不赘述。

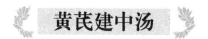

黄芪建中汤

一、仲景原方证述要

黄芪建中汤出自《金匮要略·血痹虚劳病脉证并治》第 14 条，组成为：于小建中汤内加黄芪一两半，余以上法。仲景原条文谓："虚劳里急，诸不足，黄芪建中汤主之。"

　　小建中汤虽甘温补虚，但补气作用不强，对于具有明显的气虚证，表现为气血阴阳俱虚或表里俱虚而"诸不足"者，显然力不胜任，因此，仲景另制黄芪建中汤，于小建中汤中加黄芪，补脾肺之气，并走表以补益卫气。一味药之加，其黄芪合白芍，与当归补血汤有类似的作用，可以补气生血，治疗血虚证；黄芪合饴糖、大枣、甘草，可以补脾气、肺气，治疗脾肺气虚证；黄芪合桂枝、生姜，类似黄芪桂枝五物汤，可以走肌表，补益卫气，治汗出、肌肤不仁；加之桂枝、甘草辛甘化阳，芍药、甘草酸甘化阴，又并补阴阳，调和营卫。可见，本方是一首以补气为主，而能补益气血阴阳，调和营卫，甘缓止腹中急痛的有效良方。

　　黄芪建中汤证：小建中汤证兼脾肺气虚，或卫表虚者。

二、叶氏应用心法

（一）加减变化

1. 用于治疗虚劳寒热

　　劳伤营卫，寒热咳嗽，自汗妨食。黄芪建中汤。（《未刻本叶天士医案》）

　　方证解释：本案症见寒热、自汗、咳嗽。劳伤营卫而寒热，卫气空疏则自汗，土不生金则咳嗽。方用黄芪建中汤调和营卫，扶卫固表，甘温补土生金。

　　某，由阴损及乎阳，寒热互起，当调营卫。参芪建中汤去姜、糖。（《临证指南医案·虚劳》）

　　方证解释：本案寒热互起，属阴损及阳，营卫不和的内伤发热。方用黄芪建中汤去生姜之辛散，饴糖之甘守，加人参，补胃气而调和营卫。

　　仲，久嗽，神衰肉消，是劳倦内伤，医不分自上自下损伤，但以苦寒沉降，气泄汗淋，液耗夜热，胃口得苦伤残，食物从此顿减，老劳缠绵，讵能易安，用建中法。黄芪建中汤去姜。又，照前方加五味子。又，平补足三阴法。人参、炒山药、熟地、五味、女贞子、炒黑杞子。（《临证指南医案·虚劳》）

　　某，久咳，神衰肉消，是因劳内伤，医投苦寒沉降，致气泄汗淋，液耗夜热，胃口伤残，食物顿减。黄芪建中去姜。（《临证指南医案·咳嗽》）

　　方证解释：以上两案应是同一个医案。因久嗽误治，出现夜热，汗淋，食减，神衰肉消等。此劳倦内伤脾胃而营卫不和。方用黄芪建中汤补脾胃、固卫气，因汗淋，故去生姜。

2. 用于治疗咳嗽

　　陈二七，脉细促，久嗽寒热，身痛汗出，由精伤及胃。黄芪建中汤去姜。（《临证指南医案·咳嗽》）

　　方证解释：本案久嗽寒热，身痛汗出，脉细促。营卫不和则寒热、汗出、身痛；土不生金则久嗽不已。方用黄芪建中汤调和营卫、补土生金，因汗出，故去生姜之辛散。

　　许二七，久嗽不已，则三焦受之。一年来病咳而气急，脉得虚数，不是外寒束肺，内热迫肺之喘急矣。盖馁弱无以自立，短气少气，皆气机不相接续。既曰虚症，虚则补其母。黄芪建中汤。（《临证指南医案·咳嗽》）

　　方证解释：本案久嗽一年不已，气急，短气少气，脉虚数。此脾肺两虚。用虚则补其母法，以黄芪建中汤治疗。

　　某，内损虚症，经年不复，色消夺，畏风怯冷，营卫二气已乏，纳谷不肯充长肌肉。法当建立中宫，大忌清寒理肺，希冀止嗽，嗽不能止，必致胃败减食致剧。黄芪建中汤去姜。

（《临证指南医案·咳嗽》）

方证解释：本案症见咳嗽，色消夺，畏风怯冷，纳谷不肯充长肌肉等。营卫二气已乏则畏风怯冷，脾胃内损则纳谷不肯充长肌肉。大忌清寒理肺止嗽。方用黄芪建中汤补土生金，调补营卫。

朱三九，五年咳嗽，遇风冷咳甚，是肌表卫阳疏豁，议固剂缓其急，黄芪建中汤。（《临证指南医案·咳嗽》）

方证解释：本案咳嗽五年，遇风冷咳甚。此脾胃内伤，肌表卫阳疏豁。方用黄芪建中汤补益脾胃，固护卫阳，调和营卫。

张二九，馆课诵读，动心耗气，凡心营肺卫受伤，上病延中，必渐减食。当世治咳，无非散邪清热，皆非内损主治法。黄芪建中汤去姜。（《临证指南医案·咳嗽》）

方证解释：本案症见咳嗽，食减。此诵读动心耗气，心营肺卫受伤，上病延中，脾胃受损。方用黄芪建中汤甘温补益脾胃心肺。因心气已有耗散，故去辛散之生姜以防耗气。

吕，脉左细，右空搏，久咳吸短如喘，肌热日瘦，为内损怯症。但食纳已少，大便亦溏，寒凉滋润，未能治嗽，徒令伤脾妨胃。昔越人谓：上损过脾，下损及胃，皆属难治之例。自云背寒忽热，且理心营肺卫，仲景所云元气受损，甘药调之，二十日议建中法。黄芪建中去姜。（《临证指南医案·咳嗽》）

方证解释：本案症见久咳，吸短如喘，肌热日瘦，食纳减少，大便溏，自觉背寒忽热。脉左细，右空搏。此内损咳嗽。方用黄芪建中去生姜，甘温补养脾胃心肺。

汪三九，此劳力伤阳之劳也，非酒色伤阳之劳也。胃口消惫，生气日夺，岂治嗽药可以奏功。黄芪建中汤去姜。（《临证指南医案·虚劳》）

方证解释：从"岂治嗽药可以奏功"分析，本案为咳嗽，兼见胃口消惫，食减。此脾肺气虚，土不生金。方用黄芪建中汤去生姜，温养脾胃，补土生金。

3. 用于治疗咳血或吐血

许四八，劳倦伤阳，形寒，失血咳逆，中年，不比少壮火亢之嗽血。黄芪建中汤。（《临证指南医案·吐血》）

方证解释：本案症见嗽血，咳逆，形寒。此劳倦伤阳，肺金失养。方用黄芪建中汤温养脾胃，补土生金。

董三六，此内损症，久嗽不已，大便不实。夏三月，大气主泄。血吐后，肌肉麻木，骨瘘酸疼，阳明脉络不用。治当益气，大忌肺药清润寒凉。黄芪、炙草、苡仁、白及、南枣、冰糖。（《临证指南医案·吐血》）

方证解释：本案吐血与咳嗽并见，应该是肺络不摄的咳血。症见久嗽不已，大便不实，肌肉麻木，骨瘘酸疼。此脾胃内伤，阳明络虚。方用黄芪建中汤去桂枝、生姜、白芍，以冰糖代饴糖，益气补阳明；另加苡仁祛湿、白及止血。

任山西三十一岁，夏季吐血，深秋入冬频发，右脉弦实，左濡，是形神并劳，络血不得宁静，经营耗费气血，不比少壮矣。黄芪建中汤。（《叶天士先生方案真本》）

方证解释：本案夏季吐血，深秋入冬频发。右脉弦实，左濡。此脾胃内伤，形神并劳，络血不宁。方用黄芪建中汤甘温补虚，摄血宁络。

钱四一，形神积劳，气泄失血，食减喘促，由气分阳分之伤，非酒色成劳之比。黄芪建中汤去姜、桂。（《临证指南医案·吐血》）

方证解释：本案失血与食减并见，可能是吐血，兼见喘促。此脾肺气阴俱虚。方用黄芪建中汤去辛温通阳的姜、桂，以益气补阴摄血。

4. 用于治疗腹痛欲泄

何三一，脐流秽水，咳嗽，腹痛欲泻。询知劳动太过，阳气受伤，三年久恙，大忌清寒治嗽。黄芪建中汤去姜。（《种福堂公选医案》）

方证解释：本案腹痛欲泻，脐流秽水，咳嗽，三年不愈。此劳动太过，脾胃阳气受伤。方用黄芪建中汤去生姜，甘温益气扶阳。

5. 用于治疗经迟或经少

姚二二，久嗽背寒，晨汗，右卧咳甚。经事日迟，脉如数而虚，谷减不欲食。此情志郁伤，延成损怯。非清寒肺药所宜。黄芪、桂枝、白芍、炙草、南枣、饴糖。肺为气出入之道，内有所伤，五脏之邪上逆于肺则咳嗽。此则久嗽背寒晨汗，全是肺气受伤。而经事日迟，不但气血不流行，血枯肝闭，可想而知。脉数虚火也，虚则不可以清寒，况谷减不欲食，中气之馁已甚，可复苦寒损胃乎？与黄芪建中，损其肺者益其气，而桂枝白芍，非敛阴和血之妙品乎。（《临证指南医案·调经》）

方证解释：本案症见久嗽背寒，晨汗，右卧咳甚，经事日迟，谷减不欲食。脉如数而虚。此情志郁伤，延成损怯。方用黄芪建中汤去生姜，甘温补脾肺、养气血。

脉细弱，形寒久嗽，寒热频来，易于惊恐，经来色淡且少，不耐烦劳。此阴阳内损，营卫造偏。仲景凡元气有伤，当与甘药。知清凉治嗽等法，非醇正之道。黄芪建中汤去姜。（《眉寿堂方案选存·女科》）

方证解释：本案症见形寒久嗽，寒热频来，易于惊恐，经来色淡且少，不耐烦劳。脉细弱。此阴阳内损，营卫不和。方用黄芪建中汤去生姜，补益阴阳，温养气血，调和营卫。

（二）合方化裁

1. 合生脉散治久嗽

郑二七，脉来虚弱，久嗽，形瘦食减，汗出吸短。久虚不复谓之损，宗《内经》形不足，温养其气。黄芪建中汤去姜，加人参、五味。（《临证指南医案·咳嗽》）

方证解释：本案症见久嗽，形瘦食减，汗出吸短。脉虚弱。此肺气虚弱而久嗽，中气不足而食减，卫气虚损而汗出。肺脾俱损，表里俱伤，故用黄芪建中汤甘温补益脾肺，固护卫气；因汗出，故去生姜；因吸气短，故合生脉散法加人参、五味子收摄肺肾之气。

2. 合补中益气汤治虚劳发热

严二八，脉小右弦，久嗽晡热，着左眠稍适，二气已偏，即是损怯。无逐邪方法，清泄莫进，当与甘缓。黄芪建中去姜。又，建中法颇安，理必益气以止寒热。人参、黄芪、焦术、炙草、归身、广皮白、煨升麻、煨柴胡。（《临证指南医案·虚劳》）

方证解释：本案症见久嗽，晡热，着左眠稍适。脉小右弦。此脾胃虚损，营卫二气不调则日晡热，土不生金则久嗽。治分两步，先用黄芪建中汤去生姜，补益脾肺，调和营卫；继用东垣补中益气汤甘温除热。

3. 合真武汤法治久嗽背寒足跗常冷

李三四，久嗽经年，背寒足跗常冷，汗多，色白，嗽甚不得卧，此阳微卫薄，外邪易触，而浊阴挟饮上犯。议和营卫，兼护其阳。黄芪建中汤去饴糖，加附子、茯苓。（《临证指南医案·咳嗽》）

方证解释：本案症见久嗽经年，嗽甚不得卧，背寒足跗常冷，汗多，面色白，易感冒。此阳微卫薄，浊阴挟饮上犯。方用黄芪建中汤补营卫，益脾胃。因兼阴浊，故去饴糖之甘守；因阳微饮逆，故合真武汤法加附子、茯苓温阳化饮。

本方可命名为"黄芪建中去饴糖加附子茯苓汤"，以期在临床上推广应用。

（三）类方应用

归芪建中汤

归芪建中汤出自《外台秘要》卷十七引《必效方》，是仿照仲景在小建中汤中加黄芪的思路再加当归而成。主治气血阴阳俱虚者。

叶桂用此方的医案如下。

（1）用于治疗伏暑损伤元气证

叶无锡三十一岁，夏月带病经营，暑热乘虚内伏，秋深天凉收肃，暴冷，引动宿邪，寒热数发，形㤤减食汗出，与归芪建中汤。（《叶天士先生方案真本》）

方证解释：本案伏暑内伏，耗伤脾肺元气，深秋暴冷引动伏暑，症见寒热数发，形软，减食，汗出。叶氏不用东垣清暑益气汤，而用归芪建中汤补益脾肺元气，兼调和营卫以治寒热。

（2）用于治疗内伤寒热

某，形瘦色枯，脉濡寒热，失血心悸，是营伤。归芪建中去姜。（《临证指南医案·吐血》）

方证解释：本案症见寒热，心悸，形瘦色枯。脉濡。曾咳血或吐血。营卫损伤则寒热，脾胃内伤则形瘦色枯，心失温养则心悸。方用归芪建中去生姜，甘补心脾，温养气血，调和营卫。

（3）用于治疗咳嗽

任五六，劳力伤阳，自春至夏病加，烦倦神羸不食，岂是嗽药可医。《内经》有劳者温之之训，东垣有甘温益气之方，堪为定法。归芪建中汤。（《临证指南医案·咳嗽》）

方证解释：从"岂是嗽药可医"分析，本案主症为咳嗽。兼见烦倦神羸不食。此劳力伤阳，脾胃受损。方用归芪建中汤补益脾胃，温阳和阴。

（4）用于治疗咳血或便血

某，老弱虚咳，失血。生黄芪皮、归身、煨姜、大枣。（《临证指南医案·吐血》）

方证解释：本案失血与虚咳并见，其失血可能指咳血。方用简化归芪建中汤甘温补气摄血。此方颇为精妙，因老弱之体，不得大补，故去桂、芍、草、饴，仅用姜、枣调和营卫，取黄芪皮合当归补气摄血。

姚，劳伤下血，络脉空乏为痛。营卫不主循序流行，而为偏寒偏热。诊脉右空大，左小促。通补阳明，使开阖有序。归芪建中汤。（《临证指南医案·便血》）

方证解释：本案"下血"可能指便血，由劳伤脾气，气不摄血所致；其"痛"当为身痛，由营络空虚，不荣则痛；"偏寒偏热"指发热恶寒，由营卫不主循序流行而发。脉右空大，左小促，亦为虚损之脉。方用归芪建中汤补益脾气，调和营卫。

（5）用于治疗虚劳背痛而阴囊冰冷

赵，纳食不充肌肤，阳伤背痛，阴囊冰冷，经营作劳，劳则气乏。《经》言劳者温之，甘温益气以养之。归芪建中汤。（《种福堂公选医案》）

方证解释：本案症见背痛，阴囊冰冷，纳食不充肌肤。此经营劳伤脾胃阳气。方用归芪建中汤甘温益气，温阳养血。其阴囊冰冷是阳虚寒滞肝脉的表现，但叶氏却用归芪建中汤，这颇能给人以启发。因方中有当归、桂枝、白芍、生姜、大枣、甘草，寓当归四逆汤法，故能治疗寒滞肝脉的阴囊冰冷之证。

（6）用于治疗经闭

尼十七，少年形色衰夺，侧眠咳血，天柱骨垂，经水已闭。皆不治见症。归芪建中汤去姜。《临证指南医案·调经》）

方证解释：本案十七岁而形色衰夺，侧眠咳血，天柱骨垂，经闭不通。此脾肺内损，先天后天不足。方用归芪建中汤去生姜，甘温补益气血阴阳。

（7）用于治疗产后汗出身痛或下血腹痛泄泻

冯四二，产后两月，汗出身痛。归芪建中汤。《临证指南医案·产后》）

方证解释：本案为产后虚损，症见汗出，身痛。产伤气血营卫而不荣则痛，卫气不固而汗出。方用归芪建中汤补养气血，调和营卫。

小产后经月，泄泻腹痛，下血不止，干咳呛逆。乃气血两虚，当以建中法。归芪建中，去姜。《眉寿堂方案选存·女科》）

方证解释：本案小产损伤气血，症见下血不止，干咳呛逆，泄泻腹痛等。方用归芪建中汤去生姜，甘温补脾，益气摄血。

三、讨论与小结

（一）叶氏变通应用黄芪建中汤的基本思路与手法

叶桂用黄芪建中汤的基本思路是，以其甘温补益肺气之中又能补益脾胃、缓急止腹痛、调和营卫的特殊功用，治疗脾胃内伤，营卫失调的恶寒发热；或者脾胃内伤的虚劳发热；或者肺气虚弱的咳嗽，或者脾胃内伤，土不生金的久咳；或者土不生金，脾肺气虚不能摄血的咳血吐血；或者中虚腹痛欲泻；或者脾肺气虚，阴血亏少的经迟、经少等病证。

卫虚汗多者，去生姜；少气吸短者，去生姜，合生脉散法加人参、五味子补脾收金；内伤脾胃，晡热发热，脾虚不运，清阳下陷者，先用黄芪建中汤，继用补中益气汤补脾胃除湿升阳；脾肺气虚，兼肾阳虚而痰饮上逆者，合真武汤法加附子、茯苓温阳化饮；脾胃内伤，兼血虚营伤明显者，遵从《内经》劳者温之以及东垣甘温益气之法，合当归补血汤与当归建中汤，组成归芪建中汤，治疗暑伤元气、内伤寒热、内伤咳嗽、虚劳背痛、虚劳经闭，以及产后汗出身痛或下血腹痛泄泻等病证。从而扩展了仲景黄芪建中汤的应用范围，开拓了临床应用此方的思路。

（二）叶氏对仲景黄芪建中汤方证的创新与发展

1. 阐发黄芪建中汤甘温补益肺气的理论

仲景用黄芪建中汤治"虚劳里急，诸不足"者，叶桂强调此方补益肺气的作用，如他在《临证指南医案·调经》姚二二案中指出："此则久嗽背寒晨汗，全是肺气受伤……况谷减不欲食，中气之馁已甚……与黄芪建中，损其肺者益其气。"黄芪建中汤在补益肺气的同时，可以温中补益中气，即既能直接补肺气，又能补肺之母而补土生金，如叶氏《临证指南医案·咳嗽》许二七案云："一年来病咳而气急……盖馁弱无以自立，短气少气，皆气机不相接续。既曰虚症，虚则补其母，黄芪建中汤。"此案从另一角度强调黄芪建中汤补土生金的作用，通过补母治疗肺气大虚的咳嗽气急。

黄芪建中汤与东垣补中益气汤有类似的功效，均可以补益脾肺之气。如叶氏在《临证指南医案·咳嗽》任五六案中指出："烦倦神羸不食，岂是嗽药可医。《内经》有劳者温之之训，东垣有甘温益气之方，堪为定法。归芪建中汤。"但是，黄芪建中汤与补中益气汤同中有异。补中益气汤既用黄芪、人参、当归补益脾肺气血，又用白术、陈皮健脾燥湿，升麻、柴胡升发清阳。其重心在脾，以补气除湿升阳为法。黄芪建中汤用小建中汤甘温补中，缓急止痛，可以治疗腹中痛；缓补脾胃气血阴阳，兼调和营卫，可以治疗脾胃虚弱的营卫失调证；其黄芪配桂枝、生姜，寓黄芪桂枝五物汤法善走肌表，可治汗出、肌肤不仁；芍甘与桂甘配伍，可辛甘化阳、酸甘化阴，调理阴阳。这些，又是补中益气汤所不具备的。叶氏在《临证指南医案·调经》姚二二案中对于黄芪建中汤的配伍有精辟的论述，如其云："与黄芪建中，损其肺者益其气，而桂枝、白芍，非敛阴和血之妙品乎。"因此案既有肺气大虚的久嗽背寒晨汗，又有气血不流行的经事日迟，血枯肝闭，故用此方补益肺气之中，兼以和血益阴。

由于叶桂常将黄芪建中汤与当归建中汤合方，组成归芪建中汤法，或者再与人参建中汤相合，组成人参归芪建中汤法，治疗小建中汤证见气血大虚者。此法颇具特点而可与补中益气汤媲美。

2. 发挥用黄芪建中汤甘温益气固表

黄芪善于走表补益卫气，叶氏根据这一特点，广用黄芪建中汤治疗卫气虚弱的病证。如在《临证指南医案·咳嗽》朱三九案中指出："五年咳嗽，遇风冷咳甚，是肌表卫阳疏豁，议固剂缓其急，黄芪建中汤。"又如《临证指南医案·咳嗽》郑二七案载："脉来虚弱，久嗽，形瘦食减，汗出吸短，久虚不复谓之损，宗《内经》形不足，温养其气，黄芪建中汤去姜，加人参、五味。"

玉屏风散可以益气固表，治疗卫气不固的多汗，与黄芪建中汤有类似的功效。但黄芪建中汤不仅能固表止汗，而且能心营、肺卫同治，可用于治疗心肺同虚，营卫受损之证，如叶氏《临证指南医案·咳嗽》张二九案载："馆课诵读，动心耗气，凡心营肺卫受伤，上病延中，必渐减食……黄芪建中汤去姜。"《临证指南医案·咳嗽》吕案又载："自云背寒忽热，且理心营肺卫……黄芪建中去姜。"可见，黄芪建中汤寓意远比玉屏风散深刻。而现今临床上，人们比较重视玉屏风散固表止汗的作用，忽视了黄芪建中汤固护卫气的意义，从这点来看，叶氏应用黄芪建中汤益卫固表的经验具有重要的现实意义。

3. 创用归芪建中汤治疗伏暑损伤元气证

关于暑伤元气的治疗，李杲《内外伤辨惑论·暑伤胃气论》创制清暑益气汤，其原文谓："时当长夏，湿热大胜，蒸蒸而炽，人感之多四肢困倦，精神短少，懒于动作，胸满气促，肢节沉疼，或气高而喘，身热而烦，心下膨痞，小便黄而少，大便溏而频，或痢出黄糜，或如泔色，或渴或不渴，不思饮食，自汗体重，或汗少者，血先病而气不病也。其脉中得洪缓，若湿气相搏，必加之以迟，迟病虽互换少差，其天暑湿令则一也。宜以清燥之剂治之，名之曰清暑益气主之。"此方组成为：黄芪、苍术各一钱五分，升麻一钱，人参、白术、橘皮、炒神曲、泽泻各五分，炙甘草、黄柏、当归身、麦门冬、青皮、葛根各三分，五味子九个。

叶桂别出心裁，用归芪建中汤治疗伏暑耗伤元气证。如《叶天士先生方案真本》"叶无锡三十一岁"案，暑邪内伏，耗伤脾肺元气而形软、减食、汗出，深秋暴冷引动伏暑外发而寒热数发，叶氏用归芪建中汤化裁，以黄芪、当归，为当归补血汤，再加饴糖大补脾肺元气，又补气生血，治暑伤元气证；以白芍滋阴养液治疗暑伤阴津证；以桂枝汤调和营卫治疗暴冷引发伏暑的寒热证。此方既可大补元气，又可滋阴生津，还可调和营卫，能够治疗暑伤元气阴津，又感风寒的复杂病证。本方与东垣清暑益气汤各有所长，临床可以比较而用于暑伤元气之证。

（三）新订叶氏黄芪建中汤变通方

黄芪建中去饴糖加附子茯苓汤

出自《临证指南医案·咳嗽》李三四案。组成为：黄芪建中汤去饴糖，加附子、茯苓。叶案方证：久嗽经年，背寒足跗常冷，汗多，色白，嗽甚不得卧，阳微卫薄，外邪易触，而浊阴夹饮上犯者。另外，此方可用于治疗黄芪建中汤证兼见附子证者。

此方与叶氏自拟的人参建中汤、参芪建中汤、参归建中汤、归芪建中汤、人参归芪建中汤共成六方。这六方与黄芪建中汤、当归建中汤可称为加减建中汤八方。研究叶氏应用八个加味建中汤的医案，对于理解其应用建中汤的手法具有重要的意义。

（四）叶案萃语

1. "黄芪建中，损其肺者益其气，而桂枝白芍，非敛阴和血之妙品乎。"

出自《临证指南医案·调经》姚二二案。这句话阐发了黄芪建中汤的两个重要功效：其一，此方具有补益肺气的作用，能够治疗肺气虚损证；其二，此方桂枝、白芍配伍，具有敛阴和血的作用，可以治疗阴血亏少，血脉不通之证。全方两方面功用协同，补益脾肺之气，滋敛阴血，活血通脉，可以治疗脾肺气虚，阴血亏损，气血不流行，血枯肝闭所致的经事日迟，晨汗，谷减不欲食，久嗽背寒，脉如数而虚的损怯之证。

2. "仲景凡元气有伤，当与甘药。知清凉治嗽等法，非醇正之道。"

出自《眉寿堂方案选存·女科》"脉细弱，形寒久嗽"案。这句话体现了叶桂治疗虚劳咳嗽多用甘温的特点。在这里，叶氏抨击了医者见咳辄用寒凉清肺治嗽的习俗，指出了时医论治咳嗽的误区。这句话所阐发的理论对于咳嗽的临床辨治具有重要的指导意义。

大建中汤

一、仲景原方证述要

大建中汤出自《金匮要略·腹满寒疝宿食病脉证治》第 14 条，组成为：蜀椒二合（去汗），干姜四两，人参二两。右三味，以水四升，煮取二升，去滓，内胶饴一升，微火煎取一升半，分温再服；如一炊顷，可饮粥二升，后更服，当一日食糜，温覆之。仲景原条文谓："心胸中大寒痛，呕不能饮食，腹中寒，上冲皮起，出见有头足，上下痛而不可触近，大建中汤主之。"

本方用花椒辛热，温中散寒，降逆止痛，《神农本草经》谓其"主邪气咳逆，温中，逐骨节皮肤死肌，寒湿痹痛，下气"；用干姜辛热，温中散寒，补阳通脉，和胃止呕。两药配合，温中散寒止痛。另外，重用饴糖甘温，建中缓急补虚；用人参补益脾胃之气。两药配合，甘温补中缓急。全方辛热与甘温合用，甘补益脾胃，又辛热温中散寒止痛，故能治疗脾胃气虚，腹中寒气凝结的上下攻痛。

大建中汤证：心胸中大寒痛，呕不能饮食，腹中寒，上冲皮起，出见有头足，上下痛而不可触近者。

二、叶氏应用心法

（一）加减变化

1. 用于治疗呕吐

某，中焦火衰，食下不运，作酸呕出。炒黄干姜一钱、川椒（炒）三分、半夏一钱（炒）、茯苓块三钱、炒饴糖四钱。（《临证指南医案·呕吐》）

方证解释：本案症见作酸呕出，其"食下不运"，似指食后自觉胃中食物难化，也指作酸呕吐的病机。此中焦火衰，脾不健运，胃气不降。方用大建中汤法，以炒干姜、炒川椒、炒饴糖通补中阳胃气，另加半夏、茯苓，为小半夏加茯苓汤法以和胃止呕。

2. 用于治疗胁痛

脉弦，胁痛绕脘，得饮食则缓，营气困耳，治以辛甘。桂枝、川椒、白蜜、煨姜。（《未刻本叶天士医案》）

方证解释：本案症见胁痛绕脘，得饮食则缓。脉弦。此心胸之阳不足，寒凝营络不通。方用大建中汤加减。因病机重心不在中焦，故去干姜、人参；因心阳不足，故加善走心胸的桂枝以辛甘理阳、兼通营络。非中气虚，故用白蜜易饴糖反佐椒、桂而缓急止痛。

3. 用于治疗急心痛

朱，重按痛势稍衰。乃一派苦辛燥，劫伤营络，是急心痛症。若上引泥丸，则大危矣，议用《金匮》法。人参、桂枝尖、川椒、炙草、白蜜。（《临证指南医案·心痛》）

方证解释：本案为急心痛。从"重按痛势稍衰"分析，此"急心痛"可能不是真心痛，而是胸脘急痛。前医用一派苦辛温燥理气止痛药，不仅未效，且劫伤营络。叶氏用大建中汤化裁。因前医过用辛药，劫伤营络，故去干姜；因有上引泥丸之虑，故合桂枝甘草汤，再加花椒，平冲逆之气；另以白蜜易饴糖，合人参、桂枝温润通补胃阳，又辛甘通补营络。

4. 用于治疗心火衰阴气乘的悲惊不乐

悲惊不乐，神志伤也，心火之衰，阴气乘之则多惨戚。拟大建中汤。桂枝、人参、蜀椒、附子、饴糖。（《叶氏医案存真·卷二》）

方证解释：本案症见悲惊不乐。由心阳虚衰，阴气乘之所致。方用大建中汤加减。因中阳不虚，故去干姜；因心火虚衰，故加桂枝、附子温心阳、驱阴气。此案阐发了心阳虚致悲惊不乐的病机，为情志病的辨治开拓了新的思路，颇有临床价值。

（二）合方化裁

1. 合苓桂术甘汤法治痰饮味酸呕逆心痛或胃痛涌噫酸水

味过于酸，肝木乘胃，呕逆心痛，用大建中法。人参、淡干姜、茯苓、桂木、炒黑川椒、生白蜜。（《叶氏医案存真·卷一》）

方证解释：本案症见呕逆。"心痛"，当为胃脘痛；"味过于酸"或指饮食偏酸，或指呕出物带有酸味。此为肝木乘胃，胃阳大虚的大建中汤证。方用人参、淡干姜、炒黑川椒、生白蜜，为大建中汤法温中阳、补胃气；另加茯苓、桂枝木，为苓桂术甘汤法通阳化饮。

冯，悬饮流入胃中，令人酸痛，涌噫酸水。当辛通其阳以驱饮。桂枝木、半夏、茯苓、炒黑川椒、姜汁。又，照前方加淡附子。（《临证指南医案·痰饮》）

方证解释：本案涌噫酸水，其"令人酸痛"，是指胃中作酸而胃脘痛。此中阳虚而寒饮内留，故仿大建中汤法用炒黑川椒辛热温通中阳，合苓桂术甘汤法用桂枝木、茯苓温化寒饮；再合小半夏汤用半夏、姜汁和胃止呕。二诊更加淡附子，合半夏、姜汁、茯苓，为附子粳米汤法以温通中阳，散寒逐饮。

2. 合理中汤治上吐下泻

王，诊脉右濡左弦，舌白不饥，瘀血上吐下泻。胃阳大伤，药饵下咽则涌。前医用大半夏汤不应，询知所吐皆系酸水痰沫，议以理阳方法。人参、茯苓、川椒、干姜。（《临证指南医案·呕吐》）

方证解释：本案症见上吐下泻，吐物为酸水痰沫，不知饥，药饵下咽则涌。苔白，脉右濡左弦。前医曾用大半夏汤未效。此中阳大伤。方用人参、川椒、干姜，为大建中汤法以温通中阳，散寒止吐泻；用茯苓，合人参、干姜，为变通理中汤法以通补胃阳胃气。

3. 合吴茱萸汤治脘痛呕吐

脉细，脘痛暮盛，吐出食物未化，此胃阳受戕，失宣降之司，所谓"痛则不通"是也。良由得之饥饱烦劳使然，以脉论之，日久恐有关格大患，未可不早为图之。人参、开花吴茱萸、淡附子、茯苓、真四川花椒、淡干姜。（《未刻本叶天士医案》）

方证解释：本案症见脘痛暮盛，呕吐，吐出物为未化食物。脉细。此胃阳大虚，失于和降，不通则痛。方用大建中汤去饴糖加茯苓以通补胃阳；合吴茱萸汤用吴茱萸、人参温胃止呕；另用淡附子，合干姜，为四逆汤法以扶阳破阴止痛。

4. 合大乌头煎治胃腹痛

张四八，阳微浊凝。胃下疼。炒黑川椒（去目）一钱、炮黑川乌三钱、炮黑川附子三钱、炮淡干姜一钱半。（《临证指南医案·胃脘痛》）

方证解释：本案症见胃下痛。从"阳微浊凝"及用药分析，为中阳大虚，寒浊凝结之冷痛。方用炒黑川椒、炮淡干姜，为减味大建中汤以温通中阳；合炮黑川乌、炮黑川附子，为《金匮要略》大乌头煎法以通阳破阴止痛。

5. 合白通加猪胆汁汤治阳衰湿结的腹痛

方四四，形质颓然，脉迟小涩，不食不寐，腹痛，大便窒痹。平昔嗜酒，少谷中虚，湿结阳伤，寒湿浊阴鸠聚为痛。炒黑生附子、炒黑川椒、生淡干姜、葱白，调入猪胆汁一枚。（《临证指南医案·湿》）

方证解释：本案症见形质颓然，不食不寐，腹痛，大便窒痹。脉迟小涩。此中下之阳虚弱，寒湿阴浊聚结，发为腹痛闭结之证。方用大建中汤法以炒黑川椒、生淡干姜温通中阳、散寒止痛；合白通加猪胆汁汤用炒黑生附子、干姜、葱白、猪胆汁温通少阴真阳，逐散阴浊寒湿聚结。

6. 合当归建中汤治虚劳

陆，劳伤阳气，不肯复元，秋冬之交，余宗东垣甘温为法，原得小效，众楚交咻，柴、葛、枳、朴是饵。二气散越，交纽失固。闪气疼痛，脘中痞结，皆清阳凋丧。无攻痛成法，唯以和补，使营卫之行，冀其少缓神苏而已。人参、当归、炒白芍、桂心、炙草、茯神。又，右脉濡，来去涩。辛甘化阳，用大建中汤。人参、桂心、归身、川椒、茯苓、炙草、白芍、饴糖、南枣。（《临证指南医案·虚劳》）

方证解释：本案症见闪气疼痛，脘中痞结等。叶氏据病史认为，此清阳凋丧，不得见痛攻痛，当用和补法。一诊方用小建中汤去姜、枣，加人参、当归、茯神和补气血阴阳。二诊见右脉濡，来去涩。方用大建中汤去干姜加茯苓通补胃气，合当归小建中汤用桂心、白芍、炙草、饴糖、南枣、当归身辛甘化阳，温养营阴，调和脾胃，缓急止痛。

（三）变制新法

叶氏变制大建中汤为"通纳法"，治疗八脉久损的脘痛脐中动气，如下案。

张二四，脏阴久亏，八脉无力，是久损不复，况中脘微痛，脐中动气，决非滋腻凉药可服。仿大建中之制，温养元真，壮其奇脉，为通纳方法。人参、生于术、炙草、茯苓、熟地、淡苁蓉、归身、白芍、真浮桂、枸杞、五味。（《临证指南医案·虚劳》）

方证解释：本案除中脘微痛，脐中动气外，当有久损不复的虚症。叶氏仿大建中汤之法，变制出温养元真，壮其奇脉，通纳八脉法。方用人参、真浮桂、白芍、归身、茯苓、炙草为变制大建中汤法以温养营血；仿地黄饮子法以人参、熟地、淡苁蓉、枸杞、真浮桂、五味子补摄奇经；因奇经与阳明有关，故用人参、生白术、茯苓、炙甘草补益阳明。

本案处方可命名为"通纳汤"，以期在临床上推广应用。

三、讨论与小结

（一）叶氏变通应用大建中汤的基本思路与手法

叶桂用大建中汤的基本手法是在原方中加茯苓，以人参配茯苓之淡、花椒之辛通补胃气，用饴糖甘缓补虚建中；另用干姜配花椒通补胃阳，散寒止痛。无需甘温守补者，仿大半夏汤法用白蜜代替饴糖甘凉润燥益中。呕吐者，加半夏和胃止呕；上吐下泻属脾阳虚者，去饴糖之甘守，合变通理中汤法加茯苓，以苓、椒、姜、参理中阳；胁痛或急心痛者，去偏于温中的干姜，加偏于走心胸的桂枝温心胸阳而通营络；心火衰，阴气乘而神志伤者，去干姜，加桂枝、附子温心阳，逐阴浊；胃痛呕酸，属于痰饮上犯者，合苓桂术甘汤法加桂枝、茯苓温阳化饮；呕吐甚属于胃阳大虚者，合吴茱萸汤与四逆汤法，加吴茱萸、附子、茯苓，配合干姜、花椒温通中阳，温胃止呕；阳微寒凝胃腹痛甚者，合大乌头煎法加川乌、附子，配合干姜、花椒温阳散寒止痛；阳衰寒湿鸠聚腹痛大便窒痹者，合白通加猪胆汁汤法加生附子、葱白，合干姜、花椒通阳破寒湿结聚；虚劳中虚者，合当归小建中汤法去干姜，加桂心、当归、白芍、甘草、南枣辛甘化阳、建中补虚。

（二）叶氏对仲景大建中汤方证的创新与发展

1. 创用大建中汤合附子乌头剂通阳散寒止痛

仲景大建中汤既用花椒、干姜辛热温中散寒止痛，又用饴糖、人参甘温补气缓急。叶桂遵其法而变其制，其中最具特点的是，去甘缓守补的饴糖，或再去人参，加附子温阳通阳而散寒止痛。或者合白通加猪胆汁汤，以炒黑生附子配干姜、葱白、花椒温阳散寒逐湿，治疗寒湿阴浊鸠聚的腹中痛；或合吴茱萸汤与四逆汤法，以附子、干姜、吴茱萸、花椒并用通补胃阳，开阴寒凝结，治脘痛呕吐；甚至合大乌头煎法，以乌头、附子、干姜、花椒并用温阳破阴，治阳微阴浊凝结的胃痛。

叶氏用药以轻灵为长，但用大建中汤却大胆果断而独具一格。这就突破了仲景此方的规范，为临床变通应用大建中汤开拓了新的思路。

2. 发挥用大建中汤治疗心胸病

仲景大建中汤证中有"心胸中大寒痛"一症，后世很少有人用此方治疗心胸病。叶氏独识仲景用法，以大建中汤去干姜、人参、饴糖等中焦药，加桂枝、煨姜、白蜜温通营络，治疗营气困顿的胁痛绕脘；或者去干姜、饴糖，加桂枝、炙甘草、白蜜辛甘化阳，温通营络，治疗急心痛；或者去干姜，加桂枝、附子治疗心火衰，阴气乘，神志伤的悲惊不乐。这些用法为我们用大建中汤治疗心胸神志病提供了新的思路，具有重要的临床意义。

（三）新订叶氏大建中汤变通方

通纳汤

出自《临证指南医案·虚劳》张二四案。组成为：人参、生白术、炙甘草、茯苓、熟地、淡苁蓉、当归、白芍、肉桂、枸杞、五味子。叶案方证：脏阴久亏，八脉无力，久损不复，中脘微痛，脐中动气者。

本方仿大建中汤之制，用参、术、苓、草，为四君子汤以通补阳明；用熟地、当归、白芍，为四物汤法补阴血，养营络；用淡苁蓉、肉桂、枸杞、五味子，合熟地、人参、当归、茯苓，为地黄饮子法以通补奇经八脉。其中五味子味酸，与诸补奇经药合用，能够摄纳奇经，故曰通纳法。全方具有温养元真，壮其奇脉的作用，可以治疗奇经虚损的病证。

升麻鳖甲汤

一、仲景原方证述要

升麻鳖甲汤出自《金匮要略·百合狐惑阴阳毒病脉证治》第 14 条，组成为：升麻二两，当归一两，蜀椒（炒去汗）一两，甘草二两，雄黄半两（研），鳖甲手指大一片（炙）。右六味，以水四升，煮取一升，顿服之，老小再服，取汗。仲景原条文谓："阳毒之为病，面赤斑斑如锦纹，咽喉痛，唾脓血。五日可治，七日不可治，升麻鳖甲汤主之。"

本方用升麻解毒，合蜀椒解肌发汗，合甘草清热解毒，并治咽痛；用鳖甲、当归入络脉活血通络；用雄黄攻肿毒痈脓。全方活血逐瘀解毒透邪，故可治疗咽喉痛、发斑等。

升麻鳖甲汤证：阳毒病，面赤斑斑如锦纹，咽喉痛，唾脓血。

二、叶氏应用心法

营虚斑伏不透，咽痛呕恶，议《金匮》升麻鳖甲汤。升麻一钱、归身二钱、川椒三分、鳖甲四钱、赤芍一钱。（《眉寿堂方案选存·时疫湿温》）

方证解释："斑伏不透"，说明发斑病机有其特殊性，"营虚"，说明不仅血热，而且营血耗伤，营阴不足。这是斑伏不透的机理所在。热毒上壅则咽痛，热在阳明则呕恶。方用升麻鳖甲汤法化裁：无痈脓唾脓血，故去雄黄；斑伏不透，故去甘草之甘壅；斑属营血之热，故加赤芍凉血散血。

本方可命名为"升麻鳖甲去雄黄甘草加赤芍汤"，以期在临床上推广应用。

三、讨论与小结

（一）叶氏对仲景升麻鳖甲汤方证的创新与发展

1. 创用升麻鳖甲汤治疗温病发斑

《金匮要略》用升麻鳖甲汤治疗阳毒。阳毒究竟是什么病，仲景尚无具体的说明。后世注家多认为此病由感受疫毒而发，但是，我们却没有看到用升麻鳖甲汤治疗温疫的报道。叶桂别开生面，创用此方治疗温病发斑。可以说，叶氏此案非常珍贵。首先，叶氏跳出了"阳毒"的圈子，将此方移用于温病的营虚伏斑，从而扩展了此方临床应用的思路。其次，仲景所说的阳毒发斑，"面赤斑斑如锦纹"，发斑局限在面部，叶氏所述"斑伏不透"，并没有限定发斑的具体部位，从"营虚"分析，病在营血，斑当散在于四肢、胸背等处，从而扩展了升麻鳖甲汤治斑的范围。再次，从叶氏方用升麻、鳖甲、赤芍的药组来看，本案当属温病，且病机深在营血。这就为阳毒为"感受疫毒"之说，提供了临床依据，从而弥补了持此之说的注家缺乏临床佐证的空白。

2. 为温病伏斑的治疗开拓了新的思路

叶桂在《温热论》中精辟地阐述了温病发斑的机理、常见类型、诊断要点、治疗原则等问题，并曾提到虚斑与阴斑的概念，但是，尚未论及"营虚斑伏不透"的问题。本案用升麻鳖甲去雄黄甘草加赤芍汤治疗营虚斑伏不透的经验则弥补了《温热论》发斑论治之不足，为温病发斑的诊治增添了新的方法。

（二）新订叶氏升麻鳖甲汤变通方

升麻鳖甲去雄黄甘草加赤芍汤

出自《眉寿堂方案选存·时疫湿温》"营虚斑伏不透"案。组成为：升麻一钱、归身二钱、川椒三分、鳖甲四钱、赤芍一钱。叶案方证：营虚斑伏不透，咽痛呕恶者。

叶氏《温热论》指出："斑属血者恒多"，"若斑色紫，小点者，心包热也；点大而紫，胃中热也。黑斑而光亮者，热胜毒盛……若黑而隐隐，四旁色赤，火郁内伏，大用清凉透发。"从叶氏的这些论述来看，治疗发斑的基本原则是凉血清营、解毒透斑。然而，上述叶案治疗斑伏不透的处方却有所不同，并大有深意：其用赤芍凉血散血，鳖甲咸寒滋阴，兼入络脉搜剔络中邪热，两药合用，以凉血滋阴，通络散血，另用升麻辛凉升透。升麻与赤芍、鳖甲配伍，则可疏透血中热毒外出，使伏而不透之斑外透消解。这一配伍与青蒿鳖甲汤中青蒿与鳖甲、生地配伍的手法雷同。方中另外两味药性温，当归身辛甘温，可温养营血，兼以活血；川椒辛热，仅用三分，可微微发汗透表，疏散热毒。两药配伍，则养血活血而透发斑毒。全方寒温并用，补散并行，凉血活血与解毒透发同施，从而构成了本方的突出特点。由于本方是一首别具特色的治斑良方，因此，我们制订了这一方证，希望叶氏此方能够在临床上推广应用。

甘麦大枣汤

一、仲景原方证述要

甘麦大枣汤出自《金匮要略·妇人杂病脉证并治》第6条，组成为：甘草三两，小麦一升，大枣十枚。右三味，以水六升，煮取三升，温分三服。亦补脾气。仲景原条文谓："妇人脏躁，喜悲伤欲哭，象如神灵所作，数欠伸，甘麦大枣汤主之。"

本方用小麦养心肝、益脾气，甘草、大枣缓肝急、益中气，三药甘缓，故能治疗脏躁。甘麦大枣汤证：脏躁，喜悲伤欲哭，象如神灵所作，数欠伸者。

二、叶氏应用心法

（一）加减变化

1. 用于治疗惊恐心神不宁

陈二九，心中若烟雾，嗳则气散，少顷即聚。易惊恐畏惧，呕逆不渴，自述难鸣苦况。泻后亡阴，热药劫阴。前议和胃不应，主以镇之摄之。炙甘草、怀小麦、大枣、枣仁、青龙骨。（《临证指南医案·惊》）

　　方证解释：本案自觉心中如有烟雾笼罩，易惊恐畏惧，呕逆不渴，难以道明其苦。曾用和胃方未效。此心气心阴不足，神不摄守。方用炙甘草、怀小麦、大枣，为甘麦大枣汤补养心气心阴，加酸枣仁宁心安神，青龙骨镇摄心神。

　　本案处方可命名为"甘麦大枣加枣仁龙骨汤"，以期在临床上推广应用。

　　某，因惊外触，见症神怯欲迷，已经肢厥、冷汗、怕动。仿镇怯理虚。人参、茯神、枣仁、生龙骨、石菖蒲、炙草、南枣、陈怀小麦。早上服。（《临证指南医案·惊》）

　　方证解释：本案因惊而神怯欲迷，并见肢厥、冷汗、怕动等。拟镇摄理虚法。方用陈怀小麦、炙草、南枣、人参，为甘麦大枣汤加人参法补心气心阴；另用茯神、酸枣仁宁心安神，生龙骨镇摄，石菖蒲开窍。

　　杨氏，经血期至，骤加惊恐，即病寒热，心悸不寐。此惊则动肝，恐则伤肾，最虑久延脏躁。即有肝厥之患。怀小麦、天冬、龙骨、牡蛎、白芍、茯神。（《临证指南医案·惊》）

　　方证解释：本案月经期骤加惊恐，发为寒热，心悸，不寐等症。此惊恐损伤肝肾，有脏躁之虑。方用甘麦大枣汤法，以怀小麦甘补心气心阴，以天冬、白芍滋补肝阴；另用茯神宁心安神，龙骨、牡蛎镇惊平肝，以防痉厥。

　　2. 用于治疗郁证

　　季六九，老年情志不适，郁则少火变壮火。知饥，脘中不爽，口舌糜腐。心脾营损，木火劫烁精华，肌肉日消。惟怡悦开爽，内起郁热可平。但执清火苦寒，非调情志内因郁热矣。金石斛、连翘心、炒丹皮、经霜桑叶、川贝、茯苓。接服养心脾之药，少佐苦降法。人参、川连、炒丹皮、生白芍、小麦、茯神。（《临证指南医案·郁》）

　　方证解释：本案症见知饥，脘中不爽，口舌糜腐，肌肉日消等。此老年情志不适，心脾营损，木火劫烁精华。治拟二法，先用清泄郁热法，接服养心脾少佐苦降法：方中小麦，为甘麦大枣汤法以甘缓益虚；人参、茯神补养心脾；川连、炒丹皮、生白芍泻肝柔肝。

　　3. 用于治疗情志郁伤心脾

　　单七岁，为母丧悲泣，淹淹不食，面黄唇淡，情志不适，生阳郁窒，《内经》谓思为心疾，郁必伤脾。病属无形，非伤食恶食之比。稚年调理后天脾胃为要，佐以开益心气。人参、茯苓、炙甘草、怀小麦、益智仁、石菖蒲。（《种福堂公选医案》）

　　方证解释：本案尚为儿童，由于母丧悲泣而情志不适，淹淹不食，面黄唇淡等。此思郁损伤心脾。拟调理脾胃，佐以开益心气法。方用炙甘草、怀小麦，为甘麦大枣汤法甘缓益虚；用人参、茯苓、炙甘草，为简化四君子汤法以补益心脾；另用益智仁补脾肾，石菖蒲开心窍。

　　徐二八，产后未经旬，长途驱驰以劳形神。归值母丧，悲哀哭泣，伤及情志，述肉瞤易惊恐少寐。产伤阳分起见，肌肉悉热如焚，乃阴不摄阳。熟地炭、萸肉、龙骨、茯神、怀小麦、南枣肉。（《种福堂公选医案》）

　　方证解释：本案产后不久，因归值母丧，既长途驱驰，劳伤形神，又悲哀哭泣，伤及情志，从而出现肉瞤，易惊恐少寐，肌肉悉热如焚等。方用怀小麦、南枣肉，为简化甘麦大枣汤甘缓补益心脾；用熟地炭、山萸肉，为简化六味地黄丸以滋补肝肾阴血；另用龙骨、茯神安神宁心。

　　胡三一，形质伟然，吸气不入，是肾病。自言心绪少适，六七年久药无效。近来纳食不运，夜必惊惕而醒。先以两安心肾，镇怯理虚。人参、茯苓、龙骨、小麦、炙草、金箔。（《种福堂公选医案》）

方证解释：本案自言心绪少适，六七年久药无效。近来纳食不运，夜必惊惕而醒。形质伟然，吸气不入。此心脾不足。方用小麦、炙草，为简化甘麦大枣汤法以甘缓补心气，用人参、茯苓、炙甘草，为简化四君子汤以补益心脾；另用龙骨、金箔重镇宁心安神。

4. 用于治疗苦读劳伤心脾的神烦心悸头眩

某二一，诵读身静心动，最易耗气损营，心脾偏多，不时神烦心悸，头眩脘闷，故有自来也。调养溉灌营阴，俾阳不升越，恐扰动络血耳。怀小麦三钱、南枣肉一枚、炒白芍一钱、柏子仁一钱半、茯神三钱、炙草四分。（《临证指南医案·虚劳》）

方证解释：本案症见不时神烦、心悸、头眩、脘闷等，由苦读耗气伤营，劳伤心脾所致。叶氏不用大补气血之药，而以甘缓调营阴为主，方用怀小麦、南枣肉、炙草，为甘麦大枣汤甘补气营，用炒白芍合炙甘草为芍药甘草汤法滋补营阴；另用柏子仁、茯神安神宁心。

本案处方可命名为"甘麦大枣加白芍柏仁茯神汤"，以期在临床上推广应用。

5. 用于治疗烦热头汗易嘈

某，心中烦热，头上汗泄，汗止自安，易嘈。怀小麦、柏子仁、茯神、炙草、南枣、辰砂。（《临证指南医案·嘈》）

方证解释：本案症见心中烦热，头上汗泄，汗止烦热自安，嘈杂。此心营耗伤，心神不宁，汗不固摄。方用炙草、怀小麦、南枣，为甘麦大枣汤补养心营心气；用柏子仁、茯神、辰砂宁心安神。

6. 用于治疗痉厥

马，面青㿠白，入夜颧颊渐赤，耳聋，舌心干板而缩，并不渴饮，间有寒战后热，此厥阴肝脏液涸风旋，势成痉厥危症。勉从《经》旨之训，肝苦急，当食甘以缓之。甘麦大枣汤加阿胶。（《临证指南医案·痉厥》）

方证解释：本案症见面青㿠白，入夜颧颊渐赤，耳聋，间有寒战后热，舌心干板而缩，并不渴饮等。此肝阴涸竭，有风旋痉厥之虑。遵《内经》"肝苦急，当食甘以缓之"之旨，用甘麦大枣汤甘缓养肝，另加阿胶滋肝阴，息肝风，防痉厥。

7. 用于治疗肢体痛痿

病起左肢痛痿，即《灵枢》云：意伤忧愁则肢废也。盖肝脏多气多血，气胜则热，血不营养经脉，阳明日空，血海无贮，经事遂闭。内风挟阳，上升眩晕，咳出痰沫。冬令天地闭藏，病不致凶；万花畅茂，有增剧之虑。议镇肝安胃法，用麦甘大枣汤，麦以镇逆，枣、甘益虚，遵《内经》肝苦急，急食甘以缓之也。甘麦大枣汤。（《眉寿堂方案选存·卷下·女科》）

方证解释：本案病起左肢痛痿，并见闭经，兼见眩晕，咳出痰沫等。此意伤忧愁则肢废；阳明空虚，血海无贮则经事遂闭；肝风内起，夹阳上升则眩晕，咳出痰沫。拟镇肝安胃法，方用甘麦大枣汤，益虚缓肝。

8. 用于治疗阳痿

朱五十二岁，此操持太过，肝血胆汁内耗，致阳气上冒入巅，外泄汗淋，阳不入阴，阳跷穴空不寐，茎痿不举，非寒，皆肝液无有，有暴仆暴厥之危。小麦、萸肉、南枣、白芍、炙草、白石英。（《叶天士先生方案真本》）

方证解释：本案为阳痿，症见茎痿不举，不寐，汗淋等。此操持太过，肝液胆汁内耗。肝阴虚阳气上冒则汗淋；阳不入阴，阳跷穴空则不寐、茎痿不举。方用炙草、小麦、南枣，为甘麦大枣汤法以甘缓益虚；用山萸肉、白芍滋养肝阴，另用白石英镇肝潜阳。

心肾不交，心悸内怯，阳痿不举。怀小麦、枣仁、远志、柏仁、龙齿、建莲。（《未刻本叶天士医案》）

方证解释：本案症见阳痿不举，心悸内怯。此心肾不交。方取甘麦大枣汤法，用怀小麦益心虚、镇冲逆、止心悸；用酸枣仁、远志、柏仁、龙齿、建莲子宁心安神，交通心肾。

9. 用于治疗咯血吐血

龚，咳嗽继以失血，《经》言三焦皆伤。喉痛失音，乃阴液无以上承，厥阳燔燎不已。病深难于奏功，凭理而论，镇胃制肝，乃和阳息风之义。怀小麦、南枣、阿胶、茯苓、北沙参、天冬。（《临证指南医案·吐血》）

方证解释：本案咳嗽继见咳血，喉痛失音。此阴液亏虚，厥阳燔燎。拟镇胃制肝，和阳息风法。方用怀小麦、南枣，为甘麦大枣汤法以益虚镇逆；另用阿胶、天冬、北沙参、茯苓通补肾阴胃阴以润肺金宁络止血。

程二七，吐血数发，肢震，面热汗出，寐中惊惕。盖阳明脉络已虚，厥阴风阳上炽，饮食不为肌肤，皆消烁之征也。生黄芪、北沙参、生牡蛎、麦冬、小麦、南枣。（《临证指南医案·吐血》）

方证解释：本案吐血数发，兼见肢震，面热汗出，寐中惊惕。此阳明脉络空虚，厥阴风阳上炽。方用小麦、南枣，为甘麦大枣汤法以益虚镇逆；用北沙参、麦冬，为益胃汤法以滋养胃阴；用生黄芪、南枣，为黄芪建中汤法以甘补中气；另用生牡蛎镇肝潜阳息风。

沈，味进辛辣助热之用，致肺伤嗽甚。其血震动不息，阳少潜伏，而夜分为甚。清气热而不妨胃口，甘寒是投，与《内经》"辛苦急，急食甘以缓之"恰符。生甘草、玉竹、麦冬、川贝、沙参、桑叶。又，肝阳易逆，内风欲沸，不得着左卧。恶辛气，喜甘润，治肝体用，润剂和阳。生地、阿胶、天冬、茯神、牡蛎、小麦。（《临证指南医案·吐血》）

方证解释：本案肺伤嗽甚，"其血震动不息"是指咳嗽震动则络伤咯血，夜分为甚。一诊方用沙参麦冬汤法滋胃阴、润肺燥；二诊症见不得着左卧，是肝阳易逆，内风欲沸，方用小麦，为甘麦大枣汤法以甘缓镇逆；另用生地、阿胶、天冬、茯神、牡蛎，为加减复脉汤法以滋肝肾真阴，平肝潜阳息风。

10. 用于治疗月经不调

潘二七，经水不来，少腹刺痛鸣胀，大便不爽，心中热痛，食辛辣及酒，其病更甚，不敢通经，姑与甘缓。甘麦大枣汤。（《临证指南医案·调经》）

方证解释：本案病情复杂，症见经水不来，少腹刺痛鸣胀，大便不爽，心中热痛，食辛辣及酒更甚等。此由肝脉瘀滞，肝经郁热内炽所致。因肝苦急，故"不敢通经"，先遵《内经》急食甘以缓之之训，姑与甘麦大枣汤缓肝之急。

11. 用于治疗崩漏

陈五旬，五旬年岁，经漏如崩，继以白带绵绵。昔形充，今瘦损。当年饮酒湿胜，大便久溏。自病经年，便干不爽，夜热多汗，四肢皆冷，气短腹鸣，上噫气，下泄气，腰足跗酸耎无力，食物日减，不知其味。此阳明脉衰，厥阴风木由乎血去液伤，冲任交损，内风旋转而为风消之象。病在乎络，故令久延。《金匮》谓络热则痿矣。人参、黄芪、苦参、茯神、牡蛎、小麦。（《临证指南医案·崩漏》）

方证解释：本案经漏如崩，继见白带绵绵，消瘦，便干不爽，夜热多汗，四肢皆冷，气短腹鸣，上噫气，下泄气，腰足跗酸软无力，食物日减，不知其味等。此阳明脉衰，冲任交损，厥阴内风旋起。方用小麦，为甘麦大枣汤法以甘缓益虚镇逆，加牡蛎平肝潜阳息风，用人参、黄芪、茯神，为东垣补中益气汤法以通补阳明、补气摄血；另用苦参燥湿止带。

小产后劳动嗔怒，陡然血崩，乃身中阳动，阴弱失守之证。用药气味，最忌辛温走泄，不向安者。缘辛香温热，胃中不安，致呕逆频频，神复欲愦，皆血下而阴亏为病，呕多则阳气再伤耳。古人上下变病当治其中，此安胃第一要旨。以胃为脏腑之大源，能纳谷，斯后天生气再振，何容缕缕经营乎！人参、小麦、茯神、乌梅、木瓜、白芍。（《眉寿堂方案选存·卷下·女科》）

方证解释：本案小产后劳动嗔怒，陡然血崩，胃中不安，呕逆频频，神复欲愦。叶氏认为此病以安胃为第一要旨，方用小麦，为甘麦大枣汤法以甘缓益虚镇逆；用人参、茯神通补胃气以安胃；另仿乌梅丸法加乌梅、木瓜、白芍，合小麦，酸甘化阴，泄肝柔肝。

（二）合方化裁

1. 合桂枝汤法治经漏崩淋后寒热汗出腹胁痛

龚，脉数。寒热汗出，腹胁痛。病起经漏崩淋之后，是阴伤阳乘。消渴喜凉饮，不可纯以外邪论。和营卫调中，甘缓主治。当归、白芍、怀小麦、炙草、南枣、茯神。（《临证指南医案·崩漏》）

方证解释：本案病起经漏崩淋之后，症见寒热汗出，腹胁痛，消渴喜凉饮。脉数。叶氏从阴伤阳乘，兼外邪不解，营卫失调立论，拟甘缓补益气阴，和营卫调中法，方用怀小麦、炙草、南枣，为甘麦大枣汤甘缓益气，用白芍、当归、炙草、南枣、茯神为变通桂枝汤法以甘补营阴，调和营卫。

2. 合桂枝去芍药加蜀漆牡蛎龙骨救逆汤治产后郁冒

新产阴气下泄，阳气上冒。日晡至戌亥，阳明胃衰，厥阴肝横，肝血无藏，气冲扰膈，致心下格拒，气干膻中，神识昏谵。若恶露冲心则死，焉有天明再醒之理。回生丹酸苦直达下焦血分，用之不应，谅非瘀痹，想初由汗淋发热。凡外感风寒，理从外解；此热炽神乱，即仲景之新产郁冒也。倘失治必四肢牵掣，如惊如风痫，立危殆。议从亡阳汗出谵语例，用救法。龙骨、桂枝、南枣、牡蛎、炙草、小麦。（《眉寿堂方案选存·女科》）

方证解释：本案新产后见神识昏谵，心下格拒。初病曾汗淋发热。曾用回生丹未效。此热炽神乱，系《金匮》所谓的产后郁冒病。方用炙草、小麦、南枣，为甘麦大枣汤以缓急益虚；用桂枝、南枣、炙草、龙骨、牡蛎，为桂枝去芍药加蜀漆牡蛎龙骨救逆汤以温阳救逆。

3. 合变通麦门冬汤法治温邪发热或温热后潮热时作

脉促神倦，目上视，咳痰欲喘，唇燥舌红，温邪发热，半月外不解，所拟发散消导之药，病不少减，正气反伤，内风乘虚上扰，虑有痉厥变幻，非轻小之恙，姑与甘缓法。炒麦冬、北沙参、怀小麦、生甘草、南枣肉。（《种福堂公选医案》）

方证解释：本案温邪发热，半月外不解，症见目上视，咳痰欲喘，唇燥，神倦。舌红，脉促。此温邪损伤阴津，内风乘虚上扰。方用怀小麦、生甘草、南枣肉，为甘麦大枣汤缓肝益虚息风；用炒麦冬、北沙参、甘草，为变通麦门冬汤法滋养胃阴，以御肝风。

温热后肝阳乘胃，涎沫自出，胸满如闷，咽中间，或气促，潮热时作，四肢微冷，虑其厥逆，进息风和阳法。怀小麦、炒半夏、甜杏仁、炒麦冬、南枣。又方，人参、麦冬、怀小麦、茯苓、南枣、炙甘草。（《叶氏医案存真·卷二》）

方证解释：本案为温病后，症见涎沫自出，胸满如闷，咽中不适，或气促，潮热时作，四肢微冷等。此阴液损伤，肝阳乘胃。拟息风和阳法。方用怀小麦、南枣，为甘麦大枣汤法以益虚镇逆；用炒半夏、炒麦冬、南枣、甜杏仁，为加减麦门冬汤以滋养胃阴、开结利咽。

二诊继续用甘麦大枣汤（怀小麦、南枣、炙甘草）益虚镇逆；用人参、麦冬、茯苓，为简化麦门冬汤以通补胃阴。

4. 合变通竹叶石膏汤治温病留热未清神索气夺

留热未清，营液已耗，但论清邪，恐神索气夺，腻滞阴药，防余热痛疡，议理心之用，亦清补之意。人参、麦冬、竹心、怀小麦。（《叶氏医案存真·卷三》）

方证解释：本案为温病留热未清而营液已耗，其症可能有心烦，不寐，肌肤热等。叶氏拟清补之法，理心之用。方用小麦，为甘麦大枣汤法以甘缓益心；用人参、麦冬、竹叶心，为变通竹叶石膏汤法以清热补心营气阴。

5. 合大半夏汤通补阳明治食纳顿减心背热汗出

顾氏，劳力怫怒，心背皆热，汗出，往时每以和阳治厥阴肝脏得效，今年春夏，经行病发，且食纳顿减。褚氏谓独阴无阳，须推异治，通补既臻小效，不必见热投凉，用镇其阳以理虚。人参、半夏、茯苓、炙草、牡蛎、小麦、南枣。（《临证指南医案·汗》）

方证解释：本案症见劳力怫怒，心背皆热，汗出，食纳顿减等。本次发病于行经之时。此阳明胃虚，肝气冲逆。拟镇肝阳、理胃虚法。方用甘麦大枣汤（小麦、南枣、炙草）加牡蛎，益虚、镇逆、平肝潜阳；用人参、半夏、茯苓，为变通大半夏汤以通补阳明。

6. 合酸枣仁汤治不寐

汤四十五岁，阳升巅顶，上虚下细。心有狐疑动多。阳不下潜，入夜心事交集，寤不成寐。潜阳益阴主治。怀小麦、炙草、知母、生地、茯苓、丹参。（《叶天士先生方案真本》）

方证解释：本案心有狐疑动多，入夜心事交集，寤不成寐。此肝阴虚损，肝阳升逆。拟潜阳益阴法。方用怀小麦、炙草，为简化甘麦大枣汤以益虚缓急；用知母、生地、茯苓、丹参，为变通酸枣仁汤以滋肝阴，泻心火，宁心安神。

某，肝阳不降，夜无寐。进酸枣仁法。枣仁、知母、炙草、茯神、小麦、川芎。（《临证指南医案·不寐》）

方证解释：本案症见不寐，叶氏从肝阳不降立论，方用酸枣仁、知母、炙草、茯神、川芎，为酸枣仁汤以治虚烦不寐；用小麦、炙草，为简化甘麦大枣汤以益虚缓肝。

7. 合四君子汤或参苓白术散法治疗虚损

李嘉兴，质虚不耐烦冗，动则阳升，由阴不和阳，深秋痢症虽愈，犹夏季致伤。人参、茯苓、枣仁、炙草、小麦、青花龙骨。（《叶天士先生方案真本》）

方证解释：本案未述脉证，病与烦劳、痢疾损伤脾胃，肝气乘逆有关，可能有烦躁、不寐、心悸、纳少、不饥等症。方用人参、茯苓，为减味四君子汤以通补胃气，用炙草、小麦，为减味甘麦大枣汤以甘缓肝急；另用酸枣仁、龙骨，宁心安神。

因时病而不慎口腹，以致咳痰呛逆，肌肉消烁，食下膜胀，甚则吐食，而成虚损矣。病在土不生金，金衰则不制木，互相戕克，有不能起之象，议以养金制木，使中焦无贼邪之患，壮火培土，使上焦得清化之权。亦是一法，未知何如。甜沙参、怀小麦、鲜莲肉、南枣、怀山药、云茯苓、燕窝。继进方：人参、山药、白芍、茯苓、炙草、南枣、鲜莲肉。（《叶氏医案存真·卷三》）

方证解释：本案症见咳痰呛逆，肌肉消铄，食下膜胀，甚则吐食等。此因时病而不慎口腹，以致土不生金，金衰又不制木，互相戕克而成虚损。方用甜沙参、鲜莲肉、怀山药、云茯苓、燕窝，为加减参苓白术散法以健脾益气养阴；用怀小麦、南枣，为甘麦大枣汤法以甘缓肝急。

8. 合加减复脉汤治肝肾阴虚所致的多种病证

（1）治温病热伤肝肾阴真阴

温邪暮热，由乎阴虚阳浮。热解无汗，不欲饮水，岂是阳经为病？冬令失藏，法从肾肝论治。阿胶、生地炭、炙黑甘草、小麦、生白芍、炒松麦冬。（《眉寿堂方案选存·冬温》）

方证解释：本案为温病，症见暮热，热解无汗，不欲饮水等。此温邪久羁，耗伤真阴。方用小麦、炙黑甘草，为甘麦大枣汤法以甘缓益虚镇逆；用炙黑甘草、阿胶、生地炭、生白芍、麦冬，为加减复脉汤法以滋补肝肾真阴。

史，温热已入厥阴。阴伤，致风阳上巅，遂为痉厥。厥发丑寅，阳明、少阳之阳震动。昨进咸苦，清其阴分之热已效，今复入镇阳以止厥。生地、天冬、阿胶、鸡子黄、生龙骨、小麦。（《临证指南医案·痉厥》）

方证解释：本案为温病深入厥阴，发为痉厥之证。厥发丑寅，为阳明、少阳之阳震动。叶氏在咸苦清其阴分之热已效的基础上，继用滋阴镇阳息风以止痉厥。方中小麦，为甘麦大枣汤法以甘缓镇逆；生地、天冬、阿胶、鸡子黄、生龙骨，为加减复脉汤法以滋阴潜阳、息风止痉。

脉虚细无力，热止后汗多，心悸头晕，寐多惊恐，舌红，营阴受伤，理宜和阳存阴。生地、麦冬、怀小麦、阿胶、人参、炒麻仁。（《叶氏医案存真·卷二》）

方证解释：本案为温病后期，症见热止后汗多，心悸头晕，寐多惊恐。舌红，脉虚细无力。此热邪损伤营阴。方用怀小麦，为甘麦大枣汤法以甘缓益心镇逆；用生地、麦冬、阿胶、人参、炒麻仁为加减复脉汤法以滋补肝肾阴液。

（2）治痉厥

龚三一，诸厥皆隶厥阴。疝瘕，心热胁胀，中消便难，乃肝阳内风，妄动消烁，犯及阳明矣。《经》言治肝不应，当取阳明。肝胃一脏一腑相对，不耐温补者，是肝用太过，肝体不及也。九孔石决明、怀小麦、清阿胶、细生地、天冬、茯神。（《临证指南医案·痉厥》）

方证解释：从"诸厥皆隶厥阴"分析，本案以痉厥为主，兼见疝瘕，心热胁胀，中消便难等。此真阴亏损，肝阳内风旋动，厥阴冲犯阳明。方用怀小麦，为甘麦大枣汤法以甘缓镇逆，合茯神以补阳明、宁心神；用清阿胶、细生地、天冬、石决明为加减复脉汤法以滋补真阴，平肝潜阳息风。

（3）治肝风

卜，有年，冬藏不固，春木萌动，人身内应乎肝。水弱木失滋荣，阳气变化内风，乘胃为呕，攻胁为痛。仲景以消渴心热属厥阴；《内经》以吐涎沫为肝病。肝居左而病炽偏右，木犯土位之征，经旨谓肝为刚脏，非柔不和。阅医药沉、桂、萸、连，杂以破泄气分，皆辛辣苦燥，有刚以治刚之弊，倘忽厥逆瘕疝奈何？议镇阳息风法。生牡蛎、阿胶、细生地、丹参、怀小麦、南枣。又，内风阳气，鼓动变幻，皆有形无质，为用太过。前议咸苦入阴和阳，佐麦、枣以和胃制肝获效。盖肝木肆横，胃土必伤，医治既僻，津血必枯。唇赤、舌绛、咽干，谷味即变酸馊，显是胃汁受劫，胃阴不复。夫胃为阳明之土，非阴柔不肯协和，与脾土有别故也。生牡蛎、阿胶、细生地、小麦、炒麻仁、炒麦冬、炙草。（《临证指南医案·木乘土》）

方证解释：本案症见呕吐，胁痛。此真阴亏损，水不涵木，阳气变化内风，乘胃为呕，攻胁为痛。方用怀小麦、南枣，为甘麦大枣汤法以甘缓益胃镇逆；用生牡蛎、阿胶、细生地，为加减复脉汤法以滋补肝肾真阴，平肝潜阳息风；另加丹参通络治胁痛。二诊已经获效，症见唇赤、舌绛、咽干，谷味即变酸腻等。仍从肝阴亏损，肝风乘犯阳明，胃汁受劫，胃阴不复立论，继续守法治疗。方用阿胶、细生地、炒麻仁、炒麦冬、生牡蛎，为加减复脉汤法滋肝阴潜阳息风；用炙草、小麦为甘麦大枣汤法缓肝和胃。

（4）治心痛引背

安，脉小数，色苍，心痛引背，胁肋皆胀，早上牙宣龈血，夜寐常有遗泄。此形质本属木火，加以性情动躁，风火内燃，营阴受劫，故痛能进食。历来医药治痛，每用辛温香窜，破泄真气。不知热胜液伤，适令助其躁热，是经年未能痊期。议以柔剂，息其风，缓其急，与体质病情，必有合窾之机。细生地、阿胶、牡蛎、玄参、丹参、白芍、小麦、南枣。（《种福堂公选医案》）

方证解释：本案症见心痛引背，胁肋皆胀，早上牙宣龈血，夜寐常有遗泄。色苍，脉小数。此郁火损伤肝肾真阴，营阴不荣而心痛，虚火妄动而牙宣龈血、夜寐遗泄。方用小麦、南枣，为甘麦大枣汤法缓肝急、镇肝逆；用细生地、阿胶、白芍、牡蛎，为加减复脉汤法以滋肝肾阴液、潜阳息风；另仿天王补心汤法加玄参、丹参养心活血通络。

此案叶氏提出了"议以柔剂，息其风，缓其急，与体质病情，必有合窾之机"的治法，这里所说的"柔"，是指加减复脉汤法，所谓"缓"，是指甘麦大枣汤法。

（5）治喉辣心震

金四二，脏液不充，阳气虚风鼓动。病起喉辣心震，频频举发，多因劳怒。用《内经》甘缓一法。人参、黄肉炭、白芍、炙甘草、茯神、小麦。又，复脉汤去桂。（《临证指南医案·咽喉》）

方证解释：本案症见喉辣心震，频频举发。此劳怒损伤阴液，肝风鼓动。方用小麦、炙甘草，为甘麦大枣汤法以甘缓益虚镇逆；用人参、茯神通补阳明；用黄肉炭、白芍滋肝柔肝。二诊继用复脉汤去桂以滋真阴、和肝阳。

（6）治多梦纷纭

金，肝血肾精无藏，阳乏依附，多梦纷纭，皆阳神浮越。当以介属有情，填补下焦。熟地、淡菜、阿胶、黄肉、小麦、龙骨、牡蛎。又，肾虚气攻于背，肝虚热触于心，都是精血内夺，神魂不主依附，此重镇以理其怯，填补以实其下。血肉有情，皆充养身中形质，即治病法程矣。熟地、牡蛎、淡菜、五味、黄肉、龙骨、杞子。（《临证指南医案·虚劳》）

方证解释：本案症见多梦纷纭。此肝血肾精无藏，阳乏依附，精血内夺，神魂不主依附。方用小麦，为甘麦大枣汤法以甘缓益虚镇逆；用熟地、淡菜、阿胶、黄肉、龙骨、牡蛎，为变通复脉汤法，滋真阴中以介属有情，填补下焦，平肝潜阳。二诊自觉气冲攻于背，心中热，继用重镇以理其怯，填补以实其下法治疗。

（7）治抑郁悲泣呃逆有形有声

朱三二，因抑郁悲泣，致肝阳内动。阳气变化火风。有形有声，贯膈冲咽，自觉冷者，非真寒也。《内经》以五志过极皆火。但非六气外来，芩、连之属，不能制伏，固当柔缓以濡之，合乎肝为刚脏，济之以柔，亦和法也。生地、天冬、阿胶、茯神、川斛、牡蛎、小麦、人中白。熬膏。（《临证指南医案·郁》）

方证解释：本案因抑郁悲泣，致肝阳内动，变化火风，而见气冲贯膈冲咽，呃逆有形有声，自觉发冷等。方用小麦，为甘麦大枣汤法以甘缓益虚镇逆，合茯神益胃宁心；用生地、天冬、阿胶、川斛、牡蛎，为加减复脉汤法以滋真阴，柔肝潜阳息风。另用人中白咸寒降浊逆下行。

（8）治呕吐

张氏，勉强攻胎，气血受伤，而为寒热；经脉乏气，而为身痛，乃奇经冲任受病，而阳维脉不用事也。《内经》以阳维为病苦寒热。维者，一身之刚维也。既非外感，羌、苏、柴、葛三阳互发，世无是病；又芩、栀、枳、朴之属，辛散继以苦寒，未能中病。胃口屡伤，致汤饮皆哕出无余，大便不通，已经半月，其吐出形色青绿涎沫，显然肝风大动，将胃口翻空，而肠中污水，得风翔如浪决，东西荡漾矣。息风镇胃，固是定理，但危笃若此，明理以邀天眷耳。怀小麦百粒、火麻仁一钱、阿胶二钱、生地二钱、秋石拌人参一钱、南枣肉一钱。（《临证指南医案·呕吐》）

方证解释：本案症见寒热，身痛，呕吐，汤饮皆哕出无余，吐出物形色青绿涎沫，大便不通半月等。此由肝肾阴液大虚，奇经冲、任、阳维脉受病，肝风大动，阳明胃口屡伤，胃气上逆不降所致。拟滋肝息风镇胃法。方用南枣肉、怀小麦为甘麦大枣汤法以甘缓益虚镇逆；火麻仁、阿胶、生地、秋石拌人参为加减复脉汤法以滋补肝肾真阴，柔肝息风，兼补奇经；因剧烈呕吐，胃气大伤，故仍用复脉汤中人参补胃气、生津液；因大便不通，故用复脉汤中火麻仁滋阴润肠通便。

（9）治带下

某，温邪劫阴，带下火升，胸痞，脉小数。生地、阿胶、牡蛎、川斛、小麦、茯苓。（《临证指南医案·淋带》）

方证解释：本案症见带下，胸痞。脉小数。此温病后期，温邪劫阴，阴虚火升而带下，肝阳冲逆而胸痞。方用生地、阿胶、川斛、牡蛎，为加减复脉汤法以滋肝肾真阴，潜阳息风；用小麦为甘麦大枣汤法以甘缓益虚镇逆；合茯苓甘补阳明。

（10）治小产后忽然腰腹大痛

倪，小产半月颇安。忽然腰腹大痛，或攒膝跗足底，或引胁肋肩胛，甚至汤饮药饵，呕吐无存。娠去液伤，络空风动，昔贤谓按之痛缓属虚，勿道诸痛为实。炙草、怀小麦、南枣、阿胶、细生地、生白芍。又，往常经候不调，乃癥瘕为痛。葱白丸。（《临证指南医案·产后》）

方证解释：本案小产半月，忽然腰腹大痛，或攒膝跗足底，或引胁肋肩胛，甚至汤饮药饵，呕吐无存。叶氏从娠去液伤，络空风动，以及虚痛立论，用炙甘草、怀小麦、南枣，为甘麦大枣汤以益虚缓肝之急；用阿胶、细生地、生白芍、炙甘草，为加减复脉汤法以滋肝肾阴液，柔肝息风。二诊用葱白丸（熟地四两，白芍、当归、川楝子、茯苓各二两，川芎、枳壳、厚朴、青皮、神曲、麦芽各一两半，三棱、蓬术各一两，干姜、大茴香、木香各七钱，肉桂五钱，用葱白汁丸）活血调经以治癥瘕。

（11）治产后血虚眩晕汗出

某，产后去血过多，阴虚阳实，头中眩晕，汗出肉瞤，惊畏身热等症，最易昏厥。苦辛气味宜忌。生地、小麦、炙黑甘草、麦冬、阿胶、茯神、生左牡蛎。（《临证指南医案·产后》）

方证解释：本案产后去血过多，症见头中眩晕，汗出肉瞤，惊畏身热等。此阴血亏虚，肝阳亢逆。方用小麦、炙黑甘草，为甘麦大枣汤法以甘缓镇逆；用生地、麦冬、阿胶、茯神、生左牡蛎，为加减复脉汤法以滋补阴血，潜阳息风。

（12）治产后头痛

产后十二日，诊脉数疾，上涌下垂，此血去阴伤，孤阳上冒，内风燔燎，肝魂不宁。面赤头痛，昼轻夜重，阴弱阳亢，上实下虚。若不按法施治，必增瘛疭厥逆。议咸润益下和阳方。小生地、生牡蛎、怀小麦、阿胶、麦冬、元参。（《叶氏医案存真·卷三》）

方证解释：本案产后十二日，面赤头痛，昼轻夜重。脉数疾，上涌下垂。此血去阴伤，孤阳上冒，内风燔燎。拟咸润益下和阳法。方用怀小麦，为甘麦大枣汤法以甘缓镇逆；用小生地、阿胶、麦冬、元参、生牡蛎，为加减复脉汤法以滋阴潜阳息风。

叶氏应用甘麦大枣汤合加减复脉汤法的医案还有"炙甘草汤"一节中介绍的《临证指南医案》肝风门周案，头痛门徐案，痉厥门陆案，肝风门某妪案、沈案、王五十案，调经门仲二三案，崩漏门卢案，产后门许案等，可互参。

三、讨论与小结

（一）叶氏变通应用甘麦大枣汤的基本思路与手法

仲景用甘麦大枣汤治疗脏躁。脏指心，躁指心神不宁，此病与心神有关。叶氏根据此方所治之病的脏腑重点在心的特点，以之化裁治疗心神之病，以及心肝失调、心脾失调、心肾失调的病证。除此，叶氏紧紧抓住此方所寓之法为甘缓法的特点，遵照《内经》"肝苦急，急食甘以缓之"的理论，以此方缓肝之急，治疗肝之体用失调的病证，并推广用其治疗肝心失调、肝胃肝脾失调的种种病证，涉及范围包括外感病温病、内伤杂病、妇产科病等。

具体手法，心神不宁而见惊恐、失眠者，加龙骨、酸枣仁、茯神等宁心安神。心神不宁属于心脾不足者，加人参、茯苓等补益心脾；属于心肾不交者，加远志、酸枣仁、柏子仁等交通心肾。肝胃失调，属于胃津不足者，合益胃汤法加麦冬、沙参等滋养胃阴；属于脾气不足者，加黄芪、人参等补益脾气。肝肾真阴损伤者，合复脉汤法加白芍、阿胶、麦冬等滋补肝肾；如真阴亏虚，水不涵木，虚风内旋者，再加鸡子黄、生牡蛎等平肝息风。

此方平淡无奇，药仅三味，但在叶氏看来，却寓甘缓大法，随证加减，可以治疗种种大病难证，从而大大开阔了临证应用此方的视野。

（二）叶氏对仲景甘麦大枣汤方证的创新与发展

1. 创立"镇肝逆、益胃虚"的治法理论

仲景《金匮要略·妇人杂病脉证并治》用甘麦大枣汤治疗脏躁，其证见"喜悲伤欲哭，象如神灵所作，数欠伸"等。《金匮要略·五脏风寒积聚病脉证并治》载："邪哭便魂魄不安者，血气少也，血气少者属于心，心气虚者，其人则畏，合目欲眠，梦远行而精神离散，魂魄妄行。"结合此段经文分析，脏躁为血气少，心气虚，心神不安所致。甘麦大枣汤以小麦补心气不足，以甘草、大枣甘缓其急，兼补血气。

叶桂遵照《内经》"肝苦急，急食甘以缓之"的理论，用甘麦大枣汤益胃虚、缓肝急、镇肝逆。如他在《眉寿堂方案选存·女科》"病起左肢痛痿"案中指出："内风挟阳，上升眩晕，咳出痰沫……议镇肝安胃法，用麦甘大枣汤，麦以镇逆，枣、甘益虚，遵《内经》肝苦急，急食甘以缓之也。"结合"安胃法"分析，所谓"枣、甘益虚"，当指益胃之虚。结合"议镇肝"分析，所谓"麦以镇逆"，是指镇肝之逆。这样，甘麦大枣汤三药就具备了镇肝安胃之法，从而用治阴血亏虚，肝之风阳上扰、乘胃为基本病机的病证。对于这一类病证，若偏于肝阴或肝肾阴液亏虚为甚者，则在小麦组中合加减复脉汤法加入生地、阿胶、白芍、麦冬等以滋补肝肾阴液，或再加牡蛎、龙骨等平肝潜阳息风，从而协助小麦镇逆。如《临证指南医案·木乘土》卜案，方用生牡蛎、阿胶、细生地、丹参、怀小麦、南枣，叶氏称其法为"镇阳息风"，"咸苦入阴和阳，佐麦、枣以和胃制肝"。若偏于胃虚明显者，则在枣、甘组中合入变通大半夏汤加人参、茯神，或用人参、茯苓、半夏，以通补胃气，从而协助枣、甘益虚安胃。如《临证指南医案·汗》顾氏案，方用人参、半夏、茯苓、炙草、牡蛎、小麦、南枣，叶氏称其法为"镇其阳以理虚"。若偏于胃阴虚者，安胃则在枣、甘之中，合变通麦门冬汤（沙参麦冬汤、益胃汤）法加入麦冬、沙参等，协助枣甘滋胃阴而益胃。如《临证指南医案·头痛》徐案，方用阿胶、小麦、麦冬、生白芍、北沙参、南枣，叶氏称其法为"镇肝益虚，冀有阳和风息之理"。

总之，从整体上看，叶氏把甘麦大枣汤作为甘缓剂，用以缓肝之急；进深一层，叶氏将其分为两法：麦以镇肝逆为一法，枣、甘以益胃虚为一法，从而构成了制肝益胃，两调肝胃之法。再进深一层，叶氏将甘缓、镇逆、益虚结合，灵活组方：若胃不虚而肝阴虚、肝阳化风上扰者，则不用枣、甘，纯用小麦镇逆，另加生地、阿胶、麦冬、天冬、牡蛎等滋阴潜阳息风，叶氏称此法为"柔缓以濡之"之法，认为此法"合乎肝为刚脏，济之以柔，亦和法也"。如《临证指南医案·郁》朱三二案。另如《种福堂公选医案》"安，脉小数"案，叶氏指出："议以柔剂，息其风，缓其急，与体质病情，必有合窍之机。"

2. 阐发甘麦大枣汤"理心之用"的理论

在甘麦大枣汤的应用中，叶氏不仅根据肝体阴用阳的特点，提出滋肝体、缓肝用的方法，而且提出了以甘麦大枣汤"理心之用"的理论，如《叶氏医案存真·卷三》"留热未清"案，方用人参、麦冬、竹叶心、怀小麦。其意在"理心之用，亦清补之意"。这就说明，心也有体用之分。从本案"留热未清，营液已耗，但论清邪，恐神索气夺，腻滞阴药，防余热痈疡"，以及处方用药分析，所谓"理心之用"，是用清补之法，以竹叶、麦冬清心之中兼以补心阴，以人参、小麦甘益心气。可见，清补心阴，兼以甘益心气就是调理心用。既然有心之用，必然有心之体，如何理心体，尚待进一步研究。

3. 创用甘麦大枣汤补益心脾

治疗心脾不足，心神失养的神志病，学术界首推归脾汤，但叶氏用甘麦大枣汤化裁治疗心脾两伤的心神不宁证。如在《种福堂公选医案》"单七岁"案中，叶氏指出"《内经》谓思为心疾，郁必伤脾"，此因母丧悲泣而见淹淹不食，面黄唇淡，情志不适等，属于思郁损伤心脾之证。方用人参、茯苓、炙甘草、怀小麦、益智仁、石菖蒲，通补脾胃，佐以开益心气。所谓"开益心气"，是指用炙甘草、小麦、人参补益心气之中，兼用石菖蒲芳香开心窍。另如《临证指南医案·虚劳》某二一案，由诵读身静心动，耗损心脾气营而见神烦心悸，头眩脘闷等，方用甘麦大枣汤加炒白芍、柏子仁、茯神益心脾气阴而宁心安神。

（三）程门雪对叶氏用甘麦大枣汤的推崇

程门雪先生在《学习〈金匮〉的点滴体会》一文中指出：《金匮要略·妇人杂病脉证并治》第 22 条中的脏躁证用甘麦大枣汤，是极有效的方剂。现在归到妇科去了。其实本方不仅治妇人，亦主治男子，但当做妇人专方，那就失之偏颇了。叶天士最赏识此方，其在甘缓和阳息风法中，用之最多，散见在肝风、虚劳、失血等门内，凡见头眩、心悸、胸闷等症状的，每每取用，特别在治癫证一案中，更为特出，病人恰恰是男子，见《古今医案按》："嘉善朱怀音兄患癫狂，用消痰清火药而愈。越三年复发，消痰清火不应，用天王补心丹而愈。越二年又发，进以前两法皆不应，用归脾汤而愈。越一年又发，发时口中哼哼叫号，手足牵掣搐掉，如线提傀儡，卧则跳起如鱼跃，或角弓反张，其喊声闻于屋外，而心却明白，但以颤掉之故，口欲语时，已将唇舌嚼坏。如此光景，半刻即止，止则神识昏慢，语言谬妄，又半刻而发如前矣。一吴姓名医，用人参、鹿茸、肉桂、熟地、龙齿、清铅、远志、茯苓等药，服之甚相安，然匝月不见效。乃就正于叶天翁。叶笑曰：'吾以轻淡药，二十剂当减半，四十剂当全瘳耳。'因叩其掣掉作则心明、掣掉止则神昏之故。曰：'操持太过，谋虑不决，肝阴胆汁两耗，阳跷阴跷奇脉风动，非虚寒也。'用白芍、黄肉各一钱五分，白石英、怀小麦、南枣肉各三钱，炙草五分。病人见其方，殊不信，旁人亦以药太轻淡，并两帖为一帖服，十帖病减半，二十帖病全瘳矣。"程门雪先生强调说："甘麦大枣汤是一张治心虚、养心气、泻虚火的好方子，亦是'肝苦急，急食甘以缓之'、'损其肝者缓其中'的好方子，如果进一步与百合地黄汤同用（百合病也有如神灵的见症），治神志不宁一类疾病，更有殊功。因为《内经》云，肝藏魂，心藏神，肺藏魄。神魂不安，魂魄不宁，表现为病状时，即有'象如神灵所作'了。所谓'善者不可见得，恶者得见'，正是此意。"（张建中，等主编．著名中医学家程门雪黄文东百年诞辰纪念文集·学习《金匮》的点滴体会．上海：上海中医药大学出版社，2002：44）

（四）新订叶氏甘麦大枣汤变通方

1. 甘麦大枣加枣仁龙骨汤

出自《临证指南医案·惊》陈二九案。组成为：炙甘草、怀小麦、大枣、枣仁、龙骨。叶案方证：心中若烟雾，嗳则气散，少顷即聚，易惊恐畏惧，呕逆不渴，自述难明苦况者。

2. 甘麦大枣加白芍柏仁茯神汤

出自《临证指南医案·虚劳》某二一案。组成为：怀小麦三钱、南枣肉一枚、炒白芍一钱、柏子仁一钱半、茯神三钱、炙甘草四分。叶案方证：诵读身静心动，耗气损营，心脾偏多，不时神烦心悸，头眩脘闷者。

（五）叶案萃语

1. "养金制木，使中焦无贼邪之患，壮火培土，使上焦得清化之权。"

出自《叶氏医案存真》"因时病而不慎口腹"案。其意是，对于脾胃损伤，土不生金，金衰又不制木，从而互相戕克的虚损病，治疗既要补肾培土，以求土生金而上焦肺金得养，清化正常；又要注意清养肺金，令肺金宣肃正常，以求肝木得制而使土无被乘之害。这是一种调补脾、肺、肝三脏的治法。"壮火"又涉及肾，实际上是四调脾、肺、肝、肾的治法。这段话在虚损性疾病的治疗方面具有指导意义。

2. "用麦甘大枣汤，麦以镇逆，枣、甘益虚，遵《内经》肝苦急，急食甘以缓之也。"

出自《眉寿堂方案选存·女科》"病起左肢痛痿"案。在这里，叶桂独出心裁地论述了甘麦大枣汤的组方特点，认为此方用小麦能够缓肝之急，镇肝风肝阳之逆；大枣、甘草，甘缓益虚，此虚既可是心，又可是脾胃，也可是肝。从而为临床变通应用甘麦大枣汤治疗肝心、肝脾、肝胃、心脾失调证的治疗提供了理论根据。

3. "重镇以理其怯，填补以实其下。"

出自《临证指南医案·虚劳》金案。对于肝血肾精亏虚无藏，阳乏依附，阳神浮越所致的多梦纷纭、眩晕、肝风、痉厥等病证，叶氏常用淡菜、阿胶、牡蛎等介属有情之品，合熟地、山萸肉、枸杞子、五味子等沉重填补肝肾之药，组成滋补下焦肝肾阴血，镇重潜阳之方治疗。这句话是对这一治法的高度概括。所谓"重镇以理其怯"，是指用阿胶、牡蛎，或鳖甲、龟甲等介类重镇填补药滋补肝肾精血虚怯，兼以潜阳；所谓"填补以实其下"，是指用熟地、枸杞子等沉重滋腻药填补肝肾精血虚损。

4. "咸苦入阴和阳，佐麦、枣以和胃制肝。"

出自《临证指南医案·木乘土》卜案。这句话总结了叶氏应用甘麦大枣汤中小麦、大枣的心法，说明其用小麦、大枣的目的之一在于和胃制肝。因为大枣可以和胃补虚，小麦能够缓肝之苦急。至于"咸苦入阴和阳"，是指方中生牡蛎、阿胶、生地等药，咸寒兼苦，具有滋补肝肾阴血，和阳息风的功效。

5."夫胃为阳明之土，非阴柔不肯协和，与脾土有别故也。"

出自《临证指南医案·木乘土》卜案。这句话，叶氏再次强调，胃之与脾，一腑一脏，生理功能不同，病理变化有别，应当分别论治。胃为阳土，又有胃阴、胃阳之分，胃阴虚者，必须用麦冬、生地等甘寒阴柔滋养胃阴药治疗。脾胃阴土，也有脾阴、脾阳之分，脾阳虚者，必须用干姜、白术等刚燥药治疗。

百合地黄汤

一、仲景原方证述要

百合地黄汤出自《金匮要略·百合狐惑阴阳毒病脉证治》第5条，组成为：百合七枚（擘），生地黄汁一升。上以水洗百合，渍一宿，当白沫出，去其水，更以泉水二升，煎取一升，去滓，内地黄汁，煎取一升五合，分温再服。中病，勿更服。大便当如漆。仲景原条文谓："百合病，不经吐、下、发汗，病形如初者，百合地黄汤主之。"所谓"病形如初"，是指同篇第1条描述的百合病："论曰：百合病者，百脉一宗，悉治其病也。意欲食复不能食，常默默，欲卧不能卧，欲行不能行，欲饮食，或有美时，或有不用闻食臭时，如寒无寒，如热无热，口苦，小便赤，诸药不能治，得药则剧吐利，如有神灵者，身形如和，其脉微数。"

本方用百合甘微寒，补肺心之阴，清肺心之热，又祛痰，安神；用生地汁苦甘寒，清热凉血，滋阴生津；泉水清凉，可导热利小便。全方滋中兼清，在上可清滋心肺，在下可清滋肝肾；又气血同治，在肺可清气，在心可凉血，故可治疗百合病心肺阴虚，肺（气）心（血）有热者。

百合地黄汤证：百合病，意欲食复不能食，常默默，欲卧不能卧，欲行不能行，欲饮食，或有美时，或有不用闻食臭时，如寒无寒，如热无热，口苦，小便赤，诸药不能治，得药则剧吐利，如有神灵者，身形如和，其脉微数。

二、叶氏应用心法

1. 用于治疗咳血后咳呛

失血后，脉涩咳呛，宜养肺胃之阴。北沙参、茯神、麦门冬、白扁豆、百合、霍石斛。（《未刻本叶天士医案》）

方证解释：本案失血见咳呛，说明此失血是指咳血。脉涩。此肺胃阴津亏损，络燥咳血咳呛。方用百合，为百合知母汤或百合地黄汤法，以滋肺阴；用北沙参、麦门冬、白扁豆、茯神，为麦门冬汤变通方沙参麦冬汤法以滋养胃阴；另加石斛滋胃阴、清虚热。

2. 用于治疗咳嗽

章，自服八味鹿角胶以温补，反咳嗽吐痰，形瘦减食，皆一偏之害。宜清营热，勿事苦寒。鲜生地、麦冬、元参心、甘草、苦百合、竹叶心。（《临证指南医案·咳嗽》）

方证解释：本案为咳嗽，自服八味鹿角胶温补，反咳嗽吐痰，形瘦减食。此肺阴损伤，营血郁热。方用苦百合、鲜生地，为百合地黄汤法以滋肺阴；用鲜生地、麦冬、元参心为增液汤清营热，滋营阴；另加竹叶心清心泻热，加甘草合麦、地、元参可甘守津还以助滋阴。

3. 用于治疗肺痿

顾三六，久咳神衰，气促汗出，此属肺痿。黄芪蜜炙八两、生苡仁二两、白百合四两、炙黑甘草二两、白及四两、南枣四两，水熬膏，米饮汤送。（《临证指南医案·肺痿》）

方证解释：本案为肺痿，症见久咳神衰，气促汗出。此肺气肺阴两虚。方用白百合，为百合地黄汤法以滋肺阴；用蜜炙黄芪、炙黑甘草、南枣，为变通黄芪建中汤法以补肺气、止汗出；另仿苇茎汤法加生苡仁止咳；再加白及收敛肺气。白及善于收敛止血，方用白及，其症可能有咳血。

4. 用于治疗偏痿

汤六三，有年偏痿，日瘦。色苍脉数，从《金匮》肺热叶焦则生痿躄论。玉竹、大沙参、地骨皮、麦冬、桑叶、苦百合、甜杏仁。（《临证指南医案·痿》）

方证解释：本案偏痿有年，日瘦，色苍，脉数。从"肺热叶焦则生痿躄论"论病机，方用苦百合，为百合知母汤或百合地黄汤法以滋肺阴；用大沙参、麦冬、桑叶，为麦门冬汤变通方沙参麦冬汤法以滋肺清肺；另加地骨皮泻肺热，甜杏仁开宣肺气。

5. 用于治疗温痘伤阴

诸十三朝，痘已收靥，然痂落太早，恐有余毒。今泻止溺短，宜进清凉，佐以分利。生苡仁、百合、茯苓、川斛、白沙参、炒麦冬。（《临证指南医案·痘》）

方证解释：本案为小儿温毒发痘后期，痘已收靥，但痂落太早，恐有余毒。又泻止溺短。此温毒夹湿，蕴郁气分，余邪未清。拟清凉佐以分利法。方用百合，为百合知母汤或百合地黄汤法以滋肺阴；用沙参、炒麦冬、川石斛，为沙参麦冬汤法以滋肺胃之阴，清肺胃余热；另加生苡仁、茯苓分利湿热。

徐十六朝，痄毒已发，咳呛未止。痂落如麸，肌色㿠白，虽属气血交虚，但痘后余毒，未可骤补。议进和脾胃利湿方法。痄毒宜速调治，恐日久愈虚，致有慢惊之虑，苡仁、川斛、茯苓、百合、广皮、炒泽泻。（《临证指南医案·痘》）

方证解释：本案为温毒发痘后期，又患痄症，症见咳呛未止，痂落如麸，肌色白。此虽气血交虚，但痘后余毒，未可骤补。拟和脾胃利湿法。方用百合，为百合知母汤或百合地黄汤法以滋肺阴；加川石斛滋胃阴，加广皮、炒泽泻、茯苓、苡仁燥湿利湿。

6. 用于治疗温病暑风重症

暑风上受，首先犯肺，热蕴不解，逆传心包，肝阳化风，盘旋舞动，神昏谵语，脉虚，急宜辛凉开热疏痰，俾神魂复摄，斯无变幻。为今治法，须治上焦，苦降消克，是有形有质，非其治矣。犀角尖二钱、鲜生地一两、甘草五钱、廉珠末三分研细冲入、焦丹皮二钱、连翘一钱五分、赤芍二钱、卷心竹叶二钱、白灯心五分。煎成，化服牛黄丸二分，冰糖四两、乌梅一钱、煎汤代药。病久阴阳两伤，神迷微笑，厥逆便泄，正虚大著。若治病攻邪，头绪纷纭，何以顾其根本。莫如养正，以冀寇解。人参一钱五分、青花龙骨五钱、白芍药三钱、南枣去核三枚、淘净怀麦一合、炙黑草一钱。补正厥泄并止，邪少虚多彰明矣。清火、消痰、理气、辛开下乘方法，片瓣不得入口矣。急宜扶助肝阴，俾得阴阳交恋，不致离二，则厥逆自止，然非可旦夕图功，希其不增别症，便是验处。细北沙参一两、青花龙骨八钱、南枣四枚、白芍五钱、炙黑甘草一钱五分、上清阿胶二钱、怀麦一两。黏痰咳呕外出，邪有外达之机，神识颇清，正有渐复之势矣。但筋惕脉虚，元气实馁，扶过秋分大节，得不变幻方可。大怀生地汁五钱（煎三十沸）、龙骨五钱、白芍三钱、天冬一钱、鲜白花百合汁五钱（煎三十沸）、人参一钱、怀麦五钱、南枣二枚、上清阿胶一钱五分、炙黑甘草一钱。将前四诊合参，颇有功成之望，然日就坦途乃佳。人参一钱（包举大气）、天冬一钱（清滋金水）、炙黑草五分（调和解毒）、麦冬一钱五分（滋金土）、川斛三钱（养胃口生真）、生地汁一两，捣同煎（培益先天阴气）、鲜白花百合汁煎汤代水（清金降火生津化热）。夫用药如用兵，须投之必胜，非徒纪律已也。况强敌在前，未可轻战，戢民固守，则是可为。今观此症，本质素亏，时邪暑湿热三气，交蒸互郁，上犯清虚，都城震惊，匪朝伊夕矣。藏精真气神衰惫困穷，阳津阴液久为大伤，治惟保其胃口生真，培元固本，犹恐不及，何暇再顾其标之痰热耶！仍主前法。人参一钱、阿胶一钱五分（米粉炒）、稻豆皮三钱、茯神（去木）二钱、天冬一钱（炒松）、麦冬一钱（炒松）、大生地一两（炒黑）、甜北沙参四钱，百合煎汤代水。神气渐复，生机勃然，但受伤已久，未易收功，缓以图之，静以待之。人参一钱、熟地炭四钱、炒松麦冬一钱五分、阿胶一钱五分、生地炭四钱、炒松天冬一钱五分，百合汤代水。痰中微带红色，此交节气代更，浮游之虚火上升，无足怪也。治宜清上益下。人参一钱、霍石斛三钱、生牡蛎四钱、绿豆壳三钱、麦冬一钱五分、白粳米三钱、白芍药三钱、清阿胶一钱五分、茯神三钱，百合汤代水。（《未刻本叶天士医案》）

方证解释：本案为温病重症，先后八诊。一诊暑风上受，逆传心包，引动肝风，症见神昏谵语。脉虚。方用牛黄丸清心开窍，兼以息风；用犀角尖（现已禁用）、鲜生地、赤芍、焦丹皮为犀角地黄汤（犀角已禁用，今称清热地黄汤）再加连翘、卷心竹叶、白灯心、珍珠末，凉血散血、清心开窍；因脉虚，故加甘草、冰糖、乌梅酸甘化阴以补气阴。二诊症见神迷微笑，厥逆便泄。病见气阴两伤，正虚显著，故改清邪为扶正，方用人参补气，白芍滋阴；用南枣、怀小麦、炙黑草，为甘麦大枣汤补心气、缓肝急；另加龙骨平肝宁心、镇摄浮阳。三诊已经见效，厥泄并止，守法用怀小麦、南枣、炙黑甘草为甘麦大枣汤缓肝急、益心气；用白芍，加阿胶，改人参为北沙参，减少补气，加强滋阴；仍用龙骨平肝镇摄。四诊症见黏痰咳呕外出，神识颇清，但筋惕，脉虚。气阴虚损明显。守法方用怀小麦、南枣、炙黑甘草为甘麦大枣汤补心气，缓肝急；合入百合地黄汤法，用鲜白花百合汁、大怀生地汁滋阴清金；用人参、白芍、阿胶、天冬，为变通复脉汤法滋阴息风；仍用龙骨平肝镇摄。五诊见四次治疗，颇有功成之望。守法用百合地黄汤以生地汁、鲜白花百合汁滋阴清金，用炙黑草、人参、天冬、麦冬、川斛，为变通复脉汤以益气滋阴、补胃扶正。六诊守法用百合地黄汤以百合煎汤代水，合大生地滋阴清肺；用人参、阿胶、天冬、麦冬、甜北沙参，合生地，为变通复脉汤以滋补真阴，加茯神合人参通补胃气；另以稻豆皮替换龙骨平肝息风。七诊神气渐复，生机勃然。守法用人参、熟地炭、炒松麦冬、阿胶、生地炭、炒松天冬，为变通复脉汤法以滋补真阴、益气安胃；用百合汤代水、生地炭，为百合地黄汤法以滋阴清金。八诊痰中微带红色，叶氏认为此交节气代更，浮游之虚火上升，无足怪也。守法用人参、麦冬、白芍、阿胶、茯神、生牡蛎，为变通复脉汤法以滋补真阴、通补胃气、平肝息风；用百合汤代水，为百合地黄汤法以滋阴清肺；另加石斛、白粳米养胃，绿豆壳清热。

程门雪先生在《学习〈金匮〉的点滴体会》一文中介绍：此案"是抄本，未经流传者，但极为可靠"。他尤其推崇此案，作有简要的评注。

三、讨论与小结

（一）叶氏变通应用百合地黄汤的基本思路与手法

叶桂根据百合地黄汤甘寒滋阴生津、清热凉血的功效以及所寓的法，主要用其治疗肺胃阴伤，或营热阴液损伤之证。咳血咳呛为肺胃阴伤者，合沙参麦冬汤法去生地，加沙参、麦冬、石斛、扁豆、茯神通补肺胃阴液；咳嗽吐痰，形瘦食减为营热阴津大伤者，合增液汤法加麦冬、元参、竹叶心、甘草凉营清心、滋阴生津。肺痿久咳神衰，气促汗出者，合变通黄芪建中汤法与苇茎汤法去生地加黄芪、炙甘草、南枣、白及、生苡仁益气固卫，补土生金。偏痿，色苍，脉数，日瘦，为肺燥而肺热叶焦则生痿躄者，合沙参麦冬汤法，去生地加沙参、麦冬、地骨皮、桑叶、甜杏仁滋肺阴、润肺燥、清宣肺热。温毒发痘，余毒未清，阴液损伤者，去生地，加生苡仁、川斛、白沙参、炒麦冬、茯苓等滋阴生津。对于温病暑热深入心营，动风闭窍者，先用清营凉血、清心开窍息风法，继用甘麦大枣汤合百合地黄汤化裁甘缓益虚，滋阴生津。

从以上叶案看，叶氏并未将此方局限于治疗百合病，而是取其滋阴生津、凉营清心之法，广用于治疗肺胃阴液亏虚，或心营郁热，阴津损伤为基本病机的种种病证。

（二）程门雪对叶氏用百合地黄汤的推崇

程门雪先生在《学习〈金匮〉的点滴体会》一文中指出，百合病在现今临床上并非少见。认为"肺主气，肺朝百脉；心主血脉，脉为血府。百合病百脉一宗悉致其病，可以断言是气血皆病，是心肺皆病的"。认为百合地黄汤中"地黄凉血清心，百合生津清肺"，从而心肺两顾，气血并治，是治疗百合病心肺皆病，气血皆病的有效良方。他指出："百合地黄汤，在百合病诸方中，起着更大的作用。何以见得？根据亢害承制的规律来讲，水制火，肾为心主，心火亢则乘肺金，地黄汁不独清心养营，而是大补肾阴，补肾水以制心火，正是亢害承制之意。百合清养肺阴，亦即是见心之病，知心传肺，当先实肺之意。这对内伤神志一类疾病来讲，是有普遍意义的。"

程门雪先生详细地论述了百合地黄汤在治疗情志病方面的意义，文中引用两则前人医案进行了论述：一则为上述《未刻本叶天士医案》附载的叶氏治疗"暑风上受，首先犯肺，热蕴不解，逆传心包"案，程先生对此案大加推崇，曾逐诊作评。另一则为《医通》所载石顽治孟端士母亲百合病一案，此转载如下。

"虚火不时上升，自汗不止，心神恍惚，欲食不能食，欲卧不能卧，口苦小便难，溺则洒淅头晕，历更诸医，每用一药，辄增一病，用白术则窒塞胀满，用橘皮则喘咳怔忡，用门冬则小便不禁，用肉桂则颅胀咳逆，用补骨脂则后重燥结，用知柏则小腹枯瘪，用芩栀则脐下引急，用香薷则耳鸣目眩，时时欲人扶掖而走，用大黄则脐下筑筑，少腹愈觉收引，遂致畏药如蝎；交春虚火倍增，火气一升则周身大汗，神气骏骏欲脱，脉微数，左寸与左尺倍于他部，气口按之似有似无。治时先用生脉散加百合、茯神、龙齿，以安其神，稍兼萸、连以折其势，数剂稍安，即令勿药，以养胃气，但令日用鲜百合煮汤服之，勿药而康。"（张建中，等主编．著名中医学家程门雪黄文东百年诞辰纪念文集·学习《金匮》的点滴体会．上海：上海中医药大学出版社，2002：42）

当归生姜羊肉汤

一、仲景原方证述要

当归生姜羊肉汤出自《金匮要略·腹满寒疝宿食病脉证治》第18条，组成为：当归三两，生姜五两，羊肉一斤。右三味，以水八升，煮取三升，温服七合，日三服。若寒多者，加生姜成一斤；痛多而呕者，加橘皮二两，白术一两。加生姜者，亦加水五升，煮取三升二合，服之。仲景原条文谓："寒疝腹中痛，及胁痛里急者，当归生姜羊肉汤主之。"本方证还见于《金匮要略·妇人产后病脉证治》第4条："产后腹中㽲痛，当归生姜羊肉汤主之，并治腹中寒疝，虚劳不足。"

本方用当归养血活血定痛，生姜温中散寒，羊肉补虚温养气血。全方养血活血，散寒止痛，故可治疗血虚腹中痛。

当归生姜羊肉汤证：寒疝腹中痛，胁痛里急，或产后腹中痛者。

二、叶氏应用心法

（一）加减变化

1. 用于治疗疝瘕少腹痛

薛奶奶，疝瘕痛在少腹左旁，病伤厥阴络脉，宗仲景法。当归三钱、生精雄羊肉切片漂去血水、生姜一钱、炒黑小茴香一钱。（《种福堂公选医案》）

方证解释：本案症见左侧少腹疝瘕疼痛。从疼痛部位辨为厥阴络伤。方用当归生姜羊肉汤辛润温养厥阴络脉，另加小茴香辛香理气止痛。

本案处方可命名为"当归生姜羊肉加小茴香汤"，以期推广应用。

钦，疝瘕，少腹痛。当归、生姜、羊肉、桂枝、小茴、茯苓。又，瘕痛已止，当和营理虚。归身、紫石英、白芍酒炒、小茴、淡苁蓉、肉桂。丸方用养营去桂，合杞圆膏。（《临证指南医案·癥瘕》）

方证解释：本案症见疝瘕，少腹痛。此营络虚寒。方用当归生姜羊肉汤加桂枝、小茴香、茯苓温通养血、散寒止痛。二诊瘕痛已止，用和营理虚法通补奇经。

本案一诊方可命名为"当归生姜羊肉加桂茴茯苓汤"，以期推广应用。

2. 用于治疗闭经少腹痛胀下坠

周四十一岁，两三月经水不来，少腹痛胀下坠，寒疝属虚，当予《金匮》当归羊肉生姜汤。（《叶天士先生方案真本》）

方证解释：本案两三月经水不来，少腹痛胀下坠。根据少腹痛胀下坠一症，辨为肝脉寒凝，络血虚少的寒疝。方用当归羊肉生姜汤辛润温通胞脉、养血散寒止痛。

3. 用于治疗产后诸症

（1）治腹坚胀满

产后腹坚有形，气聚不通，渐成胀满，乃冲脉为病。其大便秘阻，血药润滑，不应柔腻，气愈凝滞。考徐之才云，肾恶燥，以辛润之。当归身、精羊肉、舶茴香、老生姜。（《叶氏医案存真·卷一》）

方证解释：本案症见产后腹坚有形，气聚不通，渐成胀满，大便秘阻等。此虽肝肾精血不足，但不能用阴柔滋补阴血药，以免气滞血凝。方用当归生姜羊肉汤加小茴香辛润通补精血，兼以散寒行气消胀。

（2）治腹中刺痛

产后下虚，腹中刺痛。虽因恶露未尽而起，然病经五十日，未可专以逐瘀为主。当归生姜羊肉汤。（《眉寿堂方案选存·女科》）

方证解释：本案产后五十日，恶露未尽，腹中刺痛。因虚损明显，故不可专以逐瘀。方用当归生姜羊肉汤养精血，散寒止痛。

（3）治恶露紫黑

程，脉濡。恶露紫黑，痛处紧按稍缓。此属络虚，治在冲任，以辛甘理阳。炒归身、炒白芍、肉桂、茯苓、小茴、杜仲。又，脉濡空大，营络虚冷。人参、炒归身、炒白芍、茯神、炙草、桂心。又，当归羊肉汤加茯苓、茴香。（《临证指南医案·产后》）

方证解释：本案产后恶露紫黑，腹痛，痛处紧按稍缓。脉濡。叶氏从络虚冲任不足论治，拟辛甘理阳法，方用当归桂枝汤加减，辛甘温养奇经。二诊见脉濡空大，诊为营络虚冷，守法用变通当归桂枝汤加人参温养奇经。三诊改用当归生姜羊肉汤加茯苓、小茴香温通奇经胞脉。

（4）治腰痛牵引少腹

陈四一，产后四月，腰痛牵引少腹，冷汗不食。当归、羊肉、小茴、桂枝木、茯苓、紫石英。（《临证指南医案·产后》）

方证解释：本案产后四月，仍腰痛牵引少腹，冷汗不食。证属络虚寒凝，奇经亏损。方用当归生姜羊肉汤去生姜加小茴香、桂枝、茯苓、紫石英温养奇经，通络止痛。

（5）治疟母瘕聚

唐常熟二十七，疟母癥聚有形，治必宣通气血。所述症状，已是产虚八脉受损，不敢攻瘕。当归生姜羊肉汤。（《叶天士先生方案真本》）

方证解释：本案为产后，症见疟母癥聚有形。因产后奇经受损，故不直接宣通气血攻治瘕聚，而用当归生姜羊肉汤辛润温通，补虚之中缓通瘕聚。

（6）治汗出惊悸肢体痿废

产后阴损下虚，孤阳泄越，汗出惊悸，百脉少气，肢体痿废，易饥消谷。阳常动烁，阴不内守，五液日枯，喉舌干涸。理进血肉有情，交阴阳，和气血，乃损症至治。羊肉、五味、紫衣胡桃、当归、牡蛎。（《眉寿堂方案选存·女科》）

方证解释：本案为产后，症见汗出惊悸，肢体痿废，易饥消谷，喉舌干涸等。产损阴虚阳泄则汗出惊悸；脉络气血不荣则肢体痿废；津液日枯则易饥消谷、喉舌干涸。拟血肉有情，交阴阳，和气血法，以当归生姜羊肉汤加减，因阴损明显，故去生姜之辛燥，加五味子之酸收；另加胡桃润补、牡蛎潜阳。

4. 用于治疗惊恐心神不宁

鬼神亡灵，皆属阴魅，寡后独阴无阳。病起惊恐，必肾肝致脏损所致。经水仍至。以宁摄神魂，定议韩祗和法。当归身、羊肉、龙骨、肉桂心、生姜、牡蛎。（《眉寿堂方案选存·女科》）

方证解释：本案为寡居之妇，受鬼神亡灵惊恐而病。从治法"以宁摄神魂"分析，其证当有心神不宁，易惊恐等。方用当归生姜羊肉汤加肉桂心温养精血，另用龙骨、牡蛎镇摄宁神。

5. 用于治疗咳血

袁三六，下虚，当春升之令，形软无力，嗽血复来。以甘温厚味，养其阴中之阳。枸杞、沙苑、归身炭、牛膝、巴戟、精羊肉。（《临证指南医案·吐血》）

方证解释：本案肝肾素虚，当春升之令，形软无力，嗽血复来。叶氏不专治血，而从下虚考虑，拟甘温厚味，养其阴中之阳法，方取当归生姜羊肉汤法，用归身炭、精羊肉加枸杞、沙苑、牛膝、巴戟温养肝肾。其中归身炭可以止血，牛膝可引血下行。

6. 用于治疗足跟筋骨痛遗精

足跟筋骨，痛不能履地，渐至延及腰脊，向患遗精，此肝肾精血内耗，将成痿躄也。生精羊肉、炒当归身、舶茴香、老生姜。（《叶氏医案存真·卷一》）

方证解释：本案症见足跟筋骨，痛不能履地，渐至延及腰脊痛，向患遗精等。叶氏从肝肾精血内耗而将成痿躄考虑，方用当归生姜羊肉汤加小茴香辛润通补肝肾络脉，兼散寒止痛。

7. 用于治疗四肢痿遗精

夏四四，自稚壮失血遗精。两交夏月，四肢痿癫，不得转动，指节亦不能屈曲。凡天地间，冬主收藏，夏主发泄。内损多年不复元，阳明脉衰所致。当归、羊肉胶、杞子、锁阳、菊花炭、茯苓、青盐。（《临证指南医案·痿》）

方证解释：本案从稚壮年开始失血、遗精，经过两个夏天，症见四肢痿癫，不得转动，指节不能屈曲。证属内损不复，阳明脉衰。方用当归生姜羊肉汤法，以当归、羊肉胶加枸杞子、锁阳、菊花炭、茯苓、青盐温养肝肾、固摄下焦，兼以清肝。

（二）合方化裁

1. 合桂枝去芍药加蜀漆牡蛎龙骨救逆汤治疗产后郁冒

产后汗大出，目瞑神昏，此为郁冒欲脱，大危之象。勉拟镇固补虚一法。生龙骨、桂枝、人参、生牡蛎、炙草、归身。生羊肉煎汤。（《眉寿堂方案选存·女科》）

方证解释：本案产后汗大出，目瞑神昏。此产后郁冒欲脱大危之证。勉拟镇固补虚法。方用当归生姜羊肉汤法，以当归身、生羊肉温养精血；合桂枝去芍药加蜀漆牡蛎龙骨救逆汤法，以桂枝、炙草、生龙骨、生牡蛎、人参温阳镇逆固脱。

2. 合天真丸治疗奇脉纲维不用

陆，产后邪深入阴，气血胶结，遂有瘕疝之形，身体伛偻，乃奇脉纲维不用，充形通络可效，仿仲景当归羊肉汤意。归身、苁蓉、杞子、小茴、茯苓、紫石英、羊肉胶丸。（《临证指南医案·产后》）

方证解释：本案产后腹中瘕疝有形，身体伛偻。既有络虚奇经亏损之机，又有气血交结不通之征，故仿当归生姜羊肉汤法，以当归身、羊肉温养精血，合天真丸（精羊肉、肉苁蓉、山药、当归、天冬、黄芪、人参、白术）法以苁蓉、当归、羊肉，加杞子、紫石英、茯苓、小茴香温补奇经以通络脉。

3. 合通补奇经督脉法治胃痛引腰背

某，胃痛欲呕，肢冷，痛引腰背，产后病发更甚。当归、炒沙苑、炒黑杞子、炒黑小茴、鹿角霜、生精羊肉。煎服。丸方：人参、鹿茸、生杜仲、炒杞子、当归、鹿角霜、茯苓、沙苑、小茴。羊腰子蒸熟捣丸。（《临证指南医案·产后》）

方证解释：本案为产后，素有胃痛欲呕，肢冷，痛引腰背。产后病发更甚。从产后营血奇经亏虚考虑，方用当归生姜羊肉汤去生姜温养精血，合通补奇经法，以炒沙苑、炒黑杞子、炒黑小茴香、鹿角霜通补奇经八脉。

三、讨论与小结

（一）叶氏变通应用当归生姜羊肉汤的基本思路与手法

叶桂认为，当归生姜羊肉汤中的羊肉为血肉有情之品，能入奇经，补奇经八脉，合辛甘温润的当归与辛温走散的生姜，则成通补奇经之法，用以治疗妇人奇经虚损的病证，特别是产后病。如产后腹坚胀满者，加小茴香；恶露紫黑者，加茴香、茯苓；腰痛牵引少腹者，加桂枝、茯苓、紫石英；汗出惊悸，肢体痿废者，加五味子、紫衣胡桃、牡蛎。产后郁冒者，合桂枝去芍药加蜀漆牡蛎龙骨救逆汤法加生龙骨、生牡蛎、桂枝、炙草、人参；产后瘕疝有形，身体伛偻，属奇脉纲维不用，形体不充者，合天真丸法加苁蓉、杞子、小茴香、茯苓、紫石英；产后肢冷，痛引腰背者，加炒沙苑、炒黑杞子、炒黑小茴、鹿角霜。另治妇人杂病，如惊恐心神不宁者，加龙骨、牡蛎、肉桂心。也治男子奇经亏虚之证，如遗精，足跟筋骨痛者，加小茴香；遗精四肢痿软者，加枸杞子、锁阳、菊花炭、茯苓、青盐。

叶桂用当归生姜羊肉汤的另一思路是，认为方中当归甘温辛润，合生姜辛通，合羊肉温润，可成辛润通络之法，用以治疗络病络虚之证。具体用法，妇人疝瘕痛在少腹左旁，病伤厥阴络脉者，加炒黑小茴香；妇人疝瘕，少腹痛者，加桂枝、小茴香、茯苓。

（二）叶氏对仲景当归生姜羊肉汤方证的创新与发展

1. 发明当归生姜羊肉汤血肉有情通补奇经的治法理论

叶桂创立了用血肉有情之品，通补奇经的理论。当归生姜羊肉汤是其通补奇经方之一，此方用当归甘温而辛，甘温补血，辛以通络，是治疗络虚累及奇经的要药；羊肉甘温味厚，血肉有情，善补精血，能入奇经；生姜辛温，善于通散，合当归、羊肉则成通补奇经之法。

邹滋九在《临证指南医案·疝》按中指出："其当归羊肉一方，专以补虚寒为主，故以当归羊肉辛甘重浊，温暖下元，而不伤阴，佐以生姜，随血肉有情之品，引入下焦温散泣寒，是固本，不治标也。"在这里，邹氏对当归生姜羊肉汤组方特点作了精辟的分析。徐灵胎在评注《叶天士先生方案真本》用当归羊肉生姜汤治"周四十一岁，两三月经水不来，少腹痛胀下坠"案中指出："疝为阴寒侵入肝络，其原起于络血衰少。若用刚猛热药，势必辛燥，肝为刚脏，益其震烈，大非所宜。惟羊肉柔温，味浓归阴，气臊入肝，以血补血，使肝络温和，再以生姜散寒，当归通络自愈。"从而进一步阐发了当归生姜羊肉汤的组方特点。

为什么要用血肉有情之药？叶氏在《临证指南医案·产后》"某，产后十年有余"案中指出："病发必头垂脊痛，椎尻气坠，心痛冷汗，此督、任气乘，跷维皆不用。是五液全涸，草木药饵，总属无情，不能治精血之惫，故无效。当以血肉充养，取其通补其经。"在《临证指南医案·虚劳》万二七案中叶氏进一步指出："夫精血皆有形，以草木无情之物为补益，声气必不相应，桂附刚愎，气质雄烈，精血主脏，脏体属阴，刚则愈劫脂矣。至于丹溪虎潜法，潜阳坚阴，用知柏苦寒沉着，未通奇脉。余以柔剂阳药，通奇脉不滞，且血肉有情，栽培身内之精血，但王道无近功，多用自有益。"此案方用：人参一钱、鹿茸二钱、杞子炒黑三钱、当归一钱、舶茴香炒黑一钱、紫衣胡桃肉二枚、生雄羊内肾二枚。其中当归、小茴香、生雄羊内肾三药相合，寓当归生姜羊肉汤法。叶氏述脉证病机云："诊脉数，左略大，右腰牵绊，足痿，五更盗汗即醒，有梦情欲则遗，自病半年，脊椎六七节骨形凸出。自述书斋坐卧受湿，若六淫致病，新邪自解，验色脉推病，是先天禀赋原怯，未经充旺，肝血肾精受戕，致奇经八脉中乏运之力，乃筋骨间病，内应精血之损伤也。"此案说明，对于肝血肾精损伤，导致奇经八脉乏运之力所致的脊椎筋骨间病、遗精、经闭等病证，用草木药往往难以奏效，须用血肉有情之品与善入奇经之药配伍方能切合病机，取得较好的疗效。

从上述医案可以看出，叶氏用当归生姜羊肉汤通补奇经法治疗的病证有足跟筋骨痛、遗精、疝瘕痛在少腹、胃痛而痛引腰背、妇人闭经少腹痛胀下坠、产后腹坚胀满、腰痛牵引少腹、瘕聚有形、身体伛偻等。从而创新了仲景的当归生姜羊肉汤方证，开阔了临床应用此方的思路。

2. 创立当归生姜羊肉汤辛润通络的治法理论

叶氏自创络病学说，其中有络虚一说，认为络虚病与奇经病密切相关，如其在《临证指南医案·癥瘕》赵案中指出："《经》言冲脉为病，男子内疝，女子瘕聚，今小腹有形，兼有动气，其病显然。夫曰结曰聚，皆奇经中不可宣畅流通之义。医不知络脉治法，所谓愈究愈穷矣。"并在《临证指南医案·痢》"某，痢久阴阳两伤"案中指出："少腹肛坠，连两腰胯脊髀酸痛，由脏腑络伤，已及奇经。"从而说明，络伤络脉之虚，可以进一步影响奇经，导致奇经之虚。关于络虚致奇经虚的治法，叶氏在《临证指南医案·产后》程案中指出："冲脉为病，男子内结七疝，女子带下瘕聚，故奇脉之结实者，古人必用苦辛，和芳香，以通脉络；其虚者，必辛甘温补，佐以流行脉络，务在气血调和，病必全愈。"

当归生姜羊肉汤既可以作为血肉有情之剂通补奇经，也可以作为辛润通补络法治疗络病。如上述《种福堂公选医案》薛奶奶案，叶氏指出："疝瘕痛在少腹左旁，病伤厥阴络脉，宗仲景法。当归三钱、生精雄羊肉切片漂去血水、生姜一钱、炒黑小茴香一钱。"此案厥阴络脉虚损，方用当归生姜羊肉汤辛润通络。再如《临证指南医案·产后》程案，叶氏指出："恶露紫黑，痛处紧按稍缓。此属络虚，治在冲任，以辛甘理阳。炒归身、炒白芍、肉桂、茯苓、小茴、杜仲。又，当归羊肉汤加茯苓、茴香。"此案叶氏强调属于络虚，但从冲任论治，初用归茴桂芍汤法辛甘理阳，继用当归生姜羊肉汤辛润通补络脉。

（三）新订叶氏当归生姜羊肉汤变通方

1. 当归生姜羊肉加小茴香汤

出自《种福堂公选医案》薛奶奶案，《叶氏医案存真·卷一》"产后腹坚有形"案、"足跟筋骨痛不能履地"案。组成为：当归、生姜、羊肉、小茴香。叶案方证：妇人疝瘕痛在少腹左旁，病伤厥阴络脉者；或产后腹坚有形，气聚不通，渐成胀满，乃冲脉为病，大便秘阻者；或足跟筋骨，痛不能履地，渐至延及腰脊，肾精血内耗，将成痿躄者。

此方以当归、羊肉甘温润养，补益精血；以生姜、小茴香辛温芳香，通络脉之滞。四药配合，构成了辛润通补络脉的基本方，可用以络虚奇经不足的病证。

2. 当归生姜羊肉加桂茴茯苓汤

出自《临证指南医案·癥瘕》钦案。组成为：当归生姜羊肉汤加小茴香、桂枝、茯苓。叶案方证：癥瘕，少腹痛者。

此方用当归生姜羊肉汤辛润通补络脉，加小茴香辛香行气通络，桂枝辛甘理阳平冲，茯苓通阳利水。六药配合，能够治疗肝络虚损，气水不行所致的寒疝、癥瘕、少腹痛等病证。

（四）叶案萃语

1. "肾恶燥，以辛润之。"

出自《叶氏医案存真·卷一》"产后腹坚有形"案。所谓"肾恶燥"，是指肾阴肾精亏损者，不得用辛香温燥药，以免更伤肾精肝血，而要用甘温辛润方药，在温养精血中兼以通络行滞。本案产后肝血肾精亏损，而见腹坚有形，气聚不通，渐成胀满之症，如纯用辛香行气消胀药则更伤肾精，如纯用滋腻补血滋肾药则壅滞更胀。对此，叶氏选用当归生姜羊肉汤加小茴香辛润温养精血，兼以辛香通络治疗。

2．"理进血肉有情，交阴阳，和气血，乃损症至治。"

出自《眉寿堂方案选存·女科》"产后阴损下虚"案。这句话强调，血肉有情之药，具有交合阴阳，调和气血，补益奇经八脉的作用，是虚损病证的重要治法。

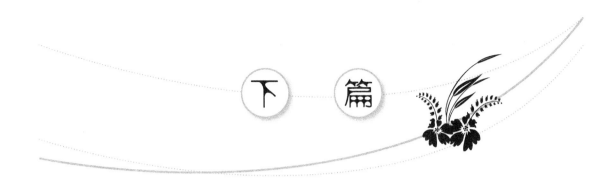

下　篇

麻黄连轺赤小豆汤

一、仲景原方证述要

麻黄连轺赤小豆汤（连轺，今用连翘代连轺）出自《伤寒论》第262条，组成为：麻黄二两（去节），连轺二两（连翘根是），杏仁四十个（去皮尖），赤小豆一升，大枣十二枚（擘），生梓白皮（切）一升，生姜二两（切），甘草二两（炙）。右八味，以潦水一斗，先煮麻黄再沸，去上沫，内诸药，煮取三升，去滓。分温三服，半日服尽。仲景原条文谓："伤寒，瘀热在里，身必黄，麻黄连轺赤小豆汤主之。"

本方用麻黄汤去桂枝加生姜发表透汗；用连翘（今用连翘代连轺）、生梓白皮、赤小豆清热解毒、利湿散瘀；其中麻黄、杏仁、生姜与连翘、生梓白皮、赤小豆配合，既可发越气分郁热，又可发散血分瘀热，故可治疗瘀热在里的发黄。另用大枣合甘草顾护脾胃，调和诸药。

麻黄连轺赤小豆汤证：表实无汗，瘀热在里，发黄者。

二、叶氏应用心法

1. 用于治疗风湿郁表的瘀热发黄

脉浮缓，身热不止，汗出，不为汗衰，此风湿郁表，瘀热为黄。拟麻黄连轺赤小豆汤。麻黄、杏仁、生梓白皮、生姜、连翘、细赤豆、甘草、大枣。天雨水煎。（《叶氏医案存真·卷二》）

方证解释：本案症见身热不止，汗出，热不为汗衰。脉浮缓。从"此风湿郁表，瘀热为黄"分析，其证应有发黄。有汗不解，非风即湿，风湿郁表，里热不透，郁而发。方用麻黄连轺赤小豆汤原方，并遵照仲景煎药法，用"天雨水煎"药。

2. 合栀子豉汤治疗黄疸

黄，一身面目发黄，不饥溺赤。积素劳倦，再感温湿之气，误以风寒发散消导，湿甚生热，所以致黄。连翘、山栀、通草、赤小豆、花粉、香豉。煎送保和丸。（《临证指南医案·疸》）

方证解释：本案症见一身面目发黄，不饥溺赤等。此积素劳倦，再感温湿之气，湿甚生热，所以发黄。方用麻黄连轺赤小豆汤合栀子豉汤化裁，以连翘、赤小豆、香豉，为变通麻黄连轺赤小豆汤以发越郁热；以栀子、香豉、通草、天花粉，为加味栀子豉汤以宣泄郁热，利湿退黄。另用保和丸化湿消积安中。

吴瑭采辑此案，制订出《温病条辨·中焦篇》湿温第 73 条连翘赤豆饮方证。

三、讨论与小结

（一）叶氏变通应用麻黄连轺赤小豆汤的基本思路与手法

从以上两案来看，叶桂遵仲景原法用麻黄连轺赤小豆汤治疗黄疸。第一案用麻黄连轺赤小豆汤原方，所治发黄伴有明显的表证：身热不止，汗出，汗出而热不减，脉浮缓。病机为风湿郁表。此案提示，麻黄连轺赤小豆汤所治的黄疸与风湿有关，病机为风湿郁表，郁热不得发越而发黄，从而为临床用此方治疗黄疸提供了思路。

第二案用麻黄连轺赤小豆汤与栀子豉汤合法化裁，此案无表证，非风湿而是湿热，故去麻黄、杏仁、生姜、大枣，而以香豉、山栀一升一降，轻苦微辛，发越湿热，另用连翘清热，通草利湿，赤小豆凉血，天花粉止渴。由此构成了治疗湿热黄疸的新方。

（二）吴瑭对叶氏变通麻黄连轺赤小豆汤法的继承与发展

制订连翘赤豆饮方证论治湿温发黄

吴瑭根据《临证指南医案·疸》黄案，制订出《温病条辨·中焦篇》湿温第 73 条连翘赤豆饮方证。吴氏原条文谓："素积劳倦，再感湿温，误用发表，身面俱黄，不饥溺赤，连翘赤豆饮，煎送保和丸。"连翘赤豆饮组成为：连翘二钱、山栀一钱、通草一钱、赤豆二钱、天花粉一钱、香豆豉一钱。煎送保和丸三钱。吴氏称此方为"苦辛微寒法"。

吴瑭强调，此条与《温病条辨·中焦篇》湿温第 70 条二金汤均治黄疸，二金汤治由黄而变他病（肿胀），连翘赤豆饮煎送保和丸治由他病而变黄，此两法有遥相对待之妙。其二金汤原条文谓："夏秋疸病，湿热气蒸，外干时令，内蕴水谷，必以宣通气分为要，失治则为肿胀。由黄疸而肿胀者，苦辛淡法，二金汤主之。"二金汤组成为：鸡内金五钱、海金沙五钱、厚朴三钱、大腹皮三钱、猪苓三钱、白通草二钱。

二金汤与连翘赤豆饮煎送保和丸均是治疗黄疸或无黄疸性肝病的有效方剂，临床可据证而用之。

射干麻黄汤

一、仲景原方证述要

射干麻黄汤出自《金匮要略·肺痿肺痈咳嗽上气病脉证治》第 6 条，组成为：射干十三枚（一法三两），麻黄四两，生姜四两，细辛、紫菀、款冬花各三两，五味子半升，大枣七枚，半夏（大者，洗）八枚（一法半升）。右九味，以水一斗二升，先煮麻黄两沸，去上沫，内诸药，煮取三升。分温三服。仲景原条文谓："咳而上气，喉中水鸡声，射干麻黄汤主之。"

本方用麻黄发表宣肺以散邪，用射干、紫菀、款冬花、五味子治咳逆上气，用半夏、细辛、生姜祛饮降逆。其中射干苦寒，《神农本草经》谓："治咳逆上气，喉痹咽痛不得消息。"此药与麻黄配伍，可发越肺与咽喉郁热，开散咽喉痹结。全方降肺祛痰，开结利咽，故可治疗咳喘气逆痰鸣之证。

射干麻黄汤证：咳而上气，喉中水鸡声，或咳喘上气痰鸣者。

二、叶氏应用心法

（一）加减变化

1. 用于治疗咳久咽痛

朱唐市三十一岁，农人冷雨淋身，在夏天暴冷暴热，原非大症，木鳖有毒，石膏清散，攻攒触之气闭塞，咳久咽痛，轻剂取气，开其上壅，若药味重，力不在肺。射干、生草、牛蒡、麻黄、米仁、嫩苏叶。（《叶天士先生方案真本》）

方证解释：本案因夏暑冷雨淋身所致，但误用寒凉清泄药致肺气遏闭，遂咳久咽痛不愈。拟轻剂开上焦肺气壅闭法。方用射干麻黄汤加减，以射干配麻黄清宣开肺利咽，另加嫩苏叶助麻黄宣透遏闭之邪，加牛蒡子辛凉疏散，并助射干利咽；其次，仿麻杏苡甘汤法加苡仁、生甘草，合麻黄宣散风湿之郁。

2. 用于治疗肺痹

曹二二，清邪在上，必用轻清气药，如苦寒治中下，上结更闭。兜铃、牛蒡子、桔梗、生甘草、杏仁、射干、麻黄。（《临证指南医案·肺痹》）

方证解释：本案未述脉证，从叶氏所论与用方分析，其症应有失音，咽痛，咳嗽等；从"如苦寒治中下"分析，当有中下焦见症。此风热清邪郁闭上焦，病机重心不在中下焦，故不得用苦寒治中治下。方用变通射干麻黄汤法，以射干配麻黄清宣开达肺郁，用杏仁宣肺，马兜铃、牛蒡子、桔梗、生甘草疏风散结利咽。

（二）合方化裁

合葶苈大枣泻肺汤治疗喉痹失音

陈南城下五十岁，海风入喉侵肺，久着散之无用，议缓逐以通上窍。马勃、射干、蝉衣、麻黄。为末，以葶苈子五钱，大枣十个，煎水泛丸。（《叶天士先生方案真本》）

方证解释：本案由海风入喉侵肺，发为喉痹、失音。从"久着散之无用"分析，已用疏散风邪利咽法，但未效。叶氏拟缓逐以通上窍法。方用射干、麻黄、马勃、蝉衣，为变通射干麻黄汤法，疏宣肺郁，开咽喉痹结；另合葶苈大枣泻肺汤，以葶苈子、大枣清泻肺中痰水。两法合泛为丸，缓逐痰饮以宣通上窍。

三、讨论与小结

叶氏对仲景射干麻黄汤方证的创新与发展

射干麻黄汤全方偏于辛温，着重于宣降肺气，治疗咳逆。叶桂别具心法，仅用其中射干、麻黄两味药，不用其他辛温降肺药，代之以辛凉疏透利咽的牛蒡子、生甘草，或马勃、蝉蜕，或杏仁、马兜铃、桔梗。变通成为辛凉轻清，疏宣升透，开达上焦闭郁之剂，治疗重点也转为风热郁痹肺与咽喉的失音、喉痹、咳嗽等。

射干苦寒，清热解毒，利咽消痰。《神农本草经》谓其"主咳逆上气，喉痹咽痛"。用性味苦寒的射干与辛温发散的麻黄配伍，类似于麻杏甘石汤麻黄与石膏相配，麻杏苡甘汤麻黄与苡仁相配，麻黄连轺赤小豆汤麻黄与连翘相配，具有清宣上焦郁热的功效。这一配伍，麻黄意不在辛温发汗，而在疏宣郁热；射干不再单纯地清热解毒，而在清宣开闭利咽。在射干、麻黄配伍的基础上，再加牛蒡子、蝉蜕等辛凉疏宣利咽药，或马勃、杏仁、桔梗等宣肺开结利咽药，则构成轻清疏透之法，用于治疗上焦肺气郁闭的咽痛、喉痹、失音、咳嗽等病证，具有重要的临床意义。

在治疗失音方面，叶氏有用麻杏甘石汤加射干、苡仁的心法。这里所讲的射干麻黄汤变通法与变通麻杏甘石汤法比较，更为轻清灵动，值得深入研究。

葶苈大枣泻肺汤

一、仲景原方证述要

葶苈大枣泻肺汤出自《金匮要略·肺痿肺痈咳嗽上气病脉证治》第 11 条，组成为：葶苈（熬令黄色，捣丸如弹丸大），大枣十二枚。右先以水三升，煮枣取二升，去枣，内葶苈，煮取一升，顿服。仲景原条文谓："肺痈，喘不得卧，葶苈大枣泻肺汤主之。"此方还见于《金匮要略·肺痿肺痈咳嗽上气病脉证治》第 15 条："肺痈胸满胀，一身面目浮肿，鼻塞清涕出，不闻香臭酸辛，咳逆上气，喘鸣迫塞，葶苈大枣泻肺汤主之。"《金匮要略·痰饮咳嗽病脉证并治》第 27 条："支饮不得息，葶苈大枣泻肺汤主之。"

本方主用葶苈子，《神农本草经》谓其"主癥瘕积聚，结气、饮食、寒热，破坚逐邪，通利水道"。此药苦寒性强，既长于消痰浊、泻肺火，用以治疗痰涎壅盛的喘咳痰多，胸胁胀满，喘息不得平卧等，又善于利水消肿，用于治疗胸水，腹水，全身浮肿。因其苦寒泻肺消痰利水作用较峻，故配以大枣，以甘缓和其性。大枣又能补脾胃，护胃气。

葶苈大枣泻肺汤证：肺痈或支饮痰涎壅盛者。

二、叶氏应用心法

（一）加减变化

1. 用于治疗咳喘

某五二，脉右大弦。气喘，咳唾浊沫，不能着枕，喜饮汤水，遇寒病发。此属饮邪留于肺卫。如见咳投以清润，愈投愈剧矣。葶苈子、山东大枣。（《临证指南医案·痰饮》）

方证解释：本案症见气喘，咳唾浊沫，不能着枕，喜饮汤水，遇寒病发。脉右大弦。叶氏根据"咳唾浊沫，不能着枕"诊断为饮邪留于肺卫。方用葶苈大枣泻肺汤原方泻肺中痰饮。

2. 用于治疗失音咽喉不利

陈南城下五十岁，海风入喉侵肺，久着散之无用，议缓逐以通上窍。马勃、射干、蝉衣、麻黄。为末，以葶苈子五钱，大枣十个，煎水泛丸。（《叶天士先生方案真本》）

方证解释：从"海风入喉侵肺"及药用马勃、射干分析，本案为失音、咽喉不利。曾多用疏散利咽药未效。叶氏用马勃、射干、蝉衣、麻黄，为变通射干麻黄汤法以宣肺利咽，用葶苈大枣泻肺汤清泄肺中痰饮。两法合用制丸，以"缓逐以通上窍"。

（二）合方化裁

1. 合苇茎汤治疗咳喘

（1）治外感风温或暑热壅肺的咳喘急症

朱，风温不解，邪结在肺，鼻窍干焦，喘急腹满，声音不出，此属上痹。急病之险笃者，急急开其闭塞。葶苈大枣合苇茎汤。又，风温喘急，是肺痹险症。未及周岁，脏腑柔嫩，故温邪内陷易结。前用苇茎汤，两通太阴气血颇验，仍以轻药入肺。昼夜竖抱，勿令横卧为要。用泻白散法。桑白皮、地骨皮、苡仁、冬瓜仁、芦根汁、竹沥。（《临证指南医案·

肺痹》)

方证解释：本案为未满周岁的小儿，感受风温，热邪壅肺，症见鼻窍干焦，喘急腹满，声音不出。叶氏辨为肺痹急症，方用葶苈大枣泻肺汤合苇茎汤急开肺痹。二诊时已有效验，守法改用泻白散合苇茎汤轻泻肺热。

王，暑风热气入肺，上热，痰喘嗽。石膏、连翘、竹叶、杏仁、桑皮、苡仁、橘红、生甘草。又，肺气壅遏，身热喘咳溺少，苇茎合葶苈大枣汤。(《临证指南医案·痰饮》)

方证解释：本案暑风热气入肺，发为肺热喘嗽。方用麻杏甘石汤去麻黄加连翘、竹叶、桑皮、苡仁、橘红清泻肺热、宣透达邪。二诊仍肺气壅遏，见身热、喘咳、溺少，方用苇茎汤合葶苈大枣泻肺汤清肺消痰。

(2) 治内伤咳逆或哮喘

陈妪，老年痰火咳逆，痰有秽气。芦根、苡仁、桃仁、丝瓜子、葶苈、大枣。又，下虚不纳，浊泛呕逆，痰秽气。熟地炭、紫衣胡桃肉、炒杞子、炒牛膝、川斛、茯神。(《临证指南医案·痰》)

方证解释：本案老年咳逆，从"痰有秽气"辨为痰火，方用苇茎汤合葶苈大枣泻肺汤清肺消痰。二诊症见浊泛呕逆，痰有秽浊气味。此下虚不纳。改用补肾纳气法调治。

陈四八，哮喘不卧，失血后，胸中略爽。苇茎汤加葶苈、大枣。(《临证指南医案·哮》)

方证解释：本案哮喘不卧，并曾咳血。方用《千金》苇茎汤合葶苈大枣泻肺汤消痰平喘、泻肺通络。

2. 与肾气丸交替使用治疗宿哮

徐四一，宿哮廿年，沉痼之病，无奏效之药。起病由于惊忧受寒。大凡忧必伤肺，寒入背俞，内合肺系，宿邪阻气阻痰，病发喘不得卧，譬之宵小，潜伏里闬，若不行动犯窃，难以强执。虽治当于病发，投以搜逐，而病去必当养正。今中年谅无大害，精神日衰，病加剧矣。肾气去桂、膝，病发时，葶苈大枣汤或皂荚丸。(《临证指南医案·哮》)

方证解释：本案宿哮廿年，病发喘不得卧。平时用济生肾气丸去肉桂、牛膝以温肾纳气治本；病发时用葶苈大枣泻肺汤或皂荚丸消痰平喘。

3. 合中满分消汤治喘满

单，疮毒内攻，所进水谷不化，蒸变湿邪，渍于经隧之间，不能由肠而下。膀胱不利，浊上壅遏，肺气不降，喘满不堪着枕。三焦闭塞，渐不可治。议用中满分消之法，必得小便通利，可以援救。葶苈、苦杏仁、桑皮、厚朴、猪苓、通草、大腹皮、茯苓皮、泽泻。(《临证指南医案·喘》)

方证解释：本案喘满不堪着枕，二便不利，伴发疮疡。叶氏取中满分消汤与葶苈大枣泻肺汤合法，泻肺利水，以开三焦之闭。

三、讨论与小结

(一) 叶氏变通应用葶苈大枣泻肺汤的基本思路与手法

从以上叶案来看，叶氏没有用此方治疗肺痈，而主要用其治疗咳喘。具体用法，用原方二味药者，仅一案，其他医案均是合方化裁处方。其中有几法颇能给人以新的启示：

第一，用葶苈大枣泻肺汤合苇茎汤治疗温病风温咳喘急症或暑热咳喘。如《临证指南医案·肺痹》朱案，是未及周岁的小儿，患风温邪热壅肺的喘急，叶氏用此法得效。另如《临证指南医案·痰饮》王案，感受暑热夹风，热壅气分，肺热炽盛，初诊用麻杏甘石汤，继用此法。叶氏也用此法治疗杂病老年痰火咳逆，痰有秽气，或哮喘不卧，咳血者。《千金》苇茎汤出自《金匮要略·肺痿肺痈咳嗽上气病脉证治》附方，由苇茎二升，薏苡仁半升，桃仁五十枚，瓜瓣半升组成，"治咳有微热，烦满，胸中甲错，是为肺痈"。此方以苇茎清泻肺热，以桃仁活血逐瘀，以薏苡仁、冬瓜仁祛湿排脓。葶苈大枣泻肺汤与苇茎汤合法，则清肺热，泻肺中痰水作用大大增强，并增添了活血通肺络的作用。因此，叶氏在《临证指南医案·肺痹》朱案中指出此法有"两通太阴气血"的功用。叶桂的这一手法用之于临床有很好的疗效，值得深入研究。

第二，用葶苈大枣泻肺汤合射干麻黄汤法治疗喉痹失音。如《叶天士先生方案真本》"陈南城下五十岁"案。此案海风入喉侵肺，用清散治咽喉法无效。叶氏不用常法，而用《金匮要略·肺痿肺痈咳嗽上气病脉证治》治疗"咳而上气，喉中水鸡声"的射干麻黄汤法，取射干、麻黄，加马勃、蝉衣四药为末，以葶苈子、大枣煎汤，用汤泛末为丸，缓剂治疗。这是一种十分新颖的治疗咽喉病的方法。鉴于临床上一些慢性咽喉病颇难治疗，因此，研究叶氏的这一论治咽喉病的方法是颇有临床意义的。

（二）吴瑭对叶氏变通葶苈大枣泻肺汤法的继承与发展

吴瑭根据仲景原文，参考叶桂变通应用葶苈大枣泻肺汤的经验，在《温病条辨》制订出葶苈大枣泻肺汤方证，以之治疗寒湿所致的支饮。

葶苈大枣泻肺汤方证

出自《温病条辨·下焦篇》寒湿第49条："支饮不得息，葶苈大枣泻肺汤主之。"此方组成为：苦葶苈（炒香碾细）三钱、大枣（去核）五枚。水五杯，煮成二杯，分二次服，得效，减其制，不效，再作服，衰其大半而止。吴瑭称此方为"苦辛甘法"。

桂枝加黄芪汤

一、仲景原方证述要

桂枝加黄芪汤出自《金匮要略·水气病脉证并治》第29条，组成为：桂枝三两，芍药三两，甘草二两，生姜三两，大枣十二枚，黄芪二两。右六味，以水八升，煮取三升，温服一升，须臾饮热稀粥一升余，以助药力，温服取微汗；若不汗，更服。仲景原条文谓："黄汗之病，两胫自冷；假令发热，此属历节。食已汗出，又身常暮盗汗出者，此劳气也。若汗出已反发热者，久久其身必甲错；发热不止者，必生恶疮。若身重，汗出已辄轻者，久久必身瞤，瞤即胸中痛，又从腰以上必汗出，下无汗，腰髋弛痛，如有物在皮中状，剧者不能食，身疼重，烦躁，小便不利，此为黄汗，桂枝加黄芪汤主之。"

本方用桂枝汤法服后饮热粥调和营卫，微发其汗；另加少量黄芪走肌表，固卫气，扶正祛邪。全方具有调和营卫，固卫祛邪的功效。

桂枝加黄芪汤证：黄汗，两胫自冷，身重，汗出已辄轻者，久久必身瞤，瞤即胸中痛，又从腰以上必汗出，下无汗，腰髋弛痛，如有物在皮中状，剧者不能食，身疼重，烦躁，小便不利等。

二、叶氏应用心法

1. 用于治疗自汗体冷

某二一，脉细弱，自汗体冷，形神疲瘁，知饥少纳，肢节酸楚。病在营卫，当以甘温。生黄芪、桂枝木、白芍、炙草、煨姜、南枣。(《临证指南医案·汗》)

方证解释：本案症见自汗体冷，形神疲瘁，知饥少纳，肢节酸楚。脉细弱。从自汗体冷辨为营卫失调的桂枝证；从知饥少纳、形神疲瘁、自汗、脉细弱等辨为黄芪证。方用桂枝加黄芪汤调和营卫，固卫止汗，甘温建中。

2. 用于治疗身热时作汗出

张五六，脉弦大，身热时作汗出，良由劳伤营卫所致。《经》云：劳者温之。嫩黄芪三钱、当归一钱半、桂枝木一钱、白芍一钱半、炙草五分、煨姜一钱、南枣三钱。(《临证指南医案·汗》)

方证解释：本案症见身热时作，汗出。脉弦大。桂枝汤证有"时发热汗出而不愈者"，故"身热时作汗出"，为桂枝汤证，方用桂枝汤调和营卫；因劳伤营卫，故加黄芪扶卫，加当归补营。

某，汗出寒凛，真气发泄，痰动风生。用辛甘化风法。生黄芪、桂枝、炙草、茯苓、防风根、煨姜、南枣。(《临证指南医案·汗》)

方证解释：本案症见汗出寒凛。真气发泄则汗出，痰动风生而寒凛。"辛甘化风法"是叶氏拟定的特殊的治法，方用桂枝加黄芪汤去酸敛寒凉的芍药，纯用辛甘温理阳和风，另仿苓桂术甘汤法加茯苓通胃阳，合桂、甘温化痰饮；再仿玉屏风散法加防风疏风。全方"辛甘化风"，颇有深意。

三、讨论与小结

叶氏变通应用桂枝加黄芪汤的基本思路及其意义

仲景用桂枝加黄芪汤治疗黄汗，叶桂根据本方的配伍特点，用此方治疗以自汗为基本病变的营卫损伤证。从以上三案来看，第一案自汗，伴有体冷、肢节酸楚等营卫不调的桂枝汤证，又有形神疲瘁，知饥少纳等脾胃虚弱的黄芪证，或建中汤证，故用桂枝加黄芪汤治疗。第二案既有身热定时而作的桂枝汤证，又有自汗，从"劳伤营卫"分析，营卫损伤较显著，出现了黄芪证与当归证，故用桂枝汤加黄芪当归。第三案也为自汗，但汗出寒凛，卫虚较甚，故用桂枝汤加黄芪汤加减。

叶桂用桂枝加黄芪汤治疗自汗的经验颇能给人以启发。这是因为，今人多用玉屏风散治疗自汗，而并不知道用桂枝加黄芪汤治疗自汗。两方比较，玉屏风散功效单纯，只是通过益气固表而止汗；桂枝加黄芪汤功用多元，既有桂枝汤调和营卫，又用黄芪轻补卫气，扶正祛邪，而且黄芪与桂枝汤配合，既寓黄芪建中汤法可以甘温建中；又寓黄芪桂枝五物汤法，能够通过桂枝、生姜引领黄芪走肌表以温通肌肤。因此，此方治疗自汗既可兼桂枝汤证而见发热恶风，又可兼黄芪建中汤证而见腹中急痛，还可兼黄芪桂枝五物汤证而见肌肤不仁或肌肉疼痛等。

桂枝加大黄汤

一、仲景原方证述要

桂枝加大黄汤出自《伤寒论》第279条，组成为：桂枝三两（去皮），大黄二两，芍药六两，生姜三两（切），甘草二两（炙），大枣十二枚（擘）。右六味，以水七升，煮取三升，去滓。温服一升，日三服。仲景原条文谓："本太阳病，医反下之，因尔腹满时痛者，属太阴也，桂枝加芍药汤主之；大实痛者，桂枝加大黄汤主之。"

本方用桂枝汤调和营卫，温脾建中，另倍用芍药以破结滞、止腹痛，加大黄以攻实通腑。其中桂枝、生姜与大黄配伍，桂、姜得大黄能够温通行滞，大黄得桂、姜能行瘀活血。全方在建中温脾、调和营卫之中，增添了止腹痛、攻腑实的作用，故可治疗桂枝汤证而兼芍药大黄证者。

桂枝加大黄汤证：桂枝加芍药汤证见里实腹痛拒按，大便秘结者。

二、叶氏应用心法

1. 合厚朴三物汤治疗单腹胀

某，向有宿痞，夏至节一阴来复，连次梦遗，遂腹形坚大，二便或通或闭。是时右膝痛肿溃疡，未必非湿热留阻经络所致。诊脉左小弱，右缓大，面色青减，鼻准明亮，纳食必腹胀愈加，四肢恶冷，热自里升，甚则衄血牙宣，全是身中气血交结，固非积聚停水之胀。考古人于胀症，以分清气血为主，止痛务在宣通，要知攻下皆为通腑，温补乃护阳以宣通，今者单单腹胀，当以脾胃为病薮。太阴不运，阳明愈钝，议以缓攻一法。川桂枝一钱、熟大黄一钱、生白芍一钱半、厚朴一钱、枳实一钱、淡生干姜一钱。三帖……（《临证指南医案·肿胀》）

方证解释：本案向有宿痞，夏至后连次梦遗，遂腹形坚大，二便或通或闭，面色青减，鼻准明亮，纳食必腹胀愈加，四肢恶冷，衄血牙宣。脉左小弱，右缓大。此为单腹胀，由太阴不运，阳明愈钝，身中气血交结所致。方用桂枝加大黄汤法，去草、枣之甘壅，合《金匮》治疗"痛而闭"的厚朴三物汤法，加厚朴、枳实除胀满；另仿温脾汤、理中汤意，加干姜温通脾阳。

2. 合桃仁承气汤治疗瘀血发黄

瘀浊久留，脾胃络中，黑粪自下，肌色变黄，纳食渐减，脘中时痛，不易运化，中宫阳气日伤，新血复为瘀阻。夫脾藏土统血，而喜温暖，逐瘀鲜效。读仲圣太阴九条，仅仅温下一法，但温后必以温补醒阳，否则防变中满。浮桂心、煨木香、生桃仁、制大黄。（《叶氏医案存真·卷一》）

方证解释：本案症见黑粪自下，肌色变黄，纳食渐减，脘中时痛，不易运化等。从大便出血、肌肤发黄辨为脾胃络中瘀血。从"读仲圣太阴九条，仅仅温下一法"分析，叶氏以《伤寒论》第278条、279条为依据辨证处方。《伤寒论》第278条谓："伤寒脉浮而缓，手足自温者，系在太阴。太阴当发身黄；若小便自利者，不能发黄。至七八日，虽暴烦下利，日十余行，必自止。以脾家实，腐秽当去故也。"本案已见"肌色变黄"，故辨为太阴278条证；另外，根据案中"脘中时痛"，辨出279条桂枝加大黄汤证。另外，症见"黑粪自下"一证，为桃仁承气汤证，故用桂枝加大黄汤与桃仁承气汤合法化裁：因意在温下，故去芍药、芒硝，改桂枝为浮桂心；因脘中时痛，故去甘草、大枣、生姜，加煨木香行气温中止痛。案中"但温后"疑作"但温下后"，待考证。

3. 合小建中汤治疗难治性发疹

徐四十，疹发五六年。形体畏寒，病发身不大热。每大便，腹痛里急。此皆气血凝滞，当以郁病推求。当归、酒制大黄、枳实、桂枝、炙草、白芍。（《临证指南医案·腹痛》）

方证解释：本案皮肤发疹五六年不愈，从"病发身不大热"分析，发疹为间歇性，时发时退。平时形体畏寒，每大便，腹痛里急等。从发疹，畏寒，身不大热，辨为桂枝汤证；从每大便，必腹痛，辨为桂枝加大黄汤证；从腹痛里急，辨为当归建中汤证。方用桂枝汤、桂枝加大黄汤、当归建中汤合法化裁：以桂枝、白芍、炙草，为简化桂枝汤，治疗发疹、形寒；以桂枝、白芍、炙草、酒制大黄、枳实，为桂枝加大黄汤去姜枣合小承气汤法，治疗每大便则腹痛里急；以当归、桂枝、白芍、炙草，为当归小建中汤法，治疗久病虚劳腹痛里急。

本案叶氏指出："此皆气血凝滞，当以郁病推求"，旨在强调此病与情志抑郁，气血凝滞，营卫失调，脾胃不得通调有关，从而抓住了病机的要害。

三、讨论与小结

（一）叶氏变通应用桂枝加大黄汤的启示

《伤寒论》第 279 条桂枝加大黄汤证并非真正的太阴病，由于其"腹满、时痛"症类似太阴病"腹满"、"时腹自痛"，因此，将此方证也列于太阴病篇中，以与真正的太阴病虚寒证作比较鉴别。正因为如此，《伤寒论》第 280 条指出："太阴为病，脉弱，其人续自便利，设当行大黄、芍药者，宜减之，以其人胃气弱，易动故也。"从而进一步强调，真正的太阴病不能用大黄、芍药等寒凉药。

从上述第一则叶案可以看出，叶桂从另一角度理解《伤寒论》第 279 条，把桂枝加大黄汤作为温下之法，认为太阴病 9 条原文，仅仅论述了温下一法，并根据《伤寒论》第 280 条强调指出："温下后必以温补醒阳，否则防致中满。"后世应用温下法，首推《金匮要略·腹满寒疝宿食病脉证治》大黄附子汤，其次有《备急千金要方》温脾汤。叶氏却推举桂枝加大黄汤为温下法，颇能开发人之心思，从而发挥了仲景的太阴病理论及其桂枝加大黄汤方证理论。

（二）叶案萃语

"太阴不运，阳明愈钝。"

出自《临证指南医案·肿胀》"某，向有宿痞"案。这句话说明，叶氏虽然强调脾与胃功能不同，脾病、胃病当分别论治，但又不忽视脾与胃功用的内在联系，强调脾不运化，则可影响胃的纳谷通降功能。

桂枝人参汤

一、仲景原方证述要

桂枝人参汤出自《伤寒论》第 163 条，组成为：桂枝四两（别切），甘草四两（炙），白术三两，人参三两，干姜三两。右五味，以水九升，先煮四味，取五升，内桂，更煮取三升，去滓，温服一升，日再，夜一服。仲景原条文谓："太阳病，外证未除而数下之，遂协热而利。利下不止，心下痞鞕，表里不解者，桂枝人参汤主之。"

本方由理中汤加桂枝组成，也是理中汤与桂枝甘草汤的合方。用理中汤温中散寒，补益中气，消痞止利；用桂枝甘草汤辛甘轻扬，解未解之表邪。

桂枝人参汤证：协热而利，利下不止，心下痞鞕，表里不解者。

二、叶氏应用心法

叶桂用桂枝人参汤治疗产后外感风寒者，如下案。

脉左细右空。小产亡血未复，风邪外袭营卫孔隙，寒热汗出。视目紫晦，面色枯痿，其真气衰夺，最虑痉厥之变。此辛甘缓和补法，以护正托邪。人参、白术、干姜、桂枝、炙草。（《眉寿堂方案选存·疟疾》）

方证解释：本案小产亡血未复而外感风邪。风邪郁表，营卫不调则寒热汗出；小产亡血，真气衰夺则视目紫晦，面色枯萎，脉左细右空。治拟辛甘缓和补法，方用人参、白术、干姜、炙草，为理中汤温补脾胃阳气；加桂枝，合理中汤为桂枝人参汤，调和营卫而安中解表。

三、讨论与小结

叶氏变通应用桂枝人参汤的启示

叶氏用桂枝人参汤的医案较少，我们仅见到上述一则医案。从这则医案可以看出，叶氏把此方作为"辛甘缓和补法"，用于治疗小产亡血未复，又感受风邪者。此案颇能给人以启发：仲景用此方治疗表不解而下利不止之证，叶桂用此方治疗小产下血而外感寒热汗出者。理中汤不仅可以治疗太阴虚寒的下利，而且可以治疗脾阳虚弱，不能摄血的出血。叶案此方有桂枝、甘草，尤可解外邪治寒热汗出；有理中汤，尤可温阳摄血，补益中气治疗产后下血。叶桂用经方之巧，由此可见一斑。

黄芪桂枝五物汤

一、仲景原方证述要

黄芪桂枝五物汤出自《金匮要略·血痹虚劳病脉证并治》第 2 条，组成为：黄芪三两，芍药三两，桂枝三两，生姜六两，大枣十二枚。右五味，以水六升，煮取二升，温服七合，日三服。仲景原条文谓："血痹阴阳俱微，寸口关上微，尺中小紧，外证身体不仁，如风痹状，黄芪桂枝五物汤主之。"

本方由桂枝汤去甘草倍生姜加黄芪组成。去甘草，以防其甘守而妨碍黄芪走表与阳气外达；倍生姜，取其辛温散寒以领黄芪外达肌腠，治身体不仁；方中用桂枝汤法可调和营卫。用黄芪配桂枝可补卫通阳行痹；黄芪配芍药可养营补阴行血。全方在补营卫气血之中，又行散温通经络，故可治疗血痹肌肤不仁。

黄芪桂枝五物汤证：肢体麻木不仁，脉虚弱者。

二、叶氏应用心法

1. 用于治疗口㖞舌强肢麻

高六十六岁，问不头痛身热，已非外邪，何用发散？述熬夜后口㖞舌强肢麻。老年人因劳气泄，用如东垣所议。生黄芪、炙甘草、当归、桂枝、生姜、南枣。（《叶天士先生方案真本》）

方证解释：本案熬夜后出现口㖞、舌强、肢麻，病属中风，或颜面神经麻痹。他医曾用发散疏风药，叶氏从劳伤气泄认识病机，遵东垣益气升阳之法，具体用方则根据《金匮要略》治疗血痹"身体不仁，如风痹状"的黄芪桂枝五物汤化裁。因症见肢麻，血虚而血痹不通较甚，故去性偏寒凉收敛的芍药，代之以甘温养血活血通络的当归；因劳伤气泄，故仍用炙甘草，以益中补虚。这一变化，当归与生黄芪配伍，为东垣当归补血汤，能够益气生血升阳，补脾胃而充肌肉；当归与桂枝、生姜配伍，甘辛温通，寓络病治法，可治疗络脉不荣不通的舌强口㖞。

本案处方可命名为"黄芪桂枝五物去芍药加当归甘草汤"，以期在临床上推广应用。

2. 用于治疗手足痛肌肉渐肿

张，形寒手足痛，肌肉渐肿，劳力行走，阳气受伤，客邪内侵，营卫失和。仿《局方》痹在四肢，汗出阳虚者，与黄芪五物汤。黄芪、桂枝、茯苓、炙草、当归、煨姜、南枣。（《种福堂公选医案》）

方证解释：本案症见形寒，手足痛，肌肉渐肿，汗出。此为痹证，因劳力损伤阳气，客邪内侵，营卫失和所致。方用黄芪桂枝五物汤加减，用当归代替白芍，温通络脉，又合黄芪为当归补血汤以温补阳明气血；另加茯苓通胃阳，合黄芪、桂枝、甘草，为防己茯苓汤法以补气利湿治疗肌肉渐肿；因汗出、形寒，营卫失和，故不减甘草，生姜改用煨姜，合桂枝、大枣以调和营卫；全方通补阳明，调和营卫，补气行湿，通络止痛，故可治疗手足痛、肌肉肿等症。

3. 用于治疗阳明虚损的周身制痛

周身制痛，头不可转，手不能握，足不能运，两脉浮虚，浮虽风象，而内虚者，脉也浮而无力，以脉参症，当是劳倦伤中，阳明不治之候，阳明者，五脏六腑之海，主束筋骨，而利机关，阳明不治，则气血不荣，十二经络，无所禀受，而不用矣。卫中空虚，营行不利，相搏而痛，有由然也。法当大补阳明气血，不与风寒湿所致成痹者同治。人参、黄芪、归身、甘草、桂枝、秦艽、白术。（《叶氏医案存真·卷一》）

方证解释：本案症见周身掣痛，头不可转，手不能握，足不能运。两脉浮虚。此劳倦内伤，阳明虚损，不能主束筋骨、利机关，又卫中空虚，营行不利。治当大补阳明气血，与风寒湿所致成痹者大异。方用黄芪、桂枝、当归身、甘草，为黄芪桂枝五物汤法以补气通痹，调和营卫；用人参、白术，合黄芪、当归，为东垣当归补血汤与补中益气汤法以大补阳明；另加秦艽祛风逐痹。案中"制痛"疑作"掣痛"，待考证。

本案处方可命名为"黄芪桂枝五物去姜枣芍药加参归术秦汤"，以期在临床上推广应用。

4. 用于治疗痹痛止而下肢痿弱

杜三三，温暖开泄，骤冷外加，风寒湿三气交伤为痹，游走上下为楚。邪入经隧，虽汗不解，贵乎宣通。桂枝、杏仁、滑石、石膏、川草薢、汉防己、苡仁、通草。又，经脉通而痛痹减，络中虚则痿弱无力，周身汗出，阳泄已多，岂可再用苦辛以伤阳泄气乎！《内经》以筋缓为阳明脉虚，当宗此旨。黄芪、防风、白术、茯苓、炙草、桂枝、当归、白芍、苡仁。又，大凡邪中于经为痹，邪中于络为痿。今痹痛全止，行走痿弱无力，经脉受伤，阳气不为护持。法当温养通补，《经》旨春夏养阳，重在扶培生气耳。黄芪四两，茯苓三两，生白术三两，炙草、淡苁蓉二两，当归三两，牛膝二两，仙灵脾二两，虎骨胶、金毛狗脊十二两，无灰酒浸半日，浸热膏，胶膏为丸。（《临证指南医案·痹》）

方证解释：本案为风湿热痹，游走上下疼痛，有汗不解。一诊方用变通木防己汤法以桂枝、杏仁、滑石、石膏、川草薢、汉防己、苡仁、通草宣通经脉湿热。二诊经脉通而痛痹减，络中虚而痿弱无力，周身汗出。从周身汗出，痿弱无力辨为阳明脉虚，筋缓不用证。方用黄芪、桂枝、白芍、炙草，为黄芪桂枝五物汤法以补气通痹，调和营卫；用当归，合黄芪，为当归补血汤以大补阳明气血；用防风、白术、茯苓，合黄芪，为防己黄芪汤法以补脾胃，祛风湿；另加苡仁祛湿逐痹。三诊痹痛全止，行走痿弱无力。从痿多于痹考虑，拟温养通补，扶培生气法，方用黄芪、当归、茯苓、生白术、炙草，通补阳明；用淡苁蓉、牛膝、仙灵脾、虎骨胶（现已禁用）、金毛狗脊，补肾气、强筋骨。全方制丸，缓补脾肾。

三、讨论与小结

（一）叶氏用黄芪桂枝五物汤的启示

叶桂在上述《叶氏医案存真》"周身制痛"案中提出了"大补阳明气血"论治痹痛的认识。他说："阳明者，五脏六腑之海，主束筋骨，而利机关，阳明不治，则气血不荣，十二经络，无所禀受，而不用矣。"认为劳倦内伤，阳明气血不足，可发为痹痛；阳明与营卫有关，阳明虚损，卫中空虚，营行不利，则相搏而痛。阳明虚损的痹痛以周身痛，汗出而两脉浮虚为特点，认为这种痹痛不能与风寒湿所致成痹者同治，而要大补阳明气血。方用黄芪、人参、桂枝、归身、白术、甘草、秦艽为法。

自从《内经》提出风寒湿三气杂至为痹的理论之后，人们治痹多遵从此说，用祛风散寒祛湿法论治痹证。叶氏独出心裁，从大补阳明气血入手论治虚痹，从而开辟了辨治痹证的新方法。现今临床上，由于关节肌肉退行性变化所致的关节肌肉疼痛的病例很多，这些病例多与阳明虚损有关。从这一点来看，叶氏用黄芪桂枝五物汤化裁大补阳明气血治疗周身痛的经验是颇有意义的。

从另一角度来看，以上数案诠释了血痹的含义，并可以拓展理解《内经》关于营卫与痹的关系。从叶氏所论来看，阳明大虚可致营卫大虚，营卫虚而不利，则可以出现类似痹证的病证。这也可能是血痹的关键病机。由此理解血痹则可能更符合仲景的本意，值得进一步讨论。

（二）新订叶氏黄芪桂枝五物汤变通方

1. 黄芪桂枝五物去芍药加当归甘草汤

出自《叶天士先生方案真本》高六十六案。组成为：生黄芪、炙甘草、当归、桂枝、生姜、南枣。叶案方证：熬夜后口涡、舌强、肢麻，问不头痛身热，已非外邪，为老年人因劳气泄者。

2. 黄芪桂枝五物去姜枣芍药加参归术秦汤

出自《叶氏医案存真》"周身制痛"案。组成为：人参、黄芪、归身、甘草、桂枝、秦艽、白术。叶案方证：周身制痛，头不可转，手不能握，足不能运，两脉浮虚，浮虽风象，而内虚者，脉也浮而无力，当是劳倦伤中，阳明不治者。

（三）叶案萃语

1. "阳明者，五脏六腑之海，主束筋骨，而利机关，阳明不治，则气血不荣，十二经络，无所禀受，而不用矣。卫中空虚，营行不利，相搏而痛，有由然也。法当大补阳明气血，不与风寒湿所致成痹者同治。"

出自《叶氏医案存真》"周身制痛"案。这段话精辟地阐发了阳明气血虚损，营卫空虚不利，可致痹痛的病机与治法；指出阳明虚痹与风寒湿痹大异而治法不同。虚痹病机治法的阐明，对于临床痹证与血痹的辨治具有重要的意义。

2."邪中于经为痹，邪中于络为痿"；"经脉通而痛痹减，络中虚则痿弱无力"。

出自《临证指南医案·痹》杜三三案。这两句话强调，湿热痹阻经脉，经脉不通可发为痹痛，疏通经脉湿热则痹痛可除。阳明虚弱，则络脉空虚，络脉空虚可致肢体痿弱不用，通补阳明气血则痿弱可治。

大黄附子汤

一、仲景原方证述要

大黄附子汤出自《金匮要略·腹满寒疝宿食病脉证治》第15条，组成为：大黄三两，附子三枚（炮），细辛二两。右三味，以水五升，煮取二升，分温三服；若强人煮取二升半，分温三服。服后如人行四五里，进一服。仲景原条文谓："胁下偏痛，发热，其脉紧弦，此寒也，以温药下之，宜大黄附子汤。"

本方用附子、细辛通阳散寒，用大黄攻下。其中附子与大黄配伍温阳散寒之中具有通腑攻下的作用，由此构成温下之法。

大黄附子汤证：胁下偏痛，发热，其脉紧弦者。

二、叶氏应用心法

（一）加减变化

1. 用于治疗痢疾

王六二，平昔温补相投，是阳不足之体，闻患痢两月，不忌食物，脾胃滞壅，今加呕恶。夫六腑宜通，治痢之法，非通即涩。肛肠结闭，阳虚者，以温药通之。熟附子、制大黄、厚朴、木香、茯苓皮。（《临证指南医案·痢》）

方证解释：本案患痢两月，兼见呕恶。从"肛肠结闭，阳虚者，以温药通之"分析，其证当有脉沉微、腹痛、肛坠等阳虚痢下滞涩的表现。方用大黄附子汤去细辛温阳通腑；另加厚朴、木香理气行滞，加茯苓皮渗利湿浊。

李，痢将两月，目微黄，舌白口干，唇燥赤，腹满，按之软，竟日小便不通。病者自述肛门窒塞，努挣不已，仅得迸出黏积点滴，若有稀粪，自必倾肠而多。思夏秋间暑湿内着为痢，轩岐称曰滞下，谓滞着气血，不独食滞一因。凡六腑属阳，以通为用；五脏皆阴，藏蓄为体。先泻后痢，脾传肾则逆，即土克水意，然必究其何以传克之由，盖伏邪垢滞从中不清，因而下注矣。迁延日久，正气因虚。仲景论列三阴，至太阴篇中，始挈出"腹满"字样。脾为柔脏，惟刚药可以宣阳驱浊。但今二肠窒痹，气不流行，理中等法，决难通腑。考《内经》二虚一实者治其实，开其一面也。然必温其阳，佐以导气逐滞。欲图扭转机关，舍此更无他法。制附子、生厚朴、木香、制大黄、炒黑大茴。又，懈弛半月，脾肾复愈。脾败不主健运，纳食皆变痰沫；肾真失司纳气，水液上泛阻咽。皆痢伤浊壅，变胀末传。脉见弦劲，是无胃气。小愈变病，最属不宜。入冬为藏阳之令，今阳渐溃散，而阴液枯槁，渴不多饮，饮不解渴。治阳必用刚药，其阴更涸矣。转展无可借箸，勉与脾肾分调，脾阳动则冀运，肾阳静可望藏。王道固难速功，揆之体用，不可险药。早服炒焦肾气丸，午服参苓白术散加益智仁。（《临证指南医案·痢》）

方证解释：本案痢将两月，目微黄，苔白口干，唇燥赤，腹满，按之软，小便不通；肛门窒塞，努挣不已，仅得迸出黏积点滴，若有稀粪，自必倾肠而多等。叶氏诊断为暑湿痢之腑阳虚弱，湿浊滞涩证，拟温阳导气逐滞法，方用大黄附子汤去细辛以温阳通腑；另加生厚朴祛湿除满，木香行气止腹痛，炒黑大茴香温中散寒。二诊改用肾气丸与参苓白术散早、午交替使用以分调脾、肾。

2. 用于治疗泄泻

赵，晨泄难忍，临晚稍可宁耐，易饥善食，仍不易消磨，其故在乎脾胃阴阳不和也。读东垣《脾胃论》，谓脾宜升则健，胃宜降和。援引升降为法。人参、生于术、炮附子、炙草、炒归身、炒白芍、地榆炭、炮姜炭、煨葛根、煨升麻。又，肠风鸣震，泄利得缓，犹有微痛而下，都缘阳气受伤，垢滞永不清楚，必以温通之剂为法。茅术三钱、炙草五分、生炮附子一钱、厚朴一钱、广皮一钱、制大黄五分。（《临证指南医案·泄泻》）

方证解释：本案症见晨泄难忍，临晚稍可宁耐，易饥善食，但不易消磨。此脾胃阴阳不和。叶氏遵东垣补脾升阳之法，以人参、生白术、炙草、炒归身、炒白芍、煨葛根、煨升麻补益脾胃气血，兼以升发清阳；另取附子理中汤意，加炮姜炭、炮附子，合参、术、草温中下之阳以止利；又仿平胃地榆汤法加地榆炭合归、芍和血止泻。二诊肠风鸣震，泄利得缓，犹有微痛而下利等，叶氏辨为阳气受伤，垢滞不清证，拟温通之法，以大黄附子汤去细辛温阳通腑；另加苍术、厚朴、广皮、炙草，为平胃散法燥湿除满。

本案处方可命名为"大黄附子去细辛合平胃散汤"，以期推广应用。

3. 用于治疗二便不通爽

朱湖州三十八岁，太阴腹胀，是久劳伤阳，不饥不饱，二便不通爽，温以通阳，苦温疏滞。制附子、熟大黄、草果、生厚朴、生姜、广皮。（《叶天士先生方案真本》）

方证解释：本案症见腹胀，不饥不饱，二便不通爽。此久劳伤阳，寒湿凝结。拟温以通阳，苦温疏滞法，方用大黄附子汤去细辛温阳通腑；另取平胃散、冷香饮子法以草果、生厚朴、广皮、生姜燥湿除满。

本案处方可命名为"大黄附子去细辛加草果厚朴陈皮生姜汤"，以期推广应用。

（二）合方化裁

1. 合平胃散治疗痢疾

张五七，脉沉伏。久痢腹痛，畏寒少食，气弱肠滞，以温通方法。熟附子、生茅术、生大黄、茯苓、厚朴、木香。又，温下相投，肠滞不通，皆因腑阳微弱。古贤治痢，不离通涩二法。当归、肉桂心、茯苓、厚朴、南山楂、生麦芽。（《临证指南医案·痢》）

方证解释：本案症见久痢腹痛，畏寒少食。脉沉伏。此阳虚寒湿阻滞。方用大黄附子汤去细辛以温阳通腑；另加生苍术、厚朴、茯苓，为加减平胃散以燥湿利浊，加木香行气止腹痛。二诊已经见效，改用温阳活血、祛湿消导法继续调治。

本案处方可命名为"大黄附子去细辛加苍术厚朴茯苓木香汤"，以期推广应用。

2. 合冷香饮子或胃苓汤治疗滞下

范二七，痢称滞下，谓有滞必先痛后下，况病起不慎口腹，阳气窒塞，积聚留着。试阅前方，宣通者有效，守补则病剧，六腑皆以宣通为用。附子、大黄、茯苓、厚朴、生草果、广皮。又，温下已效。肠胃留滞，都因阳不主运。再佐理气兼之。附子、制大黄、茯苓、广皮、厚朴、生益智、木香、猪苓。（《临证指南医案·痢》）

方证解释：本案为痢疾，一诊用大黄附子汤去细辛，温阳通腑，加厚朴、广皮、茯苓为加减平胃散祛湿除满，另加生草果合附子、橘皮为冷香饮子法以温阳燥湿。二诊继续用大黄附子汤去细辛温腑阳、通肠滞，加橘皮、厚朴、茯苓、猪苓，为加减平胃散与四苓散祛湿除满、渗利湿浊；另加生益智温阳燥湿，木香行气止腹痛。

三、讨论与小结

（一）叶氏变通应用大黄附子汤的基本思路与手法

仲景用大黄附子汤治疗"胁下偏痛，发热，其脉紧弦"者，叶氏遵其法而变其用，以其治疗腑阳虚微，寒湿阻滞脾胃大肠所致的冷痢、泄泻，腹满二便不爽等病证，从而开阔了临床应用此方的思路。

在应用手法方面，多不用细辛，另合平胃散法加苍术、厚朴、陈皮、茯苓等燥湿利浊除满；寒湿重者，仿冷香饮子法更加草果温燥太阴寒湿；痢疾滞下腹痛者，仿芍药汤法加木香行气止痛。从而形成了基本的变通手法。至于叶氏不用细辛的原因，可能是受到了由大黄附子汤发展而成的温脾汤的影响。

关于温脾汤，《备急千金要方》载有三方：一方出自卷十三，心腹痛第六，由当归、干姜、附子、人参、芒硝、大黄、甘草组成，治腹痛，脐下绞结绕脐不止；一方出自卷十五，冷痢第八，由大黄、桂心、附子、干姜、人参组成，治积久冷热赤白痢者；一方出自卷十五，热痢第七，由大黄、人参、甘草、干姜、附子组成，治下久赤白连年不止，及霍乱，脾胃冷实不消。许叔微《普济本事方》卷四也载有温脾汤，由大黄、附子、干姜、甘草、桂心、厚朴组成，治冷痼在肠胃间，连年腹痛腹泻，休作无时，服诸热药不效者。

叶氏虽然仿许叔微的温脾汤法，但却不用偏于温守的干姜，桂心，也不用《备急千金要方》甘温守补的人参，抓住许叔微用厚朴的手法，合平胃散法，或加苍术、陈皮、茯苓，或更合冷香饮子法，加草果，或仿芍药汤法加木香，着重于温通，或温通燥湿，制订出大黄附子去细辛加苍术厚朴茯苓木香汤，大黄附子去细辛合平胃散，大黄附子去细辛加厚朴陈皮草果生姜汤等方，形成了与温脾汤组方截然不同的思路，从而开阔了人们用温下法的思路，同时，也发展了仲景的大黄附子汤方证。

（二）吴瑭对叶氏变通大黄附子汤法的继承与发展

吴瑭遵从仲景大黄附子汤原法，参考叶桂变通应用此方治疗寒湿的经验，在《温病条辨》制订出大黄附子汤方证，以之治疗寒湿所致的寒疝。

大黄附子汤方证

出自《温病条辨·下焦篇》寒湿第53条："寒疝脉弦紧，胁下偏痛，发热，大黄附子汤主之。"此方组成为：大黄五钱、熟附子五钱、细辛三钱。水五杯，煮取两杯，分温二服。吴瑭称此方为"苦辛温下法"，并自注说："此邪居厥阴，表里俱急，故用温下法以两解之也。脉弦为肝郁，紧，里寒也；胁下偏痛，肝胆经络为寒湿所搏，郁于血分而为痛也；发热者，胆因肝而郁也。故用附子温里通阳，细辛暖水脏而散寒湿之邪；肝胆无出路，故用大黄，借胃腑以为出路也；大黄之苦，合附子、细辛之辛，苦与辛合，能降能通，通则不痛也。"

（三）新订叶氏大黄附子汤变通方

1. 大黄附子去细辛合平胃散汤

出自《临证指南医案·泄泻》赵案。组成为：苍术三钱、炙草五分、生炮附子一钱、厚朴一钱、橘皮一钱、制大黄五分。叶案方证：晨泄难忍，临晚稍可宁耐，易饥善食，但不易消磨，用升降法后，肠风鸣震，泄利得缓，犹有微痛而下，垢滞永不清楚者。

2. 大黄附子去细辛加苍术厚朴茯苓木香汤

出自《临证指南医案·痢》张五七案。组成为：熟附子、生苍术、生大黄、茯苓、厚朴、木香。叶案方证：脉沉伏，久痢腹痛，畏寒少食，气弱肠滞，须以温通方法者。

3. 大黄附子去细辛加草果厚朴陈皮生姜汤

出自《叶天士先生方案真本》"朱湖州三十八岁"案。组成为：制附子、熟大黄、草果、生厚朴、生姜、陈皮。叶案方证：太阴腹胀，是久劳伤阳，不饥不饱，二便不通爽，须温以通阳，苦温疏滞者。

桃核承气汤

一、仲景原方证述要

桃核承气汤出自《伤寒论》第 106 条，组成为：桃仁五十个（去皮尖），大黄四两，桂枝二两（去皮），甘草二两（炙），芒硝二两。右五味，以水七升，煮取二升半，去滓，内芒硝，更上火，微沸下火。先食温服五合，日三服。当微利。仲景原条文谓："太阳病不解，热结膀胱，其人如狂，血自下，下者愈。其外不解者，尚未可攻，当先解其外；外解已，但少腹急结者，乃可攻之，宜桃核承气汤。"

本方用调胃承气汤攻逐里热，加桃仁祛瘀血，加桂枝平冲逆之气。其中桂枝与桃仁配合，可通络活血；桃仁与大黄配伍，可下瘀血，除血闭。全方泻热通瘀，故可治疗热瘀互结，瘀热上冲的神识如狂证。

桃核承气汤证：调胃承气汤证（阳明腑实，心烦，或谵语）兼见腹痛有定处，气上冲，神识如狂者。

二、叶氏应用心法

（一）加减变化

1. 用于治疗温病阳明蓄血

脉濡涩数，至暮昏乱，身热未尽，腹痛便黑，阳明蓄血。拟仲景桃仁承气，以逐其邪。桂枝木、大黄、甘草、芒硝、丹皮、桃仁。（《叶氏医案存真·卷二》）

方证解释：本案为温病，症见身热未尽，至暮昏乱，腹痛便黑。脉濡涩数。据神志昏乱与腹痛便黑辨为阳明蓄血的桃仁承气汤证。方用桃仁承气汤原方攻下瘀热，另加丹皮凉血散血。

本案处方可命名为"桃仁承气加丹皮汤"，以期推广应用。

2. 用于治疗妇人热入血室

吴氏，热病十七日，脉右长、左沉，舌痿，饮冷，心烦热，神气忽清忽乱，经来三日患病，血舍内之热气乘空内陷。当以瘀热在里论病，但病已至危，从蓄血如狂例。细生地、丹皮、制大黄、炒桃仁、泽兰、人中白。（《临证指南医案·热入血室》）

方证解释：患者经来三日患病，症见舌痿，饮冷，心烦热，神气忽清忽乱等，故属"血舍内之热气乘空内陷"的热入血室证。叶氏所谓"当以瘀热在里论病"，是引用了《伤寒论》第 124 条抵当汤方证"以太阳随经，瘀热在里故也"一句，以阐明本案的病机；《伤寒论》106 条桃核承气汤证中有"其人如狂"；125 条抵当汤证中有"其人如狂者，血证谛也"；237

条抵当汤证有"其人喜忘者，必有蓄血"等，从叶氏"但病已至危，蓄血如狂论病"看，他采用了仲景桃仁承气汤，并参考了抵当汤法拟定了本案处方，即去原方之桂枝、甘草、芒硝，加入了细生地、丹皮、泽兰、人中白。在伤寒由于太阳之热，随经入里，故用桂枝温经通阳解肌；在温病为热伤阴津，随经入里，故用细生地清热凉血滋阴。这正是叶氏变通经方的微妙之处。因属于蓄血重证，故参照抵当汤将水蛭、虻虫易为丹皮、泽兰、人中白。叶氏此方寓桃核承气汤与抵当汤两方之长，既加强了桃核承气汤活血祛瘀的作用，又消减了抵当汤的峻猛之性，而且合入了温病凉血清营的治法。其中泽兰苦辛，微温，活血祛瘀，行水消肿，为妇科要药，用得十分巧妙。本方是叶氏仿仲景法而从温病血分论治热入血室的典范。

吴瑭采辑此案，制订出《温病条辨·下焦篇》第30条加减桃仁承气汤方证。

3. 用于治疗噎膈反胃

张三三，早食暮吐，大便不爽，病在中下。初因劳伤胃痛，痰瘀有形之阻。半夏、枳实、制大黄、桃仁、韭白汁。（《临证指南医案·噎膈反胃》）

方证解释：本案最初为胃痛，其后发展为早食暮吐，大便不爽之噎膈反胃。此由痰瘀互结所致。方用桃仁、制大黄，为简化桃仁承气汤攻逐瘀血；另取小半夏汤、枳术丸法，用半夏、枳实、韭白汁化痰散结、消痞止呕。

4. 用于治疗大便阻塞不通

李，据云两次服辛温药，瘀浊随溢出口，此必热瘀在肝胃络间，故脘胁痞胀，大便阻塞不通。芦荟苦寒通其阴，仅仅更衣，究竟未能却瘀攻病。有年久恙，自当缓攻，汤药荡涤，理难于用，议以桃仁承气汤为丸。（《临证指南医案·便闭》）

方证解释：本案症见脘胁痞胀，大便阻塞不通。从"据云两次服辛温药，瘀浊随溢出口"分析，起初曾见吐血或咯血。据此诊为热瘀在肝胃络间。方用桃仁承气汤为丸，缓攻瘀热。

（二）合方化裁

1. 合浚川散治疗淋浊

叶二七，淋属肝胆，浊属心肾。据述病，溺出浑浊如脓，病甚则多，或因遗泄后，浊痛皆平，或遗后痛浊转甚。想精关之间，必有有形败精凝阻其窍，故药中清湿热、通腑，及固涩补阴，久饵不效，先议通瘀腐一法。考古方通淋通瘀用虎杖汤，今世无识此药，每以杜牛膝代之。用鲜杜牛膝根，水洗净，捣烂绞汁大半茶杯，调入真麝香一分许，隔汤炖温，空心服，只可服三、四服，淋通即止，倘日后病发再服。又，淋病主治，而用八正、分清、导赤等方，因热与湿俱属无形，腑气为壅，取淡渗苦寒，湿去热解，腑通病解。若房劳强忍精血之伤，乃有形败浊阻于隧道，故每溺而痛，徒进清湿热利小便无用者，以溺与精同门异路耳，故虎杖散小效，以麝香入络通血，杜牛膝亦开通血中败浊也。韭白汁九制大黄一两、生白牵牛子一两、归须五钱、桂枝木三钱（生）、炒桃仁二两、小茴三钱，韭白汁法丸。（《临证指南医案·淋浊》）

方证解释：本案症见溺出浑浊如脓，病甚则多，或因遗泄后，浊痛皆平，或遗后痛浊转甚等。用清利湿热、固涩补阴等法无效。叶氏认为，溺与精同门异路，此症乃有形败精凝阻精窍隧道，故每溺而痛，徒进清湿热利小便误治溺道则无用。一诊用虎杖汤通血络、开通血中败浊而获小效，二诊用桃仁承气汤合浚川散（黑牵牛、大黄、甘遂、芒硝、郁李仁、木香）化裁。方中炒桃仁、大黄、桂枝木，为简化桃仁承气汤以攻逐下焦瘀血；生白牵牛子、大黄、小茴香，为变通浚川散以祛瘀血、逐湿浊、通精窍；当归须、桃仁、桂枝、小茴香、韭白汁为辛润通络法以通络中凝瘀。

2. 合鳖甲煎丸治疗阴疟肝络凝瘀

蔡三七，水寒外加，惊恐内迫，阴疟三年，继患嗽血，迄今七年，未有愈期。询及血来紫块，仍能知味安谷，参其疟惊伤，必是肝络凝瘀，得怒劳必发，勿与酒色伤损。乱投滋阴腻浊之药，恐胃气日减，致病渐剧。桃仁三钱、鳖甲三钱、川桂枝七分、归须一钱、大黄五分、芜蔚子二钱。(《临证指南医案·吐血》)

方证解释：本案阴疟三年，继患嗽血，七年未愈。从咳血紫块辨为肝络凝瘀，方用桃仁、桂枝、大黄，为桃仁承气汤攻下瘀热；用鳖甲、桂枝、大黄，为鳖甲煎丸法攻逐络瘀；另加当归须、芜蔚子活血化瘀。

本案处方可命名为"桃仁承气去芒硝甘草加鳖甲归须芜蔚汤"，以期推广应用。

3. 合通幽汤治疗二便涩少

马三六，脉实，病久瘀热在血，胸不爽，小腹坠，能食不渴，二便涩少，两进苦辛宣腑，病未能却，此属血病。用通幽法。桃仁、红花、郁李仁、制大黄、归须、小茴、桂枝木、川楝子。(《临证指南医案·便闭》)

方证解释：本案症见胸不爽，小腹坠，能食不渴，二便涩少。脉实。曾两进苦辛宣腑剂未效。此病久血分瘀热互结。方用桃仁、制大黄、桂枝木，为桃仁承气汤法攻逐血分瘀热；用桃仁、红花、当归须、郁李仁，为东垣通幽汤法活血通腑治二便涩少；另加小茴香、川楝子行气治小腹坠。

4. 合麻子仁丸治疗脾约兼腹中起瘕

详见"麻子仁丸"一节《叶天士先生方案真本》"高陆墓二十岁"案，此从略。

三、讨论与小结

(一) 叶氏对仲景桃核承气汤方证的发挥

叶桂对仲景桃核承气汤方证有三点重要的发挥：其一，用此方去桂枝、芒硝、甘草，取两味主药桃仁与大黄攻下瘀热，加生地、丹皮、泽兰、人中白，凉血散血、利浊通窍治疗妇人热入血室之血分瘀热证(《临证指南医案·热入血室》吴氏案)。其二，仿半夏泻心汤法，用桃仁、制大黄逐瘀热，加半夏、枳实、韭白汁，合制大黄构成变通苦辛开泄、消痞散结法，治疗痰瘀阻结胃脘，发为噎膈反胃，见早食暮吐，大便不爽，胃痛者(《临证指南医案·噎膈反胃》张三三案)。其三，参合络病治法，取方中桃仁、大黄、桂枝，加鳖甲、当归须、芜蔚子，搜剔络中瘀热，治疗肝络凝瘀，瘀热互结络脉，发为嗽血，久不愈者(《临证指南医案·吐血》蔡三七案)。另外，《临证指南医案·便闭》李案也用变通桃核承气汤治疗络病肝胃络间瘀热，这些用法，均能给我们以新的启示。

(二) 吴瑭对叶氏变通桃核承气汤法的继承与发展

吴瑭根据叶氏变通应用桃核承气汤的经验，结合自己的心得，在《温病条辨》中制订出两个加减桃仁承气汤方证。

1. 吴氏桃仁承气汤方证

出自《温病条辨·下焦篇》第21条："少腹坚满，小便自利，夜热昼凉，大便闭，脉沉实者，蓄血也，桃仁承气汤主之，甚则抵当汤。"此方组成为：大黄五钱、芒硝二钱、桃仁三钱、当归三钱、芍药三钱、丹皮三钱。水八杯，煮取三杯，先服一杯，得下止后服，不知再服。吴瑭自注说："少腹坚满，法当小便不利，今反自利，则非膀胱气闭可知。夜热者，阴热也；昼凉者，邪气隐伏阴分也；大便闭者，血分结也。故以桃仁承气通血分之闭结也。若闭结太甚，桃仁承气不得行，则非抵当不可，然不可轻用，不得不备一法耳。”

吴瑭的桃仁承气汤与《伤寒论》桃核承气汤名近而组成不同，为了避免混乱，此将《温病条辨》方取名为"吴氏桃仁承气汤"。此方系吴瑭从吴有性《温疫论》辑录而来，虽与叶案没有直接联系，但从下一首加减桃仁承气汤分析，也可能是从叶氏用桃仁承气汤的医案受到启发而辑录了吴有性的桃仁承气汤。

2. 加减桃仁承气汤方证

出自《温病条辨·下焦篇》第30条："热病经水适至，十余日不解，舌萎饮冷，心烦热，神气忽清忽乱，脉右长左沉，瘀热在里也，加减桃仁承气汤主之。"此方组成为：大黄（制）三钱、桃仁（炒）三钱、细生地六钱、丹皮四钱、泽兰二钱、人中白二钱。水八杯，煮取三杯，先服一杯，候六时，得下黑血，下后神清渴减，止后服。不知，渐进。吴氏称此方为"苦辛走络法"。本方证是吴瑭根据《临证指南医案·热入血室》吴氏案制订的。

除此之外，吴瑭还根据叶氏论治热入血室的其他医案，制订出了治疗下焦温病热入血室的竹叶玉女煎方证（下焦篇第27条）、护阳和阴汤方证（下焦篇第28条）、加减复脉汤仍用参方方证（下焦篇第29条）等方证，从而发扬了叶氏论治热入血室的经验。

邵新甫于《临证指南医案·热入血室》后按云："考热入血室，《金匮》有五法……仲景教人当知变通，故不厌推广其义，乃今人一遇是证，不辨热入之轻重，血室之盈亏，遽与小柴胡汤，贻害必多。要之热甚而血瘀者，与桃仁承气及山甲、归尾之属；血舍空而热者，用犀角地黄汤（犀角已禁用，今称清热地黄汤），加丹参、木通之属；邪表未尽，而表证仍兼者，不妨借温通为使，血结胸，有桂枝红花汤，参入海蛤、桃仁之治；昏狂甚，进牛黄膏，调入清气化结之煎。再观叶案中有两解气血燔蒸之玉女煎法；热甚阴伤，有育阴养气之复脉法；又有护阴涤热之缓攻法。先圣后贤，其治条分缕析，学者审证定方，慎毋拘乎柴胡一法也。"邵新甫的这段按语也被选载于《温病条辨·下焦篇》第30条加减桃仁承气汤方后注，足见吴瑭对邵氏此按的重视。

（三）新订叶氏桃仁承气汤变通方

1. 桃仁承气去芒硝甘草加鳖甲归须茺蔚汤

出自《临证指南医案·吐血》蔡三七案。组成为：桃仁三钱、鳖甲三钱、川桂枝七分、归须一钱、大黄五分、茺蔚子二钱。叶案方证：水寒外加，惊恐内迫，阴疟三年，继患嗽血，血来紫块，尚能知味安谷，七年未有愈期，必是肝络凝瘀者。

2. 桃仁承气加丹皮汤

出自《叶氏医案存真·卷二》"脉濡涩数"案。组成为：桂枝木、大黄、甘草、芒硝、丹皮、桃仁。叶案方证：温病阳明蓄血，脉濡涩数，至暮昏乱，身热未尽，腹痛便黑者。

麻　子　仁　丸

一、仲景原方证述要

麻子仁丸出自《伤寒论》第247条，组成为：麻子仁二升，芍药半斤，枳实半斤（炙），大黄一斤（去皮），厚朴一尺（炙，去皮），杏仁一升（去皮尖，熬，别作脂）。右六味，蜜和丸如梧桐子大。饮服十丸，日三服，渐加，以知为度。仲景原条文谓："趺阳脉浮而涩，浮则胃气强，涩则小便数，浮涩相搏，大便则鞕，其脾为约，麻子仁丸主之。"

本方用小承气汤（大黄、枳实、厚朴）变汤为丸，减少剂量，以通腑导滞；再配麻子仁润肠通便，杏仁开宣肺气，芍药益阴滋润开结。全方利气通便，润肠导滞，可治疗肠燥气滞的便秘证。

麻子仁丸证：脾约，小便数，大便硬者。

二、叶氏应用心法

1. 合桃仁承气汤治疗脾约兼腹中起瘕

高陆墓二十岁，少壮脉小涩属阴，脐左起瘕，年来渐大而长，此系小肠部位。小肠失司变化传导，大便旬日始通，但脾胃约束津液不行。古人必用温通缓攻，但通肠壅，莫令碍脾。麻仁、桂心、桃仁、大黄。蜜丸，服二钱。（《叶天士先生方案真本》）

方证解释：本案症见脐左起瘕，年来渐大而长，大便旬日始通。脉小涩。叶氏辨为脾胃约束，津液不行之证。方用麻子仁丸。因脐左起瘕，小肠部位蓄血，故合入桃仁承气汤法。方中麻仁、大黄，为减味麻子仁丸，以润燥通腑；桃仁、桂心、大黄，为化简桃仁承气汤以逐瘀血、通癥瘕。

2. 合辛润通络法治疗脾约腹中虚痛

张双林二十七岁，痛而喜按属虚，痰多肢冷，是脾厥病，大便三四日，乃津液约束。炒桃仁、火麻仁、片姜黄、淡归须、炒延胡。（《叶天士先生方案真本》）

方证解释：本案症见腹痛而喜按，大便三四日一行，痰多肢冷等。叶氏据痰多肢冷，辨为脾厥病；据大便三四日一次，辨为脾约证；据腹痛而喜按，辨为营络虚证。方用火麻仁、炒桃仁，为变通麻子仁丸法，补津液、润燥通腑；用淡当归须、片姜黄、炒延胡补营络之虚，兼以辛润通络。其中片姜黄、炒延胡为变通金铃子散法，可止腹痛。

三、讨论与小结

叶氏变通应用麻子仁丸的基本思路与手法

叶氏用麻子仁丸的医案不多，比较典型的医案仅以上两则，其手法有两点值得重视：其一，用麻子仁丸与桃仁承气汤合法治疗肠燥便秘兼腹中蓄血。麻子仁丸由小承气汤加麻仁、杏仁、芍药组成；桃仁承气汤是调胃承气汤加桃仁、桂枝。两方合用，既可润肠通便，又可活血逐瘀，适用于下焦蓄血而肠燥便秘者。其二，以上两案叶氏均用桃仁代替了麻子仁丸中的杏仁。杏仁、桃仁均能润肠通便，除此之外，杏仁只能止咳平喘，而桃仁不仅能止咳平喘，还能活血化瘀。在仲景活血化瘀方中，使用频率最高的是桃仁。叶氏第一案用桃仁代杏仁润肠通便而助大黄攻逐腹中瘀血，第二案用桃仁代替杏仁润肠通便而助归须养营通络。

白　散

一、仲景原方证述要

白散出自《伤寒论》第141条，组成为：桔梗三分，巴豆一分（去皮心，熬黑，研如脂），贝母三分。右三味为散，内巴豆，更于白中杵之。以白饮和服，强人半钱匕，羸者减之。病在膈上必吐，在膈下必利，不利，进热粥一杯，利过不止，进冷粥一杯。身热，皮粟不解，欲引衣自覆，若以水潠之、洗之，益令热劫不得出，当汗而不汗则烦。假令汗出已，腹中痛，与芍药三两如上法。仲景原条文谓："病在阳，应以汗解之，反以冷水潠之，若灌之，其热被劫不得去，弥更益烦，肉上粟起，意欲饮水，反不渴者，服文蛤散；若不差者，与五苓散。寒实结胸，无热证者，与三物小陷胸汤。白散亦可服。"

本方用桔梗治胸痛，《神农本草经》谓其主"胸胁痛如刀刺"；用巴豆攻逐水寒凝结，《神农本草经》谓其"主伤寒温疟寒热，破癥瘕积聚坚积，留饮痰癖，大腹水胀"；用贝母化痰散结。三药配合，化痰逐水开结，利胸膈止胸痛，可治疗寒实结胸。

白散证：寒实内结，胸满、胸痛、咽痛、咳唾脓浊等。

二、叶氏应用心法

王五七，气逆自左升，胸脘阻痹，仅饮米汤，形质不得下咽，此属胸痹。宗仲景法。瓜蒌薤白汤。又，脉沉如伏，痞胀格拒，在脘膈上部，病人述气壅，自左觉热。凡木郁达之，火郁发之，患在上宜吐之。巴豆霜一分（制）、川贝母三分、桔梗二分。为细末服，吐后，服凉水即止之。（《临证指南医案·胸痹》）

方证解释：本案为胸痹，一诊症见气逆自左升，胸脘阻痹，仅饮米汤，非流食不能下咽等，用瓜蒌薤白白酒汤，疗效不明显。二诊症见脘膈上部，痞胀格拒，病人自述气壅，胸膈自左部自觉发热。脉沉如伏。叶氏仿寒实结胸病机，用白散原方原法论治。此案既诊为胸痹，其证中当有胸痛。

三、讨论与小结

叶氏对仲景白散方证的发挥

仲景用白散治疗寒实结胸，并未用其治疗胸痹。叶氏别出心裁，将其扩展用于治疗胸痹。此方中的桔梗，后世多根据其辛味，入肺经，而强调其开宣肺气、祛痰、利咽的作用；又根据其为舟楫之剂，可载药上行的说法，强调其升提的功效。然而，《神农本草经》认为，桔梗"主胸胁痛如刀刺"，强调其止痛的作用。桔梗的确善治胸痛，白散用桔梗就是为了止胸痛。清代王清任血府逐瘀汤用桔梗，也是为了止胸痛。另外，方中巴豆，《神农本草经》主破癥瘕、结聚、坚积、留饮、痰癖，荡涤五脏六腑，开通闭塞。贝母，《神农本草经》主疝瘕喉痹。三药并用，开寒痰凝结，止胸痛的作用会大大增强。因胸痹必有胸痛，因此，叶氏用此方治疗胸痹胸痛是十分有道理的。

关于胸痹的治疗，叶氏主要用四法，一是宗《金匮要略》胸痹门瓜蒌薤白白酒汤类方以及茯苓杏仁甘草汤开痰气之结；二是用苓桂术甘汤温通心阳，温化水饮；三是用变通旋覆花汤辛润通络；四是用白散温化寒凝，祛痰逐水，兼以止痛。

五　苓　散

一、仲景原方证述要

五苓散出自《伤寒论》第71条，组成为：猪苓十八铢（去皮），泽泻一两六铢，白术十八铢，茯苓十八铢，桂枝半两（去皮）。右五味，捣为散。以白饮和服方寸匕，日三服。多饮暖水，汗出愈。如法将息。仲景原条文谓："太阳病，发汗后，大汗出，胃中干，烦躁不得眠，欲得饮水者，少少与饮之，令胃气和则愈。若脉浮，小便不利，微热，消渴者，五苓散主之。"

五苓散还见于《伤寒论》第72条："发汗已，脉浮数，烦渴者，五苓散主之。"第73条："伤寒，汗出而渴者，五苓散主之；不渴者，茯苓甘草汤主之。"第74条："中风发热，六七日不解而烦，有表里证，渴欲饮水，水入则吐者，名曰水逆，五苓散主之。"第156条："本以下之，故心下痞。与泻心汤，痞不解。其人渴而口燥烦，小便不利者，五苓散主之。"第386条："霍乱，头痛发热，身疼痛，热多欲饮水者，五苓散主之；寒多不用水者，理中丸主之。"《金匮要略·痰饮咳嗽病脉证并治》第31条："假令瘦人，脐下有悸，吐涎沫而癫眩，此水也，五苓散主之。"

本方用白术、茯苓、猪苓、泽泻逐水利尿，用桂枝通阳化气，兼解表热，又平冲逆。桂枝与二苓、术、泽配伍，则开太阳表里，通阳化气，利水逐湿，故可治疗小便不利，微热，消渴等症。其中白术配泽泻，为泽泻汤法，可以祛胃中停饮而治眩；桂枝、白术、茯苓配伍含苓桂术甘汤法，可以温化水饮而治心下逆满，气上冲胸，起则头眩等症。

五苓散证：心下停饮，小便不利，烦渴者。

二、叶氏应用心法

（一）加减变化

1. 用于治疗寒湿

周，湿伤脾阳，腹膨，小溲不利。茅术、厚朴、茯苓、泽泻、猪苓、秦皮。又，五苓散。又，二术膏。（《临证指南医案·湿》）

方证解释：本案症见腹膨，小溲不利。此湿伤脾阳。一诊方用五苓散去桂枝加厚朴，以苍术代替白术，合茯苓、泽泻、猪苓，燥湿利湿、行气消胀；因小便不利，故另加秦皮清热燥湿。二诊改用五苓散通阳利湿。三诊继用二术膏健脾燥湿善后。

吴瑭根据此案，制订出《温病条辨·中焦篇》第45条四苓加厚朴秦皮汤方证。

2. 用于治疗湿温下痢

某，湿温下痢，脱肛。五苓散加寒水石。（《临证指南医案·痢》）

方证解释：本案症见下痢，脱肛，由湿温蕴结所致。方用五苓散合桂苓甘露饮法，以五苓散加寒水石清利湿热。

吴瑭根据此案，制订出《温病条辨·中焦篇》第92条五苓散加寒水石方方证。

3. 用于治疗下肢浮肿

某，胀满跗肿，小溲短涩不利，便泄不爽，当开太阳为主。五苓散加椒目。（《临证指南医案·肿胀》）

方证解释：本案症见胀满跗肿，小溲短涩不利，便泄不爽。此水气不利，脾失健运。方用五苓散开太阳表里之气，通阳利水；另仿己椒苈黄丸法加椒目以泻水逐湿。

4. 用于治疗阴囊水肿

唐三六，寒湿已入太阳之里，膀胱之气不利，阴囊茎肿。五苓散加独活、汉防己。（《临证指南医案·疝》）

方证解释：本案症见阴囊阴茎水肿。此寒湿侵入太阳之里，膀胱之气不利。方用五苓散开太阳、利膀胱；另加独活，合桂枝辛温透发太阳经寒湿；加防己，合桂枝为木防己汤法以通经脉水湿。

5. 用于治疗单腹胀

某六七，少腹单胀，二便通利稍舒，显是脐阳窒痹，浊阴凝结所致。前法专治脾阳，宜乎不应，当开太阳为要。五苓散加椒目。(《临证指南医案·肿胀》)

方证解释：本案症见少腹单胀，二便通利稍舒。此太阳膀胱阳气窒痹，浊阴凝结。方用五苓散开太阳，通利膀胱，另加椒目利水逐湿。

疟久伤阳，瘅胀腹大，二便不爽，最不易治。先开太阳，令其阳气宣达再商。五苓散。(《未刻本叶天士医案》)

方证解释：本案疟久伤阳，瘅胀腹大，二便不爽。此太阳膀胱水气不利，湿阻三焦，为难治证。先拟开太阳法，用五苓散通阳利水。

6. 用于治疗淋症

遗由精窍，淋由溺窍，异出同门，最宜分别，久遗不愈，是精关不摄为虚，但点滴痛痒，少腹坚满，此属淋闭，乃气坠不通，未可便认为虚，况夏秋足指先腐，下焦蕴有湿热，气不流行，膀胱撑满，遂致坚满耳，五苓散主治。五苓散。(《三家医案合刻·叶天士医案》)

方证解释：本案既有遗精，久遗不愈，又有淋症，小便点滴痛痒，少腹坚满，而且兼有足趾尖溃疡腐烂。叶氏以淋闭为重点，先用五苓散通阳化气利水。

7. 用于治疗下利

治利不利小溲，非其治也。五苓散。(《未刻本叶天士医案》)

方证解释：本案为下利，叶氏强调，治下利不利小便，非其治也，故用五苓散通阳利水，利小便以实大便。

湿邪内阻，腹痛下利，参之色脉，正气殊虚，勿忽视之。五苓散加厚朴。(《未刻本叶天士医案》)

方证解释：本案症见腹痛下利。结合色脉，辨为正气殊虚，湿邪内阻证。方用五苓散通阳化气利水以治下利，加厚朴行气化湿。

8. 用于治疗经闭

脉沉右弦，月经渐少而闭，肿由下而上，此血化为水，气壅经脉；大便久泻，小便不利，六腑不通，从太阳开导，以泄其水。五苓散，加厚朴，调入琥珀末。(《眉寿堂方案选存·女科》)

方证解释：本案月经渐少而闭，肿由下而上，大便久泻，小便不利。脉沉右弦。此水气与瘀血互结。方用五苓散开太阳以利水气，加厚朴通胃阳，加琥珀末活血通经。

(二) 合方化裁

1. 合苓桂术甘汤法治疗痰饮胸中痞塞

张二七，酒客谷少中虚，常进疏散表药，外卫之阳亦伤。其痰饮发时，胸中痞塞。自述或饥、遇冷病来，其为阳气受病何疑？不必见痰搜逐，但护中焦脾胃，使阳气健运不息，阴浊痰涎，焉有窍踞之理？生于术、川桂枝、茯苓、淡姜渣、苡仁、泽泻，姜枣汤法丸。(《临证指南医案·痰饮》)

方证解释：本案为痰饮，病发时胸中痞塞，遇饥遇冷易发。此卫阳与脾胃中阳损伤，水饮内聚。方用五苓散去性寒利水的猪苓，加健脾利湿的苡仁，以温阳利水，健脾除湿；合苓桂术甘汤法，去甘守的甘草，加温通中阳的淡姜渣以温阳化饮；因遇冷则发，卫阳不足，营卫失调，故用姜枣调和营卫。

2. 合平胃散健脾燥湿治足跗肿呕逆拒食

唐五十六岁，夏，足跗肌浮，是地气着人之湿邪，伤在太阴、阳明，初病失血，继而呕涎拒食，医不知湿伤脾胃，漫延乃尔。五苓散去泽泻，加益智仁、厚朴、广皮、滑石。（《叶天士先生方案真本》）

方证解释：本案症见足跗浮肿。初病曾失血，继而呕涎拒食。此湿伤脾胃，运化失常。方用五苓散去泽泻，合平胃散法加厚朴、广皮、益智仁燥湿行气，合六一散法加滑石清利湿热。

3. 合变通木防己汤法治疗跗膁少腹悉肿或便溏四肢酸痹

马五一，初起胸痹呕吐，入夏跗膁少腹悉肿，食谷不运，溲短不利。此阳气式微，水谷之湿内蕴，致升降之机失司，当开太阳，姑走湿邪。猪苓三钱、桂枝木八分、茯苓皮三钱、泽泻一钱、防己一钱半、厚朴一钱。四帖。（《临证指南医案·肿胀》）

方证解释：本案初为胸痹呕吐，入夏发为跗膁、少腹悉肿，食谷不运，溲短不利等。此水谷之湿内蕴，阳气式微，脾胃升降之机失司。方用猪苓、茯苓皮、泽泻、桂枝，为五苓散去白术法以开太阳，通阳利水消肿；用防己、桂枝，为变通木防己汤法以宣走经络之湿；另加厚朴行气化湿除满。

薛十三，水谷湿邪内著，脾气不和，腹膨不饥，便溏，四肢酸痹。厚朴、茯苓皮、大腹皮、防己、广皮、泽泻、苡仁、桂枝木。又，肢酸，腹膨便溏。木防己、生白术、苡仁、木瓜、桂枝木、泽泻。（《临证指南医案·泄泻》）

方证解释：本案症见腹膨不饥，便溏，四肢酸痹。此水谷湿邪内蕴，脾气不和则便溏、腹膨不饥；湿阻经脉则四肢酸痹。方用桂枝木、茯苓皮、泽泻，为五苓散法以通阳利湿；用防己、苡仁、桂枝，为变通木防己汤法以逐经络之湿；用厚朴、广皮、大腹皮，为平胃散法以燥湿行气除胀。

吴瑭参照此案，制订出《温病条辨·中焦篇》第52条五苓散加防己桂枝薏仁方方证。

4. 早服肾气丸补肾阳治腹胀跗肿

姚四八，据说情怀不适，因嗔怒，痰嗽有血。视中年形瘁肉消，渐渐腹胀跗肿，下午渐甚，阳气日夺。早服肾气丸三钱，昼服五苓散。（《临证指南医案·肿胀》）

方证解释：本案痰嗽有血，形瘁肉消，渐渐腹胀跗肿，下午渐甚。此阳气亏虚，水湿不行。方用肾气丸早服以温肾治本，五苓散昼服以通阳利水。

5. 暮服禹余粮丸温阳除湿行气活血治经闭小便不利

症是损怯经闭，诊左脉濡小。前用温通汤药，心下稍舒；继用膏子柔腻，便溏，少腹坚硬，小溲不利。凡胀属气滞，质虚断不可强执通经，议早服五苓散，暮服禹余粮丸，壮水脏以分利小便，是气郁胀闭治法。白术、猪苓、桂心、茯苓、泽泻。（《眉寿堂方案选存·女科》）

方证解释：本案损怯经闭，因误治出现便溏，腹胀，少腹坚硬，小溲不利。左脉濡小。叶氏抓住小便不利、便溏，诊断为阳气损伤，水气不利。暂不通经，先用五苓散以桂心易桂枝早服，以温肾阳、利水湿；合用禹余粮丸（蛇含石、禹余粮石、钢针砂、羌活、川芎、三棱、蓬术、白蔻、白蒺、陈皮、青皮、木香、大茴、牛膝、当归、炮姜、附子、肉桂）暮服，以温补肾阳、除湿行气活血。

（三）类方应用

茵陈五苓散

出自《金匮要略·黄疸病脉证并治》第18条，组成为：茵陈蒿末十分，五苓散五分。

上两物和，先食饮方寸匕，日三服。仲景原条文谓："黄疸病，茵陈五苓散主之。"

叶桂遵仲景治法，以此方治疗黄疸、湿热等病证。

1. 用于治疗黄疸

某五九，舌白目黄，口渴，溺赤，脉象呆钝，此属湿郁。绵茵陈三钱、生白术一钱、寒水石三钱、飞滑石三钱、桂枝木一钱、茯苓皮三钱、木猪苓三钱、泽泻一钱。(《临证指南医案·湿》)

方证解释：本案症见目黄，口渴，溺赤。苔白，脉象呆钝。此湿热蕴郁三焦。方用绵茵陈、生白术、桂枝木、茯苓皮、猪苓、泽泻，为茵陈五苓散法以利湿退黄；用寒水石、飞滑石，为桂苓甘露饮变通方三石汤法以清利三焦湿热。

张三二，述初病似疟，乃夏暑先伏，秋凉继受，因不慎食物，胃脘气滞生热，内蒸变现黄疸，乃五疸中之谷疸也。溺黄便秘，当宣腑湿热，但不宜下，恐犯太阴变胀。绵茵陈、茯苓皮、白蔻仁、枳实皮、杏仁、桔梗、花粉。(《临证指南医案·疸》)

方证解释：本案症见黄疸，溺黄，便秘。述初病似疟。此暑湿内伏，湿热郁结为黄。从"溺黄便秘"看，应属于茵陈蒿汤证，但叶氏认为，理"当宣腑湿热，但不宜下，恐犯太阴变胀"。方用绵茵陈、茯苓皮，为茵陈五苓散法以清利湿热；加杏仁开宣上焦以化湿，加白蔻仁芳香化湿以开畅中焦；另加桔梗、枳实皮代替大黄开通气机以宣腑，加天花粉清热开结。

2. 用于治疗湿热

某，阅病源，皆湿热内停之象，当去湿清热为主。至于药酒，蕴湿助热，尤当永戒。生白术、赤小豆皮、绵茵陈、黄柏、茯苓、泽泻。(《临证指南医案·湿》)

方证解释：本案为湿热，方用绵茵陈、生白术、茯苓、泽泻，为变通茵陈五苓散法以清热利湿；另合麻黄连轺赤小豆汤与栀子柏皮汤法加赤小豆皮、黄柏清热燥湿，凉血解毒。

三、讨论与小结

(一)叶氏变通应用五苓散的基本思路与手法

叶桂以五苓散能开太阳表、里为基本思路，用此方治疗寒湿，湿温下痢，下肢浮肿，足跗肿，阴囊茎肿，单腹胀，小便淋闭，下利，水瘀互结的经闭，痰饮胸中痞塞等病证。肿甚者，加椒目利水；胀满者，加厚朴行气除满；寒湿入太阳之里者，加独活发越寒湿；水瘀互结经闭者，加琥珀行血；痰饮胸中痞塞者，合苓桂术姜汤温化痰饮；湿聚中焦脾胃，足跗肌浮而呕涎拒食者，合平胃散法燥湿和中；湿阻经络，跗臁少腹悉肿或便溏四肢酸痹者，合变通木防己汤法逐经络之湿；肾阳虚弱，水气不利，腹胀跗肿者，与肾气丸早、昼交替使用；寒湿伤阳，经闭便溏，少腹坚硬，小溲不利者，与禹余粮丸早、暮交替使用。

(二)叶氏对仲景五苓散方证的发挥

阐发五苓散开太阳表里的特殊功效

仲景在五苓散方后强调指出："多饮暖水，汗出愈。"这就说明，五苓散是发汗剂，具有开达太阳经气的作用；五苓散的效应是"汗出"而不是水肿消。叶桂深刻地理解了仲景立方的本意，阐发了此方开太阳表里的特殊功效。如《临证指南医案·肿胀》"某，胀满跗肿"案指出："当开太阳为主，五苓散加椒目"；某六七案也载："前法专治脾阳，宜乎不应，当开太阳为要，五苓散加椒目。"

太阳有表有里，邪在太阳之表则表现为太阳经气不利而发热恶寒，头项强痛；病机涉及太阳之里则表现为膀胱气化不利而小便不利，烦渴。外邪在太阳经不解，可随经入腑，影响膀胱气化功能，即可发为五苓散证。此时，纯解太阳之表则水气不利，纯利膀胱水湿则表气不通。对此，只有用五苓散一面用桂枝疏通太阳经表之郁，一面用白术、二苓通阳渗利太阳里腑之结，才能切合病机。叶氏正是根据这一原则应用五苓散的。如《临证指南医案·疝》唐三六案，"寒湿已入太阳之里，膀胱之气不利，阴囊茎肿"。叶氏用五苓散加独活助桂枝开达太阳经气；加汉防己助白术、二苓通阳逐湿、渗利膀胱。

由于现代方剂学将五苓散作为利水剂，重点强调其利水渗湿治疗水肿的功效，因此，受教材的影响，今人多不知道此方为汗剂，不知道此方开达太阳表里的功效。这不仅有悖于仲景原意，而且也限制了五苓散的应用范围。由此来看，叶桂强调其开太阳的功效，是对仲景心法的重要阐释与发挥。关于五苓散的功效，张璐《伤寒缵论》有精辟的论述，其中指出："此两解表里之药，故云覆取微汗。茯苓、猪苓味淡，所以渗水涤饮；用泽泻味咸，所以泄肾止渴也；白术味甘，所以燥脾逐湿也；桂枝味辛，所以散邪和营也。欲兼温表，必用桂枝，专用利水，则宜肉桂，妙用全在乎此。"张璐的论述对于理解仲景原意以及叶氏的应用手法具有重要的意义。

（三）吴瑭对叶氏变通五苓散法的继承与发展

吴瑭在仲景五苓散方证的基础上，结合叶氏变通应用五苓散的经验，在《温病条辨》中收载了五苓散方证与茵陈五苓散方证，并制订出 4 个加减五苓散方证。

1. 四苓加厚朴秦皮汤方证

出自《温病条辨·中焦篇》第 45 条："足太阴寒湿，腹胀，小便不利，大便溏而不爽，若欲滞下者，四苓加厚朴秦皮汤主之，五苓散亦主之。"四苓加厚朴秦皮汤组成为：茅术三钱、厚朴三钱、茯苓块五钱、猪苓四钱、秦皮二钱、泽泻四钱。水八杯，煮成八分三杯，分三次服。吴瑭自注说："太阴之气不运，以致膀胱之气不化，故小便不利。四苓辛淡渗湿，使膀胱开而出邪，以厚朴泻胀，以秦皮泻肝也。其或肝气不热，则不用秦皮，仍用五苓中之桂枝以和肝，通利三焦而行太阳之阳气，故五苓散亦主之。"

本方证是吴瑭根据《临证指南医案·湿》周案整理制订的。

2. 五苓散去白术加苍术汤方证

出自《温病条辨·中焦篇》第 45 条，原文如上。此五苓散组成为：猪苓一两、赤术一两、茯苓一两、泽泻一两六钱、桂枝五钱。共为细末，百沸汤和服三钱，日三服。赤术即苍术。苍术善于温燥太阴寒湿，此证寒湿阻滞中焦，寒湿壅盛，腹胀显著，故用苍术代替白术。这是吴瑭参照《临证指南医案·湿》周案一诊方用茅术代替白术的手法，变制仲景原法而拟定的。

3. 五苓散加寒水石方方证

出自《温病条辨·中焦篇》第 92 条："湿温下利，脱肛，五苓散加寒水石主之。"此方组成为：于五苓散内加寒水石三钱，如服五苓散法，久痢不在用之。吴瑭自注说："此急开支河，俾湿去而利自止。"

本方证是吴瑭根据《临证指南医案·痢》"某，湿温下痢"案整理制订的。

4. 五苓散加防己桂枝薏仁方方证

出自《温病条辨·中焦篇》第 52 条："霍乱兼转筋者，五苓散加防己桂枝薏仁主之；寒甚脉紧者，再加附子。"此方组成为：于前五苓散内，加防己一两，桂枝一两半，足前成二两，薏仁二两。寒甚者，加附子大者一枚。杵为细末，每服五钱，百沸汤和，日三，剧者日三夜一，得卧则勿令服。吴瑭自注说："肝藏血，主筋，筋为寒湿搏急而转，故于五苓和霍乱之中，加桂枝温筋，防己急驱下焦血分之寒湿，薏仁主湿痹脚气，扶土抑木，治筋急拘挛。甚寒脉紧，则非纯阳之附子不可。"

本方证是吴瑭参考《临证指南医案·泄泻》薛十三案整理制订的。

5. 五苓散方证

吴瑭在《温病条辨·中焦篇》第51条遵照仲景《伤寒论》第386条原法，用五苓散治疗霍乱："湿伤脾胃两阳，既吐且利，寒热身痛，或不寒热，但腹中痛，名曰霍乱……热多，欲饮水者，五苓散主之。"吴氏自注说："苦热欲饮水之证，饮不解渴，而吐泄不止，则主以五苓。邪热须从小便去，膀胱为小肠之下游，小肠，火腑也，五苓通前阴，所以守后阴也。太阳不开，则阳明不阖，开太阳正所以守阳明也。"吴氏本条五苓散组成与中焦篇第45条五苓散完全相同，也用苍术代替白术。其方后附加减法云：腹满者，加厚朴、广皮各一两。渴甚面赤，脉大紧而急，扇扇不知凉，饮冰不知冷，腹痛甚，时时躁烦者，格阳也，加干姜一两五钱。吴瑭强调：此加减手法，"非仲景原文，余治验也"。

6. 茵陈五苓散方证

吴瑭《温病条辨·中焦篇》第71条收载了五苓散类方茵陈五苓散方证："诸黄疸小便短者，茵陈五苓散主之。"从吴瑭自注"五苓散方见前"分析，此方也以苍术代替了白术。吴瑭进而自注说："五苓散系苦辛温法，今茵陈倍五苓，乃苦辛微寒法。"又说："此黄疸气分实证通治之方也。胃为水谷之海，营卫之源，风入胃家气分，风湿相蒸，是为阳黄；湿热流于膀胱，气郁不化，则小便不利，当用五苓散宣通表里之邪，茵陈开郁而清湿热。"

牡蛎泽泻散

一、仲景原方证述要

牡蛎泽泻散出自《伤寒论》第395条，组成为：牡蛎（熬），泽泻，蜀漆（暖水洗，去腥），葶苈子（熬），商陆根（熬），海藻（洗，去咸），瓜蒌根各等分。右七味，异捣，下筛为散，更于臼中治之。白饮和服方寸匕，日三服。小便利，止后服。仲景原条文谓："大病差后，从腰以下有水气者，牡蛎泽泻散主之。"

本方用牡蛎软坚散结，用瓜蒌根滋阴清热、消肿散结，用泽泻、蜀漆、葶苈子、商陆根、海藻逐水消肿。全方具有散结消肿，清热泄水的功效。

牡蛎泽泻散证：腰以下如少腹、阴囊、下肢、足跗水肿。

二、叶氏应用心法

（一）加减变化

1. 用于治疗下肢浮肿

章，伏饮阴浊上干，因春地气主升而发，呕吐不饥。自然脾胃受伤，六君子宣补方法，未尝不妙。今诊得吸气甚微，小溲晨通暮癃，足跗浮肿，其脐中之气开阖失司，最虑中满。夫太阳司开，阳明司阖，浊阴弥漫，通脐即是通阳，仿仲景开太阳一法。牡蛎、泽泻、防己、茯苓、五味、干姜。（《临证指南医案·痰饮》）

方证解释：本案症见呕吐不饥，吸气甚微，小溲晨通暮癃，足跗浮肿等。叶氏诊为脐中之气开阖失司，方用牡蛎、泽泻，为牡蛎泽泻散法，以祛湿消肿；用防己、茯苓，为防己茯苓汤法，以泻利水湿；用五味、干姜为小青龙汤法，以开太阳、通腑阳。

程，今年长夏久热，热胜阳气外泄，水谷运迟，湿自内起，渐渐浮肿，从下及上，至于喘咳不能卧息，都是浊水凝痰，阻遏肺气下降之司，但小溲不利，太阳气亦不通调。此虽阳虚症，若肾气汤中黄、地之酸腻，力难下行矣。茯苓、桂枝木、杏仁、生白芍、干姜、五味、生牡蛎、泽泻。（《临证指南医案·肿胀》）

方证解释：本案症见渐渐浮肿，从下及上，喘咳不能卧息，小溲不利等。叶氏辨为阳虚水湿内停证，方用茯苓、桂枝木、杏仁、生白芍、干姜、五味，为变通小青龙汤法，以开太阳；用生牡蛎、泽泻，为牡蛎泽泻汤法以利水逐湿。

两尺微细，腿肿，春夏气泄，湿蒸肿盛，乃地气上升耳，通阳一定至理。白术、茯苓、薏苡仁、牡蛎、附子、萆薢、木防己、泽泻。（《未刻本叶天士医案》）

方证解释：本案症见腿肿，两尺微细等。方用牡蛎、泽泻，为牡蛎泽泻散法以利水湿；用附子、白术、茯苓，为真武汤法以温阳逐湿；用木防己、薏苡仁、萆薢，为变通木防己汤法，以渗利水湿。

2. 用于治疗阴囊水肿

施四八，立冬前一日，寒战后热，属厥阴。食蟹咸寒沉坠。浮肿囊大，溲溺甚少，至晚肿胀愈加。显然阳微浊聚，治从气分，开泄冷湿。粗桂枝、吴萸、川楝子、茯苓、生牡蛎、泽泻，磨青皮汁十匙。（《临证指南医案·疝》）

方证解释：本案立冬前一日，先寒战后发热，继见浮肿阴囊肿大，溲溺甚少，至晚肿胀愈加等。此寒湿伤阳，阳微湿聚。拟开泄冷湿法，方用牡蛎、泽泻，为牡蛎泽泻散法以利水逐湿；用桂枝、吴萸、川楝子、茯苓、青皮汁，为天台乌药散与导气汤法以温肝脉、行气止痛治阴囊肿大。

3. 用于治疗久嗽足浮腹膨

脉沉小，久嗽足浮腹膨，少阴之阳已伤，故水饮欲泛。茯苓、木防己、泽泻、牡蛎、薏苡仁、桂枝。（《未刻本叶天士医案》）

方证解释：本案症见久嗽，足浮，腹膨。脉沉小。此少阴阳伤，水饮欲泛。方用牡蛎、泽泻，为牡蛎泽泻散法，以利水祛湿；用木防己、茯苓、桂枝、薏苡仁，为变通木防己汤法，以通阳利水。

4. 用于治疗下肢肿经闭腹痛泻不爽

邹十八，腰以下肿，经闭四月，腹痛泻不爽。议开太阳，导其气阻水湿。牡蛎、泽泻、猪苓、茯苓、生白术、防己、厚朴、椒目。（《临证指南医案·调经》）

方证解释：本案症见腰以下肿，腹痛泄泻不爽，经闭四月等。方用牡蛎、泽泻，为牡蛎泽泻散法，以治腰以下水肿；用猪苓、茯苓、生白术、泽泻，为五苓散去桂枝法，以开太阳；用防己、椒目、厚朴，为己椒苈黄丸法以利肠间水气。

（二）合方化裁

1. 合真武汤治酒湿呕泻

韩三一，冷酒水湿伤中，上呕食，下泄脂液，阳气伤极，再加浮肿作胀则危。人参、茯苓、熟附子、生于术、生白芍、生姜。又，酒湿类聚，例以分利。诊脉微，阳气已败，湿壅生热至胃痛脓。清热则阳亡即死，术、苓运中祛湿，佐附迅走气分，亦治湿一法。茯苓、熟附子、生白术、左牡蛎、泽泻、车前子。（《临证指南医案·湿》）

方证解释：本案症见上呕食，下泄脂液，浮肿作胀。此冷酒水湿损伤中阳。方用真武加人参温阳逐湿、通补胃阳。二诊脉微，阳气已败。方用真武汤合牡蛎泽泻散为法，其茯苓、熟附子、生白术为真武汤去姜、芍法以温阳逐湿；其左牡蛎、泽泻、车前子为化简牡蛎泽泻散以渗泄水湿。

2. 合苓桂术甘汤法治遗精腹胀右胁汨汨有声

某，向有宿痞，夏至节一阴来复，连次梦遗，遂腹形坚大，二便或通或闭。是时右膝痛肿溃疡，未必非湿热留阻经络所致。诊脉左小弱，右缓大，面色青减，鼻准明亮，纳食必腹胀愈加，四肢恶冷，热自里升，甚则衄血牙宣，全是身中气血交结，固非积聚停水之胀。考古人于胀症，以分清气血为主，止痛务在宣通，要知攻下皆为通腑，温补乃护阳以宣通，今者单单腹胀，当以脾胃为病薮。太阴不运，阳明愈钝，议以缓攻一法。川桂枝一钱、熟大黄一钱、生白芍一钱半、厚朴一钱、枳实一钱、淡生干姜一钱，三帖。又，诊脉细小，右微促。畏寒甚，右胁中气触入小腹，着卧即有形坠著，议用《局方》禹余粮丸，暖水脏以通阳气。早晚各服一钱，流水送。八服。又，脉入尺，弦胜于数，元海阳虚，是病之本，肝失疏泄，以致䐜胀，是病之标。当朝用玉壶丹，午用疏肝实脾利水，分消太阳、太阴之邪。紫厚朴（炒）一钱半、缩砂仁（炒研）一钱、生于术二钱、猪苓一钱、茯苓块三钱、泽泻一钱。又，脉弦数，手足畏冷，心中兀兀。中气已虚，且服小针砂丸，每服八十粒，开水送。二服。以后药压之。生于术、云茯苓、广皮，煎汤一小杯，后服。又，脉如涩。凡阳气动则遗，右胁汨汨有声，坠入少腹，可知肿胀非阳道不利，是阴道实，水谷之湿热不化也。议用牡蛎泽泻散。左牡蛎四钱（泄湿）、泽泻一钱半、花粉一钱半、川桂枝木五分（通阳）、茯苓三钱（化气）、紫厚朴一钱，午服。又，脉数实。恶水，午后手足畏冷。阳明中虚，水气聚而为饮也。以苓桂术甘汤劫饮，牡蛎泽泻散止遗逐水。照前方去花粉，加生于术三钱。又，手足畏冷，不喜饮水，右胁汨汨有声，下坠少腹，脉虽数而右大左弦，信是阳明中虚。当用人参、熟附、生姜，温经补虚之法，但因欲回府调理数日，方中未便加减，且用前方，调治太阳、太阴。生于术三钱、左牡蛎（生）四钱、泽泻（炒）一钱、云苓三钱、生益智四分、桂枝木四分、炒厚朴一钱，午后食远服。朝服小温中九五十粒，开水送，仍用三味煎汤压之。（《临证指南医案·肿胀》）

方证解释：本案先后七诊，主症为遗精、腹胀、畏寒等。五诊时症见遗精，右胁汨汨有声，坠入少腹。脉如涩。叶氏从水湿不化立论，议用牡蛎泽泻散。方中左牡蛎、泽泻、天花粉，为牡蛎泽泻散法，以止遗利水；用川桂枝木、茯苓、紫厚朴，为苓桂术甘汤以厚朴易白术法，以温化水饮。全方变峻攻之剂为温化之方，颇妙。六诊症见恶水，午后手足畏冷。脉数实。仍从水气聚而为饮立论，以苓桂术甘汤劫饮，以牡蛎泽泻散止遗逐水，以前方去天花粉加生白术为方。七诊症见手足畏冷，不喜饮水，右胁汨汨有声，下坠少腹。脉虽数而右大左弦。叶氏认为"是阳明中虚，当用人参、熟附、生姜，温经补虚之法"。但因患者欲回府调理数日，不便继续来诊调方，故守用前方，调治太阳、太阴。

3. 合术附汤治腹痛辘辘水声

杨三十三岁，阳气为烦劳久伤，腹痛漉漉水声，重按痛缓，非水积聚。盖阳乏少运，必阴浊凝滞，理阳为宜，大忌逐水攻滞。生白术、熟附子、泽泻、左牡蛎。水泛丸。（《叶天士先生方案真本》）

方证解释：本案症见腹痛，腹中辘辘有水声，重按腹痛可缓。此属阳乏少运，阴浊凝滞之证，不能单纯逐水攻滞，当于温阳之中兼以逐湿。方用生白术、熟附子，为化简桂枝附子去桂加白术汤法，以温阳逐湿；另加泽泻、牡蛎，为牡蛎泽泻散法，以驱逐水湿。

4. 合四苓散治腹满足肿气逆欲喘

疟邪未尽，堵截气窒，致腹满足肿，气逆欲喘。水湿内蕴，治当分利。杏仁、牡蛎、猪苓、厚朴、泽泻、茯苓。（《眉寿堂方案选存·疟疾》）

方证解释：本案疟邪未尽，而见腹满足肿，气逆欲喘。此水湿内蕴，气滞不行。方用牡蛎、泽泻，为牡蛎泽泻散法，散结利水，用四苓散去甘守的白术，加通阳的厚朴，渗利水湿，另加杏仁开宣肺气，令气化湿亦化。

5. 合地黄丸法治腰痛心悸而喘

腰痛心悸，烦动则喘，少阴肾真不固，封蛰失司使然，切勿动怒，恐肝阳直升，扰络失血。熟地、茯苓、左牡蛎、泽泻、牛膝、稆豆皮。（《未刻本叶天士医案》）

方证解释：本案症见腰痛心悸，烦动则喘等，叶氏从少阴肾真不固论病机，方用熟地、茯苓、泽泻、牛膝，为简化六味地黄丸法，以通补真阴；用左牡蛎、泽泻，为牡蛎泽泻散法以利水湿而治悸、喘；另用稆豆皮以平肝息风，以防真阴亏而肝阳亢升。其中牛膝，为济生肾气丸法，以强腰脊、利水湿。

6. 合桂枝茯苓丸治经闭足肿

金，面无华色。脉右弦左涩。经阻三月，冲气攻左胁而痛，腹时胀，两足跗肿。是血蛊症，勿得小视。桂枝、茯苓、泽泻、牡蛎、金铃子、延胡。（《临证指南医案·调经》）

方证解释：本案经阻三月，冲气攻左胁而痛，腹时胀，两足跗肿，面无华色。脉右弦左涩。叶氏辨为血蛊症，方用桂枝、茯苓，为桂枝茯苓丸法以利水通经；用牡蛎、泽泻，为牡蛎泽泻散法以利水消肿；用金铃子、延胡，为金铃子散，以止胁痛。

7. 合小青龙汤治胎前咳嗽浮肿

胎气日长，诸经气机不行，略进水谷之物，变化水湿，不肯从膀胱而下，横渍肌肤为肿，逆奔射肺，咳嗽气冲，夜不得卧；阴阳不分，二便不爽。延绵经月，药难治效，当刺太阳穴，使其气通，坐其安产。桂枝、五味、牡蛎、杏仁、茯苓、淡姜、泽泻。（《眉寿堂方案选存·女科》）

方证解释：本案妊娠中出现浮肿，咳嗽，夜不得卧，二便不爽等。膀胱经气不利则浮肿，水湿射肺则咳嗽。方用桂枝、五味、淡干姜，为小青龙汤法，加杏仁，以开太阳而治嗽；用牡蛎、泽泻、茯苓，为牡蛎泽泻散法，以利水治肿。另外，合针法，用针刺疏通太阳经气。

三、讨论与小结

叶氏变通应用牡蛎泽泻散的基本思路与手法

由于仲景牡蛎泽泻散原方有蜀漆、葶苈子、商陆根等峻猛或有毒药，因此，叶氏用此方均不用原方，仅遵其法而用牡蛎、泽泻两味药，个别医案还用了天花粉。叶氏在《临证指南医案·崩漏》"某，经漏三年"案中指出："牡蛎去湿消肿，咸固下，仲景云，病人腰以下肿者，牡蛎泽泻汤"；在《临证指南医案·肿胀》"某，向有宿痞"案中指出："牡蛎泽泻散止遗逐水。"

可见，仲景用此方最基本的手法是用牡蛎、泽泻，其目的是取其咸味，咸可"固下"、"止遗"，咸可软坚散结；两药又长于利水消肿祛湿，从而构成了一种特殊的咸寒利水祛湿法。

关于本方的特点，王子接《绛雪园古方选注·牡蛎泽泻散》载："牡蛎、泽泻名其散者，治湿取重咸也。盖逐水宜苦，消肿宜咸，牡蛎、泽泻、海藻之咸，蜀漆、葶苈、栝蒌、商陆之酸苦辛，相使相须，皆从阴出阳之药也。咸软之，苦平之，辛泄之，酸约之，其性必归于下，而胜湿消肿。"王子接认为泽泻也是咸味，消肿宜咸。叶氏受王子接的影响，用牡蛎泽泻两味药配伍为法，咸寒降泄逐湿消肿。

叶氏用牡蛎泽泻散主要治疗下肢水肿，以及由于水湿内停所引起的咳喘、经闭、心悸、腹胀、右胁汩汩有声，或腹中辘辘有声等病证。

不过，叶氏用牡蛎泽泻散并不是只用牡蛎、泽泻两味药，而是根据病机，与其他方合方化裁：或者合小青龙汤开太阳以利膀胱，或者合用真武汤温阳利水，或者合术附汤温阳逐湿，或者合苓桂术甘汤通阳化饮，或者合防己茯苓汤、己椒苈黄丸利水逐湿，或者合木防己汤除湿消肿等，灵活化裁，不拘一格。

泽 泻 汤

一、仲景原方证述要

泽泻汤出自《金匮要略·痰饮咳嗽病脉证并治》第 25 条，组成为：泽泻五两，白术二两。右二味，以水二升，煮取一升，分温再服。仲景原条文谓："心下有支饮，其人苦冒眩，泽泻汤主之。"

本方重用泽泻利水渗湿，导阴浊下行，配白术健脾逐湿化饮。泽泻性寒降泄，白术性温甘守，二药配合，重剂降泄水饮之中兼以健脾制水，故可治疗支饮。

泽泻汤证：心下支饮，眩晕，小便不利者。

二、叶氏应用心法

用于治疗支饮溏泄

王，产后未复，风温入肺，舌白，面肿，喘咳，泄泻，小水渐少，必加肿满，不易治之症。芦根、苡仁、通草、大豆黄卷。又，淡渗通泄气分，肺壅得开而卧，再宗前议。通草、芦根、苡仁、大豆黄卷、木防己、茯苓。又，过投绝产凝寒重药，致湿聚阻痰，两投通泄气分已效，再用暖胃涤饮法。半夏、姜汁、黍米、茯苓。又，支饮未尽，溏泻不渴，神气已虚。用泽术汤。生于术、建泽泻、茯苓、苡仁。（《临证指南医案·产后》）

方证解释：本案产后未复，又外感风温，出现苔白，面肿，喘咳不得卧，泄泻，小便渐少等。叶氏认为，此必变肿满，为不易治之症。从一诊用方分析，此外感不是单纯的风温，而是风温夹湿郁肺，或者是湿温邪郁上焦。方用芦根清气分邪热，用苡仁、通草、大豆黄卷清利湿热，从而宣通三焦，以求湿热分解。二诊，经淡渗通泄气分，肺壅得开，喘咳减而能卧，仍宗一诊法，方用芦根、苡仁、通草、大豆黄卷，清利湿热，另仿木防己汤法加木防己、茯苓，逐湿治疗喘满。三诊，两投通泄气分方已效。考虑到曾过投绝产凝寒重药，致湿聚阻痰，故改用半夏、姜汁、茯苓、黍米，为小半夏加茯苓汤合半夏秫米汤以暖胃涤饮，防清泄气分药损伤胃阳。四诊，支饮未尽，症见溏泄不渴，神气已虚。方用泽术汤，即泽泻汤，以生于术、建泽泻，加茯苓、苡仁健脾逐饮。

三、讨论与小结

叶氏变通应用泽泻汤的基本思路与手法

仲景用泽泻汤治疗"心下有支饮,其人苦冒眩"者。叶桂用泽泻汤为主组方的医案很少,仅见《临证指南医案·产后》王案一案。此案四诊用泽泻汤加茯苓、苡仁治支饮未尽,溏泄不渴者。叶氏更多的用法是,以此方作为逐湿利水剂,与其他方合法化裁,治疗水饮聚结的肿胀,或者痰饮。如以下五案。

阴疟四月,汗泄,下肢肿。早服八味丸。淡附子、细辛、生白术、泽泻。(《眉寿堂方案选存·疟疾》)

某,阳微阴结,肿胀。附子、苡仁、白术、木防己、泽泻、细辛。(《临证指南医案·肿胀》)

某,疟后,脾肾阳虚,便溏畏寒,肢体疲倦,当防肿胀。附子、白术、茯苓、泽泻、苡仁、生姜、大枣。(《临证指南医案·疟》)

杨三十三岁,阳气为烦劳久伤,腹痛漉漉水声,重按痛缓,非水积聚。盖阳乏少运,必阴浊凝滞,理阳为宜,大忌逐水攻滞。生白术、熟附子、泽泻、左牡蛎。水泛丸。(《叶天士先生方案真本》)

张二七,酒客谷少中虚,常进疏散表药,外卫之阳亦伤。其痰饮发时,胸中痞塞。自述或饥、遇冷病来,其为阳气受病何疑?不必见痰搜逐,但护中焦脾胃,使阳气健运不息,阴浊痰涎,焉有窃踞之理?生于术、川桂枝、茯苓、淡姜渣、苡仁、泽泻,姜枣汤法丸。(《临证指南医案·痰饮》)

以上五案方中均有白术、泽泻,即合入了泽泻汤法。其中第1、第2、第3案均有水肿,合泽泻汤意在逐湿利水。第4案症见"腹痛漉漉水声",为阳虚阴浊聚结,方用术附汤、泽泻汤、牡蛎泽泻散三方合法化裁,温阳逐湿。第5案为痰饮,方用苓桂术甘汤合泽泻汤温化痰饮。

己椒苈黄丸

一、仲景原方证述要

己椒苈黄丸出自《金匮要略·痰饮咳嗽病脉证并治》第29条,组成为:防己、椒目、葶苈(熬)、大黄各一两。右四味,末之,蜜丸如梧子大,先食饮服一丸,日三服,稍增,口中有津液。渴者加芒硝半两。仲景原条文谓:"腹满,口舌干燥,此肠间有水气,己椒苈黄丸主之。"

本方用大黄通腑攻泻,用防己、椒目、葶苈子驱饮逐水,其大黄与防己、椒目、葶苈子配伍,具有通腑泻水的作用。

己椒苈黄丸证:腹水胀满,二便不利。

二、叶氏应用心法

1. 用于治疗腹大蛊膹

王木渎三十九岁,瘀血壅滞,腹大蛊鼓,有形无形之分。温通为正法,非肾气汤、丸治阴水泛滥。桃仁、肉桂、制大黄、椒目、陈香橼二两煎汤泛丸。(《叶天士先生方案真本》)

方证解释:本案症见腹大蛊膹,从"有形无形之分……非肾气汤、丸治阴水泛滥"一句分析,患者应有腹水。此并非阴水肾气丸证,而是瘀血壅滞,水气不行。治须攻逐下焦瘀血，方用制大黄、椒目，为简化己椒苈黄丸法，以驱逐肠间水气；用桃仁、肉桂、制大黄，为变通桃仁承气汤法，以逐蓄血。两法合用，构成了祛瘀逐水之法。

2. 用于治疗腰以下肿经闭腹痛泻不爽

邹十八，腰以下肿，经闭四月，腹痛泻不爽。议开太阳，导其气阻水湿。牡蛎、泽泻、猪苓、茯苓、生白术、防己、厚朴、椒目。（《临证指南医案·调经》）

方证解释：本案症见腰以下肿，经闭四月，腹痛泻不爽等。此系气阻水湿不行，方用己椒苈黄丸去葶苈子、大黄，加厚朴，以逐水行气；用牡蛎、泽泻，为简化牡蛎泽泻散，以治"从腰以下有水气"；用泽泻、猪苓、茯苓、生白术，为五苓散法，以健脾利水。

三、讨论与小结

叶氏变通应用己椒苈黄丸的基本思路与手法

叶氏用己椒苈黄丸的医案较少，从上述两案分析，所治病一为腹水，一为腰以下水肿，均不涉及上焦胸肺，故去葶苈子。第一案腹水，故再去防己，用制大黄、椒目为基本方通腑泻水，另加桃仁活血逐瘀，肉桂温化膀胱、温经通脉，香橼理气行滞，治疗瘀血与水相结的腹水腹大蛊臌颇为对证。第二案不是腹水，而是腰以下浮肿，故再去通腑的大黄，合牡蛎泽泻散法与五苓散法散结利水。

由于临床上常见的腹水多以瘀水互结为基本病机，因此，叶氏用大黄、椒目、桃仁、肉桂、香橼活血逐水，兼温经行气的手法具有重要的临床意义。

桂苓五味甘草汤

一、仲景原方证述要

桂苓五味甘草汤也称苓桂味甘汤，出自《金匮要略·痰饮咳嗽病脉证并治》第36条，组成为：茯苓四两，桂枝四两（去皮），甘草三两（炙），五味子半升。右四味，以水八升，煮取三升，去滓。分温三服。仲景原条文谓："青龙汤下已，多唾口燥，寸脉沉，尺脉微，手足厥逆，气从小腹上冲胸咽，手足痹，其面翕热如醉状，因复下流阴股，小便难，时复冒者，与茯苓桂枝五味甘草汤，治其气冲。"

本方用桂枝甘草汤温阳平冲逆之气，用茯苓合桂枝温阳利水、化饮除眩，用五味子治疗本病咳嗽。全方温阳化饮，平冲，止咳逆，可治疗小青龙汤证用小青龙法后的变化证。

桂苓五味甘草汤证：桂枝甘草汤证兼见咳逆上气，眩晕者。

二、叶氏应用心法

1. 用于治疗饮逆咳嗽

寒热咳嗽初起，必有外邪，邪陷入里，则阳气伤，阴浊扰乱，延为肿胀，述腹胀大，上实下坚，浊自下起，逆气挟痰上冲，暮则阴邪用事，着枕咳嗽更甚。《本草》云：诸药皮皆凉，子皆降。降肺气，疏胃滞，暂时通泄，昧于阴邪盛为肿为胀，大旨形寒吐沫，阳气已寂，汤药以通太阳，续进摄纳少阴，考诸前哲，不越此范。早服济生肾气丸，晚进桂苓甘味姜附汤。（《叶氏医案存真·卷二》）

方证解释：本案咳嗽暮夜着枕更甚，肿胀，腹胀大，形寒吐涎沫。此肾阳损伤，阴浊犯逆。治疗早服济生肾气丸以温阳利水；晚进苓桂味甘汤加生姜、附子温阳化饮，镇痰饮冲逆。

金运滯四十四岁，冬藏失司，嗽吐涎沫，是肾病也，医见嗽咸以肺药治之，年余无效。桂苓甘味汤。（《叶天士先生方案真本》）

方证解释：本案嗽吐涎沫，他医见嗽治肺，年余无效。叶氏诊为肾阳虚损，痰饮上逆。方用苓桂味甘汤温化痰饮。

张大马坊，脉沉细，久嗽，五更阳动，咳频汗泄，阳不伏藏，肾气怯也。茯苓、甜桂枝、炙草、五味子。（《叶天士先生方案真本》）

方证解释：本案久嗽，五更阳动则咳频汗泄，脉沉细。此肾阳不足，痰饮上逆。方用苓桂味甘汤温阳化饮平冲。

迟四十八岁，背寒为饮。凡遇冷或劳烦，喘嗽气逆，聚于胸臆，越日气降痰厚，其病自缓。年分已多，况云中年不能安逸，议病发用《金匮》法可效，治嗽肺药不效。桂苓甘味汤。（《叶天士先生方案真本》）

方证解释：本案背寒，遇冷或劳烦则喘嗽气逆，胸臆满闷。此为阳虚痰饮。方用苓桂味甘汤温阳化饮。

水液上泛，形浮嗽逆，无如不独阳微，阴亦为之亏矣，用药之难以图功在斯。茯苓桂枝五味甘草汤。（《未刻本叶天士医案》）

冲气嗽逆，宜治少阴。茯苓桂枝五味甘草汤。

脉弦，饮逆作咳。桂苓五味甘草汤。（《未刻本叶天士医案》）

高年阳衰，饮逆冲气咳嗽。茯苓五味桂枝甘草汤。（《未刻本叶天士医案》）

方证解释：以上四案均为痰饮咳嗽，因兼冲气上逆，属苓桂味甘汤证，故用此方治疗。

程五七，昔肥今瘦为饮。仲景云：脉沉而弦，是为饮家。男子向老，下元先亏，气不收摄，则痰饮上泛，饮与气涌，斯为咳矣。今医见嗽，辄以清肺、降气、消痰，久而不效，更与滋阴，不明痰饮皆属浊阴之化，滋则堆砌助浊滞气。试述着枕咳呛一端，知身体卧着，上气不下，必下冲上逆，其痰饮伏于至阴之界，肾脏络病无疑。形寒畏风，阳气微弱，而藩篱疏撒。仲景有要言不烦曰：饮邪必用温药和之。更分外饮治脾，内饮治肾。不读圣经，焉知此理？桂苓甘味汤、熟附都气加胡桃。（《临证指南医案·痰饮》）

方证解释：本案症见咳嗽，着枕咳呛，形寒畏风，昔肥今瘦。此痰饮邪上冲，阳气微弱。方用桂苓五味甘草汤温化痰饮以治标，用七味都气丸加附子、胡桃仁温肾纳气以治本。

程六十，肾虚不纳气，五液变痰上泛，冬藏失职，此病为甚。不可以肺咳消痰，常用八味丸，收纳阴中之阳，暂时撒饮，用仲景桂苓味甘汤。（《临证指南医案·痰饮》）

方证解释：本案为老年久咳。由肾虚不纳气，五液变痰上泛所致。方用八味丸补肾纳气以治本，用桂苓味甘汤温化撒饮以治标。

孙，未交冬至，一阳来复。老人下虚，不主固纳，饮从下泛，气阻升降，而为喘嗽，发散寒凉苦泻诸药，焉得中病？仲景云：饮家而咳，当治饮，不当治咳。后贤每每以老人喘嗽，从脾肾温养定论，是恪遵圣训也。桂枝、茯苓、五味子，甘草汤代水，加淡姜、枣。（《临证指南医案·痰饮》）

方证解释：本案为老人喘嗽。由下焦肾虚，痰饮上泛所致。方用桂苓五味甘草汤加淡干姜、大枣温阳化饮。

2. 用于治疗久嗽失音

陈，久嗽失音，脉小痰冷，此肺虚气馁，不易骤愈，酒家有饮邪冲气，入暮为重。桂苓甘味汤。(《叶天士先生方案真本》)

方证解释：本案久嗽失音，痰冷，入暮为重，脉小。此酒客阳虚，痰饮上逆。方用苓桂味甘汤温阳化饮。

3. 用于治疗久嗽失血

陆水关桥二十三岁，久嗽入夜气冲，失血，肾逆。必开太阳。桂苓甘味汤。(《叶天士先生方案真本》)

方证解释：本案久嗽，咳血，入夜气冲嗽甚。此肾阳虚痰饮上逆。方用苓桂味甘汤开太阳，化痰饮，镇冲逆。

4. 用于治疗小产劳伤咳嗽

张刘真巷三十七岁，上年五个月已小产二次，再加冬季伏侍病人劳乏。产虚在阴，劳伤在阳，咳嗽吐黏浊沫。咳逆上气，必呕食。凡食入胃传肠，此咳是下虚不纳，气冲涌水上泛，奈何庸医都以消痰清肺寒凉，不明伤损阴中之阳，必致胃倒败坏。桂苓甘味汤。(《叶天士先生方案真本》)

方证解释：本案曾小产两次，复加劳损，发为咳嗽吐黏浊沫，咳逆上气，必呕食，气冲涌水上泛等。此阳伤饮聚，肾气冲逆。方用苓桂味甘汤温阳化饮，镇冲气之上逆。

5. 用于治疗喘

下焦不纳，嗽逆喘急，最虑春半气泄，宜慎调护。桂苓五味甘草汤加紫衣胡桃肉。(《未刻本叶天士医案》)

方证解释：本案嗽逆喘急，是肾不纳气，痰饮冲逆的喘咳。方用苓桂味甘汤温阳化饮镇冲，加胡桃肉补肾纳气。

哮逆不得卧，脉弦。桂苓五味甘草汤。(《未刻本叶天士医案》)

方证解释：本案哮逆不得卧，脉弦。弦为饮。方用苓桂味甘汤温阳化饮平冲。

冷热不调，阳伤哮喘。桂苓五味甘草汤加杏仁、干姜。(《未刻本叶天士医案》)

方证解释：本案为哮喘，由阳伤饮逆所致，方用苓桂味甘汤温阳化饮平冲，加杏仁、干姜合五味子、桂枝、茯苓，为小青龙汤法，开太阳，温肺阳，祛痰饮。

张葑门六十九岁，老年下虚痰多，入夜冲气起坐。新凉内侵，肾水泛，气不收纳，常服肾气丸。桂苓甘味汤。(《叶天士先生方案真本》)

方证解释：从"入夜冲气起坐"分析，本案为喘。此肾阳虚不能纳气，痰饮上犯为喘。方用苓桂味甘汤温化痰饮，用肾气丸补肾纳气。

黄，支脉结饮，发必喘急，病发用。桂枝、茯苓、五味、炙草。(《临证指南医案·痰饮》)

方证解释：本案支饮冲逆，发必喘急。方用苓桂味甘汤温化痰饮，平冲镇逆。

三、讨论与小结

(一)叶氏变通应用苓桂味甘汤的基本思路与手法

分析以上医案，叶氏用苓桂味甘汤主治咳喘，这种咳喘具有四方面特点，第一，兼冲气上逆的表现，如《叶天士先生方案真本》"张葑门六十九岁"案见"入夜冲气起坐"；"陆水关桥二十三岁"案见"久嗽入夜气冲"；陈案"有饮邪冲气，入暮为重"等。第二，以肾虚为基本病机，如《叶天士先生方案真本》金案中载："嗽吐涎沫，是肾病也"；"张大马坊"案指出：

"咳频汗泄，阳不伏藏，肾气怯也"；"张刘真巷 三十七岁"案指出："咳嗽吐黏浊沫，咳逆上气，必呕食……此咳是下虚不纳。"有些医案在肾虚的基础上还兼肾气上逆，如《叶天士先生方案真本》陆案载"久嗽入夜气冲，失血，肾逆"。第三，兼肺气虚弱，如《叶天士先生方案真本》陈案指出："久嗽失音，脉小痰冷，此肺虚。"第四，阳气不足，痰饮上犯，如《未刻本叶天士医案》"水液上泛"案载"形浮嗽逆，无如不独阳微，阴亦为之亏矣"；《叶氏医案存真》"寒热咳嗽初起"案载"邪陷入里，则阳气伤，阴浊扰乱"等。

苓桂味甘汤中最具特点的药是五味子。关于此药，《神农本草经》谓"主益气，咳逆上气，劳伤羸瘦，强阴，益男子精"。五味子不仅是一味止咳祛痰的要药，善治咳逆上气，而且能够补肺气、肾气、心气、脾气，治疗肺肾心脾气不足证，又能补肾阴、益心阴治疗肾阴不足或心阴不足证。苓桂味甘汤用五味子可以通过补肾补肺与止咳逆上气两方面功效而治疗肺肾两虚，痰饮上逆的咳喘。方中桂枝与五味子合用，不仅补肾阴、肾气，也有补肾阳的作用。因此，可以治疗肾阳肾气不足，不能纳气的气逆咳喘。另外，此方以桂枝甘草汤为底方，善平冲逆之气；茯苓、桂枝、甘草并用，寓苓桂术甘汤法，善于温化痰饮。全方具有平冲止咳逆上气，温化痰饮，益肺气，补肾气肾阴肾阳的特殊作用。

叶桂抓住了苓桂味甘汤的组方特点，用其治疗具有冲气上逆，肾气肾阳肾阴不足、肺气虚损，痰饮犯逆为病机的咳喘。叶氏的用法，对于我们深刻理解苓桂味甘汤的功效具有重要的启发作用。

（二）叶氏对仲景苓桂味甘汤方证的发挥

仲景桂苓五味甘草汤的原始证比较难理解，这种证在现今临床上也很少见到。叶桂拓展上冲的病机，具体到气上逆的咳喘，将病位定位在肺与肾，这是对本方证的一种重要的发挥，从而开辟了临床运用本方的新途径。这一点具有重要的意义。

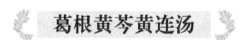

葛根黄芩黄连汤

一、仲景原方证述要

葛根黄芩黄连汤出自《伤寒论》第34条，组成为：葛根半斤，甘草二两（炙），黄芩三两，黄连三两。右四味，以水八升，先煮葛根，减二升，内诸药，煮取二升，去滓。分温再服。仲景原条文谓："太阳病，桂枝证，医反下之，利遂不止，脉促者，表未解也，喘而汗出者，葛根黄芩黄连汤主之。"

本方重用葛根解表邪、清里热、升清阳，合黄芩、黄连苦寒燥湿、清热治利，用甘草和中缓急，调和诸药。全方解表清里、清热治利，可治疗协热下利。

葛根黄芩黄连汤证：热壅内外，喘而汗出，发热，下利，脉浮数。

二、叶氏应用心法

叶桂遵仲景用法，以此方治疗表热不解而下利之证。如下案。

凡三阳症，邪未入里，归腑尚在，散漫之时，用承气汤误下之，则热不解而下利，神虚妄言见矣。拟苦清以通腑气，仍用葛根解肌开表，斯成表里两解之法耳。葛根、黄芩、黄连、甘草。（《叶氏医案存真·卷二》）

方证解释：本案邪在三阳之表时，误用承气汤下之，出现热不解而下利，神虚妄言等，形成了典型的葛根芩连汤证，故用葛根芩连汤原方治疗。

三、讨论与小结

叶氏应用葛根黄芩黄连汤的启示

葛根芩连汤的证以下利不止，脉促，喘而汗出为特点。热邪因下药入里，壅郁于阳明大肠则下利不止；表热不解则脉促；热郁阳明则汗出；表里俱热，热壅于上则作喘。葛根芩连汤重用葛根半斤以解表热，升清阳，透陷入之邪；用黄芩、黄连苦寒清热，治肠澼下利；甘草和中缓急。

叶氏上案除"热不解而下利"的葛根芩连汤证外，出现了神虚妄言之症，这是气分阳明热邪上壅，影响心神的表现，而非热入血分，血热上扰心神之证，故不用凉血开窍药，只用葛根芩连汤解肌表、清肠热，以治妄言之本。然而，此方中的黄连、黄芩本是《金匮》泻心汤的重要组药，本来就有清泻心火、治疗神志异常的作用，因此，叶氏用葛根芩连汤治疗发热、下利、妄言之病是十分得当的。

此案叶氏对葛根芩连汤所寓之法作了精辟的论述，所谓"拟苦清以通腑气，仍用葛根解肌开表，斯成表里两解之法"。其中黄芩、黄连"苦清以通腑气"之论，可谓对仲景用药的重要发挥。《神农本草经》谓：黄连主肠澼、腹痛、下利；黄芩主肠澼、泄利。可见，此二药有通腑去滞的作用，叶氏之论深刻地阐发了芩连苦清可通腑气的作用，具有重要的意义。

白头翁汤

一、仲景原方证述要

白头翁汤出自《伤寒论》第371条，组成为：白头翁二两，黄柏三两，黄连三两，秦皮三两。右四味，以水七升，煮取二升，去滓。温服一升，不愈，更服一升。仲景原条文谓："热利下重者，白头翁汤主之。"此方还见于《伤寒论》第373条："下利，欲饮水者，以有热故也，白头翁汤主之。"

《神农本草经》谓：白头翁"逐血、止痛"，仲景用其治疗血痢、腹痛，另用黄连、黄柏、秦皮清热燥湿，解毒治痢。全方苦寒燥湿，泻火凉血，故可治疗热痢下重之证。

白头翁汤证：热痢下重，腹痛。

二、叶氏应用心法

（一）加减变化

1. 用于治疗自利

蔡，内虚邪陷，协热自利，脉左小、右大，病九日不减，是为重症。议用白头翁汤方，加黄芩、白芍。（《临证指南医案·痢》）

方证解释：本案发热自利，九日不减，脉左小右大。此为热利重症，方用白头翁汤清热治利，另合黄芩汤法，加黄芩、白芍，滋阴泻热，缓急止利。

吴瑭根据此案，制订出《温病条辨·中焦篇》湿温第99条加味白头翁汤方证。

潘，时令暑湿，都从口鼻而受。气郁则营卫失于转运，必身热无汗，其邪自上以及中，必循募原，致肠胃亦郁。腹痛泻积，无非湿热之化。此分消利湿则可，若以表药，则伤阳气矣。茯苓、陈皮、厚朴、木香、炒扁豆、炒山楂。又，协热下利，黏腻血水，是肠胃中湿热之化也。北秦皮、白头翁、茯苓、泽泻、炒银花、益元散。(《临证指南医案·痢》)

方证解释：本案感受暑湿，身热无汗，腹痛泻积。一诊从湿热论病机，以加减平胃散分消利湿。二诊症见发热下利，大便见黏腻血水。肠胃中湿热壅盛，热重于湿，故改用白头翁法，以白头翁、北秦皮、炒银花清热凉血、解毒治利，以茯苓、泽泻、益元散渗利湿热。

胎孕而患时疟，古人先保产，佐以治病。兹诊唇燥舌白，呕闷自利，乃夏令伏邪至秋深而发，非柴胡、枳实之属可止。呕吐黑水腹痛，胎气不动，邪热深陷入里，蒸迫脏腑，是凶危之象。黄芩、黄柏、川贝、黄连、秦皮。(《眉寿堂方案选存·女科》)

方证解释：本案妊娠感受时疟，诊时见唇燥苔白，呕闷自利，呕吐黑水，腹痛，然胎气未动。此夏令伏邪至秋深而发，邪热深陷入里，蒸迫脏腑之重症。方用白头翁汤化裁，因恐凉血药影响胎气，故去白头翁，用黄柏、黄连、秦皮，合黄芩汤法加黄芩，清热燥湿止利；为何要加川贝母，尚待研究。

2. 用于治疗痢疾

某，舌白，渴不欲饮，心腹热，每痢必痛，肛坠，痢又不爽，微呕有痰，口味有变，头中空痛，两颊皆赤。此水谷气蒸湿热，郁于肠胃，清浊交混，忽加烦躁，难鸣苦况，法当苦寒泄热，苦辛香流气，渗泄利湿。盖积滞有形，湿与热本无形质耳。川连、黄芩、郁金、厚朴、猪苓、槐米、秦皮。(《临证指南医案·痢》)

方证解释：本案症见下痢，每痢必痛，肛坠，痢又不爽，心腹热，微呕有痰，口味有变，头中空痛，两颊皆赤，渴不欲饮，烦躁，难鸣苦况。苔白。此湿热郁蒸肠胃，清浊交混为痢。拟苦寒泄热，苦辛香流气，渗泄利湿法。方用白头翁汤以槐米代替白头翁，以黄芩代替黄柏，清热凉血、解毒治痢；另用郁金辛香行气去滞；厚朴、猪苓化湿渗利湿浊。

食菜下痢腹痛，是初因寒湿伤脾，久变湿热，蒸于肠胃，况利后痛不减，腹中起硬不和，不得流通明甚。当以苦泄小肠，兼分利而治。川连、黄柏、苦楝皮、泽泻、木通、楂肉。(《叶氏医案存真·卷二》)

方证解释：本案症见下痢腹痛，利后痛不减，腹中起硬不和等。与食菜有关。此初因寒湿伤脾，久变湿热，蒸于肠胃，腑气不得流通。治拟苦泄小肠，兼分利湿浊法。方用白头翁汤去白头翁、秦皮，加苦楝皮，清热燥湿治痢；另用泽泻、木通渗利湿热；楂肉活血消导。

3. 用于治疗噤口痢

包，川连、人参、黄芩、白芍、草决明、炒山楂、炒银花。又，噤口痢，乃热气自下上冲，而犯胃口。肠中传导皆逆阻似闭，腹痛在下尤甚。香、连、梅、芍，仅宣中焦，未能泄下热燔燎。若不急清，阴液同归于尽。姑明其理，以俟高明备采，白头翁汤。又，脉左细数、右弦，干呕不能纳谷，腹痛里急后重，痢积不爽，此暑湿深入着腑，势属噤口痢疾，症非轻渺。议用苦寒清解热毒，必痛缓胃开，方免昏厥之变。川连、干姜、黄芩、银花、炒山楂、白芍、木香汁。又，下午病剧，乃阴气消亡之征。若但阴柔，恐生生不至。疏补胃药，正宜进商。生地、阿胶、人参、生白芍、炒山楂、炒银花。(《临证指南医案·痢》)

方证解释：本案为暑湿深入着腑所致的噤口痢，症情比较危重。初诊方用黄芩汤加减，清热解毒、燥湿止痢，兼补胃气。二诊热邪上逆，冲犯胃口而欲呕不食，湿热阻滞肠中，传导逆阻而腹痛尤甚。方用白头翁汤。三诊症见干呕不能纳谷，腹痛里急后重。脉左细数、右弦。病情未见好转。方用黄芩汤合变通半夏泻心汤法，用川连、黄芩、银花清解热毒；用干姜温补中阳，白芍滋阴液、止腹痛；以山楂活血，木香汁行气。四诊症见下午病剧，改用加减复脉汤法，以生地、阿胶、生白芍滋补真阴，以人参益气，兼用炒山楂、炒银花活血解毒治痢。

吴瑭根据此案二诊所述，制订出《温病条辨·下焦篇》第74条白头翁汤方证；根据此案三诊所述，制订出《温病条辨·下焦篇》第75条加减泻心汤方证。

（二）合方化裁

合黄芩汤治疗温病发热下利

陈氏，温邪经旬不解，发热自利，神识有时不清。此邪伏厥阴，恐致变痉。白头翁、川连、黄芩、北秦皮、黄柏、生白芍。又，温邪误表劫津，神昏，恐致痉厥。炒生地、阿胶、炒麦冬、生白芍、炒丹皮、女贞子。（《临证指南医案·痢》）

方证解释：本案感受温邪，发热自利，神识有时不清。此热邪深伏厥阴，有热动肝风，致变痉厥之虑。方以白头翁、川连、黄柏、北秦皮，为白头翁汤，以黄芩、生白芍，为黄芩汤，两法合用，清热凉血，泻火治利。

另外，合黄芩汤的医案还有上述"用于治疗自利"中介绍的《临证指南医案·痢》蔡案，可互参。

三、讨论与小结

（一）叶氏变通应用白头翁汤的基本思路与手法

仲景白头翁汤所主的"热利"一般指痢疾，尤其适用于热毒血痢。但是，叶桂将此方扩展用于治疗自利，特别是类似于葛根芩连汤证的"协热下利"或"发热自利"。这种发热与自利并见的病证多由暑湿内伏，或温热邪陷所致。用白头翁汤既可清热解毒治疗内蕴之邪热，又可燥湿止利以治疗肠道湿热，与葛根芩连汤有异曲同工之妙。

在用药手法上，叶桂多用白头翁汤合黄芩汤，加黄芩，或加黄芩、白芍。《神农本草经》谓：黄芩，主诸热、肠澼、泄痢；芍药，主邪气腹痛，破坚积，益气。如在白头翁汤中加此两味药，就大大加强了清热解毒治利的作用。另外，下利多与湿热有关，兼湿者，叶氏常选加厚朴、陈皮、茯苓、猪苓、泽泻等辛淡燥湿利湿；气滞甚者，加木香、郁金等行气导滞；血痢者，加槐花凉血。

（二）吴瑭对叶氏变通白头翁汤法的继承与发展

吴瑭根据叶桂变通应用白头翁汤的经验，在《温病条辨》制订出白头翁汤与加减白头翁汤方证，此介绍如下。

1. 白头翁汤方证

出自《温病条辨·下焦篇》湿温第74条："噤口痢，热气上冲，肠中逆阻似闭，腹痛在下尤甚者，白头翁汤主之。"

本方证是吴瑭根据上述《临证指南医案·痢》包案二诊方案整理制订的。

另外，吴瑭还根据上述《临证指南医案·痢》包案三诊方案制订出《温病条辨·下焦篇》湿温第75条："噤口痢，左脉细数，右手脉弦，干呕腹痛，里急后重，积下不爽，加减泻心汤主之。"此方证我们已经在"半夏泻心汤"一节作了详细介绍，此不重复。

2. 加味白头翁汤方证

出自《温病条辨·中焦篇》湿温第99条："内虚下陷，热利下重，腹痛，脉左小右大，加味白头翁汤主之。"此方组成为：白头翁三钱、秦皮二钱、黄连二钱、黄柏二钱、白芍二钱、黄芩三钱。水八杯，煮取三杯，分三次服。吴瑭自注说："此内虚湿热下陷，将成滞下之方。"认为白头翁能透发下陷之邪，使之上出，清能除热，燥能除湿；秦皮气味苦寒，能清肝热；黄连能清肠澼之热；黄柏渗湿而清热。加黄芩、白芍者，内陷之证，由上而中而下，且右手脉大，上中尚有余邪，故以黄芩清肠胃之热，兼清肌表之热；白芍去恶血，生新血，且能调血中之气也。

本方证是吴瑭根据上述《临证指南医案·痢》蔡案整理制订的。

桃 花 汤

一、仲景原方证述要

桃花汤出自《伤寒论》第306条，组成为：赤石脂一斤（一半全用，一半筛末），干姜一两，粳米一升。右三味，以水七升，煮米令熟，去滓。温服七合，内赤石脂末方寸匕，日三服。若一服愈，余勿服。仲景原条文谓："少阴病，下利便脓血者，桃花汤主之。"此方还见于《伤寒论》第307条："少阴病，二三日至四五日，腹痛，小便不利，下利不止，便脓血者，桃花汤主之。"

《神农本草经》谓：赤石脂，"主泄利，肠澼脓血"。仲景用此药活血止血，涩肠止泻，另用干姜温中散寒，粳米和中益气。全方温中止血，收涩止泻，故可治疗下利便脓血证。

桃花汤证：虚寒久痢，或下痢便脓血者。

二、叶氏应用心法

（一）加减变化

1. 用于治疗痢疾

某，脉微细，肢厥，下痢无度，吴茱萸汤但能止痛，仍不进食，此阳败阴浊，腑气欲绝，用桃花汤。赤石脂、干姜、白粳米。（《临证指南医案·痢》）

方证解释：本案症见下痢无度，仍不进食，肢厥。脉微细。此阳败阴浊，腑气欲绝。方用桃花汤原方温中涩肠止痢。

吴瑭根据此案，制订出了《温病条辨·下焦篇》湿温第67条桃花汤方证。

沈，议堵截阳明一法。人参、炒白粳米、炮姜、赤石脂。（《临证指南医案·痢》）

方证解释：本案有法无证，从用药来看，应是久痢。方用桃花汤加人参温中补胃，涩肠止痢。

吴瑭根据此案，制订出了《温病条辨·中焦篇》湿温第97条人参石脂汤方证。

阴络受伤，下午黄昏为甚。非治痢通套可效，大旨以守阴为法。熟地炭、建莲、茯苓、五味子、赤石脂、泽泻、阿胶。（《叶氏医案存真·卷二》）

方证解释：从"非治痢通套可效"看，本案为痢疾；从"阴络受伤，下午黄昏为甚"分析，其证有便血。此便血是痢伤阴络，络伤而大便脓血。痢久不止，损伤阴血，故拟"以守阴为法"。方用赤石脂、五味子，为桃花汤合四神丸法，以涩肠止痢；用熟地炭、阿胶，为理阴煎合白头翁加甘草阿胶汤法，以滋阴血；另用建莲子、茯苓、泽泻以健脾利湿。

2. 用于治疗自利

袁，脉濡，面赤呃呕吐自利，此太阴脾阳受伤，浊阴逆侮，高年不可纯消，拟用理中法。人参、炒黄干姜、厚朴（姜汁炒）、炒半夏。又，中下阳微，呕呃下利，温中不应，恐延衰脱。夫阳宜通，阴宜守，此关闸不致溃散。春回寒谷，生气有以把握。候王先生主议。人参、附子、炮姜、炒粳米、赤石脂、生白芍。（《种福堂公选医案》）

方证解释：本案症见面赤，呃、呕吐，自利。脉濡。此太阴脾阳受伤，浊阴逆侮。方用理中汤去白术、甘草，加厚朴、半夏。未效。二诊仍呕呃下利，叶氏认为此中下阳微，故温中不应，遂改用桃花汤合附子理中汤化裁。方中赤石脂、炮姜、炒粳米，为桃花汤以温中涩肠止泻；人参、炮姜、附子，为变通附子理中汤，以温补中下真阳；另仿真武汤法，于姜、附中加生白芍以和阴缓急。

本案所谓"候王先生主议"，应该是指王子接《绛雪园古方选注》关于桃花汤的注释，王氏精辟地论述了桃花汤命名的含义、组方特点等，叶氏此案"春回寒谷"、"关闸不致溃散"等句均来源于王子接。

本案第二诊又见于《临证指南医案·痢》，我们在附子粳米汤中作了介绍。《种福堂公选医案》所载此案比较完整，我们在此再作介绍。

本案第二诊处方可命名为"桃花加参附白芍汤"，以期在临床上推广应用。

产后几五十日，下利滑腻，痞闷呕逆。此阳结于上，阴撒于下，仿仲景独治阳明法。人参、赤石脂、五味子、茯神、炮姜炭、炒黄米。（《眉寿堂方案选存·女科》）

方证解释：本案为产后，下见下利，上见痞闷呕逆，叶氏拟固摄法，方用赤石脂、炮姜炭、炒黄米，为桃花汤法，以温阳涩肠止利；用人参、五味子、茯神，为变通生脉散法，以益气固脱安中；其中用五味子，又含有四神丸法，可收涩止泻。

3. 用于治疗便血

蔡三八，脉濡小，食少气衰，春季便血，大便时结时溏，思春夏阳升，阴弱少摄。东垣益气之属升阳，恐阴液更损，议以甘酸固涩，阖阳明为法。人参、炒粳米、禹粮石、赤石脂、木瓜、炒乌梅。（《临证指南医案·便血》）

方证解释：本案症见食少气衰，春季便血，大便时结时溏。脉濡小。此阳明不固，阴弱少摄。拟甘酸固涩，阖阳明法。方用赤石脂、炒粳米，为桃花汤法，以固摄阳明；用禹粮石合赤石脂，为赤石脂禹余粮汤，以涩肠止血；用人参甘补阳明，木瓜、炒乌梅酸敛厥阴。

（二）合方化裁

1. 合脾肾双补丸治疗痢疾

某六四，高年下痢，痰多舌干，脉右空大，神困音低，仍脾肾两亏，二气交虚。有年致此，恐非宜。人参一钱半、菟丝子一钱半、赤石脂三钱、炮姜一钱半、茯苓三钱、木瓜一钱。（《临证指南医案·痢》）

方证解释：本案为高年下痢，症见痰多舌干，神困音低。脉右空大。叶氏辨为脾肾两亏，二气交虚之证，方用赤石脂、炮姜，为减味桃花汤，以收涩止痢；用人参、菟丝子、茯苓、木瓜，为缪仲淳脾肾双补丸法，以补脾肾。

2. 合赤石脂禹余粮汤治疗下痢

廖，脉细，自痢泻血，汗出淋漓，昏倦如寐，舌紫绛，不嗜汤饮，两月来，悠悠头痛。乃久积劳伤，入夏季发泄，阳气冒巅之征。内伤误认外感，频投苦辛消导，大劫津液，少阴根底欲撒，阳从汗泄，阴从下泄，都属阴阳枢纽失交之象，此皆见病治病，贻害不浅。读长沙圣训，脉细欲寐，列于少阴篇中，是摄固补法，庶可冀其散而复聚，若东垣芪术诸方，乃中焦脾胃之治，与下焦少阴无预也。人参、禹粮石、赤石脂、五味子、木瓜、炙草。此仲景桃花汤法，原治少阴下痢。但考诸本草，石脂、余粮，乃手足阳明固涩之品，非少阴本脏之药，然《经》言：肾为胃关；又谓腑绝则下痢不禁。今肾中阴阳将离，关闸无有，所以固胃关，即是摄少阴耳。（《种福堂公选医案》）

方证解释：本案症见自痢泻血，汗出淋漓，昏倦如寐，不嗜汤饮，两月来，悠悠头痛。舌紫绛，脉细。从"脉细欲寐"辨为少阴病。用"摄固补法"。方用桃花汤合赤石脂禹余粮汤化裁。其中赤石脂，为简化桃花汤，以收涩止痢；禹粮石配赤石脂，为赤石脂禹余粮汤，以涩肠止血止痢；人参、五味子、木瓜，为变通生脉散，以补气固汗救脱；其中五味子，又为四神丸法，以收敛止泻；另用炙甘草安中调和诸药。

（三）变制新法

潘，入夜咽干欲呕，食纳腹痛即泻，此胃口大伤，阴火内风劫烁津液，当以肝胃同治，用酸甘化阴方。人参一钱半、焦白芍三钱、诃子皮七分、炙草五分、陈仓米三钱。又，去陈米，加南枣一枚。又，咽干不喜汤饮，腹鸣溺浊。五液消烁，虚风内风扰于肠胃。人参、木瓜、焦白芍、赤石脂、炙草。（《临证指南医案·泄泻》）

方证解释：本案一诊症见入夜咽干欲呕，食纳腹痛即泻。此胃气肝阴大伤，肝气犯胃。故仿桃花汤而变其制：以焦白芍、炙甘草代替干姜，不辛热温阳而酸甘化阴、滋肝柔肝；以诃子皮代替赤石脂涩肠收敛；以陈仓米代替粳米扶胃止泻。因胃口大伤，与阴火内风有关，故仿东垣法加人参、炙甘草补胃气、升清阳而降阴火。二诊可能泄泻止而胃口略开，故去陈仓米，加南枣扶胃气。三诊症见咽干不喜汤饮，腹鸣溺浊。辨为五液消烁，虚风内风扰于肠胃。方用一诊方更加木瓜，以助白芍柔肝；复用原方中赤石脂涩肠以固下焦。

本方可命名为"桃花去干姜加参草白芍木瓜汤"，以期在临床上推广应用。

三、讨论与小结

（一）叶氏变通应用桃花汤的基本思路与手法

叶氏用桃花汤的基本思路来源于王子接《绛雪园古方选注》桃花汤注。关于桃花汤的命名，王子接认为："桃花汤，非名其色也；肾脏阳虚用之，一若寒谷有阳和之致，故名。"意思是说，肾阳虚则寒，桃花汤温涩，用之如春回寒谷，阳和之气可生，春月桃花则可开放。关于桃花汤的作用，王子接云："石脂入手阳明经，干姜、粳米入足阳明经，不及于少阴者，少阴下利便血，是感君火热化太过，闭藏失职，关闸尽撤，缓则亡阴矣。故取石脂一半，同干姜、粳米留恋中宫，载住阳明经气，不使其陷下，再内石脂方寸匕，留药以沾大肠，截其道路，庶几利血无源而自止，其肾脏也安矣。"叶桂根据王子接的论述，认为肾为胃之关，"关闸无有"，闭藏失职，则可发为久痢、久泻，便血等病证，治疗必须"堵截阳明"，通过固涩阳明，使阳明经气不再下流，从而可以达到巩固关闸，固摄少阴的目的。如其谓："所以固胃关，即是摄少阴耳。"

在具体应用方面，叶氏发明了"摄固补法"。桃花汤虽然能够固涩阳明，但不能补益阳明，属于治标之法，如果胃气已虚，固涩之中必须兼补胃气。因此，叶氏常于桃花汤中加入人参，变固摄法为补胃气固摄阳明法。这是对仲景桃花汤的一大发明，后学吴瑭心领神会，根据叶案，在《温病条辨》中制订人参石脂汤，使叶氏的经验得到了发扬。

具体化裁手法，如中下阳微，呕呃下利甚者，合附子理中汤法加人参、附子、白芍，温补胃阳胃气，兼滋阴缓急。产后下利滑腻，痞闷呕逆者，加人参、五味子、茯神补胃气，固涩止泻。便血，大便时结时溏，阳升阴弱少摄者，去干姜，加人参、禹粮石、木瓜、炒乌梅酸甘摄阴。高年下痢，脾肾两亏者，合脾肾双补丸法，去粳米，加人参、菟丝子、茯苓、木瓜补益脾肾。下痢滑脱甚者，合赤石脂禹余粮汤，加人参、禹粮石、五味子、木瓜、炙草补益中气、收涩止痢。

腹泻伤阴者，以此方变其制，用甘酸寒之白芍代替辛温之干姜，加人参、木瓜、甘草，组成酸甘化阴，兼收涩止利法治疗之。

（二）吴瑭对叶氏变通桃花汤法的继承与发展

吴瑭根据叶氏变通应用桃花汤的经验，在《温病条辨》不仅制订出桃花汤方证 2 条，而且制订出人参石脂汤与桃花粥两个新的方证。

1. 桃花汤方证

出自《温病条辨·下焦篇》风温温热第 22 条："温病脉，法当数，今反不数而濡小者，热撤里虚也。里虚下痢稀水，或便脓血者，桃花汤主之。"桃花汤组成为：赤石脂一两（半整用煎，半为细末调）、炮姜五钱、白粳米二合。水八杯，煮取三杯，去渣，入石脂末一钱五分，分三次服。若一服愈，余勿服。虚甚者加人参。吴氏自注强调，此为"堵截阳明法"。

另外，吴瑭根据叶氏《临证指南医案·痢》"某，脉微细，肢厥，下痢无度"案，制订出了《温病条辨·下焦篇》湿温第 67 条："下痢无度，脉微细，肢厥，不进食，桃花汤主之。"此桃花汤组成同下焦篇第 22 条。吴瑭自注说："此涩阳明阳分法也。下痢无度，关闸不藏；脉微细，肢厥，阳欲脱也。故以赤石脂急涩下焦，粳米合石脂堵截阳明，干姜温里而回阳，俾痢止则阴留，阴留则阳斯恋矣。"

2. 人参石脂汤方证

出自《温病条辨·中焦篇》湿温第 93 条："久痢阳明不阖，人参石脂汤主之。"此方组成为：人参三钱、赤石脂（细末）三钱、炮姜二钱、白粳米（炒）一合。水五杯，先煮人参、白米、炮姜令浓，得二杯，后调石脂细末和匀，分二次服。吴瑭自注说："九窍不和，皆属胃病，久痢胃虚，虚则寒，胃气下溜，故以堵截阳明为法。"

本方证是吴瑭根据《临证指南医案·痢》沈案制订的。

3. 桃花粥方证

出自《温病条辨·下焦篇》风温温热第 23 条："温病七八日以后，脉虚数，舌绛苔少，下痢日数十行，完谷不化，身虽热者，桃花粥主之。"此方组成为：人参三钱、炙甘草三钱、赤石脂六钱（细末）、白粳米二合。水十杯先煮参、草，得六杯，去渣，再入粳米煮，得三杯，纳石脂末三钱，顿服之。痢不止，再服第二杯，如上法。痢止停后服。或先因过用寒凉，脉不数，身不热者，加干姜三钱。吴瑭自注指出：此"纯系关闸不藏，见证补之，稍缓则脱，故改桃花汤为粥，取其逗留中焦之意。此条认定'完谷不化'四字要紧"。

本方证是吴瑭根据叶氏变通应用桃花汤的手法新制的方剂，是其创制方之一。

（三）新订叶氏桃花汤变通方

1. 桃花加参附白芍汤

出自《种福堂公选医案》袁案。组成为：人参、附子、干姜、炒粳米、赤石脂、生白芍。叶案方证：中下阳微，呕呃下利，温中不应，恐延衰脱者。

2. 桃花去干姜加参草白芍木瓜汤

出自《临证指南医案·泄泻》潘案。叶案方证：咽干不喜汤饮，食纳腹痛即泻，腹鸣溺浊，胃口大伤，阴火内风劫铄津液，虚风扰于肠胃，当肝胃同治，酸甘化阴者。

赤石脂禹余粮汤

一、仲景原方证述要

赤石脂禹余粮汤出自《伤寒论》第 159 条，组成为：赤石脂一斤（碎），太一禹余粮一斤（碎）。右二味，以水六升，煮取二升，去滓。分温三服。仲景原条文谓："伤寒服汤药，下利不止，心下痞鞕。服泻心汤已。复以他药下之，利不止；医以理中与之，利益甚。理中者，理中焦，此利在下焦，赤石脂禹余粮汤主之。复不止者，当利其小便。"

本方用赤石脂治泄利肠澼脓血，用禹余粮收涩固脱止泻，两药合用，以治久泻滑脱，下利不止。

赤石脂禹余粮汤证：虚寒久利。

二、叶氏应用心法

1. 用于治疗久泻

某，久泻，脉虚。人参、五味、禹余粮石。（《临证指南医案·痢》）

方正解释：本案久泻，脉虚。叶氏从虚泻论治，方用禹余粮，为赤石脂禹余粮汤去赤石脂法，以涩肠止泻；用五味子，为四神丸法，以收敛固涩；用人参，为大半夏汤法，以甘补阳明。此方虽仅三味药，但却三法并用而补摄并施。

2. 用于治疗晨泻

颜，病已半年，夜寐易醒，汗泄，自觉元海震动，腹鸣晨泻。年岁望六，不仅经营烦劳伤阳，肾真亦渐散越，仍议固下一法。人参、赤石脂、禹余粮、五味子、泡淡干姜。（《种福堂公选医案》）

方证解释：本案症见夜寐易醒，汗泄，自觉元海震动，腹鸣晨泻等。叶氏辨为烦劳伤阳，肾真亦渐散越证。拟固下法。方用禹余粮、赤石脂，为赤石脂禹余粮汤，以涩肠止利；用赤石脂、泡淡干姜，为桃花汤法，温阳固摄；用人参、五味子，为生脉散法以益气固摄敛汗，其中五味子，又含有四神丸法，以收涩止泻。

3. 用于治疗久痢

王五十，久痢、久泻为肾病，下泻久而阴伤气坠。四神丸治脾肾晨泄，辛温香燥皆刚，佐入五味酸柔，不过稍制其雄烈。此肛坠尻酸，乃肾液内少而气陷矣。腥油肉食须忌。熟地、禹余粮石、五味子。（《临证指南医案·痢》）

方证解释：本案为久痢，前医曾用四神丸，未效。症见下痢，肛坠尻酸。此久痢肾阴内伤而气陷下坠。方用熟地，为理阴煎法，以滋补肾阴；用禹余粮石，为赤石脂禹余粮汤法，以涩肠止痢；用五味子为四神丸法，以固摄收敛。

吴瑭采辑此案，制订出《温病条辨·下焦篇》湿温第 68 条地黄余粮汤方证。

三、讨论与小结

（一）叶氏变通应用赤石脂禹余粮汤的基本思路与手法

叶氏用赤石脂禹余粮汤的医案除上述三案外，还有我们在"桃花汤"一节介绍的《种福堂公选医案》廖案，《临证指南医案·便血》蔡三八案等。从这些医案看，叶氏主要用其治疗胃关不固所致的久痢、久泻，或者便血。具体用法，或者与桃花汤合方应用，或者仅用禹余粮一味药加味。其中有两方值得重视，一是《临证指南医案·痢》"某，久泻，脉虚"案，方用人参、五味子、禹余粮石；二是《临证指南医案·痢》王五十案，方用熟地、五味子、禹余粮石。两方均用禹余粮、五味子固胃关，收敛涩肠，而前者仿大半夏汤意，加人参补胃气；后者仿理阴煎法，加熟地滋肾阴。为什么此两方不用赤石脂？因赤石脂甘涩而温，其证偏于阳虚而关闸失用者，用赤石脂；禹余粮甘涩微寒，其证偏于阴伤而关闸失司者，用禹余粮。这是叶氏的用药心法，值得重视。

（二）吴瑭对叶氏变通赤石脂禹余粮汤法的继承与发展

地黄余粮汤方证

吴瑭根据上述《临证指南医案·痢》王五十案，制订出《温病条辨·下焦篇》湿温第68条地黄余粮汤方证："久痢，阴阳气陷，肛坠尻酸，地黄余粮汤主之。"此方组成为：熟地黄、禹余粮、五味子。吴氏称此方为酸甘兼涩法。其自注云："此涩少阴阴分法也。肛门坠而尻脉酸，肾虚而津液消亡之象。故以熟地、五味，补肾而酸甘化阴；余粮，固涩下焦，而酸可除，坠可止，痢可愈也。"在吴氏注后，汪廷珍加按对赤石脂与禹余粮的用法作了精辟的论述，他说："石脂、余粮皆系石药而性涩，桃花汤用石脂，不用余粮，此则用余粮而不用石脂，盖石脂甘温，桃花温剂也；余粮甘平，此方救阴剂也，无取乎温而有取乎平也。"

芍药甘草汤

一、仲景原方证述要

芍药甘草汤出自《伤寒论》第29条，组成为：白芍药、甘草各四两（炙）。右二味，以水三升，煮取一升五合，去滓。分温再服。仲景原条文谓："伤寒脉浮，自汗出，小便数，心烦，微恶寒，脚挛急，反与桂枝欲攻其表，此误也；得之便厥，咽中干，烦躁，吐逆者，作甘草干姜汤与之，以复其阳；若厥愈足温者，更作芍药甘草汤与之，其脚即伸；若胃气不和，谵语者，少与调胃承气汤；若重发汗，复加烧针者，四逆汤主之。"

本方由白芍药、炙甘草两药等量组成。关于芍药，《神农本草经》谓："主邪气腹痛，除血痹，破坚积，治寒热疝瘕，止痛，利小便，益气。"此方用其除血痹，解脚挛急。芍药合甘草则增加其甘缓作用，可缓急止痛。

芍药甘草汤证：下肢挛急疼痛，或胃腹挛急疼痛者。

二、叶氏应用心法

1. 用于治疗泄泻兼郁勃耗伤肝阴

脏阴久耗，素多郁勃，厥阳化风，内燔扰土，为泄为热，宜用甘缓化风法。炒焦白芍药、炙黑甘草片。（《未刻本叶天士医案》）

方证解释：从"为泄为热"分析，本案系泄泻，并为热泄。由郁久耗伤肝阴，肝阳化风横扰脾土所致。治拟甘缓化风法，方用芍药甘草汤法，以炒焦白芍药、炙黑甘草片组方，缓急止泻，敛肝益脾。

2. 用于治疗自利腹痛

劳怯形肌日瘁，食减自利，腹痛寒热，内阴虚已及脾胃，无治嗽清滋之理，姑以戊己汤

加五味，摄阴为议，是难愈之症。炒白芍、炙甘草、北五味。（《叶氏医案存真·卷一》）

方证解释：本案症见食减自利，腹痛寒热。从"劳怯形肌日瘁"分析，此肝阴久虚，犯及脾胃。肝乘脾则自利腹痛食减，肝脾不调则寒热。方仿戊己汤法，用芍药甘草汤甘缓化风，滋肝脾阴液，另仿四神丸法加五味子摄阴。

3. 用于治疗蓐劳腹痛便溏

周三一，蓐劳。下元先空，咳音不转，必致呕吐，是冲脉虚，气逆上攻，熏蒸肺脏，延及不饥减食，腹痛便溏，乃清内热泄肺医嗽之误。炒当归、生白芍、炙草、南枣肉。（《种福堂公选医案》）

方证解释：本案症见腹痛便溏，不饥减食，咳嗽，咳必呕吐等。此由蓐劳损伤，肝脾阴血亏损，累及冲脉所致。方用芍药甘草汤加炒当归滋肝阴肝血，缓急止腹痛，另加南枣合甘草甘补脾胃。此方也可理解为桂枝汤去桂枝、生姜，加炒当归。意在以酸甘、甘温，缓急止腹痛，并滋养阴血。

三、讨论与小结

（一）叶氏变通应用芍药甘草汤的启示

以上三案或为泄泻，或为自利腹痛，或为腹痛便溏，均与肝阴耗伤，厥阳化风横犯脾土有关。前人治疗肝乘脾的泄泻主要有两方：一为痛泻要方，此方用芍药柔肝缓急以调肝，用白术、陈皮除湿健脾以调脾，另用防风疏肝醒脾，两调肝脾，主治木乘土的痛泻；二是四逆散，方用芍药、柴胡以柔肝疏肝，用枳实、甘草以行气调脾，主治肝郁犯脾的下利。此两方均有芍药。芍药有滋肝柔肝，育阴御风的特殊作用；炙甘草甘温益脾安中，两药组方，即有调肝理脾的功效。而且，芍药配甘草，酸甘可以敛阴，甘缓可以止腹痛。因此，叶氏不用别的配伍，直接用芍药甘草汤治疗肝阴内伤，横逆犯脾的泄泻。这一点，颇能给人以新的启发。

（二）关于戊己汤

戊己汤有两方，一方由黄连、吴萸、白芍组成；一方由四君子汤加陈皮、白芍组成。叶氏两方均用，但更多用的是第二方，如以下三案：

某，风温咳嗽，多劳，气分不充。戊己汤。人参、茯苓、于术、炙草、广皮、炒白芍。（《临证指南医案·咳嗽》）

刘女，年十六，天癸不至，颈项瘰疬。入夏寒热咳嗽，乃先天禀薄，生气不来，夏令发泄致病，真气不肯收藏。病属劳怯，不治。戊己汤去白术。（《临证指南医案·虚劳》）

顾，久损漏疡，胃减腹痛。议用戊己汤意。人参、茯神、白芍、炙草、炒菟丝子。（《临证指南医案·疮疡》）

黄 土 汤

一、仲景原方证述要

黄土汤出自《金匮要略·惊悸吐衄下血胸满瘀血病脉证治》第15条，组成为：甘草、干地黄、白术、附子（炮）、阿胶、黄芩各三两，灶中黄土半斤。右七味，以水八升，煮取三升，分温服。仲景原条文谓："下血，先便后血，此远血也，黄土汤主之。"

本方用黄土温中收敛止血，配附子、白术温阳健脾摄血，干地黄、阿胶滋阴养血止血；黄芩清热治肠澼下血；甘草甘缓以和中。全方寒热并用，刚柔相济，主治寒热错杂的大便下血。

黄土汤证：大便下血，四肢冷，反心烦热者。

二、叶氏应用心法

1. 用于治疗远血

独粪后血未已，是为远血。宗仲景《金匮》例，用黄土汤。黄土、生地、奎白芍、人参、清阿胶、川黄柏、归身、附子。（《叶氏医案存真·卷一》）

方证解释：本案先大便而后出血，故诊断为远血。方用黄土汤法，以黄土温涩止血，附子温阳摄血，以人参代替白术，合附子通补胃气而摄血，以黄柏代替黄芩清燥下焦湿热，另加白芍、当归，合生地、阿胶为胶艾四物汤法以养血止血。

2. 用于治疗肠血腹胀便溏

肠血腹胀便溏，当脐微痛，脾胃阳气已弱，能食气不运，湿郁肠胃，血注不已。考古人如罗谦甫、王损庵辈，用劫胃水法可效。真茅术、紫厚朴、升麻炭、炙甘草、附子炭、炮姜炭、炒当归、炒白芍、煨葛根、新会皮。以黄土法丸。（《叶氏医案存真·卷一》）

方证解释：本案大便出血，血注不已，兼见腹胀便溏，当脐微痛。叶氏从脾胃阳伤，水湿内郁胃肠立论，用附子理中汤合平胃散，即罗谦甫"劫胃水法"温阳逐湿，用黄土汤法温摄止血。方中真苍术、紫厚朴、橘皮、炙甘草为平胃散温燥脾湿；炮姜炭、附子炭、真苍术为附子理中汤法温补脾胃之阳；炒当归、炒白芍、黄土、附子为变通黄土汤法养血敛阴、温摄止血；另取东垣补脾胃升阳法加升麻炭、煨葛根升发脾胃清阳以治便溏便血。

三、讨论与小结

（一）叶氏变通应用黄土汤的基本思路与手法

叶桂抓住黄土汤生地、阿胶配伍含有胶艾汤之意的特点，在上述第一案中合入胶艾汤法加白芍、当归。艾叶苦辛温涩善止崩漏，黄土辛温而涩善止便血。此案为便血，故两法合用而不用艾叶。胶艾汤长于治疗妇人崩漏，黄土汤长于治疗便血，两方合法，起协同作用而尤善于治疗下部出血。胡希恕先生在《经方传真·黄土汤方》中就记载了他用黄土汤合胶艾汤治疗结肠炎大便出血九年不愈的一则医案。读之，方对叶氏用黄土汤合胶艾汤治疗便血的手法有更深的感悟。

叶氏善用王损庵"劫胃水法"治疗寒湿伤阳的便血，对此，我们在"理中汤　附子理中汤"一节中已经作了详细的介绍。另外，上述《叶氏医案存真·卷一》"肠血腹胀便溏，当脐微痛"案用黄土汤与劫胃水法（附子理中汤合平胃散法）合法化裁，颇有新意。黄土汤善于治疗便血，劫胃水法也长于治疗阳虚寒湿下注的便血，两法合用，大大加强了温阳逐湿止血的作用，为下部出血的治疗提供了新的思路。

（二）关于黄土汤的证及其制方原理

由于仲景对于黄土汤证的论述过于简单，因此，后世对于黄土汤所主便血证的寒热虚实问题多有争议；另外，由于黄土汤中既有辛热温燥的附子、白术，又有清滋苦寒的生地、黄芩，因此，对于黄土汤的方义更是众说纷纭。从黄土汤的组成来看，黄土善于温涩止血；附子、白术配伍，既有附子理中汤意，又有桂枝附子去桂加白术汤意，长于治疗寒湿伤阳的便溏、便血,肢体痹痛等;生地、阿胶配伍,有胶艾汤意,可养血止血治疗出血、漏血;黄芩与生地配伍,见于《金匮》三物黄芩汤,黄芩与阿胶配伍,见于黄连阿胶汤,黄芩与附子配伍,见于附子泻心汤,由此三方分析,黄土汤证中应有烦热,或心下痞。综合分析,黄土汤所主的大便出血,既兼有术、附证而见四肢冷麻、便溏、腹胀等,又兼有生地、阿胶、黄芩证而见心烦热等,或兼有附子配黄芩证而见心下痞等。本方类似于乌梅丸,但不用酸甘之乌梅,而用辛温收涩的黄土;不治蛔厥久利而治便血。此方辛热甘温与苦寒甘咸配伍,其证必以寒热错杂,阳虚与阴血亏虚并见为特点。

(三)吴瑭对叶氏变通黄土汤法的继承与发展

吴瑭根据叶桂《叶氏医案存真·卷一》"肠血腹胀便溏"案治"湿郁肠胃,血注不已"的手法,在《温病条辨》制订出黄土汤方证,以之治疗寒湿所致的便血。

黄土汤方证

出自《温病条辨·下焦篇》寒湿第46条:"先便后血,小肠寒湿,黄土汤主之。"吴瑭此方与仲景黄土汤原方完全相同。吴氏称此方为"甘苦合用、刚柔互济法"。他在自注中指出:此方"以刚药健脾而渗湿,柔药保肝肾之阴,而补丧失之血,刚柔相济,又立一法,以开学者门径"。所谓又立一法,是针对《温病条辨·下焦篇》寒湿第45条术附姜苓汤而提出来的。术附姜苓汤"纯用刚者",治疗"湿久伤阳,痿弱不振,肢体麻痹,痔疮下血"。因此,要又立第46条"刚柔互济"的黄土汤,以期在临床上比较应用。

大乌头煎

一、仲景原方证述要

大乌头煎出自《金匮要略·腹满寒疝宿食病脉证治》第17条,组成为:乌头大者五枚(熬,去皮,不㕮咀),右以水三升,煮取一升,去滓,内蜜二升,煎令水气尽,取二升。强人服七合,弱人服五合。不差,明日更服,不可一日再服。仲景原条文谓:"腹痛,脉弦而紧,弦则卫气不行,即恶寒,紧则不欲食,邪正相搏,即为寒疝。寒疝绕脐痛,若发则白汗出,手足厥冷,其脉沉弦者,大乌头煎主之。"

本方用乌头辛热散寒止痛,合白蜜缓急止痛,并解乌头毒。全方药味少,力量专,主治阴寒凝滞的腹中痛。

大乌头煎证:寒疝腹中痛,自汗出,手足厥冷,脉沉弦者。

二、叶氏应用心法

1. 用于治疗胃脘痛

张四八,阳微浊凝,胃下疼。炒黑川椒(去目)一钱、炮黑川乌三钱、炮黑川附子三钱、炮淡干姜一钱半。(《临证指南医案·胃脘痛》)

方证解释:所谓"胃下疼"是指胃脘或上腹部痛。从"阳微浊凝"分析,疼痛必较剧烈。方用炮黑川乌,为大乌头煎法,散寒止痛;合附子粳米汤法加炮黑川附子,温阳通阳,开破阴浊凝结;再合大建中汤法加炒黑川椒、炮淡干姜温中散寒,止胃腹痛。

2. 用于治疗胀满腹痛

谢,形神劳烦,阳伤,脐气不通,疝瘕阴浊,从厥阴乘犯阳明,胃为阴浊蒙闭,肠中气窒日甚。年前邪势颇缓，宣络可效，今闭锢全是浊阴，若非辛雄刚剂，何以直突重围？胀满日增，人力难施矣。生炮川乌头、生淡川附子、淡干姜、淡吴萸、川楝子、小茴香、猪胆汁。(《临证指南医案·肿胀》)

方证解释：本案症为胀满，从叶氏所述与用药分析，其症当有腹中冷痛。病机为烦劳大伤阳气，阴浊凝聚，腑气窒塞不通。方用大乌头煎法以生炮川乌头通阳散寒逐阴；合通脉四逆加猪胆汁汤法加生淡川附子、淡干姜、猪胆汁温阳破阴；另合导气汤法加淡吴萸、川楝子、小茴香散寒止痛。

3. 用于治疗胃痛呕水涎沫

吴三七，食仓痛发，呕水涎沫，六年久病入络。述大便忽闭忽溏，患处漉漉有声。议通胃阳，兼制木侮。淡吴萸、良姜、半夏、延胡、炮川乌、茯苓、蒲黄。(《临证指南医案·胃脘痛》)

方证解释：所谓"食仓痛发"，是指胃痛发作，兼呕水涎沫，六年不愈。近日大便忽闭忽溏，患处辘辘有声。此胃阳大虚，痰浊凝结，肝气犯胃。方用大乌头煎法以炮川乌散寒止痛；另合吴茱萸汤、小半夏加茯苓汤、金铃子散、失笑散法加淡吴萸、良姜、半夏、茯苓、延胡、蒲黄温胃化饮止呕，散寒止痛。

4. 用于治疗寒疝

项，寒胜疝坠，亦属厥阴。盖阳明衰，厥邪来乘。须胃阳复辟，凝寒自罢。人参一钱半、炮乌头一钱、淡干姜一钱、吴萸泡淡一钱、茯苓三钱。(《临证指南医案·疝》)

方证解释：本案寒疝，当有下腹、睾丸坠痛。此寒凝厥阴，胃阳大伤。方用大乌头煎法以炮乌头温经通阳、散寒止痛；合理中汤法以人参、淡干姜、茯苓通补胃阳；另用吴茱萸温散厥阴寒凝以止疝痛。

三、讨论与小结

叶氏用大乌头煎合附子干姜组成辛雄刚剂破阴通阳的启示

仲景用大乌头煎治"寒疝，绕脐痛，若发则自汗出，手足厥冷，其脉沉弦者"，叶氏不仅用其治疗寒疝腹痛，而且用此方治疗胃痛，腹满胀等。从而扩大了此方的应用范围。

大乌头煎主药为乌头，此药辛热有毒、力量雄猛，仲景配蜂蜜以制其性，解其毒。叶桂用此方不仅不用蜂蜜缓和乌头之性，而且配以附子，甚至用生炮川乌头合生淡川附子，再配干姜、吴茱萸，或干姜、川椒，组成纯辛大热、刚猛雄烈之剂，治疗阳衰阴寒凝结之症，如《临证指南医案·肿胀》谢案指出："今闭锢全是浊阴，若非辛雄刚剂，何以直突重围？"方以生炮川乌头、生淡川附子、淡干姜、淡吴萸四药并用，破阴通阳。又如《临证指南医案·胃脘痛》张四八案，阳微浊凝，心下疼痛，方用炒黑川椒、炮黑川乌、炮黑川附子、炮淡干姜四药，组成辛雄猛烈重剂，单刀直入，破阴通阳。另如"四逆汤"一节介绍的《三家医案合刻·叶天士医案》"脉沉而微"案，方用川附子、黑川乌、吴茱萸、干姜四药，破阴浊凝结，通阳散寒，叶氏认为此方"以纯刚药，直走浊阴凝结之处"；认为"凡阴邪盘踞，必以阳药通之"。

这些医案，充分体现了叶氏用附子、乌头辛雄刚烈剂的胆识与气势。我们在"四逆汤"一节"讨论与小结"中对学术界片面地认为叶氏用药轻淡、轻清的问题作了讨论。认真研究叶氏用附子剂、乌头剂的经验，如其用四逆汤及其类方、附子理中汤、真武汤、附子汤、附子粳米汤、桂枝附子汤与去桂加白术汤、附子泻心汤、大黄附子汤、大乌头煎、乌头桂枝汤、乌头汤等方的医案，我们就会发现叶氏在用姜附乌头等温热药方面更具特色。

可以说，叶桂用药既有轻灵的一面，又有刚猛的一面，用方既有善用轻清剂的一面，又有善用辛热重剂的一面，只有系统研究叶氏变通应用仲景经方的医案，才能比较全面地、客观地认识叶氏的用药手法与用方特点。

乌头桂枝汤

一、仲景原方证述要

乌头桂枝汤出自《金匮要略·腹满寒疝宿食病脉证治》第 19 条，组成为：乌头。右一味，以蜜二斤，煎减半，去滓，以桂枝汤五合解之，得一升后，初服二合，不知，即服三合；又不知，复加至五合。其知者，如醉状，得吐者，为中病。仲景原条文谓："寒疝腹中痛，逆冷，手足不仁，若身疼痛，灸刺诸药不能治，抵当乌头桂枝汤主之。"

本方是大乌头煎与桂枝汤的合方。方用乌头辛热入里，散痼结沉寒以止寒疝腹中痛；用桂枝汤调和营卫走表，解散肌表寒邪。全方温里为主，解表为辅，主治寒疝痛兼桂枝汤证者。

乌头桂枝汤证：大乌头煎证与桂枝汤证并见者。

二、叶氏应用心法

1. 用于治疗阴疟兼外感风寒

华，用劫药疟止，新沐疟来，阳弱失卫，外邪直侵入里。证以疟来不得汗，邪不从外解大著。川桂枝、炮黑川乌、生白术、炒黑蜀漆、全蝎、厚朴，姜汁丸。（《临证指南医案·疟》）

方证解释：本案疟邪内伏，阳伤寒凝，又沐浴感受外邪，外邪直侵入里，疟来不能得汗，邪不能从外解散。方仿乌头桂枝汤法，以炮黑川乌温里散寒，用川桂枝、姜汁辛温透解外邪；另用生白术、厚朴，为变通枳术汤以行气消痞；用炒黑蜀漆截疟；用全蝎搜剔通络。从用方来看，此案证有恶寒、无汗、发热，腹中冷痛，膨胀痞满等。

2. 用于治疗痰饮背寒短气背痛映心

童五六，背寒，短气，背痛映心，贯胁入腰，食粥噫气，脘痞，泻出黄沫，饮邪伏湿，乃阳伤窍发。此温经通络为要，缓用人参。川桂枝、生白术、炒黑蜀漆、炮黑川乌、厚朴、茯苓。（《临证指南医案·痰饮》）

方证解释：本案症见背寒，短气，背痛映心，贯胁入腰，食粥噫气，脘痞，泻出黄沫。从背寒、短气等症辨为痰饮。此饮邪伏湿聚结，阳伤寒凝，经络不通。方仿乌头桂枝汤法，用炮黑川乌辛热温里，又温经通络，散寒止痛；用川桂枝、炒黑蜀漆，为桂枝去芍药加蜀漆牡蛎龙骨救逆汤法以除痰饮，通心阳，平冲逆。用生白术、茯苓，合桂枝，为苓桂术甘汤去甘草法以温阳化饮；用厚朴，合白术，为变通枳术汤以行气消痞。从用方分析，其证应兼有亡阳饮逆的桂枝去芍药加蜀漆牡蛎龙骨救逆汤证。

3. 用于治疗寒湿肢末肿强

何三六，脉沉，目黄舌肿，周身四肢疹发，胃痛，肢末皆肿强，遇冷、饮凉即病。此久伏湿邪，阳气伤损。议温气分以通周行之脉。川乌头、生白术、桂枝木、茯苓、半夏、姜

汁。(《临证指南医案·痹》)

方证解释：本案症见目黄舌肿，周身四肢疹发，胃痛，肢末皆肿强，遇冷、饮凉即病。脉沉。此久伏湿邪，阳气损伤。方仿乌头桂枝汤法，用川乌头温里散寒，通络止痛；用桂枝透疹外出，其合生白术、茯苓，为苓桂术甘汤去甘草法又可通阳逐湿化饮；用半夏、姜汁，为小半夏汤以和胃开结。

本案方用乌头、半夏、茯苓，颇似《金匮要略·腹满寒疝宿食病脉证治》赤丸方，有待进一步研究。

三、讨论与小结

叶氏变通应用乌头桂枝汤的启示

分析以上三案，叶氏用乌头桂枝汤多不用桂枝汤原方，只是用桂枝一味药通阳散寒。其中有三法颇有启示：第一，用乌头合桂枝去芍药加蜀漆牡蛎龙骨救逆汤与苓桂术甘汤法治疗痰饮背寒、短气、背痛映心、贯胁入腰。此案有似胸痹，用此方既可通阳化饮，散寒止痛，又可温心阳、平冲逆。即使是胸痹，也颇为对证。第二，用乌头合苓桂术甘汤与小半夏汤法治疗寒湿伤阳，胃痛，肢末肿强，遇冷饮凉即病。此案目黄，舌肿，周身四肢疹发，颇似湿热蕴郁表里证，但用大辛大热，温通表里，散寒逐湿法治疗，显示了叶氏用温热药的胆识。第三，其中两案合入变通枳术汤，加入了白术、厚朴，痰饮寒湿凝结，多会伴有腹胀痞满，方用乌头通阳破阴，合桂枝通阳散寒，合术、朴逐湿行气除满，颇能给人以启发。

酸枣仁汤

一、仲景原方证述要

酸枣仁汤出自《金匮要略·血痹虚劳病脉证并治》第 17 条，组成为：酸枣仁二升，甘草一两，知母二两，茯苓二两，芎䓖二两。右五味，以水八升，煮酸枣仁，得六升，内诸药，煮取三升。分温三服。仲景原条文谓："虚劳，虚烦不得眠，酸枣仁汤主之。"

本方用酸枣仁养肝血、安心神，用茯苓、甘草宁心，知母清热除烦，川芎疏肝理血。全方养血安神，清热宁心除烦，可治疗血虚有热的虚烦不得眠。

酸枣仁汤证：血虚心悸，虚烦不得眠。

二、叶氏应用心法

(一) 加减变化

1. 用于治疗失眠

某，不寐六十日，温胆诸药不效，呕痰不适，明系阳升不降，用《金匮》酸枣仁汤。枣仁、知母、茯苓、川芎、炙草。(《临证指南医案·不寐》)

方证解释：本案不寐六十日，呕痰不适，但用温胆汤等药不效。叶氏从血虚阳升不降考虑，用酸枣仁汤原方治疗。

某三三，寤不成寐，食不甘味，尪羸，脉细数涩，阴液内耗，厥阳外越，化火化风，燔燥煽动。此属阴损，最不易治，姑与仲景酸枣仁汤。枣仁 (炒黑勿研) 三钱、知母一钱半、云茯神三钱、生甘草五分、川芎五分。(《临证指南医案·不寐》)

方证解释：本案症见寤不成寐，食不甘味，尪羸。脉细数涩。此为阴血虚损，厥阳上升之失眠，方用酸枣仁汤治疗。

陈，阴精走泄，复因洞泻，重亡津液，致阳暴升，胃逆，食入欲呕，神识不静无寐。议酸枣仁汤。枣仁五钱、炙草五分、知母二钱、茯苓二钱。（《临证指南医案·不寐》）

方证解释：本案症见食入欲呕，神识不静无寐等，与失精、洞泻重亡阴血有关，方用酸枣仁汤去辛燥易伤阴津之川芎治疗。

蔡南濠四十三岁，操持太过，肝肾浮阳上冒。寤不成寐。《金匮》酸枣仁汤。（《叶天士先生方案真本》）

方证解释：本案寤不成寐，由于操持太过，肝肾阴血亏损，浮阳上冒所致，方用酸枣仁汤治疗。

2. 用于治疗中风过程出现的心悸少寐

某姬，……又，苦味和阳。脉左颇和，但心悸少寐，已见营气衰微。仿《金匮》酸枣仁汤方，仍兼和阳益心气以通肝络。酸枣仁（炒黑勿研）五钱、茯神三钱、知母一钱、川芎一分、人参六分（同煎）、天冬（去心）一钱。（《临证指南医案·中风》）

方证解释：本案为中风，先后十八诊，其中一诊脉左颇和，但心悸少寐，出现了酸枣仁汤证，故用酸枣仁汤去甘草，加人参、天冬，补阴血、安神志，兼和阳益心气以通肝络。所谓"通肝络"，是指方中川芎疏肝活血通络的作用。

3. 用于治疗木乘土所致的左胁中动跃

江，左胁中动跃未平，犹是肝风未熄。胃津内乏，无以拥护，此清养阳明最要。盖胃属腑，腑强不受木火来侵，病当自减，与客邪速攻、纯虚重补迥异。酸枣仁汤去川芎加人参。又，诸恙向安，惟左胁中动跃多年，时有气升欲噫之状。肝阴不足，阳震不息，一时不能遂已。今谷食初加，乙癸同治姑缓。人参、茯神、知母、炙草、朱砂染麦冬，调入金箔。又，鲜生地、麦冬朱砂拌、竹叶心、知母、冲冷参汤。（《临证指南医案·中风》）

方证解释：本案症见左胁中动跃未平。叶氏辨为胃津内乏，肝风内起，木乘土证。方用酸枣仁汤，去辛燥易伤阴津之川芎，加人参以甘补益胃。二诊诸恙向安，谷食初加，惟左胁中动跃，时有气升欲噫之状。叶氏从肝阴不足，阳震不息论病机，用变通酸枣仁汤法，去酸枣仁、川芎，加人参、朱砂染麦冬、金箔，益气滋阴以扶阳明，镇重息风潜阳以制厥阴。三诊改用纯粹滋阴生津、清泄阳明法，继续调治。

（二）合方化裁

1. 合甘麦大枣汤治疗肝阳不降所致的无寐

某，肝阳不降，夜无寐，进酸枣仁法。枣仁、知母、炙草、茯神、小麦、川芎。（《临证指南医案·不寐》）

方证解释：本案症见无寐，由肝血不足，肝阳不降所致。方用枣仁、川芎、茯神、知母、炙草，为酸枣仁汤养肝安神；用小麦、炙甘草，为甘麦大枣汤法以甘缓宁心。

2. 合十味温胆汤与半夏秫米汤治疗心悸震动不寐

陆六三，咽属胃，胃阴不升，但有阳气熏蒸，致咽燥不成寐。冲逆心悸，震动如惊，厥阴内风，乘胃虚以上僭。胃脉日虚，肢肌麻木。当用十味温胆合秫米汤，通摄兼进，俾肝胃阳和，可以痊安。人参、茯苓、枣仁、知母、竹茹、半夏、黄色秫米。又，用泄少阳，补太阴法。六君去甘草，加丹皮、桑叶，金斛汤法丸。（《临证指南医案·木乘土》）

方证解释：本案症见咽燥不成寐，冲逆心悸，震动如惊，肢肌麻木等，叶氏辨为胃气日虚，厥阴内风，乘胃虚以上僭之证。方用人参、茯苓、竹茹、半夏，为减味十味温胆汤清胆化痰，益胃宁心；用黄色秫米，合半夏，为半夏秫米汤和胃安神；用枣仁、知母，合茯苓，为酸枣仁汤养肝安神。二诊改用泄少阳，补太阴法，以六君子汤去甘草，合丹栀逍遥散法加丹皮、桑叶，并以金石斛汤法为丸继续调治。

三、讨论与小结

（一）叶氏变通应用酸枣仁汤的基本思路与手法

叶氏用酸枣仁汤，仍遵仲景之法，重用酸枣仁至三钱或五钱，而知母、茯苓用二钱或三钱，甘草用五分，川芎仅仅用一分或五分，主要用其治疗失眠。胃气虚者加人参，胃阴虚者加天冬或麦冬。不寐而伴有甘麦大枣汤证者，合甘麦大枣汤；不寐而伴有十味温胆汤证者，合用十味温胆汤与半夏秫米汤。除治疗不寐外，也用此方治疗心悸并见不寐，甚至心震动如惊。或者扩展应用范围，以此方酸苦泄热，酸甘滋阴以制肝，又通胃阳而安胃的功效，治疗木乘土，左胁中动跃不平，或肝气犯胃的食入欲呕，神识不静无寐等病证。

（二）叶氏对仲景酸枣仁汤方证的创新与发展

1. 阐发了酸枣仁汤证的病机

酸枣仁汤的证以"虚劳虚烦不得眠"为要点，其中"虚烦"是"不得眠"的根源。围绕虚烦的病机，后世有不少争议，有人认为是肝血虚，有人认为是心血虚等等。从上述叶案可知，不寐的原因主要是"肝阳不降"，或"阳升不降"，或"肝肾浮阳上冒"；而肝阳不降的原因则是"阴损"，或"阴液内耗"，或"重亡津液"，或"胃阴不升"，或"胃阴内乏"，或"营气衰微"等。由此看来，酸枣仁汤所治的虚劳应该是阴虚虚劳。阴液亏虚，肝阳无制而独升不降是虚烦不得眠的根本原因。这是叶氏的独特见解，这一认识无疑为我们深入理解仲景原文给予了新的启示。

2. 阐明酸枣仁汤的配伍意义

既然虚烦不得眠的病机是阴液虚损，肝阳独升不降，那么，叶氏用酸枣仁汤的用意必然是滋阴液，降肝阳。由于阴液亏虚，肝阳不降的表现在此条主要是不得眠，因此组方就选用了性味酸平，"主烦心不得眠"、"虚汗烦渴"（《名医别录》）之酸枣仁为君药，合知母、甘草，酸甘滋阴，酸苦泄热，从而构成了滋阴液，降肝阳的主要功效；阴液虚必然与胃虚有关，肝阳升必然乘土伐胃，因此，用茯苓通胃阳而安胃，用川芎疏肝气、通肝络而制木。这是酸枣仁汤的组方意义的关键。

在《临证指南医案·中风》某姬案中，叶氏指出："仿《金匮》酸枣仁汤方，仍兼和阳益心气以通肝络。"因"营气衰微"，故用酸枣仁、天冬补营阴；肝阳升逆，故用知母"苦味和阳"，所谓"苦味和阳"，是指苦寒药合酸甘药可以滋阴清肝而和降升逆的肝阳。所谓"益心气"，是指用茯神、人参益心气、宁心神。所谓"通肝络"，是指用川芎疏肝活血通络。

（三）新订叶氏酸枣仁汤变通方

酸枣仁加小麦汤

出自《临证指南医案·不寐》"某，肝阳不降"案。组成为：酸枣仁、知母、炙草、茯神、小麦、川芎。胃气不足者，加大枣。叶案方证：肝阳不降，夜无寐者。

本方是酸枣仁汤与甘麦大枣汤的合法，有养肝血、疏肝气、御肝阳、缓肝急，益心气、宁心神的功效。

猪 肤 汤

一、仲景原方证述要

猪肤汤出自《伤寒论》第310条，组成为：猪肤一斤。右一味，以水一斗，煮取五升，去滓，加白蜜一升；白粉五合，熬香；和令相得。温分六服。仲景原条文谓："少阴病，下利，咽痛，胸满，心烦，猪肤汤主之。"

本方用猪肤咸寒，滋肺肾之阴，清少阴浮游之火；用白蜜甘寒生津润燥，用白米粉炒香，和胃益中，补下利之虚。全方滋阴润燥，清虚火，益脾胃，可以治疗阴虚而热不甚，兼下利脾虚的咽痛、心烦等症。

猪肤汤证：下利，咽痛，心烦。

二、叶氏应用心法

1. 用于治疗咽喉痛

陈三七，阴阳交虚，营卫歉斜，为忽冷忽热，周身骸骨皆痛，百脉俱损。秋半天气已降，身中气反泄越，汗出喉痹，阳不入于阴，致自为动搏耳。夫咽喉之患，久则喉痹、喉宣，妨阻受纳，最不易治。从少阴咽痛例，用猪肤汤旬日，喉痛得缓，对症转方。（《临证指南医案·咽喉》）

方证解释：本案症见忽冷忽热，周身骸骨皆痛，汗出喉痹。从"夫咽喉之患，久则喉痹、喉宣，妨阻受纳，最不易治"分析，本案以喉痹为主症，故仿仲景少阴咽痛法，用猪肤汤治疗。

张二三，阴损三年不复，入夏咽痛拒纳。寒凉清咽，反加泄泻。则知龙相上腾，若电光火灼，虽倾盆暴雨，不能扑灭，必身中阴阳协和方息。此草木无情难效耳，从仲景少阴咽痛用猪肤汤主之。又，阴涸于下，阳炽于上，为少阴喉痛，乃损怯之末传矣。用猪肤甘凉益坎有情之属而效。今肉膜消烁殆尽，下焦易冷，髓空极矣，何暇以痰嗽为理。议滑涩之补，味咸入肾可也。牛骨髓四两、羊骨髓四两、猪骨髓四两、麋角胶四两。用建莲肉五两、山药五两、芡实二两，同捣丸。（《临证指南医案·咽喉》）

方证解释：本案阴损三年不复，入夏咽痛拒纳。前医用寒凉清咽，反加泄泻。叶氏从"阴涸于下，阳炽于上，为少阴喉痛"立论，用猪肤汤治疗。二诊已经得效，改用滑涩之补，味咸入肾剂，选血肉有情之品，以牛骨髓、羊骨髓、猪骨髓、麋角胶，滋补下焦真阴；用建莲肉、山药、芡实补益脾肾，收涩固阴。

虚损真阴内涸，当戊己君火主令，立夏小满，阳气交并于上，喉舌肿腐，是阴不上承，熏蒸腻涎，吐咯不清，皆五液之变，由司气感及躯质而然。检古方，以仲景少阴咽痛例，用猪肤汤。（《叶氏医案存真·卷一》）

方证解释：本案喉舌肿腐，咽中腻涎，吐咯不清。此真阴内涸，夏令火升，致咽喉肿腐。遵仲景少阴咽痛治法，用猪肤汤。

杨海宁二十六岁，此劳怯是肾精损而枯槁，龙雷如电光闪烁无制，肾脉循喉，屡受阴火熏灼，必糜腐而痛，冬无藏精，春生寂然，胃气已索，草木何能资生。猪肤汤。（《叶天士先生方案真本》）

方证解释：本案咽喉糜腐而痛，由真阴亏损枯槁，龙雷火升，阴火灼伤咽喉所致。仿仲景法，用猪肤汤。

顾铁瓶巷十六岁，稚年筋脉未坚，努力搂抱，致气血流行有触，胸背骨偏突成损，此属不足，非因外邪。在身半以上，为阳主气，致右肛痈成漏年余，真阴五液皆伤，纳食在胃，传入小肠而始变化。因咳痰不出，致呕尽所见乃已。喉痛失音，涎沫吐出，喉中仍然留存，明明少阴肾脉中龙火内闪，上燔阴液，蒸变涎沫，内损精血所致，医见嗽哑，清金润肺，未明呛嗽之源，是就其凶。猪肤汤。（《叶天士先生方案真本》）

方证解释：本案症见喉痛失音，涎沫吐出，喉中仍然留存，兼肛痈成漏，胸背骨偏突成损等。此真阴不足，龙雷之火升逆。方用猪肤汤滋真阴，润咽喉。

2. 用于治疗劳病

申余杭二十六岁，劳病，水枯肾竭不治。猪肤汤。（《叶天士先生方案真本》）

方证解释：本案为劳病，由真阴亏竭所致。从用方来看，其证应有咽喉痛，故用猪肤汤治疗。

三、讨论与小结

（一）叶氏对仲景猪肤汤方证的创新与发展

阐发了猪肤汤证的病机与猪肤汤的组方特点

分析以上医案，有两点值得重视：其一，叶氏认为肾脉循喉，肾阴肾精亏损，龙雷之火升腾，如电光闪铄无制，阴火熏灼，可致咽痛拒纳，或咽喉糜腐而痛，或喉痛失音，或喉舌肿腐等。对此，如用寒凉清咽，或清金润肺，不仅不能扑灭龙雷之火，而且还可导致腹泻。其二，叶氏认为，对于肾精真阴亏虚，龙雷之火升腾所致的咽喉肿痛，"草木无情难效"，须"用猪肤甘凉益坎有情之属而效"。

叶氏通常用血肉有情之品补奇经八脉，用以治疗奇经病或络病。以上医案虽然没有把咽喉痛与奇经病作联系，却强调"草木何能资生"，主张用血肉有情之品猪肤汤治疗。王子接《绛雪园古方选注》猪肤汤指出："肾应彘，而肺主肤，肾液下泄，不能上蒸于肺，致络燥而为咽痛者，又非甘草所能治矣。当以猪肤润肺肾之燥、解虚烦之热。白粉、白蜜缓于其中，俾猪肤比类而致津液从肾上入肺中，循喉咙，复从肺出，络心注胸中，而上中下燥邪解矣。"在这里，王子接提出了"络燥而为咽痛"的认识。由此看来，叶氏用猪肤汤的所治之证是指久病肾精亏耗，奇经虚损，络燥而致的咽喉病。此病与奇经络脉有关，治疗须用属于血肉有情之品的猪肤，由此而与甘草汤、桔梗汤所主的咽喉痛作出了鉴别。

另外，猪肤汤，用猪皮，也属于血肉有情之品，可滋肾阴，补奇经。由此来看，叶氏的认识具有重要的意义，值得深入研究。

（二）吴瑭对仲景猪肤汤方证的发挥与发展

制订猪肤汤方证论治温病下利咽痛

吴瑭遵从仲景原法，参考叶氏经验，在《温病条辨·下焦篇》第 24 条制订出猪肤汤方证："温病少阴下利，咽痛，胸满，心烦者，猪肤汤主之。"吴氏所用猪肤汤与仲景原方相同，此不介绍。吴瑭自注云："此《伤寒论》原文。按温病热入少阴，逼液下走，自利咽痛，亦复不少，故采录于此。柯氏云：少阴下利，下焦虚矣。少阴脉循喉咙，其支者出络心，注胸中，咽痛胸满心烦者，肾火不藏，循经而上走于阳分也；阳并于上，阴并于下，火不下交于肾，水不上承于心，此未济之象。猪为水畜，而津液在肤，用其肤以除上浮之虚火，佐白蜜、白粉之甘，泻心润肺而和脾，滋化源，培母气，水升火降，上热自除，而下痢自止矣。"

苦 酒 汤

一、仲景原方证述要

苦酒汤出自《伤寒论》第312条，组成为：半夏，洗，破如枣核，十四枚，鸡子一枚，去黄，内上苦酒，着鸡子壳中。右二味，内半夏着苦酒中，以鸡子壳置刀环中，安火上，令三沸，去滓。少少含咽之，不差，更作三剂。仲景原条文谓："少阴病，咽中伤，生疮，不能语言，声不出者，苦酒汤主之。"

本方用半夏化痰开结，主咽喉肿痛，用苦酒之酸以敛咽喉疮疡，用鸡蛋清之甘滋润咽喉。少少含咽之，不仅内服，而且可外渍以疗咽喉疮肿。

苦酒汤证：咽喉肿痛，声音嘶哑者。

二、叶氏应用心法

1. 用于治疗咽痛喉痹

徐五六，老劳咽疼。生鸡子白一枚、糯稻根须水洗五钱、甜北沙参一钱半、炒麦冬三钱、川石斛一钱半、生甘草三分。（《临证指南医案·咽喉》）

方证解释：从"老劳"二字与用方分析，本案咽疼，应伴有胃阴损伤见症。方用沙参、麦冬、石斛，为益胃汤法滋养胃阴，生津润咽；用生甘草甘缓守津；因咽疼明显，故仿仲景苦酒汤法，加鸡子白甘寒润燥，利窍通声。糯稻根须的主要功效是止汗，此方用量较重，其证当有阴虚多汗的表现。

范三一，气燥，喉痹失音，少阳木火犯上。生鸡子白、冬桑叶、丹皮、麦冬、生白扁豆壳。（《临证指南医案·失音》）

方证解释：本案症见喉痹失音。因感燥气，加之少阳木火上犯所致。方用生鸡子白，为苦酒汤法以润燥利咽喉；用冬桑叶、麦冬、生白扁豆壳，为沙参麦冬汤法以宣透燥热，养胃生津；另加丹皮清泄少阳木火。

2. 用于治疗喉痹咳频

孙，脉搏大，阳不下伏。咳频喉痹，暮夜为甚。先从上治。生鸡子白、生扁豆皮、玉竹、白沙参、麦冬、地骨皮。（《临证指南医案·咳嗽》）

方证解释：本案症见咳频喉痹，暮夜为甚。脉搏大。此肺胃阴虚，阳升不降。方用苦酒汤法以生鸡子白甘寒润燥利咽；合变通麦门冬汤法，以麦冬、白沙参、玉竹、生扁豆皮养胃生津；因"暮夜为甚"，阴分有热，故加地骨皮凉血清热。

3. 用于治疗咽阻失音咳呛

戎，咽阻咳呛，两月来声音渐低，按脉右坚，是冷热伤肺。生鸡子白、桑叶、玉竹、沙参、麦冬、甜杏仁。（《临证指南医案·咳嗽》）

方证解释：本案症见咽阻咳呛，两月来声音渐低。脉右坚。此寒热伤肺，肺阴不足。方用苦酒汤法，以生鸡子白甘寒润燥利咽；合沙参麦冬汤法，以桑叶、甜杏仁宣达肺气；麦冬、沙参、玉竹甘寒滋阴生津。

4. 用于治疗久嗽失音

王三八，脉左尺坚，久嗽失音，入夏见红，天明咳甚，而纳谷减损，此劳损之症，急宜静养者。麦冬、大沙参、玉竹、川斛、生白扁豆、鸡子白。(《临证指南医案·咳嗽》)

方证解释：本案症见久嗽失音，入夏咳血，天明咳甚，纳谷减损。脉左尺坚。此肺胃阴虚，方用鸡子白，为苦酒汤法滋润咽喉以治失音；用麦冬、大沙参、玉竹、川斛、生白扁豆，为变通麦门冬汤法以滋肺胃阴液。

三、讨论与小结

(一)叶氏变通应用苦酒汤的基本思路与手法

叶氏用苦酒汤的基本手法是，取苦酒汤中的鸡子白，与变通麦门冬汤法之沙参麦冬汤合法，组成甘寒滋阴生津润咽法，治疗咽喉疾病。如《临证指南医案·咽喉》徐五六案，用鸡子白合沙参麦冬汤法(沙参、麦冬、石斛、生甘草、糯稻根须)治疗劳伤阴亏的咽痛。《临证指南医案·失音》范三一案，用鸡子白合变通麦门冬汤法(麦冬、生白扁豆壳)，加冬桑叶、丹皮治疗感受燥气所致的喉痹失音。《临证指南医案·咳嗽》孙案用鸡子白合沙参麦冬汤法(白沙参、麦冬、玉竹、生鸡子白、生扁豆皮、地骨皮)治疗咳频喉痹，暮夜为甚。戎案用鸡子白合沙参麦冬汤法(桑叶、玉竹、沙参、麦冬、甜杏仁)治疗咽阻咳呛，两月来声音渐低。王三八案用鸡子白合沙参麦冬汤法(麦冬、大沙参、玉竹、川斛、生白扁豆)治疗久嗽失音。叶氏此法不用半夏，仅用鸡子白合沙参、麦冬等甘寒清滋药，滋阴生津，滋润咽喉。从而开辟了论治咽喉病的新法，具有重要的临床意义。

(二)吴瑭对仲景苦酒汤方证的发挥与发展

制订苦酒汤方证论治温病咽中生疮

吴瑭遵仲景治法，在《温病条辨·下焦篇》风温温热第26条制订苦酒汤方证："温病入少阴，呕而咽中伤，生疮不能语，声不出者，苦酒汤主之。"此方组成为：半夏二钱(制)、鸡子一枚(去黄，内上苦酒鸡子壳中)。上二味，内半夏着苦酒中，以鸡子壳置刀环中，安火上，令三沸，去渣，少少含咽之。不差更作三剂。吴氏称此方为酸甘微辛法。其自注说："王氏晋三云：苦酒汤治少阴水亏不能上济君火，而咽生疮声不出者。疮者，疳也。半夏之辛滑，佐以鸡子清之甘润，有利窍通声之功，无燥津涸液之虑。然半夏之功能，全赖苦酒，摄入阴分，劫涩敛疮，即阴火沸腾，亦可因苦酒而降矣，故以为名。"

(三)新订叶氏苦酒汤变通方

沙参麦冬鸡子白汤

出自《临证指南医案·咽喉》徐五六案。组成为：北沙参、炒麦冬、川石斛、生鸡子白、生甘草、糯稻根。叶案方证：胃阴亏虚，咽痛、喉痹、失音者。

本方是变通麦门冬汤与苦酒汤的合法。其中北沙参、炒麦冬、川石斛、生甘草、糯稻根须，为变通麦门冬汤法，可滋养胃阴；生鸡子白、生甘草，为苦酒汤法，可解毒利咽。两法合用，具有滋养胃阴，清利咽喉的功效，可以治疗咽痛、呛咳等病证。

桔　梗　汤

一、仲景原方证述要

桔梗汤出自《伤寒论》第311条，组成为：桔梗一两，甘草二两。右二味，以水三升，煮取一升，去滓，温分再服。仲景原条文谓："少阴病二三日，咽痛者，可与甘草汤；不差，与桔梗汤。"桔梗汤还见于《金匮要略·肺痿肺痈咳嗽上气病脉证治》第 12 条："咳而胸满，振寒脉数，咽干不渴，时出浊唾腥臭，久久吐脓如米粥者，为肺痈，桔梗汤主之。"

本方用桔梗化痰、利咽、排脓，用生甘草解毒利咽。二药合用，具有排脓解毒，消痈，利咽功能，故可治疗咽痛与肺痈。

桔梗汤证：咽痛，咳吐脓痰，或胸痛者。

二、叶氏应用心法

某，邪郁热壅，咳吐脓血，音哑。麻杏甘膏汤加桔梗、苡仁、桃仁、紫菀。（《临证指南医案·吐血》）

方证解释：本案症见咳吐脓血，音哑。此邪热壅肺。方用麻杏甘石汤清泄肺热；合仲景桔梗汤法，加桔梗，合甘草，开结利咽；另合苇茎汤法，加苡仁、桃仁、紫菀散结排脓。

三、讨论与小结

（一）叶氏变通应用桔梗汤的基本思路与手法

叶氏善于用麻杏甘石汤化裁治疗咽喉痛，这一经验我们在"麻杏甘石汤"一节作了详细的介绍。麻杏甘石汤可治咽喉痛，桔梗汤是治疗咽痛的专方。叶氏巧妙地将此两方合法，用于治疗邪热壅肺，咽喉肿痛，咳吐脓血，音哑之证。此法颇能给人以启发，桔梗长于开结利咽排脓，与清宣肺热的麻杏甘石汤合用，则可治疗肺热壅盛的咽喉肿痛。叶氏此法，为咽喉肿痛的治疗开辟了新的思路。

（二）吴瑭对仲景桔梗汤方证的发挥与发展

制订桔梗汤方证论治温病咽痛

吴瑭遵从仲景用法，在《温病条辨·下焦篇》风温温热第 25 条制订出桔梗汤方证："温病少阴咽痛者，可与甘草汤；不差者，与桔梗汤。"此方组成为：甘草二两、桔梗二两。吴氏称此方为"苦辛甘升提法"。其自注说："柯氏云：但咽痛而无下利、胸满、心烦等证，但甘以缓之足矣。不差者，配以桔梗，辛以散之也。其热微，故用此轻剂耳。"

枳 术 汤

一、仲景原方证述要

枳术汤出自《金匮要略·水气病脉证并治》第 32 条，组成为：枳实七枚，白术二两。右二味，以水五升，煮取三升，分温三服，腹中软，即当散也。仲景原条文谓："心下坚，大如盘，边如旋盘，水饮所作，枳术汤主之。"

本方重用枳实行气破结逐水，配白术健脾逐湿化饮。二药配伍，消中兼补，使气行饮化，则心下坚满可消。

枳术汤证：心下坚满，边界清楚，兼小便不利者。

二、叶氏应用心法

1. 用于治疗胸腹胀满

赵五四，胸腹胀满，久病痰多。生白术二两、茯苓二两、厚朴一两、肉桂五钱，姜汁丸。《本草》云：厚朴与白术能治虚胀，仿洁古枳术之意也，佐茯苓通胃阳，肉桂入血络，则病可却矣。（《临证指南医案·肿胀》）

方证解释：本案症见胸腹胀满，痰多。方用张洁古根据仲景枳术汤制订的枳术丸法，以厚朴代替枳实，用生白术合厚朴治疗虚胀，另加茯苓通胃阳，肉桂入血络温通活血。制丸用姜汁，可化痰除饮。其中"厚朴与白术能治虚胀"之论，为叶氏心法，具有重要的临床意义。"佐茯苓通胃阳，肉桂入血络"的提法，也颇有新意，对于掌握叶氏用茯苓、肉桂的意义具有重要的参考价值。

2. 用于治疗单胀

徐三九，攻痞变成单胀，脾阳伤极，难治之症。生白术、熟附子、茯苓、厚朴、生干姜。（《临证指南医案·肿胀》）

方证解释：本案始为痞证，前医误用攻法，损伤脾阳，致水饮停聚而成腹胀难治之症。方用附子理中汤去守补的甘草、人参，代之以通阳的茯苓以通补脾肾之阳，另用厚朴，合生白术，为变通《金匮要略》枳术汤法，除水饮，消胀满。

3. 用于治疗产后浮肿腹胀

某四五，产后未满百日，胸胁骨节收引，四肢肌肉麻木，浮肿腹胀，早轻夜重，食减，畏寒，便溏，脉得右迟左弦。先与理中，健阳驱浊。人参、炮姜、淡附子、焦白术、枳实、茯苓。（《临证指南医案·产后》）

方证解释：本案产后未满百日，症见胸胁骨节收引，四肢肌肉麻木，浮肿腹胀，食减，便溏，畏寒。脉右迟左弦。此脾肾阳虚，阴浊聚结。方用人参、炮姜、淡附子、焦白术、茯苓，为附子理中汤去甘草加茯苓法，通补中下之阳以逐阴浊，另加枳实，合白术，为《金匮要略》枳术汤，以消除水饮。

三、讨论与小结

1. 叶氏变通应用枳术汤的基本思路与手法

分析叶氏应用枳术汤的医案，其中有两法值得重视：第一，仿照张洁古枳术丸法重用白术补脾燥湿治疗虚胀。第二，脾虚明显，或脾肾阳虚致胀者，每以厚朴代替枳实，为变通枳术汤法，以白术配厚朴治疗虚胀。因枳实偏于苦寒，善开破降泄，虚寒胀满者则不适用；厚朴苦辛温，善行气消胀而不伤阳，故以此代枳实。叶氏用这种变通法治胀的医案较多，此介绍几案如下。

某，躬耕南亩，曝于烈日，渍于水土，暑湿内蒸为泻痢，邪去正伤，临晚跗肿腹满，乃脾阳已困，诸气不司运行，浊阴渐尔窃据。《内经》病机，诸湿肿满，皆属于脾。生白术、草蔻、茯苓、厚朴、附子、泽泻。（《临证指南医案·肿胀》）

秦，老年肿胀，四肢俱冷，皆阳气衰惫，浊阴僭踞。盖脾阳主运，肾阳司纳，今食入愈胀，二便不爽，中下之阳消乏，岂可小视此病。炮黑附子、淡干姜、生白术、生厚朴、茯苓、泽泻。（《种福堂公选医案》）

陈五十，积劳，脾阳伤。食下胀，足肿。生白术、茯苓、熟附子、草果仁、厚朴、广皮。（《临证指南医案·肿胀》）

邹三九，深秋霍乱转筋，必有暴冷伤及脾胃。病机一十九条，河间皆谓热，亦属偏见。愈泻愈胀，岂是实症。夫酒客之湿，皆脾胃阳微不运，致湿邪凝聚，气壅成胀。见胀满彻投

攻下，不究致病之因，故曰难调之症。生白术、草果、熟附子、厚朴、广皮、茯苓。(《临证指南医案·肿胀》)

某，食下膜胀，舌黄，当治脾阳。生白术一钱半、广皮一钱、茯苓三钱、厚朴一钱、木瓜五分、淡附子七分。(《临证指南医案·肿胀》)

以上五则医案均有生白术、厚朴，即合入了变通枳术汤法。其中"某，食下膜胀"案处方有剂量，其白术显然大于厚朴，说明重在补虚。因是阳虚致胀，故不仅不用枳实，而且还配用了附子；因是阳虚湿聚而胀，故又配茯苓、陈皮、草果等药燥湿利湿。这是变通枳术汤与变通真武汤的合法，此法具有温阳逐湿、除胀消满的特殊功效，可广泛用于阳虚湿聚的胀满。邹三九案中"胀满彻投攻下"之"彻"疑作"辄"，待考证。

2. 关于张洁古的枳术丸

枳术丸是张洁古方，由《金匮要略》枳术汤变化而来。枳术汤枳实用量倍于白术，为汤剂，意在行气消痞，治水饮停聚；枳术丸白术用量倍于枳实，君白术，又以荷叶烧饭为丸，意在补脾益气燥湿，臣以枳实行气消痞、化滞除满，主治脾虚气滞的食积。李杲在《内外伤辨惑论》中说："白术苦甘温，其甘温补脾胃之元气，其苦味除胃中之湿热，利腰脐间血，故先补脾胃之弱，过于枳实克化之药一倍。枳实味苦寒，泄心下痞闷，消化胃中所伤。""荷叶之体……清而象风木者也，食药感此气之化，胃气何由不上升乎？……更以烧饭和药，与白术协力，滋养谷气而令胃厚，再不至内伤，其利广矣大矣。"本方用白术、枳实，一补一消；用荷叶、枳实，一升一降，是一首补消兼施，补重于消的方剂。由于此方偏于补脾虚，因此，叶氏多仿洁古此法，治疗脾虚的胀满，如《临证指南医案·肿胀》赵五四案。在此案中，叶氏关于"厚朴与白术能治虚胀"，"佐茯苓通胃阳，肉桂入血络"的方义，具有重要的临床价值。

甘草干姜茯苓白术汤

一、仲景原方证述要

甘姜苓术汤出自《金匮要略·五脏风寒积聚病脉证并治》第16条，组成为：甘草、白术各二两，干姜、茯苓各四两。右四味，以水五升，煮取三升，分温三服，腰中即温。仲景原条文谓："肾著之病，其人身体重，腰中冷，如坐水中，形如水状，反不渴，小便自利，饮食如故，病属下焦，身劳汗出，衣里冷湿，久久得之，腰以下冷痛，腹重如带五千钱，甘姜苓术汤主之。"

本方由甘草干姜汤加茯苓、白术组成，方中重用干姜，合甘草以温中散寒；重用茯苓，合白术以健脾除湿。其中干姜配苓、术，尤可治疗湿痹。全方温阳散寒除湿，故可治疗寒湿肾着之病。

甘姜苓术汤证：腰冷痛重，小便自利者。

二、叶氏应用心法

肾虚湿着，腰为之痛。茯苓、于术、炙草、干姜。(《未刻本叶天士医案》)

方证解释：本案为腰痛，叶氏诊为肾虚湿着，方用甘草干姜茯苓白术汤原方治疗。

三、讨论与小结

叶桂用甘姜苓术汤的医案较少，仅见到一则。从这则医案可以看出，叶氏遵从仲景原法，用此方四味药治疗寒湿腰痛。《金匮要略心典》指出："肾受冷湿，着而不去，则为肾着……然其病不在肾之中脏，而在肾之外府。故其治法，不在温肾以散寒，而在燠土以胜水。"说明肾着只是寒湿侵犯肾之外府腰部而腰痛，并非肾脏本虚。但是，叶案却说"肾虚湿着，腰为之痛"，明确指出是肾虚，对此，有待进一步研究。

小 半 夏 汤

一、仲景原方证述要

小半夏汤出自《金匮要略·痰饮咳嗽病脉证并治》第 28 条，组成为：半夏一升，生姜半斤。右二味，以水七升，煮取一升半，分温再服。仲景原条文谓："呕家本渴，渴者为欲解，今反不渴，心下有支饮故也，小半夏汤主之。"本方还见于《金匮要略·呕吐哕下利病脉证治》第 12 条："诸呕吐，谷不得下者，小半夏汤主之。"《金匮要略·黄疸病脉证并治》第 20 条："黄疸病，小便色不变，欲自利，腹满而喘，不可除热，热除必哕。哕者，小半夏汤主之。"

本方用半夏辛温燥湿化饮开结，降逆和胃止呕；用生姜辛温散寒，温中止呕。两药合用，起协同作用而善于逐痰饮，止呕吐，故可治疗痰饮呕逆之证。

小半夏汤证：呕吐，口不渴者。

二、叶氏应用心法

（一）加减变化

1. 用于治疗咳嗽

顾二四，咳嗽数月，呕出涎沫，建中不应，已非营卫损伤。视其面色鲜明，饮食仍进，仿饮邪主治。小半夏汤加桂枝、杏仁、姜汁。（《临证指南医案·痰饮》）

方证解释：本案咳嗽数月，咳时呕出涎沫。曾以虚劳咳嗽用小建中汤未效。从面色鲜明辨为阳明不足，痰饮内聚。方用小半夏汤温化痰饮；仿桂枝加厚朴杏子汤法加桂枝辛甘通阳调卫，杏仁宣降肺气，另仿生姜半夏汤法加姜汁散饮止呕。

2. 用于治疗胃反呕吐

陆，鼻明，汤水下咽呕吐，右脉小欲歇。明是劳伤，肝乘胃反。小半夏汤加檀香泥、炒白粳米。（《临证指南医案·呕吐》）

方证解释：本案症见汤水下咽呕吐。鼻明亮。右脉小欲歇。"鼻明"提示阳明胃虚。此劳伤胃气，肝逆乘胃，发为胃反。方用小半夏汤和胃止呕，加檀香泥行气开结，仿附子粳米汤法加炒白粳米补胃气胃阴。

3. 用于治疗噎膈关格

食下格拒，痰涎泛溢，脉来歇，此阳气不宣，痰浊上阻使然。小半夏汤。（《未刻本叶天士医案》）

食下拒纳，此属噎格。小半夏汤。（《未刻本叶天士医案》）

方证解释：以上二案食下拒纳、格拒，提示食入即吐。此为噎膈大症，由痰浊阻结，阳气不宣所致。方用小半夏汤化痰开结，和胃止呕。

已成关格大症，又乏力用参，难延岁月矣。白蜜、半夏、生姜汁。（《未刻本叶天士医案》）

方证解释：本案为关格，症必剧烈呕吐。治仿大半夏汤法，用小半夏汤加白蜜，和胃开结止呕，兼补胃气胃阴。所谓"又乏力用参"，是指患者家境贫寒，无钱使用人参。因无人参，故无法用大半夏汤原法，只好去参加生姜汁，先治标止呕。

4. 用于治疗喉呛胸痹

某氏，厥属肝病。几番病发，都因经水适来。夫血海贮聚既下，斯冲脉空乏，而风阳交动，厥之暴至之因由也。咸寒濡润，亦和阳泄内风之义。治之未应，下焦独冷，喉呛胸痹。思冲脉乃阳明所属，阳明虚则失阖，厥气上犯莫遏。《内经》治肝不应，当取阳明。制其侮也。用通补入腑，取乎腑以通为补。小半夏汤加白糯米。（《临证指南医案·痰饮》）

方证解释：本案喉呛胸痹，由胃虚肝乘所致，方用小半夏汤辛开痹结，和胃降逆，加白糯米益胃补虚。

5. 用于治疗胸痹短气咳甚呕泻并作

某，脉沉，短气咳甚，呕吐饮食，便溏泻，乃寒湿郁痹，胸痹如闷，无非清阳少旋。小半夏汤加姜汁。（《临证指南医案·胸痹》）

方证解释：本案症见短气咳甚，呕吐饮食，便溏泄，胸痹如闷。脉沉。此寒湿郁痹，清阳不得旋运，脾胃升降失司而呕、泻；胸阳受阻而胸闷、短气；湿饮犯肺而咳逆。方用小半夏汤加姜汁温化痰饮，散结开痹。

王二七，脉沉短气，咳甚，呕吐饮食，便溏泄，乃寒湿郁痹渍阳明胃，营卫不和。胸痹如闷，无非阳不旋运，夜阴用事，浊泛呕吐矣。庸医治痰顺气，治肺论咳，不思《内经》胃咳之状，咳逆而呕耶。小半夏汤加姜汁。（《临证指南医案·咳嗽》）

方证解释：此案与上案为同一则医案，不再解释。

6. 用于治疗夜卧寐躁

某，阳不交阴，夜卧寐躁，小半夏汤。（《临证指南医案·痰饮》）

方证解释：本案夜卧寐躁而不能安寐，此阳明不和，阳不交阴。方仿半夏秫米汤法，改用小半夏汤和胃安寐。

（二）类方应用

1. 小半夏加茯苓汤

小半夏加茯苓汤出自《金匮要略·痰饮咳嗽病脉证并治》第 30 条，组成为：半夏一升，生姜半斤，茯苓三两。右三味，以水七升，煮取一升五合，分温再服。仲景原条文谓："卒呕吐，心下痞，膈间有水，眩悸者，小半夏加茯苓汤主之。"

叶氏用此方治疗噎膈、胸痹等。如下列医案。

李四五，脉小涩，痰多上涌，食入脘阻，大便不爽，上秋至今夏不愈。自述饥饱失和，曾病黄疸。以湿伤气痹主治。大杏仁、苡仁、半夏、姜汁、茯苓、橘红、郁金、香豉。（《临证指南医案·湿》）

方证解释：本案症见痰多上涌，食入脘阻，大便不爽。脉小涩。上秋至今夏不愈。此饥饱失和，湿邪内生，湿伤气痹。方用半夏、姜汁、茯苓，为小半夏加茯苓汤法化饮开结；郁金、香豉，为变通栀子豉汤法以开上焦湿郁；另加杏仁开上，橘红合半夏畅中，苡仁合茯苓渗下，从而分消三焦之湿。

某，长夏外受暑湿，与水谷之气相并，上焦不行，下脘不通，气阻，热从湿下蒸逼，不饥不食，目黄舌白，气分之结。厚朴、杏仁、广皮、茯苓、半夏、姜汁。（《临证指南医案·湿》）

方证解释：本案症见脘中不通，不饥不食，目黄，苔白。此长夏外受暑湿，与水谷之气相并，上焦不行，下脘不通，湿邪阻结气分。方用半夏、姜汁、茯苓，为小半夏加茯苓汤以开胃脘湿结；另加杏仁开宣上焦以化湿，加厚朴、橘皮，合半夏温燥中焦之湿，以茯苓淡渗下焦之湿，从而分消气分湿结。

程三三，支脉聚饮，寒月喘甚，初因寒湿而得，故食辛稍安。杏仁、半夏、厚朴、苡仁、茯苓、姜汁法丸。（《临证指南医案·痰饮》）

方证解释：本案岁寒喘甚，由寒湿久聚，化为痰饮，冲逆犯肺所致。方用小半夏加茯苓汤化饮，另仿桂枝加厚朴杏仁汤法加杏仁、厚朴平喘。

吴瑭根据此案，制订出《温病条辨·上焦篇》第29条小半夏加茯苓汤再加厚朴杏仁方方证。

噎格难治。半夏、茯苓、生姜汁。（《未刻本叶天士医案》）

方证解释：本案为噎膈，方用小半夏加茯苓汤以生姜汁代生姜通胃阳，止呕吐，开痞结。

胸痹。小半夏汤加茯苓。（《未刻本叶天士医案》）

方证解释：本案为胸痹，方用小半夏加茯苓汤开痹结，化痰饮。

2. 半夏干姜散

半夏干姜散出自《金匮要略·呕吐哕下利病脉证治》第20条，组成为：半夏、干姜各等分。右两味，杵为散，取方寸匕，浆水一升半，煎取七合，顿服之。仲景原条文谓："干呕，吐逆，吐涎沫，半夏干姜散主之。"

叶氏用此方治疗噦逆、呕吐等。如下列医案。

脉细虽属少阴空虚，而中焦有伏饮，是以噦逆呕恶，先宜理之。半夏、茯苓、干姜。秫米煎汤法丸。（《未刻本叶天士医案》）

方证解释：本案噦逆呕恶，脉细。此中焦虚寒，伏饮上逆。方用半夏干姜散温中化饮，加茯苓通胃阳、利水饮；另仿半夏秫米汤法加秫米养胃。

饮逆呕恶。半夏、干姜、茯苓。（《未刻本叶天士医案》）

方证解释：本案为痰饮呕恶，方用半夏干姜散加茯苓温阳化饮、和胃止呕。

三、讨论与小结

（一）叶氏变通应用小半夏汤的基本思路与手法

小半夏汤为止呕之祖方，仲景用其主治呕吐。叶桂不仅用此方治疗呕吐，而且还将之用于治疗咳嗽呕出涎沫，胃反，噎膈关格，胸痹，夜卧寐躁等病证，从而扩展了此方的应用范围。

本方只有两味药，其中半夏，《神农本草经》谓：主心下坚，下气，咳逆，肠鸣。《名医别录》谓主"消心腹胸膈痰热满结，咳嗽上气，心下急痛坚痞，时气呕逆"。其中生姜，辛温发散，开结止呕。两药合用，不仅长于止呕，而且能够开胸脘痞结。

叶氏根据此方的组方特点，有三点重要的发挥：一是用其开胸部痹结，治疗痰饮阻结于胸，胸阳被遏的胸痹兼喉唵，或胸痹兼短气咳甚，呕吐便溏等。二是用其开胃脘痹结，治疗胃反、关格、噎膈等大病重症。这类病证呕吐甚，食下拒纳，药物也难以下咽，而此方药味少，力量专，开痞结，止呕吐，是一首比较理想的治方。三是用其安寐，治疗不寐，夜卧寐躁等。这一用法是根据半夏秫米汤的配伍意义领悟出来的。半夏秫米汤是半夏与秫米配伍，小半夏汤是半夏与生姜配伍，两方均可安胃，故可治疗胃不和则寐不安的失眠。

叶氏用小半夏汤有一重要的手法是，常将生姜改为姜汁，或者再加姜汁。关于生姜汁，叶氏在《临证指南医案·胃脘痛》姚案中指出："姜汁生用，能通胸中痰沫，兼以通神明，去秽恶也。"这是叶氏对姜汁的独特的认识，值得深入研究。

（二）叶氏对仲景小半夏加茯苓汤方证的创新与发展

创用小半夏加茯苓汤治疗寒湿

仲景用小半夏汤主治呕吐、哕逆；用小半夏加茯苓汤治疗呕吐，心下痞，膈间有水，眩悸。叶氏发挥仲景之法，用小半夏加茯苓汤化裁治疗湿，或者寒湿。生姜辛温发散，可开宣温化上焦之湿；半夏辛温开结，可温燥中焦之湿；茯苓淡渗，可渗利下焦之湿。本方三味药就具备了分消三焦湿邪的基本功效。叶氏在具体应用时，常加杏仁开宣上焦，助生姜以化湿；加陈皮、厚朴宣畅中焦，助半夏以燥湿；加苡仁渗利下焦，助茯苓以利湿，从而发明了小半夏加茯苓汤加味分消湿邪之法，为治疗湿温、寒湿提供了新的思路。

（三）吴瑭对叶氏变通小半夏汤法的继承与发展

吴瑭根据叶氏变通应用小半夏加茯苓汤论治湿温的经验，在《温病条辨》中制订出两个方证，此介绍如下。

1. 小半夏加茯苓汤再加厚朴杏仁方方证

出自《温病条辨·上焦篇》第 29 条："两太阴暑温，咳而且嗽，咳声重浊，痰多，不甚渴，渴不多饮者，小半夏加茯苓汤再加厚朴、杏仁主之。"此方组成为：半夏八钱、茯苓块六钱、厚朴三钱、生姜五钱、杏仁三钱。甘澜水八杯，煮取三杯，温服，日三服。吴瑭自注说：此条应列入湿温。"既咳且嗽，痰涎复多，咳声重浊，重浊者，土音也，其兼足太阴湿土可知。不甚渴，渴不多饮，则其中之有水可知，此暑温而兼水饮者也。故以小半夏加茯苓汤，蠲饮和中；再加厚朴、杏仁，利肺泻湿，预夺其喘满之路；水用甘澜，取其走而不守也。"

本方证是吴瑭根据《临证指南医案·痰饮》程三三案制订的。

2. 小半夏加茯苓汤方证

出自《温病条辨·中焦篇》湿温第 64 条："阳明湿温，呕而不渴者，小半夏加茯苓汤主之；呕甚而痞者，半夏泻心汤去人参、干姜、大枣、甘草加枳实、生姜主之。"小半夏加茯苓汤组成为：半夏六钱、茯苓六钱、生姜四钱。水五杯，煮取二杯，分二次服。吴瑭自注说："呕而不渴者，饮多热少也，故主以小半夏加茯苓，逐其饮而呕自止。"

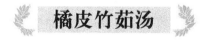

橘皮竹茹汤

一、仲景原方证述要

橘皮竹茹汤出自《金匮要略·呕吐哕下利病脉证治》第 23 条，组成为：橘皮二升，竹茹二升，大枣三十枚，人参一两，生姜半斤，甘草五两。右六味，以水一斗，煮取三升，温服一升，日三服。仲景原条文谓："哕逆者，橘皮竹茹汤主之。"

本方用橘皮、生姜，为橘皮汤降逆气，止呕哕；用竹茹苦微寒，清胃止呕；用人参、甘草、大枣补胃气安中。本方可治疗胃气虚弱，痰湿阻滞，胃气上逆的哕逆。

橘皮竹茹汤证：胃虚哕逆者。

二、叶氏应用心法

叶桂用橘皮竹茹汤治疗妊娠恶阻。如下案。

李用直三十三岁，凡女科，有胎气以立基为要。恶阻呕吐酸味，是热化，安胃调气。人参、竹茹、茯苓、半夏、金斛、生姜。（《叶天士先生方案真本》）

女科胎前以立基为要。恶阻呕吐味酸，是热化，宜安胃调气。人参、半夏、竹茹、茯苓、生姜。（《眉寿堂方案选存·女科》）

方证解释：以上两案是同一则医案，因收载不同而有一味药之别。此案妊娠恶阻，症见恶阻呕吐味酸。此胆热胃虚，胆气犯胃。方用竹茹、人参、生姜，为减味橘皮竹茹汤，清胆补胃止呕；另用半夏代替橘皮，合生姜为小半夏汤以加强止呕；用茯苓代替壅的甘草、大枣，合人参以通补胃气。《叶天士先生方案真本》所载案有石斛，石斛可下气（《本经》），平胃气（《别录》），滋胃阴，清胃热，叶氏用此药和胃止呕，兼清胆胃郁热。

三、讨论与小结

（一）叶氏变通应用橘皮竹茹汤的基本思路与手法

仲景用橘皮竹茹汤治疗哕逆，叶氏变化此方，以其治疗妊娠恶阻。其变化手法为：因症为呕吐而非哕逆，故用半夏代替橘皮以止呕；因呕不喜甘，故去甘守的草、枣，代之以通胃阳的茯苓。经此加减，半夏、生姜、人参、茯苓配伍，为变通大半夏汤，可通补胃气，和胃止呕；半夏、生姜、茯苓配伍，为小半夏加茯苓汤，尤可开结止呕。因症见呕吐酸味，为胆热犯胃的见证，即叶氏所谓"是热化"，故用竹茹清胆和胃。全方用竹茹清胆热，用参苓补胃通阳、姜夏和胃止呕，共成胆胃两调之法，故可治疗胆热胃虚，胃气上逆的妊娠呕吐。

（二）吴瑭对仲景橘皮竹茹汤方证的发挥与发展

制订新制橘皮竹茹汤方证论治湿温

吴瑭遵照仲景用法，在《温病条辨·中焦篇》寒湿第57条制订出新制橘皮竹茹汤方证："阳明湿温，气壅为哕者，新制橘皮竹茹汤主之。"此方组成为：橘皮三钱、竹茹三钱、柿蒂七枚、姜汁三茶匙（冲）。水五杯，煮取二杯，分二次温服，不知，再作服。有痰火者，加竹沥、瓜蒌霜。有瘀血者，加桃仁。吴瑭称此方为"苦辛通降法"。其自注说："按《金匮》橘皮竹茹汤，乃胃虚受邪之治，今治湿热壅遏胃气致哕，不宜用参甘峻补，故改用柿蒂。"吴氏认为"柿蒂乃柿之归束处，凡花皆散，凡子皆降，凡降先收，从生而散而收而降，皆一蒂为之也，治逆呃之能事毕矣。"

黄 连 汤

一、仲景原方证述要

黄连汤出自《伤寒论》第173条，组成为：黄连三两，甘草三两（炙），干姜三两，桂枝三两（去皮），人参二两，半夏半升（洗），大枣十二枚（擘）。右七味，以水一斗，煮取六升，去滓，温服，昼三夜二。仲景原条文谓："伤寒，胸中有热，胃中有邪气，腹中痛，欲呕吐者，黄连汤主之。"

本方由半夏泻心汤去黄芩加桂枝而成，因腹中痛，故去黄芩；加桂枝，一可辛温通散腹中寒气以治腹中痛，二可平冲逆之气以治呕吐。

黄连汤证：上见呕吐，下见腹中痛者。

二、叶氏应用心法

（一）加减变化

1. 用于治疗关格

阳气结闭，已成关格，病属不治，姑用进退黄连汤，上下合法。黄连、白芍、人参、桂枝。（《叶氏医案存真·卷三》）

方证解释：本案为关格，叶氏认为已属不治。姑且用进退黄连汤之进法，以黄连苦寒泄热，桂枝辛温开表，两药合用，辛开苦降，以开关格之结；用人参，合桂枝通补胃气胃阳，用白芍，滋肝阴，合黄连酸苦泻热，也泄厥阴。全方仅四味药，却两调肝胃，苦辛开结，不失黄连汤法。

毛，老年形消，不食，不便，气冲涌涎，乃关格之症，议用进退黄连汤。川连、淡干姜、半夏、姜汁、人参、茯苓、附子、生白芍。（《临证指南医案·噎膈反胃》）

方证解释：本案为关格，症见不食，不便，气冲涌涎，形消。此难治之病，方用进退黄连汤之退法，以川连之苦，合淡干姜、半夏、姜汁之辛，苦辛开泄痞结；以人参、茯苓，通补胃气，合干姜则通补胃阳；另加附子，合干姜温阳破阴，开通下关之闭；再加生白芍滋肝，合黄连酸苦泄厥阴。

2. 用于治疗吐涎脘痞不纳便难坚阻的类关格证

张五七，脉小弦，纳谷脘中哽噎。自述因乎悒郁强饮，则知木火犯土，胃气不得下行所致，议苦辛泄降法。黄连、郁金、香淡豆豉、竹茹、半夏、丹皮、山栀、生姜。又，前方泄厥阴，通阳明，为冲气、吐涎、脘痞不纳谷而设，且便难艰阻，胸胀闷，上下交阻。有年最虑关格，与进退黄连汤。（《临证指南医案·木乘土》）

方证解释：本案在"栀子豉汤"一节已经介绍。一诊用栀子豉汤加味，泄厥阴，通阳明。二诊症见便难艰阻，胸胀闷，结合一诊冲气、吐涎、脘痞不纳谷，认为上下交阻，有关格之虑，故用进退黄连汤法。

3. 用于治疗疟病中出现的呕吐浊痰有黄黑之形

席，脉右歇，舌白渴饮，脘中痞热，多呕逆稠痰，曾吐蛔虫。此伏暑湿，皆伤气分，邪自里发，神欲昏冒，湿邪不运，自利黏痰。议进泻心法。半夏泻心汤。又，凡蛔虫上下出者，皆属厥阴乘犯阳明，内风入胃，呕吐痰涎浊沫，如仲景《厥阴篇》中，先厥后热同例。试论寒热后全无汗解，谓至阴伏邪既深，焉能隔越诸经以达阳分？阅医药方，初用治肺胃，后用温胆茯苓饮，但和胃治痰，与深伏厥阴之邪未达。前进泻心汤，苦可去湿，辛以通痞，仍在中上，服后胸中稍舒，逾时稍痹，寐醒呕吐浊痰，有黄黑之形。大凡色带青黑，必系胃底肠中逆涌而出。老年冲脉既衰，所谓冲脉动，则诸脉皆逆。自述呕吐之时，周身牵引，直至足心，其阴阳蹻、维不得自固，断断然矣。仲景于半表半里之邪，必用柴、芩，今上下格拒，当以桂枝黄连为法，参以厥阴引经，为通里之使，俾冲得缓，继通补阳明，此为治厥阴章旨。淡干姜、桂枝、川椒、乌梅、川连、细辛、茯苓。又，肝郁不舒，理进苦辛，佐以酸味者，恐其过刚也。仿食谷则呕例。人参、茯苓、吴萸、半夏、川连、乌梅。又，疟来得汗，阴分之邪已透阳经。第痰呕虽未减，青绿形色亦不至，最属可喜。舌心白苔未净，舌边渐红，而神倦困惫。清邪佐以辅正，一定成法。人参、半夏、茯苓、枳实汁、干姜、川连。又，食入欲呕，心中温温液液，痰沫味咸，脊背上下引痛。肾虚水液上泛为涎，督脉不司约束，议用真武撤其水寒之逆。二服后接服：人参、半夏、茯苓、桂枝、煨姜、南枣。又，别后寒热三次，较之前发减半，但身动言语，气冲，涌痰吐逆，四肢常冷，寒热，汗出时四肢反热。此阳衰胃虚，阴浊上乘，以致清气无以转舒。议以胃中虚。客气上逆为噫气呕吐者，可与旋覆代赭汤，仍佐通阳以制饮逆，加白芍、附子。又，镇逆方虽小效，究是强制之法。凡痰饮都是浊阴所化，阳气不振，势必再炽。仲景谓，饮邪当以温药和之。前方劫胃水以苏阳，亦是此意。议用理中汤，减甘草之守，仍加姜、附以通阳，并入草果以醒脾，二服后接用：人参、干姜、半夏、生白术、附子、生白芍。（《临证指南医案·吐蛔》）

方证解释：本案在"半夏泻心汤"一节已有介绍。一诊用半夏泻心汤法，以苦去湿，以辛通痞，偏于治中上焦。服后胸中稍舒，逾时稍寐，寐醒呕吐浊痰，有黄黑之形；自述呕吐之时，周身牵引，直至足心；又寒热后全无汗解。叶氏认为此疟邪深伏厥阴，未能透达阳分。因疟邪不在少阳半表半里，故不能用小柴胡汤和解表里。邪在上下，上下格拒，又厥阴冲犯阳明而呕吐、胸痞。方用进退黄连汤中的进法，以桂枝、黄连为法，桂枝辛温通阳开痞，黄连苦寒燥湿泻热；合乌梅丸法，用干姜、桂枝、川椒、乌梅、川连、细辛、茯苓通补胃阳，酸苦泄厥阴、酸辛疏肝郁。即所谓"参以厥阴引经，为通里之使，俾冲得缓，继通补阳明，此为治厥阴章旨"。其后，再据证转多方调治。

（二）合方化裁

合乌梅丸与吴茱萸汤法治疗疟病痞结攻走呕酸经闭

蔡氏，三日疟，一年有余。劳则欲发内热。素有结痞，今长大攻走不定，气逆欲呕酸，经闭四载。当厥阴阳明同治。半夏、川连、干姜、吴萸、茯苓、桂枝、白芍、川椒、乌梅。（《临证指南医案·疟》）

方证解释：本案为久疟，症见劳则欲发内热，结痞攻走不定，气逆欲呕酸，经闭四载。此疟邪深入厥阴，冲气上逆，犯及阳明，累及冲任。方用川连、干姜、桂枝、半夏、茯苓，为变通黄连汤法以苦辛开泄痞结；用川椒、乌梅、白芍，合桂枝、黄连，为变通乌梅丸法以泄肝安胃，兼以平冲逆；另仿吴茱萸汤法加吴萸和胃止呕。

叶氏用黄连汤合乌梅丸法的医案还有在"乌梅丸"一节介绍的《临证指南医案》吐蛔门"王，厥阴吐蛔"案，呕吐门王四五案，疟门方案等，可互参。

三、讨论与小结

1. 叶氏对进退黄连汤的推崇

进退黄连汤由喻昌自拟，出自《医门法律·关格门》。进法，方用：黄连（姜汁炒）、干姜（炮）、人参（人乳拌蒸）、半夏（姜制）各一钱五分，桂枝一钱，大枣二枚，俱不制，水三茶盏，煎一半，温服。退法，不用桂枝，黄连减半，或加肉桂五分，诸味制熟，煎服法同进法。但空心朝服崔氏八味丸三钱，半饥服煎药。

喻昌在《医门法律·关格门·进退黄连汤方论》中指出："黄连汤者，仲景治伤寒之方也。伤寒胸中有热，胃中有邪气，腹中痛欲呕吐者，黄连汤主之。以其胃中有邪气，阻遏阴阳升降之机，而不交于中土，于是阴不得升，而独治于下为下寒，腹中痛；阳不得降，而独治于上，为胸中热，欲呕吐。与此汤以升降阴阳固然矣。而湿家下之，舌上如苔者，丹田有热，胸中有寒，亦用此方何耶……至于丹田胸中之邪，则在于上下，而不为表里，即变柴胡汤为黄连汤，和其上下，以桂枝易柴胡，以黄连易黄芩，以干姜代生姜。饮入胃中，亦听胃气之上下敷布，故不问上热下寒、上寒下热，皆可治之也。夫表里之邪，则用柴胡、黄芩；上下之邪，则用桂枝、黄连。表里之邪，则用生姜之辛以散之；上下之邪，则用干姜之辣以开之。仲景圣法灼然矣。昌欲进退其上下之法，操何术以进退之耶？前论中求之于中，握枢而运，以渐透于上下，俟其营气前通，卫气前通，而为进退也。然而难言之矣，格则吐逆，进而用此为宜。盖太阳主开，太阳不开，则胸间窒塞，食不得入，入亦复出，以桂枝为太阳经药，和营卫而行阳道，故能开之也。至于五志厥阳之火上入，桂枝又不可用矣，用之则以火济火，头有汗而阳脱矣。其关则不得小便，退之之法，从胃气以透入阴分，桂枝亦在所不取，但胃之关门一开，少阴主阖，少阴之气不上，胃之关必不开矣。昌意中尤谓少阴之脉沉而滞，与趺阳之脉伏而涩，均足虑也。《内经》常两言之，曰肾气独沉，曰肾气不衡。夫真气之在肾中，犹权衡也。有权有衡，则关门时开时阖，有权无衡，则关门有阖无开矣。小溲亦何从而出耶？是则肾气丸，要亦退之之中所有事矣。肾气交于胃，则关门开；交于心，则厥阳之火随之下伏，有不得不用之时矣。进退一方，于中次第若此，夫岂中人所能辨哉？"

喻昌的这段话精辟地阐发了他用进退黄连汤的思路。此方进法与仲景黄连汤相同，除治疗仲景原方证以及"湿家下之，丹田有热，胸中有寒，舌上如苔"者外，主要用其治疗关格以呕吐为主的格证。退法中苦寒清降之力少减，温补下焦命门之力增强，主要用其治疗关格以不得小便为主的关证。

王子接《绛雪园古方选注》对进退黄连汤给予了很高的评价，对其方义作了精辟的分析。如其云："黄连汤，仲景治胃有邪，胸有热，腹有寒。喻嘉言旁通其旨，加进退之法以治关格，独超千古，藉其冲和王道之方，从中调治，使胃气自为敷布，以渐通于上下。如格则吐逆，则进桂枝和卫通阳，俾阴气渐透于上，药以生用而升；如关则不得小便，则退桂枝，减黄连，俾阳气由中透于下，药以熟而降；如关且格者，阴阳由中而渐透于上下，卫气先通则加意通卫，营气先通则加意通营，不以才通而变法，斯得治关格之旨矣。"

叶桂十分推崇喻昌的进退黄连汤法，如在上述《临证指南医案·吐蛔》席案中叶氏指出："仲景于半表半里之邪，必用柴、芩，今上下格拒，当以桂枝黄连为法。"就是引用了喻昌的观点。所谓"桂枝黄连为法"，是指进退黄连汤的进法。叶氏间接地发挥了仲景的黄连汤法，为此方的临床应用作出了贡献。

2. 程门雪评叶氏用黄连汤案的启示

程门雪先生在《程评叶案存真》中评上述《叶氏医案存真·卷三》"阳气结闭，已成关格，病属不治"案指出："药不治上下，而云上下合治者，脾升则肝肾之气左升，胃降则胆肺之气右降，中治则上下合治也。黄氏《四圣心源》中言之最详，可以参看。""余谓桂枝人参辛甘合化，二味另煎；黄连白芍酸苦合化，二味另煎；和合服之，尤与法合。桂参升肝脾之阳，连芍降胆胃之逆，甘辛合化，酸苦合化也。关格上吐逆，下闭结，应治其中，脾胃为升降之枢机，旋转之总持，人身气化生机之原也。欲其升降复常，非从此消息不可。即黄元御一生学问之精髓，数十万言无非阐明此理，理非不充，唯必曰万病不离乎此，均从此治，以一法而统治百病，偏执之弊难免，此其所以仅可为一家言欤。叶氏偶亦用此，审应而施，非曾有成见也。药四品，法对举，偶方复方之法具，药甚简者，以合化治疗，药多则味杂，恐失其真之故。此当取法，记之勿忘。"

程门雪先生精辟地分析了叶氏此案处方的特点，所谓"法对举"，是指此方桂枝人参辛甘合化，升肝脾之阳；黄连白芍酸苦合化，降泄胆胃之逆。辛甘、酸苦两法对举而组方。由此点出了叶氏以法组方的特点，对于理解叶氏的组方手法颇有启示。

栀子柏皮汤

一、仲景原方证述要

栀子柏皮汤出自《伤寒论》第 261 条，组成为：肥栀子十五个（擘），甘草一两（炙），黄柏二两。右三味，以水四升，煮取一升半，去滓。分温再服。仲景原条文谓："伤寒，身黄发热，栀子柏皮汤主之。"

本方用栀子清热凉血，利湿退黄；用黄柏清热燥湿，《神农本草经》谓其"主五脏肠胃中结热，黄疸"。两药配合，泻火凉血，燥湿治黄。另用甘草保护胃气，制栀、柏苦寒之性。

栀子柏皮汤证：身黄，发热心烦者。

二、叶氏应用心法

张，脉沉，湿热在里，郁蒸发黄，中痞恶心，便结溺赤，三焦病也，苦辛寒主之。杏仁、石膏、半夏、姜汁、山栀、黄柏、枳实汁。（《临证指南医案·疸》）

方证解释：本案为湿热黄疸，兼见中痞恶心，便结溺赤。脉沉。湿热郁蒸，从上焦弥散，蕴结中焦则中痞恶心，弥漫下焦则便结溺赤。方用栀子柏皮汤去甘壅的甘草，加杏仁、石膏清宣上焦，加半夏、姜汁、枳实汁开畅中焦。其中栀子、黄柏与半夏、姜汁、枳实配伍，可苦辛开泄湿热，故叶氏称此法为"苦辛寒"法。

吴瑭根据此案，制订出《温病条辨·中焦篇》湿温第 72 条杏仁石膏汤方证。

三、讨论与小结

（一）叶氏对仲景栀子柏皮汤方证的创新与发展

1. 发明杏仁石膏汤法治疗湿热黄疸

《伤寒论》论治黄疸主要有 3 个方证：一为麻黄连轺赤小豆汤，主治"瘀热在里，身必黄"，兼有脉浮、发热、恶寒、无汗等表证者；二为茵陈蒿汤，主治"身黄如橘子色，小便不利，腹微满"或发黄，"但头汗出，身无汗，剂颈而还，小便不利，渴引水浆"属阳明里实证者；三为栀子柏皮汤，主治既无表证，又无阳明里实证，仅见"身黄，发热者"。关于栀子柏皮汤治疗黄疸的机理，五版《伤寒论讲义》认为其属于"清泄湿热之剂"，通过"清泄湿热以退黄"。但是，从栀子柏皮汤方的组成及证的特点来看，该方只能清热而不能祛湿，属于泄热退黄法，主治热郁身黄之证。叶桂在仲景治黄三法的基础上，抓住了栀子柏皮汤的制方特点，去方中甘温壅滞的炙甘草，加入开泄三焦湿郁的杏仁、石膏、半夏、姜汁、枳实汁，用以治疗不仅热郁，而且湿邪内郁，湿热互结，蕴蒸三焦的发黄。其"苦辛寒"法的建立，不仅发展了仲景的栀子柏皮汤，而且丰富了《伤寒论》辨治黄疸的理论。

2. 发明杏仁石膏汤法辛凉微苦廓清气分上焦湿热的治法

叶桂的杏仁石膏汤法涉及一个重要的理论，就是用石膏、杏仁、半夏、姜汁、栀子、豆豉、郁金等药配伍，组成"辛凉微苦法"开宣气分上焦湿热。为了说明这一治法理论，此再介绍二则叶案如下：

范，伏暑阻其气分，烦渴，咳呕喘急，二便不爽，宜治上焦。杏仁、石膏、炒半夏、黑栀皮、厚朴、竹茹。又，痰多咳呕，是暑郁在上，医家乱投沉降，所以无效。石膏、杏仁、炒半夏、郁金、香豉、黑山栀。（《临证指南医案·暑》）

龚六十，暑必夹湿，二者皆伤气分，从鼻吸而受，必先犯肺，乃上焦病，治法以辛凉微苦，气分上焦廓清则愈。惜乎专以陶书六经看病，仍是与风寒先表后里之药，致邪之在上，漫延结锢，四十余日不解，非初受入经，不须再辨其谬。《经》云：病自上受者治其上。援引《经》义以论治病，非邪僻也。宗河间法。杏仁、瓜蒌皮、半夏、姜汁、白蔻仁、石膏、知母、竹沥。秋露水煎。（《临证指南医案·暑》）

以上范案处方与杏仁石膏汤大同小异，基本用药是杏仁、石膏、半夏、郁金、山栀，其证有"伏暑阻其气分，烦渴，咳呕喘急，二便不爽"等，叶氏强调"宜治上焦"。龚案处方与杏仁石膏汤组方基本一致，有杏仁、石膏、半夏、姜汁、知母。叶氏强调，此为暑湿邪在气分上焦，"治法以辛凉微苦，气分上焦廓清则愈"。指明此方的治疗要点是"廓清气分上焦"湿热。三方比较，杏仁石膏汤法张案用杏、膏、夏、姜，合入栀子柏皮汤法，加栀子、黄柏、枳实汁清热燥湿、开结退黄；龚案用杏、膏、夏、姜，合入白虎汤法加知母，另加瓜蒌皮、白蔻仁、竹沥开畅上焦气分湿痰；范案用杏、膏、夏、郁，合入栀子豉汤加黑山栀、香豉开宣郁热。分析三方可见，暑湿、湿热郁结气分上焦，肺气宣降受阻，上焦气机不行，则下脘中焦不通，可表现为"烦渴，咳呕喘急，二便不爽"，"中痞恶心，便结溺赤"等。治疗宜用辛凉微苦法，清宣上焦气分，开达肺气，兼以开泄中焦，使气机旋转，气化则湿也化。这是叶氏论治湿热蕴郁上焦，气分受阻证的一种特殊治法，可谓辛凉微苦廓清气分上焦湿热法，此特别提出，以期推广应用。

（二）吴瑭对叶氏变通栀子柏皮汤法的继承与发展

1. 杏仁石膏汤方证

吴瑭根据《临证指南医案·疸》张案，制订出《温病条辨·中焦篇》湿温第 72 条杏仁石膏汤方证。吴氏原条文谓："黄疸脉沉，中痞恶心，便结溺赤，病属三焦里证，杏仁石膏汤主之。"此方组成为：杏仁五钱、石膏八钱、半夏五钱、山栀三钱、黄柏三钱、枳实汁每次三茶匙（冲）、姜汁每次三茶匙（冲）。水八杯，煮取三杯，分三次服。吴瑭自注说："杏仁、石膏开上焦，姜、半开中焦，枳实则由中驱下矣，山栀通行三焦，黄柏直清下焦。凡通宣三焦之方，皆扼重上焦，以上焦为病之始入，且为气化之先，虽统宣三焦之方，而汤则名杏仁石膏也。"

此方以杏仁开宣上焦肺气，半夏、生姜汁开畅中焦，枳实由中驱下，合而宣通三焦气机以化湿；另用石膏清上、黄柏清下、栀子清泄三焦，合而清热泻火以治热。本方看似平淡无奇，仅是一首三焦并治而偏重上焦，化湿清热而偏重于清热的常方。但方中以下三组配伍寓意深刻，构成了本方的特点：其一，石膏配姜汁，辛寒宣泄郁热，可治疗口渴、汗出、心烦等石膏证；石膏、生姜汁、杏仁配伍，有麻杏甘石汤意，能够治疗汗出、喘咳、烦热等麻杏甘石汤证。其二，栀子、黄柏、生姜汁配伍，清泄郁火，寓栀子豉汤法，可治疗心烦懊侬等栀子豉汤证。其三，半夏、姜汁与栀子、枳实相配，寓辛开苦泄半夏泻心汤意，是叶桂、王士雄变通应用半夏泻心汤的常法，能治疗脘痞、恶心等变通半夏泻心汤证。因此，凡湿热蕴结，见石膏证或麻杏甘石汤证如口渴、汗出、心烦、咳喘、咽喉疼痛；栀子豉汤证如心烦懊侬；半夏泻心汤证如脘痞呕恶者，即为杏仁石膏汤证，可用本方治之。

2. 栀子柏皮汤方证

出自《温病条辨·中焦篇》第27条："阳明温病，不甚渴，腹不满，无汗，小便不利，心中懊侬者，必发黄，黄者栀子柏皮汤主之。"组成：栀子五钱、生甘草三钱、黄柏五钱。

防己茯苓汤

一、仲景原方证述要

防己茯苓汤出自《金匮要略·水气病脉证并治》第24条，组成为：防己三两，黄芪三两，桂枝三两，茯苓六两，甘草二两。右五味，以水六升，煮取二升，分温三服。仲景原条文谓："皮水为病，四肢肿，水气在皮肤中，四肢聂聂动者，防己茯苓汤主之。"

本方用防己、茯苓逐湿利水；用黄芪补卫气，实肌表；用桂枝、甘草平冲逆、制动悸、和营卫。其中黄芪配桂枝，尤可走表通阳扶卫，治表虚水气在皮中；桂枝配茯苓，尤可温阳镇水气冲逆，治四肢聂聂而动。

防己茯苓汤证：四肢肿，四肢聂聂动者。

二、叶氏应用心法

1. 用于治疗足跗浮肿

章，伏饮阴浊上干，因春地气主升而发，呕吐不饥。自然脾胃受伤，六君子宣补方法，未尝不妙。今诊得吸气甚微，小溲晨通暮癃，足跗浮肿，其腑中之气开阖失司，最虑中满。夫太阳司开，阳明司阖，浊阴弥漫，通腑即是通阳，仿仲景开太阳一法。牡蛎、泽泻、防己、茯苓、五味、干姜。(《临证指南医案·痰饮》)

方证解释：本案症见呕吐不饥，吸气甚微，小溲晨通暮癃，足跗浮肿。此太阳经腑之阳不通，水气不行。方用防己、茯苓，为防己茯苓汤法利水逐湿；用牡蛎、泽泻，为牡蛎泽泻散以利水；用五味子、干姜，为小青龙汤法以开太阳。

2. 用于治疗足肿便溏

倪六七，阳伤湿聚，便溏足肿。粗桂枝、生白术、木防己、茯苓、泽泻。又，脉紧，足肿便溏，阳微湿聚，气不流畅，怕成单胀。照前方加茵陈。又，晨泄肢肿。生白术、桂枝木、淡附子、茯苓、泽泻。(《临证指南医案·泄泻》)

方证解释：本案症见便溏足肿。此湿聚伤阳。方用粗桂枝、木防己、茯苓，为减味防己茯苓汤以通阳逐湿；用泽泻、生白术，合桂枝、茯苓，为五苓散法以开太阳、利水湿。二诊仍足肿便溏。脉紧。此阳微湿聚，气不流畅。于前方加茵陈以加强逐湿。三诊见晨泄肢肿，说明一、二诊治方温阳之力不足，故改用真武汤法以淡附子、生白术、茯苓，温阳逐湿；合五苓散法加桂枝木、泽泻通阳利水。

3. 用于治疗水肿经闭

经水不来，先天素弱。因多郁嗔怒，肝木疏泄，水饮旁渍而肿胀，最为难治。米仁、牡蛎、防己、茯苓、泽泻、萆薢。(《眉寿堂方案选存·女科》)

方证解释：本案症见肿胀，闭经。此水饮旁渍而肿胀；先天素弱，肝气不疏而经闭。先治水饮，方用防己、茯苓，为防己茯苓汤法以逐水湿；合牡蛎泽泻散以牡蛎、泽泻利水；另加苡仁、萆薢逐湿。

三、讨论与小结

叶氏变通应用防己茯苓汤的基本思路与手法

从以上三案来看，叶氏主要用防己茯苓汤治疗水肿，而且只用其法而不用全方。此方配伍的重点之一是防己配茯苓，茯苓用量独重至六两，防己用三两。叶氏抓住这一配伍，以之治疗水肿，特别是下肢水肿。上述《临证指南医案·痰饮》章案因见"吸气甚微"，有似于喘满，木防己汤可治喘满，故选防己茯苓汤法用防己、茯苓；因"小溲晨通暮癃"，是太阳经腑不开的表现，故参入小青龙汤法用干姜、五味子，合茯苓温阳通太阳经腑；因"足跗浮肿"，属于腰以下水肿，故合牡蛎泽泻散法用牡蛎、泽泻。《临证指南医案·泄泻》倪六七案为湿聚伤阳，症见足肿便溏，故取此方中防己、茯苓配桂枝，温阳逐湿利水；复以五苓散法加生白术、泽泻，合苓、桂通阳利水。《眉寿堂方案选存·女科》"经水不来"案也为水肿，故取防己、茯苓，利水逐湿，其肿胀可能在下肢，故合牡蛎泽泻散法加牡蛎、泽泻利水渗湿。

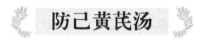

防己黄芪汤

一、仲景原方证述要

防己黄芪汤出自《金匮要略·痉湿暍病脉证治》第22条，组成为：防己一两，甘草半两（炒），白术七钱半，黄芪一两一分（去芦）。上剉麻豆大，每抄五钱匕，生姜四片，大枣一枚，水盏半，煎八分，去滓，温服，良久再服。喘者，加麻黄半两；胃中不和者，加芍药三分；气上冲者，加桂枝三分；下有陈寒者，加细辛三分。服后当如虫行皮中，从腰下如冰，后坐被上，又以一被绕腰以下，温令微汗，瘥。仲景原条文谓："风湿，脉浮，身重，汗出，恶风者，防己黄芪汤主之。"

本方用黄芪、白术、甘草益气固表；用防己、白术通利经络，祛风逐湿；用生姜、大枣调和营卫。可用于治疗表虚风湿之证。

防己黄芪汤证：风湿，脉浮，身重，汗出，恶风者。

二、叶氏应用心法

1. 用于治疗痹痛

李三四，脉小弱，当长夏四肢痹痛一止之后，筋骨不甚舒展，此卫阳单薄，三气易袭。先用阳明流畅气血方。黄芪、生白术、汉防己、川独活、苡仁、茯苓。（《临证指南医案·痹》）

方证解释：本案当长夏四肢痹痛一止之后，筋骨不甚舒展，脉小弱。此卫阳单薄，风寒湿三气外袭经络。方用汉防己、黄芪、生白术、茯苓，为防己黄芪汤法，固卫气，补阳明，除风湿；另加川独活祛风胜湿，苡仁除痹。

刘三一，濒海飓风潮湿，着于经脉之中，此为周痹。痹则气血不通，阳明之阳不主司事。食腥腻遂不化，为溏泻。病有六、七年，正虚邪实，不可急攻，宜缓。生白术、生黄芪、海桐皮、川桂枝木、羌活、防风。（《临证指南医案·痹》）

方证解释：本案为痹证，六七年未愈，由风湿着于经脉所致，兼见食腥腻遂不化为溏泄。方用生白术、生黄芪、防风，为防己黄芪汤法以补阳明，固卫升阳；用海桐皮、羌活、川桂枝木，为变通舒筋汤法以通络祛风胜湿。

2. 用于治疗肩胛痛

涂六二，痛起肩胛。渐入环跳、髀膝，是为络虚。黄芪五钱、于术三钱、当归三钱、茯苓二钱、防己八分、防风根五分、羌活五分。又，照前方去防风、羌活，加杞子、沙苑。(《临证指南医案·肩臂背痛》)

方证解释：本案痛起肩胛，渐入环跳、髀膝。奇经与阳明有关，此阳明脉虚，导致络虚。方用黄芪、白术、茯苓、防己，为防己黄芪汤法补卫气，祛风湿；用当归通补营络，合黄芪为当归补血汤补阳明；用防风、羌活，合当归、白术，为舒筋汤法以祛风胜湿。二诊守法去辛散的防风、羌活，加枸杞子、沙苑补奇经络虚。

本方可命名为"防己黄芪去姜枣草加茯苓当归防风羌活汤"，以期推广应用。

邹，五旬又四，阳明脉衰，肩胛筋缓，不举而痛，治当通补脉络，莫进攻风。生黄芪、于术、当归、防风根、姜黄、桑枝。(《临证指南医案·肩臂背痛》)

方证解释：本案肩胛筋缓，不举而痛。此阳明脉衰，奇经络虚。治当通补脉络，莫进攻风。方用生黄芪、白术，为变通防己黄芪汤以补卫气；用当归通补营络，合黄芪，为当归补血汤以补阳明；另仿舒筋汤法用姜黄、桑枝、防风合当归、白术通络止痛。

本方可命名为"防己黄芪去姜枣草己加当归防风姜黄桑枝汤"，以期推广应用。

俞，肩胛连及臂指走痛而肿，一年，乃肢痹也。络虚留邪，和正祛邪。黄芪、防风、海桐皮、生白术、归身、川羌活、片姜黄、白蒺藜。(《临证指南医案·痹》)

方证解释：本案症见肩胛连及臂指走痛而肿，一年。此为肢痹，属阳明络虚，风湿邪留经脉证。方用黄芪、生白术、防风，为防己黄芪汤法以固卫升阳，补络虚，逐湿邪；用当归身通补营络，合黄芪，为当归补血汤以补阳明；用海桐皮、川羌活、片姜黄，合生白术、归身，为舒筋汤法以通络止痛；另加白蒺藜祛风胜湿。

本方可命名为"防己黄芪去姜枣草己加当归防风姜黄海桐皮汤"以期推广应用。

徐，迩日天令骤冷，诊左脉忽现芤涩，痛时筋挛，绕掣耳后。此营虚脉络失养，风动筋急。前法清络，凉剂不应，营虚不受辛寒。仿东垣舒筋汤意。当归、生黄芪、片姜黄、桂枝、防风、生白术，煎药化活络丹一丸。(《临证指南医案·肩臂背痛》)

方证解释：从"迩日天令骤冷"分析，本案"痛时筋挛，绕掣耳后"应该是指肩痛，痛时筋挛，绕掣耳后。左脉芤涩。此营虚脉络失养，风动筋急。方用片姜黄、生于术，当归，为舒筋汤法以逐湿通络止痛；用生黄芪、防风，合白术，为防己黄芪汤法以扶阳明，补络脉，固卫升阳；另加桂枝祛风通络。再化服活络丹通络止痛。

洪四三，湿盛生热、生痰，渐有痿痹之状，乃阳明经隧为壅，不可拘执左属血、右属气也。《金匮》云：经热则痹，络热则痿。今有痛处，治在气分。生于术三钱、生黄芪三钱、片姜黄一钱、川羌活一钱、半夏一钱、防风五分，加桑枝五钱。又，芪、术固卫升阳，左肩胛痛未已。当治营中，以辛甘化风法。黄芪、当归、炙草、防风、桂枝、肉桂。(《临证指南医案·痹》)

方证解释：本案症见左肩胛痛。此阳明不足，风湿侵入经脉。方用生黄芪、生白术，为防己黄芪汤法以补阳明，固卫升阳；用片姜黄、川羌活、防风，为变通舒筋汤法以通络止痛；另加桑枝通络，加半夏化痰逐湿。二诊未效。治气分不应，改用治血分营络。方用当归、桂枝、肉桂，为当归桂枝汤法以通补营络；用黄芪、炙甘草、当归、防风，为变通防己黄芪汤法以补阳明，除风湿。

三、讨论与小结

（一）叶氏对仲景防己黄芪汤方证的创新与发展

阐发阳明脉衰与络虚致肩臂痛的病机以及通补阳明络脉治肩痛的心法

叶氏在变通应用防己黄芪汤中，关于肩臂痛的机理治法提出了两点独特的认识。

其一，认为阳明脉衰，肩胛筋缓是肩胛臂痛的重要病机，如《临证指南医案·肩臂背痛》邹案说："阳明脉衰，肩胛筋缓，不举而痛。"龚商年在《临证指南医案·肩臂背痛》按语中阐发了叶氏的这一认识，他说："背为阳明之府，阳明有亏，不能束筋骨、利关节，即肩垂背曲。至于臂，经络交会不一，而阳明为十二经络之长，臂痛亦当责之阳明。"这一病机的阐明，为应用防己黄芪汤治疗肩臂痛提供了理论根据。

其二，认为肩臂痛与络虚有关。如《临证指南医案·肩臂背痛》涂案说："痛起肩胛，渐入环跳、髀膝，是为络虚。"在徐案中指出：肩痛，"痛时筋挛，绕掣耳后。此营虚脉络失养，风动筋急"。在《临证指南医案·痹》俞案中又说："肩胛连及臂指走痛而肿一年，乃肢痹也。络虚留邪，和正祛邪。"叶氏所说的"络虚"，是指奇经之虚。奇经不仅与肝肾有关，而且与阳明密切相关，阳明虚损，累及奇经，可以导致络虚。因此，叶氏用黄芪、白术、茯苓补阳明之中加当归通补营络。

叶氏认为，阳明虚与络虚是同时存在的病机的两个方面，如《临证指南医案·肩臂背痛》邹案，叶氏认为肩痛不举的病机是"阳明脉衰肩胛筋缓"，但治疗却强调："治当通补脉络，莫进攻风。"方用生黄芪、白术、当归、防风、姜黄、桑枝。这就说明，阳明脉衰则络虚，络虚则肩痛不举。基于这种认识，叶氏拟定了变通防己黄芪汤法，用黄芪、白术、茯苓、当归为基本方，补益阳明，通补络脉，治疗肩胛疼痛。

（二）关于舒筋汤

舒筋汤出自明·汪机《外科理例·卷七》附方，组成为：片子姜黄、甘草（炙）、羌活各一钱，当归（酒洗）、赤芍药、白术、海桐皮各二钱。作一帖。姜水煎服。主治臂痛，筋挛不能屈伸，遇寒则剧，脉紧细。

明·王肯堂《证治准绳·杂病证治类方》载：舒经汤，治臂痛不能举。有人常苦左臂痛，或以为风为湿，诸药悉投，继以针灸，俱不得效，用此方而愈。盖是气血凝滞经络不行所致，非风非湿。腰以下食前服，腰以上食后服。片姜黄二钱，如无，则以嫩莪术代之，赤芍药、当归、海桐皮（去粗皮）、白术以上各一钱半，羌活、甘草（炙）各一钱。上作一服，水二盏，生姜二片，煎至一盏，去滓，磨沉香汁少许，食前服。此方与《外科理例》舒筋汤方名仅一字之差，组成相同，用法稍异。

《临证指南医案·集方》所载舒经汤同《证治准绳》，组成为：赤芍、海桐皮、当归、白术各钱半，片姜黄二钱，羌活、炙甘草各一钱。水姜煎，去渣，磨入沉香汁少许。食前服。

叶桂《临证指南医案·肩臂背痛》徐案有"仿东垣舒筋汤意"之说，但是，我在东垣医籍中没有找到舒筋汤。叶氏"仿东垣舒筋汤意"的说法可能有误，此方出自《外科理例》，为明·汪机之方。《证治准绳·杂病证治类方》将"筋"改为"经"，对用量用法稍作变化，为此方的流传应用作出了贡献。

（三）新订叶氏防己黄芪汤变通方

1. 防己黄芪去姜枣草加茯苓当归防风羌活汤

出自《临证指南医案·肩臂背痛》涂六二案。组成为：黄芪五钱、白术三钱、当归三钱、茯苓二钱、防己八分、防风五分、羌活五分。叶案方证：痛起肩胛，渐入环跳、髀膝，是为络虚者。

2. 防己黄芪去姜枣草己加当归防风姜黄桑枝汤

出自《临证指南医案·肩臂背痛》邹案。组成为：生黄芪、白术、当归、防风、姜黄、桑枝。叶案方证：阳明脉衰，肩胛筋缓，不举而痛，治当通补脉络，莫进攻风者。

3. 防己黄芪去姜枣草己加当归防风姜黄桐皮汤

出自《临证指南医案·痹》俞案。组成为：黄芪、防风、海桐皮、生白术、归身、川羌活、片姜黄。叶案方证：肩胛连及臂指走痛而肿，络虚留邪，须和正祛邪者。

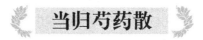

当归芍药散

一、仲景原方证述要

当归芍药散出自《金匮要略·妇人妊娠病脉证并治》第5条，组成为：当归三两，芍药一斤，芎劳半斤，茯苓四两，白术四两，泽泻半斤。右六味，杵为散，取方寸匕，酒和，日三服。仲景原条文谓："妇人怀妊，腹中疠痛，当归芍药散主之。"

本方用当归、芍药、川芎和血调经，缓急止腹痛，三者又可调肝；用白术、茯苓、泽泻逐湿利水，三者又可健脾。全方养血活血、逐湿利水，两调肝脾，可治疗血虚血瘀，水湿停滞，肝脾失调的腹中急痛。

当归芍药散证：妇人腹痛，小便不利，或月经不调者。

二、叶氏应用心法

1. 合越鞠丸治疗经闭

劳烦继以悲哀，经阻三月，是二阳之病，发心脾。当归、泽兰、白芍、川芎、香附、楂肉。接服柏子仁丸。（《叶氏医案存真·卷一》）

烦劳继以悲哀，经阻三月，是二阳之病，发心脾。当归、川芎、泽泻、白芍、香附、楂肉。接服柏子仁丸。（《眉寿堂方案选存·女科》）

方证解释：以上两案应该是同一则医案，处方是泽泻还是泽兰尚待考证。此案经闭三月，由烦劳继以悲哀所致。方用当归、白芍、川芎、泽泻，为减味当归芍药散，和血利水调经；另加香附，合川芎，为越鞠丸法以疏肝行气解郁；加楂肉活血通经，合白芍酸以滋肝敛肝。叶氏所用的柏子仁丸系《妇人大全良方》所载柏子仁丸，组成为：柏子仁、牛膝、卷柏、泽兰、续断、熟地。蜜丸，米饮下。主治经行复止，血少神衰。接服此丸，可补冲任，养心血，宁心神，交通心肾而通经。

2. 合甘麦大枣汤治疗腹胁痛寒热汗出

龚，脉数。寒热汗出，腹胁痛。病起经漏崩淋之后，是阴伤阳乘。消渴喜凉饮，不可纯以外邪论。和营卫调中，甘缓主治。当归、白芍、怀小麦、炙草、南枣、茯神。（《临证指南医案·崩漏》）

方证解释：本案症见寒热汗出，腹胁痛，消渴喜凉饮，脉数。因病起于经漏崩淋之后，因此，叶氏强调，虽寒热汗出，但不可纯以外邪论。此经漏崩淋耗伤阴血，肝气冲逆，乘犯脾土则腹胁痛、消渴喜凉饮；营卫不和则寒热汗出。方用当归、白芍，为当归芍药散法以滋养肝阴肝血，兼和血止腹胁痛；用怀小麦、炙甘草、南枣、茯神，为甘麦大枣汤法以缓肝急、镇肝逆，益中气；用炙甘草、南枣、白芍，为桂枝汤法以调和营卫。

三、讨论与小结

叶氏变通应用当归芍药散的启示

叶桂用当归芍药散的医案不多。分析以上两案，《眉寿堂方案选存·女科》"烦劳继以悲哀，经阻三月"案用当归芍药散去茯苓白术两味利水药，合越鞠丸法加香附、山楂，以川芎、香附、山楂疏肝行气，活血散血，兼酸辛敛肝化肝。此方加强了疏肝的功效，用于治疗肝气不舒，胞脉不通的经闭颇为合拍。其接服柏子仁丸的方法更能开发人之心思。在这则医案中，叶氏指出："是二阳之病，发心脾"。这是根据《内经》之论解释此案的病机。悲哀、烦劳等情志因素损伤心脾，进而导致经闭。柏子仁丸具有养心宁神，交通心肾，活血通经的特殊功效，在用当归芍药散合越鞠丸调肝之后，继用柏子仁丸调心，虽没有直接调脾之药，但肝、心调和，则脾可调。叶氏此法开阔了经闭治疗的思路，具有重要的意义。

《临证指南医案·崩漏》龚案取当归芍药散主药当归、白芍，养肝血、滋肝阴、止腹痛胁痛；以茯神代替茯苓，健脾宁心。另合甘麦大枣汤（怀小麦、炙草、南枣）甘缓益心气，补中气，缓肝急。心主血脉，心神宁则血可安；肝藏血，肝气和则血可藏。因此，在当归芍药散中合入甘麦大枣汤，对于淋漏、崩漏的治疗具有重要的意义。本案因腹痛、胁痛，故去甘壅的白术；因病起经漏崩淋之后，故去降泄的泽泻。而合入甘麦大枣汤，缓肝急，镇肝逆，益心气，不仅有利于崩漏淋漏的治疗，而且也有利于调肝脉治疗腹痛胁痛。这些化裁手法，对于我们临证应用当归芍药散具有重要的启示。

芎归胶艾汤

一、仲景原方证述要

芎归胶艾汤出自《金匮要略·妇人妊娠病脉证并治》第4条，组成为：芎䓖、阿胶、甘草各二两，艾叶、当归各三两，芍药四两，干地黄四两。右七味，以水五升，清酒三升，合煮，取三升，去滓，内胶，令消尽，温服一升，日三服。不瘥更作。仲景原条文谓："师曰：妇人有漏下者，有半产后因续下血都不绝者，有妊娠下血者，假令妊娠腹中痛，为胞阻，胶艾汤主之。"

本方用生地、阿胶、艾叶三药协力止血；用当归、川芎、芍药、甘草调血脉，止腹痛；另用清酒通阳，助艾叶温经暖宫。全方养血和血止血，故可治疗妊娠下血证。

芎归胶艾汤证：妇人下血而腹中痛者。

二、叶氏应用心法

1. 用于治疗月经先期不育

张二九，经先期色变，肤腠刺痛无定所，晨泄不爽利，从来不生育。由情怀少欢悦，多愁闷，郁则周行之气血不通，而脉络间亦致间断蒙痹。例以通剂。川芎、当归、肉桂、生艾、小茴、茯苓、生香附、南山楂，益母膏丸。（《临证指南医案·调经》）

方证解释：本案症见经先期色变，肤腠刺痛无定所，晨泄不爽利，从来不生育。此情怀抑郁，周身气血不和，胞脉瘀滞不通。方用川芎、当归、生艾，为减味芎归胶艾汤以温经和血；用生香附、南山楂，为变通越鞠丸以疏肝解郁，行气活血；用肉桂、茯苓、小茴，为变通桂枝茯苓丸以温通胞脉，行气利水。以益母草制膏为丸缓缓图治。

2. 用于治疗月经不调

朱二六，经水一月两至，或几月不来。五年来并不孕育，下焦肢体常冷。是冲任脉损，无有贮蓄。暖益肾肝主之。人参、河车胶、熟地砂仁制、归身、白芍、川芎、香附、茯神、肉桂、艾炭、小茴、紫石英，益母膏丸。（《临证指南医案·调经》）

方证解释：本案症见经水一月两至，或几月不来，五年来不孕育，下焦肢体常冷。此冲任脉损，月经不调。方用熟地（砂仁制）、归身、白芍、川芎、艾炭，为芎归胶艾汤以补肝肾阴血，温暖胞脉；用香附，合川芎，为越鞠丸法以疏肝行气活血；因阳明与奇经有关，故用人参、茯神通补阳明；因冲任失调而月经不调，故用河车胶、肉桂、小茴香、紫石英通补奇经。

3. 用于治疗崩漏

罗四二，病属下焦，肝肾内损，延及冲任奇脉，遂至经漏淋漓，腰脊痿弱。脉络交空，有终身不得孕育之事。制熟地砂仁制、河车胶、当归、白芍、人参、茯苓、于术、炙草、蕲艾炭、香附、小茴、紫石英。（《临证指南医案·崩漏》）

方证解释：本案症见经漏淋漓，腰脊痿弱。叶氏认为，此肝肾内损，延及冲任奇脉，脉络交空，有终身不得孕育之虑。方用制熟地（砂仁制）、当归、白芍、蕲艾炭、炙草，为芎归胶艾汤以补肝肾阴血，温暖胞脉以止漏血；用人参、茯苓、白术、炙草，为四君子汤以补益阳明，补气摄血；用河车胶、小茴香、紫石英，通补冲任奇经；用香附，为越鞠丸法以疏肝解郁，行气活血。

张，外冷内热，食过如饥，唇燥裂，渴饮下漏，漏多则阴虚阳亢。便溏不实，不可寒润。生地炭、阿胶、炒白芍、湖莲、樗根皮、茯神、蕲艾炭。又，消渴心悸。阿胶、生鸡子黄、生地、天冬、生白芍、茯神。（《临证指南医案·崩漏》）

方证解释：本案症见月经漏下，外冷内热，食过如饥，唇燥裂，渴饮，便溏不实。此阴血损伤，冲任不固。虽有阴虚阳亢之虑，但便溏不实，不可寒润。方用生地炭、阿胶、炒白芍、蕲艾炭，为减味芎归胶艾汤以补肝肾阴血，温暖胞脉以止漏血；因便溏不实，故加湖莲、茯神健脾止泻；另加樗根皮止血。二诊症见消渴心悸，方用变通黄连阿胶汤法，以阿胶、生鸡子黄、生地、天冬、生白芍、茯神滋养阴血。

某，经漏三年。诊色脉俱夺，面浮跗肿，肌乏华色，纳谷日减，便坚不爽，自脊膂腰髀酸楚如堕。入夏以来，形神日羸。思经水必诸路之血贮于血海而下，其不致崩决淋漓者，任脉为之担任、带脉为之约束，纲维跷脉之拥护，督脉以总督其统摄。今者但以冲脉之动而血下，诸脉皆失其司，症固是虚。日饵补阳不应，未达奇经之理耳。考《内经》于胸胁支满妨食，时时前后血，特制乌鲗丸，咸味就下，通以济涩，更以秽浊气味为之导引，同气相需。后贤谓暴崩暴漏宜温宜补，久漏久崩宜清宜通，正与圣经相符。况乎芪术皆守，不能入奇脉，无病用之，诚是好药，藉以调病，焉克有济？夏之月，大气正在泄越。脾胃主令，岁气天和，保之最要。议以早进通阴以理奇经，午余天热气泄，必加烦倦，随用清暑益气之剂，顺天之气，以扶生生。安稳百日，秋半收肃令行，可望其藏聚气交，而奇络渐固。此久损难复，非幸试速功矣。早上汤药议以通潜阳方法。早服龟甲心（秋石水浸）、鹿角霜、真阿胶、柏子霜、生牡蛎、锁阳。另煎清人参汤，入清药，煎取五十沸。鹿性阳，入督脉。龟体阴，走任脉。阿胶得济水沉伏，味咸色黑，息肝风，养肾水。柏子芳香滑润，养血理燥。牡蛎去湿消肿，咸固下。仲景云：病人腰以下肿者，牡蛎泽泻汤。锁阳固下焦之阳气。乃治八脉之大意。乌鲗丸方。乌鲗骨四分（米醋炙去甲另研水飞）、蘆茹一分。右为细末，用雀卵量捣为丸。每服三钱，用药前先饮淡鲍鱼汤一小杯，为导引。又，进潜阳颇投，但左耳鸣甚，肠中亦鸣。肝阳内风升动未息，减气刚用柔。早服。龟甲心（照前制）、真阿胶、柏子霜、天冬、女贞实、旱莲草，另煎人参汤二钱，加入滤清药内，再煎五十余沸。又，两进柔润清补颇投。询知病由乎悲哀烦劳，调理向愈，继因目病，服苦辛寒散太过，遂经漏淋带，年前七八日始净，今则两旬而止。此奇脉内乏，前议非诬。据述周身累现瘾疹痦瘰，瘙痒不宁。想脂液久渗，阴不内营，阳气浮越，卫怯少固，客气外乘。凡六淫客邪，无有不从热化。《内经》以疮痹诸病，皆属于火。然内症为急，正不必以肌腠见病为治。刻下两三日间，又值经至之期。议进固脉实下，佐以东垣泻阴火意。经至之先用此方。龟甲心、真阿胶、人参、桑螵蛸、生白龙骨、旱莲草、茯神、知母。早上服。又，当经行，周身寒凛，腰酸腹膨，白疹大发。议用固气和血方。人参、熟地、阿胶、川芎、当归、白芍、南山楂、蕲艾。早上服。又，经来腹坠腰酸，疹现肌痒，鼻孔耳窍皆然。想阴血下注，必阳气鼓动，内风沸起。风非外来，乃阳之化气耳。昨因经至，用胶艾四物汤，和补固经。今午诊脉，右大而涩、左小数，中有坚疾如刃之象。洵乎液枯风动。初定乌鲗鱼丸当进。其早上汤药，凡气味之辛裁去。虽为补剂，勿取动阳耗液也。人参、生地、天冬、阿胶、生白芍、女贞子、旱莲膏、地榆。早上服。又，两日早进清补柔剂，夕用通固下焦冲任，是月经来甚少，起居颇安。与先哲云：暴崩当温涩、久漏宜宣通，若合符节矣。连次候脉，必小弱为少安，则知阳动不息，内风必旋。芪、术呆守，归、艾辛温，守则气壅，辛则阳动，皆不知变化之旨，坐失机宜耳。余未能久候，焉有经年经月之恙骤期速愈。故丸药创自《内经》七方之一，世多渺忽，实出轩岐秘奥。再议理阴息风早用，谅不致误。拟长夏调理二法。晚服乌鲗丸三钱，晨进养肝阴，和阳息风以安胃。盖冲脉即血海，隶于阳明胃脉，乃仿经旨立方。人参、阿胶、白芍、生地、旱莲膏、女贞子、桑寄生、咸秋石、细子芩、三角胡麻。药末，胶膏。再加熟蜜三两，捣千余杵，丸，宜细光。早上服四钱。小暑至处暑，生脉散送。又，此番经后，带下仍有。久漏奇脉少固，前案申说已著。丸剂专司通摄冲任，恪守定然必效。但外来寒暄易御，内因劳嗔难调，余谆谆相告者为此。人参、生地、阿胶、白芍、茯神、女贞子、旱莲膏、小黑稆豆皮。早上服。（初十日）又，昨晚烦冗，阳动气升，头额震痛，经再下注。更定镇摄一法，久后亦可备用。人参、生地、阿胶、龟甲心、生牡蛎、天冬、黑壳建莲。又，十二日午，诊脉。仍用初十日早服方法，去稆豆皮，加生牡蛎。交小暑后骤热。午后另煎生脉散，微温服一次。《临证指南医案·崩漏》)

方证解释：本案是一首非常特别的医案，先后九诊，而且论述病机之详细，解释用药之深刻均是绝无仅有的。

一诊症见经漏三年，诊色脉俱夺，面浮胕肿，肌乏华色，纳谷日减，便坚不爽，自脊膂腰髀酸楚如堕；入夏以来，形神日羸。叶氏辨为奇经损伤，冲任不固。拟三法：早用"通阴以理奇经"方，晚用乌鲗丸，午后如夏暑损伤气津而烦倦者，"随用清暑益气之剂"，用生脉散。

早服方：龟甲心（秋石水浸）、鹿角霜、真阿胶、柏子霜、生牡蛎、锁阳。另煎清人参汤，入清药，煎取五十沸。叶氏对此方有精辟的解释："鹿性阳，入督脉。龟体阴，走任脉。阿胶得济水沉伏，味咸色黑，息肝风，养肾水。柏子芳香滑润，养血理燥。牡蛎去湿消肿，咸固下。仲景云：病人腰以下肿者，牡蛎泽泻汤。锁阳固下焦之阳气。乃治八脉之大意。"其中牡蛎泽泻散只用牡蛎一味，因漏血不固，故不用渗下利水的泽泻。

晚服方：《内经》乌鲗丸：乌鲗骨（乌贼骨）四分（米醋炙去甲另研水飞）、蘆茹一分。右为细末，用雀卵量捣为丸。每服三钱，用药前先饮淡鲍鱼汤一小杯，为导引。叶氏认为此方有"通固下焦冲任"之效，并解释此方说："考《内经》于胸胁支满妨食，时时前后血，特制乌鲗丸，咸味就下，通以济涩，更以秽浊气味为之导引，同气相需。"此"丸药创自《内经》七方之一，世多渺忽，实出轩岐秘奥"。足见叶氏对此方的推崇。

二诊见上两法颇为有效。症见左耳鸣甚，肠中亦鸣。辨为肝阳内风升动未息。于一诊早用方减气刚药锁阳、鹿角霜、牡蛎，加柔药天冬、女贞子、旱莲草继续调治。

三诊见"两进柔润清补颇投"，适逢经前，两三日间月经将至。兼见周身瘾疹瘙痒。早服方仍守法用龟甲心、真阿胶、人参、旱莲草柔剂通补奇经；加桑螵蛸固下，加生白龙骨、茯神潜阳安神；另仿东垣滋肾丸法加知母泻阴火，治火热痒疮。

四诊适逢月经来潮之时，症见周身寒凛，腰酸腹膨，白疹大发。早服方改用胶艾四物汤（即芎归胶艾汤）加减，以人参、熟地、阿胶、川芎、当归、白芍、南山楂、蕲艾补益气血，兼调肝固经。

五诊经来腹坠腰酸，疹现肌痒，鼻孔耳窍皆然。诊脉右大而涩、左小数，中有坚疾如刃之象。辨为液枯风动。守一诊法，晚服方用乌鲗鱼丸；早服方用柔剂通补奇经法合变通芎归胶艾汤化裁，以人参、生地、天冬、阿胶、生白芍、女贞子、旱莲膏、地榆滋阴和阳息风，养血和血调经。第六诊、第七诊、第八诊、第九诊仍守一诊法继续调治。

4. 用于治疗胎漏

某，三月胎漏，用固下益气。人参、熟术、熟地、阿胶、白芍、炙草、砂仁、艾炭。（《临证指南医案·胎前》）

方证解释：本案为胎漏，方用熟地、阿胶、白芍、艾炭、炙草，为减味芎归胶艾汤以补血暖宫止血；用人参、熟白术，合炙草，为四君子汤去茯苓法，补气摄血，因妊娠漏血，故不用茯苓渗下；另用砂仁，合熟白术安胎。

三、讨论与小结

（一）叶氏变通应用芎归胶艾汤的基本思路与手法

从以上几案来看，叶氏用芎归胶艾汤治疗月经先期，不孕，经水一月两至，或几月不来，崩漏，胎漏等病证。具体用法，肝气郁结者，合越鞠丸法加香附疏郁；胞脉寒冷者，去寒凉药生地、白芍、泽泻，加肉桂、小茴香暖下；经漏、胎漏者，去降泄药与活血药茯苓、泽泻、川芎。对于月经先期，经色有变，晨泄不爽利，从来不生育等，属于七情内郁，下焦胞脉寒冷者，去寒凉的生地、白芍，寒渗的泽泻，甘壅的白术，加香附疏郁，合肉桂、小茴香温暖胞脉。对于经水一月两至，或几月不来，五年来并不孕育，下焦肢体常冷等，属于冲任脉损者，合人参、茯神、河车胶、肉桂、小茴、紫石英通补奇经，加香附疏郁。对于经漏淋漓，腰脊痿弱，属于肝肾内损，延及冲任奇脉者，去活血的川芎，加河车胶、人参、白术、小茴香、紫石英通补奇经。对于崩漏三年，漏止稳定，当经行，周身寒凛，腰酸腹膨，属于气血偏虚者，加人参、山楂，通补阳明，补气摄血。对于经漏而便溏不实，不可寒润者，去川芎，当归，生地改用生地炭、白芍改用炒白芍，另加湖莲、樗根皮收固下焦。对于胎漏，去行血降泄的川芎，茯苓、泽泻，加人参、砂仁补气安胎。

（二）叶案萃语

1. "鹿性阳，入督脉。龟体阴，走任脉。阿胶得济水沉伏，味咸色黑，息肝风，养肾水。柏子芳香滑润，养血理燥。牡蛎去湿消肿，咸固下。仲景云：病人腰以下肿者，牡蛎泽泻汤。锁阳固下焦之阳气。乃治八脉之大意。"

出自《临证指南医案·崩漏》"某，经漏三年"案。在这段话中，叶氏精辟地解释了一诊早服方（龟甲心、鹿角霜、真阿胶、柏子霜、生牡蛎、锁阳）的组方含义，其中关于各药功用的论述极其精辟，对于理解叶氏通补奇经法用药具有重要的意义。叶氏把此方称为"通阴以理奇经"法，认为各药配合，"乃治八脉之大意"。

2. "考《内经》于胸胁支满妨食，时时前后血，特制乌鲗丸，咸味就下，通以济涩，更以秽浊气味为之导引，同气相需。"

出自《临证指南医案·崩漏》"某，经漏三年"案。乌鲗丸即乌贼骨蘆茹丸，载于《素问·腹中论》，由乌贼骨（乌鲗骨）四分、蘆茹（即茜草根）一分组成，二药研末混合，以雀卵和丸，如小豆大。每次饭前服五丸，鲍鱼汤送下。在这段话中，叶氏对《内经》乌贼骨蘆茹丸的功效作了独具一格的论述，认为此药具有"咸味就下，通以济涩"的特殊功用，常将此丸与加减复脉汤合法治疗奇经不固的崩漏。叶氏认为，此"丸药创自《内经》七方之一，世多淌忽，实出轩岐秘奥"。

3. "况乎芪术皆守，不能入奇脉，无病用之，诚是好药，藉以调病，焉克有济？"

出自《临证指南医案·崩漏》"某，经漏三年"案。在这段话里，叶氏指出，奇经病与脏腑病截然不同，奇经病用药与脏腑病用药大异。黄芪、白术不能入奇经，非治奇经病之药。奇经病要用能入奇经的药物，如龟甲、鹿角霜、阿胶、柏子霜等。叶氏又说："芪、术呆守，归、艾辛温，守则气壅，辛则阳动，皆不知变化之旨，坐失机宜耳。"从而强调，黄芪、白术不仅不能入奇经，而且呆钝守补，还会壅滞气机，与奇经亏虚的病机相违背。从而进一步强调，奇经八脉虚者，用黄芪、白术无益。

蜀 漆 散

一、仲景原方证述要

蜀漆散出自《金匮要略·疟病脉证并治》第5条，组成为：蜀漆（洗去腥），云母（烧二日夜），龙骨等分。右三味，杵为散，未发前以浆水服半钱。温疟加蜀漆半分，临发时服一钱匕。仲景原条文谓："疟多寒者，名曰牝疟，蜀漆散主之。"

本方用蜀漆祛痰截疟，云母温阳补虚，龙骨镇摄浮阳。此方是仲景治牝疟的专方，主治牝疟。

蜀漆散证：牝疟寒多热少者。

二、叶氏应用心法

叶氏主要用此方治疗牝疟，如以下两案。

苦辛过服，大泻心阳，心虚热收于里，三疟之来，心神迷惑，久延恐成痼症。考诸《金匮》，仲景每以蜀漆散为牝疟治法。云母石、蜀漆、生龙骨。为末，开水调服二钱。(《三家医案合刻·叶天士医案》)

方证解释：本案为牝疟，曾过用苦辛，心阳损伤，心虚热伏于里，疟发时心神迷惑。仿仲景牝疟治法，方用蜀漆散原方，以蜀漆、云母石、生龙骨截疟之中兼化痰镇心安神。

疟两旬不解，寒多热少，是为牝疟，进牡蛎散。牡蛎、龙骨、肉桂、白芍、云母、蜀漆、炙草、大枣。(《眉寿堂方案选存·疟疾》)

方证解释：本案发疟两旬不解，寒多热少，是为牝疟。遵仲景治法，以蜀漆、云母、龙骨，为蜀漆散，截疟镇摄浮阳；用牡蛎、炙甘草，合蜀漆，为《外台》牡蛎散去麻黄法，也治牝疟；另用肉桂、白芍、大枣，合炙甘草，为变通桂枝汤法以温阳扶正，调和营卫。

三、讨论与小结

叶氏变通应用蜀漆散的基本思路与手法

由以上两案可以看出，叶桂遵照仲景原法，以蜀漆散治疗牝疟。第一案用蜀漆散原方，用法未用浆水服，而用开水调服。第二案合入牡蛎散与变通桂枝汤化裁，其中用肉桂，加强了温阳散寒，调和营卫的功效。

附录 1

叶桂所用经方索引

附录 2

《温病条辨》所载叶桂经方变通方索引

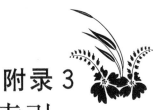

附录 3

新订叶桂经方变通方索引